膝前疼痛与髌骨不稳

主编　［西］维森特·桑奇斯-阿方索

主译　奚小冰　王善金　贾　纲

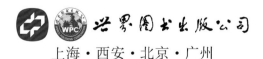

世界图书出版公司

上海·西安·北京·广州

图书在版编目（CIP）数据

膝前疼痛与髌骨不稳 /（西）维森特·桑奇斯–阿方
索主编；奚小冰，王善金，黄纲译. —上海：上海世
界图书出版公司, 2021.2
　　ISBN 978–7–5192–7024–7

　　Ⅰ. ①膝… Ⅱ. ①维… ②奚… ③王… ④黄… Ⅲ.
①膝关节–疼痛–诊疗 ②髌骨–骨疾病–诊疗 Ⅳ.
①R68

中国版本图书馆 CIP 数据核字（2019）第 267795 号

Anterior Knee Pain and Patellar Instability (2nd Ed.)
edited by Vicente Sanchis-Alfonso,
Copyright © Springer-Verlag London Limited, 2011
This edition has been translated and published under licence from
Springer-Verlag London Ltd., part of Springer Nature.

书　　名	膝前疼痛与髌骨不稳	
	Xiqian Tengtong Yu Bingu Buwen	
主　　编	[西] 维森特·桑奇斯–阿方索	
主　　译	奚小冰　王善金　黄 纲	
责任编辑	芮晴舟	
装帧设计	南京展望文化发展有限公司	
出版发行	上海世界图书出版公司	
地　　址	上海市广中路 88 号 9–10 楼	
邮　　编	200083	
网　　址	http://www.wpcsh.com	
经　　销	新华书店	
印　　刷	上海颛辉印刷厂有限公司	
开　　本	787 mm× 1092 mm　1/16	
印　　张	38.5	
字　　数	730 千字	
印　　数	1–3200	
版　　次	2021 年 2 月第 1 版　2021 年 2 月第 1 次印刷	
版权登记	图字 09–2019–305 号	
书　　号	ISBN 978–7–5192–7024–7 / R·529	
定　　价	280.00 元	

译者名单

主译：奚小冰（上海交通大学医学院附属瑞金医院）

王善金（上海市东方医院）

贲　纲（上海交通大学附属第九人民医院）

译者：贾友冀（上海交通大学医学院附属瑞金医院）

孔　博（上海交通大学医学院附属瑞金医院）

颜　威（上海交通大学医学院附属瑞金医院）

蒋　涛（上海交通大学医学院附属瑞金医院）

吴昌桂（上海交通大学医学院）

田　灏（上海交通大学医学院）

阮贝特（上海交通大学医学院）

潘张翼（上海市东方医院）

卢亮宇（上海市东方医院）

骆晓飞（郑州市骨科医院）

王金良（郑州市骨科医院）

杨　斌（北京大学国际医院）

刘云鹏（联勤保障部队第904医院）

何利雷（佛山市中医院）

谭洪波（联勤保障部队第920医院）

刘鹏程（吉林大学第一医院）

编著者名单

哈坎·阿尔弗莱德森,医学博士,瑞典,于默奥大学,外科和围手术期科学系,运动医学部教授

杰克·T.安德里什,医学博士,美国,俄亥俄州,克利夫兰诊所运动健康中心骨科

弗朗西斯科·阿帕里西,医学博士,西班牙,巴伦西亚,拉菲大学医院放射科教授

卡罗来纳·阿维拉-卡拉斯科·梅赫,西班牙,巴伦西亚,卫生技术集团(GTS-IBV),CIBER-BBN,巴伦西亚理工大学,巴伦西亚生物力学研究所(IBV)工程师

萨尔沃塔姆·巴贾杰,医学博士,美国,伊利诺斯州,芝加哥拉什大学医学中心运动医学部

埃斯特·巴洛,医学博士,匈牙利,布达佩斯,乌兹索基医院骨科和创伤科

拉克兰·巴蒂,医学博士,澳大利亚,墨尔本,维克阿尔弗雷德医院

何塞·玛丽亚·贝达尔-伯托默,西班牙,巴伦西亚,巴伦西亚理工大学,巴伦西亚生物力学研究所(IBV)工程师

加里·博普雷,医学博士,美国,加利福尼亚州,帕洛阿尔托退伍军人管理局康复研究与发展中心研究职业科学家

维森特·贝略奇-乌加特,医学博士,西班牙,巴伦西亚,拉菲大学ERESA诊所医院

金姆·本内尔,医学博士,澳大利亚,维多利亚州,墨尔本大学健康科

学学院,健康、运动和运动医学、物理治疗中心教授兼主任

托尔·F. 贝西耶,医学博士,新西兰,奥克兰大学,奥克兰生物工程研究所

罗兰·M.毕尔德,医学博士,瑞士巴塞尔大学,瑞士奥林匹克医疗中心,瑞士林德别墅体育诊所副教授

马里奥·比齐尼,医学博士,瑞士,苏黎世,F-MARC矫形外科副研究员

何塞·伊格纳西奥·布拉内斯－莫莫,医学博士,西班牙巴伦西亚马尼塞斯医院血管外科教授

拉尔斯·布隆德,医学博士,丹麦,哥本哈根,吉尔德希格私人医院,矫形外科医学部门教授

托马索·邦南辛加,意大利,博洛尼亚,博洛尼亚里佐利矫形研究所生物力学实验室教授

达尼洛·布吕尼,意大利,博洛尼亚,里佐利矫正研究所,生物力学实验室教授

何塞·安东尼奥·卡尔沃,医学博士,西班牙,马德里,格雷戈里奥·马拉农大学附属医院骨科

安德列·卡斯特丽,西班牙,巴伦西亚,巴伦西亚理工大学,巴伦西亚生物力学研究所(IBV)生物医学工程师

布莱恩·J.科尔,医学博士,美国,伊利诺斯州,芝加哥市,拉什大学医学中心,拉什软骨修复中心运动医学部骨科、解剖学和细胞生物学系主任、工商管理硕士(M.B.A.)教授

马尔科·克拉雷利,医学博士,意大利,维罗纳,内格拉市,卡拉布里亚医院骨科和膝关节手术中心

吉尔·L.库克,医学博士,澳大利亚,墨尔本,莫纳什大学初级卫生保健学院

亚历克斯·科尔特斯,医学博士,西班牙,巴伦西亚理工大学,巴伦西亚生物力学研究所(IBV)

安德鲁·J.科斯加雷亚，医学博士，美国，巴尔的摩约翰霍普金斯大学正畸科

恩里克·库纳特，医学博士，西班牙，瓦伦西亚，阿尔法拉德帕特里亚卡，恩里克·库尼纳特·波马雷斯诊所，物理治疗师

帕特里克·丹尼尔森，医学博士，瑞典，于默奥大学医学院解剖科整合医学生物学系副教授

大卫·德茹尔，医学博士，法国，里昂，里昂奥索诊所

斯科特·德尔普，医学博士，美国，斯坦福大学生物工程系教授

胡里奥·多梅内克，医学博士，西班牙，巴伦西亚天主教大学医学院骨科教授

克里斯汀·德雷柏，医学博士，美国，斯坦福大学生物工程系

斯科特·F.戴伊，医学博士，美国，加州大学旧金山分校正畸外科医学

埃里克·蒙德斯诺斯－贝里，医学博士，美国，加州大学圣地亚哥分校骨外科运动医学项目顾问；雷迪儿童医院儿童矫形和脊柱侧弯中心助理临床教授

约翰·J.伊莱亚斯，医学博士，美国，阿克伦市，阿克伦综合医学中心卡尔霍恩研究实验室高级研究员

拉尔斯·埃杰德，医学博士，瑞典，特罗尔海坦/乌德瓦拉国立医院组织，哥德堡大学骨科副教授

皮耶特·J.伊拉茨马斯，医学博士，南非，斯特伦博施，斯特伦博施大学，荣誉顾问

埃纳尔·埃里克森，医学博士，瑞典，斯德哥尔摩卡罗林斯卡学院运动医学荣誉退休教授

伊芙琳·埃尔尼，医学硕士，美国，纽约州，纽约特需外科医院关键物理治疗中心临床主任

贝戈纳·埃斯佩霍，医学博士，西班牙，巴伦西亚，巴伦西亚大学行为科学系副教授

杰克·法尔，医学博士，美国，印第安纳波利斯，印第安纳州软骨修复中心，正畸膝关节护理研究所主任，印第安纳大学医学院矫形外科

唐纳德·C.菲西安，医学博士，美国，加州南部永久医疗组织

斯图雷·福斯格伦，医学博士，瑞典，于默奥大学解剖学综合医学生物学系教授

迈克尔·弗雷德里克森，医学博士，美国，斯坦福大学骨科副教授

希瑟·弗里曼特尔，医学博士，美国，印第安纳波利斯卫理公会医院谢尔伯恩膝盖中心（Shelbourne Knee Center）的研究协调员兼医学作家

约翰·P.富尔克森，医学博士，美国，康涅狄格州，法明顿康涅狄格大学医学院骨科临床教授

何塞·大卫·加里多-詹·医学博士，西班牙，巴伦西亚理工大学，巴伦西亚生物力学研究所（IBV）工程师，机械师

帕布鲁·巴勃罗·盖尔伯，医学博士，西班牙，巴塞罗那，奥特诺马大学圣克鲁圣帕医院骨科和创伤学教授

乔凡尼·佐丹奴，医学博士，意大利，博洛尼亚，里佐利矫正研究所医学实验室

帕乌·戈兰诺，医学博士，西班牙，巴塞罗那，巴塞罗那大学医学院人体解剖学组，病理与实验治疗学系，关节镜与外科解剖学博士

加里·戈尔德，硕士，医学博士，美国加州斯坦福大学放射学系副教授

杰森·古尔德，医学博士，美国，纽约，西奈山医疗中心整形外科医院

罗纳德·P.格里萨默，美国，纽约，西奈山医疗中心整形外科医院股骨重建科主任

拉兹洛·汉高迪，医学博士，匈牙利，布达佩斯乌索基医院骨科主任，教授，博士生导师

弗朗西斯科·雅克诺，医学博士，意大利，博洛尼亚，博洛尼亚里佐利矫正研究所生物力学实验室

安德烈亚斯·伊姆霍夫，医学博士，德国，慕尼黑大学骨科运动医学系

主任,骨科手术与创伤学

朱莉·卡尔图施,医学博士,瑞典,特罗尔海坦/乌德瓦拉国立医院组织,哥德堡大学骨科

詹姆斯·克尔彻,美国,伊利诺斯州,芝加哥拉什大学医学中心运动

卡里姆·汗,医学博士,加拿大,温哥华,英国哥伦比亚大学臀部健康与运动中心(CHHM)

纳吉布·汗,医学博士,美国,圣马科斯,南加利福尼亚常设医疗集团

伊丽莎白·康,医学博士,意大利,博洛尼亚,里佐利矫形研究所生物力学实验室

艾米莉·E.科尔代洛,医学博士,美国,印第安纳波利斯,印第安纳大学医学院

毛里利奥·马卡奇,医学博士,意大利,博洛尼亚,博洛尼亚大学矫形研究所

朱利奥·玛丽亚·马尔恰拉尼·穆佐利,医学博士,意大利,博洛尼亚,博洛尼亚里佐利矫正研究所生物力学实验室

苏珊娜·马林-洛卡,医学博士,西班牙,巴伦西亚理工大学,巴伦西亚生物力学研究所(IBV)工程师

维森特·马丁内斯-桑胡安,医学博士,西班牙,巴伦西亚,埃尔萨大学综合医院放射科教授

弗朗西斯科·马丁内斯-索里亚诺,医学博士,西班牙,巴伦西亚,巴伦西亚大学人体解剖学与蠕虫学

珍妮·麦康奈尔,研究生(Phty),生物医学博士,工程师,澳大利亚,悉尼,麦康奈尔和克莱门茨理疗私人诊所

菲奥娜·麦克马纳斯,医学博士,澳大利亚,维克,墨尔本大学健康科学学院动和运动医学教授

艾伦·C.麦钱特,医学博士,美国,加州,埃尔卡米诺医院骨科,斯坦福大学医学院骨科,临床教授,退休医务人员

琼·C.蒙洛,医学博士,西班牙,巴塞罗那,奥特诺马大学圣克鲁圣帕医院骨科手术和创伤科;奥特诺马大学德克塞乌斯研究所关节镜科

卡门·蒙塞拉特,医学博士,西班牙,巴伦西亚,阿瑙·德·维拉诺瓦医院放射科

埃里克·蒙特西诺斯-贝里,医学博士,西班牙,瓦伦西亚,马尼塞斯医院口腔外科

托马斯·莫文,医学博士,瑞典,斯德哥尔摩,卡罗林斯卡大学医院急诊科主任,卡罗林斯卡学院副教授

莫里斯·Y.纳哈贝迪安,医学博士,美国,华盛顿特区,乔治敦大学整形外科学系,FACS整形外科副教授

简·尼斯伦,医学博士,瑞典,斯德哥尔摩,卡罗林斯卡学院生理学和药理学

玛丽亚·皮亚·内里,医学博士,意大利,博洛尼亚,里佐利矫形研究所,正畸和创伤诊所

野村永木,医学博士,日本,横滨国际友好医院骨科主任

弗明·奥多诺,医学博士,西班牙,巴伦西亚,阿瑙德维拉诺娃医院神经心理学

拉尔斯·奥贝里,医学博士,瑞典,放射诊断学博士

赛卡特·帕尔,医学博士,美国斯坦福大学生物工程系

泽维尔·佩尔福特,医学博士,西班牙,巴塞罗那,巴塞罗那自治大学IMAS医院骨科手术和创伤科教授

玛丽亚·弗朗西斯卡·佩德罗-德·莫亚,医学博士,西班牙,巴伦西亚理工大学,巴伦西亚生物力学研究所(IBV)

詹姆·M.普拉特,医学博士,西班牙,巴伦西亚,巴伦西亚理工大学,巴伦西亚生物力学研究所(IBV),卫生技术集团(GTS-IBV),CIBER-BBN

费尔南多·雷韦特-罗斯,医学博士,西班牙,巴伦西亚,普林西比费利

佩研究中心生物医学

埃丝特·罗斯洛-萨斯特,医学博士,西班牙,巴伦西亚,西班牙大学附属医院病理学

波洛·雷纳托·萨金,医学博士,巴西,骨科和创伤研究所

迈克尔·J.萨拉塔,医学博士,美国,芝加哥拉什大学医学院

维森特·桑奇斯-阿方索,医学博士,国际髌股韧带研究组骨科教授;西班牙巴伦西亚天主教大学医学院阿诺·德·维拉诺瓦医院研究组

马丁·萨厄施尼格,医学博士,德国,慕尼黑大学骨科运动医学

胡安·索-马斯,医学博士,西班牙,巴伦西亚,普林西比费利佩研究中心生物医学

菲利普·B.施特尔,医学博士,瑞士,苏黎世,骨科教授

亚历山大·斯科特,医学博士,加拿大,卑诗省,温哥华,英属哥伦比亚大学医学院物理治疗学系助理教授

阿古斯丁·塞拉诺,医学博士,西班牙,巴伦西亚,马尼塞斯医院骨科教授

唐纳德·谢尔本,医学博士,美国,印第安纳波利斯,印第安纳大学医学院,卫理公会医院谢尔伯恩膝关节中心临床副教授

阿尔弗雷多·苏比亚斯-洛佩斯,医学博士,西班牙,瓦伦西亚,佩塞特大学医院骨科

罗伯特·A.泰特,医学博士,美国,密歇根州,底特律市,韦恩州立大学医学院骨科学系教授,项目主任,骨科研究项目副主任

马克·泰伊,医学博士,西班牙,巴塞罗那,巴塞罗那奥特诺玛大学德克斯大学研究所关节检查部门

马赛厄·图纳特,医学博士,法国,勒切斯内,安德烈·米尼奥特医院整形外科

罗杰·托尔加-斯派克,医学博士,阿根廷,布宜诺斯艾利斯CEMIC大学研究所正畸和创伤学,外科

菲利普·M.特舍尔，医学博士，瑞士，贝尔，瑞士奥林匹克医疗中心

斯科特·E.厄奇，医学博士，美国，印第安纳波利斯，印第安纳大学医学院，谢尔伯恩膝盖中心卫理公会医院助理临床教授

阿方索·瓦尔韦德－纳瓦罗，医学博士，西班牙，巴伦西亚，瓦伦西亚大学人体解剖学和蠕虫学

达米安·范·蒂格伦，比利时，根特大学医学院康复科学与物理治疗学系，比利时，布鲁塞尔皇后阿斯特丽德军事医院创伤与康复学系

哈维尔·瓦奎罗，医学博士，药学博士，西班牙，马德里孔普滕斯德大学整形外科系主任，格雷戈里奥·马拉农大学医院

霍尔迪·维加，西班牙，巴塞罗那，圣库加特德尔瓦莱，圣库加特医院骨科及创伤外科

苏珊娜·沃纳，医学博士，教授，瑞典，斯德哥尔摩，卡罗林斯卡学院斯德哥尔摩运动创伤研究中心主席，研究协调员

洛塔·威尔伯格，医学博士，瑞典斯德哥尔摩卡罗林斯卡学院卡皮奥·阿特罗诊所

蒂内·威尔斯，比利时，根特大学医学院康复科学和物理治疗系

埃里克·维特鲁，药学博士，比利时，根特大学医学系康复科学与物理治疗学系

斯特凡诺·扎法尼，医学博士，意大利，博洛尼亚，里佐尔职业技术学院生物力学实验室

致以我母亲全部的爱。

致我的妹妹玛丽·卡门（Mari Carmen），她在与乳腺癌的斗争中表现出了巨大的勇气。

感谢肿瘤学家安娜·鲁赫-埃尔南德斯（Ana Lluch-Hernandez）在治疗患者过程中所表现出的同情心，她所传达的和平与宁静是无价的。

本英文原版书的版税将归"巴伦西亚调查基金（INCLIVA）"所有——血液科和肿瘤科——乳腺癌组。

第二版序言

我特别高兴能为这本著作撰写序言。因为在髌骨疼痛起因的理解方面，桑奇斯-阿方索（Sanchis-Alfonso）博士一直处在相当高的水平。在整个骨科事业的生涯中，这个话题一直吸引着我，并且这也是我大部分研究和教学的重点。1985年，在髌骨不稳和膝前疼痛患者中，我发现了髌骨韧带神经损伤。这有助于建立疼痛与髌股关节排列紊乱之间的联系。桑奇斯·阿方索博士不仅在肌肉骨骼压力与神经变化引起疼痛的联系中增添了许多的内容和科学的证据，而且他还召集了许多优秀的思想家和科学家。他们在这本书中提出了有趣的，甚至是不一样的观点。伟大的哲学家黑格尔曾说过："正是通过不同观点的碰撞，我们才能达到更高的真理。"

埃利亚斯（Elias）和科斯加雷亚（Cosgarea）在这本书中提到了计算机模拟膝关节力学功能。通过该功能他们展示了关节负荷是如何被精确跟踪的。即使是很小的力学功能的畸变，也能通过关节面所传递的应力引起很大的变化。同样，在不协调、过度使用、手术平衡不精确、过于松弛或紧绷等情况下，髌股关节周围韧带的限制作用将会使负荷发生很大的变化。这就是髌骨和髌周应激的性质，以及由于髌周结构负荷的异常引起的相对缺氧，进一步导致细胞因子化和疼痛。谢谢桑奇斯-阿方索医生。

我相信这本书是对当前髌骨和股骨思想的精彩概括，而并不是一本简单释义的参考书。因为在膝前关节周围有很多复杂的问题，却很少有简单的答案。确切地说，桑奇斯-阿方索博士的著作中囊括了很多独立思考的思想家和科学家。他们有各种各样的方法和观念，有些是经过验证的，有些不是。这些对我们寻找髌股"圣杯"都很重要。"我鼓励每一位读者，以及本书的所有作者，去整合不同想法，仔细思考，仔细思考此书提出的每个概念是如何适用于每位患者的；总是强调尽可能使用非手术及简单的方法，但同时，也要认识到适当手术的重要性，即治疗髌股疼痛和不稳定的患者具有挑战性时，采取手术治疗是有必要的。"

　　最后,我想总结一下我32年来对待髌股骨患者的经验。在治疗具有髌股功能障碍的患者时,我认为一个重要的基础概念是要认识到:患者髌骨排列紊乱的结构性失衡的根源是髌股关节疼痛和不稳定。因此,我们面临的挑战是:在可能时采用包括休息在内的非手术治疗措施、在必要时设计手术方案的前提下,如何为这些患者恢复平衡和减轻髌骨过度的压力,并在尽可能精确重塑髌股平衡的条件下,如何将关节及其周围的损伤降到最低。

约翰·P.富尔克森,医学博士

骨科临床教授

康涅狄格大学医学院

美国,康涅狄格州,法明顿

　　膝前疼痛是我在自身专业——运动骨科手术以及其他类型的骨科手术中遇到的最大的问题之一。许多年前,芬兰沙卡瑞·奥拉瓦(Sakkari Orava)的研究表明,在1 311名芬兰跑步爱好者中,膝前疼痛是第二常见的症状。在15岁左右的女学生中,膝前疼痛是常见的症状。在相同年龄的芭蕾舞课上,多达60%～70%的学生存在膝前疼痛症状。因此,桑奇斯-阿方索博士出版一本关于活跃的年轻人膝前疼痛和髌骨不稳的书是一个很好的主意。

　　他召集了一群才华横溢的专家来帮助他写这本书。我特别高兴的是,他在膝前疼痛的非手术治疗上投入了大量的精力。在我作为膝关节外科医生的岁月里,遇见的最严重的问题之一就是年轻的女孩转到我这里做膝前疼痛的手术。对于那些已经做了8～12次膝盖手术的女孩,每次手术都使她们越来越丧失行动能力。现在她们来找我再做一次手术。在所有这些案例中,我将患者转到我们的疼痛诊所进行仔细的分析,疼痛治疗之后进行物理治疗,所有人都康复了,但在她们来找我之前,她们都是许多不必要的膝盖手术的受害者。

　　我也很高兴苏珊·维尔纳(Suzanne Werner)在她的章节中提到了我们对这些膝前疼痛患者个性的研究。她发现这些患者与对照组的同龄患者不同。我认为当你在治疗年轻的膝前疼痛患者时牢记这一点非常重要。

　　在我看来,物理治疗应该永远是第一选择。直到这种治疗完全失败并且疼痛诊所推荐手术,我才认为应该考虑手术。

　　髌骨股骨不稳定的情况有所不同。年轻患者髌骨明显脱位时,应考虑手术治疗。从我多年治疗这类患者的经验来看,我建议患者在尝试治疗不稳定之前进行关节镜检查。因为我见过很多常规的X线检查提示患者膝关节中存在10～15个游离体。如果这些游离体仅仅由软组织组成,X线片就不能看到它们。脱位的髌骨向后弹跳时,往往以相当大的力量撞击股骨外侧髁。小的软骨碎片从股骨和髌骨被击飞。如果它们被忽视,它们将最终导致膝关节运动障碍。

髌骨内侧韧带的作用也不必过分强调。当我被教导为这些病例做手术时,这个韧带甚至还不为人知。

我也觉得当髌骨不稳要动手术时,外科医生仔细控制不稳定发生的方向是非常重要的。并非所有的不稳定都在外侧,有些髌骨是内侧不稳定。如果有人在内侧不稳定的情况下进行常规的外侧松解,他最终将不得不修复外侧韧带,以治疗最终发生的内侧脱位。休斯顿和泰吉过去也曾对此提出过警告。

我很高兴推荐这本由维森特·桑奇斯-阿方索博士编写的优秀教材。

> 埃纳尔·埃里克森,医学博士,药学博士
> 运动医学名誉退休教授
> 瑞典斯德哥尔摩卡罗林斯卡学院

第一版书评

J. Bone Joint Surg. (Am) 88: 1908, 2006

"这本书对髌股关节紊乱症有一种令人耳目一新、兼收并蓄的观点,这种观点不同于该主题的传统教学内容,在作者看来,某种程度上说,这种教学在过去的20年里停滞不前。"

"这本书值得骨科创伤外科医生、物理治疗师、运动训练师、普通骨科医生、骨科运动医学医生以及其他任何治疗膝关节损伤和疾病的临床医生阅读和拥有。当我读完本书,我脑海里产生了更多的问题,而不是答案。我觉得产生关于膝前关节疼痛的问题是自然而然的,也许正是这种问题的产生才意味着,我得到了真正意义上,一位圣人的教导。"

> 肯塔基州路易斯维尔市
> 克雷格·S.罗伯茨(Craig S. Roberts),医学博士

Eur. J. Orthop. Surg. Traumatol. 19: 515–522 519, 2009

"这项出色的工作非常完整,且适合非专业人士阅读。只有专业骨科医生才能完成这样典范式的成果。本书对于对膝关节病理感兴趣的任何外科医生来说都是必不可少的。"

> 帕特里斯·迪博尔德(Patrice Diebold),医学博士
> 南希,法国

　　这部著作反映了我对膝关节病理特别是伸肌病理机制的浓厚兴趣，为了表达我对精细分科这一观念的高度重视，写作本书是唯一的办法，从而去应对骨科手术这一专业日益退化和趋于平庸的事实，并为患者提供更好的医疗服务。本着精细分科的观念，完成本书必然需要多方作者的共同参与。虽然作者来自不同的国家和不同的思想流派，我希望它对于读者来说是一个同质的产品。事实上，我不认为各章节之间缺乏衔接。虽然不同的作者在处理相同主题时形式各异，但是其基本内容均无明显改动。

　　在这本书中，我们采用了最常见的膝关节病理情形，尽管它是最受忽视、最不为人知、最成问题和最有争议的话题(膝关节外科医生的祸根、骨科的黑洞、膝关节下背痛)。首先，这个术语令人费解(巴别塔)。我们对其病因的了解也是有限的，因此其治疗是膝关节不同病理中最复杂的一种。另一方面，我们也面临频繁和严重的诊断错误，这可能导致不必要的手术。以下数据反映了这个问题：在我的患者中，11%的患者接受了不必要的关节镜检查，10%的患者是由之前咨询过的内科医生转到精神科医生那里。

　　这本书把第一版重新组织成几个部分。与其他出版物不同的是，本研究非常重视病理学，尽管在临床和实践方面(第一部分)关于膝前疼痛和髌骨不稳的病因的理论提出了最新的观点。与约翰·亨特观点一致，我也认为仅知道疾病的影响是远远不够的，重要的是要知道造成这种影响的原因。然而，我们没有忘记诊断方法或治疗的选择，手术和非手术，强调最简过程和非手术方法。同样，前交叉韧带重建后的膝前疼痛也被给予了重视。此外，不同领域专家(骨科医生、物理治疗师、康复专家、医学博士、放射科医生、生物学家、病理学家、生理学家、心理学家、生物工程师和整形外科医生)的参与，也就是他们的多学科方法，为我们提供了更广阔的病理学视野。第二版增加了一个新的部分(第二部分)，讨论了评估伸肌机制的新技术(直立负重MRI、实时MRI、PET-CT成像、软骨生理成像、计算机建模、动力学分析和运动学分析)。这篇著作的第三部分是关于复杂的临床案例的讨论(第三部分)，我相信我们从自己和其他专家的错误中学到的东西比从我们的成功中学到的要多得多（"人孰无过……"——亚历山大·波普）。我们治疗的是经常开刀的患者，他们由于手术而有后遗症，不管手术是否有明确指征或顺利完成，都存在并发症（"从别人的错误中吸取教训——你自己不可能活那么久来犯所有的错误。"——约翰·路德）。已得出的诊断结果以及如何处理这些病例都得到了详细的解释（"好的结果来自经验，经验来自坏的结果。"——埃尔温·莫尔舍教授）。第四部分（手术技术——"我是如何做的"）详细介绍了目前应用于髌股关节的手术技术。它们被设计这项技术的外科医生描述为他们专业领域的"大师"。此外，还附带了一个描述性DVD。在第二版中，我还增加了一个章节，讲述了两位备受认可和尊敬的骨科医生艾伦·C.麦钱特（Alan C. Merchant）和斯科特·F.戴伊（Scott F. Dye）关于膝前疼痛和髌骨不稳的个人想法（第五部分），他们对这个有争议的问题给出了他们个人和授权的观点。

　　来自不同国家，享有国际声誉的不同作者，分别独立地对相同主题进行了分析。我们的目标是了解他们各自是如何处理有争议的情况/治疗的（例如，在一名股骨前倾患者的手术治疗中，股骨近端截骨vs.股骨远端截骨，等动力vs.非等动力等）。奇怪的是，根据来自国家的不同，各种指征可能会有所不同。我相信通过这种方法（不同的观点有他们自己的理由），读者成为受益的一方。

　　我在这本书中列出的第一个目标是强调这种疾病的发病率飙升，以及它对年轻人、运动员、工人和经济的影响。第二个目标是改进预防和诊断，以减少这种疾病的经济和社会成本。最终的目标是改善这些患者的医疗保健。这不只是一个目标，而是前进的方向。

　　《膝前疼痛及髌骨不稳》这本著作适用于骨科医生（一般及膝关节外科）、运动医学专家、康复专家、医学博士及物理治疗师。

　　因此，我们认为通过这种方法，本著作将填补文献中关于膝关节伸肌病理机制的重要空白。然而，我们不打算替代任何关于髌股关节病理的研究，而是补充它们（"总之，你只是墙上的另一块砖。"——平克·弗洛伊德，《墙》）。虽然本文所包含的信息显然需要今后的修订，但它是目前膝关节病理中问题最多实体之一的权威参考。希望这本书将来能成为我们最年轻到最年长的同事们的参考书。我们相信读者会发现这项工作是有用的，因此，间接地对患者有价值。

维森特·桑奇斯–阿方索医学博士，药学博士

西班牙，巴伦西亚

致谢一

　　我谨向我的朋友兼同事唐纳德·菲西安（Donald Fithian）博士表示衷心的感谢，他是我1992年在加利福尼亚州圣地亚哥逗留期间认识的，我对他给予的帮助和我所学到的一切永远心存感激。我还要感谢国际髌股研究小组的所有成员，感谢他们不断给予我的鼓舞和激励。

　　此外，我还很荣幸有杰出专家的参与为这本专著增光添彩。我感谢他们所有人的时间、努力、奉献、善良，以及他们贡献的品质优秀的章节。所有人都慷慨大方，以清晰和简明的形式分享了他们伟大的临床经验。我欠你们大家的，就我个人而言，并代表那些无疑将从这项工作中受益的患者，谢谢你们。

　　最后，我非常感谢伦敦施普林格－费尔拉格在这个项目中展示的信心，以及斯雷吉斯·维斯瓦纳坦（Sreejith Viswanathan）先生和他的来自SPI全球的制作团队（钦奈，印度）以卓越的品质完成本项目从封面直到最后一章。

维森特·桑奇斯－阿方索医学博士，药学博士
西班牙，巴伦西亚

致谢二

我非常感谢国际髌股关节研究小组

尤其是约翰·P.富尔克森(John P. Fulkerson)教授和艾伦·C.麦钱特(Alan C. Merchant)教授

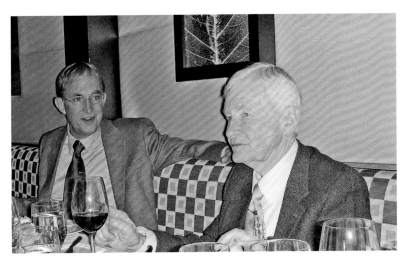

约翰·富尔克森(左)和艾伦·麦钱特(右),国际晚宴
2006年,波士顿,髌股关节研究小组会议

如果我们能够看得更远,那是因为我们站在巨人的肩膀上。

艾萨克·牛顿爵士

目　录

第二部分 髋股关节研究的新兴技术,临床意义

第三部分 临床病例评论

第四部分　手术技巧"我该怎么做"

视频目录

视频下载请登录http://extras.springer.com/Search
查寻书号ISBN: 978-0-5729-507-1

第一部分

病因学基础及治疗意义

研究背景：髌骨股骨错位与组织内稳态的关系

髌骨股骨疾病的讹传和真相

维森特·桑切斯-阿方索

1.1 介绍

膝前疼痛是青少年和青壮年人群中最常见的膝关节疾病，运动人群和非运动人群都会发病，但前者的发病率更高。在年轻活跃的成年人中，发病率约为9%。在所有损伤中的占比为5.4%，在运动损伤诊所治疗的所有膝关节问题中占比高达25%[15]。尽管如此，我相信并不是所有的病例都得到了诊断，因此这个数字肯定会更高。此外，由于体育锻炼的日益普及，预计这种疾病的患病人数将会增加。另一方面，由于骨科医生和全科医生对其病理的了解越来越多，所以这一疾病会更加频繁地被医生诊断出来。尤其是对于女性患者[13]。因为解剖学因素（如骨盆宽度增加、髌骨过度侧推等），以及姿势和社会因素（如穿高跟鞋和腿内收坐姿）影响女性在此病上的发病率和严重程度[25]。此外，该病对患者和治疗医生来说都是一种挑战，并且该病对患者来说可能会进一步导致慢性疾病、参加体育活动受限、病假并且会降低生活质量。

特别要提到的是"髌腱炎"，因为它与膝前疼痛密切相关。1998年，尼古拉·马夫里（Nicola Maffulli）和他的同事[50]发表了一篇关于关节镜检查的文章。该文章题目为《肌腱过度使用状况：是时候改变一个令人困惑的术语了》，该文章以一种巧妙的方式将疼痛（弥漫性或局部性）、肿胀和运动表现不佳为特征的临床综合征称为"肌腱病"。肌腱炎、副肌腱炎和肌腱变性等术语仅在进行切除活检所得结果中使用。因此，临床上对髌腱炎的普遍诊断是不正确的，并且髌腱炎已成为过度使用肌腱损伤的典范。此外，炎症浸润明确提示肌腱炎的存在，而这些病理类型的活检并不能证明慢性或急性炎症浸润的存在。髌腱病是引起膝前疼痛的常见疾病，医生和运动员都会对此感到沮丧。对于运动员来说，这种病变可能意味着他们运动生涯的结束。在这篇专著中，我们不能忽略对这个临床实体的讨论，并且它将在第15章、第16章和第27章中得到更深一步的探讨。

最后，膝前疼痛既是一种有文献记载的并发症，也是前交叉韧带（anterior cruciate ligament, ACL）重建后最常见的症状。*自体骨-髌腱-骨重建前交叉韧带术后膝前疼痛的发生率从4%上升至40%[23]。此外，腘绳肌腱移植两年后膝前疼痛也很常见：从6%上升到12.5%左右[4, 10, 46, 63]。基于上述原因，我们认为在本书中对ACL重建术后所继发的膝前疼痛的表现进行详细分析是件有趣的事情。因为这既强调了治疗的重要性，又突出了预防的重要性。为了不落入教条主义的陷阱，不同的作者从不同的角度分析了这个问题（见第18章和第19章）。

1.2 问题

膝前疼痛虽然发病率高，但是最容易被忽视、最少被人发现且在膝关节病理表现中最棘手的症状。这就是为什么斯坦利·詹姆斯（Stanley James）提出"骨科黑洞"（Black Hole of Orthopaedics）这个词，因为它非常适合描述目前的这种情况。另一方面，我们对膝前疼痛的病因机制了解有限，其结果是膝前疼痛的治疗是在膝关节的不同病理表现中最复杂的一种。此病与其他病症情况一样，想要正确应用保守治疗和手术治疗，就必须彻底了解其发病机制（见第2—6章、第9章、第14—19章）。这是防止太频繁的手术失败和避免患者意志消沉的唯一方法。事实上，在仔细查阅本书后，相比其他累及膝关节的病理过程，膝前疼痛临床案例出现手术失败和患者意志消沉的情况相对常见（见第24章和第26章）。

最后，诊断失误可能会带来不必要的麻烦。在这种病理情况下，诊断错误频繁是相对出现的。早在1922年的德国文献中，乔治·阿克豪森（Georg Axhausen）[5]就指出"软骨软化"可以"冒充"半月板病变，以致正常半月板被切除。关于这点，1969年，塔珀和胡佛[65]怀疑，在进行半月板切除术后表现不佳的女性中，有超过20%的人存在髌骨股骨病症。同样，1984年，约翰·英索尔（John Insall）[38]指出髌骨股骨病症是年轻患者尤其是女性半月板切除术失败的最常见因素。很明显，这个失败是诊断失误的结果，因而进行了错误的手术。目前，诊断混淆仍是当今的热点问题。下面的数据就反映了这个情况。在我做的手术中，有11%的患者进行了不必要的关节镜半月板手术，并且这非但没有根除症状，反而使病情恶化。然而，在伸肌机制的调整手术后使病情得到了改善。最后，有10%的患者是由之前咨询过的内科医生转介给精神科医生的。

我们问自己：为什么对这种病理的了解少于对其他膝关节疾病的了解？根据国际髌股关节研究小组（International Patellofemoral Study Group, IPSG）的研究，有以下几种解释[41]：① 髌股关节的生物力学比膝关节的其他结构更为复杂；② 髌骨的病理不如半月板或十字韧带更能引起临床兴趣；③ 引起膝前疼痛的原因有多种；④ 症状、物理表现与影像学表现往往无相关性；⑤ 对于什么被认为是"正常

---

* 在美国的人群中，每年大约在3 000人中就有1人发生ACL损伤，[36]并且每年的总损伤数约为80 000[31]~100 000[36]。同时，15～25岁且经常做旋转动作的人发病率最高。[33]

的"有分歧；⑥存在广泛的术语混淆（"巴别塔"）。对于什么被认为属于"正常"或"不正常"，我们想要提及约翰和他同事们的工作[68]：他们对无症状膝盖的临床评估进行了与性别有关的分析，下面我们将讨论这项研究的某些结论。

1995年，普遍的混淆使美国的约翰·福尔克森（John Fulkerson）和法国的伊夫·杜邦（Jean-Yves Dupont）建立了IPSG，以便通过跨文化的信息和思想交流促进对髌股关节紊乱的认识。这种情况很复杂，甚至在IPSG中也有意见相左的方法和理论。这些方法和理论往往具有独断专行的立场。此外，为了促进对髌骨问题的研究和教育，约翰·福尔克森（John Fulkerson）在2003年创立了髌骨基金会。髌骨基金会赞助"髌股关节研究优胜奖"，以鼓励杰出的研究，提高对髌股关节疼痛或不稳定的认识、预防和治疗。我想强调预防和诊断的重要性，为了减少这种病理的经济和社会成本（见第8章、第10章、第11章和第18章）。

此外，为了促进对髌股关节疼痛更好的理解和沟通，便于人们到世界各地的中心了解髌股关节疼痛的复杂性，该基金会还赞助了"髌股关节旅行奖学金"。

本章概述了膝前疼痛发病机制中最重要的几个方面，并分析了髌骨股骨疾病的一些讹传和真相。

1.3 历史背景：膝关节内紊乱和髌骨软骨软化症，髌骨软骨损伤的实际意义

年轻患者的膝前疼痛历来与"膝关节内紊乱"和"髌骨软骨软化症"相关。1986年，舒策尔（Schutzer）和他的同事[61]在北美骨科诊所发表了一篇关于CT辅助髌股疼痛分类的论文。这篇论文的作者强调知识的缺乏困扰着临床案例。比如：膝盖内紊乱的首字母（IDK）与"我不知道"，以及髌骨软骨软化（CMP）与"可能（could be）——也许（maybe）——大概（possible）"联系起来。我们认为：虽然现在来说这是夸大其词，但是这个类比确实有助于我们强调由这个临床案例而产生的异议，或者这对我们来说，至少引起了一定的关注。

膝关节内紊乱的表述是在1784年英国外科医生利兹·威廉（Leeds WilliamHey）[48]提出的。后来，在1906年的维也纳，德国学校的外科医生康拉德·巴丁格（Konrad Büdinger）即比尔罗特（Billroth）博士的助理，描述了裂隙和膝关节软骨紊乱的自发起源[7]，这一说法后来遭到质疑。并且这个词在1908年的另一篇论文中描述了与之类似的创伤性的病变[8]。虽然巴丁格（Budinger）是第一个描述软骨软化症的人，但是这个词并不是他自己使用的。柯尼格（Koenig）在1924年第一次使用了"软骨软化症"这个术语。尽管根据卡尔森（Karlson）的说法，这个术语在1917年1月[26]就已经在阿勒曼的诊所中使用了，但似乎很清楚的是：柯尼格普及了这个术语。巴丁格认为"膝盖内紊乱"一词是"废纸篓"式的术语。他的说法是对的，因为这种表达缺乏有关病因、治疗或者预后意义的说辞。

直到20世纪60年代末，膝前疼痛被认为是由髌软骨软化症引起。髌软骨软

化症起源于希腊语中的"软骨"和"软化"。这个词的字面意思是"软化的髌关节软骨"。然而，尽管"髌骨软化症"一词历来与膝前疼痛有关，但许多作者都未能找到两者之间的联系[11,47,57]。在1978年，莱利斯（Leslie）和本特利（Bentley）报道了临床诊断为"软骨化症"的患者，只有51%在关节镜检查时，髌骨表面发生改变[47]。1991年，罗伊尔（Royle）和他的同事[57]在《关节镜》杂志上发表了一项研究：他们分析了两年内500例进行了关节镜检查的案例，特别提到了髌股关节。在被认为是由这个关节引起疼痛的患者中，63%的患者有"髌骨软化症"，而在关节镜检查中为半月板病变的患者中这一比例为45%。他们得出结论是：膝前疼痛患者并不一定伴有髌骨关节改变，髌骨病理往往无临床症状（图1-1）。与此研究一致的是，戴伊（Dye）[18]在无关节内麻醉下行膝关节镜检查时，当触及广泛病变的髌骨软骨，患者未感受到任何疼痛。就这一点而言，应该明白关节软骨没有神经纤维，因而不会感到疼痛。

外科医生通常将髌骨软骨的变性称为软骨软化症，其分级标准未得到精确的定义。根据IPSG[41]，我们应该使用"软骨的"或"软骨病变"这一术语，提供对损伤的清晰描述（例如，外观、深度、大小、位置、急慢性临床状态），而不是在分类中使用分级。虽然透明软骨本身并不是疼痛的来源，但关节软骨的损伤会导致软骨下骨过度负荷。软骨下骨丰富的神经可能是疼痛的潜在来源。因此，对于非常特定的病例，一种可能的方法是进行表面置换手术，如自体单级髌股关节修复、自体

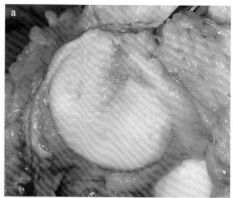
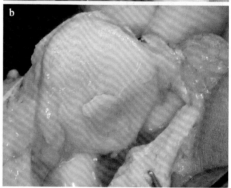

图1-1　术前疼痛强度与术中发现髌骨软骨软化的严重程度或扩展程度无关。软骨软化最严重的病例是发生在复发性髌骨紊乱患者中，他们在错位片段间很少或感受不到疼痛感（a）。伴有软骨碎裂和裂隙的髌骨软骨损伤的PFM患者因膝前疼痛来就诊（b）

两级细胞髌股关节修复、髌股关节同种异体骨移植和髌股关节成形术（见第42—46章）。

根据IPSG[41]：软骨软化症这个术语不应该用来描述一种临床情况，因为它仅仅是一个描述髌骨关节软骨形态软化的术语。综上所述，这是一种视诊、触诊只能通过开放性手术或关节镜检查进行的，并且它们是不相关的。总之，髌骨软化症并不等同于髌骨股骨痛。因此，用巴丁格自己的话来说，软骨软化症也是

一个"废纸篓"，因为它缺乏实用价值。这样，巴丁格接下来在1908年对"膝关节内紊乱"的不祥的评论就可以用于软骨软化症[21]："（它）不会从外科文献中消失。它象征着我们对诊断的无能为力以及对病理的无知。"

虽然我知道传统是难以磨灭的，但基于我所提到的原因，"髌骨软化症"一词应该被排除在当前骨科的临床术语之外。一个多世纪过去了，这个术语至今仍在使用，至少在西班牙，临床医生、负责为我们医院的数据库编纂不同病种的工作人员以及私人健康保险公司的承保服务清单都在使用这个术语。

术语"髌骨软化症"是20世纪的一个错误，不幸的是，我们总是犯同样的错误。目前，髌骨痛综合征的表述已经取代了髌骨软化症这一术语。也就是说，一个无意义的术语——"髌骨软化"被另一个无意义的术语——"髌骨痛综合征"所取代。根据泰特格博士（IPSG成员）的说法，这不是一种诊断，而是承认自己无知。

1.4 髌骨脱位

20世纪70年代，膝前疼痛被认为与髌股骨脱位（patellofemoral malalignment，PFM）*有关。1968年，杰克·胡斯顿（Jack C. Hughston）（图1-2）发表了一篇关于髌骨半脱位的文章，这篇文章是认识和治疗髌骨股骨疾患的一个重要转折点[34]。1974年，艾伦·C.麦钱特（Alan C. Merchant）为了更好地了解髌股关节

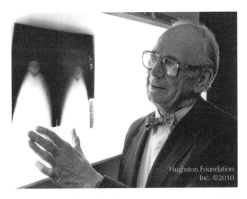

图1-2 杰克·胡斯顿（Jack C. Hughston），医学博士（1917—2004）。运动医学的开拓者之一（©The Hughston Fonndation，Inc）

生物力学，引入了髌股关节的轴位X线片[54]。同年，他建议将外侧韧带松解术作为治疗复发性髌骨半脱位的一种方法[53]。1975年，来自法国的保罗·菲卡（Paul Ficat）普及了髌骨倾斜的概念，它通常与紧绷的外侧韧带有关，并导致髌骨外侧关节面过度受压，产生"髌骨外侧压迫综合征"（"髌骨外侧减压综合征"）[20]。根据菲卡的研究，髌骨外侧压迫综合征会引起髌骨外侧间室的高压和髌骨内侧间室的低压。因为缺乏正常的压力和功能，低压和髌骨内侧壁的废用会导致关节软骨营养不良和早期退变，这也许可以解释为什么早期髌骨软化症通常发生在髌骨内侧小平面。高压会加速软骨退变，这可能解释了为什么会损伤外侧小关节。两年后，即1977年，菲卡（Ficat）和亨格福德（Hungerford）[21]出版了《髌股关节紊乱》一书，这是膝关节伸肌机制手术的经典著作，也是第一本专门研究膝关节伸肌机制的英文书籍。在这本书

---

* 我们将PFM定义为髌骨轨迹的一种异常，包括髌骨向外移位或向外倾斜，或两者兼而有之，导致弯曲度降低。

的前言中,作者将髌股关节称为"被遗忘的膝关节区",这说明了当时的情况。事实上,在20世纪70年代之前,只有两种诊断与膝前疼痛或髌骨不稳有关:髌骨软化症和复发性髌骨脱位。膝关节成形术的初始设计忽略了髌股关节。1979年,约翰·英索尔(John Insall)发表了一篇关于"髌骨脱位综合征"[37]及其用于治疗该综合征的髌骨远端复位技术的论文。根据英索尔的研究,在某些情况下,髌骨外侧向负荷增加失调综合征会导致髌骨软化症,但这并不一定意味着髌骨软化症是疼痛的原因[38]。1983年,英索尔和他的同事报告说,相比于手术中发现的严重的髌骨软化,膝前疼痛与关节脱位的关系更大[39]。富尔克森(Fulkerson)和他的同事也强调了PFM和过紧的外侧韧带作为膝前疼痛的来源的重要性。最后,2000年,来自IPSG的罗纳德·格里萨默(Ronald Grelsamer)[29]指出,对膝前疼痛的发病来说,脱位似乎是一个必要但不充分的条件。*格里萨默(Grelsamer)[29]指出,疼痛似乎是由触发因素(即外伤)引起的。在这个意义上,格雷尔西莫[30]告诉他的患者,"膝关节畸形的人就像在悬崖边上骑自行车的人,一切都很好,直到强风把他们吹下悬崖。这可能会发生,也可能永远不会发生。"虽然人们更普遍使用术语"脱位"来描述髌骨在股骨上的错位,来自IPSG的罗伯特·A.泰奇(Robert A. Teitge)等的一些作者,使用术语"脱位"描述躯干

和脚之间的膝关节错位,并伴随有对髌股关节力学的后续影响(见第14章)。

在之前的一篇论文[59]中,我们假设PFM在一些髌骨疼痛患者中为症状的发生提供了一个"有利的环境",而神经损伤是主要的"刺激因素"或"触发因素",超负荷或过度使用可能是另一个"触发因素。"从这个意义上说,我们的手术经验发现,对于两个膝盖都有症状的患者,症状更重的膝盖进行手术后,在许多情况下,对侧膝盖的症状减轻,这种症状减轻或消失也许是因为我们减少了这个膝盖上的负载;也就是说,它恢复了我们关节内稳态。在这一点上,托米(Thomee)和他的同事们认为髌股关节的慢性过载和暂时性过度使用是造成髌股关节疼痛的原因,而不是错位[67]。

多年来,PFM作为年轻患者膝前疼痛发作和髌骨不稳的病因已被广泛接受。此外,这一理论对骨科医生也产生了很大的影响,他们发明了几种手术方法来"矫正畸形"。不幸的是,当PFM被确诊时,手术治疗常过于频繁。大量的外科治疗方法得到描述并已经产生了不同的结果。然而,目前PFM的概念受到许多人的质疑,它并没有被普遍接受用来解释膝前疼痛和(或)髌骨不稳的存在。事实上,近年来由于对PFM诊断标准的重新评估,矫形手术的数量急剧下降。此外,我们知道,在许多情况下,这种手术是不可预测的,甚至是危险的;它们可能导致反射性交感神经营养不良、髌骨内侧脱位和医源

---

* 然而,无论如何许多患者没有髌股关节脱位的证据[67]。因此,如果PFM是髌股关节疼痛存在的必要条件,那么髌股关节疼痛如何在患者不发生错位的情况下发生?

性骨关节病（见第24章和第26章）。我们应该回忆一下杰克·休斯顿医生说过的一句话："没有什么问题不能通过手术变得更糟。"在膝关节的问题中，这个陈述从来没有比探讨伸肌机制联系更为紧密。因此，我们必须强调正确诊断（见第8章）和非手术治疗（见第12章和第13章）的重要性。

然而，也有一些患者，由于周期性软组织和（或）骨负荷过重，PFM是他们疼痛的主要原因。但在我的临床实践中发现：在所有膝前疼痛患者中，PFM只占一小部分。根据我的经验，这些患者大多是医源性排列不良，即手术破坏了多处结构或生物力学基础。

1.4.1　批评

PFM概念的一个大问题是，并非所有的失调都是有症状的，即使有症状的比例很大。甚至有的患者即使潜在的脱位是完全对称的，也有可能一个膝盖有症状，而另一个则没有（图1-3）。另一方面，计算机断层扫描（CT）显示髌骨股骨排列正常的患者也会出现膝前疼痛（图1-4）。因此，PFM并不能解释所有的膝前疼痛病例，一定存在其他病理生理过程。此外，PFM理论不能充分解释膝前疼痛综合征患者所经历症状的变异性。

最后，我们还必须记住，已有研究证明髌股关节软骨面软骨下骨形态和几何形状在轴面和矢状面都有显著的差异[6]（图1-5）。因此，X线上的PFM可能不是真实的，它可能引导我们去做矫形手术，无意中引起医源性PFM，导致术前症状恶化。这可以是反对普遍接受PFM理论的另一个原因。此外，这也可以解释重矫形手术结果为何缺乏可预测性。

1.4.2　对长期持续跟进英索尔的PFM近端矫形手术进行批判性分析。我们学到了什么？临床相关性

与W.S.霍尔斯特德（W.S. Halsted）的一样，我认为手术室是"最高级的实验室"。正如许多外科技术在手术室产生的，矫形外科也不例外。在广泛使用之后，外科医生可能会质疑基本原则，可能会设计临床研究，以检验潜在的假设；在我们的例子中是PFM的概念。

通过这种方法，我们对29例孤立症

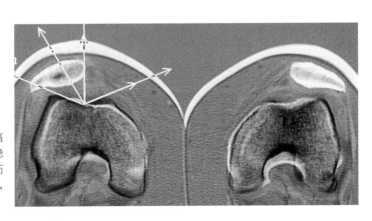

图1-3　右膝膝前疼痛和功能性右膝髌骨不稳患者的0°位CT。然而双膝的PFM是对称的，左侧膝盖完全无症状

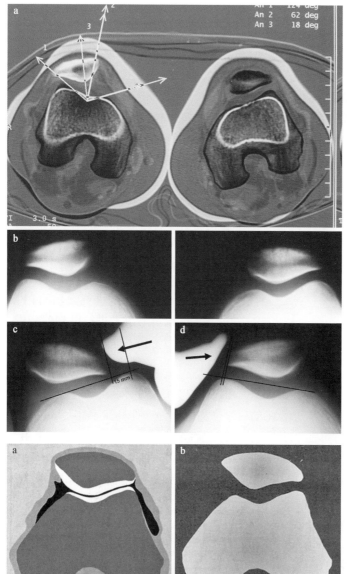

图 1-4　左膝严重膝前疼痛和左膝盖髌骨不稳患者的 0°位 CT（a）。这个膝关节两年前进行过近端矫形，尽管髌骨关节结构良好，但是症状非常明显。富尔克森内侧半脱位检查呈阳性。尽管如此，右膝关节仍无症状。常规影像学检查正常，髌骨在 Merchant（b）的轴向视图中心位置良好。我们可以通过左膝轴向应力 X 线片（c）检测髌骨医源性内侧半脱位（内侧移位 15 mm）。右膝轴向应力 X 线片（d）。髌骨内侧半脱位经髂胫束和髌腱修复髌骨外侧稳定器手术矫治后，症状消失

图 1-5　左膝轴面钆增强 MR 关节断层示意图：注意髌股关节完全适配（a）注意髌股关节骨性轮廓不一致（b）（转载自 Staeubli［64］，经爱思唯尔许可）

状性 PFM 患者进行了 40 例 Insall 近端矫形术（IPR）的回顾性评估。术后平均随访 8 年（范围：5～13 年）。第 4 章详细介绍了整个研究过程。

本研究的目的之一是分析 PFM 的存在与膝前疼痛或髌骨不稳是否存在关系。

根据我的经验，在短期随访中，IPR 为髌骨和股骨滑车提供了令人满意的对位，然而，在长期随访中，近 57% 的病例在 CT 扫描中丢失了这种令人满意的髌

骨对位。也就是说，IPR 并不能在所有情况下提供永久性的修正。尽管如此，这种对位的丧失与临床结果的恶化并不相关。此外，在长期的随访中，我也没有发现结果的满意与否和术后 PFM 是否发生存在关联。我推测 PFM 可能会对稳态产生负面影响，而重新定位手术可以在症状性 PFM 非手术治疗失败时恢复关节稳态。重新定位手术可以暂时松解髌骨周围的炎症组织，而不是永久地改变 PFM。此外，戴伊认为，术后休息和物理治疗是比重新校准本身更重要的症状消除手段。一旦达到关节内稳态，这些 PFM 膝关节就可以在功能范围内"快乐地"存在，没有任何症状。此外，在我的研究中，有 12 例患者出现单侧症状。其中 9 例对侧无症状膝关节表现为 PFM，只有 3 例髌骨对位到股骨滑车。

我们可以得出结论，并非所有髌股关节畸形都有症状，这并不奇怪，因为有许多无症状解剖变异的例子。因此，PFM 并不是出现症状的充分条件，至少在术后患者中是如此。因此，任何影像学研究都不能给我们手术的指示。病史和体格检查必须指向手术，影像学只是允许我们确认临床症状。

认为膝前疼痛或髌骨不稳在某种程度上必然与 PFM 有关是一种过于简单化的说法，它严重阻碍了诊断和治疗技术的进一步发展。使用 PFM 诊断的最大危险是，不老练或不谨慎的骨科医生可能认为他或她有执照或"绿灯"，错误地采用手术流程来纠正它，这些程序往往会使患者的疼痛加重（见第 24 章、第 26 章和第 46 章）。

1.5　组织稳态理论

20 世纪 90 年代，旧金山加利福尼亚大学（University of California, San Francisco）的斯科特·F. 戴伊（Scott F. Dye）和他的研究小组提出了组织内稳态理论[16,17]。最初带来导致髌骨关节的组织内稳态理论发展的观察由戴伊完成，当时有个患者患膝前疼痛，且无证据提示软骨软化或错乱排列，这位患者接受了 ^{99m} 锝亚甲二磷酸盐膝盖骨骼扫描评估，以评估可能存在的隐匿性骨性病变。该患者的骨扫描显示，在正常的 X 线影像下，髌骨呈现强烈的弥漫性摄取。这一发现揭示了 X 线表现正常的膝前疼痛患者髌骨隐匿性骨性代谢过程的存在。

组织内稳态理论与约翰·希尔顿（John Hilton 1807—1876）在他的名著《休息和疼痛》[48] 的观点相一致：外科医生将不得不承认，他没有权力直接修复任何损伤……修复它是大自然的特权……他的主要职责包括确定和消除这些阻止大自然力量的障碍。此外，这与"英国医学之父"托马斯·西德汉姆（Thomas Sydenham, 1624—1689）的观点是一致的。托马斯·西德汉姆是英国乃至世界骨科的重要人物，他回顾希波克拉底（Hippocrates）的思想，即大自然是我们疾病的医生。西德汉姆认为，医生的任务是补充，而不是取代自然[48]。

组织内稳态理论认为，关节不仅仅是机械结构，它们是活的，是新陈代谢活跃的系统。这一理论将疼痛归因于多种原因的生理病理组合，如骨重塑增加、骨内压力增加或髌周滑膜炎，这些因素导致他所说的"功能包络线"（或"负荷接受包络线"）的减少。

根据戴伊的观点[16]，"功能包络线"描述了与整个关节系统的组织稳态相兼容的载荷和能量吸收范围；也就是说，具有正常组织的愈合和维持机制。显然，年轻运动员的功能范围要大于久坐不动的老年人。在功能范围内的区域称为内稳态区（图1-6a）。超出功能范围但不足以引起宏观结构破坏的载荷称为超生理性超载区（图1-6a）。如果在髌股系统上施加足够大的力，就可能发生宏观结构破坏（图1-6a）。

对于戴伊[16]来说，以下4个因素决定了功能或内稳态区包络：① 解剖因素（形态学，结构完整性和组织的生物力学特征）；② 运动因素（动态控制的关节涉及本体感觉的感觉传出，脑和小脑运动单元序列，脊髓反射机制，肌肉强度和运动控制）；③ 生理因素（由遗传基因决定的）分子和细胞的稳态决定了修复受损组织的质量和速度）；④ 治疗因素（康复或手术类型）。

根据戴伊的观点，失去骨性和柔软组织内稳态在膝前疼痛发生过程中起着比结构特征更重要的作用。在他看来，具体的结构因素如何并不重要（例如，髌骨软骨软化症，PFM），只要关节在功能包内，因此是无症状的。他认为患髌股关节综合征的患者是有症状的，因为解剖学上正常的膝关节分组承受了超生理性负荷。事实上，患膝前疼痛的患者往往缺乏易于识别能解释症状的结构异常。经历一定损伤后，功能包络线的频率下降到一定水平。在这种水平上，以前良好耐受的许多日常活动（如爬楼梯，坐进和从椅子上站起来，踩汽车的离合器，其强度（超物理负荷）足够导致组织愈合和破坏以及持续症状（图1-6b）。减少加载在新缩小的功能范围内负荷可允许正常的组织愈合过程（图1-6c）。

最后，根据戴伊的研究，在髌股关节疼痛的患者中，许多打软腿的病例可能代表了四头肌反射受到了抑制，这是由于肿胀的、受神经支配的髌周软组织（如滑膜发炎）在正常对齐的患者中受到短暂撞击造成的。

临床意义

最初表现为膝前疼痛的患者往往会对其功能范围内的负荷限制和无痛康复计划做出积极反应。此外，戴伊认为，重新复位手术后的强制休息对症状的改善也很重要。即使患者、家长和培训师都倾向于固执地拒绝任何建议，拒绝对患者的活动和培训常规进行更改，要求进行紧急外科手术，无论骨科医生承受的压力有多大，在任何情况下骨科医生都不应改变他们的意见。训练师、物理治疗师和内科医生都有崇高的责任，其行为须符合伦理范围。

1.6 髌股关节的错乱排列理论与组织稳态理论

从生物力学的角度来看，导致疼痛的因素有两个：PFM和关节载荷，取决于强度和活动持续时间。因此，PFM的存在会降低人荷载势包络线；也就是说，一个关节载荷最小至中等、患PFM的人，和

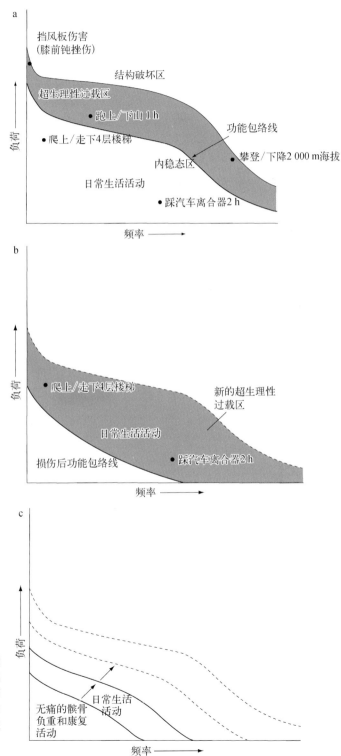

图1-6　戴伊包络线功能原理。(a)内稳态区、功能包络区和结构破坏区。(b)伤后功能包络。(c)在新的功能范围内减少负荷，允许正常的愈合过程

一个关节载荷高、不患PFM的人，可以承受同等的受丰富神经支配的软骨下骨的过载。这大概是因为PFM减少髌股关节接触面积，进而增加髌股关节接触面积压强。

本质上，组织内稳态理论的支持者认为，PFM代表的是髌骨关节内的载荷转移。组织内稳态丧失可引起髌骨关节的痛感，而这种载荷转移可降低组织内稳态丧失发生和持续的阈值（即功能包络线）的下降。从这个角度来看，两者之间并没有内在的理论冲突。然而，这并不是两个等效的理论。组织稳态理论能够很易于整合并准确评估PFM的临床重要性，反之则不成立。

总之，我相信这两种理论都不是独立的，而是互补的。根据我的经验，一个带PFM的膝关节可以在它的包膜内快乐地存在，但一旦它出来了，例如过度使用、训练错误、错误的体育动作，或创伤性精神障碍，将很难恢复，非手术措施失败时重组手术可能是非常必要的选择。手术的目的是恢复平衡，使韧带和骨结构的负重达到标准。

1.7　关于髌股关节疾病的误区和真相

误区：膝前疼痛和髌骨不稳总是自限性的，因此积极的治疗是不必要的。这个病理实体的自然史总是良性的。

传统上，膝前疼痛综合征被认为是一种没有长期后遗症的自限性疾病。这在许多情况下是正确的，但不能被视为一条

"金科玉律"，有很大一部分患者可以自行恢复，事实上，即便没有接受特定治疗，许多患者始终无临床症状，但是在我们的一些患者中，从症状开始到手术的10年时间，随着时间推移，虽然患者限制，甚至放弃了体育锻炼，但是他们的症状并没有改善，甚至有所加重。对有症状PFM的纠正治疗在这些患者身上取得了优异或良好的效果，并且这种效果在长期随访中得以保持（见第4章）。米格罗姆和他的[55]同事开展过一项前瞻性研究，旨在弄清过度活动引起的膝关节疼痛的自然史。在6年的随访中，原膝关节疼痛患者有一半仍有症状，但只有8%疼痛较重，以致影响到身体运动。临床经验表明一种长期的、可控的积极保守治疗通常能解决问题。另一方面，如果试图去忽略这个问题会导致一些患者残障。不幸的是，患者自己的意志以及父母和教练的意志凌驾于医生的判断之上，医生的观点是必须在至少3～6个月的时间内避免任何可能引起疼痛的运动。也就是说，即便这个过程只在部分情况下可以通过自我约束完成，但我们仍不应忘记，各种情形下积极治疗的必要性。这意味着我们正在研究的这个过程至少在某一点之前是可逆的。我们问自己的问题是：到了哪一个时间点，结局就无法挽回了？

原发性髌骨脱位不是一个小问题。的确，随着时间的推移，复发性脱位的次数趋于减少，但这段时期的每一阶段都是软骨损伤的潜在来源[29]。一项长期临床研究（平均随访13年）表明保守治疗髌骨脱位会导致44%的再脱位和19%的晚期髌股疼痛[49]。

同时，也有研究证实了 PFM 和髌股胫股骨关节病两者之间存在一定的联系[26][42]。现在，无论是否进行外科手术，骨关节炎都是一种长期的危害[29]。戴维斯（Davies）和纽曼（Newman）[12]进行了一项比较研究，将接受髌股关节置换术治疗孤立性髌股关节骨关节病的实验组患者与接受单间室替代治疗孤立性内侧室骨关节病的对照组患者进行比较，以评估先前青少年膝前疼痛综合征的发病率。

他们发现，在接受髌股关节置换治疗孤立性髌股关节骨关节病的患者中，青少年膝前疼痛综合征和髌骨不稳定的发生率较高（$P<0.001$），分别为 22% 和 14%，而在那些因单室间隔骨关节病接受单间室置换术的患者中，其发生率分别为 6% 和 1%。他们得出结论，膝前疼痛综合征并不总是一种自限性疾病，因为它可能导致髌股关节骨关节病。阿恩乔思森（Arnbjörnsson）及其同事[3]发现经非手术治疗的复发性髌骨脱位患者的髌股关节退行性改变的发生率很高，为 29%（平均随访时间 14 年，最短随访时间为 11 年，最长随访时间为 19 年。）考虑到随访患者的平均年龄为 39 岁，他们得出结论，复发性髌骨脱位似乎会引起髌股关节骨关节病。因此，PFM 自然发展不总是好的结局。

通常，有症状的 PFM 与髌腱病有关。后者也被称为自限性的病理变化。事实证明，对运动员来说，这并非一种随时间而消退的良性病变，即它不是一个运动员当中会出现的自限性过程[51]。通常情况下，当损害进展到 Blazina 的 III 阶段时，它通常变得不可逆转并导致保守治疗失败[51]。

误区：膝前疼痛与生长有关，因此一旦患者发育完成，症状将会消失。

膝前疼痛也与生长痛有关。的确，在年轻运动员的巅峰生长阶段（"生长突增"），因其骨骼生长的发育存在某些"缺陷"或"延迟"，伸肌结构的张力会增加。相对于膝关节的其他肌肉，股内侧斜肌的发展也可能存在延迟，因此可能会出现短暂的肌肉失衡。但是同样真实存在的情况是，父母经常告诉我们，他们的孩子看过的医生告诉他们，当孩子停止生长时，症状就会消失。然而，虽然孩子完全长大，但是这些症状仍会持续。

误区：青少年的膝前疼痛是一个心理问题。

许多医生认为，膝前疼痛是一种慢性疼痛心理问题的征兆。因此，这种情况与中度歇斯底里症发作有关，在较轻的程度上，与膝盖问题有关的疑病症被认为是面对情感冲突的无意识策略[43]。同样，有研究表明，在某些情况下，在青春期女性中，无明显躯体原因的膝前疼痛可以作为一种获取那些焦虑或自满的父母的关心的方式。毋庸置疑的是，任何年龄的人都能通过生病来吸引别人的注意。尽管如此，当向父母暗示孩子的问题完全是心理上的时候，医生应该非常小心谨慎。尽管如此，我们必须认识到，这些类型的患者会有一个非常特殊的心理特征（第9章）。此外，有客观躯体问题的患者由于一些相关的心理因素或随之而来的情感或经济收益而不成比例地夸大了他们的痛苦。

不幸的是，在我个人目前的手术中

（84例，膝关节102个），共有8例（7例女性和1例男性）被转到精神科医疗单位。奇怪的是，这些患者的手术效果令人满意，这说明了这个问题不是心理上的。此外，组织学、免疫组织化学和免疫化学技术为基础的研究使我们有可能发现疼痛有神经解剖结构基础。简而言之，骨科医生在认定病因是"情感问题"或"假装"之前，有责任排除人体机械的可能性以及其他可能导致膝前疼痛的病理问题。

误解：髌股关节异响是身体一个功能障碍指标

一个非常困扰患者的常见症状是髌股关节异响。异响是髌骨或股骨滑车关节软骨损伤的迹象。尽管如此，一些出现异响的患者在做软骨关节镜时发现软骨是完整的[30]。异响可能是由滑膜或其他软组织的改变引起的。

国际膝关节文献委员会（International Knee Documentation Committee，IKDC）[32]声明："没有异响的膝盖是正常的。"然而，在1998年，约翰逊和他的同事们[68]在《关节镜》（Arthroscopy）上发表了关于无症状膝盖检查的研究成果后，这种说法就站不住脚了。事实上，髌股关节异响在无症状女性中发生率很高（女性94%，男性45%）[68]。髌股关节的异响被认为与髌骨外侧半脱位有关，但约翰逊及其同事[68]观察到在髌骨无症状者的髌骨外侧半脱位比例中，男性比女性的要高（35%和19%），并且有明显疼痛的患者身上不一定会出现异响。此外，当异响存在，它不一定会引起膝前疼痛。简而言之，既然异响在无症状膝盖中更加频繁，当对侧

膝盖没有异响或者膝盖有些不对称时，其更具有临床意义。单侧膝前疼痛中膝关节不对称这一概念会在第5章由KD Shelbourne讨论。

误解：股内侧斜肌负责髌骨的稳定性

有人提出股内侧斜肌（vastus mediali obliqus，VMO）负责髌骨的稳定性，但我们在文献中没有找到令人信服的相关证据，而且，鉴于韧带是关节的稳定器，这个前提看起来是错误的。在理论上，股内侧斜肌通过主动收缩或被动肌肉阻力来抵抗髌骨外侧运动。在法拉曼德的研究中[19]，15°～75°内的任何弯曲角度的模拟肌力对髌骨外侧力位移行为无影响。在另一方面，股内侧斜肌在膝盖弯曲的时候的方向是显著不同的。在膝盖处于深度屈曲状态时，股内侧斜肌力线能最有效地抵抗髌骨外侧运动，此时是髌骨的滑车抑制，与软组织无关（见第7章）。

促进收紧股内侧斜肌的手术包括收紧下内侧髌股韧带（medial patellofemoral ligament，MPFL）的手术似乎是可取的，这将带来手术技术方面的成功（见第4章）。从这个意义上说，我们必须重视股内侧斜肌肌腱在髌附着区与下内侧髌股韧带的汇合。因此，更合理的做法是根据需要保护股内侧斜肌，并用手术治疗韧带缺陷（见第7章）。

争议：应该测量Q角吗？如果是这样，如何测量它？这有用吗？[29][56]

另一个方面，在这些患者的体格检查中，Q角中非常重要，以至于一些作者认为这是用于提示矫形手术的标准之

一。尽管如此，在不同的研究中，它的正常值范围有很大的不同。此外，目前还没有将髌股动脉病变的发生率与Q角测量相关联的科学标准。目前，有人认为，通过计算得到的Q角并不是测量髌骨对齐的一种非常准确的方法，因为测量是在伸展的情况下进行的，外侧半脱位的髌骨会导致测量值偏低。综上所述，虽然Q角测量传统上用于髌骨病理患者的临床评估，且目前已进行了多项研究，然而该测量的有效性仍不确定。矫形手术方案永远不能以Q角数值偏高为依据。目前真正的争议是如何测量Q角。

误解：外侧松解术是一种无风险的小手术

多年来，外侧韧带松解术被推荐用于一些特定的髌股关节病例[22]：复发性髌骨外侧脱位或半脱位、慢性外侧半脱位固定外侧位、侧压过度综合征、外侧韧带紧张韧带神经瘤。对于这种手术适应证广泛的一种可能的解释是，一些骨科医生认为外侧韧带松解术是一种无风险的小手术。然而，我同意罗纳德·格雷萨默的观点："没有所谓的小手术，只有小外科医生。"令人惊讶的是，在2004年发表于《关节镜》杂志上的一项关于独立外侧韧带松解术的IPSG调查中，大多数（89%）受访者表示，这种手术是一种合理的治疗方法，但这只是在极少数情况下（1%～2%的手术完成比例，每年少于5例的松解术）。此外，强烈共识（78%）表明，如果进行外侧韧带松解术，必须有显示外侧韧带紧张的客观证据。

虽然侧方松解术是一个简单的过程，但它会导致严重的并发症（见第24章、第26章和第46章）。在生物力学研究中，外侧松解术已被证实① 减少髌骨外侧倾斜的情况下，CT扫描中可以看到紧密的外侧韧带[27]；② 增加髌骨被动内侧移位[62,66]；③ 增加髌骨被动外侧移位[14]。在没有外侧韧带紧张的尸体膝关节上，当四头肌负荷增加时，外侧松解对关节压力没有影响[33]。

总之，不加选择地使用外侧韧带松解术没有什么好处，往往会导致症状增多。这就是为什么外侧韧带延长是罗兰·比德特（Roland Biedert）等作者选择的治疗方法。

事实：因髌股关节病理导致的诊断错误会造成不当的治疗，进而使得患者要接受多种治疗，并承受巨大的挫折。

本章所分析的所有谬论和争议都可能导致读者把重要的东西归为实际上不重要的东西（即异响），或者，相反地，低估或忽视诸如膝前疼痛或功能性髌骨失稳等抱怨，认为它们要么是心理问题，要么是一种会随着时间消退的状况。有时我们走得不够远，这可能会导致我们忽视其他异常状况（诊断错误导致治疗性错误）。在其他病例方面，我们做得过头了，治疗那些没有症状的错位。因此，我们见过髌骨不稳的患者因错位而接受治疗，而他们的实际病情是因前交叉韧带撕裂而造成的（髌骨）不稳。

我们也见过因半月板损伤而接受治疗的患者，他们确实出现了孤立的有症状的PFM。在这方面，关键是要指出，与半月板病理有关的经典McMurray's试验，可导致髌骨内侧外侧移位，也可引起

PFM患者的疼痛。最后，令人担忧的是，医院有很多患者在从RI诊断提示内侧半月板后角存在撕裂时，被转入骨科门诊接受手术，而在临床检查时，这些患者会出现膝前疼痛，却没有半月板症状。事实证明，由于骨科门诊病房人满为患，加上社会压力，随着时间的推移，医生往往会进行更浅表的体检，并进行更多磁共振检查。因此，我们必须记住卡斯凯尔（Casscells）博士的这句话："技术是一个好仆人，但却是一个坏主人[9]。"根据美国骨科学会前主席奥古斯托·萨米恩托（Augusto Sarmiento）的说法，不幸的是，当评估有痛感的关节时，核磁共振成像正在取代体检。核磁共振并不是万灵药，更重要的是，它会升高假阳性的概率。患者对技术的高度信任和对医生的怀疑，以及日益非人化的医疗实践，导致了部分由适应证不良造成的关节镜半月板切除术的失败，导致了患者受挫以及资源浪费。1940年，卡尔森（Karlson）针对髌骨软化症作如下阐述：诊断难以做出，半月板损伤的鉴别诊断存在特殊的困难，在这两种疾病（半月板和髌骨病理学）中，内侧关节间隙的压痛是造成这种困难的原因。休斯顿在1960年和1984年发表声明时赞成这种说法："没有把髌骨反复半脱位误认为半月板撕裂的骨科医生，无疑在膝盖和半月板切除术方面经历了非常有限和幸运的经历。""想想看有多少人因膝前疼痛的主诉而进行不必要的关节镜检查。"

如今，由于半月板切除术相对容易，而且得益于关节镜检查的好处，这个问题已经被放大了。2000年在芬兰举行的北欧骨科联合会会议上，奥古斯托·萨米恩托在一次演讲中指出，在我们的领域，在美国进行的不必要手术（包括关节镜检查）数量非常高。因此，必须强调对患者进行体格检查的重要性（见第8章）。最后，患者感到沮丧的另一个原因是缺乏与医生的沟通（缺乏人文的医学），这可能导致不切实际的期望。患者必须了解治疗髌股关节问题的固有困难。即使患者的症状没有完全消失，这也是患者在手术后能感到满意的唯一方法。

现实：治疗应该个性化

明确影响临床表现的病理改变再根据临床所见选择最有效的治疗方案（个性化治疗）是非常重要的。这将产生最令人满意的结果。目前强调的是最小限度的干预（例如，疼痛组织的特定软组织切除[45]）和非手术方法（见第12章和第13章）。显然，如果髌骨疼痛和髌骨失稳的病因是多因素的，那么评价必须是多因素的，治疗也应该是多因素的。这将带来一个简化的治疗方案。我们必须找出问题所在并加以解决；也就是说，我们必须处理特定的可识别的病理（例如，髌周滑膜炎、严重的旋转改变等）。在少数需要手术的患者中，最简单的手术方法在大多数情况下是最好的。我们同意菲利普·怀尔斯（Philip Wiles）1952年的说法："无论现在外科手术多么重要，所有医生，包括外科医生，都应该以限制并最终废除它为目标。"[48]

1.8　结论

我们在本专著中讨论的病理学本身

具有多因素的病因学和很大的致病、诊断和治疗复杂性。

骨科文献中不应将潜在神经质人格患者的膝前疼痛视为一种自限性疾病。

我们对膝前疼痛的认识在整个20世纪都在不断发展。然而，直到20世纪60年代末，这种疼痛被归因于髌骨软化症，这一概念诞生于21纪初，在那之后，它开始与髌股关节排列异常有关。近来，疼痛被归因于一系列广泛的生理病理过程，如髌骨周围滑膜炎、骨内压力增加、骨组织增生重塑。我们现在正处于一个转折点。新信息以极快的速度产生。如今，整个医学正在亚细胞水平上重新评估，这正是我们在研究膝前疼痛综合征时所遵循的思路。这种心态的改变对未来治疗膝前疼痛综合征的影响还有待观察，但我相信这些新思想的激流，将打开新的令人兴奋的视角，并有可能在我们刚刚踏入新千年时，彻底改变这种麻烦状况的管理。很明显，我们只是刚刚踏上了破解膝前疼痛从何而来的大路的开端。

参考文献

[1] Aleman O. Chondromalacia post-traumatica patellae. *Acta Chir Scand*. 1928; 63: 194.

[2] Allen GM, Tauro PG, Ostlere SJ. Proximal patellar tendino-sis and abnormalities of patellar tracking. *Skeletal Radiol*. 1999; 28: 220−223.

[3] Arnbjörnsson A, Egund N, Rydling O. The natural history of recurrent dislocation of the patella. Long-term results of conservative and operative treatment. 1992; 74(): 140−142.

[4] Aune AK, Holm I, Risberg MA, et al. Four-strand hamstring tendon autograft compared with patellar tendon-bone autograft for anterior cruciate ligament reconstruction. A randomized study with two-year follow-up. *Am J Sports Med*. 2001; 29: 722−728.

[5] Axhausen G. Zur pathogenese der arthritis deformans. *Arch Orthop Unfallchir*. 1922; 20: 1.

[6] Bosshard C, Staubli HU, Rauschning W. Konturinkongruenz von gelenkknorpelober-flachen und subchondralem knochen des femoropatellargelenkas in der sagittalen ebene. *Arthroskopie*. 1997; 10: 72−76.

[7] Budinger K. Üeber ablösung von gelenkteilen und ver-wandte prozesse. *Dtsch Z Chir*. 1906; 84: 311−365.

[8] Budinger K. Üeber traumatische knorpelrisse im kniegelenk. *Dtsch Z Chir*. 1908; 92: 510.

[9] Casscells SW. Technology: a good servant, but a bad master. *Arthroscopy*. 1990; 6: 1−2.

[10] Corry IS, Webb JM, Clingeleffer AJ, et al. Arthroscopic reconstruction of the anterior cruciate ligament. A comparison of patellar tendon autograft and four-strand hamstring tendon autograft. *Am J Sports Med*. 1999; 27: 444−454.

[11] Dandy DJ, Poirier H. Chondromalacia and the unstable patella. *Acta Orthop Scand*. 1975; 46: 695−699.

[12] Davies G, Newman JH Does adolescent anterior knee pain lead to patello femoral arthritis?. *10th Congress European Society of Sports Traumatology, Knee Surgery and Arthros-copy*. Rome, *Book of Abstracts*, 2002: 353

[13] DeHaven KE, Lintner DM. Athletic injuries: comparison by age, sport, and gender. *Am J Sports Med*. 1986; 14: 218−224.

[14] Desio SM, Burks RT, Bachus KN. Soft tissue restraints to lateral patellar translation in the human knee. *Am J Sports Med*. 1998; 26: 59−65.

[15] Devereaux MD, Lachmann SM. Patello-femoral arthralgia in athletes attending a sports injury clinic. *Br J Sports Med*. 1984; 18: 18−21.

[16] Dye SF. The knee as a biologic transmission with an enve-lope of function: a theory. *Clin Orthop*. 1996; 325: 10−18.

[17] Dye SF, Staubli HU, Biedert RM, et al. The mosaic of pathophysiology causing patellofemoral pain: therapeutic implications. *Oper Tech Sports Med*. 1999; 7: 46−54.

[18] Dye SF, Vaupel GL, Dye CC. Conscious neurosensory mapping of the internal

structures of the human knee with-out intra-articular anesthesia. *Am J Sports Med*. 1998; 26: 773–777.

[19] Farahmand F, Tahmasbi MN, Amis AA. Lateral force-displacement behaviour of the human patella and its varia-tion with knee flexion—a biomechanical study in vitro. *J Biomech*. 1998; 31: 1147–1152.

[20] Ficat P, Ficat C, Bailleux A. Syndrome d'hyperpression externe de la rotule (S. H. P. E). *Rev Chir Orthop*. 1975; 61: 39–59.

[21] Ficat P, Hungerford DS. *Disorders of the Patello-Femoral Joint*. Baltimore: Williams & Wilkins; 1977.

[22] Fithian DC, Paxton EW, Post WR, et al. Lateral retinacular release: a survey of the International Patellofemoral Study Group. *Arthroscopy*. 2004; 20: 463–468.

[23] Fu FH, Bennett CH, Ma CB, et al. Current trends in anterior cruciate ligament reconstruction. Part 2: operative proce-dures and clinical correlations. *Am J Sports Med*. 2000; 28: 124–130.

[24] Fulkerson JP. The etiology of patellofemoral pain in young, active patients: a prospective study. *Clin Orthop*. 1983; 179: 129–133.

[25] Fulkerson JP, Arendt EA. Anterior knee pain in females. *Clin Orthop*. 2000; 372: 69–73.

[26] Fulkerson JP, Hungerford DS. *Disorders of the Patellofemoral Joint*. Baltimore: Williams & Wilkins; 1990.

[27] Fulkerson JP, Schutzer SF, Ramsby GR, et al. Computerized tomopraphy of the patellofemoral joint before and after release and malalignment. *Arthroscopy*. 1987; 3: 19–24.

[28] Fulkerson JP, Tennant R, Jaivin JS. Histologic evidence of retinacular nerve injury associated with patellofemoral malalignment. *Clin Orthop*. 1985; 197: 196–205.

[29] Grelsamer RP. Patellar malalignment. *J Bone Joint Surg*. 2000; 82–A: 1639–1650.

[30] Grelsamer RP, McConnell J. *The Patella. A Team Approach*. Gaithersburg: An Aspen Publication; 1998.

[31] Griffin LY, Agel J, Albohm MJ, et al. Noncontact anterior cruciate ligament injuries: risk factors and prevention strategies. *J Am Acad Orthop Surg*. 2000; 8: 141–150.

[32] Hefti F, Muller W, Jakob RP, et al. Evaluation of knee ligament injuries with the IKDC form. *Knee Surg Sports Traumatol Arthrosc*. 1993; 1: 226–234.

[33] Huberti HH, Hayes WC. Contact pressures in chondromala-cia patellae and the effects of capsular reconstructive procedures. *J Orthop Res*. 1988; 6: 499–508.

[34] Hughston JC. Subluxation of the patella. *J Bone Joint Surg*. (1968; 50(A): 1003–1026.

[35] Hughston JC, Walsh WM, Puddu G. *Patellar Subluxation and Dislocation. Saunders Monographs in Clinical Ortho-paedics*, vol. 5. Philadelphia: WB Saunders; 1984.

[36] Huston LJ, Greenfield ML, Wojtys EM. Anterior cruciate ligament injuries in the female athlete. Potential risk factors. *Clin Orthop*. 2000; 372: 50–63.

[37] Insall J. "Chondromalacia Patellae" : patellar malalignment syndrome. *Orthop Clin North Am*. 1979; 10: 117–127.

[38] Insall J. *Surgery of the Knee*. New York: Churchill Living-stone; 1984 & 1993.

[39] Insall JN, Aglietti P, Tria AJ Jr. Patellar pain and incon-gruence II: clinical application. *Clin Orthop*. 1983; 176: 225–232.

[40] Insall J, Bullough PG, Burnstein AH. Proximal "tube" realignment of the patella for chondromalacia patellae. *Clin Orthop*. 1979; 144: 63–69.

[41] International Patellofemoral Study Group. Patellofemoral semantics. The Tower of Babel. *Am J Knee Surg*. 1997; 10: 92–95.

[42] Iwano T, Kurosawa H, Tokuyama H, et al. Roentgenographic and clinical findings of patellofemoral osteoarthritis. *Clin Orthop*. 1990; 252: 190–197.

[43] Johnson LL. *Arthroscopic Surgery. Principles & Practice*. St. Louis: The C. V. Mosby Company; 1986.

[44] Karlson S. Chondromalacia patellae. *Acta Chir Sacand*. 1940; 83: 347–381.

[45] Kasim N, Fulkerson JP. Resection of clinically localized segments of painful retinaculum in the treatment of selected patients with anterior knee pain. *Am J Sports Med*. 2000; 28: 811–814.

[46] Larson RV. Complications and pitfalls in anterior cruciate ligament reconstruction with hamstring tendons. In: Malek MM, ed. *Knee Surgery. Complications, Pitfalls and*

Salvage. New York: Springer; 2001:77-88.

[47] Leslie IJ, Bentley G. Arthroscopy in the diagnosis of chon-dromalacia patellae. *Ann Rheum Dis*. 1978; 37: 540-547.

[48] Levay D. *The History of Orthopaedics*. Park Ridge: The Parthenon Publishing Group; 1990.

[49] Mäenpää H, Lehto MUK. Patellar dislocation. The long-term results of nonoperative management in 100 patients. *Am J Sports Med*. 1997; 25: 213-217.

[50] Maffulli N, Khan KM, Puddu G. Overuse tendon conditions: time to change a confusing terminology. *Arthroscopy*. 1998; 14: 840-843.

[51] Martens M, Wouters P, Burssens A, et al. Patellar tendinitis: pathology and results of treatment. *Acta Orthop Scand*. 1982; 53: 445-450.

[52] Merchant AC 33 years in the PF joint. What have I learned?. VIII International Patellofemoral Study Group Meeting; 2003;Naples.

[53] Merchant AC, Mercer RL. Lateral release of the patella: a preliminary report. *Clin Orthop*. 1974; 103: 40.

[54] Merchant AC, Mercer RL, Jacobsen RH, et al. Roent-genographic analysis of patellofemoral congruence. *J Bone Joint Surg*. 1974; 56(A): 1391-1396.

[55] Milgrom C, Finestone A, Shlamkovitch N, et al. Anterior knee pain caused by overactivity: a long term prospective followup. *Clin Orthop*. 1996; 331: 256-260.

[56] Post WR. Clinical evaluation of patients with patellofemoral disorders. *Arthroscopy*. 1999; 15: 841-851.

[57] Royle SG, Noble J, Davies DR, et al. The significance of chondromalacic changes on the patella. *Arthroscopy*. 1991; 7: 158-160.

[58] Sanchis-Alfonso V, Gastaldi-Orquín E, Martinez-SanJuan V. Usefulness of computed tomography in evaluating the patellofemoral joint before and after Insall's realignment. Correlation with short-term clinical results. *Am J Knee Surg*. 1994; 7: 65-72.

[59] Sanchis-Alfonso V, Roselló-Sastre E. Anterior knee pain in the young patient—what causes the pain? "Neural model". *Acta Orthop Scand*. 2003; 74: 697-703.

[60] Sarmiento A. The future of our specialty. *Acta Orthop Scand*. 2000; 71: 574-579.

[61] Schutzer SF, Ramsby GR, Fulkerson JP. Computed tomo-graphic classification of patellofemoral pain patients. *Orthop Clin North Am*. 1986; 17: 235-248.

[62] Skalley TC, Terry GC, Teitge RA. The quantitative measure-ment of normal passive medial and lateral patellar motion limits. *Am J Sports Med*. 1993; 21: 728-732.

[63] Spicer DD, Blagg SE, Unwin AJ, et al. Anterior knee symptoms after four-strand hamstring tendon anterior cruciate ligament reconstruction. *Knee Surg Sports Traumatol Arthrosc*. 2000; 8: 286-289.

[64] Staeubli HU, Bosshard C, Porcellini P, et al. Magnetic resonance imaging for articular cartilage: cartilage-bone mismatch. *Clin Sports Med*. 2002; 21: 417-433.

[65] Tapper EM, Hoover NW. Late results after meniscectomy. *J Bone Joint Surg*. 1969; 51(A): 517-526.

[66] Teitge RA, Faerber WW, Des Madryl P, et al. Stress radio-graphs of the patellofemoral joint. *J Bone Joint Surg*. 1996; 78(A): 193-203.

[67] Thomee R, Restrom P, Karlsson J, et al. Patellofemoral pain syndrome in young women. I. A clinical analysis of alignment, pain parameters, common symptoms and functional activity level. *Scand J Med Sci Sports*. 1995; 5: 237-244.

[68] van Johnson LL, Dyk E, Green JR, et al. Clinical assessment of asymptomatic knees: comparison of men and women. *Arthroscopy*. 1998; 14: 347-359.

[69] Witvrouw E, Lysens R, Bellemans J, et al. Intrinsic risk factors for the development of anterior knee pain in an athletic population: a two-year prospective study. *Am J Sports Med*. 2000; 28: 480-489.

寻找膝前疼痛的病因

简·尼斯伦

2.1　介绍

由于疼痛往往是膝前疼痛(anterior knee pain,AKP)患者唯一的明显症状,深入分析这种主观感受可能会为这种难以捉摸的膝关节疾病提供有价值的信息。这本书的这一章聚焦于疼痛知觉和它的机制、生理学和进化的背景。在过去的10年里,新的见解帮助我们理解了疼痛。那些关注疼痛和组织平衡调节作用的见解,那些和AKP相关的见解,将在本章得到论述。

2.2　膝关节区:疼痛的常见部位

膝关节是疼痛常见的解剖部位。这个区域的疼痛发生在所有年龄段的人身上。流行病学研究发现,青少年在被问及膝关节疼痛时表示有定期的疼痛感[4,31],11%的幼儿表示每天都会出现膝关节疼痛。在成人中,膝关节骨关节病是慢性疼痛的主要原因之一[18]。

膝关节区的疼痛也出现在不同的诊断中。该区域的双侧触发点是诊断纤维肌痛症的必要条件。膝关节区域的疼痛也是减压病中最先和最常报告的疼痛[52]。

膝盖易受疼痛影响的一个可能原因是自然进化。数百万年前,我们的祖先从用四肢来运动,进化到后来用两条腿走路。为了适应这种变化,膝关节的解剖和生物力学适应是关键;也许这只有通过妥协才能实现?

2.3　疼痛的分类

传统上疼痛是根据临床相关性、生理学或机制来分类的[43]。国际疼痛研究协会(IASP)最近提出了一种新的系统,将疼痛分为四大类[69]:

- 痛觉(急性疼痛)
- 炎症性疼痛(稳态重建过程中的疼痛)
- 功能性疼痛(由神经系统的病理重组引起的疼痛)
- 神经性疼痛(由已知的神经损伤或已知的导致神经损伤的疾病引起的疼痛)

该系统将患有AKP的患者的疼痛分为两组:炎症性疼痛和功能性疼痛。AKP通常不属于急性疼痛(痛感),因为大多数研究报告显示这种情况的疼痛持续时间为3～6个月。但是布鲁索霍(Brushoj)和他的同事对这一共识提出了质疑,他们认为急性AKP是髌股关节疼痛综合征（PFPS）[11]的一个亚群。此外，AKP很少被归类为神经性疼痛，目前也没有证据表明它是神经性疼痛。近年来，神经性疼痛的纳入标准发生了变化。传统上长期的慢性疼痛被描述为"灼痛感"或"射击痛感"，通常被认为是神经性的。现在神经组织损伤是一个强制性的标准。尽管如此，詹森（Jensen）等人假设AKP患者的一个亚组确实患有神经性疼痛[35]。通过量化感觉测试（QST）、床边神经学测试和病例记录，作者发现在神经系统异常的程度和类型上存在相当大的异质性和重叠，但没有发现APK患者亚组存在神经性疼痛。

2.4 炎症和免疫反应

区分炎症性疼痛和功能性疼痛并不总是容易的。最主要的问题是对炎症有一个清晰而明确的定义。

炎症是一个古老的术语，在医学界很常用，也很有名，但其定义并不明确。它的主要用途是描述对组织损伤的剧烈反应——急性炎症。炎症的主要表现——红、肿、热、痛和功能丧失——定义了我们今天所认识的典型急性炎症反应，例如，创伤性细胞损伤的后遗症。这些生理过程引起了上述表现：

- 血管通透性增加
- 血管舒张
- 肉芽组织增加
- 疼痛的开始
- 反射性肌抑制
- 组织结构的破坏
- 纤维化和化生

但不同的时间依赖性反应表明一些炎症过程不是急性的。炎症反应也会因刺激的类型而有所不同。主要有三种类型：

- 外部刺激——例如，微生物
- 内源性刺激
- 适应性免疫系统的激活

当微生物（细菌、病毒或真菌）不受欢迎地进入我们身体的不同区域时，就会发生最有效的炎症。先天免疫系统的细胞和分子立即对这些入侵者做出反应。细胞、分子和介质的激活遵循一个相当典型的过程——炎症。粒细胞（多形核白细胞）和水肿是急性炎症的典型征象。

对体细胞或组织的损伤也会引起炎症。在第二种炎症中，刺激物是内源性的，而不是第一种炎症中的外源性刺激物。当我们体内的细胞受损时，通常储存在细胞内的物质和结构就会被释放出来，引发炎症反应。细胞、分子和介质的炎症级联与外源性刺激产生的炎症级联相似，但并不完全相同。内源性刺激引起不同类型的介质、细胞和反应。

第三种炎症反应是适应性免疫系统的激活。适应性免疫系统利用炎症杀死微生物，因为它缺乏这样做的内在能力。这种炎症和免疫反应之间的相互作用在人体中是很典型的。

一旦它们开始，炎症过程遵循预定的进程，并在最初的原因被根除时首先停止——然后愈合。这些过程与时间有关。当刺激无法消除时，炎症就会继续，在性质上发生变化。

亚急性或慢性炎症是用于描述持续

炎症的术语，但同样，它们的定义也不明确。含有大量单核白细胞（淋巴细胞、单核细胞、巨噬细胞和浆细胞）和纤维化的组织经历的过程通常称为慢性炎症。不幸的是，慢性往往意味着无法治愈或不可逆转的情况。另一种方法是，退行性变被用来表示有纤维化且没有急性炎症迹象的组织状态（介质、细胞和分子）。显然，我们需要一种新的方法来理解和定义炎症反应[24,56]。

总而言之，炎症是机体对损伤和体内平衡紊乱的反应。炎症与免疫系统一起，不仅能感知威胁和损伤，并对其作出反应，还能促进组织愈合——所有这些都是维持机体健康的关键。越来越多的证据表明炎症过程是维持体内平衡的关键因素，所以，对于先前认为不可避免的衰老过程，炎症同样是关键因素。炎症几乎总是存在的——人们越来越认识到它在疾病过程中、在反应中和在发病中所起的作用[63]。炎症过程的某些方面不断影响体内平衡，即机体为维持内部平衡而对其生理过程所做的调整。但炎症的某些方面也与其他生理系统相互作用，因此很难建立一个简单的模型。几乎所有的急慢性疾病都涉及炎症过程，如癌症、艾滋病、移植排斥反应、肥胖、糖尿病、肌肉骨骼疾病（动脉粥样硬化、肌腱疼痛、肌病）、阿尔茨海默病和衰老。未来对这些疾病的治疗需要对炎症及其在体内稳态中的作用有更深入的了解。也许炎症不应该被理解为一种疾病的起因，而应该被理解为一种对体内平衡造成轻度或重度危害的身体处理方式？

炎症是一个涵盖了临床、生理、分子、细胞和细胞内各级反应的总称。在特定的组织损伤过程中，可能会发生部分或全部的反应，并且在各个层次上可能会发生一系列依赖时间的复杂的级联反应（图2-1）。在去除病原体和死亡细胞后，炎症过程会促进受损组织的愈合。换句话说，吞噬和新组织的重塑是两种帮助机体维持内环境稳态的炎症过程。

如上所述，免疫系统的激活是一种通常启动正常炎症反应的途径。许多细胞表达先天免疫系统的受体；例如巨噬细胞和肥大细胞，这两种细胞在炎症期间都存在。当这些效应细胞被激活时，它们会启动快速反应，释放炎症介质和细胞因子（图2-1）。细胞因子［如白细胞介素-1（IL-1）和肿瘤坏死因子（TNF）］刺激炎症反应。

炎症持续下去会给宿主带来严重危害。因此，机体已经进化出复杂的过程来抑制这些反应，修复局部损伤，并重建稳态。免疫反应被设计成自限性的，因此启动解决方案的过程也会被触发。例如，T细胞的一个子集促进炎症的消退和组织修复。作为修复过程的一部分，成纤维细胞和其他间充质细胞产生胶原蛋白和细胞外基质的其他成分。这些反调节系统最终会重建体内平衡。

在体内平衡受到轻微干扰后，只会产生轻微反应（如蛋白质合成、代谢增加、轻度缺氧和氧化应激），就会出现一些炎症反应，但几乎检测不到。以前，尽管与炎症相似，这些轻微的反应很少被认为是炎症的一部分。稳态和免疫反应被用来描述这些生理过程。综上所述，炎症是免疫系统对损伤、感染或刺激的

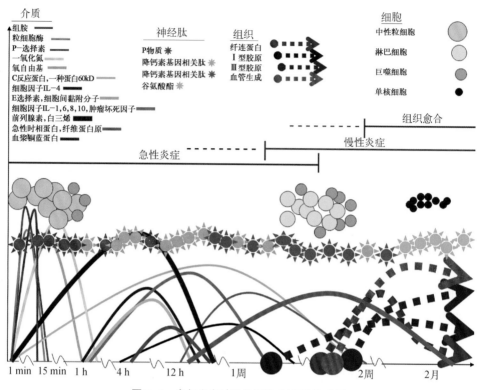

图2-1 参与炎症过程的细胞、神经肽和介质

最初反应之一，以重建体内平衡。

有人提出了一些慢性疾病如心血管疾病、糖尿病、肠易激综合征（irritable bowel syndrome，IBS）和癌症的炎症背景。这些疾病的患者细胞因子水平升高。先天免疫细胞优先产生促炎细胞因子，提示免疫系统激活水平升高。发生间歇性或慢性炎症时，免疫系统会出现低水平的激活。

巨噬细胞协助先天免疫反应；它们通过启动炎症的消退过程来响应环境输入信号。这些细胞发挥着重要的稳态作用，显示出显著的可塑性，并能根据环境信号改变其生理功能。因此，巨噬细胞群体的谱系被识别，其中包括：经典活化

的巨噬细胞、损伤修复巨噬细胞和调节性巨噬细胞。巨噬细胞可对① 损伤或感染后产生的内源性刺激和② 免疫细胞产生的信号做出反应。这些例子说明了各种炎症和免疫系统之间的紧密联系。

综上所述，仅仅从急性的角度讨论炎症可能会导致错误的结论，因为炎症应该被视为一个最终重建稳态的过程。但是炎症可以有多种病因，而这一事实还没有得到充分认可，正如目前关于是应该将肌腱病称为肌腱炎还是肌腱变性的讨论所表明的那样。

愈合过程始于一种急性炎症——即外围敏化作用以及释放例如组胺、P物质、前列腺素、降钙素相关基因肽

（calcitonin gene-related peptide，CGRP）、神经生长因子（nerve grouth factor，NGF）和C反应蛋白（C-reactive proteins，CRP）等物质的嗜中性粒细胞和巨噬细胞中存在的这种愈合过程，会在几小时、几天，或数周改变其性质。在后期，大多数细胞是淋巴细胞和单核细胞，血管活性肠内多肽（vasoactive intestinal polypeptide，VIP）和谷氨酸是主要的神经肽（图2-1）。没有急性炎症的初期也可能发生慢性炎症。

最初的刺激决定了随后的炎症级联反应。在最后阶段，胶原蛋白的生成和血管生成完成愈合过程，炎症消退。几个月后，长期存在跟腱疼痛的患者，其谷氨酸盐水平和血管生成水平会不出意外地出现升高，这并不奇怪。在比较各种研究结果时出现的问题似乎源于对炎症的定义。

神经胆碱能通路在免疫反应中起重要作用。最近，非神经元胆碱能通路也被描述，这表明乙酰胆碱（acetylcholine，ACh）在免疫反应和炎症中的重要性。此前有报道称，刺激ACh受体可诱导胶原沉积、细胞增殖、炎症重塑和促进血管生成[25]。福斯格伦（Forsgren）和他的同事报告了慢性疼痛的肌腱中乙酰胆碱和乙酰胆碱受体的证据，这表明可能是一种非神经元胆碱能抵抗炎症通路的存在，造成了慢性炎症的典型表现。

维持慢性炎症的器官有时会表现出多面、多层次的反应，包括上皮细胞向间充质转化、成纤维细胞活化、炎症细胞的募集以及受损部位的细胞再生[33]。这导致了细胞外基质的不适应性积累，即纤维化。

如前所述，尽管缺乏可观察到的细胞死亡，一些炎症过程仍可能发生。此外，神经系统本身能够引发炎症反应（神经源性炎症）。不能忽略外周神经在启动和终止炎症反应中所起的主要作用[1]。

组织重塑发生在调节体内平衡的过程中。排除可见的初始急性炎症，慢性炎症中描述的一些过程类似于稳态。缺氧和细胞凋亡是肌肉和骨组织重建中相关度最高的刺激因素。但在肌肉细胞再生（蛋白合成）或骨重建中不发生急性炎症过程。细胞凋亡是大多数组织的正常组成部分，这种细胞死亡不一定是生理问题。细胞凋亡过程会产生大量影响细胞行为的信号分子。细胞凋亡的发生很少伴有或没有炎症反应，甚至刺激抗炎分子的产生[48]。相比之下，坏死引起典型的炎症反应。为清楚起见，必须指出的是，骨细胞的凋亡参与了骨组织的建模和重构，它会诱发促炎细胞因子TNF-α的活性[39]。同样，给炎症下定义很麻烦。

疼痛感是炎症过程的一部分。它发生在急性炎症、免疫反应和慢性炎症中。但是炎症、免疫反应和体内平衡的疼痛机制可能有本质上的不同[17]。由于前列腺素E（PGE）、缓激肽、P物质、三磷腺苷（ATP）、IL-6、TNF等炎症介质的作用包括触发疼痛信号，因此疼痛可被认为是一种有助于调节稳态的稳态感受[17]。

除疼痛刺激外，P物质主要诱导血管舒张，其水平升高与炎症反应有关。在AKP患者的外侧韧带中发现含有神经的P物质水平升高。这表明膝盖有炎性过程。由于在类风湿关节炎和慢性局部小肠结肠炎等慢性炎症疾病中发现P物质水平升高，AKP的炎症类型存在争议。

2.5　疼痛机制：周围和中心致敏、异位疼痛、痛觉过敏

经典的关于疼痛的笛卡尔观点是一种同质的感觉实体，由一种特殊的高阈值感觉系统介导，该系统从外围通过脊髓、脑干和丘脑延伸到大脑皮质。多种机制在与不同病因引起的疼痛相关的神经系统中被人们发现，这对笛卡尔的观点提出了挑战。疼痛是一种主观体验，它是高度复杂的，它以一种非线性的方式与痛觉输入相关。尽管如此，重要的促进和抑制痛觉的调节机制影响对这一现象的感知[8]。

当疼痛从急性（警报信号）转变为慢性状态（持续的挑战）时，神经系统的各个部分（后角和大脑不同区域的外周痛觉感受器和神经元）会重新组织。此外，这种重组以慢性状态持续，并对信号到达大脑皮质并被识别为疼痛的过程产生影响。除了疼痛对皮质功能的影响外，负责降痛调节的椎上区还会持续重组。虽然未被识别，但由于持续的传入动作电位对体内平衡调节至关重要，因此传入信号在痛觉通路中的下行调节是连续的。通常情况下，痛觉通路中传入冲动的下行调节阻止了所有疼痛的感知——传入冲动从外周传导到更高的水平，但止于大脑皮层区域。唯一的例外是当需要疼痛来调节体内平衡时[17]。

由有害刺激引起的急性疼痛感觉（痛觉）是由一种特殊的高阈值感觉系统——痛觉感受系统介导的。为了防止组织损伤，习得行为将特定类别的刺激与必须避免的危险联系起来。有害刺激与强烈的、不愉快的感觉有关。因此，疼痛是多维的，包括感觉、认知和情感方面。急性疼痛产生的感觉必定非常强烈，必须立即加以注意。

如果组织损伤是在伤害性防御系统之外发生的，那么身体的当务之急就从防止有害的、潜在的破坏性刺激转移到促进受伤组织的愈合（稳态）。炎症过程中的疼痛——由 Woolf 对炎症疼痛的定义——是为了实现这一目标而设计的[69]。在这种状态下，敏感性（周围和中央敏化）增加，因此对通常不会引起疼痛的受影响区域的刺激现在起作用了。因此，在修复完成之前，避免接触或移动受伤的部分，尽量减少进一步的损伤。炎症疼痛通常随着损伤和炎症反应的消退而减轻[69]。

在没有急性组织损伤的情况下，诱发的疼痛可能是由低强度、通常无害的刺激引起的，如轻触皮肤（机械感受器），也可能是对有害刺激的过度和长期反应。第一种是异常痛，第二种是痛觉过敏。异常痛被认为是迟发性肌肉酸痛（DOMS）背后的疼痛机制[65]，可能代表较低程度的警觉性，因为这种疼痛不是真正的报警信号。在长时间的炎症中，神经系统的敏感性增强，在缺乏周围有害刺激的情况下，可导致疼痛的发生（即机械触诱发痛）。疼痛处理的两个主要挑战是：

● 确定产生异常痛和痛觉过敏的机制——周围或中心可塑性。

● 找到一种方法来使敏感性正常化，并防止更改被建立。

2.6　缺氧及异常疼痛

有时，机械性异常疼痛是人体发出疼

痛或不适信号的最佳方式。理解为什么会这样很重要。例如，AKP中疼痛情绪的信号是什么？也许是骨组织缺氧。对于扭伤的脚踝，疼痛的感觉是什么信号？最可能是急性组织损伤和急性炎症。

机械性诱发痛意味着虽然稳态不是最优的，但不存在急性威胁事件，而在急性炎症中，组织不能使用或负载，高阈值痛觉感受器被激活来传递这一信息。

通常来讲，长期的、持续的C纤维活动导致了异常性疼痛。这种C纤维的活动可能源自：

• 传入活性开始于痛觉感受器的动作电位，最终被激活（外周激活）

• 化学刺激，如在缺氧状态下[60]

• 对多种刺激做出反应的自由多模态神经末梢

一些体细胞，如神经元和心肌细胞，完全依赖有氧代谢。短时间没有氧气可能是灾难性的。其他细胞，如白细胞和红细胞，完全依赖于无氧能量的产生。肌肉细胞能进行一段时间的无氧代谢。在几分钟内，Ⅱ型细胞可以在缺氧的情况下产生ATP。

骨细胞也完全依赖于有氧产生的能量，但它们能够在手术过程中持续缺氧数小时。从长期来看，这可能会产生什么影响还不得而知。据报道，骨组织缺氧可导致应力性骨折[50]、骨关节病[16]、骨质疏松症[51]、AKP。这些诊断有可能具有相同的疼痛机制——机械性异常痛，这是由于缺氧时化学刺激所传递的长期传入信号引起的。

另一方面，间歇性缺氧被认为是骨重建过程中最重要的刺激因素之一。格罗斯（Gross）及其同事的研究表明，停用会导致骨细胞缺氧，而骨充血是局部介导的，发生在停用诱导的皮质内再吸收之前[29, 30]。因此，同样的刺激——缺氧——会引发骨细胞重构并导致骨细胞死亡。不同反应的参数（强度、持续时间）仍然未知。

缺氧诱导因子（hypoxia-inducible factors, HIFs）作为氧稳态的总的调节因子，通过调节血管生成、红细胞生成、厌氧糖酵解、细胞增殖（胶原Ⅰ）和细胞凋亡，促进氧的输送和对缺氧的适应[66]。尽管HIF信号在炎症中起关键作用[33]，HIF在慢性疾病中的功能作用尚不清楚。

2.7 骨组织、血流、缺氧

心血管疾病和骨质疏松症是经常同时存在的重大公共卫生问题，是老年人发病和死亡的重要原因。骨和血管组织的病理特征相近，且有越来越多的证据表明骨质疏松症与心血管疾病之间存在病理生理联系。已观察到进行性动脉粥样硬化钙化与骨质流失之间存在排除年龄影响后的关联，低骨矿物质密度与中风和心血管疾病死亡率之间也存在相关性[67]。

动脉粥样硬化钙化是一个受调控的过程，其存在的许多细胞机制与骨形成和骨吸收相似。和动脉粥样硬化一样，骨质疏松症中多余的脂质积聚在骨骼血管内膜和血管周围。在动脉粥样硬化的生物学中，炎症和氧化应激起着关键作用——炎症标志物增多，并与动脉粥样硬化过程的严重程度相关[40]。血管炎症反应是一个复杂的过程，可导致血栓形成、缺氧、血管生成、新内膜增厚和动脉粥样硬化。

AKP患者骨代谢的变化提示缺氧、骨代谢和疼痛之间存在联系[12,46,53]。

关于骨组织中血液流动和氧气输送是如何调节的基础知识是有限的。由于中枢和外周机制在血流调节中的作用尚不清楚，导致骨内血流减少的原因也不清楚。单（Shim）和彼得森（Peterson）观察到，代谢控制机制是兔子骨骼血流最有效的调节机制[59]。血流量似乎与血液中的氧分压和二氧化碳分压、pH和酸性代谢物密切相关。但在一些人类骨骼中，发现了一种调节血液流动的特殊机制。例如，在成人中，股骨头的大部分血液供应来自股骨颈后外侧表面的韧带血管，并起源于旋股内侧动脉[6]。这种情况解释了为什么流向股骨头的血液对股骨旋转很敏感。

布鲁克斯（Brookes）和雷维尔（Revell）认为，由于衰老伴随着骨髓缺血，骨膜血管越来越多地负责向皮质供血[10]。因此，在衰老过程中，长骨的血流方向会发生变化。在老年人中，不规则和扁平骨的总体血管模式与年轻人的长骨血管组织有很大不同——年轻的长骨缺乏老年人骨膜血液供应的高水平。

髌骨位于股骨前面的膝盖区域。表面上，它包括一层薄薄的皮质骨，围绕着一个由小梁骨组成的中心。髌骨没有骨髓腔。髌骨内的血管被包裹在牢固而坚硬的骨圆柱中。五六条主要动脉进入髌骨网，形成一个动脉圈。这些动脉也供应股骨远端和胫骨近端。在解剖学上，它们完全负责整个膝关节的动脉供血。AKP的疼痛可能是弥漫性的，位于膝关节的前部。由于膝关节所有骨性部位的动脉供应是相同的，髌周疼痛的位置并不与缺氧的病因相矛盾。

2.8 骨内肌肉活动及反应性血流

肌肉的一个重要功能是它作为血液泵的作用[62]。王（Wang）和他的同事们[64]发现，静脉循环受损降低了骨间质血流量。由于肌肉收缩泵出静脉血，我们有理由认为，肌肉收缩的长期减少或停止可能导致骨骼静脉充血。

体育锻炼似乎能增加流向骨骼的血液，但迄今为止的研究结果并不一致，而且主要是来自动物研究。卡利奥科斯基（Kalliokoski）和他的同事报道，如果长时间的肌肉运动以有氧代谢为主要能量来源的水平进行，那么肌肉运动充血的范围就会更广[36]。格罗斯及其同事[28]对在跑步机上跑步的狗进行的研究发现，狗的骨骼血管收缩，相邻肌肉的血管舒张。

骨血流速率的显著变化可能反映了不同骨区代谢需求的差异。科伦（Colleran）和他的同事们[15]提出，由于不能精确地调节血液流动，骨组织更容易受到液体流动的影响，这可能会对骨骼重塑起到刺激作用。在肌肉组织中，局部缺氧对外周血流动至关重要，尽管这一过程的大部分细节仍不清楚。缺氧也可能调节骨组织微循环，但这一点尚未在人类身上得到研究。我们最近发现（未发表）髌骨血流受周围肌室（股外侧肌）肌肉收缩类型的影响。无氧肌肉运动后骨反应性充血明显高于有氧运动后。这一发现支持了尤他州的模式，即肌肉收缩是骨骼健康的关键刺激因素[26]。

2.9 功能性疼痛

伍尔夫提出了一种新的基于机制的疼痛分类方法[69]。如上所述,AKP可能最好分为炎性疼痛和功能性疼痛。虽然炎性疼痛和功能性疼痛的病因不同,但它们有一些共同的特点:① 疼痛可在明显缺乏周围刺激的情况下自发产生;② 疼痛可由刺激诱发。引起的疼痛可能来自低强度的,通常无害的刺激,如轻触皮肤或正常的未被识别的与稳态相关的动作电位。

功能性疼痛是一个不断发展的概念。在这种类型的疼痛中没有发现神经系统缺陷或周围异常——它是由神经系统的异常反应或功能异常引起的,在这些异常反应或功能异常中,感觉器官接收信号的增多或敏感性的增强会放大症状。几种常见的诊断特征提示功能性疼痛[69]:

● 纤维肌痛

● 肠易激综合征(irritable bowel syndrome,IBS)

● 一些非心源性胸痛

● 紧张性头痛

● 腰痛(low back pain,LBP)

● 颞下颌关节紊乱(temporomandibular dysfunction,TMD)

AKP与报道的这些慢性疼痛症状的许多特征相同。

目前尚不清楚为什么功能性疼痛患者的中枢神经系统表现出异常的敏感性或高反应性。然而,功能性疼痛是正常输入的异常中央处理的结果。有几种证据支持在慢性疼痛状态下发生改变的疼痛调节系统(功能失调的下行抑制或增

强下行促进)的概念。最近的研究表明,痛觉输入的主动传入抑制是认知调节痛觉的一种方式[8]。

在功能性疼痛诊断中,与疼痛相关的精神共病,如抑郁、焦虑和睡眠障碍,很有趣,因为疼痛体验的认知和情感方面很重要。心理变量,如灾难化、焦虑和抑郁,都与AKP有关[14,34,61,68],使人怀疑AKP可能有非器质性原因。

与炎症性疼痛患者相比,功能性疼痛患者接受不同的治疗模式——认知行为疗法(cognitive behanior therapy,CBT)和抗抑郁药物。这就导致了一个根本的问题:① 慢性疼痛患者下行调节系统是错误的,还是② 过度警惕、灾难化、焦虑等心理因素阻碍了这些患者充分调动疼痛调节系统。因此,患有慢性疼痛多年的患者出现抑郁和消极态度也就不足为奇了。

2.10 儿童和青少年膝前疼痛

非特异性AKP可能有不同的病因和疼痛机制。在儿童和青少年中,当过度的压力作用于与骨突相邻的肌肉肌腱连接处时,与骨突相关的骨骼生长可引发炎症反应。在膝关节区域,这种反应可以发生在髌顶(Mb Sinding-Larsen,Johansson)和胫骨粗隆(Mb Osgaard-Schlatter)。

过度压力会引起急性炎症。但即使在非急性期,已知在压力下,骨突也会产生疼痛或不适的感觉。由于在这种情况下骨生长是有保证的和程序化的,外周敏化可能不是调节体内平衡的最佳疼痛机制——异常痛很可能是更好的身体活

动的调节器。稍微受到干扰的稳态不应引起警报信号。

密集使用股四头肌引起的髌腱疼痛通常被称为跳跃膝或髌腱病。这种诊断是指过度使用导致炎症反应的问题。虽然在临床上区分跳跃膝和Johansson-Sinding-Larson综合征在青少年中是几乎不可能的,但治疗方案的选择很重要。骨骼中正在生长的区域性质上是脆弱的。在儿童和青少年中,骨骺比附着的肌腱更弱,而在成人中,骨组织更能承受冲击。两种情况下的疼痛机制可能不同。

APK相关的研究着眼于不同年龄的人群进行。有关保守治疗后AKP缓解或愈合的临床报告很常见。但是,正如坎努斯(Kannus)和他的同事所观察到的,大约30%的AKP患者在数年后仍有疼痛感。这些相互矛盾的观点可能会出现[37],因为与骨生长相关的疼痛会随着时间的推移而减少,并在成熟骨形成时停止。如果AKP有不同的病因,愈合可能是与时间无关的。

戴伊和他的同事的研究显示,在膝关节区域,前滑膜、脂肪垫和关节囊对疼痛刺激最为敏感[22]。直接创伤和间接影响可引起这些结构的炎症反应。在直接外伤的情况下,急性炎症的持续时间很短。但是如果缺氧是炎症反应的来源并且持续下去,就会出现完全不同的情况。

由于长期缺氧引起中枢敏化,最明显的症状是机械性异常疼痛。临床上,AKP的典型表现是活动诱发的疼痛(爬楼梯)和电影体征疼痛(长时间屈膝坐着)。机械异常能很好地解释这些症状。

探索缺氧状态的原因是治疗成功的

关键。桑奇斯-阿方索(Sanchis-Alfonso)假设外侧韧带短暂周期性缺血发作可能是AKP的病因[53]。缺血可引起痛觉轴突(P物质阳性神经)的神经增殖,这主要发生在血管周围。纳斯伦德(Naslund)和他的同事对膝关节动脉血流的研究发现,弯曲膝关节90°可以显著减少AKP患者膝关节中的血流,但在对照组中没有[47]。血流量的减少不仅可以解释所提示的缺血,而且可以解释几项研究报道的骨代谢的增加,因为短时间的缺血会触发骨重建[12,21,46]。

对寒冷环境的敏感性是AKP常见的临床特征。本-埃利亚胡(Ben-Eliyahu)报告了膝关节皮肤温度调节的紊乱,塞尔夫(Selfe)和同事建议使用冷测试来诊断[7,57,58]。这与目前用来解释AKP发生的组织稳态理论是一致的[20]。

但有几个因素可能会影响体内平衡。在青少年时期,骨骼生长至关重要,是调节体内平衡的最重要因素。在学校里,年轻人每天都要屈膝坐上几个小时。许多成年人在工作日也是坐着度过的。再加上膝关节骨骼的动脉供应受损,这些情况可能会阻止与时间相关的愈合并引发慢性炎症。

2.11 膝前疼痛的治疗方式及缓解机制

保守治疗是治疗不明AKP的首选。但是有许多方式,尚未达成共识。一种可能的疼痛机制——如果能找到的话——将有助于确定最佳的治疗方式[69]。但除了疼痛机制,下一个最好的方法是回顾性分析各种治疗方案的效果，以探索可能的病因和疼痛机制。当前治疗方案中最引人关注的部分是下述关于疼痛机制的讨论。

2.11.1 肌肉练习

任何包含肌肉运动的治疗方案——直腿抬高（等长肌肉活动），开放或封闭的链运动（动态肌肉活动），臀部肌肉运动，或下肢功能锻炼将增加流向膝关节区域的血液，帮助减少任何缺氧。肌肉活动后的疼痛缓解可能表明缺氧是主要的疼痛机制，尤其是如果电影征疼痛是一种症状（见机械异常疼痛部分）。

在慢性疼痛治疗中，体育活动也越来越被提倡，但治疗效果背后的确切机制尚不清楚。一种假说是释放内源性阿片类物质。但内源性阿片类药物的产生只有在生理应激出现并被认识到的情况下才会增加，而 AKP 方案中常用的运动量和强度较低，使得内源性阿片类物质不太可能解释下肢运动后疼痛的缓解。

康复成功后肌肉力量的增强有时被认为是疼痛缓解的原因。但如果是这样的话，肌肉不活动引起的肌肉萎缩也会引起疼痛，这一点尚未得到证实。更有可能的是，AKP 患者的肌肉缺陷应该被视为疼痛和肌肉不活动的结果——而不是原因。

2.11.2 交感神经阻滞

对于闪烁扫描法提示其骨代谢率增加的 AKP 患者，巴特勒-曼努埃尔成功地使用交感神经阻滞对这类患者实施有效的治疗。对于交感神经介导的疼痛，阻滞交感神经紧张不仅有缓解疼痛的作用，还会增加血流量，最终减少缺氧。

2.11.3 非甾体类抗炎药（NSAIDs）

非甾体抗炎药的抗炎作用来源于抑制前列腺素的合成，主要是通过抑制环氧化酶（cyclooxygenase，COX），COX 酶催化花生四烯酸转化为前列腺素。这种合成通常发生在急性炎症期，这时花生四烯酸从磷脂分子中释放出来。因此，非甾体抗炎药主要在急性炎症期减轻疼痛。海因茨（Heintjes）和他的同事们对未指明的 AKP 和非甾体抗炎药进行的研究发现，这种治疗的效果存在问题，即 AKP 的疼痛不是前列腺素介导或由急性炎症反应引起的[32]。

2.11.4 贴带

贴带的止痛效果尚未得到满意的解释。虽然已经提出了各种不同的贴带技术，但贴带的确切方式和位置似乎不那么重要。当施加其他传入刺激时，可能会抑制异位疼痛。贴片接触皮肤的本体感受作用是增强传入信号抑制异常痛的一个例子。胶带也可以刺激触觉 C 纤维，从而产生愉悦感[49]。

2.11.5 膝关节支架

除了通过皮肤刺激诱导传入信号外，膝关节支架还可能提高膝关节区域的皮肤温度。大多数 AKP 患者的膝关节支架是由氯丁橡胶制成的，这种材料可以提高皮肤温度。通过著名的门控理论，传递温度升高感觉的传入信号可以减轻疼痛。

2.11.6　针灸

一项关于非手术 AKP 治疗的随机对照试验质量的系统性综述发现，针灸的方法学评分最高[9]。因为经典的深部针刺和浅部针刺具有相同的止痛效果，所以我们应该在中枢神经系统中寻找解释疼痛机制的重要线索[45]。桑德伯格和同事[55]发现深部和浅部针刺均可增加外周血流量，因此针刺可使缺氧和异常痛正常化。

2.11.7　手术

生物力学上，膝关节被认为是人体最复杂的关节之一。富尔克森（Fulkerson）提出生物力学异常是髌股关节接触功能障碍的原因，进而产生刺激和炎症[27]。虽然外科手术一直被提倡用于矫正畸形，并且在保守治疗失败时被纠正，但是现在很少推荐 AKP 患者进行手术——尤其是在儿童和青少年患者中[19]。

手术后，即刻的止痛效果是常有的。对于这种缓解疼痛的方法，人们提出了几种解释。一是手术中发生的去神经化可能是原因之一。但是手术几乎总是意味着在一段时间内减少体力活动，避免引起疼痛的活动。膝关节区域手术后的反应性充血也可能有助于缺氧的正常化，因此是有益的。

2.12　结论

在任何长期疼痛的情况下，寻找一个因果解释是很重要的。一种是体内平衡的轻微紊乱，轻微到临床上无法检测到，可能是疼痛的信号。疼痛机制的不同取决于发病刺激、免疫反应和炎症类型，因此区分可能的疼痛机制是有价值的。分析炎症介质和免疫细胞可能揭示在寻找弥漫性 AKP 病因学中的一些重要信息。对以前治疗方式的回顾性分析也可能提供重要线索。本章认为缺氧是 AKP 发病的一个重要原因。

参考文献

[1] Abbas AK, Lichtman AH. *Basic Immunology: Functions and Disorders of the Immune System*. Philadelphia: Saunders Elsevier; 2007.

[2] Albertazzi P, Steel SA, Botazzi M. Effect of intermittent compression therapy on bone mineral density in women with low bone mass. *Bone*. 2005; 37: 662−668.

[3] Alfredson H. The chronic painful Achilles and patellar ten-don: research on basic biology and treatment. *Scand J Med Sci Sports*. 2005; 15: 252−259.

[4] Andersson HI, Ejlertsson G, Leden I, et al. Chronic pain in a geographically defined general population: studies of different age, gender, social class, and pain location. *Clin J Pain*. 1993; 9: 174−182.

[5] Apkarian AV, Baliki MN, Geha PY. Towards a theory of chronic pain. *Prog Neurobiol*. 2009; 87: 81−97.

[6] Beaulé PE, Campbell P, Lu Z, et al. Vascularity of the arthritic femoral head and hip resurfacing. *J Bone Joint Surg*. 2006; 88−A(Suppl 4): 85−96.

[7] Ben-Eliyahu D. Infrared thermographic imaging in the detection of sympathetic dysfunction in patients with patel-lofemoral pain syndrome. *J Manipulative Physiol Ther*. 1992; 3: 164−170.

[8] Bingel U, Tracey I. Imaging CNS modulation of pain in humans. *Physiology*. 2008; 23: 371−380.

[9] Bizzini M, Childs JD, Piva SR, et al. Systematic review of the quality of randomized controlled trials for patellofemoral pain syndrome. *J Orthop Sports Phys Ther*. 2003; 33: 4−20.

[10] Brookes M, Revell WJ. *Blood Supply of*

Bone. London: Springer; 1998.

[11] Brushøj C, Henriksen BM, Albrecht-Beste E, et al. Acute patellofemoral pain: aggravating activities, clinical examination, MRI and ultrasound findings. *Br J Sports Med*. 2008; 42: 64−67.

[12] Butler-Manuel PA. Sympathetically mediated anterior knee pain. *Acta Orthop Scand*. 1992; 63: 90−93.

[13] Callaghan MJ, Selfe J, McHenry A, et al. Effects of patellar taping on knee joint proprioception in patients with patellofemoral pain syndrome. *Man Ther*. 2008; 13: 192−199.

[14] Carlsson AM, Werner S, Mattlar CE, et al. Personality in patients with long-term patellofemoral pain syndrome. *Knee Surg Sports Traumatol Arthrosc*. 1993; 1: 178−183.

[15] Colleran NP, Wilkerson MK, Bloomfield SA, et al. Alterations in skeletal perfusion with simulated microgravity: a possible mechanism for bone remodeling. *J Appl Physiol*. 2000; 89: 1046−1054.

[16] Conaghan PG, Vanharanta H, Dieppe PA. Is progressive osteoarthritis an atheromatous vascular disease?*Ann Rheum Dis*. 2005; 64: 1539−1541.

[17] Craig AD. A new view of pain as a homeostatic emotion. *Trends Neurosci*. 2003; 26: 303−307.

[18] Dieppe PA, Lohmander S. Pathogenesis and management of pain in osteoarthritis. *Lancet*. 2005; 365: 965−973.

[19] Dixit S, DiFiori JP, Burton M, et al. Management of patellofemoral pain syndrome. *Am Fam Physician*. 2007; 75: 194−202.

[20] Dye SF. The pathophysiology of patellofemoral pain. *Clin Orthop Relat Res*. 2005; 436: 100−110.

[21] Dye SF, Chew MH. The use of scintigraphy to detect increased osseous metabolic activity about the knee. *J Bone Joint Surg*. 1993; 75: 1388−1406.

[22] Dye SF, Vaupel GL, Dye CC. Conscious neurosensory mapping of the internal structures of the human knee without intraarticular anesthesia. *Am J Sports Med*. 1998; 26: 773−777.

[23] Fearon I, McGrath PJ, Achat H. 'Booboos': the study of everyday pain among children. *Pain*. 1996; 68: 55−62.

[24] Firestein GS, Corr M. Common mechanisms in immune-medi-ated inflammatory disease. *J Rheumatol*. 2005; 32(Suppl 73): 8−13.

[25] Forsgren S, Grimsholm O, Jönsson M, et al. New insight into the non-neuronal cholinergic system via studies on chronically painful tendons and inflammatory situations. *Life Sci*. 2009; 84: 865−870.

[26] Frost HM. A 2003 update of bone physiology and Wolff's law for clinicians. *Angle Orthod*. 2004; 74: 3−15.

[27] Fulkerson JP et al. *Disorders of the Patellofemoral Joint*. 4th ed. Philadelphia: Lippincott Williams & Wilkins; 2004.

[28] Gross PM, Marcus ML, Heistad DD. Measurements of blood flow to bone and marrow in experimental animals by means of the microsphere technique. *J Bone Joint Surg*. 1981; 6: 1028−1031.

[29] Gross TS, Damji AA, Judex S, et al. Bone hyperemia precedes disuse-induced intracortical bone resorption. *J Appl Physiol*. 1999; 86: 230−235.

[30] Gross TS, Poliachik SL, Ausk BJ, et al. Why rest stimulates bone formation: a hypothesis based on complex adaptive phenomenon. *Exerc Sport Sci Rev*. 2004; 32: 9−13.

[31] Hasselström J, Liu-Palmgren J, Rasjö-Wrååk G. Prevalence of pain in general practice. *Eur J Pain*. 2002; 6: 375−385.

[32] Heintjes E, Berger MY, Bierma-Zeinstra SM, et al (2004) Pharmacotherapy for patellofemoral pain syndrome. *Cochrane Database Syst Rev*. 3: CD003470.

[33] Higgins DF, Kimura K, Iwano M, et al. Hypoxia-inducible factor signaling in the development of tissue fibrosis. *Cell Cycle*. 2008; 7: 1128−1132.

[34] Jensen R, Hystad T, Barheim A. Knee function and pain related to psychological variables in patients with long-term patellofemoral pain syndrome. *J Orthop Sports Phys Ther*. 2005; 35: 594−600.

[35] Jensen R, Kvale A, Baerheim A. Is patellofemoral pain neu-ropathic?*Clin J Pain*. 2008; 24: 384−394.

[36] Kalliokoski KK, Kemppainen J, Larmola

K, et al. Muscle blood flow and flow heterogeneity during exercise studied with positron emission tomography in humans. *Eur J Appl Physiol*. 2000; 83: 395-401.

[37] Kannus P, Natri A, Paakkala T, et al. An outcome study of chronic patellofemoral pain syndrome. Seven-year follow-up of patients in a randomized, controlled trial. *J Bone Joint Surg*. 1999; 81-A: 355-363.

[38] Kirschner MH, Menck J, Nerlich A, et al. The arterial blood supply of the human patella. Its clinical importance for the operating technique in vascularized knee joint transplantations. *Surg Radiol Anat*. 1997; 19: 345-351.

[39] Kogianni G, Mann V, Noble BS. Apoptotic bodies convey activity capable of initiating osteoclastogenesis and localized bone destruction. *J Bone Miner Res*. 2008; 6: 915-927.

[40] Libby P. Inflammation in atherosclerosis. *Nature*. 2002; 420: 868-874.

[41] Loeser JD, Treede RD. The Kyoto protocol of IASP basic pain terminology. *Pain*. 2008; 137: 473-477.

[42] Mease P. Fibromyalgia syndrome: review of clinical presentation, pathogenesis, outcome measures, and treatment. *J Rheumatol*. 2005; 32(Suppl 75): 6-21.

[43] MelzackP Wall P. *Textbook of Pain*. 4th ed. London: Harcourt Publishers Limited; 2000.

[44] Mosser DM, Edwards JP. Exploring the full spectrum of macrophage activation. *Nat Rev Immunol*. 2008; 8: 958-969.

[45] Näslund J, Näslund UB, Odenbring S, et al. Sensory stimulation (acupuncture) for the treatment of idiopathic anterior knee pain. *J Rehabil Med*. 2002; 34: 231-238.

[46] Näslund J, Odenbring S, Näslund UB, et al. Diffusely increased bone scintigraphic uptake in patellofemoral pain syndrome. *Br J Sports Med*. 2005; 39: 162-165.

[47] Näslund J, Waldén M, Lindberg LG. Decreased pulsatile blood flow in the patella in patellofemoral pain. *Am J Sports Med*. 2007; 35: 1668-1673.

[48] Noble B. Microdamage and apoptosis. *Eur J Morphol*. 2005; 42: 91-98.

[49] Olausson HW, Cole J, Vallbo A, et al. Unmyelinated tactile afferents have opposite effects on insular and somatosensory cortical processing. *Neurosci Lett*. 2008; 436: 128-132.

[50] Otter MW, Qin YX, Rbin CT, et al. Does bone perfusion/ reperfusion initiate bone remodeling and the stress fracture syndrome? *Med Hypotheses*. 1999; 53: 363-368.

[51] Pennisi P, Signorelli SS, Riccoben S, et al. Low bone density and abnormal bone turnover in patients with atherosclerosis of peripheral vessels. *Osteoporos Int*. 2004; 15: 389-395.

[52] Ryles MT, Pilmanis AA. The initial signs and symptoms of altitude decompression sickness. *Aviat Space Environ Med*. 1996; 10: 983-989.

[53] Sanchis-Alfonso V. Patellofemorale schmerzen. *Orthopade*. 2008; 37: 835-840.

[54] Sanchis-Alfonso V, Roselló-Sastre E, Subías-Lopez A. Neuroanatomic basis for pain in patellar tendinosis ("jumper's knee"): a neuroimmunohistochemical study. *Am J Knee Surg*. 2001; 14: 174-177.

[55] Sandberg M, Zhang Q, Styf J, et al. Non-invasive monitoring of muscle blood perfusion by photoplethysmography: evaluation of a new application. *Acta Physiol Scand*. 2005; 183: 335-343.

[56] Scott A, Khan KM, Roberts R, et al. What do we mean by the term "inflammation"? A contemporary basic science update for sports medicine. *Br J Sports Med*. 2004; 38: 372-380.

[57] Selfe J, Harper L, Pedersen I, et al. Cold legs: a potential indicator of negative outcome in the rehabilitation of patients with patellofemoral pain syndrome. *Knee*. 2003; 10: 139-143.

[58] Selfe J, Karki A, Stevens D. A review of the role of circulatory deficit in the genesis of patellofemoral pain. *Phys Ther Rev*. 2002; 7: 169-172.

[59] Shim SS, Patterson FP. A direct method of qualitative study of bone blood circulation. *Surg Gynecol Obstet*. 1967; 125: 261-268.

[60] Soe HS, Kim HW, Roh DH, et al. A new rat model for thrombus-induced ischemic pain (TIIP); development of bilateral mechanical allodynia. *Pain*. 2008; 139: 520-532.

[61] Thomee P, Thomee R, Karlsoon J.

Patellofemoral pain syn-drome: pain, coping strategies and degree of well-being. *Scand J Med Sci Sports.* 2002; 12: 276-281.

[62] Trueta J. The role of the vessels in osteogenesis. *J Bone Joint Surg.* 1963; 45-B: 402-418.

[63] Vodovotz Y, Constantine G, Rubin J, et al. Mechanistic stimulation of inflammation: current state and future prospects. *Math Biosci.* 2009; 217: 1-10.

[64] Wang L, Fritton SP, Weinbaum S, et al. On bone adaption due to venous stasis. *J Biomech.* 2003; 36: 1439-1451.

[65] Weerakkody NS, Percival P, Hickey MW, et al. Effects of local pressure and vibration on muscle pain from eccentric exercise and hypertonic saline. *Pain.* 2003; 105: 425-435.

[66] Wenger RH, Stiehl DP, Camenisch G. Integration of oxygen signaling at the consensus HRE. *Sci STKE.* 2005; 2005(306): re12.

[67] Whitney C, Warburton D, Frohlich J, et al. Are cardiovascular disease and osteoporosis directly linked?*Sports Med.* 2004; 34: 779-807.

[68] Witonski D. Anterior knee pain syndrome. *Int Orthop.* 1999; 23: 341-344.

[69] Woolf CJ. Pain: moving from symptom control toward mechanism-specific pharmacologic management. *Ann Intern Med.* 2004; 140: 441-451.

探讨膝前疼痛的病因

3

维森特·桑奇斯-阿方索,以斯帖·罗塞罗·萨斯特,
胡安·萨乌-马斯,费尔南多·雷韦特-罗斯

3.1 绪论

约翰·英索尔(John Insall)认为,尽管已经有大量关于膝前疼痛综合征或髌股关节疼痛综合征(potellofemoral pain syndrome, PFPS)的临床和基础科学研究,但其仍然是一个骨科之谜(骨科的黑洞)。针对PFPS的众多治疗方案均缺乏对疼痛病因学的了解。目前,没有任何一种理论可以全面解释这种病理状况的真实性质,或者如何以安全可靠的方式快速解决该问题。本章节回顾了国内外相关文献,并总结了国内外对膝前疼痛的病理生理学研究。这个话题对了解青少年患者膝前疼痛的原因,并简化患者临床治疗管理过程,都具有临床意义。

我们充分认识到,膝前疼痛不能归咎于单一因素,而是涉及多种因素。引起感知疼痛的周围神经系统信号只能来自受神经支配的结构。关节软骨没有神经末梢。然而,髌下脂肪垫、软骨下骨、滑膜、内外侧韧带都有着丰富的神经组织,这些结构中的每一个,无论是单独的还是组合

的,都可能是潜在的痛觉输出源,导致在任何特定时刻感知疼痛。而且我们也必须考虑一些其他影响因素,如性别、过度使用、结构的不稳定性、心理因素以及和髌股关节错位以及随后的韧带超负荷和软骨下超负荷*。因此,PFPS很可能存在不同的亚组。对上述解剖结构进行组织学研究是揭示疼痛病因学的一种方法。

3.2 "神经模型"在膝前疼痛发生中的作用。年轻患者膝前疼痛的神经解剖学基础

我们基于自己的组织学研究[61,62,65-69]建立一种所谓的"神经模型"[63]作为对青少年患者膝前疼痛发生的解释。目前关于膝前疼痛的病理生理学研究[61,62,65-67]大多数集中在髌股关节复位术期间的外侧韧带恢复(通过对67个样本的分析)。有临床证据表明,这种解剖结构在年轻患者膝前疼痛的发生中起着关键作用[10,20,23,34,40,61,62,64-67,83]。患有髌骨症状的患者可分为两组:以膝前疼痛为原主诉的患者和以髌骨不稳定为主要症状的患

---

* 我们将髌股关节错位(PFM)定义为髌骨的横向位移或髌骨侧向倾斜时髌骨位置异常,或两者在屈伸时延伸的减少。

者。为了获得同质的样本，我们只将具备以下情况的患者纳入了研究小组[61,62,65-67]：① 在主要症状为疼痛的情况下，外侧韧带压痛和过度的侧向紧张；以及在主要症状为不稳定的情况下外侧不稳定的患者。② CT显示PFM。③ 既往无膝关节手术史。④ 没有髌周肌腱炎和滑囊炎。⑤ 没有相关的关节内病变（滑膜炎、半月板撕裂、ACL/PCL撕裂、骨关节炎）通过关节镜确诊。鉴于我们的目标是研究"疼痛"，髌骨不稳定组被用作对照组。

富尔克森（Fulkerson）认为[18]，在PFM患者中，由于髌骨外侧移位，导致外侧韧带适应性缩短。随着膝关节屈曲，髌骨向内侧迁移至股骨滑车处[60]，在缩短的外侧韧带上产生周期性的拉伸，可能导致神经病变，如神经瘤和神经黏液样变性[18,20]。

3.2.1　外侧韧带的神经形态学改变

一些研究表明，外侧韧带的神经损伤可能是青少年患者疼痛的来源。1985年，富尔克森（Fulkerson）和他的同事[20]首次描述了顽固性髌股关节疼痛患者在外侧韧带松解术或者髌股关节复位术中的外侧韧带神经损伤（脱髓鞘和纤维化）。他们在韧带神经中观察到的变化与莫顿氏神经瘤的组织病理学图像相似。在1991年，莫里（Mori）和他的同事[50]发表了一篇论文，他们对22名膝前疼痛患者的35个膝关节的外侧韧带进行了组织学分析。他们发现9个膝关节有严重的退行性神经病变，9个膝关节有中度变化，11个膝关节有轻微变化；其余6例膝关节功能正常。像这些研究者一样，我们在许多病例中也观察到，在外侧

韧带中，神经纤维的慢性退行性非特异性变化，伴随着神经内膜的黏液样变性，轴突成分的收缩和神经周围性纤维化（图3-1）[65,67]。同样的，一小部分标本显示的神经纤维类似于身体其他部位的截肢神经瘤（图3-1）[65,67]。然而，我们没有发现与血管或神经结构相关的炎症成分可以解释这些患者疼痛的存在，除了浸入血管周围纤维带的肥大细胞群（图3-2）。关于神经瘤，我们可以确认他们的存在与膝前疼痛之间存在明显的关系[62,65,67]。相比之下，我们发现神经黏液样变性与膝前疼痛之间没有关系[62,65]。

神经损伤在受影响的韧带中弥漫性地存在，因此必须考虑髌骨周围区域多个神经系统后遗症的可能性。这种神经损伤的可能后果是改变本体感受神经支配[20]。贝克（Baker）及其同事在PFPS受试者中观察到膝关节位置感（本体感觉）异常[32]。这与耶罗施（Jerosch）和普里姆卡（Prymka）在1996年的临床研究一致[33]。该研究表明髌骨脱位后膝关节本体感觉明显减少，神经感受性纤维的损伤解释了这一点[33,81]。

目前的研究表明，关节机械感受器本体感受信息对膝关节正常功能的重要性。结缔组织除了具有机械功能外，还在向脊髓和大脑调节系统传递特定的体感传入信号方面发挥着重要作用。因此，PFPS患者的屈曲方式至少可以部分解释为：由于上升本体感觉通路的神经损伤或能够传递本体感觉刺激的健康神经纤维减少，关节本体感觉传入信息改变或丢失[65]。总之，髌股关节疼痛综合征患者的不稳定性在一定程度上似乎不仅依赖于机械因素（如高位

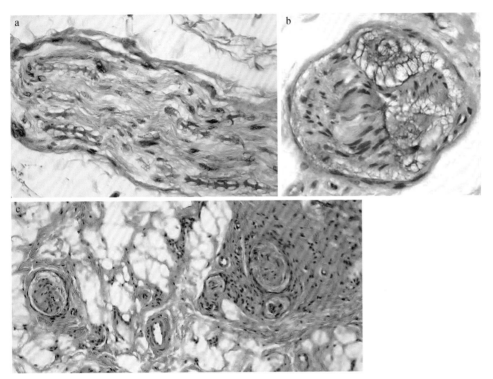

图3-1 正常神经的组织学特征（a）神经黏液样变性的神经（b），以及外侧韧带的组织神经瘤（c）。（苏木精—伊红染色）（b转载自Sanchis-Alfonso et al.[65]，经Thieme许可转载，c转载自Sanchis-Alfonso et al.[65]，版权所有，©1998，经SAGE出版社许可再版）

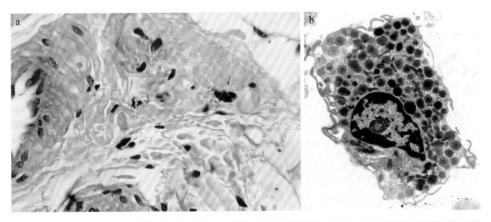

图3-2 基质中肥大细胞丰富（箭头所指），主要分布在血管周围。其中一些表现为脱颗粒过程（活化肥大细胞）（a）（Giemsa染色）。外侧韧带肥大细胞及其胞质内充满趋化颗粒的超微结构图像（TEM）（b）（a转载自Sanchis-Alfonso et al.[62]版权所有，©2000，转载自SAGE出版社）

髌骨、软组织发育不良、髌骨及滑车发育不良等），还依赖于神经因素（本体感受性缺陷包括位置感、稳定反射和保护反射的减慢或减少）[19,24,33,81]。詹森和他的同事们在一些长期患有单侧髌股关节疼痛综合征的患者的疼痛和非疼痛的膝关节中发现了一种异常的感觉功能。外周神经系统和（或）中枢神经系统的功能障碍可能导致某些髌股关节疼痛综合征患者出现神经性疼痛。

3.2.2 外侧韧带过度神经支配与膝前疼痛的关系。神经标志物的免疫组化分析

我们通过研究表明，外侧韧带过度

神经支配是青少年患者膝前疼痛的可能来源[65,67]。因此，我们发现疼痛性PFM患者外侧韧带的神经数量增加，与中度或轻度疼痛患者相比，疼痛严重的患者的神经数值更高[67]。此外，我们发现以疼痛为主要症状的患者的外侧韧带显示出比以髌骨不稳定为主要症状的患者的内侧韧带或外侧韧带程度更高的神经支配模式[62]。这种神经向内生长，由有髓鞘的（对S-100蛋白有特异性免疫反应神经纤维）和无髓神经纤维（特异性免疫反应神经丝蛋白[NF]）组成（图3-3），具有主要的疼痛感受性成分[62]。

这些神经中至少有一部分的伤害性属

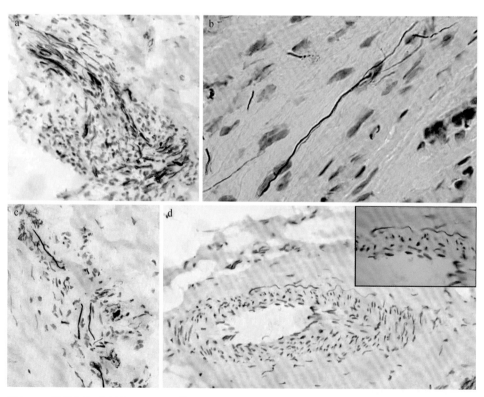

图3-3 结缔组织的神经支配明显增强，显示小神经细胞瘤（a）和游离神经末梢浸没于基质（b）或小血管旁（c）。血管神经支配也随着外膜中排列成项链状的小轴突而增加（d）（a-c转载自Sanchis-Alfonso et al. 版权所有，©2000，经SAGE出版社许可转载）

性可以通过它们的P物质（SP）免疫反应得到证明，SP存在于初级感觉神经元和C纤维（慢—慢性疼痛通路）中，参与痛觉信号的神经传递通路[3,5-7,13,17,26,36-38,56,82,83]。在以疼痛为主要症状的患者当中，大神经纤维轴突、游离神经末梢、血管壁等部位可以检测到SP[62]（图3-4）。痛觉纤维，即轴突内有SP的神经纤维数量低于NF纤维，这说明并非所有微小

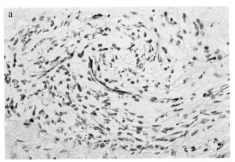

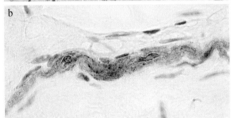

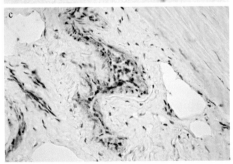

图3-4 关于P物质的研究证明神经瘤富含痛觉轴突（a）。P物质存在于神经轴突和游离神经末梢，呈颗粒状（b），可以在一些有疼痛症状的患者的血管壁中观察到（c）。（P物质冰冻切片的免疫组化）（a，b转载自Sanchis-Alfonso et al. 版权所有，©2000，经SAGE出版社许可转载）

的血管周围或组织间神经都是痛觉纤维[62]。有趣的是，我们发现SP纤维在外侧韧带中比在内侧韧带中更丰富（分析了13例内侧韧带标本），这加强了外侧韧带作为这些患者疼痛的主要来源的作用[62]。此外，我们观察到这些痛觉纤维的数量在以疼痛为主要症状的PFM患者中高于以不稳定为主要症状的患者（在不稳定发作之间很少或没有疼痛）[62]。

向内生长的神经主要位于血管内和血管周围[62,65,67]（图3-5）。因此，我们已经看到，在患有疼痛的PFM患者的外侧韧带中，S-100阳性纤维在外膜和中动脉及小动脉的肌肉层内，形似项链。在研究神经时，S-100蛋白是一个很好的标志物，因为它能够识别伴随有髓部分的轴突的雪旺神经膜细胞。众所周知，有髓纤维在进入肌肉动脉壁之前会失去髓鞘，但在我们的患者中并非如此。由于我们只对有髓纤维进行S-100免疫染色研究，而且在神经进入肌动脉壁之前髓鞘应该已经消失，所以我们对中小动脉肌层中S-100阳性纤维的发现感到惊讶。因此，我们的研究结果可被视为血管神经支配增加的参与。我们已经证明，在患有严重疼痛的患者中血管神经支配更为突出（94%），而在轻度或中度疼痛的患者中仅30%发现这种类型的高度神经支配[67]。我们的研究结果与拜尔斯（Byers）在1968年提出的假设一致，即类骨样骨瘤的疼痛可能是由血管压力敏感的自主神经产生和传导的[11]。

在回顾文献的过程中，我们发现在其他骨科异常如慢性背痛和跳跃性膝关节疼痛的病理生理学中，多神经支配也是一

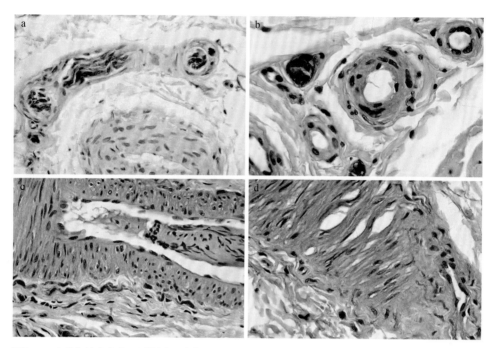

图3-5 在我们的患者中可以检测到外膜周围神经支配的增加,表现为由微小的有髓纤维组成的丰富的血管网络,这些有髓纤维从动脉外膜进入肌肉外层,形成一条项链(a,b)。横断面(c)和纵切面(d)(蛋白质S-100的免疫组化)(转载自Sanchis-Alfonso et al.[65] 版权所有,©1998,经SAGE出版社的许可转载)

个相关的因素[13,17,68]。另一方面,疼痛也与某些病理学中的血管神经支配有关,如骨样骨瘤的情况[28],研究者发现所有病例的血管周围神经支配都有所增加,假设疼痛与这种神经支配的关系比前列腺素E的释放更多。格伦布雷德(Grönblad)及其同事[25]也在小关节综合征的腰痛中有类似的发现。最后,阿尔弗雷德松(Alfredson)和他的同事[4]将跟腱病的疼痛与血管—神经的内生性联系起来。

我们已经证明多神经支配与神经生长因子的释放有关,神经生长因子(neural growth factor, NGF)是一种多肽,刺激轴突形成。NGF在粗神经纤维的雪旺细胞胞浆和动脉血管肌壁中呈颗粒状分布,神经营养素染色量与血管周围神经支配增加有关[62](图3-6)。NGF具有两种生物活性前体:分子量约34 kDa的长形式和27 kDa的短形式[14]。我们发现,在疼痛的PFM患者的外侧韧带中,存在34 kDa前体。一些外侧韧带的神经纤维表达NGF这一事实意味着这些神经纤维仍处于增殖阶段[66]。正如预期所想的那样,我们发现疼痛患者的NGF高于以不稳定作为主要症状患者[66](图3-7)。吉甘特(Gigante)和他的同事[23]也发现NGF和TrkA在PFM患者的外侧韧带中表达,但在跳跃膝或半月板撕裂患者中不表达。TrkA(NGF受体)在痛觉中起着至关重要的作用。

然而,NGF不仅与血管和血管周围组织的神经增殖有关,还与神经感受递质(如P物质)的释放有关[44]。我们假设两

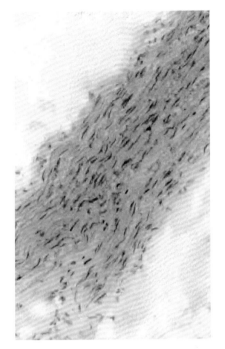

图3-6 NGF 呈颗粒状分布于轴突厚神经和神经膜细胞的细胞质中

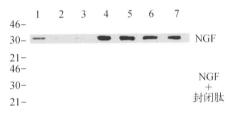

图3-7 NGF 免疫印迹法检测，疼痛患者（病例4、病例5、病例6、病例7）NGF 前体水平上较厚的条带和以不稳定为主要症状的患者（病例1、病例2、病例3）缺失或极薄的条带。左边的数字表示 kDa 中的分子质量

种机制都参与了 PFM 患者膝前疼痛的发病机制。因此，我们认为两种病理生物学机制可能导致症状性 PFM：① 疼痛为主要症状，可检测到的 NGF 水平导致神经分布过多或 SP 释放的刺激；② 不稳定作为主要症状，局部 NGF 释放水平较低，神经增殖较少，伤害性刺激较少[66]。这意

味着必须有其他因素作用于 PFM，以引起疼痛与不稳定为主的症状。也许，PFM可能与疼痛的出现无关（PFM= "非参与因素"）。换句话说，症状似乎与表现多变的多种临床因素有关，而我们对这些因素并不完全了解，这也许能解释使用矫形手术以期达到症状完全缓解太频繁的失败。问题是：在这些患者中刺激 NGF 释放的机制是什么？我们推测周期性短时间缺血可能是 NGF 释放和神经支配的主要机制，因此关系到疼痛，至少在 PFPS 的一个亚组是如此[61]。

3.3 这种疾病的基本病因是什么？缺血在膝前疼痛发生中的作用。"血管内稳态失衡"

尽管有许多关于 PFPS 的出版物，但是该病的基本原因，即引起疼痛的机制，是有争议的。重新思考 PFPS 的发病机制，探索新的疼痛机制，可以改变对该综合征的评估和管理。我们的研究结果与斯科特·戴伊（Scott Dye）提出的以生物学为导向的疼痛起源观点一致[15]。我们的结果表明，血管问题也影响组织稳态。我们认为血管内稳态的失衡是疼痛的内在机制，至少在膝前疼痛患者中是这样。

3.3.1 组织稳态、缺血和缺氧的定义

盖顿（Guyton）和霍尔（Hall）将稳态定义为内部环境中恒定条件的维持。组织内稳态的概念涉及导致生命结构正常维持的所有分子和生化过程，也包括在令人痛苦的事件或一系列事件（过度使用）后以自动生物过程内稳态（愈合）恢复的过程。

目前，使用PET（正电子发射断层摄影术）扫描结合氟的使用，可以敏感地反映骨内稳态，并在位置结构上表现出来。然而，目前还没有一种方法能够敏感地在位置结构上显示软组织的稳态。临床上，肌肉骨骼软组织内稳态的存在表现为疼痛、压痛、发热或肿胀的消失，而肌肉骨骼软组织内稳态的失衡最常表现为疼痛、压痛、发热和肿胀的存在，即炎症的典型征象。

缺氧是一种全身（全身缺氧）或局部（组织缺氧）缺乏充分氧供的病理状态。它可能是动脉血供减少或静脉停滞（缺血缺氧），氧饱和度不足（缺氧），或血红蛋白过低（贫血缺氧）的结果。缺血是由于供血或排泄组织的血管收缩或堵塞而引起的绝对或相对的供血不足。

3.3.2　基础科学

一些作者认为，缺血可诱导NGF合成[1,42,85]。此外，已有研究表明NGF刺激神经的萌发，加速血管壁神经的增殖[30,35]，这正是疼痛性PFM患者外侧韧带的过度神经支配模式[62,26,67]。在动物模型中也有类似的变化，在心肌梗死和脑缺血患者的冠状动脉神经支配中也存在[1,35,42]。因此，我们推测，由于血管扭转或弯曲的机制，短时间的组织缺血可能是疼痛性PFM的主要问题[61,62,66,67]。在膝关节屈曲的情况下，收缩外侧韧带的内侧牵拉可机械性地引起血管弯曲。

我们已经在疼痛的PFM中证实了与缺氧相关的组织学韧带病变[67]。通过这种方式，我们发现可以导致组织缺氧的病变，如血管腔闭塞、动脉壁增厚等，使人联想到其他部位（如肾脏）常见的高血压

性血管改变，但这在青少年患者中并不常见[61,67]。此外，我们发现其他缺血的病变，如结缔组织的梗死病灶，黏液样基质变性，以及与缺氧相关的超微结构特征（具有胞质内自噬性空泡的退行性成纤维细胞，具有基底层重叠的内皮细胞，含有活性核和显著核仁及神经发芽的内皮细胞所在的小血管）[39,59,61,67,75]（图3-8）。在图3-8f和g中，我们可以看到神经发芽的现象：由于缺血已经建立轴突损伤，轴突的远端退化，近端的肿胀末端继发性再生。

神经元体能够产生新的微管和微丝，这些微管和微丝到达近端轴突肿胀的末端并诱导神经发芽。神经膜细胞试图包围并吞噬新的轴突，呈现典型的神经再生图像。值得注意的是，在目前所知的实验中，已经发现当NGF输注结束时神经发芽亦结束[30]。

与缺血相关的另一个现象是血管生成，考虑到慢性缺血会导致VEGF释放，诱导血管过度形成以满足组织的需要[74]。我们使用一种泛血管标志物，抗因子Ⅷ相关抗原，对髌骨股骨整复手术时切除的外侧韧带血管进行了定量分析[67]。因子Ⅷ是抗血友病因子的三种因子之一，由血管内皮细胞合成。因此，它被认为是内皮细胞的特异性标志物[51]。我们发现PFM疼痛患者外侧韧带血管数量增加，严重疼痛组与中度或轻度疼痛患者相比数值更高[67]。此外，正如预期的那样，我们发现血管数量和神经数之间存在正线性相关性[67]。

组织缺血诱导成纤维细胞、滑膜细胞、肥大细胞甚至内皮细胞释放血管内皮生长因子（vascular endothelial growth factor, VEGF）[43,48,52,86]。根据这些原则，

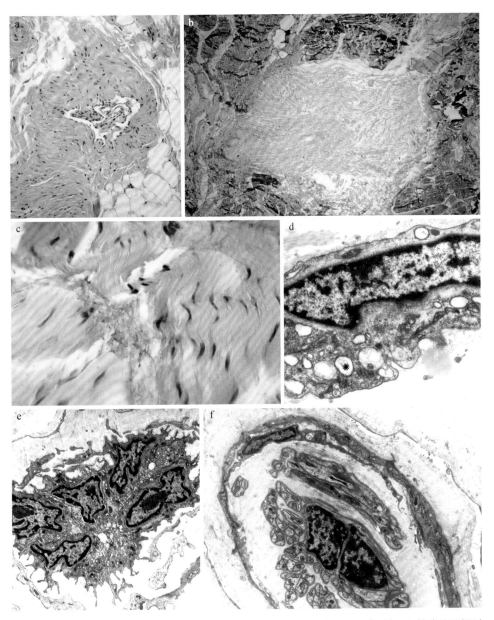

图3-8 （a）韧带组织的动脉血管可表现出明显的不规则内皮细胞和厚肌壁，甚至血管腔的不规则缩小（苏木紫-伊红染色）。（b）结缔组织梗死灶，显示胶原纤维变性的模式，伴纤维原性成分丧失、间质黏液样物质积聚（马森三色染色法）。（c）纤维性韧带组织中央黏液样基质变性（苏木紫—伊红染色）。（d）缺氧（TEM）继发成纤维细胞变性（形状自噬小体增加）。（e）年轻的血管内皮细胞含有活跃的细胞核和明显的核仁。电镜检测到神经萌星发是一束浸没在神经膜细胞细胞质中的微小轴突。（f）神经发芽细节（b经Sanchis–Alfonso等[61]人允许转载）。

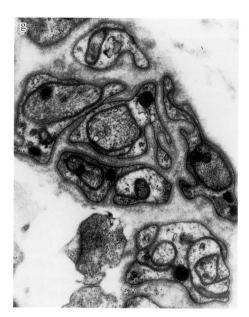

续图3-8

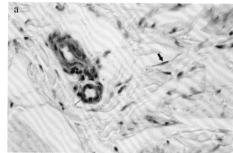

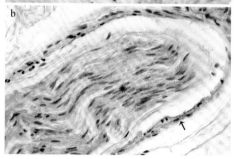

图3-9　VEGF存在于小血管(壁和内皮)(细箭头)和血管周围成纤维细胞(粗箭头)中(a)。有些病例甚至在神经鞘(细箭头)和轴突(星状)(b)内也有VEGF表达(VEGF的免疫组化)

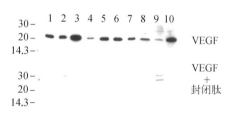

图3-10　VEGF的免疫印迹检测,在疼痛较重的患者中显示较厚的条带,而在不稳定和疼痛不是主要问题的2例患者中几乎不表达。(严重疼痛:病例2、病例3、病例10;中度疼痛:病例1、病例5、病例8;轻痛:病例4、病例6、病例7、病例9)

我们通过免疫组织化学和免疫印迹的方法研究了VEGF在PFM患者外侧韧带中的表达[67]。VEGF是一种强效的低氧诱导的血管生成因子,可导致血管过度形成[9,29,31,43,46,48,58,74,78]。缺氧后8 h开始VEGF释放,如果缺血危象结束,肽在24 h内消失[29]。因此,VEGF的阳性反应反映了,此时,我们面临着一个缺血过程,或者更确切地说,这个过程是从短暂缺血发作开始的8~24 h。然而,鉴于VEGF的平均寿命非常短,其阴性反应对于短暂性缺血过程的存在与否没有意义。

尽管这一过程在受类风湿关节炎和骨关节炎影响的关节中得到了很好的记录[9,31,52,57,86],但在我们的研究之前,从未有研究在PFM中记录过这一过程[67]。在我们的研究中,VEGF的产生见于间质成纤维细胞、血管壁、某些内皮细胞,甚至神经纤维,在轴突和神经外膜中同样如此[67]

(图3-9)。我们通过用免疫印迹法补充免疫组化技术来识别和定位VEGF,以检测VEGF的最小表达。免疫印迹分析证实了我们的免疫组化结果。严重疼痛患者的VEGF水平高于轻中度疼痛患者,而轻度疼痛的两例患者几乎检测不到VEGF蛋白[67](图3-10)。

虽然炎症过程可以刺激其释放，但在正常关节中不存在VEGF表达[9,31,57]。在这种情况下，继发于关节炎症的滑膜缺氧应该引发VEGF的产生[31]。然而，我们没有观察到在我们的病例中外侧韧带的炎症变化[65,67]。此外，据报道，周围神经系统缺氧可同时通过神经元炎症或基质细胞触发VEGF和NGF合成[1,42,85]。VEGF诱导血管过度增生，NGF诱导过度神经支配。在我们的病例中已经观察到这两个事实[65,67]。我们得出结论，缺血可能是PFPS疼痛的主要触发因素，至少在PFPS患者亚组中是这样。

3.3.3　临床研究

我们认为PFPS可能是由血管紊乱引起的。然而，血管功能不全在PFPS中的作用尚未从临床角度进行广泛研究。事实上，到目前为止，只有少数的临床论文提到缺氧可能是导致膝前疼痛的一个因素。

桑多（Sandow）和古德费洛（Goodfellow）调查了青少年膝前疼痛的自然史[70]。他们在54名青少年女孩的研究样本中观察到，54名中有9名（16.7%）患有因寒冷天气而加剧的疼痛。根据塞尔夫（Selfe）和同事的研究[72]，髌网近端表层非常表浅，易受温度环境应激的影响，在寒冷天气中缺氧程度较大。最近，塞尔夫及其同事[71]对一组缺氧患者的临床研究结果显示，患有"冷膝"的PFPS患者（即使在温暖的环境中，他或她的腿也感觉到冰冷）。77名患者中有14名（18%）类似于"寒冷患者"（与桑多和古德费洛的研究结果非常相似）。他们通过红外热成像

研究了局部低温得出结论，与非低氧患者相比，低氧患者的疼痛程度更高，运动治疗的反应也更差。格尔费（Gelfer）及其同事[21]，使用单光子发射计算机断层扫描（SPECT），也发现全膝关节置换术后膝关节髌骨短暂缺血与膝前疼痛患者临床症状之间的关系。同样，简·尼斯伦（Jan Naslund）使用一种估算骨组织血流量的可靠技术——光电容积描记法，也观察到缺血机制（髌骨血流量减少）参与了PFPS疼痛的发生[53]。此外，尼斯伦还观察到，在半数PFPS患者中，由于交感神经系统功能障碍导致间歇性缺血和疼痛，膝关节任何骨腔的骨重塑加速[53]。塞尔夫及其同事[72]将膝前疼痛综合征患者分为3组：缺氧组、炎性组和机械性组。然而，缺血可能是这3组患者的疼痛诱因，因为炎症变化不仅在缺血后发生，而且在血管系统受到机械损伤后也会发生[53,84]。缺血也可能是由于较高的骨内压力、多余的轴向负荷或动脉血流减少造成的[53]。

3.4　慢性肌腱病变的组织学发现，证实我们的研究结果

我们的组织学结果与梅斯纳（Messner）及其同事[47]在实验诱导的跟腱炎中的结果一致。他们对肌腱变性的组织学评估显示：过度神经支配，血管充血过多，以及P物质的免疫反应性增强。此外，阿尔弗莱德森（Alfredson）和同事[4]在慢性疼痛性跟腱病肌腱结构改变的部分发现了血管神经向内生长，这或许可以解释这些患者产生疼痛的原因。因此，在我们的经验中[68]，我们发现在慢性髌骨肌腱病

中,随着神经纤维的向内生长,新的血管形成和神经支配表现为神经发芽的组织学模式,伴随血管支配和间质神经瘤的改变。我们必须记住,跟腱病和髌骨腱病是跟腱/髌骨肌腱重复超载的结果,即微创伤,与活动持续时间和强度有关,其机制类似于症状性PFM。因此,这些研究的结果为我们的组织学结果的有效性提供了可靠证据。

3.5 研究者发现的膝前疼痛病理生理学

我们假设组织性缺血的短期和重复性发作机制可能是由于血管扭转或血管弯曲,其可以通过收缩的外侧韧带上的内侧牵引诱导,触发PFM上NGF和VEGF的释放。一旦NGF存在于组织中,它就会诱导高度神经支配,吸引肥大细胞,并通过游离神经末梢释放P物质[44]。此外,VEGF诱导血管增生并发挥作用,增加神经增殖。

游离神经末梢缓慢地适应调节痛觉感受的受体,在膝关节屈曲伸展过程中产生的异常张力和压缩力引起的组织变

形或在组胺、缓激肽、前列腺素和白三烯等化学物质的刺激下被激活[36,76,77]。因此,SP在有害化学或机械刺激下,从痛觉传入神经的外周末梢释放。这些游离的神经末梢传递的痛觉信息至少在一定程度上对疼痛负责。

一旦SP在结缔组织上释放,神经肽就会诱导前列腺素E2的释放,E2是已知的刺激痛觉受器的生化物质之一[3]。前列腺素激活痛觉通路可能是PFM介导膝关节疼痛的多种机制之一。此外,SP刺激肥大细胞,促进脱颗粒过程,可能在介质中释放另一种非神经源性疼痛介质组胺[26]。在我们的患者的外侧韧带中发现了许多肥大细胞[62]。肥大细胞也与NGF的释放有关[54,62],引起过度神经支配,并间接引起更多的疼痛。此外,SP可诱导滑膜细胞、成纤维细胞和巨噬细胞释放胶原酶、白介素-1和肿瘤坏死因子(TNF),通过降解软组织参与髌骨不稳定的发生[3,6]。SP最近在体外和体内的骨吸收中也被发现,这至少在一定程度上解释了许多膝前疼痛患者的骨质疏松症[73](图3-11)。最后,SP和VEGF刺激内皮细胞的增殖和迁移[7],这在构建新的血管

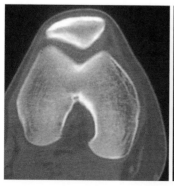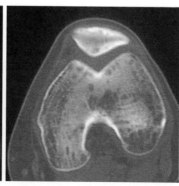

图3-11 与膝前疼痛综合征(左膝)相关的骨质疏松症

网络时是必不可少的,可能促进组织修复,但间接维持了恶性循环。

沃尔夫(Woolf)[84]从临床角度描述了四种类型的疼痛:① 伤害性疼痛——对伤害性刺激的短暂性疼痛。② 内稳态疼痛——促进受伤组织愈合的疼痛,即参与内稳态重建的一系列事件。③ 神经性疼痛——自发性疼痛,对刺激过敏,伴有神经系统损伤。④ 功能性疼痛——正常输入的中枢处理异常引起的疼痛。稳态疼痛可能包括特定的症状,如异常疼痛(由通常不会引起疼痛的刺激引起的疼痛)和痛觉过敏(对通常疼痛刺激的强烈反应)。PFPS("电影征")的静息痛现象可能是异常疼痛的一个例子,即中枢敏化引起的非痛觉传入活动引起的疼痛,可由缺血引起。从理论上说,这些机制可能与PFPS疼痛的病理生理学有关。

3.6 其他可引起膝前疼痛的解剖结构:滑膜,髌下脂肪垫,软骨下骨

斯科特·戴伊(Scott Dye)在无麻醉的情况下,通过关节镜下器械触诊记录了人类膝关节内各组成部分的意识神经感觉特征[16]。他主观上将感觉从无痛(0)到剧烈疼痛(4)分为四级,并细分为精确的空间定位(A)或较差的空间定位(B)进行。关节内感觉的性质是可变的,从髌关节软骨的0到前滑膜、脂肪垫和关节囊的4A不等。交叉韧带产生的感觉在中部从1到2B,在插入部位从3到4B。半月板软骨的感觉范围从内缘的1B到囊缘附近的3B。戴伊[16]指出,膝关节内大

部分器官的神经支配可能是组织稳态的关键。

滑膜有丰富的IVa型游离神经末梢和含有SP的纤维[10]。戴伊认为髌周滑膜炎是由撞击引起的膝前疼痛的最常见的病因之一[15]。同样,髌骨和股骨之间的髌中或髌上皱襞的反复撞击也可能是膝前疼痛的原因之一。

Hoffa脂肪垫也是一种富含神经组织的结构,包含SP免疫反应性神经纤维和IVa型游离神经末梢,这些组织都会传导疼痛[10]。因此,Hoffa脂肪垫可能是疼痛的另一种来源。在跳跃或跑步时的偏心负荷和直腿抬高时,脂肪垫可能会受到撞击,从而刺激游离神经末梢。此外,紧绷的外侧韧带可能会刺激脂肪垫进而引起疼痛[10]。关节积液引起的滑膜慢性刺激会导致脂肪垫肿胀,增加髌骨肌腱后方撞击的风险。在脂肪垫综合征患者的膝关节接近完全伸展时,髌下脂肪垫的撞击会刺激游离神经末梢,进而产生疼痛[41]。关节镜下切除Hoffa脂肪垫后的疼痛和功能的改善可以解释为手术的去神经化效果。

此外,我们还在髌骨下极附近的髌下脂肪垫中发现,在跳跃膝或慢性髌腱病变患者中,丰富的血管网主要由伴内皮细胞增生和不规则腔隙实性的新生毛细血管组成[68]。我们发现过度的神经支配,主要是靠近骨腱交界处的游离神经末梢可能与疼痛的发生机制有关[68]。此外,我们还看到了神经的病理变化,如游离的有髓神经纤维显示出神经萌发的组织学模式(类似于在神经切片后的再生)(图3-12),血管神经支配增加引起神经纤维进入外膜和肌层,使动脉呈棕色项

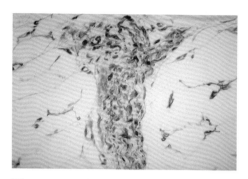

图3-12 骨腱插入附近的中等大小的神经经过萌发过程，它们的神经鞘释放出细小的神经分支（抗s100蛋白）。

链状，最后形成类似神经瘤的结构，这也可能与疼痛的发生有关[68,69]。去神经化也可以解释为什么关节镜下刮除髌骨下极附近脂肪垫在治疗慢性髌骨腱病中能够取得良好效果。

最后，由于其丰富的神经供应，软骨下髌骨可能是疼痛的另一个来源。马拉坎（Maralcan）和他的同事[45]分析了髌骨神经支配的形态学解剖。与其他强调内侧神经支配的学者不同，这些学者发现有两条神经到达髌骨，一条来自股内侧肌，另一条来自股外侧肌。在PFPS患者的这些神经入口点进行选择性局部麻醉注射后，他们发现膝前疼痛有所减轻。然而，他们无法找到髌骨周围的其他神经结构。准确地描述这些神经进入髌骨的入口点对选择性去神经支配是有用的。巴顿（Barton）和他的同事[8]已经证明骨内神经的密度在髌骨内侧和中部最高，而外侧明显偏低。这些学者记录了骨内神经与骨内动脉毛细血管的联系，不太常见的是，与血管无关。这些骨内神经可以在机械刺激下传递痛觉信息。这种机械刺激可能是由于骨内压力的增加（骨内水肿）或软骨下骨压力的增加（由于关节软骨的能量吸收失败，继发于接触面积PFM的减少或继发于软骨损伤）。

3.7 临床相关性、未来的发展方向

膝前疼痛不仅与机械因素有关，还与神经因素有关。我们的研究结果支持了外侧韧带在膝前疼痛综合征中起重要作用的临床观察。正如我们在系列文章中看到的那样，通过矫形手术解决疼痛并不一定意味着PFM导致了这些症状。我们同意亚伯拉罕（Abraham）和他的同事们的观点，他们认为在矫形手术后疼痛的缓解可能部分归因于去神经支配。在同样的意义上，韦加（Vega）和他的同事在2006年描述了外科关节电镜下髌骨去神经支配治疗不伴或伴极微小的排列失调的顽固性膝前疼痛。

此外，矫形手术不仅能实现上面提到的去神经的影响，也会消除膝盖弯曲外侧韧带与刺激游离神经末梢（一种伤害感受器）的屈伸，产生的拉伸和压缩力量，并打破缺血—过度神经支配—疼痛循环。

如果膝前疼痛的"神经模型"被证明具有一定的有效性，在许多情况下，它将形成治疗建议方案，且比纠正错位能够更有效和更安全地减轻疼痛。因此，特异性阻滞，一种选择性药物治疗方法，也就是说，影响神经疼痛传导的药物（例如SP的合成和释放的药物抑制剂，或SP受体拮抗剂），或治疗神经性疼痛的药物选择，如普瑞巴林[22]，可能有利于这些患者的疼痛治疗。

最后，如果我们证明区域性缺氧在

疼痛的发生中起关键作用,局部外周血管舒张药在这些患者的疼痛治疗中也具有特殊的意义,还有通过限制膝关节弯曲的时间以及保护膝关节不受寒冷环境的刺激使得膝关节不受血液流动减少的影响。此外,冰敷在这些患者身上可能会使得血流明显减少而导致症状加重。

我们建议将本体感觉神经肌肉训练作为矫形膝关节手术后康复计划的一个有益方面,以改善功能和膝关节本体感觉,从而降低再次受伤的风险。此外,这种不稳定在一定程度上是由于本体感受缺失造成的,这一事实或许可以解释为什么尽管麦康奈尔(McConnell)用胶带或支撑的生物力学效果令人怀疑,但其可以通过增加本体感受反馈显著提高稳定性。

我们现在正处于一个转折点。如今,整个医学都在亚细胞水平上被重新评估,这正是我们在研究PFPS时遵循的思路。今后,PFPS的治疗思路会有所改变,这种变化所带来的影响还有待观察。但我们确信,这些新的思想趋势将为令人兴奋的全新前景打开大门,这些前景可能在我们刚刚进入的新千年中彻底改变对这一棘手的病理状况的管理。很明显,我们只是刚刚开始了解膝前疼痛从何而来。

3.8 总结

我们回顾关于年轻患者膝前疼痛的病理生理学,关注重点被放在新发现上。我们开发了一种神经模型来解释膝前疼痛的成因。我们已经论证了年轻患者PFPS的神经解剖学基础和外侧韧带可能在疼痛的起源中起关键作用的临床观察。

根据研究,至少在一组膝前疼痛的患者中,通过刺激主要分布于血管周围痛觉轴突的神经增殖(P物质阳性神经),我们推测外侧韧带的周期性短暂缺血可能与膝前疼痛的发病机制有关。我们的发现与目前广泛接受的组织内稳态理论相一致,该理论可以解释膝前疼痛的发生。如果膝前疼痛的"神经模型"被证明具有一定的有效性,那么在很多情况下,它将产生比纠正关节错位更有效、更安全地缓解疼痛的治疗建议。此外,我们认为PFPS患者的膝关节不稳至少可以在一定程度上解释为外侧韧带神经损伤,这可能与本体感觉有关。然而,我们的发现并不排除其他解剖结构产生疼痛的可能性(如髌下脂肪垫、滑膜和软骨下骨)。

参考文献

[1] Abe T, Morgan DA, Gutterman DD. Protective role of nerve growth factor against postischemic dysfunction of sympa-thetic coronary innervation. *Circulation*. 1997; 95: 213–220.

[2] Abraham E, Washington E, Huang TL. Insall proximal realignment for disorders of the patella. *Clin Orthop Relat Res*. 1989; 248: 61–65.

[3] Ahmed M, Bergstrom J, Lundblad H, et al. Sensory nerves in the interface membrane of aseptic loose hip prostheses. *J Bone Joint Surg*. 1998; 80–B: 151–155.

[4] Alfredson H, Ohberg L, Forsgren S. Is vasculo-neural ingrowth the cause of pain in chronic Achilles tendinosis? An investigation using ultrasonography and colour Doppler, immunohistochemistry, and diagnostic injections. *Knee Surg Sports Traumatol Arthrosc*. 2003; 11: 334–338.

[5] Ashton IK, Ashton BA, Gibson SJ, et al. Morphological basis for back pain: the demonstration of nerve fibers and neuropeptides in the lumbar facet joint capsule

but not in ligamentum flavum. *J Orthop Res.* 1992; 10: 72−78.

[6] Ashton IK, Roberts S, Jaffray DC. Neuropeptides in the human intervertebral disc. *J Orthop Res.* 1994; 12: 186−192.

[7] Ashton IK, Walsh DA, Polak JM, et al. Substance P in inter-vertebral discs binding sites vascular endothelium human annulus fibrosus. *Acta Orthop Scand.* 1994; 65: 635−639.

[8] Barton RS, Ostrowski ML, Anderson TD, et al. Intraosseous innervation of the human patella: a histologic study. *Am J Sports Med.* 2007; 35: 307−311.

[9] Berse B, Hunt JA, Diegel RJ, et al. Hypoxia augments cytokine-induced vascular endothelial growth factor secretion by human synovial fibroblasts. *Clin Exp Immunol.* 1999; 115: 176−182.

[10] Biedert RM, Sanchis-Alfonso V. Sources of anterior knee pain. *Clin Sports Med.* 2002; 21: 335−347.

[11] Byers PD. Solitary benign osteoblastic lesions of bone osteoid osteoma benign osteoblastoma. *Cancer.* 1968; 22: 43−57.

[12] Calzà L, Giardino L, Giuliani A, et al. Nerve growth factor control of neuronal expression of angiogenetic and vasoactive factors. *Proc Natl Acad Sci USA.* 2001; 98: 4160−4165.

[13] Coppes MH, Marani E, Thomeer RT, et al. Innervation of "painful" lumbar discs. *Spine.* 1997; 22: 2342−2349.

[14] Dicou E, Pflug B, Magazin M, et al. Two peptides derived from the nerve growth factor precursor are biologically active. *J Cell Biol.* 1997; 136: 389−398.

[15] Dye SF, Staubli HU, Biedert RM, et al. The mosaic of pathophysiology causing patellofemoral pain: therapeutic implications. *Oper Tech Sports Med.* 1999; 7: 46−54.

[16] Dye SF, Vaupel GL, Dye CC. Conscious neurosensory mapping of the internal structures of the human knee without intra-articular anesthesia. *Am J Sports Med.* 1998; 26: 773−777.

[17] Freemont AJ, Peacock TE, Goupille P, et al. Nerve ingrowth into diseased intervertebral disc in chronic back pain. *Lancet.* 1997; 350: 178−181.

[18] Fulkerson JP. The etiology of patellofemoral pain in young active patients: a prospective study. *Clin Orthop Relat Res.* 1983; 179: 129−133.

[19] Fulkerson JP, Hungerford DS. *Disorders of the Patellofemoral Joint.* Baltimore: Williams & Wilkins; 1990.

[20] Fulkerson JP, Tennant R, Jaivin JS, et al. Histologic evidence of retinacular nerve injury associated with patellofemoral malalignment. *Clin Orthop Relat Res.* 1985; 197: 196−205.

[21] Gelfer Y, Pinkas L, Horne T, et al. Symptomatic transient patellar ischemia following total knee replacement as detected by scintigraphy. A prospective, randomized, dou-ble-blind study comparing the mid-vastus to the medial para-patellar approach. *Knee.* 2003; 10: 341−345.

[22] Gidal B, Billington R. New and emerging treatment options for neuropathic pain. *Am J Manag Care.* 2006; 12: S269−S278.

[23] Gigante A, Bevilacqua C, Ricevuto A, et al. Biological aspects in patello-femoral malalignment. In: *Book of Abstracts, 11th Congress European Society of Sports Traumatology, Knee Surgery and Arthroscopy.* Athens: Springer; 2004: 218.

[24] Grelsamer RP, McConnell J. *The Patella. A Team Approach.* Gaithersburg: An Aspen Publication; 1998.

[25] Grönblad M, Korkala O, Konttinen YT, et al. Silver impregnation and immunohistochemical study of nerves in lumbar facet joint plical tissue. *Spine.* 1991; 16: 34−38.

[26] Grönblad M, Weinstein JN, Santavirta S. Immunohisto-chemical observations on spinal tissue innervation. A review of hipothetical mechanisms of back pain. *Acta Orthop Scand.* 1991; 62: 614−622.

[27] Guyton AC, Hall JE. *Textbook of Medical Physiology.* Philadelphia: WB Saunders Co; 1996.

[28] Hasegawa T, Hirose T, Sakamoto R, et al. Mechanism of pain in osteoid osteomas: an immunohistochemical study. *Histopathology.* 1993; 22: 487−491.

[29] Hayashi T, Sakurai M, Abe K, et al. Expression of angio-genic factors in rabbit spinal cord after transient ischaemia. *Neuropathol Appl Neurobiol.* 1999; 25: 63−71.

[30] Isaacson LG, Crutcher KA. The duration of

sprouted cere-brovascular axons following intracranial infusion of nerve growth factor. *Exp Neurol*. 1995; 13: 174-179.

[31] Jackson JR, Minton JAL, Ho ML, et al. Expression of vascular endothelial growth factor in synovial fibroblasts is induced by hipoxia and interleukin 1ß. *J Rheumatol*. 1997; 24: 1253-1259.

[32] Jensen R, Hystad T, Kvale A, et al. Quantitative sensory testing of patients with long lasting patellofemoral pain sín-drome. *Eur J Pain*. 2007; 11: 665-676.

[33] Jerosch J, Prymka M. Knee joint propioception in patients with posttraumatic recurrent patella dislocation. *Knee Surg Sports Traumatol Arthrosc*. 1996; 4: 14-18.

[34] Kasim N, Fulkerson JP. Resection of clinically localized segments of painful retinaculum in the treatment of selected patients with anterior knee pain. *Am J Sports Med*. 2000; 28: 811-814.

[35] Kawaja MD. Sympathetic and sensory innervation of the extracerebral vasculature: roles for p75NTR neuronal expression and nerve growth factor. *J Neurosci Res*. 1998; 52: 295-306.

[36] Kocher MS, Fu FH, Harner ChD. Neuropathophysiology. In: Fu FH, Harner ChD, Vince KG, eds. *Knee Surgery*. Baltimore: Williams and Wilkins; 1994: 231-249.

[37] Konttinen YT, Grönblad M, Antti-Poika I, et al. Neuro-immunohistochemical analysis of peridiscal nociceptive neural elements. *Spine*. 1990; 15: 383-386.

[38] Korkala O, Grönblad M, Liesi P, et al. Immunohistochemical demonstration of nociceptors in the ligamentous structures of the lumbar spine. *Spine*. 1985; 10: 156-157.

[39] Kraushaar BS, Nirschl RP. Tendinosis of the elbow (tennis elbow). *J Bone Joint Surg*. 1999; 81-A: 259-278.

[40] Krompinger WJ, Fulkerson JP. Lateral retinacular release for intractable lateral retinacular pain. *Clin Orthop Relat Res*. 1983; 179: 191-193.

[41] Kumar D, Alvand A, Beacon JP. Impingement of infrapatel-lar fat pad (Hoffa's disease): results of high-portal arthro-scopic resection. *Arthroscopy*. 2007; 23: 1180-1186.

[42] Lee TH, Kato H, Kogure K, et al. Temporal profile of nerve growth factor-like immunoreactivity after transient focal cerebral ischemia in rats. *Brain Res*. 1996; 713: 199-210.

[43] Liu Y, Cox SR, Morita T, et al. Hypoxia regulates vascular endothelial growth factor gene expression in endothelial cells. Identification of a 5′ enhancer. *Circ Res*. 1995; 77: 638-643.

[44] Malcangio M, Garrett NE, Cruwys S, et al. Nerve growth factor-and neurotrophin-3-induced changes in nociceptive threshold and the release of substance P from the rat isolated spinal cord. *J Neurosci*. 1997; 17: 8459-8467.

[45] Maralcan G, Kuru I, Issi S, et al. The innervation of patella: anatomical and clinical study. *Surg Radiol Anat*. 2005; 27: 331-335.

[46] Marti HJ, Bernaudin M, Bellail A, et al. Hypoxia-induced vascular endothelial growth factor expression precedes neo-vascularization after cerebral ischemia. *Am J Pathol*. 2000; 156: 965-976.

[47] Messner K, Wei Y, Andersson B, et al. Rat model of Achilles tendon disorder. A pilot study. *Cells Tissues Organs*. 1999; 165: 30-39.

[48] Minchenko A, Bauer T, Salceda S, et al. Hypoxic stimula-tion of vascular endothelial growth factor expression in vitro and in vivo. *Lab Invest*. 1994; 71: 374-379.

[49] Mitchell AC, Fallon MT. A single infusión of intravenous ketamine improves pain relief in patients with critical limb ischemia: results of a double blind randomised controlled trial. *Pain*. 2002; 97: 275-281.

[50] Mori Y, Fujimoto A, Okumo H, et al. Lateral retinaculum release in adolescent patellofemoral disorders: its relationship to peripheral nerve injury in the lateral retinaculum. *Bull Hosp Jt Dis Orthop Inst*. 1991; 51: 218-229.

[51] Mukai K, Rosai J, Burgdorf WH. Localization of factor VIII-related antigen in vascular endothelial cells using an immu-noperoxidase method. *Am J Surg Pathol*. 1980; 4: 273-276.

[52] Nagashima M, Yoshino S, Ishiwata T, et al. Role of vascular endothelial growth factor in angiogenesis of rheumatoid arthritis. *J Rheumatol*. 1995; 22: 1624-1630.

［53］ Naslund J. *Patellofemoral pain syndrome. Clinical and pathophysiological considerations.* Thesis. Karolinska Institutet, Stockholm; 2006.

［54］ Nilsson G, Forsberg-Nilsson K, Xiang Z, et al. Human mast cells express functional TrkA and are a source of nerve growth factor. *Eur J Immunol.* 1997; 27: 2295−2301.

［55］ Ogon P, Maier D, Jaeger A, et al. Arthroscopic patellar release for the treatment of chronic patellar tendinopathy. *Arthroscopy.* 2006; 22: 462. e1−462. e5.

［56］ Palmgren T, Grönblad M, Virri J, et al. Immunohistochemical demonstration of sensory and autonomic nerve terminals in herniated lumbar disc tissue. *Spine.* 1996; 21: 1301−1306.

［57］ Pufe T, Petersen W, Tillmann B, et al. The splice variants VEGF121 and VEGF189 of the angiogenic peptide vascular endothelial growth factor are expressed in osteoarthritic car-tilage. *Arthritis Rheum.* 2001; 44: 1082−1088.

［58］ Richard DE, Berra E, Pouyssegur J. Angiogenesis: how a tumor adapts to hypoxia. *Biochem Biophys Res Commun.* 1999; 266: 718−722.

［59］ Richardson EP, DeGirolami U. *Pathology of the Peripheral Nerve.* Philadelphia: W. B. Saunders Company; 1995.

［60］ Sanchis-Alfonso V, Gastaldi-Orquín E, Martinez-SanJuan V. Usefulness of computed tomography in evaluating the patellofemoral joint before and after Insall's realignment. Correlation with short-term clinical results. *Am J Knee Surg.* 1994; 7: 65−72.

［61］ Sanchis-Alfonso V, Roselló-Sastre E. Proliferación neural e isquemia. *Rev Patol Rodilla.* 1998; 3: 60−63.

［62］ Sanchis-Alfonso V, Roselló-Sastre E. Immunohistochemical analysis for neural markers of the lateral retinaculum in patients with isolated symptomatic patellofemoral malalignment. A neuroanatomic basis for anterior knee pain in the active young patient. *Am J Sports Med.* 2000; 28: 725−731.

［63］ Sanchis-Alfonso V, Roselló-Sastre E. Anterior knee pain in the young patient— what causes the pain? "Neural model". *Acta Orthop Scand.* 2003; 74: 697−703.

［64］ Sanchis-Alfonso V, Roselló-Sastre E, Martinez-SanJuan V. Pathogenesis of anterior knee pain syndrome and functional patellofemoral instability in the active young. A review. *Am J Knee Surg.* 1999; 12: 29−40.

［65］ Sanchis-Alfonso V, Roselló-Sastre E, Monteagudo-Castro C, et al. Quantitative analysis of nerve changes in the lateral retinaculum in patients with isolated symptomatic patellofemoral malalignment. A preliminary study. *Am J Sports Med.* 1998; 26: 703−709.

［66］ Sanchis-Alfonso V, Roselló-Sastre E, Revert F. Neural growth factor expression in the lateral retinaculum in painful patellofemoral malalignment. *Acta Orthop Scand.* 2001; 72: 146−149.

［67］ Sanchis-Alfonso V, Roselló-Sastre E, Revert F, et al. Histologic retinacular changes associated with ischemia in painful patellofemoral malalignment. *Orthopedics.* 2005; 28: 593−599.

［68］ Sanchis-Alfonso V, Roselló-Sastre E, Subías-López A. Mechanisms of pain in jumper's knee. A histological and immunohistochemical study. *J Bone Joint Surg.* 1999; 81−B((Supp I)): 82.

［69］ Sanchis-Alfonso V, Roselló-Sastre E, Subías-López A. Neuroanatomic basis for pain in patellar tendinosis ("jumper's knee"): a neuroimmunohistochemical study. *Am J Knee Surg.* 2001; 14: 174−177.

［70］ Sandow MJ, Goodfellow JW. The natural history of anterior knee pain in adolescents. *J Bone Joint Surg.* 1985; 67−B: 36−38.

［71］ Selfe J, Harper L, Pedersen I, et al. Cold legs: a potential indicator of negative outcome in the rehabilitation of patients with patellofemoral pain syndrome. *Knee.* 2003; 10: 139−143.

［72］ Selfe J, Karki A, Stevens D. A review of the role of circulatory deficit in the genesis of patellofemoral pain. *Phys Ther Rev.* 2002; 7: 169−172.

［73］ Sherman BE, Chole RA. A mechanism for sympathectomy-induced bone resorption in the middle ear. *Otolaryngol Head Neck Surg.* 1995; 113: 569−581.

［74］ Shweiki D, Itin A, Soffer D, et al. Vascular endothelial growth factor induced by hypoxia may mediate hypoxia-initiated angiogenesis. *Nature.* 1992; 359: 843−845.

[75] Society for Ultrastructural Pathology. *Handbook of Diagnostic Electron Microscopy for Pathologists-in-Training*. New York, Tokyo: Igaku-Shoin Medical Publishers Committee; 1995.

[76] Soifer TB, Levy HJ, Soifer FM, et al. Neurohistology of the subacromial space. *Arthroscopy*. 1996; 12: 182−186.

[77] Solomonow M, Ambrosia RD. Neural reflex arcs and muscle control of knee stability and motion. In: Scott WN, ed. *Ligament and Extensor Mechanism Injuries of the Knee: Diagnosis and Treatment*. St. Louis: Mosby-Year Book; 1991: 389−400.

[78] Steinbrech DS, Mehrara BJ, Saadeh PB, et al. Hypoxia regulates VEGF expression and cellular proliferation by osteo-blasts in vitro. *Plast Reconstr Surg*. 1999; 104: 738−747.

[79] Vega J, Golano P, Perez-Carro L. Electrosurgical arthroscopic patellar denervation. *Arthroscopy*. 2006; 22: 1028. el−3.

[80] Willberg L, Sunding K, Forssblad M, et al. Ultrasound-and Doppler-guided arthroscopic saving to treat jumper's knee: a technical note. *Knee Surg Sports Traumatol Arthrosc*. 2007; 15: 1400−1403.

[81] Wilson AS, Lee HB. Hypothesis relevant to defective position sense in a damaged knee. *J Neurol Neurosurg Psychiatry*. 1986; 49: 1462−1463.

[82] Witonski D, Wagrowska-Danielewicz M. Distribution of substance-P nerve fibers in the knee joint in patients with anterior knee pain syndrome. *Knee Surg Sports Traumatol Arthrosc*. 1999; 7: 177−183.

[83] Wojtys EM, Beaman DN, Glover RA, et al. Innervation of the human knee joint by substance-P fibers. *Arthroscopy*. 1990; 6: 254−263.

[84] Woolf CJ. Pain: moving from symptom control toward mechanism-specific pharmacologic management. *Ann Intern Med*. 2004; 140: 441−451.

[85] Woolf CJ, Allchorne A, Safieh-Garabedian B, et al. Cytokines, nerve growth factor and inflammatory hyperalge-sia: the contribution of tumour necrosis factor alpha. *Br J Pharmacol*. 1997; 121: 417−424.

[86] Yamada T, Sawatsubashi M, Yakushiji H, et al. Localization of vascular endothelial growth factor in synovial membrane mast cells: examination with "multi-labelling subtraction immunostaining". *Virchows Arch*. 1998; 433: 567−570.

青年膝前疼痛的发病机制：髌股关节错位与疼痛是否存在相关性？

4

维森特·桑奇斯-阿方索,弗明·奥多诺,
阿尔弗雷多·苏比尔斯-洛佩斯,卡门·蒙塞拉特

4.1 前言

髌股关节错位是指在伸直位上,包含髌骨移位倾斜(两者都有)在内的髌骨异常活动,这种活动在屈曲位较少,多年来,这被广泛认为是膝前疼痛和髌骨不稳的原因。临床实践中,这是年轻膝关节疾病患者最常见的症状[11,16,18,19,23,24,28]。此外,这一概念对外科医生产生很大的影响。他们开发了几种外科手术来"纠正错位",例如 Insall 的近端重新排列手术(IPR)[20]。然而,目前这一概念受到许多人的质疑,也未被普遍接受用来解释膝前疼痛和(或)髌骨不稳的产生。事实上,由于对 PFM 模式的重新评估,近年来调整膝关节的手术的数量急剧下降。尽管有大量关于髌股关节重排的文献,但针对这些外科手术深入长期的研究结果的信息很少[1,2,8]。我们常常通过定期随访仔细检查我们机构的患者,评估他们的预后,以便可以从他们那里学习并不断改进我们的技术,提高效果。

目前的回顾性临床研究旨在批判性地评估"孤立症状性PFM"IPR手术治疗后的长期结果,而非保守治疗,以澄清以下几点:① PFM 的存在与膝前疼痛是否相关;② 股内侧肌(vastus medialis olliquus, VMO)对长度增加的长期反应;③ IPR手术后髌股关节骨关节炎的发生率。

4.2 患者与方法

4.2.1 对象

从1991年到1999年,研究者(V.S-A)对45名患者进行了59次IPR术。为了获得同质群体,我们在研究组中仅纳入那些具有以下标准的病例:① 膝关节伸直位(CT显示PFM);② 以前没有膝关节手术;③ 关节镜或X线检查相关的关节内病变(如滑膜皱襞、半月板撕裂、ACL/PCL撕裂或骨关节病);④ IPR。同时,我们排除了有关工伤赔偿或其他待诉讼的患者和患有唐氏综合征相关髌骨复发性脱位的患者。45名手术患者中有16名被排除,因为他们不符合上述标准,或者无法进行随访。

因此,29名患者中仅有40例(20例右侧,20例左侧),其中女性26例,男性3例。症状发作时的平均年龄为16岁(范围10～23岁)。16例(40%)继发于运动时的

扭伤,1例(2.5%)继发于摔倒造成的膝盖受伤。23例(57.5%)症状自然发作,无外伤。手术在症状出现后平均24个月(2个月~11年)进行。其中有21例(52.5%)患者因髌股关节疼痛选择手术,19例(47.5%)因髌骨不稳选择手术。因此,本研究分析了两个群体:"PFM髌骨疼痛患者"(I组)和"PFM髌骨不稳患者"(II组)。在本文中,髌骨不稳这个术语用来描述由于髌骨部分滑出滑车和脱位(髌骨完全移出滑车)而导致的错位。患者的平均手术年龄为19岁(11~26岁),11例(38%)患者进行了双膝手术,术后平均随访8年(5~13年)。这一系列已在中期进行临床评估(术后平均随访:3年)(未公布的数据)。随访时患者的平均年龄为27岁(21~36岁)。

4.2.2　孤立症状性PFM的诊断标准

我们将有症状的孤立性PFM患者定义为有膝前疼痛或髌骨不稳,在体检时伴有髌骨轨迹异常,并在膝关节伸直或屈曲30°时进行CT检查证实,而在关节镜检查时没有相关的关节内病理学表现的患者[26]。

4.2.3　IPR患者的选择

根据舒策(Schutzer)和同事的分类标准[32],年轻患者(即使有过开放性植骨)的手术指征是指有严重和持续的髌周疼痛和(或)髌骨不稳定(有或无复发性髌骨脱位),伴随Q角<20°,而且CT显示PFM 1型(无倾斜半脱位)或2型(倾斜半脱位),并在日常生活活动(ADL)中产生了明显的残疾,在标准非手术治疗后至少6个月,症状没有普遍改善[25]。只有3例患者在症状出现后6个月内接受了手术,因为患者髌骨

严重不稳定,并出现各种跌倒情况。非手术治疗包括物理治疗、药物治疗、心理咨询、活动调整、停止特定活动等,最重要的是——时间。一般来说,在所有保守的选项都用尽之后,手术才应该被视为最后的手段。

4.2.4　外科技术

所有患者都进行了英索尔[19]所述的近端重排手术。外侧韧带松解术沿着股外侧肌(股外侧斜肌)的最远侧纤维,髌骨外侧缘和髌腱侧缘的松解延伸至内侧重叠前。通过将内侧皮瓣重叠在髌骨上实现内侧囊膜收紧;内侧皮瓣从VMO的上缘延伸到髌骨上方和髌腱上方的股四头肌腱。通过横向和远端推进股内侧肌和几次初步缝合固定进行重新调整。重排术后,当膝盖在活动范围内运动时,评估髌骨在髁间沟中的运动轨迹。如果髌骨完全在髁间沟内运动,没有内侧或外侧倾斜和(或)半脱位髌骨则被认为髌骨居中。

4.2.5　随访评估

我们进行了全面的后续评估。所有研究均由同样的对临床结果不知情的检查者进行。根据Cincinnati症状评定量表[5]、Lysholm评分[21]、Tegner活动水平[34]和Cincinnati患者对膝关节整体状况的感知评分对临床结果进行评分[5]。

我们使用视觉模拟量表来报告疼痛的严重程度,通过以1 cm为间隔的总长10 cm的线条图形量化疼痛,疼痛评定为0~10,其中0表示没有疼痛,10表示难以忍受的疼痛。此外,这允许我们口头量化疼痛(言语量表):轻度(0~3.3),中度(3.3~6.6)和严重疼痛(6.6~10)[33]。

除了2例怀孕的患者,所有患者均进行了髌股关节骨性关节炎的X线片分期检查,(37个膝关节)在随访时采用Merchant的方法检查了膝关节屈曲45°轴位X线片[22]。此外,所有患者均进行了术前摄片评估。通过Sperner分级确定髌骨骨关节炎的指征,第1阶段:软骨下硬化,无骨赘形成;第2阶段:髌骨上的骨赘形成;第3阶段:髌股关节间隙变窄,髌骨和股骨髁上有明显的骨赘;第4阶段:关节空间严重缩小或完全消失[36]。第1阶段的骨关节病被排除在本研究之外,因为它可能因轻微变化而被研究者有所忽视。此外,除2例怀孕患者外,在所有患者中进行了膝关节屈曲位的CT检查及长期随访,(37个膝关节)之后采用先前详细描述的技术,因为这是可接受的检测轻微PFM的方法[25]。

最后,对单膝手术、对侧膝关节无症状的患者(12例,24个膝关节)进行双膝股内侧肌(VMO)和股外侧肌(lateralis muscle, VL)振幅和自主活动模式的表面肌电图(surface electromyographic, SEMG)分析,对侧无症状膝关节用作对照,通过振幅分析来评估肌肉活动的幅度和时间。根据分类结果,自发活动模式分为4个等级[6]。自发活动模式作为间接方式测量运动单位的数量,当怀疑肌肉萎缩或肥大时非常有用。肌电图数据是使用Esaote Reporter®4个通道的肌电图系统收集的,该系统专门为此研究设计,配备2个通道,5 s扫描屏,100 Hz和1 kHz滤波器,以及10 mV的幅度。剃除毛发后用异丙醇清洁进行备皮,将表面电极置于VMO和VL的肌腹及肌腱附着处,在大腿外侧放置一个接地电极。我们通过观察和触诊患者

的四头肌来确定电极的最佳位置。我们用先前描述的技术评估了5次膝关节伸展时的VMO和VL的最大自发性等长收缩(至少2 s)[12]。振幅是通过计算每一次收缩的振幅平均值得到的。在2次收缩之间,肌肉有足够的时间休息。所有患者都能顺利完成测试,没有任何问题,也没有任何疼痛。我们计算VMO: VL功能的肌电图比值来评估双膝肌肉平衡情况。

4.2.6　数据统计分析

使用Windows SPSS 10.0版本进行统计分析。数据以均数 ± 标准差表示。采用描述性统计、t检验、卡方检验、Fisher检验、Pearson相关系数进行分析。$p<0.05$为差异有统计学意义。最后,为了确定我们是否有足够的膝关节病例在这项研究中证实临床上的显著性差异,我们进行了功效分析。

4.3　结果

4.3.1　临床结果

在长期随访中,所有患者均表现出疼痛、不稳定性、膝关节功能、活动水平以及对膝关节的主观感觉等方面的改善。

4.3.2　第一组(髌股关节错位引起的髌骨疼痛患者; 21个膝关节)

疼痛方面,根据Cincinnati症状评定量表,52.4%的患者在日常生活活动中有持续的不能缓解的疼痛; 28.6%的患者在日常生活活动中有中度的频繁疼痛。9.5%的人只有在剧烈工作或体育活动时才感到疼痛; 4.8%的患者在日常生活活动中没有疼痛,但在轻度工作/

体育活动中会有疼痛；4.8%的人只有在中度的工作或体育活动时才会感到疼痛。术后长期随访显示，42.9%的患者无疼痛；23.8%的人只在剧烈工作/运动时感到疼痛，但在中等强度的工作运动时没有疼痛；23.8%的人只在中等强度的工作/运动才会感到疼痛；5%在日常生活活动中有中度疼痛；9.5%的人在轻度工作或运动时感到疼痛。不稳定性方面，根据Cincinnati症状评定量表，术前有94.4%的患者发生了局限性打软腿（部分膝关节塌陷但未跌倒），5.6%的患者发生了完全性"打软腿"（膝关节塌陷并跌倒）。术后长期随访，发现90.5%患者无不稳定性，9.5%患者有屈曲打软腿现象。

根据Lysholm的评分，术前71%的膝关节功能较差，29%功能一般。术后长期随访，8例（38%）功能优良，10例（47.6%）良好，1例（4.7%）一般，2例（9.5%）较差。术前Lysholm评分平均49.76（SD，19.94；范围12～76）。术后Lysholm评分平均95.15（SD，4.76；中期随访范围88～100）。长期随访平均值为89（SD，13.19；范围53～100）。中、长期随访结果比较，无统计学差异（p=0.178；$1-\beta$=55.2%）。长期随访中，Tegner活动评分从0.73±1.01改善为3.44±1.01。

主观上，根据Cincinnati患者感知量表（Cincinnati patient perception scale），术前60%的膝关节被归类为功能一般（中度影响日常生活，不能运动），40%被归类为功能差（严重影响日常生活活动）。术后长期随访中，19%的膝关节被归为正常（患者可以做任何想做的事情，而没有问题），57%的膝关节被归为良好（运动有一些限制，但患者可以参加），24%的膝关节被归为一般。6例有双膝症状的患者只选择较重一侧手术，随诊中发现来行手术的另一侧髌骨的疼痛症状消失。

4.3.3　第二组（髌骨关节错位引起的髌骨失稳患者；19个膝盖关节）

根据Cincinnati症状评定量表，术前，61.1%的患者在日常生活活动中频繁出现局限性中度疼痛，11.1%的人在日常生活活动中出现不能缓解的持续性剧烈疼痛；5.6%只在剧烈工作/运动时感到疼痛；5.6%的人能够在不疼痛的情况下进行日常活动，但他们在轻度工作/体育活动时感到疼痛；5.6%的人只有中等强度的工作或运动时才感到疼痛。术后长期随访发现，68.4%无疼痛；15.8%的人只在剧烈工作/运动时感到疼痛，但他们能够进行中等强度的工作/运动而不会感到疼痛；10.5%患者在日常生活中有中度疼痛；而5.3%只有在中等强度的工作和运动时才有疼痛。至于髌骨失稳，根据Cincinnati症状评分标准，在术前，83.3%的患者有完全性打软腿和16.7%有局限性打软腿。术后，在长期随访中，94.7%没有出现髌骨失稳，5.3%有打软腿。

根据Lysholm的评分，术前78%的膝关节被归为较差，22%为正常。术后长期随访，13例（68%）疗效良好，4例（21%）一般，1例（5%）尚可，1例（5%）不良。术前Lysholm评分平均47.56（SD，16.31；范围17～76）。术后Lysholm评分平均96.63（SD，3.20；中期随访范围90～100）。中期和长期随访的结果比较，没有统计学上的显著性差异（p=0.256；$1-\beta$=88.6%）。长期随访中，Tegner活动得分从1.08 ± 1.19改善为4.36 ± 0.5。

根据Cincinnati患者感知量表，主观感受上，术前66.7%的膝关节被归类功能不良，33.3%被归类为功能正常。术后长期随访，42.1%的膝关节被归为功能正常（优秀），47.4%为功能良好，5.3%为功能一般，5.3%为功能差。

只有1例膝关节（5.2%）在术后7年发生自发性髌骨脱位；在此之前，这例膝关节诊疗效果很好（Lysholm得到95分）。此后，其结果被归类为差（Lysholm得分54分）。我们有2例（10.5%）膝关节运动受限，需要在全身麻醉下操作，随访6年和8年效果良好（Lysholm评分95分和96分）。

两组（$p=0.321$；$1-\beta=70.4\%$）长期随访Lysholm评分方差假设差异（$F_{[18, 20]}=0.565$，$P=0.457$）无统计学意义。

4.3.4　图像分析

根据舒策（Schutzer）及其同事的分类[32]，在长期随访中，术后伸直位膝关节CT检查显示有21例（56.75%）样本为PFM1型或2型。在其他16例（43.24%）中髌骨在股骨滑车中的定位良好。21例（85.7%）接受PFM治疗的患者中有18例治疗效果满意（优秀或良好），其余3例（14.3%）治疗效果较差。在16例（87.5%）髌骨定位良好的病例中，14例（87.5%）髌骨定位满意，其余2例（12.5%）髌骨定位一般。结果（满意vs.不满意）与PFM是否存在没有关系（$x^2=0.025$，$p=0.875$）（图

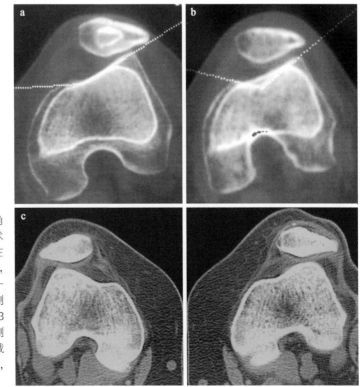

图4-1　膝关节屈曲角度为0°的CT结果。（a）术前CT：髌股脱位。（b）在IPR术后的短期随访中，有一个正确的髌股关节一致性。（c）长期随访（近侧髌股对线重排的手术后3年），我们可以观察到双侧无症状的髌股关节（转载自sanchy-alfonso et.[28]，经Thieme许可转载）

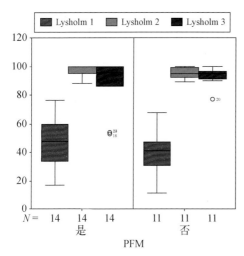

图 4-2　有髌骨脱位和无髌骨脱位 Lysholm 评分。Lysholm 1= 术前 Lysholm 评分；Lysholm 2= 中期随访时 Lysholm 评分；Lysholm 3= 长期随访时 Lysholm 评分。

4-1 和图 4-2）。在 12 例对侧非手术膝关节完全无症状的患者中，我们发现 9 例 PFM，3 例髌骨定位满意。

影像学检查提示患者在术前无任何退行性改变。在长期随访中，X 线片检查显示在 37 例手术膝关节中有 34 例（92%）没有发现髌后骨关节炎的迹象。1 例髌股关节间隙缩小（随访 6 年，Lysholm 评分 94 分）；1 例患者髌骨和股骨髁骨赘明显，关节间隙小（随访 12 年，Lysholm 评分 91 分）（图 4-3）；1 例患者髌骨和股骨髁上有明显的骨赘，关节间隙不窄（6 年随访，Lysholm 评分 96 分）。最后一位患者在手术中发现严重的髌骨软骨病变。在这 3 例患者中，其对侧无症状的膝关节未出现骨关节类改变。

4.3.5　SEMG 分析

我们发现在 VMO 和 VL 的所有病例中都有正常的自愿性活动模式（根据 Buchthal 分类为 IV 级[6]）（图 4-4）。术后膝关节 VMO 平均振幅为 1.30 ± 0.54。未手术的膝关节 VMO 平均振幅为 1.23 ± 0.53。我们发现与对侧无症状膝关节 VMO 相比，手术膝关节 VMO 振幅无统计学差异（$p=0.506$）。手术后膝关节的 VL 平均振幅为 1.27 ± 0.39。非手术膝关节的 VL 平均振幅为 1.41 ± 0.53。我们发现手术膝关节 VL 振幅与对侧无症状膝关节 VL 的差异有统计学意义（$p=0.189$）。手术膝关节平均 VMO：VL 比值为 1.06（范围 0.51～1.96）。非手术膝关节平均 VMO：VL 比值为 0.9（范围 0.42～1.82）。手术膝关节 VMO：VL 比值与对侧无症状膝关节 VMO：VL 比值比较，差异无统计学意义（$F^{1.24}=1.768$；$p=0,1972$）（图 4-5），虽然在膝关节手术中，肌肉平衡较好（图 4-6）。我们发现手术膝关节 VMO 与 VL 呈线性相关（Pearson 相关系数 =0.592，$p=0.043$）。而非手术膝

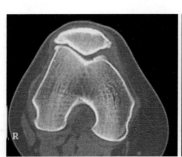
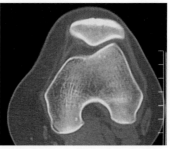

图 4-3　一名 36 岁女性于 12 年前接受右膝近端矫正手术，其 CT 影像的膝关节屈曲度为 0°。可见髌骨和股骨髁上的骨赘，髌股关节间隙明显缩小（右腿）。但随访 12 年临床效果良好，尽管有髌骨脱位，但是左膝无症状

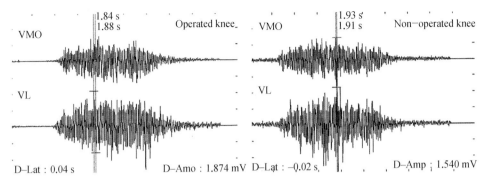

图4-4 手术膝关节股内侧肌和对侧无症状非手术膝关节股内侧肌的肌电图（SEMG）活性。手术膝关节股外侧肌和对侧无症状非手术膝关节股外侧肌的肌电图（SEMG）活性

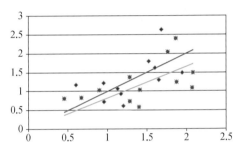

图4-5 股内侧肌与股外侧肌的比值：手术膝关节的与非手术的膝关节比较（红线）。星号代表非手术的膝关节。菱形代表手术的膝关节

关节VMO与VL无线性相关（Pearson相关系数=0.550, p=0.064）。

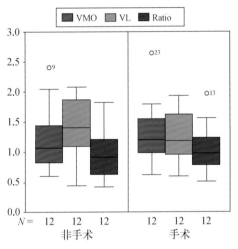

图4-6 手术膝关节和对侧无症状非手术膝关节股内侧肌和股外侧肌振幅。手术膝关节与非手术膝关节的股内侧肌和股外侧肌的比值

4.4 讨论

髌骨症状患者可分为两组：髌骨不稳定患者和膝前疼痛患者。不稳定性具有明确的生物力学基础。事实上，在20世纪90年代，人们开始关注髌骨内侧韧带（MPFL）对髌骨外侧移位的限制，传统的"重组"股四头肌的方法已经被重建的MPFL所取代[13]。相反，尽管髌骨疼痛的发病率很高，但其病因机制仍不太清楚。在20世纪70年代，PFM的概念作为膝前疼痛和髌骨不稳的成因的一种解释

被广泛接受[11,16,18,19,23,24,28]，并影响了骨科医生评估和治疗这类患者的方式。最近，在20世纪90年代，斯科特·戴伊提出了组织稳态理论[9]。对于作者来说，在膝前疼痛的发生过程中，骨组织和软组织稳态的丧失比结构特征的丧失更重要。事实上，患有膝前疼痛的患者往往缺乏一种易于识别的结构异常来解释这些症状[9]。同样的，我们也有没有识别PFM的患者，他们也经常发生髌骨脱位。

因此，本文的主要目的是基于我们在 IPR 手术方面的个人经验，批判性地重新评估 20 世纪 70 年代的 PFM 概念。

我们研究的第一个目标是确定 PFM 的存在与膝前疼痛是否存在关系。正如我们在以前的论文中看到的那样，术后症状的减少或消失可能反映出 PFM 与症状之间的关系[25]。此外，根据我们的经验，IPR 可以很好地将髌骨定位在股骨滑车上，这可以在术后 3～6 个月的 CT 扫描中检测到[25]。因此，我们满意的临床结果可能归因于髌股关节的恢复。据说这一事实支持关节排序不齐理论。在这个意义上，英索尔和他的同事[20]报道了不同的结果（持续的疼痛或不稳定）与术后残留的错位有关，而如果重新建立髌骨股骨一致性，结果几乎总是好的或优于对照组。相反，而沃吉斯（Wojtys）和他的同事们所展示的，有些作者在孤立的侧方松解后并没有显示出对错位的客观改善，尽管这种方法通常可以减轻疼痛[35]。

因此，正如我们在本系列中所看到的，通过重新排列手术来消除疼痛或不稳定并不一定意味着 PFM 导致了这些症状。重新排列手术的成功可能与独立的髌骨股骨排列对位因素有关，如髌骨的去神经、术后大量休息（不负重）和术后物理治疗。一些研究表明外侧韧带的神经损伤和神经支配，可能是人们疼痛的来源[15, 29, 30]。在这方面，我们同意亚伯拉罕（Abraham）和他的同事们[1]的观点，他们认为 IPR 后疼痛的缓解部分归功于去神经化。由于髌骨的感觉神经支配在很大程度上是通过大隐静脉神经的分支来实现的，因此，一些作者认为髌骨内

侧的手术，如 IPR，仅仅是通过髌骨的进一步去神经化而起作用[16]。此外，IPR 还能消除膝关节屈伸时慢性髌骨外侧半脱位患者外侧韧带收缩所产生的张力，从而刺激自由神经末梢；最终破坏缺血-神经兴奋疼痛循环[14, 27, 30, 31]。有趣的是，在本研究中，通过 CT 检查我们发现近 57% 的病例短期随访中获得的髌骨在股骨滑车中的良好定位在长期随访中消失了。因此，近端重新排列并不能在所有病例中提供髌骨股骨统一的永久性矫正。尽管如此，这种良好定位的丧失并不意味着临床结果的恶化。此外，在长期的随访中，我们没有发现结果满意与否和术后 PFM 的存在与否之间的关系。因此，如果 PFM 在膝前疼痛的发生中起着至关重要的作用：那么为什么我们在长期的随访中没有发现 PFM 存在或不存在两种情况下结果的差异呢？我们推测 PFM 对组织内稳态的影响是负面的，而当有症状的 PFM 非手术治疗失败时，重新排列手术可以恢复关节内稳态。重新排列手术会暂时减轻髌周组织的负担，而不是永久地改变 PFM。一旦达到关节内稳态，那么，这些 PFM 膝关节就可以在功能范围内很好地存在，没有任何症状。

另一方面，在我们的研究中，有 12 例患者出现单侧症状，其中 9 例对侧无症状膝关节表现为 PFM，仅 3 例髌骨在股骨滑车中有良好定位。也就是说，排列失衡和症状之间的联系较少。换句话说，并不是所有的 PFM 都有症状。因此，如果 PFM 的存在对膝前疼痛的发生至关重要：我们如何解释髌骨股骨关节具有类似形态特征的患者的单侧症状？据说我们每个人下肢

负重分布不均，所以对于双侧存在PFM的患者，其疼痛症状通常发生于负重较多的一侧。这种负荷差异足以引起单侧骨痛。此外，当一侧膝盖开始疼痛时，整体活动趋于减少。也许在这种情况下，另一侧的负荷可能无法达到疼痛阈值。然而，即使是在高强度的运动中，我们也没有看到四肢之间的负重差异，例如旋转跳跃。因此，在单侧疼痛的病例中，我们并没有发现主导肢体与受影响肢体之间的关系。

最后，在6例双侧症状最明显的膝关节手术患者中，随访发现对侧非手术膝关节无疼痛。此外，根据我的经验，91%的膝前疼痛患者经保守治疗后病情好转（未发表数据）。因此，如果PFM的存在对膝前疼痛的发生至关重要，那么为什么髌骨股骨排列没有任何变化而症状却消失了？我们推测，在膝前疼痛的发生过程中，组织和骨骼稳态的丧失比结构特征的丧失更重要。

总之，我们观察到并不是所有的PFM膝关节都有症状。因此，PFM不是出现症状的充分条件。此外，考虑到有许多无PFM的膝前疼痛患者，说明其对疼痛的发生也不是至关重要的。根据我们的研究结果，有必要重新评估PFM在膝关节前疼痛发生中的作用。我们相信不是排列紊乱引起的疼痛。

有人说VMO负责髌骨的稳定性，但是我们没有在文献中找到令人信服的证据来支持这一观点；韧带是关节稳定器的这个前提似乎是错误的。理论上，VMO是通过主动收缩或被动肌肉阻力来抵抗髌骨外侧运动。在法拉曼德（Farahmand）的研究中[10]，髌骨外侧力——

位移行为不受15°～75°任意膝关节屈曲角度所模拟的肌肉力的影响。在抵抗髌骨外侧移位方面，膝关节屈曲时VMO的方向变化很大。当膝关节深度屈曲时，VMO的牵引线能最有效地抵抗髌骨外侧运动，此时髌骨滑车包绕不受软组织的影响[3,10,17]。问题是我们如何解释IPR在关节失稳方面取得的令人满意的结果？似乎推进VMO的手术，如IPR，包括加强潜在的MPFL，这将是手术技术成功的原因。在这个意义上，我们必须注意到VMO肌腱在髌骨附着区域与MPFL融合[12]。因此，更合理的做法是保护VMO，并根据需要进行手术治疗韧带缺乏症。

推进VMO增加被动刚度的进展会产生不可预测的影响，因为VMO肌纤维对增加静息长度的长期反应是未知的。我们使用肌电图来记录皮肤表面电极的肌肉动作电位。据我们所知，这是第一份专门研究VMO肌纤维对增加静息长度的长期反应的报告。我们发现手术膝关节VMO振幅与对侧无症状膝关节VMO无差异。我们也发现手术膝关节VL振幅与对侧无症状膝关节VL无差异。此外，我们还发现VMO:VL比值在正常范围内[7]。如果每个肌肉的肌电图关系显示为非线性，那么它们之间的关系可能会有问题，但在我们的患者中并非如此。从这个意义上说，我们发现在手术膝关节VMO和VL之间存在线性相关。因此，IPR不会引起髌股关节的不平衡。但是，我们必须记住，单侧有症状患者各膝关节的表面肌电图VMO:VL活动彼此相似，但与健康受试者的膝关节活动不同[16]。最后，我们发现VMO的自发活动模式没有缺陷。因此，我们可以得

出结论,从表面肌电图的观点来看,VMO
的发展对VMO没有不良影响。

肌肉活动导致髌股关节受压,关节
间的强反作用力可能是重新排列手术
后发生骨关节炎的部分原因[4,8]。克罗
斯比和英索尔均未发现在没有胫骨结节
运动的状态下进行软组织矫正而出现
的晚期骨关节炎的情况[8]。然而,泽肯
(Zeichen)及其同事[36]在IPR术后中期随
访中发现36.8%的患者存在髌骨股骨关
节炎。我们发现仅有3例膝关节(8%)患
有髌后骨关节炎。此外,临床结果不能
与长期随访的退行性改变相比。

4.5　总结

本研究的目的并不是提倡一种特殊
的手术技术,但它确实为提高我们对膝前
疼痛综合征的病理生理学的理解提供了
见解。我们的目标是:确定存在PFM和
存在膝前疼痛之间的关系,或者缺乏这种
关系;分析VMO肌纤维对静息长度增加
的长期反应;目的探讨IPR术后髌股骨
性关节炎的发生率。我们的研究结果表
明:① 并不是所有的PFM膝关节都有症
状,即PFM并不是出现症状的充分条件,
至少在术后患者中是如此;② VMO的未
来发展对VMO无不良影响;③ IPR不具
有诱发髌后骨性关节炎的倾向。

致谢

感谢西班牙塞维利亚大学(Jesus
Basulto)教授在统计分析方面提供的宝
贵帮助,以及(Paco Ferriz)教授在CT研
究方面提供的技术援助。

参考文献

[1] Abraham E, Washington E, Huang TL. Insall proximal realignment for disorders of the patella. *Clin Orthop Relat Res.* 1989; 248: 61-65.

[2] Aglietti P, Buzzi R, De Biase P, et al. Surgical treatment of recurrent dislocation of the patella. *Clin Orthop Relat Res.* 1994; 308: 8-17.

[3] Ahmed AM, Duncan NA. Correlation of patellar tracking pattern with trochlear and retropatellar surface topographies. *J Biomech Eng.* 2000; 122: 652-660.

[4] Arnbjornsson A, Egund N, Rydling O. The natural history of recurrent dislocation of the patella. Long-term results of conservative and operative treatment. *J Bone Joint Surg.* 1992; 74-B: 140-142.

[5] Barber-Westin SD, Noyes FR, McCloskey JW. Rigorous statistical reliability, validity and responsiveness testing of the Cincinnati knee rating system in 350 subjects with unin-jured, injured, or anterior cruciate ligament-reconstructed knees. *Am J Sports Med.* 1999; 27: 402-416.

[6] Buchthal F. *An Introductionto Electromyography.* Glydendal: Scandinavian University Books; 1957.

[7] Cerny K. Vastus medialis oblique/vastus lateralis muscle activity ratios for selected exercises in persons with and without patellofemoral pain syndrome. *Phys Ther.* 1995; 75: 672-683.

[8] Crosby EB, Insall J. Recurrent dislocation of the patella. Relation of treatment to osteoarthritis. *J Bone Joint Surg.* 1976; 58-A: 9-13.

[9] Dye SF, Staubli HU, Biedert RM, et al. The mosaic of pathophysiology causing patellofemoral pain: therapeutic implications. *Operat Tech Sports Med.* 1999; 7: 46-54.

[10] Farahmand F, Tahmasbi MN, Amis AA. Lateral force-displacement behaviour of the human patella and its variation with knee flexion—a biomechanical study in vitro. *J Biomech.* 1998; 31: 1147-1152.

[11] Ficat P, Ficat C, Bailleux A. Syndrome d' hyperpression externe de la rotule (S. H. P. E). *Rev Chir Orthop.* 1975; 61: 39.

[12] Fithian DC, Nomura E, Arendt E. Anatomy

of patellar dislocation. *Operat Tech Sports Med*. 2001; 9: 102-111.

[13] Fithian DC, Paxton EW, Cohen AB. Indications in the treatment of patellar instability. *J Knee Surg*. 2004; 17: 47-56.

[14] Fulkerson JP. The etiology of patellofemoral pain in young active patients: a prospective study. *Clin Orthop Relat Res*. 1983; 179: 129-133.

[15] Fulkerson JP, Tennant R, Jaivin JS. Histologic evidence of retinacular nerve injury associated with patellofemoral malalignment. *Clin Orthop Relat Res*. 1985; 197: 196-205.

[16] Grelsamer RP, McConnell J. *The Patella. A Team Approach*. Gaithersburg: An Aspen Publication; 1998.

[17] Heegaard J, Leyvraz PF, Van Kampen A. Influence of soft structures on patellar three-dimensional tracking. *Clin Orthop Relat Res*. 1994; 299: 235-243.

[18] Hughston JC. Subluxation of the patella. *J Bone Joint Surg*. 1968; 50-A: 1003-1026.

[19] Insall JN. "Chondromalacia Patellae": patellar malalignment syndrome. *Orthop Clin North Am*. 1979; 10: 117-127.

[20] Insall J, Bullough PG, Burnstein AH. Proximal "tube" realignment of the patella for chondromalacia patellae. *Clin Orthop Relat Res*. 1979; 144: 63-69.

[21] Lysholm J, Gillquist J. Evaluation of knee ligament surgery results with special emphasis on use of a scoring scale. *Am J Sports Med*. 1982; 10: 150-154.

[22] Merchant AC. Radiography of the patellofemoral joint. *Operat Tech Sports Med*. 1999; 7: 59-64.

[23] Merchant AC, Mercer RL. Lateral release of the patella: a preliminary report. *Clin Orthop Relat Res*. 1974; 103: 40.

[24] Merchant AC, Mercer RL, Jacobsen RH. Roentgenographic analysis of patellofemoral congruence. *J Bone Joint Surg*. 1974; 56-A: 1391-1396.

[25] Sanchis-Alfonso V, Gastaldi-Orquín E, Martinez-SanJuan V. Usefulness of computed tomography in evaluating the patellofemoral joint before and after Insall's realignment. Correlation with short-term clinical results. *Am J Knee Surg*. 1994; 7: 65-72.

[26] Sanchis-Alfonso V, Roselló-Sastre E. Immunohistochemical analysis for neural markers of the lateral retinaculum in patients with isolated symptomatic patellofemoral mala-lignment. A neuroanatomic basis for anterior knee pain in the active young patient. *Am J Sports Med*. 2000; 28: 725-731.

[27] Sanchis-Alfonso V, Roselló-Sastre E. Anterior knee pain in the young patient—what causes the pain? "Neural model". *Acta Orthop Scand*. 2003; 74: 697-703.

[28] Sanchis-Alfonso V, Roselló-Sastre E, Martinez-SanJuan V. Pathogenesis of anterior knee pain syndrome and functional patellofemoral instability in the active young. A review. *Am J Knee Surg*. 1999; 12: 29-40.

[29] Sanchis-Alfonso V, Roselló-Sastre E, Monteagudo-Castro C, et al. Quantitative analysis of nerve changes in the lateral retinaculum in patients with isolated symptomatic patellofemoral malalignment. A preliminary study. *Am J Sports Med*. 1998; 26: 703-709.

[30] Sanchis-Alfonso V, Roselló-Sastre E, Revert F. Neural growth factor expression in the lateral retinaculum in painful patellofemoral malalignment. *Acta Orthop Scand*. 2001; 72: 146-149.

[31] Sanchis-Alfonso V, Roselló-Sastre E, Revert F, et al. Histologic retinacular changes associated with ischemia in painful patellofemoral malalignment. *Orthopedics*. 2005; 28: 593-599.

[32] Schutzer SF, Ramsby GR, Fulkerson JP. The evaluation of patellofemoral pain using computerized tomography. A preliminary study. *Clin Orthop Relat Res*. 1986; 204: 286-293.

[33] Scott J, Huskisson EC. Graphic representation of pain. *Pain*. 1976; 2: 175-184.

[34] Tegner Y, Lysholm J. Rating systems in the evaluation of knee ligament injuries. *Clin Orthop Relat Res*. 1985; 198: 43-49.

[35] Wojtys EM, Beaman DN, Glover RA, et al. Innervation of the human knee joint by substance-P fibers. *Arthroscopy*. 1990; 6: 254-263.

[36] Zeichen J, Lobenhoffer P, Gerich T, et al. Medium-term results of the operative treatment of recurrent patellar dislocation by Insall proximal realignment. *Knee Surg Sports Traumatol Arthrosc*. 1999; 7: 173-176.

单侧膝前疼痛是膝关节不对称的标志 **5**

娜塔莉·K.唐纳德,艾米莉·E.科尔代洛

5.1 引言

在大众经验或者运动医学实践过程中,从剧烈活动的运动员到老龄人群,膝前疼痛影响了许多患者,并且是人们普遍寻求骨科诊疗的原因,但是关于膝前疼痛的文献研究却相对较少。"膝前疼痛"不是一个特定的术语,它可能是由多种病因引起的,包括排列不齐、肌肉失衡、过度使用、创伤和生化物质改变,虽然这些都是疼痛的可能原因,但我们发现单侧膝前疼痛常常可归因于膝关节的不对称。在大多数情况下,这种疼痛可以通过非手术方式得到改善,并且在进行手术治疗之前应该开始康复治疗。本章将介绍对称膝关节的单侧膝前疼痛的发生机制,以及具体的评估和康复策略。

5.2 膝关节的对称性

没有膝关节酸痛的正常人的膝关节是对称的。膝关节之间的对称性是人们舒适地开展日常活动以及运动员进行高水平运动所必需的。尽管这可能是一个简单的概念,似乎却没有得到患者和医

生的足够认识。无症状的双腿进行比较时,我们发现它们不仅应该看起来相同,而且还应该具有相同的膝关节活动范围、腿部力量和稳定性。借助影像学检查,我们发现双侧下肢的股骨大小、股骨切迹、髌腱长度和髌骨大小是相等的。

许多医生无法理解或没有意识到膝关节之间的这些潜在的相似性。这可能会导致对膝关节疼痛的临床评估不充分。在骨科治疗膝关节疾病的临床实践中,我们评估了许多就同一膝关节问题看过不同医生的患者。我们观察到许多医生未能将患者无问题的膝关节作为检查的一部分。首先检查患者的"正常"膝关节对于获得膝关节在解剖学和功能方面应该具有的相似性基线至关重要。鉴于正常情况也是因人而异,因此了解每个人的基线是绝对必要的。同样,这不仅仅包括上述的几方面情况,还包括获得两个膝关节的X线片。

5.3 不对称机制

目前关于单侧膝前疼痛的研究进展和治疗的学说是20多年来仔细观察患者的结果。很明显,正如我们分析了数千

名患者的结果一样，这种非特异性膝关节疼痛很大程度上可归因于膝关节之间的不对称性。这种不对称性可以由可逆和不可逆的膝关节问题引起，并且可以以各种形式表现出来。以下是对膝关节和已被提出的单侧膝前关节疼痛发展机制的描述。当患者受伤或膝关节之间不对称时，其倾向于寻求治疗。当他们感觉两个膝关节不一样时，开始变得担忧。患者难以定位疼痛，并倾向于将手放在疼痛的膝盖上，抱怨整个膝关节都很疼痛。一些潜在的问题可能是可逆的，例如过度使用带来的伤害或轻微的创伤。有些问题也可能是不可逆转的，例如骨关节炎或半月板切除术。可逆异常和不可逆异常都是可能存在的问题。在有些时候，患者可能根本不记得受过伤。无论出于何种原因，患者开始偏用一侧下肢，双膝之间就开始出现差异了。

"失衡"的膝关节是指失去运动范围和（或）力量的膝关节，这些都改变了膝关节的正常功能[7]。无论患者当时是否意识到这种失衡的典型情况，当其偏用一侧下肢时，该情况就已经开始出现了。关节不出现解剖学上的任何改变，膝关节的问题可能只会在很小程度上困扰患者。无论具体的病因如何，患者只需偏重于正常的膝关节上，而不是同等地使用双腿，就可以避免疼痛加重。偏向单膝活动的患者下意识地停止使用所涉及的下肢，并通过避免下肢负重和保持膝关节弯曲则会导致膝关节屈曲挛缩。膝关节的屈曲挛缩将导致腿部力量的丧失。随着这条腿变得越来越弱，患者更倾向避免使用它，这进一步加重了病情。

在大多数膝关节不对称的患者中，像跑步和走路这样的活动，每条腿都需要同等地使用，往往会引起膝关节脱位的不适。这种不适通常被描述为膝前疼痛。长时间使用受累的膝关节，其将变的无力，活动范围也会受限。当患者试图恢复某些活动时，无力的下肢试图跟上正常的下肢，到一天活动结束时，其会感觉该条腿特别的疲倦和疼痛。

对大多数人来说，最常见的做法是让膝关节休息一下，看看疼痛是否有所缓解。患者们觉得避免使用患肢可以助其尽快恢复。患者针对这一问题去预约骨科医生也是很常见的。不幸的是，许多骨科医生会建议终止一些相关的引起膝关节疼痛的活动。毫无疑问，疼痛通常仍会持续，甚至可能变得更严重。MRI扫描常被用来评估病理变化。通常情况下，40岁以上的患者会出现退行性内侧半月板撕裂或关节软骨损伤等异常。关节的病理表现可能与该膝关节的症状无关，同样的病理表现也可能发生在未受累的膝关节。在这种情况下，外科手术不仅不能纠正潜在的膝关节不对称问题，而且往往会加重膝关节的疼痛。根据我们的经验，膝关节疼痛、休息和停用的循环模式会限制正常的膝关节活动范围。更重要的是，虽然其表现轻微，但失去正常的膝关节活动范围将引起膝前疼痛。如果没有适当的康复治疗来恢复全部的活动范围，手术治疗关节病变将是无效的。当把康复作为最基础的治疗时，应以鼓励肢体的正常使用和纠正运动障碍为目标，可以避免手术。然而，这种膝关节不对称的认识还有待进一步加强。

5.4 评价方法

要正确评估单侧膝前疼痛,必须牢记膝关节对称的原则。膝关节疼痛的评估可分为几个要素,每一个要素都涉及膝关节的评估。临床医生可以通过了解患者的病史,仔细观察患者的生活习惯,初步了解膝关节疼痛的病因。其次,需要对膝关节解剖结构进行检查,包括体格检查和影像学检查。之后,每个膝关节的运动和力量都应该得到客观的评价。再次强调,使用对侧膝关节作为正常对照的临床指南是非常重要的,尤其是当患者认为另一侧膝盖是正常的时候。

最近几年,我们对很多患者进行了观察来获得另一种观点,我们观察到当我们让一些患者穿着短裤以便于观察膝盖,然后实际触摸双膝进行体格检查时,他们是多么地惊讶。很多时候,患者只是做了膝关节的核磁共振扫描,却没有做任何体格检查。考虑到许多人的关节都有异常,让我们感到不安的是,医生根据影像学检查结果做出治疗决定,却没有将这些结果与受累膝盖和非受累膝盖的详细病史和体格检查联系起来。

5.4.1 临床检查

患者穿上宽松的运动短裤,就可以开始适当的膝关节检查。检查开始之初应让患者站立,注意四头肌萎缩情况、四肢对称情况[6],以及下肢大小。当患者因膝关节僵硬而更多地用脚趾走路时,那条腿上的腓肠肌可能会过度增生。患者可能会以平脚步态且脚向外的姿势走路,而小腿的尺寸可能会变小。受累的下肢也可能因腿部肌肉无力和随后静脉回流受阻而水肿。

如果患者从坐着的位置站起来,应注意患者两腿是否同时以同样的方式站立。如果没有,患者将主要使用更强壮的腿从椅子上站起来。因此,重要的是要注意患者的负重能力以及患者看似是主要依靠哪条腿完成站立动作。理想情况下,患者应该能够以同样的姿势保持双腿站立,两膝完全伸直。当膝盖完全伸展时,患者可以站立锁定膝关节,股四头肌放松。这就是为什么人们可以长时间站立而不感到肌肉疲劳的原因。

急性损伤或屈曲性挛缩的患者站立时,会把重心移至未受累的肢体,受累的膝关节则变得轻微弯曲(图5-1)。如果出现明显的屈曲挛缩,将是一个明显的发

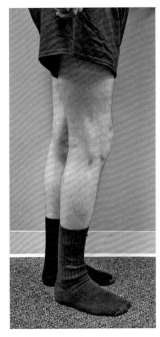

图5-1 膝关节疼痛患者一般倾向于单腿站立,使疼痛的膝关节弯曲

现。然而，如果患膝与正常膝关节相比仅仅缺少几个完整的伸展度，这种差异将是微妙的。它类似于一扇看起来是关着的门，但其不是完全关着的。即使是轻度的伸展功能丧失也会使患者双腿不能以同等姿态舒适地站立。虽然这可能会暂时使患者的膝关节感觉较好，但若患者继续保持膝关节轻微弯曲，可能会导致膝关节脱位，引起膝前疼痛。因为休息时感觉更好，患者可能没有意识到轻微的伸展受限，但伸展受限导致日常活动的问题，如步行和楼梯，它改变了正常的步态模式，从而导致力量的不足。因此，观察处于移动状态的患者也是很重要的。

膝前疼痛的患者可能只表现为轻微的步态异常[8]。然后要求患者尽量下蹲，不要弯曲腰部，以试图坐在脚跟上。有时，患者下蹲时会向未受影响的肢体倾斜。这是一个比被动拉伸更能说明问题的膝关节屈曲测试，因为下蹲时膝关节负荷较重。

正常的肢体应始终首先进行测试，建立一个基线，便于与患膝进行比较。检查正常的膝关节也可以减少患者的忧虑[8]。评估的下一步是让患者单脚跳，如果可能的话，首先测试正常的肢体。如果患者因为焦虑而拒绝跳起来，那么测试结果显然是阳性的。如果患者同意在受累的脚上跳，但有困难的话，他通常会尝试用更明显的手臂动作来保持身体平衡。患者更能在正常的一侧用脚趾跳跃，而他们则希望落地并向受影响的一侧脚跟向后滚动，在下一次跳之前通常会犹豫。

接下来，我们双腿弯曲坐在检查台的一边，对患者进行检查。我们要求患者主动伸直每条腿，同时检查膝关节是否有咯

吱声和膝关节伸展迟缓。随着膝关节屈曲的增加，疼痛和咯吱声的出现意味着髌骨关节病变位于更近端位置[6]。在膝关节伸展过程中也要观察髌骨运动轨迹，以确定髌骨是否及何时从外侧滑车移出，从而产生一个阳性的"J"形体征[11]。触诊髌股关节及周围软组织有无压痛时，还要检查股四头肌远端肌肉和肌腱、髌骨、髌前囊、视丘、关节突、皱襞、髌腱、胫骨结节和关节基线水平[6]。

检查者要求患者将腿摆到检查床上仰卧。在此过程中，检查者应继续观察患者的行为习惯。有时，下肢较弱的患者会用手托起受累的肢体，把它放到检查床上。这是另一个迹象，其表明患者偏爱使用那条腿。检查屈曲挛缩和髋关节外旋时，患者需要将两个脚跟放在检查床上，在这种情况下，患肢的脚将向外侧倾斜（图5-2）。当双腿并排放在检查床上，脚趾指向天花板时，检查者应注意检查床上每个髌骨的高度。如果一个膝关节更弯曲，髌骨会离检查床更远（图5-3）。另一种检查屈曲性挛缩的方法是检查者将他的手滑到膝关节下，手掌向上，并要求患者收缩四头肌，试图压在手上（图5-4）。在屈曲挛缩的情况

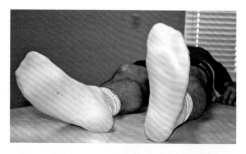

图5-2 作为体检的一部分，我们让患者仰卧在检查台上，观察双腿的位置。膝盖弯曲的患者很容易识别，因为他们的一条腿和一只脚会向外旋转

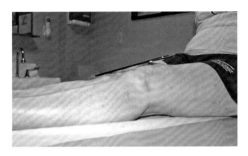

图5-3 通过将一个物体放在膝盖上方,可以观察到膝盖没有正常的伸展。弯曲的膝盖将是较高的一侧

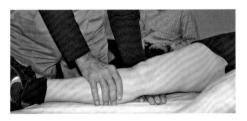

图5-4 为了理解性地评估轻度的伸展受限,检查者可以将手掌放在患者膝盖后方,评估患者是否能主动地伸展膝盖,使膝盖后部接触手掌

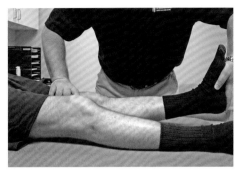

图5-5 为了评估膝盖的过度伸展,检查者将一只手放在膝盖上方,以保持大腿向下,另一只手放在脚上,被动地抬起脚,使膝盖进入过度伸展状态。你不仅可以评估过度伸展的程度,还可以评估膝盖进入过度伸展的容易程度

下双腿会有明显不同的表现。此外,四肢之间股四头肌收缩程度的差异也可以看作是不对称的另一种表现。

在评估膝前疼痛时,身体检查最重要的组成部分之一是评估双膝膝关节是否过度伸展。医生可以将一只手放在髌骨上方以稳定股骨,另一只手将患者的脚后跟从桌子上抬起来(图5-5),大多数人表现出一定程度地过度伸展。根据一组未受伤运动员的数据,戴卡洛(DeCarlo)和塞尔(Sell)[2]发现,男性平均过伸5°,而女性过伸6°,其中96%的人膝盖有一定程度的过伸。

检查者还应该评估被动屈曲,即患者站立位,膝关节会随着髋关节屈曲动作所发生屈曲活动,从而完成一个完整的膝关节检查。通过使髋关节弯曲

至90°和膝盖伸展可以评估腘绳肌的灵活性。在这个动作中,检查者可以感觉到髌股关节活动时发出的咯吱声。股四头肌的灵活性可以通过患者俯卧时双膝屈曲活动来评估,并比较脚跟的高度。评估膝关节对称性的其他方法包括McMurray实验、Lachman实验,髌骨倾斜、后牵引、枢轴移位、内翻和外翻松弛测试及检查关节压痛。

5.4.2 放射学评估

X线片可以作为体格检查的补充。大多数患者都是单侧膝前疼痛,因此双膝X线片检查是非常重要的,可以比较两膝之间的关节异常。最有临床价值的是罗森伯格和他的同事所描述的双侧45°屈曲负重后正位X线片[5]。它可以提示膝关节剥脱性骨软骨炎、骨折和其他可能引起膝关节前痛的膝关节病变[6]。这种有价值的观点允许最佳的可视化关节间隙变窄,以评估不对称性骨关节炎。如果存在关节间隙变窄,特别是在内侧间室,通

常会出现后角向内侧半月板撕裂，因为半月板在变窄时被挤压。

我们做了一个有趣的观察实验：尽管不对称关节间隙变窄是不正常的，但它并不总是与膝关节疼痛相关。如果患者患有严重的骨关节炎，但坚持锻炼，如骑自行车，可以促使膝关节变得对称，其可以相对无症状。当将这一观察结果与一个有正常X线片但同时有屈曲挛缩的人相比较时，对称的膝关节必要性就变得明显了。有膝关节屈曲挛缩症的人可能是在反映膝前疼痛。

在膝关节屈曲至60°时拍摄侧位片，以确保髌腱处于张力下。采用布莱克本（Blackburne）和皮尔（Peel1）所描述的方法测定髌骨。有价值的摄位片能够被用于明确评估髌股关节[3]。它也是膝关节屈曲45°的双侧视图，但是是轴向和不负重的。评估每个髌骨在其各自的滑车沟的位置是有用的[11]，对比每块髌骨骨密度也很重要。如果患者长期偏用于一侧的腿，该侧的髌骨会出现明显的骨质疏松。

一般来说，不需要MRI评估来确定治疗方案。30岁以上的人的MRI扫描最有可能显示一些异常，但这些异常可能不是这些症状的原因。查看MRI扫描结果可能会导致过度治疗关节软骨缺损和半月板轻度撕裂。

5.4.3 客观评定

客观地评估患者的力量和活动范围也非常重要，这需要在初始评估和后期随诊时进行，以便监测患者的病情进展变化。没有客观的数据，很难确定治疗

的终点。

如诺肯（Norkin）和怀特（White）[4]所述，膝关节运动范围的测量是使用一个角度计进行的，并以a-b-c格式记录，a代表膝关节过度伸展的程度，b代表膝关节近0°，c代表膝关节屈曲程度。等速股四头肌肌力测试使用Cybex测力计或腿压测试。但是，如果患者的膝关节在首次就诊时太痛而无法进行检查，则可以推迟到第一次治疗的时候进行。

5.4.4 主观评定

国际膝关节文献委员会（International Knee Documentation Committee，IKDC）的主观问卷也被用来评估各种膝关节疾病患者的症状、功能和体育活动。它是一种可靠、灵敏和有效的评价工具。

5.5 复原

非特异性膝前疼痛的治疗对于患者、整形外科医生和物理治疗师来说是一个非常令人沮丧的问题。当手术干预不能改善患者的症状，或者在某些情况下使症状恶化时，许多骨科医生会不知所措。我们已经调整了治疗策略，以改善最终结果。根据我们的经验，大部分的膝前疼痛可以通过适当的物理治疗，特别是康复来成功地治疗，以改善对称性。在大多数情况下，在找到可行的解决办法之前，应先尝试这样做。

在我们的诊所，我们尽力定期跟踪我们的患者，以监测他们的病情进展。这使我们能够根据锻炼的类型和频率制定具体的康复方案。它还使我们能够区

分有用的治疗方案和无效的治疗方案。有一些治疗方案,如减肥、药物治疗、矫正器和关节镜检查,并不能改善膝关节的伸展,因此不会使膝关节对称。

作为一般的指导原则,在整个康复期间,患者应经常在诊所由医生和治疗师照料。这样做是为了评估改善的程度并继续后续的管理计划。在治疗的过程中,患者需要有合作精神,积极主动,充满耐心[10]。在康复期间要谨记的关键点是患者希望拥有正常的双膝。因为正常人的定义因人而异,所以我们的目标基本上是实现膝盖之间的对称。这需要解决膝关节的活动范围和腿部力量的问题。有时,物理治疗师不能诊断或治疗膝关节活动范围的丧失,而仅仅关注腿部力量。最初的目标是恢复完整的等同于正常膝关节的伸展活动范围,包括过度伸展。如果膝关节之间存在差异,一旦伸展平衡,那么下一个目标就是恢复屈曲功能。只有在获得完整的活动范围后,患者才能开始积极地锻炼,以提高力量。当患者没有完全伸展时,很难去增加力量。根据我们的经验,当力量锻炼和运动范围锻炼相结合时,两者几乎都没有进展。患者每天仅仅是只花30 min到1 h进行康复训练。当患者有屈曲性挛缩时,他或她将不能像往常那样长时间进行站立、行走、爬楼梯等活动。如果患者能够达到充分的膝关节伸展,并在日常活动中学会正常使用双腿,腿部力量自然也会增加。

实现充分的伸展是最重要的。伸展功能丧失通常比屈曲功能丧失症状更明显,有关报道将其归因于髌股关节疼痛、股四头肌无力和膝关节整体功能不佳[10]。再次强调,重要的是要记住,大多数人的膝盖可以过度伸展到0°以上。物理治疗方案应强调在实现膝关节屈曲前获得正常伸展,因为同时改善伸展和屈曲受限是困难的。正常屈曲通常可以在完全伸展后恢复得更好。膝关节一旦达到了完整的运动范围,股四头肌就可以得到特殊的强化。完全伸展可以通过一系列的康复训练来维持,如俯卧撑、脚后跟支撑(图5-6)、毛巾伸展练习(图5-7)、步态和姿势训练。获得全膝关节伸展最有效的方法是指导患者如何通过日常生活锻炼来改善自己的日常生活习惯,通过锻炼以帮助维持获得的膝关节伸展。

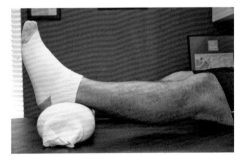

图5-6 脚后跟支撑练习是用来增加膝盖的伸展。这个练习也被用来测量膝盖的过度伸展

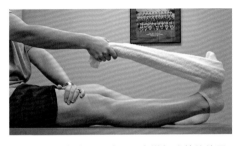

图5-7 毛巾伸展运动是用来增加膝盖的伸展。患者抓着毛巾的末端,把毛巾的中间绕在脚上。当按住大腿时,患者可以拉动毛巾的末端使膝盖过度伸展

他们需要意识到自己的姿势，有意识使用患肢站立，通过活跃的股四头肌收缩，将腿完全伸直。当处理屈曲性挛缩时，膝关节伸展装置如高级座椅也很有帮助，因为仅仅通过运动很难改善活动范围，尤其是伸展。

在膝关节伸展恢复正常后，如果存在缺陷，康复计划内可以增加屈曲运动训练。主动和被动屈曲练习包括仰卧时的侧滑、坐着时的脚跟滑梯，以及使用坐着时逐步降低座椅高度的固定自行车[10]。当运动范围恢复后，患者可以在固定自行车、椭圆机或阶梯机上进行低强度有氧运动。在此基础上，也应该开始进行轻度强化训练。这些动作包括单腿按压、单腿伸展、四分之一深蹲和俯卧撑。

膝关节肿胀是不对称的另一个原因，所以应该尽量减少这种情况。在康复期的任何时候，都可以鼓励患者根据需要冰敷膝关节以缓解肿胀和疼痛。如果冰敷疗法不够，非处方消炎药可能会是一个合理的建议。在某些情况下，注射可的松在控制疼痛程度方面也可能是合适的选择，患者可借此舒适的开始物理治疗。

尽管我们在治疗和非手术康复方面尽了最大努力，但保守治疗并不总是能充分改善膝前疼痛。在这个时候，手术在某些情况下可能是一个合适的选择。然而，试验性的治疗仍然与整个治疗计划相关。通过多年来对患者的研究，我们意识到了术前康复计划的重要性。如果术前能恢复全膝关节的活动度和腿部的力量，术后康复就容易得多。如果患者在手术前不能完全弯曲和伸展膝盖的话，那么他们在术后也不能立刻恢复[9]。

5.6　总结

膝前疼痛是骨科常见的疾病。它在本质上没有什么特别，但治疗起来令人沮丧。双膝对称对于人们舒适地进行日常活动和运动员高水平的发挥是必要的。通过对数千例患者的观察和研究，我们发现单侧膝前疼痛多是因为膝关节之间的不对称，尤其是膝关节完全伸展的丧失。膝关节完全伸展的丧失可以由许多因素引起。不管具体的病因是什么，患者都倾向于单膝站立，而不是双腿同时站立。

当患者倾向于使患腿免于负重并弯曲时，则会下意识地停止使用它，会使之发生屈曲挛缩。当患肢变弱时，患者会更庇护它，患膝也会变弱。即使是轻微的伸展活动范围的受限也会导致膝前疼痛。我们的经验表明，在处理膝前疼痛时，最重要的目标是恢复和维持双膝关节的对称性。这主要是通过治疗膝关节活动范围内的任何不足，然后通过适当的康复训练和指导，以改善腿部力量，以及在日常活动中正确对称地使用下肢来完成的。

参考文献

[1] Blackburn JS, Peel TE. A new method of measuring patellar height. *J Bone Joint Surg Br*. 1977; 59-B: 241-242.

[2] DeCarlo MS, Sell KE. Normative data for range of motion and single-leg hop in high school athletes. *J Sports Rehabil*. 1997; 6: 246-255.

[3] Merchant A. Patellofemoral malalignment

and instabilities. In: Ewing JW, ed. *Articular Cartilage and Knee Joint Function: Basic Science and Arthroscopy*. Raven Press: New York; 1990: 79－91.

[4] Norkin CC, White DJ. *Measurement of Joint Motion: A Guide to Goniometry*. 3rd ed. Philadelphia: FA Davis Co; 2003.

[5] Rosenberg TD, Paulos LE, Parker RD, Coward DB, Scott SM. The forty-five degree posteroanterior flexion weight-bearing radiograph of the knee. *J Bone Joint Surg Am*. 1988; 70: 1479－1483.

[6] Shelbourne KD, Adsit WS. Conservative care of patellofemoral pain. In: *The Patella*. New York: Springer; 1994: 1－15.

[7] Shelbourne KD, Biggs A, Gray T. Deconditioned knee: the effectiveness of a rehabilitation program that restores normal knee motion to improve symptoms and function. *North Am J Sports Phys Ther*. 2007; 2: 81－89.

[8] Shelbourne KD, Freeman HE. Nonoperative management of acute medial collateral ligament injuries. *Tech Knee Surg*. 2007; 6(2): 93－98.

[9] Shelbourne KD, Klotz C. What I have learned about the ACL: utilizing a progressive rehabilitation scheme to achieve total knee symmetry after anterior cruciate ligament reconstruction. *J Orthop Sci*. 2007; 11: 318－325.

[10] Shelbourne KD, Patel DV, Martini DJ. Classification and management of arthrofibrosis of the knee after anterior cruciate ligament reconstruction. *Am J Sports Med*. 1996; 24: 857－862.

[11] Urch SE, Shelbourne KD. Treatment algorithm for patellar dislocation or malalignment. *Indiana Orthop J*. 2008; 2: 86－91.

维森特·桑奇斯-阿方索,卡罗来纳·阿维拉-卡拉斯科,
杰米·M.普拉-帕尔多斯,卡洛斯·M.阿蒂恩萨,
恩里克·库纳特

膝前疼痛和髌骨不稳的生物力学基础 **6**

6.1 引言

机械理论比神经理论更受关注。因为机械理论可以更好地用来解释膝前疼痛和髌骨不稳定。因此,髌股关节不齐(patellofemoral malalignment, PFM)和过度的髌股关节作用力(patellofemoral joint reaction, PFJR)已被确定为软骨下骨超负荷和膝前疼痛的两个主要原因[2,16-24,27,31,33-35,42,51,57-59,69,70]。例如关节表面之间不平整、不稳定的肌肉拉力、过度的膝外翻(增加的Q角)和股四头肌挛缩等机械因素导致在髌股关节(PFJ)表面产生过大的力。因此,人们需要了解髌股关节机制的生物力学与识别膝关节位置处在运动和静止状态下所产生的力。这是治疗髌股关节病变患者的基本先决条件[3]。

随着软骨下骨内压的增加,髌股关节不齐导致软骨下超负荷。然而,当膝关节(有或没有排列不良)有过过度使用或发生过直接或间接的创伤时,也可以增加软骨下骨超负荷。这在运动中可以经常看到。事实上,在我们的手术案例中,49%的患者在症状出现前已经在运动中受到了间接的创伤。当然,其中有5%的患者是直接受到撞击的[59]。此外,在某些(固有地)运动中,人们有必要采取某些姿势。这一方面可能是因为髌股关节作用力的增加导致了软骨下骨超负荷,另一方面可能是因为髌股关节作用力的增加导致了Q角的增加。

运动是膝前疼痛发病机制和功能性髌骨不稳的重要因素。因为在症状发生之前,有73%的手术患者(未发表的数据)过去常常会参加一级(每周4~7 d的练习)或二级(每周1~3 d的练习)的运动(排球、篮球、手球、足球、艺术体操或曲棍球)。除此之外,疼痛程度与患者的运动水平有关。值得人们注意的是体育运动概念与关节过度使用概念之间的确切关系。过度使用一般定义为:足够用来抵制(阻止)组织再生能力的反复微创伤。在所有类型的组织中,由于反复施加张力而引起的微创伤,除了对血供的直接或间接影响外,还在胶原纤维中产生微小的损伤。发生过度使用综合征的其他因素是:使用错误的方法

或者训练不当（包括过度训练）且没有使用恰当的装备。

6.2 跑步和跳跃之间发生相互作用且产生反作用力

如前所述，跑步、跳跃、转弯和旋转是许多运动中的重要组成部分。其中，跳跃是引起膝关节慢性病变的罪魁祸首。而且，跳跃是髌腱病变的主要原因之一（"跳线膝盖"）。这是过度使用膝关节的典型例子。在49%的病例中，它与有症状的髌股关节不齐（未发表的数据）有关。在从站立到跳跃再着陆，然后通过肌肉骨骼系统将脚和地面上所产生的反作用力从头到脚进行传递时，可以说是运动者（即排球动作后着陆的排球运动员）重量的5倍[3,49]，并且在之前的跑步跳跃时产生的反作用力可以达到9倍[46]。我们补充一点：如果不断重复跳跃，那么它对运动员膝盖的损伤是很大的。例如，NBA的一名球员被认为每场比赛至少跳跃70次[47]。篮球运动员的体重和身高都是不利因素。在跑步期间，对地面的冲击力达到体重的2～3倍[12]。此外，在比赛期间进行的其他不同姿势（如V形切割或防御性改组），可产生2～3.5倍的地面反作用力[15]。

在训练和比赛期间，膝盖上的高负荷具有累积效应。在其本身或与其他诱发因素不相关的体育课程中，青少年的运动锻炼可导致症状的发生。这些运动是运动本身不可避免的但却是可以减轻的一部分。

6.3 鞋类、地面和个人技术在病变起因和预防中的重要性

人体具有一些自然的减震系统。这是为了保护自己免受跳跃和跑步所产生的影响，如柔软的足跟组织、后足内旋、踝关节背屈、膝关节屈曲、半月板、关节软骨和髋关节屈曲[11,40]。正如格罗斯（Gross）和纳尔逊（Nelson）所指出的那样[25]：从垂直跳跃到着陆时，关节运动从远端关节开始，以近端关节结束（跖趾关节、中跗关节、距下关节、踝关节、膝关节和髋关节）。在跳跃后，膝关节和臀部在减震过程中起主要作用，而脚内旋（距下关节）是在跑步时起主要减震作用[40]。然而，膝关节屈曲具有减震与积极作用，但也有负面影响。因为它增加了髌股关节作用力，正如下一节所示。另一方面，生物体所受冲击的总强度不仅取决于所施加的力，还取决于施加力的时间。当力沿一定的时间周期分散时，它会被认为是一种消除或吸收冲击的好方法。通过使用这些天然机制（即良好的运动技巧，落下的速度）或通过使用外部材料（即适当的鞋类和适当的比赛场地），可以增加减震。以这种方式，也许可以防止发生与过度使用相关的损伤，或者减少膝关节上某些不可避免的作用力的负面影响，如跑步和跳跃。

鞋类有3种方式有助于减少冲击后的反作用力：① 增加天然减震机制（合适的鞋跟鞋垫有助于增加鞋跟脂肪减震作用并且强力的后跟撑套可以防止过度外旋）。② 补充上述机制（优质鞋底材料、气室和鞋垫）。③ 避免限制脚跟背屈等

天然减震机制(靴式鞋类通过限制踝关节活动性来增加传递到肌肉骨骼系统的负荷,而不是鞋类本身)。在运动中,如果忽视这些规范,那么鞋类会增加在跳跃和跑步时的冲击压力。因此,这会导致膝盖超负荷,并将会倾向于慢性过载病变的发展。在手球运动中,当跑步和旋转时,频繁的动作会降低脚踝的减震效率,因此,不推荐这种类型的鞋用于该运动[55]。最后,在足中部水平使鞋底空着,可以使前足和后足之间的运动具有一定的独立性,从而降低鞋的刚性。这将有利于中跗关节(自然减震系统)的移动性。

鞋子与比赛场地之间的过度贴合是产生损伤的另一种因素。没有这种贴合也可能是病变的原因。例如,在足球运动中,这项运动要频繁的改变方向和动作。因此,这就要求鞋与球场之间要保持良好的贴合[55]。在房子里练习时,人们会使用带有"焦糖鞋底"的运动鞋,因为它们的外观好看。这些鞋底可以很好地贴合地板,并且可以增加运动性,但是并不建议这样做,因为这种贴合会导致膝关节损伤。第一跖骨头部下方的样子应该加到特定的鞋底模具上。这样以便于翻转这个区域,同时可以减少膝关节的负担,从而抵消鞋底对比赛场地的粘附。过度贴合会导致病变。例如,在垫子上面进行艺术体操时,人们应该赤脚练习或者用拖鞋练习。因为正常的运动鞋可能会因为鞋子对垫子的过度贴合,而导致严重的膝盖损伤(可避免技巧上的失误)。

最后,破旧的运动鞋是一个不利因素。因为黏附和减震机制已经失去了其效果(可避免的因素)[11,12]。事实是:人们长时间穿着这些类型的鞋子,与它们的高价格有关。因此一些运动员选择了一些解决方案,例如,将鞋底浸湿在可口可乐、蜂蜜、漆或手球运动员称之为"棍子"的东西上。这种东西是放在手上的且为了防止球滑落的树脂。这样做的最终目的是增加鞋子对球场的紧密贴合。

对于比赛场地而言,我们生活中有很多业余运动员和女运动员,会在诸如水泥或沥青等坚硬表面上进行比赛和训练。因为在跳跃和跑步引起冲击后的反作用力非常高,所以这些表面越硬越是朝着损伤方向发展。在理想情况下,他们应该在有高冲击缓冲能力的镶木地板或合成材料上,进行训练和比赛,但问题是缺少这种合适的运动馆。

6.4 髌股关节反作用力,髌股关节区域

不同的病变可以改变正常的髌股关节面。但是一般来说,髌股关节中反作用力的降低与疼痛减轻有关。因此,有必要确定在每次运动和每次康复锻炼中,这种反作用力可以达到的值,或者至少确定哪些膝关节的位置与这些反作用力的最大值相关。

如图6-1a所示,在示意图上单独展示的膝关节表明在膝关节伸展期间作用于髌股关节的力是股四头肌力(F_Q),传递到髌腱的力(F_{PT}),以及髌股关节(F_{PFJR})上产生的反作用力。简单来说,如果传递到髌腱的力和股四头肌所施加的力是相等的话(这个假设对于更大的屈曲度来说更不准确),那么可以用图形来

确定PFJR力,如图6-1b所示。

对于一定的股四头肌的肌肉力来说,使用图形方法很容易观察到PFJR力是随膝关节屈曲角度增加而增加。因此,在完全伸展时PFJR力是最小的[2,19,23,34,51,70,74](图6-2a)。例如,对于1 000 N(约100 kg)的股四头肌力和5°的屈曲来说,PFJR力约为60 kg。而如果屈曲达到90°,那么反作用力将会增加至约130 kg(图6-2a)。对于更高的屈曲值来说,这种力是会增加的。髌骨关节软骨是体内最厚的软骨之一。这对于承受巨大的负荷来说,它是非常有用的。在许多运动中,经常保持膝

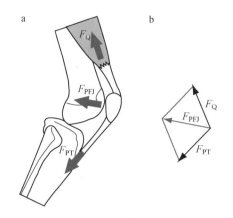

图6-1 (a)作用于髌股关节上,对力进行分析。(b)髌股反应力的图形计算。四头肌F_Q力,F_{PT}力传递到髌腱,F_{PFJ}反作用力于髌股关节

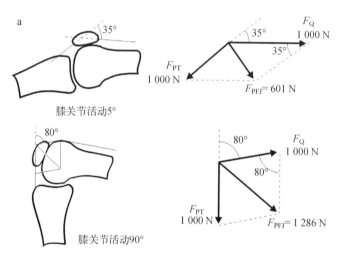

膝关节活动5°

膝关节活动90°

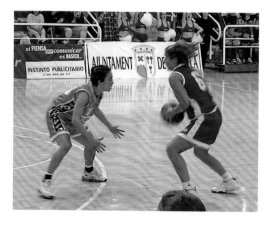

图6-2 (a)膝关节屈曲度为5°和90°与股四头肌力为1 000 N时,髌股关节反作用力可以确定。(b)随着膝关节屈曲的增加,反作用力会增加。在运动中经常保持膝关节屈曲位(图b是经Promo Sport许可转载的)

关节屈曲位是很常见的，并且这会导致 PFJR 力的增加。虽然其厚度很厚，但是髌骨软骨要承受最大的风险（图 6.2b）。

有必要应用力矩的概念（力的产生和从其作用线到点的距离）来估计股四头肌伸展力，并且在某些位置上才会产生该力（图 6-3）。由外力（在图中 60 kg 体重）引起的屈曲力矩必须通过伸肌力矩来平衡，所以简单来说：伸肌力矩仅由股四头肌引起。屈曲力矩的计算：关节弯曲的力（体重）乘以其作用线（穿过重心的直线）到旋转运动中心（在股骨和胫骨之间，这与关节接触点重合）的距离。此外，伸肌力矩将等于股四头肌力乘以其作用线（大致是髌骨的内侧线）到旋转中心的距离。如图 6-3a 所示膝关节屈曲 45°：从身体运动线到关节中心的距离约为 5 cm，并且与伸肌上力的作用线到同一中心之间的距离相等。因此，伸肌力也应与体重力相等。如

果膝关节屈曲增加到 115°（图 6-3b），那么体重作用线到关节中心的距离会增加 3 倍（15 cm）。对于相同的体重，伸肌力必须以相同的比例增加，达到 180 kg 的值。对于一定的股四头肌力，当从 45° 屈曲到 115° 时，反作用力的增加略大于前者的 1.5 倍。因此，虽然股四头肌力增加 3 倍，但反作用力却超过 4.5 倍。

简单来说，在伸肌运动期间，在与关节疼痛直接相关的 PFJR 力的作用下，膝关节屈曲明显是很重要的。

行走时 PFJ 的反作用力是体重的 0.5 倍[54]；上楼梯和下楼梯增加到了体重的 3.5 倍；对于下蹲运动，这个值可以达到体重的 3 倍左右[44]。

在日常生活中，某些运动是 PFJ 反作用力增加的结束。这就是为什么像在电影院或汽车中那样，爬楼梯、蹲伏、骑自行车以及膝盖弯曲而坐一段时间会

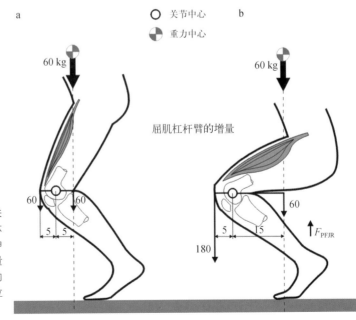

a ○ 关节中心 b
◑ 重力中心

屈肌杠杆臂的增量

图 6-3 （a, b）对于膝关节屈曲的不同位置的体重作用线和股四头肌伸展力。屈肌杠杆臂增量对髌股关节反作用力的影响（F_{PFJR}）（力千克单位和距离厘米）

导致患者感到疼痛的原因。为了显著
降低PFJR力,对于这些运动如深蹲姿势
的一些受试者来说,可以向前倾斜以移
动重心,倾斜臀部以减少膝关节力矩(图
6-4)[6]。也就是说,减少PFJ反作用力
的一种方法是将髋关节屈曲,因为这近
似于体重与膝盖的作用线。

　　总之,PFJR力不仅会伴随膝关节屈
曲后力增加而增加,而且还会因为屈肌杠
杆臂而增加,这需要增加股四头肌反应和
长度。在一般情况下,当它们处于拉紧状
态时[例如,增加重量(图6-5)、速度、短
的别动距离等],不建议过度弯曲膝盖。
很明显,通过良好的个人技巧和良好的训
练技巧,可以部分地减轻PFJR力的不良
影响。因此,我们可以理解,当患者超重
时,减轻体重可以在这类患者的治疗中发
挥重要作用。肥胖是PFJ超负荷的主要
因素之一,所以在治疗中不容忽视。

　　研究的另一个重要因素是PFJ作用
力(压力)(反作用力/接触表面)。艾森哈
特·罗恩(Eisenhart-Rothe)及其同事[18]
对3D图像进行了处理并分析了健康志愿
者中PFJ的三维运动学和接触面积。在膝
关节屈曲(30°～90°)期间,髌股关节区域
的尺寸显著增加(134 mm^2 vs. 205 mm^2)。
贝西尔(Besier)及其同事[6]还研究了PFJ
接触面积,并显示性别和生理条件之间也
存在差异。因此,在承重条件下,他们发
现接触面积平均增加了24%。

　　因此,对于膝关节屈曲期间的健康
人来说,反作用力的增加与较大的接触表
面和PFJ压力的适度增加有关。相反,由
于髌股关节面积减小,在膝关节屈曲期间
PFM的接触作用力(压力)以相同或更高

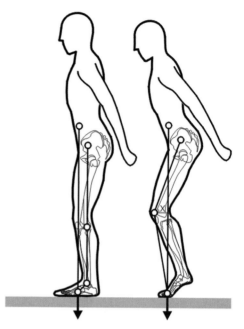

图6-4　髋关节屈曲对髌股关节反作用力的影响

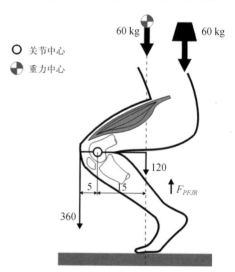

图6-5　在髌股关节反作用力(F_{PFJR})上的(力
千克单位和距离厘米)体重互补效应(60 kg)

的比例增加。布雷希特尔(Brechter)和鲍
尔斯(Powers)[9]研究了有和没有髌股关
节疼痛(patellofemoral pain, PFP)的人在
行走期间的髌股关节压力。平均而言,在

水平行走期间，与对照受试者相比，PFP受试者的PFJ压力显著增高。PFP组中观察到的PFJ应力增加归因于PFJ接触面积的显著减少，因为PFJR力在这两组之间相似。

然而，海诺(Heino)和鲍尔斯[28]发现，在上下楼梯过程中，PFP受试者没有表现出很大的PFJ压力。膝关节伸肌力矩和PFJR力的减少似乎是一种旨在将关节应力保持在可接受范围内的补偿策略。这是通过降低步行速度来实现的。

腘绳肌和小腿三头肌收缩可能对髌股动力学产生间接影响，因为它们会增加PFJ的反作用力，并且这些收缩会使膝关节保持屈曲。最后，股四头肌收缩直接增加髌骨和股骨之间的接触压力。

类似的，用自体骨-髌腱-骨移植术对前十字交叉韧带(anterior cruciate ligament, ACL)进行关节内重建后，膝前疼痛更多地与保持屈曲收缩的膝关节和增加的PFJ反作用力相关，而不是与移植物相关[37,60,62]。因此，建议在ACL手术后早期对膝关节完全过度伸展进行恢复，因为很明显，从长远来看，它不会对膝关节稳定性产生负面影响[62]。膝关节稳定的患者比膝关节不稳的患者，对持久屈曲的耐受性更好。膝关节不稳是膝前疼痛的原因之一。ACL手术后膝前疼痛也与髌腱胫前粘连有关，这导致了PFJR力的增加(图6-6)[1]。

6.5 Q角和外翻向量

Q角指存在一个以股四头肌收缩为外侧的向量，称为外翻向量(图6-7a)，

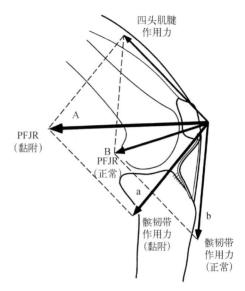

图6-6 膝关节上的髌股关节反作用力(F-PFJR)，髌腱黏连到胫骨近端表面(转载自Ahmad[1]. 经SAGE出版社许可转载)

这不仅有利于通过髌股内侧韧带，防止髌骨的外侧半脱位，而且有助于增加髌腱的牵张力，防止其嵌入髌骨与胫骨的间隙。当髋部前倾、外部胫骨扭转、膝外翻、筋膜松弛和髂胫束紧张、臀中肌无力和足内翻时，该Q角增加。女性有更宽的骨盆(gynecoid骨盆)，伴随着脚的内旋和更大的Q角，这有利于更好的膝外翻。在某些运动练习中，这个角度也会增加(图6-7b)。随着膝盖的弯曲，胫骨开始旋转，这减小了Q角和外翻向量。从20°或30°的屈曲，防止外侧半脱位主要靠外侧股骨髁提供帮助。

在所有因素中，旋前足是髌股关节疼痛病因学中最关键的一种(表6-1)。旋前足不应该与扁平足相混淆，因为扁平足不能过度内旋。旋前不是一个位置，它是一个功能。过度内旋可导致[53,69]：①Q角增加；②胫骨近端前移位，随后膝关节

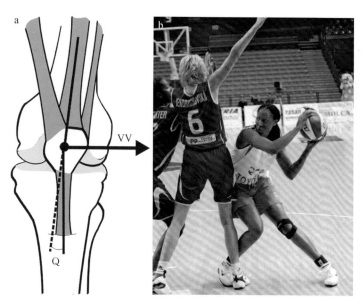

图6-7 (a)Q角和外翻矢量(W)。Q角在最后的延伸度上施加一个外翻矢量。(b)在许多运动位置,膝外翻是紧张的,这增加了Q角和外翻矢量(图b是经ROS CASARES / JACOBO PAYA许可转载的)

表6-1 内旋的病因

内在原因
前足内翻
后足内翻
胫骨内翻
外在原因
灵活性不足(肱三头肌,髋屈肌,髂胫束,髋回旋肌和腘绳肌)
阻力不足[踝关节翻转,髋关节旋转,臀中肌和(或)腰方肌]
腿长差异

来自 Wallace 和 Sullivan[69]

屈曲,由此增加PFJR力;③ 由于跟骨外翻而到达膝关节的冲击力增加,因此无法增加其外翻(我们必须记住,跟骨外翻构成一个重要的减震机制,以减少跳跃或跑步时的冲击力);④ 影响PFJ动力学的胫骨内旋。

不对称旋前与腿长差异之间存在高度相关性[43]。单侧距下关节内旋可能是腿长差异的原因或影响。这种单侧内旋可以增加Q角并导致膝前疼痛。然而,到目前为止,还没有关于膝前疼痛与腿长不一的研究[53]。这些与旋前足相关的问题证明在膝前疼痛的治疗上可以偶尔使用矫形鞋垫。

这些因素可以用来解释:跳跃者的膝盖与我们在病例中发现的有症状性的PFM关系紧密。因此,在这组患者中,有必要对整个肢体而不仅是膝关节进行全面的体检,并特别注意脚部结构。髋关节前倾、髌骨内转、胫骨外扭转、内旋足[正面赫尔本征(跟腱内侧弓)]和刺刀征之间的关联已经在骨科书目中被称为"畸形综合征"[70](图6-8)。

6.6 形态类型与伸展机制病理学的关系

下肢在不同空间平面内错位的可能性:① 前平面(膝外翻和膝内翻);② 矢

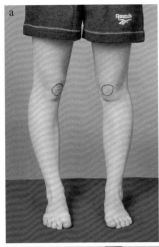
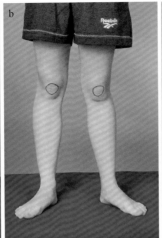
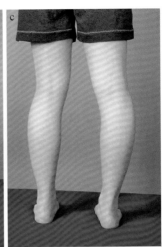
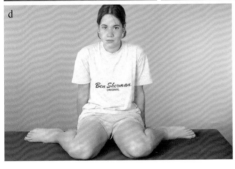

图6-8 "排列不齐疼痛综合征"的特征是通过向内看髌骨（a），胫骨外扭转（b），右脚内翻，正面赫尔本征（跟腱内侧弓）（c）和股骨颈前倾（d）（转载自Sanchis-Alfonso[59]. 经Thieme许可转载）

状面（膝反张和膝弯曲）；③ 横向平面（股骨和胫骨扭转）。

　　膝关节外翻（膝外翻）显示胫骨结节比正常水平更靠外，随之Q角增大。当胫骨向外旋转时Q角会更大[68]。在膝内翻中，胫骨结节比正常膝关节更靠内。这不仅会引起膝关节内侧区域的重度超负荷，而且还会引起髌股关节中间区域的中度超负荷[68]。

　　膝反屈经常与髌骨相关。这种类型的膝关节在女性中更常见，并且会表现出髌骨复发性脱位的发生率更高，特别是当它与膝外翻和胫骨外扭转联系起来时[68]。除此之外，膝反屈经常与AKP相关[68]。膝弯曲也与AKP有关，因为它增加了PFJR力。

　　胫骨外旋转会使髌骨向外侧倾斜、外侧旋转和外侧移位[67]。胫骨内旋转会导致髌骨向内侧倾斜、内侧旋转和内侧移位[67]。

　　股骨前倾或股骨内旋增加等畸形与髌股关节病变密切相关[38]。两者都会增加四分位角。当肌肉收缩时，这会导致髌骨过度外侧移位。这导致内侧髌股韧带（medial pellofemoral ligament，MPFL）上的张力以及髌骨和滑车外侧上的应力过大。开始时，这会引起疼痛，随之会引起关节不稳、软骨软化和髌股关节骨关节炎[38]。疼痛会让股四头肌萎缩减慢，从而加重症状。股四头肌运动有时会导致膝关节超负荷，从而增加疼痛和抑制肌肉,这反而会导致更严重的萎缩。

基约夫斯基(Kijowski)及其同事[38]发现:随着股骨旋转,PFJ的接触面积和接触压力具有统计学意义。股骨内旋(例如,继发于股骨前倾)引起PFJ外侧的接触面积和压力的增加并且同一关节内侧的接触面积和压力会减小。显然,股骨外旋会产生相反的效果。除此之外,这些学者证明,当膝关节处于30°屈曲时,股骨内旋至30°会导致MPFL张力显著增加。这些改变可能是造成股骨旋转对位不齐的患者的髌股关节频发病变的部分原因。

6.7 过度游泳作为疼痛的一个例子

为了突出我们正在处理的病例过度外翻和PFJR力的重要性,我们将会研究游泳运动[56]。这项运动中的膝盖疼痛是过度使用导致疼痛的范例,因为在这项竞技运动中,没有负重或接触。在自由泳、仰泳和蝶泳中,每次"踢"都伴有膝关节屈曲。股四头肌的反复收缩可能导致由髌股关节累积超负荷引起的AKP(图6-9)。除此之外,当推向墙壁时,在开始和旋转时,随着PFJR力的增加,股四头肌在膝盖高度弯曲的情况下会发生强烈收缩。这种疼痛的另一个原因可能是外翻和胫骨外旋转的增加,这两者都是蛙泳踢的正常动作(图6-10)。

6.8 髌骨下极与髌骨近端1/3后表面的撞击机制

在运动中经常出现持续且反复的过

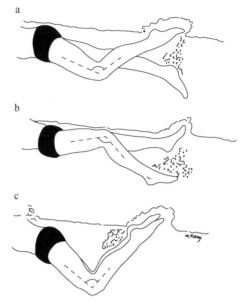

图6-9 自由泳(a)、仰泳(b)和蝶泳(c)膝关节的屈曲。与每次动作相关的屈曲度(转载自Rodeo[56],获得Elsevier的许可转载)

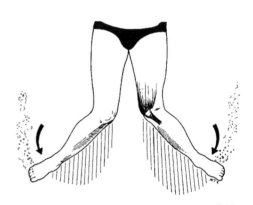

图6-10 下肢在蛙泳时的位置(转载Rodeo[56],经Elsevier许可转载)

度膝关节弯曲位(图6-11)。这些位置会使髌骨的下极撞击髌腱近端1/3的后表面。这是一些学者提出的髌腱病("跳线膝盖")的致病理论。事实上跳线膝盖的动作实际上是撞击机制的再现(图6-11d)。

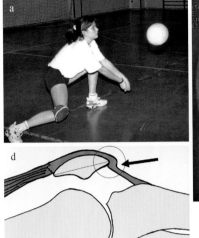
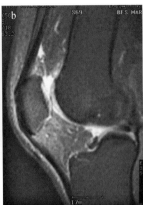
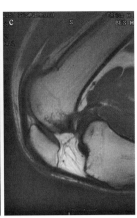

图6-11　(a)排球运动员左膝保持过度屈曲位置(髌股关节反作用力增加)。右膝被迫进入过度外翻,最终将持续的间接或直接创伤。(b,c)右侧跳线膝盖患者通过磁共振进行膝关节的功能性研究以及高度主动的Puddu的动作。随着膝关节的屈曲,髌骨下极撞击其远端的髌腱后部。患者在保持过度屈曲的任何位置后都会发现膝关节剧烈疼痛。在开车等日常活动中,他会遇到问题。(d)打算显示Puddu的髌骨下极撞击髌骨肌腱的动作

6.9　与髌骨疼痛和不稳相关的解剖因素。解剖易感异常。"不平衡"作为替代"错位"

上述因素以及其他容易发生的解剖因素,如股内侧肌(vastus medialis obliquus, VMO)肌肉缺陷,内侧韧带松弛、髌骨发育不良、滑车发育不良、高位髌骨和全身韧带松弛(图6-12)会导致开始或加重髌骨疼痛和不稳[13,16,20,23,24,30,34,42,51,58,63,70,72]。这些因素会带来所谓的"膝盖风险"或"不利环境",以形成AKP综合征和髌骨功能不稳。虽然一个孤立的因素可能是微不足道的,但是当存在许多相关因素时,这些因素会有累积性。这些因素的关联因患者而异,并且引起多种症状。这就是为什么有许多的临床表现型。

在所有这些解剖学因素中,可能主要的是VMO缺陷,因为这种肌肉在髌骨的动态稳定中起着重要作用,在第一屈曲度期间防止其外移。VMO纤维施加的力在膝盖第一屈曲度期间自动地向内侧移位至髌骨。VMO纤维的电活动是股四头肌其余部分的2倍[39]。这种2:1比例的不平衡可导致膝关节伸直时由于股外侧肌的牵引而引起髌骨外侧移位。在这个意义上,髌骨倾斜和髌骨股骨构成角增加可以被认为是股四头肌发育不良的可测量指标。这种VMO缺陷可能继发于植物人(先天性)或失用性萎缩(获得性)。弗洛伊德(Floyd)及其同事[21]提出,许多髌骨复发性脱位的病例是由原发性肌肉缺损(2C型异常肌纤维丰度)引起的。另一方面,国际髌骨关节研究组(IPSG)的杰出成员罗伯特·泰奇(Robert Teitge)认为VMO

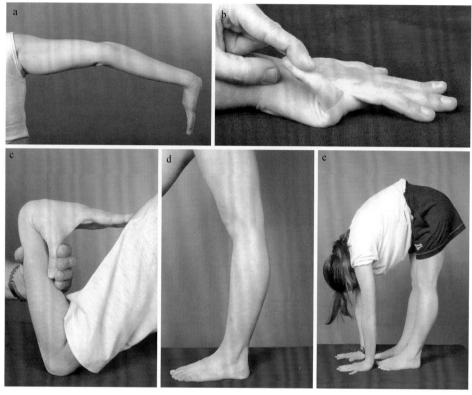

图6-12 广泛韧带松弛标准：肘关节超伸展 >10°(a)，第五指被动过度伸展 >90°(b)，被动拇指与前臂接触(c)，膝关节过伸 >10°(d)，手掌膝盖伸展接触地面(e)。当患者可以进行3次或更多次这些测试时，存在韧带松弛

不是使髌骨稳定的原因。在他看来，髌骨的稳定性取决于骨和韧带的几何形状，且MPFL是主要的，而内侧的半月板韧带只是次要作用[65]。这种思维方式与许多其他学者的思维方式一致（见第7章）。

内侧韧带松弛可以继发于脱位后的撕裂或继发于紧张的外侧韧带，是慢性积液或髌骨复发性外半脱位的延续。

德茹尔（Dejour）及其同事[16]认为，滑车发育不良是髌骨不稳的客观特有依据，因为双侧病例的高发生率（92.5%）使他们认为这是一种体质异常。

英索尔（Insall）和同事[30]以及布莱克

本（Blackburn）和皮尔（Peel）[8]强调了髌骨高位在髌骨不稳中所起的作用。这种考虑到髌骨在股骨滑车外的伸展时较长，有膝盖的弯曲和伸展，并且其不如正常的髌骨稳固的想法合乎逻辑。此外，膝盖与髌骨高位显示PFJR力增加[2]。即使其中一侧无症状，但是在髌骨不稳中，有超过90%的患者双侧存在膝关节髌骨倾斜和髌骨高位[16]。这一发现突出了这样一个事实，即髌骨倾斜和髌骨高位不是脱位的结果，而是结构异常的结果：四肢发育不良。沃德（Ward）和鲍尔斯（Powers）[71]研究了髌骨在正常的和快速行走期间的 PFJ 应力的影响。髌骨高位的患者在快速行走期间表现出更大的且可数字化的髌股关节压力。因为各组之间的关节反作用力相似,所以这是接触面积减少的结果。路克斯(Luyckx)及其同事[41]证明,随着髌骨高度的增加,最大髌股关节接触力和接触压力显著增加。

最后,必须考虑全身性韧带松弛[13,63]。因为其临床结果与急性髌骨脱位和软骨病变之间有关。斯坦尼斯基(Stanitski)[63]研究了急性髌骨脱位后关节过度活动与软骨病变之间的关系。他发现没有关节过度活动的患者软骨病变概率比有全身性韧带松弛的患者高 2.5 倍。

6.10 根据力学理论制定疼痛机制

髌骨关节软骨病变是在 PFJ 上施加了切向力或在髌骨关节表面上不以适当方式分散压力的结果。正如我们之前提到的,由于髌骨的保护功能或者是由于直接的创伤,压力的增加是需要增加膝关节屈曲的活动,在运动练习或日常生活中经常发生的情况(跌倒、交通事故)下所产生的。

虽然髌骨在没有错位的情况下持续存在直接或间接的创伤,但随之而来的是,由花生四烯酸的释放引起的关节软骨病变。花生四烯酸会引发一系列生化变化,且该变化会导致组织蛋白酶的释放,随后可能由前列腺素介导关节软骨而逐渐退化[23]。此外,前列腺素 E 引起骨吸收。这会引起内部骨重建(强烈的骨代谢),而导致髌骨疼痛。关节内软

骨降解产物的存在会产生化学性滑膜炎("黏性滑膜炎"[54]),其可以解释为有时伴随 AKP 综合征的膝后窝疼痛。临床发现简单的关节镜灌洗可以改善这些患者的疼痛,这有利于解释化学滑膜炎的假设。由于髌骨关节软骨的软化而传递到软骨下骨的压力异常,这会刺激软骨下神经和软骨下骨的重塑。这些现象可以形成疼痛的另一种机制。因此,髌骨本身可能是某些患者疼痛的主要来源。

然后我们可以很清楚地看到机械与神经理论的重叠。而且,关节软骨衰竭后,由于软骨下骨负荷传递的改变而引起的微观应力性骨折继发的骨内高压,也可能是膝前疼痛的另一个原因[26]。然而,布里尔(Brill)[10]观察到线谱图在患有 AKP 的年轻体育运动员中不常显示阳性。这可能是他们膝前疼痛的根本原因在于髌周组织和髌骨肌腱。这与我们的临床观察结果一致。然后,阳性线谱图结果将是减压手术(例如富尔克森对胫骨结节的前内侧移位)指标的客观线索。

最后,即使在完整的软骨情况下,在过大的压力或强力(运动或直接创伤)或 PFM 正常的压力下,也可能超过软骨下骨的疼痛阈值。

6.11 临床相关性

因为我们正在研究的临床病例的发病机制是有复杂性和可变性,所以人们很容易理解:对每个病例建立最合适的治疗方法是多么困难。超过 100 种手术治疗方法已经被记录具有不同的成功百分比,这是从发病机制、诊断和治疗的角度上反映了

问题情况[4,16,19,23,32,34,35,50,51,57,58,61,66,70,73]。因此，我们必须确定导致每位患者临床表现的病理因素，以便根据临床发现选择最有效的治疗方法（"量身定制"治疗）。这项决策将给我们带来最满意的结果。

鉴于本章和第3章中有关治疗的内容，以下因素在临床治疗中的重要性很容易理解：① 症状出现时，必须停止活动；② 治疗疼痛和组织正常化［电流或连续电流、离子电渗疗法、动态电流、Travert电流、经皮电刺激（transcutaneous electric stimulation，TENS）、脉动超声、超声透视、冷冻疗法、深横向摩擦技术或Cyriax技术］；③ 伸展运动（腘绳肌、股四头肌、髂胫束、腓肠肌和外侧韧带）；④ 加强股四头肌（特别注意VMO），臀中肌和胫后肌；⑤ 本体感觉练习；⑥ 膝关节支撑，功能性绷带和足部鞋垫。

如果某些方面被忽视或未知，那么这可能导致错误治疗和将在下面进行分析的医源性问题。

6.11.1　如何加强股四头肌肌肉？封闭与开放动能链锻炼。偏心与同心阶段性锻炼

从历史上看，治疗髌股关节疼痛的重点是加强VMO以改善动态髌骨稳定性。但是，没有确凿的证据表明可以进行特定的锻炼以选择性地加强VMO。通过一般的股四头肌强化锻炼，可以成功治疗髌股关节疼痛[48]。

目前，在治疗中晚期阶段，在患有髌股关节功能障碍的患者中，股四头肌的最佳锻炼方法是在关节最后的延伸度（从0°到30°）闭合动力技术［轻微下蹲、侧步（图6-13）、高鞍骑马等］因为关节承受最小压力（应力）[57]。此外，如果轻微下蹲与臀部内收相关，则可以通过使用气球来实现VMO的加强。临床经验表明，患有PFJ问题的患者似乎能够通过功能活动范围［PFJ上较小的接触压力（力时间区域）］最好地耐受腿压（闭

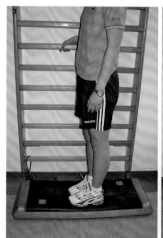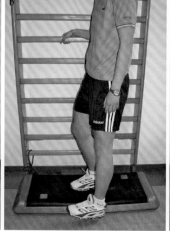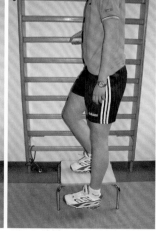

图6-13　具有偏心作用的闭合动力链（横向步）中股四头肌（右腿）的练习。(a)起始位置。(b)提高位置。(c)以更高的方法提高位置

合动力链）的运动，但是在功能活动范围内［PFJ上的接触压力较大（力时间区域）］，在开放动力链抵抗阻力中，在腿部伸展期间，它们往往会加重症状[64]。此外，在最后一种类型运动之后，许多没有PFJ问题的患者也出现了症状。我们的理念应该是在无痛的屈曲弧度上恢复肌肉抵抗力。在康复过程中，疼痛是最好的指示。"缺乏疼痛，缺乏进展"这一表述不适用于伸肌机制的康复。

离心等张运动（图6-14）是肌肉强化计划的重要组成部分，因为离心期肌肉的弱化可以增加PFJ中的反作用力[45]。已有研究表明，AKP和髌骨不稳患者在股四头肌同心收缩时的扭转力矩大于离心收缩[5]。相反，应禁止在同心阶段进行抵抗阻力的等张运动（对膝盖来说，这将是"电动椅"的作用）。重要的是要指出：在进行最大负荷的离心工作时可能存在病变的风险。为此我们建议进行这种类型的运动，其负荷小于最大并逐渐控制，且始终遵循"没有疼痛"的黄金法则。

总之，不同类型运动的指示或禁忌似乎主要与PFJ中产生的接触压力以及可能引起疼痛的主要或轻微摩擦有关。软骨病变的位置也会影响锻炼（运动方式）。例如，如果患者在髌骨上有疼痛的近端病变，那么他应该避免在60°～90°进行屈曲运动[48]。

施泰因坎普（Steinkamp）及其同事[64]研究了在闭合和开放动力链中股四头肌康复训练的不同机械效应。由于这非常重要，我们将详细讨论该主题。用于显示这两种康复治疗之间差异的参数是：① 膝关节的关节力矩；② PFJR力；③ PFJ中的压力（应力）。值得分析这3个参数的临床意义，以便能够理解所获得的结果。

膝关节屈曲—伸展运动的关节力矩是膝关节屈曲或伸展运动的所有力的总和，因为它们在离膝盖几何中心的不同距离处起作用，这在此关节中产生不同的力矩。例如，如果我们将一个2 kg的重量悬挂在伸展膝盖坐姿个体的踝关节处，那么膝盖中产生的力矩（屈曲力矩，因为这个重量会使膝盖弯曲）将大于通过在腿部

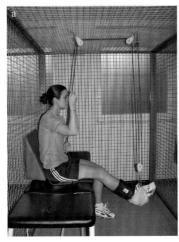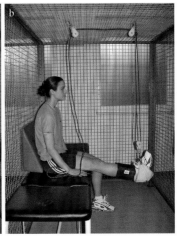

图6-14 用离心效果加强开放动力链中的股四头肌。患者坐下（在Rocher笼子里）。（a）在滑轮的帮助下，患者伸展肢体。（b）之后，她弯曲膝盖，在离心阶段锻炼股四头肌

(胫骨)的中心悬挂相同的重量而产生的力矩，因为在这种情况下力是相同的（2 kg）但是在膝盖中产生的屈曲矩（力×到膝盖中心的距离）是更小的。因此，屈曲力矩（它们倾向于弯曲膝盖）或伸展力矩取决于作用力的大小和方向以及到膝盖的几何中心的距离，他们可以根据运动而发生变化。由于股四头肌的主要功能是伸展膝盖，所以屈肌力矩产生得越大，那么股四头肌必须形成以抵抗这种屈曲力的肌肉活动就越大。

如前所述，在关节屈曲的每个角度中，在股骨和髌骨关节表面之间，PFJ的反作用力简单指垂直方向上的合力。合乎逻辑的假设是：因为随着膝盖的任意活动，反作用力也增加，在该关节中将会产生更重的疼痛。正如我们将在下面所看到的，关节压力可以使结果发生变化。

PFJ中的应力（压力）告诉我们关节中的整个反作用力的分布（反作用力/接触面）。因此，接触表面越小，关节压力越大。尽管与机械观点完全不同，但是我们可以将其与关节力矩的解释来进行比较。关于压力，我们必须讨论反作用力大小和接触面的值，并且我们必须清楚地认识到，与作用在宽接触面上的较大的反作用力相比，通过较小的反作用力和减小的接触面，可以产生更大的压力。以反应力的解释方式类似，在进行康复锻炼时存在高应力（压力）将与关节疼痛的增加相关。

在图6-15中，分析了不同膝关节屈曲量和提出的两种康复方法下的3个参数（力矩、反作用力和压力）。很明显，在闭合动力链中，这些运动在完全伸展时最小，在90°屈曲时最大。随着膝关节屈曲角度的增加，膝关节的屈曲力矩增加，因此需要更大的股四头肌和髌腱张力来抵消增大的屈曲力矩，这导致膝关节弯曲时PFJR力更大。

以类似的方式，在伸展中，开放动力学链中的运动在90°时最小，在伸展时最大，这与直觉上认为四头肌的最大松弛发生在90°屈曲时一致。分析图6-15，很明显开放和闭合动力链中的康复图形在一点交叉，这对应于一定的屈曲角度［50.7°（关节力矩），46.1°（反作用力）和48.4°（压力）］。这些交叉值表明，在它们之下，封闭的动力学链运动导致PFJ中的力矩更小，反作用力更小，压力更小，并且相应地它们对患者的危害较小。然而，除了这些相交的值之外开放动力链练习具有较小的力矩、反作用力和压力。

亨格福德（Hungerford）和巴里（Barry）[29]发现了类似的结果，他们比较了开放动力链膝盖伸展承载9 kg负重与体重下蹲之间的髌股关节接触应力。对于9 kg负重，开放动力链膝关节伸展的接触应力小于膝关节屈曲90°和53°之间的体重下蹲时的接触应力。在体重下蹲时的接触应力小于在0°和53°屈曲之间对9 kg负重进行开放动力学链膝伸展时的接触应力。

上述两项研究都表明，髌股关节应力可以根据运动模式（开放或闭合运动链）和屈曲角度来增加或减少。如果在无痛范围内进行，开放和闭合动力学链运动可用于治疗髌股关节疼痛患者。髌股关节可以在0°±45°的膝关节屈曲范围内更好地耐受闭合动力链运动。在此范围内，建议性锻炼包括上楼、轻微深蹲和腿部按压。髌股关节可以在膝关

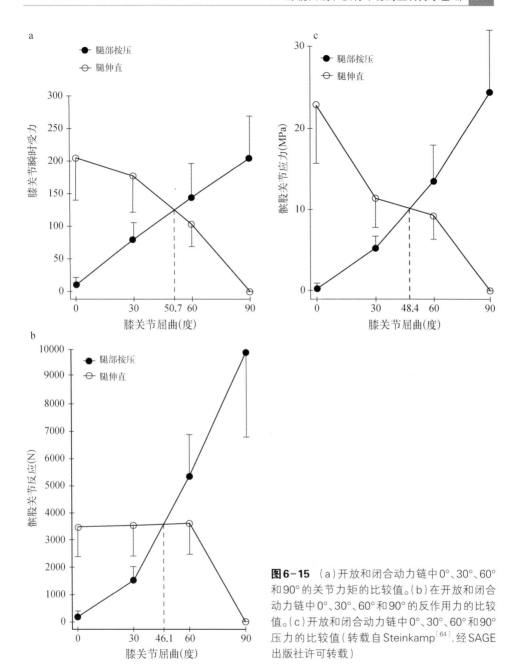

图 6-15 （a）开放和闭合动力链中 0°、30°、60° 和 90° 的关节力矩的比较值。（b）在开放和闭合动力链中 0°、30°、60° 和 90° 的反作用力的比较值。（c）开放和闭合动力链中 0°、30°、60° 和 90° 压力的比较值（转载自 Steinkamp[64]. 经 SAGE 出版社许可转载）

节屈曲 90°±50° 和 20°±0° 的范围内更好地耐受开放动力学链运动。在这些范围内，建议性锻炼包括短弧等张、多角度等长、直腿抬高和股四头肌加强。开放

和闭合链运动应在安全的运动范围内进行，以允许股四头肌活动，同时最小化髌股关节反作用力。有证据表明，两种类型的锻炼都应纳入康复计划[7,48]。

6.12 总结

在活跃的年轻人中,膝前疼痛综合征和功能性髌骨不稳是最复杂的膝关节疾病之一。它具有多因素和多变的发病机制,具有混合的机械和神经因素。在某些机制未知和膝盖过度使用的患者中,神经因素可能是已患症状的原因。

"过度使用"这个词与体育密切相关。体育是当今最受欢迎的活动之一。除了有利人际关系之外,运动是身心健康的源泉。它既有趣又轻松,它鼓励一种纪律、默契、团队精神和卓越的意志。因此,我们应该鼓励它并支持那些实践它的人。但是运动可能是病变的原因,骨科医生不仅要诊断和治愈它们,还要在患者的教育中发挥积极作用,防止它们发生。这种预防意味着要通过教导健康的习惯(例如,训练本体感受)来检测人们与风险情况,并且积极参与体育运动员的教育。可以说运动损伤不是偶然的,因为其中许多可以预防。如果医生、物理治疗师、体能训练师和行政部门在这种预防方面不合作的话,那么就不应鼓励进行运动。

考虑到每种运动中的过度使用、训练错误以及特定的活动模式可能是症状出现的重要因素,因此很容易理解,对患者进行再教育对于治疗的成功和预防复发是必要的。为实现这一目标,有必要分析训练步法并通过视频来分析患者如何进行这项运动。从长远来看,任何忽视再教育(大脑"软件"培训,改变期望和生活方式)的治疗方案都将失败。除此之外,外科医生、患者和他的家人应该判断患者自己是否方便以相同的水平继续进行症状发作之前的运动。在建议患者恢复运动时,必须要切合实际。我们必须记住,并非每个人都适合练习,例如,在下肢对齐方面表现出重要生物力学改变的人。

参考文献

［1］ Ahmad CS, Kwak SD, Ateshian GA, et al. Effects of patellar tendon adhesion to the anterior tibia on knee mechanics. *Am J Sports Med*. 1998; 26: 715-724.

［2］ Amis AA, Farahmand F. Biomechanics of the knee extensor mechanism. *Knee*. 1996; 3: 73-81.

［3］ Bellemans J. Biomechanics of anterior knee pain. *Knee*. 2003; 10: 123-126.

［4］ Bellemans J, Cauwenberghs F, Witvrouw E, et al. Anteromedial tibial tubercle transfer in patients with chronic anterior knee pain and subluxation-type patellar malalignment. *Am J Sports Med*. 1997; 25: 375-381.

［5］ Bennett JG, Stauber WT. Evaluation and treatment of anterior knee pain using eccentric exercise. *Med Sci Sports Exerc*. 1986; 18: 526-530.

［6］ Besier ThF, Draper ChE, Gold GE, et al. Patellofemoral joint contact area increases with knee flexion and weight-bearing. *J Orthop Res*. 2005; 23: 345-350.

［7］ Bizzini M, Biedert R, Maffiuletti N, et al. Biomechanical issues in patellofemoral joint rehabilitation. *Orthopade*. 2008; 37(864): 866-871.

［8］ Blackburne JS, Peel TE. A new method of measuring patel-lar height. *J Bone Joint Surg*. 1977; 59-B: 241-242.

［9］ Brechter JH, Powers CM. Patellofemoral stress during walking in persons with and without patellofemoral pain. *Med Sci Sports Exerc*. 2002; 34: 1582-1593.

［10］ Brill D. Sports nuclear medicine. Bone imaging lower extremity pain athletes. *Clin Nucl Med*. 1984; 8: 101-116.

［11］ Brizuela G, Ferrandis R, Llana S. Aspectos

epidemiológicos del calzado para baloncesto. *Arch Med Deporte.* 1996; 13: 391–396.

[12] Brizuela G, Llana S, Ferrandis R. Aspectos epidemiológicos del balonmano y su relación con el calzado. *Arch Med Deporte.* 1996; 13: 267–274.

[13] Carter C, Sweetnam R. Familial joint laxity and recurrent dislocation of the patella. *J Bone Joint Surg.* 1958; 40–B: 664–667.

[14] Chambers MRC. Running on leg length discrepancy. *Athletes World.* 1983; 6: 55–58.

[15] Dayakidisa MK, Boudolos K. Ground reaction force data in functional ankle instability during two cutting movements. *Clin Biomech.* 2006; 21: 405–411.

[16] Dejour H, Walch G, Nove-Josserand L, et al. Factors of patellar instability: an anatomic radiographic study. *Knee Surg Sports Traumatol Arthrosc.* 1994; 2: 19–26.

[17] Eifert-Mangine M, Bilbo JT. Conservative management of patellofemoral chondrosis. In: Mangine RE, ed. *Clinics in Physical Therapy. Physical Therapy of the Knee.* 2nd ed. New York: Churchill Livingstone; 1995: 113–142.

[18] Eisenhart-Rothe R, Siebert M, Bringmann C, et al. A new in vivo technique for determination of 3D kinematics and contact areas of the patello-femoral and tibio-femoral joint. *J Biomech.* 2004; 37: 927–934.

[19] Ficat P, Hungerford D. *Disorders of the Patellofemoral Joint.* Baltimore: Williams & Wilkins; 1977.

[20] Fithian DC, Mishra DK, Balen PF, et al. Instrumented measurement of patellar mobility. *Am J Sports Med.* 1995; 23: 607–615.

[21] Floyd A, Phillips P, Khan MR, et al. Recurrent dislocation of the patella. Histochemical and electromyographic evidence of primary muscular pathology. *J Bone Joint Surg.* 1987; 69–B: 790–793.

[22] Fu FH, Seel MJ, Berger RA. Patellofemoral biomechanics. In: Fox JM, Del Pizzo W, eds. *The Patellofemoral Joint.* New York: McGraw-Hill Inc; 1993: 49–62.

[23] Fulkerson JP, Hungerford DS. *Disorders of the Patellofemoral Joint.* Baltimore: Williams & Wilkins; 1990.

[24] Fulkerson JP, Shea KP. Current concepts review: disorders of patellofemoral alignment. *J Bone Joint Surg.* 1990; 72–A: 1424–1429.

[25] Gross TS, Nelson RC. The shock attenuation role of the ankle during landing from a vertical jump. *Med Sci Sports Exerc.* 1988; 20: 506–514.

[26] Gruber MA. The conservative treatment of chondromalacia patellae. *Orthop Clin North Am.* 1979; 10: 105–115.

[27] Guzzanti V, Gigante A, Di Lazzaro A, et al. Patellofemoral malalignment in adolescents. Computerized tomographic assessment with or without quadriceps contraction. *Am J Sports Med.* 1994; 22: 55–60.

[28] Heino Brechter JG, Powers ChM. Patellofemoral joint stress during stair ascent and descent: a comparison of persons with and without patellofemoral pain. *Gait Posture.* 2002; 16: 115–123.

[29] Hungerford DS, Barry BS. Biomechanics of the patellofemoral joint. *Clin Orthop.* 1979; 144: 9–15.

[30] Insall J. "Chondromalacia patellae" : patellar malalignment syndrome. *Orthop Clin North Am.* 1979; 10: 117–127.

[31] Insall J. *Surgery of the Knee.* New York: Churchill Livingstone; 1993.

[32] Insall J, Aglietti P, Tria A. Patellar pain and incongruence. *Clin Orthop.* 1983; 176: 225–232.

[33] Insall J, Bullough PG, Burnstein AH. Proximal "tube" realignment of the patella for chondromalacia patellae. *Clin Orthop.* 1979; 144: 63–69.

[34] Insall J, Goldberg V, Salvati E. Recurrent dislocation and the high-riding patella. *Clin Orthop.* 1972; 88: 67–69.

[35] Johnson LL. *Arthroscopic Surgery. Principles & Practice.* St Louis: The C. V. Mosby Company; 1986.

[36] Johnson DP, Wakeley ChJ, Watt I. Magnetic resonance imaging of patellar tendonitis. *J Bone Joint Surg.* 1996; 78–B: 452–457.

[37] Kartus J, Magnusson L, Stener S, et al. Complications following arthroscopic anterior cruciate ligament reconstruction. A 2–5-year follow-up of 604 patients with special emphasis on anterior knee pain. *Knee Surg Sports Traumatol Arthrosc.* 1999; 7: 2–8.

［38］ Kijowski R, Plagens D, Shaeh SJ, et al. The effects of rotational deformities of the femur on contact pressure and contact area in the patellofemoral joint and on strain in the medial patellofemoral ligament. Presented at the Annual Meeting of the International Patellofemoral Study Group, Napa Valley, San Francisco, CA, September 1999.

［39］ Lieb FJ, Perry J. Quadriceps function: an EMG study under isometric conditions. *J Bone Joint Surg*. 1971; 53-A: 749-758.

［40］ Llana S, Brizuela G. Estudio biomecánico de los impactos en los saltos. *Biomecánica*. 1996; 5: 103-107.

［41］ Luyckx T, Didden K, Vandenneucker H, et al. Is there a bio-mechanical explanation for anterior knee pain in patients with patella alta? Influence of patellar height on patellofemoral contact force, contact area and contact pressure. *J Bone Joint Surg*. 2009; 91-B: 344-350.

［42］ Mäenpää H, Lehto MUK. Patellar dislocation has predisposing factors. A roentgenographic study on lateral and tangential views in patients and healthy controls. *Knee Surg Sports Traumatol Arthrosc*. 1996; 4: 212-216.

［43］ Mannello DM. Leg length inequality. *J Manipulative Physiol Ther*. 1992; 15: 576-590.

［44］ Mason JJ, Leszko F, Johnson T, et al. Patellofemoral joint forces. *J Biomech*. 2008; 41: 2337-2348.

［45］ Maunder T. Conservative treatment of patellofemoral joint problems. *Knee*. 1996; 3: 104.

［46］ McClay Y, Robinson J, Andriacchi T, et al. A profile of ground reaction forces in professional basketball. *J Appl Biomech*. 1994; 10: 222-236.

［47］ McClay Y, Robinson J, Andriacchi T, et al. A kinematic profile of skills in professional basketball players. *J Appl Biomech*. 1994; 10: 205-221.

［48］ McGinty G, Irrgang JJ, Pezzullo D. Biomechanical considerations for rehabilitation of the knee. *Clin Biomech*. 2000; 15: 160-166.

［49］ McNair PJ, Prapavessis H. Normative data of vertical ground reaction forces during landing from a jump. *J Sci Med Sport*. 1999; 2: 86-88.

［50］ O'Neill DB. Open lateral retinacular lengthening compared with arthroscopic release. A prospective, randomized outcome study. *J Bone Joint Surg*. 1997; 79-A: 1759-1769.

［51］ Pickett JC, Radin EL. *Chondromalacia of the Patella*. Baltimore: Williams & Wilkins; 1983.

［52］ Pitner MA. Pathophysiology of overuse injuries in the hand and wrist. *Hand Clin*. 1990; 6: 355-364.

［53］ Post WR. Clinical evaluation of patients with patellofemoral disorders. *Arthroscopy*. 1999; 15: 841-851.

［54］ Reilly DT, Martens M. Experimental analysis of quadriceps muscle force and patellofemoral joint reaction force for various activities. *Acta Orthop Scand*. 1972; 43: 126.

［55］ Robinson JR, Frederick EC, Cooper LB. Systematic ankle stabilization and the effect on performance. *Med Sci Sports Exerc*. 1986; 18: 625-628.

［56］ Rodeo SA. Knee pain in competitive swimming. *Clin Sports Med*. 1999; 18: 379-387.

［57］ Sanchis-Alfonso V. *Cirugía de la Rodilla. Conceptos actuales y controversias*. Madrid: Médica Panamericana; 1995.

［58］ Sanchis-Alfonso V, Gastaldi-Orquin E, Martinez-SanJuan V. Usefulness of computed tomography in evaluating the patellofemoral joint before and after Insall's realignment. Correlation with short-term clinical results. *Am J Knee Surg*. 1994; 7: 65-72.

［59］ Sanchis-Alfonso V, Roselló-Sastre E, Martinez-SanJuan V. Pathogenesis of anterior knee pain syndrome and functional patellofemoral instability in the active young. A. *Am J Knee Surg*. 1999; 12: 29-40.

［60］ Sanchis-Alfonso V, Subías-López A, Monteagudo-Castro C, et al. Healing of patellar tendon donor defect created after patellar tendon autograft harversting. A long-term histological evaluation in the lamb model. *Knee Surg Sports Traumatol Arthrosc*. 1999; 7(6): 340-348.

［61］ Scuderi G, Cuomo F, Scott WN. Lateral release and proximal realignment for patellar subluxation and dislocation. *J Bone*

Joint Surg. 1988; 70−A: 856−861.

[62] Shelbourne KD, Trumper RV. Preventing anterior knee pain after anterior cruciate ligament reconstruction. *Am J Sports Med.* 1997; 25: 41−47.

[63] Stanitski CL. Articular hypermobility and chondral injury in patients with acute patellar dislocation. *Am J Sports Med.* 1995; 23: 146−150.

[64] Steinkamp LA, Dillingham MF, Markel MD, et al. Biomechanical considerations in patellofemoral joint reha-bilitation. *Am J Sports Med.* 1993; 21: 438−444.

[65] Teitge RA. Treatment of complications of patellofemoral joint surgery. *Oper Tech Sports Medicine.* 1994; 2(4): 317−334.

[66] Trillat A, Dejour H, Couette A. Diagnostic et traitement des subluxations récidivantes de la rotule. *Rev Chir Orthop.* 1964; 50: 813−824.

[67] Van Kampen A, Huiskes R. The three dimensional tracking pattern of the human patella. *J Ortho Res.* 1990; 8: 372−382.

[68] Vilarrubias JM. *Patología del Aparato Extensor de la Rodilla.* Barcelona: Editorial JIMS; 1986.

[69] Wallace LA, Sullivan MF. Foot alignment and knee pathology. In: Mangine RE, ed. *Clinics in Physical Therapy. Physical Therapy of the Knee.* 2nd ed. New York: Churchill Livingstone; 1995: 87−110.

[70] Walsh WM. Patellofemoral joint. In: DeLee Drez, ed. *Orthopaedic Sports Medicine. Principles and Practice.* Philadelphia: W. B. Saunders Company; 1994: 1163−1248.

[71] Ward SR, Powers CM. The influence of patella alta on patel-lofemoral joint stress during normal and fast walking. *Clin Biomech.* 2004; 19: 1040−1047.

[72] Waryasz GR, McDermott AY. Patellofemoral pain syndrome (PFPS): a systematic review of anatomy and potential risk factors. *Dyn Med.* 2008; 7: 9.

[73] Weiker GT, Black KP. The anterior femoral osteotomy for patellofemoral instability. *Am J Knee Surg.* 1997; 10: 221−227.

[74] Wirhed R. *Habilidad atlética y Anatomía del Movimiento.* Barcelona: Edika-Med; 1989.

髌骨脱位解剖学

纳吉布·汗,唐纳德·C.菲西安,艾琪·野村

7.1 引言

髌骨脱位可导致疼痛和复发不稳定等后遗症,特别是在年轻运动员中比较多见[9,29,33,59,80,87,102]。鉴于其重要性,人们已经阐述了100多种不同的方法用于初次脱位后复发性髌骨不稳的治疗或预防[63,83]。手术治疗却尚未取得一致成功[8,12,27,32,38,57,69,75,86,104,136]。大量的外科手术方法表明:最合适的治疗方法仍不确定。关于多种结果的很多报告[19,24,27,31,32,38,48,77,83,97,132]或者手术治疗的失败[8,104]都表明:这种不确定性是合理的。

虽然关于髌股关节不稳和膝前疼痛的文献有很多,但是在髌骨脱位期间发生损伤的结构以及这些结构在支配膝关节髌骨运动中所起的作用却一直很少受到人们的关注。自20世纪90年代初以来,一些研究人员关注膝关节伸肌机制的各个组成部分。这些部分限制了髌骨外侧运动[2,21,30,42,44,45,58,60]。手术病理学的体内研究[1,10,52,72,105,116,126,134]和磁共振(MR)成像研究[72,91,105,116,126]报道了原发性脱位的病理解剖学以及特别关注的结构内的损伤;他们认为这些结构在控制髌骨外侧移位中发挥一定的作用。这些研究方向的重要性在于它们将注意力集中在:① 最初发生脱位时的病理解剖学;② 限制正常膝关节向髌骨外侧移位的伸肌机制的特定组成部分。这体现了针对髌骨不稳临床问题上的新方法。同时,这为新的治疗方法提供了希望,并且这也可以提高我们对该难题的理解和治疗效果。本章的目的是在浏览大量髌骨脱位文献的背景下,将这一研究体系的结果和意义纳入实际观点中。

7.2 解剖学

首先在1979年,由沃伦(Warren)和马歇尔(Marshall)[138]描述髌股关节内侧韧带(medial patellofemoral ligament, MPFL)。一些作者报告说MPFL存在于所有膝盖中[46,58,107,133],而康兰(Conlan)等[30]和阿拉冈(Aragao)等人[6]发现MPFL在所有膝盖中占88%。沃伦和马歇尔[138],卡普兰(Kaplan)[70],赖德尔(Reider)[113],特里(Terry)[131],戴维斯(Davis)和菲西安(Fithian)[37],和鲍德温(Baldwin)详细描述了膝关节内侧和前侧的解剖结构[11]。

沃伦和马歇尔描绘了3层组织平

面的排列。第1层包括浅表内侧韧带（superficial medial retinaculum，SMR），其从前内侧胫骨延伸并向近端延伸与远端髌骨上的浅表内侧韧带的纤维融合。髌骨内侧韧带（medial patellotibial ligament，MPTL）是一种倾斜导向的纤维带，从前内侧胫骨开始并与韧带的纤维融合，插入髌骨的内侧边缘[30,42,131]。沃伦和马歇尔认为MPFL以及浅层内侧副韧带（medial collateral ligament，MCL）是第2层的一部分[138]。在内侧膝关节内，内收肌结节位于内侧上髁的上方和后方。MCL主要起源于内侧上髁，而内收肌结节是内收肌的附着点。

解剖学的研究，报告了MPFL的起源不同，包括股骨内侧上髁[10,58,70,113,138]股骨内侧上髁上侧[46]，股骨内侧上髁上后侧[106,107]和内收肌结节[30,131]，共同插入髌骨上内侧的2/3。当MPFL向前延伸时，其纤维与股内侧肌腱的下表面融合，如图7-1所示[106,113]。总而言之，"MPFL从内侧股骨上髁和内收肌结节传递到髌骨的前2/3处，与VMO的下表面

向前融合。"[138]

鲍德温[11]解剖了50个膝盖并报告了MPFL的两个起点：① 内侧上髁和内收肌结节之间凹槽中的10.6 mm横向起点，② 来自浅表MCL的前缘近端30 mm的倾斜起点。这些起点结合起来连接VMO，并在28.2±5.6 mm的跨度上插入邻近关节软骨的髌骨腹侧边缘。阿拉冈等人[6]在17个相似的膝关节解剖学研究中报道，MPFL髌骨插入的宽度范围为16～38.8 mm，平均为27.9 mm。

在解剖尸体的研究报告中MPFL的大小和稳健性差异很大。在某些标本中赖德尔甚至无法识别MPFL[113]。康兰发现它是可变的；其中33个新鲜冰冻尸体膝盖中，有29个是特有结构[30]。在经过髌骨活动性测试的25个膝盖中，有2个膝关节韧带是不易触及的。这2个膝关节表现出大于平均水平的活动能力。在对9个新鲜冷冻尸体的研究中，德西奥等人报告了：尽管它的大小是可变的，但是MPFL在所有标本中都是可以鉴定的[42]。在同一组新鲜冷冻尸体膝关节

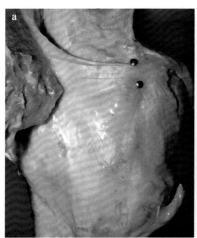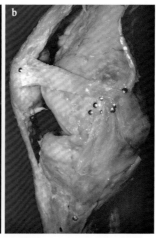

图7-1 MPFL的宏观观察。当反映VMO时，可以看到（a）MPFL。（b）在VMO切除后，可以看到MPFL的全部过程。2个针脚放置在股骨附着处（来自Nomura et al.[106]）

的第二项研究中报告了，MPFL也存在于所有标本中[21]。豪塔马（Hautamaa）等[58]报道了一条可触及的沿远侧股内侧肌（rastus medialis obliquus, VMO）的下表面延伸的韧带，并附着于股骨内侧上髁和髌骨的近端2/3处[58]。这些纤维就是MPFL。它应与VMO的肌腱区别开来，因为它行进在股骨上髁和髌骨之间，而没有插入肌纤维中。（Amis）等报告了MPFL的抗拉强度为208N，标准偏差为90N[98]。

野村（Nomura）[106]在30个膝盖中，观察到2个：MPFL不是直接插入髌骨的内侧边缘，而是直接插入到股四头肌肌腱内侧面邻近的髌骨。野村在其长度上详细报告了MPFL的尺寸，并描述了MPFL与VMO肌腱的关系[106]（图7-2）。图7-3显示了从股骨角度看MPFL与VMO的关系，因为他们各自的插入点接近。

MPFL是等长的还是不等长的尚未确定。野村等人发现MPFL在膝关节屈曲15°～30°处略微松弛并处在其他角度时会绷紧，这表明自然结构不是等长的[107]。相比之下，斯廷森（Steensen）等人的一项尸体研究中显示[129]①MPFL在0°～90°的膝关节屈曲期间接近等长，表明长度平均变化为1.1 mm，以及②MPFL的最等长部分来自下方髌骨，并附着于股骨上。

第3层包括髌骨内侧韧带（medial patellomeniscal ligament, MPML），它是沿髌下脂肪垫内侧边界聚集的纤维[42]位于髌骨下1/3，髌下髌韧带止点远端。

许多研究中描述了髌骨和周围结构的神经分布。内侧膝盖有3个固定的神

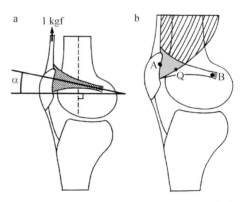

图7-2　（a）MPFL的轴线从垂直于股骨轴线绘制的线向近侧偏离。（b）VMO肌腱在从Q到A的区域中与MPFL融合（来自Nomura et al.[106]）

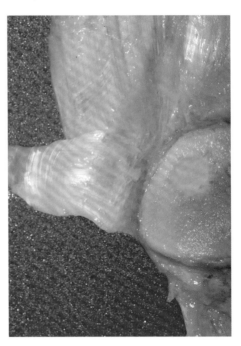

图7-3　从股骨角度看MPFL和VMO（来自Nomura et al.[106]）

经[62]。内侧股皮神经的终止通常在表面上行进到缝匠肌，但也可以在Hunters通道中行进穿孔或持续深入缝匠肌。它在内收肌结节远端1 cm处，将髌骨一分为二，并继续到膝关节的外侧。隐神经的髌下分支

在股骨内侧髁后约3 cm处行走并终止于胫骨结节附近。在向MCL发出分支后，股内侧肌的神经末端分支行进到关节内。

7.3 髌骨外侧运动的正常限度

如图7-4所示，主要影响髌骨被动中侧运动极限的膝关节伸肌装置的两个部分是：① 由于髌骨与股骨滑车之间的一致性，而产生的骨性约束[93,140]；② 软组织系绳。关节支撑和软组织张力的组合决定了髌骨被动移位的极限。

在膝关节屈曲30°～100°时艾哈迈德（Ahmed）[2]研究了髌股关节的复杂结构，报道了由髌骨外侧接触面结构的相互作用所提供的被动限制，从而控制了髌骨内侧平移。特别是，髌骨内侧—外侧平移由滑车的结构控制，而髌骨外形也在控制髌骨旋转（"倾斜"和"旋转"）中起重要作用。希加德（Heegard）[60]观察到，在正常尸体膝关节中的大部分运动范围内，股骨沟内的限制优于软组织的稳定作用。然而，在完全伸展时，当髌骨和股骨之间几乎或完全没有接触时，韧带的影响比滑车的影响大[60]。图7-5显示了各种屈曲角度下的髌股关系。在完整膝关节运动学与解剖膝关节运动学之间的差异表明髌骨运动受到附近延伸的横向软组织结构和进一步屈曲期间的髌股关节几何形状的约束（限制）[60]。

在正常人尸体标本中，在一定范围内的膝关节屈曲角度和伸肌负荷中，法拉赫曼（Farahmand）等人[44]测量了髌骨外侧力—位移特性。他们报道，5 mm的髌骨外侧移位需要恒定的移位力（即髌骨具有恒定的横向稳定性）能让膝关节屈曲达60°，在膝关节屈曲90°时的移位力显著增加。在一项相关研究中，法拉赫曼等人[45]测量了整个髌股关节接触范围内的滑车深度和龈沟角度，并报告滑车沟并未随着膝关节屈曲而加深。这些研究表明：对于正常人膝盖中髌骨内侧运动的极限，滑车形状在膝关节屈曲的早期阶段起主导作用，并且模拟肌肉

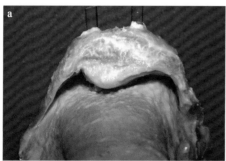
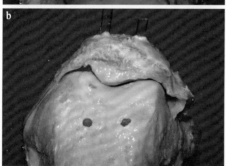
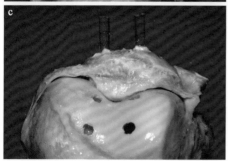

图7-4 （a）0°、（b）60°和（c）120°屈曲时髌股关节的轴向视图，对股四头肌施加1 kg负荷（来自Nomura et al.[107]）

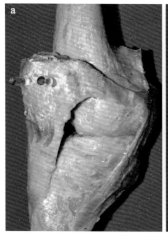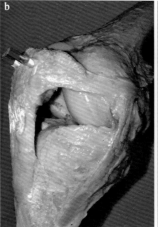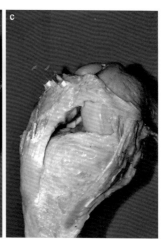

图7-5 （a）0°、（b）60°和（c）120°屈曲时髌股关节的前外侧视图，对股四头肌施加1 kg的负荷（来自 Nomura et al.[106]）

力量并没有大大增强被动稳定器所提供的约束[44]。

有人曾在正常的尸体膝关节中使用顺序切割方法研究了特定内侧韧带结构对抑制髌骨外侧移位的作用[30,42,58,107]。可能与髌骨外侧不稳定有关的韧带结构包括：①髌骨浅层内侧韧带（MPR）[113]，②髌胫内侧韧带（MPTL）[131]，③髌骨内侧韧带（MPML）[30,42,58]，和④MPFL[21,30,42,58,107,113]。这些研究一致表明，MPFL是对髌骨外侧移位的主要约束韧带。

在限制髌骨外侧移位方面，野村[107]使用10个新鲜冷冻人膝关节标本并研究了MPFL和浅表内侧韧带的解剖学结构和作用。在施加10N横向力并且膝关节屈曲在20°～120°期间，测量外侧移位比。MPFL的切片大大增加了膝关节屈曲范围内的外侧位移，并且MPFL重建使髌骨移位恢复到正常范围内[107]。

在尸体内侧韧带组织的选择性切割研究中，MPFL一直被证明是可以提供

限制髌骨外侧移位的主要约束力。康兰报道MPFL对髌骨外侧移位提供了53%的限制力[30]。在德西奥（Desio）的研究中，MPFL对尸体膝关节髌骨外侧移位的限制力平均提供了60±13%（范围41%～80%）[42]。有趣的是，德西奥等人报道了单独的横向释放实际上减少了对外侧位移的抑制[42]。豪塔马等观察到：MPFL的单独部分与完整膝关节相比增加了50%的髌骨外侧移位[58]。单独修复MPFL可将外侧移位恢复到正常值以内。如典型的"内侧紧缩"手术[58,107]，修复更多的浅表性韧带组织，既没有必要也不足以恢复稳定性[58,107]。

尽管股内侧肌（vastus medialis obliquus，VMO）[63,81,118]通过主动收缩或被动肌肉阻力来定向的限制髌骨外侧运动，但肌肉力量对髌骨运动限制的影响尚未明确。关于限制髌骨外侧移位，如图7-6所示，VMO的方向在膝关节屈曲时变化很大。当膝盖处于深屈曲时，髌骨的滑

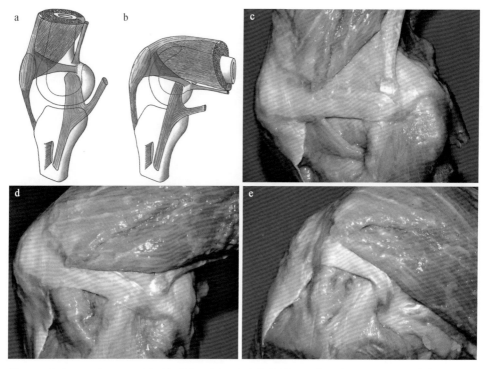

图7-6　(a)VMO和MPFL之间关系的示意图。(b)股内侧肌覆盖远端1/3的MPFL(来自Nomura et al.[106])。当膝盖弯曲时,其相对于MPFL纤维的拉角发生显著变化。(c)0°、(d)60°、(e)120°(来自Nomura et al.[107])

车限制完全独立于软组织影响时,VMO的拉力线能最有效地抵抗髌骨外向运动[2,46,60]。在法拉赫曼的研究中,在从15°～75°任何屈曲角度下髌骨外侧力—位移行为不受模拟肌力变化的影响[44]。

当膝关节处于屈曲位置时,除了主要来自骨骼几何形状髌骨关节的稳定性[60],在膝关节30°屈曲时,向股四头肌肌腱的中心滑动施加小至5 lb(1 lb≈4.54 kg)的负重,可以使髌骨对内侧侧向的5磅力产生明显的反应。[58]。与其他关节一样,关节压力的大小和方向会影响髌股动力学,尤其是在主动肌肉收缩期间。鲍尔斯(Powers)等人[112]已

经显示了:肌肉力的解剖模型影响髌股关节接触压力。肌肉活动可以通过增加关节反作用力或通过在髌股关节内产生净内侧化或外侧化力的向量来影响髌骨运动。因此,肌肉活动要么是倾向于减少肌肉力量,要么是相对于滑车移位髌骨,并且对髌骨运动学产生不一致的影响[88]。如果股四头肌活动少了髌骨的参与,那么它可以防止内侧或外侧移位并防止脱位;如果股四头肌活动使髌骨从滑车移位,被动限制内侧(韧带)和外侧滑车支撑不包含髌骨,那么它可导致脱位。

即使要求肌肉对齐以使髌骨在滑车

中居中,那么也必须激活它们才能这样做。尽管股内侧肌(VMO)的被动肌张力可能限制髌骨外侧移位,但这种可能性尚未得到研究。肌肉被设计用于与肢体控制和运动相关的工作。用它们来代替被动稳定器是低效的。肌肉活动需要力并且导致关节收缩以代偿韧带松弛。高关节反应力的产生可能是复发性髌骨脱位重新定位手术后发生关节病的部分原因[8,32]。为了增加被动刚性而推进VMO会产生不可预测的影响,因为VMO肌纤维对静息长度增加的长期反应尚不清楚。

总之,肌肉收缩可能对关节活动产生不确定和不可预测的影响;它可以引起或防止关节异常的运动,这取决于相对韧带缺乏所产生的肌肉力的大小和方向[13,36]。由于肌肉力量可以通过增加关节接触力和减少剪切顺应性来减少关节运动的限度,因此在检查关节是否因肌肉松弛而不稳定时必须小心[34,35,122]。或者,在关节内病理性松弛的方向施加能让关节移位的肌肉力量将导致半脱位[36]。伸肌机制的对齐决定了股四头肌收缩是倾向于减少滑车中髌骨移位还是将其从中移出。然而,正常的髌骨不会脱位,因为被动限制并且阻止其从滑车移位[49,58,130]。除非被动稳定器受损,否则没有证据表明任何数量的不对齐都会导致错位。另一方面,使用诺伊斯的定义[110],即使肌肉重新排列可以消除外侧力,但过度使用的髌骨也是不稳定。根据髌骨不稳的定义过度的被动松弛,是髌股关节不稳定的基本要素,伸肌对齐和肌肉力量的作用尚不清楚。

7.4 急性髌骨脱位者的解剖学特征:"风险髌骨"

长期以来,人们认识到髌骨不稳定的特征似乎是解剖学上的[4,18,139]。一些特征可以单独或组合地减少髌骨在滑车槽内的"容纳",从而使髌骨易于脱位。因此,具有一种或多种这些异常特征的膝盖可以表现为具有脱位的"风险髌骨"。事实上,海伍德(Heywood)[61]指出,这种膝盖的机制很少是创伤性的。尽管拉森(Larsen)[76]报告他们的研究人群中发育不良的特征使他们无法证明大多数异常与复发性脱位风险之间的特定关联,但是卡什(Cash)[25]和其他人[59,84]已经注意到所谓的"发育不良特征"与髌骨原发性脱位后再次移位的风险之间存在关联。

髌骨脱位者的典型"形态类型"[78]已广泛表现为具有韧带松弛和各类发育异常[84,115]的青春期女性[50,82],包括高位髌骨[76,115],滑车发育不良[40],以及骨旋转与角度错位[65,100,132]。与正常膝关节相比,在给定的任何屈曲角度下,滑车发育不良和高位髌骨减少股骨滑车内髌骨的"容纳",并且通过减少后侧滑车支柱的相对高度,这会直接导致髌骨复发脱位。

阿尔比于1915年首次提出股骨沟发育不良,布拉斯特伦于1964年对股骨沟的轴位观点进行了报道。由于髌骨不能安全稳定地包含在滑车内,股骨沟发育不良被广泛认为是最严重的解剖学异常,可导致患者外侧髌骨脱位[20,67,73,76,101,119]。

这种情况使得剩余的髌骨稳定器结构处于不利地位并增加了它们对脱位的易发性，这会产生半脱位或脱位。通过测量大于145°的股骨沟角度，在X线片上可以识别滑车发育不良[89]。

当从平片上严格的对外侧投影进行观察时，德茹尔（Dejour）[40]将"交叉标志"定义为股骨沟最深部分与股骨外侧滑车面最突出部分的交叉点。这一发现对髌骨不稳的存在具有很高的诊断价值。隆起表示相对于股骨前皮质的滑车终点线的悬垂，其在凹槽和前股骨皮质的交界处呈喙或凸起的形状。

德茹尔等人[39]用膝关节的X线片和计算机断层扫描（CT）对"客观"髌骨不稳、对侧无症状膝关节和对照膝关节进行了对比。有症状的髌骨不稳的膝关节有4个"相关"因素：① 滑车发育不良（85%），以交叉征（96%）定义，并以滑车肿块定量表达，其病理超过3 mm或更多（66%），以及滑车深度病理在4 mm或以下；② "股四头肌发育不良"（83%），他们认为CT扫描时髌骨倾斜度超过20°时存在；③ 高位髌骨（Caton-Deschamps）指数大于或等于1.2（24%）；④ 当胫骨结节—滑车沟（TT-TG）距离大于或等于20 mm（56%）时，它们被定义为病理性。这些因素仅出现在3%～6.5%的对照膝关节中。与之前和之后的许多其他作者一样，他们从这些数据得出结论，髌骨不稳的病因是多因素的。

高位髌骨也与髌骨脱位密切相关[9,15,16,26,54,66,71,74,76,79,108,115,124,139]，并且是导致髌骨脱位而没有滑车发育不良的唯一因素。在痉挛性神经肌肉疾病（如脑瘫）中可见高位髌骨，但在大多数髌骨不稳的情况下是特发性的[26]。格南（Geenen）等人报道了在高位髌骨患者中产生脱位需要很小的创伤[53]。他认为高位髌骨是髌骨脱位的唯一重要因素，因为高位髌骨不能及时接合滑车以控制由负重活动产生的旋转力和侧向力[53]。沃德（Ward）等人比较了正常MRI的髌股关节对齐与高位髌骨膝关节的情况，发现高位髌骨受试者的髌骨外侧位移增加20%，在伸直时髌骨外侧倾斜增加39%。而且，高位髌骨受试者的髌股关节面积从0°到60°减少了19%[137]。

维德（Hvid）[64]和涅托斯瓦拉（Nietosvaara）[101]已经证明，由于骨骼发育过程中髌骨股骨力学的改变，所以高位髌骨可能导致滑车发育不良。如图7-7所示的髌骨，无论它对滑车发育的影响如何，但对于很大一部分轻度膝关节屈曲来说，这可以看作是平于股骨干的凸起。在这样的膝关节中，内侧软组织均未在确定髌骨外侧移位的界限方面几乎是唯一的。并且肯定存在突然或逐渐失败的风险。

由于髌骨是籽骨，其位置和旋转广泛用于显示周围软组织的情况。伸肌机制失调是静态X线片描述的髌骨位置或旋转异常，但定义不明确，常在髌骨不稳定情况下报告。已经使用轴向视图[43,46,90,93,96,120,121,125,139]和侧视图对其进行了研究[88,95,100,109]。虽然必须承认髌骨力学不仅仅是骨骼结构，但是在这些研究中所测量的不均一性以及提供的关于病理解剖学的具体证据或明确指示是值得怀疑的。已经表明，软

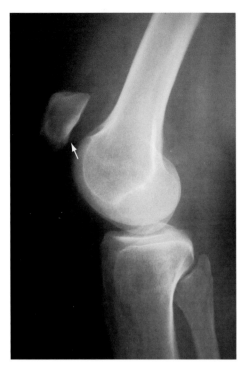

图7-7 髌骨外侧脱位复位后的侧位X线片。请注意,即使在所示的中等屈曲度下,髌骨的下极(如箭头所示)几乎没有进入滑车槽

骨下骨不能准确地反映关节表面的形貌[101, 103, 128]。鉴于X线片的局限性,它们很可能同样不能确定髌骨周围韧带和肌肉的状况。髌骨倾斜和外侧半脱位是两种最常见的异常,这是由软组织的不平衡引起的[39]。然而,这些影响可以通过肌肉不平衡[15, 39, 41, 63, 65]、内侧松弛[7]、外侧松弛[120],髌骨外侧软骨的退行性磨损[47, 120],或者其组合而产生。因此,倾斜或外侧半脱位的发现是不明确的,对于软组织的病理解剖只能提供一个模糊的建议。

Q角很少有用,因为它不精确并且随着髌骨移动性而变化。如果髌骨发生侧向半脱位,则Q角测量值非常低。另一方面,股骨和胫骨扭转可在髌骨不稳中发挥作用,在膝关节伸直时,当胫骨向外旋转,髌骨承受的侧力最大。胫骨结节和滑车槽之间的距离(在轴向成像上测量的TT-TG)超过20 mm几乎总是与髌骨不稳相关[39]。

软组织发育不良在髌骨脱位者中比在正常受试者中更常见[14, 55, 68, 109, 115, 127]。在髌骨不稳患者中提及了韧带高度松弛[3, 23, 61, 115, 127]。韧带高度松弛可降低内侧韧带的系带来限制髌骨外侧移位的能力。如果负责防止髌骨外侧移位的韧带发生高度松弛,那么软组织发育不良可直接导致髌骨脱位[61, 127]。肌肉无力或不平衡与髌骨不稳有关[50, 63, 92,],但不知道这种微弱关系是不是因果关系。这种微弱关系或者不平行关系是存在的[109]还是弄错了结果[1349, 51, 65, 91, 116]是未知的。原发性肌肉发育不良直接导致髌骨脱位尚未最终明确,但肌肉不稳可导致膝关节脱位,该膝关节中的被动髌骨约束已经是不足的了。

据报道,髌骨脱位的家族史增加了手术不稳定的风险[86]。据报道,至少有一些导致髌骨不稳的解剖因素是遗传性的[14, 94, 114]。

7.5 髌骨脱位的病理解剖学

急性髌骨外侧脱位可能导致特定的内侧韧带损伤[13, 17, 46, 116, 126]并且应将损伤部位和范围记录为全面检查的一部分[13]。许多作者使用内侧韧带压痛和血性积液来证明髌骨脱位已经发生[13, 29, 52, 59, 76, 85, 102, 134]。在接受急性原发性髌骨脱位手术的55例患者的回顾性研究中，瓦尼奥帕（Vanionpää）等人报道了：内侧韧带在54例中破裂1例中拉长[134]。

　　为了记录韧带损伤，使用磁共振成像可以提高非侵入性方法的准确性[21,72,91,105,116,126]。评估MR成像诊断准确性以确定完全韧带损伤的比较研究显示：术前MR影像与手术探查结果之间的一致性为95%～100%[21,72,116]。

　　多位作者已经研究了在急性脱位中MPFL损伤的位置，并且有各种各样的发现。奥多诺霍（O'Donoghue）认为大多数病例有髌骨内侧韧带撕开[111]。萨金特（Sargent）认同了这个观点[117]。相比之下，阿维凯宁（Avikainen）等人报道了：接受手术探查治疗急性髌骨脱位的14例患者中，有14例因其股骨附着物导致MPEL撕裂[10]。绍洛伊（Sallay）等人报道了：一项关于磁共振成像和早期手术探查和修复的回顾性研究。研究样本包括在5年内收集的23例患者，这些患者出现急性原发性（首次）髌骨脱位。术前MRI显示87%的病例在内收肌结节处有MPFL撕裂。尽管只有1例患者在该位置看起来完全破裂，但是增强MR发现43%膝关节也存在远端MPFL损伤。关节镜评估在"大多数"病例中尚未发现MPFL损伤，只有3个膝关节病例在内收肌结节附近的内侧沟内出现滑膜下出血。开放式手术切除显示来自94%膝关节内收肌结节发生MPFL撕裂。马兰吉（Marangi）等人报道了一项前瞻性系列研究，56例患者接受MR成像治疗原发性急性髌骨外侧脱位[91]。63%的患者有内侧韧带损伤的证据。在MPFL的髌骨

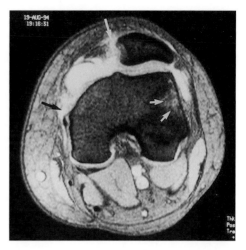

图7-8　髌骨外侧脱位后的轴位MR图像。注意在内侧股骨上髁（黑色箭头）和髌骨内侧边缘（长白色箭头）处MPFL区域（表示完全破裂）的信号完全不连续。也可见外侧髌骨髓水肿（短白色箭头）

插入附近注意到大约一半的韧带完全破裂（27%的受伤膝盖）。9%的人的MPFL在内收肌结节处出现完全破裂。重要的是，通常在MPFL的多个位置注意到韧带损伤（图7-8）。由于这项影像学研究是髌骨脱位正常研究的一部分，因此未进行手术探查，这削弱了结论的可信度，因为直接解剖检查未证实MRI结果。内侧韧带通常会出现多个位置受伤，这发现为MPFL的修复不成功提供了依据[28]。

　　在最近的一项研究中，锡兰帕（Silanpaa）等人报道了：急性脱位者的MRI数据显示，MPFL破裂的66%为股骨，21%为中间组织，13%为髌骨。经过平均7年的随访，15例患者报告髌骨不稳（包括疼痛性半脱位和髌骨再脱位）。在该组中，13例有股骨损伤，1例髌骨损伤，1例中间组织损伤。这项研究的重要结论是：原发性创伤性髌骨脱位的股骨附

着的 MPFL 损伤可预测随后的髌骨不稳。

伯克斯等人报告：使用正常的尸体膝关节模拟髌骨脱位来直接比较 MRI 和大体解剖结果[21]。10 个新鲜冷冻尸体的膝关节经髌骨外侧翻转相当于髌骨宽度的 135%。他们进行了 MRI 成像，然后解剖了内侧结构以确定韧带损伤发生的位置，并将手术结果与 MRI 图像相关联。MPFL 在 10 个膝盖中有 8 个受伤。受伤的位置各不相同，但最常见的受伤部位是 MPFL 的股骨附着处。MPML 在 10 个样本中有 8 个从下内侧髌骨撕脱。MRI 图像显示 10 个膝关节中有 6 个有 MPFL 损伤：2 个在股骨上，3 个在髌骨处，1 个在髌骨和股骨上。作者认为：沿着髌骨内侧边缘的韧带损伤或撕脱性骨折的 MRI 证据表示对 MPML 插入的损伤，而在韧带的股骨附着附近的韧带损伤表示对 MPFL 的损伤。

野村[105] 评估了 64 例患者的 67 个膝关节中的 MPFL 的残迹，有 18 例急性髌骨脱位和 49 例慢性髌骨脱位。急性病例的 MPFL 损伤可分为 2 组：撕脱伤和实质内撕裂。慢性病例分为 3 组：股骨附着松动（9 个膝关节），瘢痕组织形成或瘢痕形成异常（29 个膝关节），无韧带或韧带不连续者（缺失型）（11 膝）。作者得出结论，MPFL 的无力是其研究样本中急性髌骨脱位后复发性髌骨脱位和（或）髌骨不稳的主要因素[105]。

显然，在大多数病例韧带检查中，在原发性脱位后，韧带损伤是明显的，并且损伤通常涉及 MPFL。上述证据强烈表明，韧带松弛是导致首次脱位事件后髌骨不稳的主要原因。在错位期间，MPFL 的损伤可能发生在其长度的多个位置[21,91,116]。出现的问题是韧带是否必须在受伤部位修复才能正常发挥作用。目前，尚未确定 MPFL 的破裂是否在愈合后仅仅导致韧带拉长，如 MCL 损伤[99]；或完全无力的韧带，如 ACL 损伤。由于其与 MCL 的紧密联系且解剖学相似，我们假设 MPFL 将以更长的长度愈合。如果进行急性手术修复，那么未能认清所有可能破坏的位置都可能影响修复的成功率。

最近的两项随机对照试验比较了急性髌骨脱位中 MPFL 的非手术治疗和手术修复。克里斯琴森（Christiansen）等人[28] 随机选择了 80 例原发性髌骨脱位患者，在平均 50 天后，进行支持或手术。所有患者的手术操作是基于锚点的内收肌结节重新附着。手术组和保守组的再次脱位率分别为 17% 和 20%，无显著差异。该研究假设 MPFL 破裂发生在内收肌结节处，并且没有尝试在其手术组中找到 MPFL 破裂的位置。卡马尼奥（Camanho）等人进行了类似的研究[22]，确实明确了急性脱位者中 MPFL 破裂的位置。作者通过 MRI 确定了 8 名急性脱位者损伤的部位 MPFL，并发现无复发，而非手术组的复发率为 50%，平均随访时间为 40.4 个月。在手术组的 17 名患者中，10 名被发现在髌骨处有 MPFL 损伤，7 名在股骨处。这些结果表明，手术修复急性脱位的 MPFL 离散性病变可减少复发。这些结果没有重复性，并且不适用于复发的脱位者。

在大量首次脱位者中记录到了明显的韧带损伤会增加复发性脱位的风险。加思（Garth）[52]，艾哈迈德（Ahmad）[1]，绍洛伊[116],萨金特[117],和瓦尼奥帕[135]对受伤的韧带进行急性修复后均报告了令人满意的结果。克里斯琴森等人[28]最近报道了：在原发性脱位之后，MPFL的单独修复并未降低再次脱位的风险，表面上是由于修复的韧带较弱以至于不能承受髌骨偏侧的任何新创伤。尽管如此，一些相关研究似乎已经表明：没有韧带损伤、损伤较小的创伤结构以及髌骨不稳的家族史预示着再次脱位的风险较高[86,87]。解剖学倾向可能是预测初始脱位后复发的最重要因素。特定结构也可能在受伤时，会在复发性不稳定中起作用。所有因素的相对作用仍有待阐明。

7.6　总结和未来展望

髌骨脱位通常发生在具有可辨别的解剖倾向的膝盖中。然而，最初的脱位本身常可导致负责限制髌骨的内侧韧带的损伤。目前核心问题是：什么样的解剖学特征在确定原发性脱位和复发性不稳定的风险中起主要作用。请注意，这些不是一回事。虽然许多临床研究包含了原发性和复发性的脱位者，但尚不清楚这两个群体是否具有代表性。作者认为，未能区分它们是造成髌股关节不稳定性混乱的部分原因。

目前，其他特别感兴趣领域包括MPFL愈合的生物学和比较原发性及复发性脱位的外科病理学的研究。目前尚不清楚MPFL损伤的位置如何影响其愈合的潜力，并且尚未发表显示脱位后组织随时间而愈合的纵向研究。

最后，需要进行前瞻性临床试验以缩小手术方法的范围，并比较其在特定临床情况下的成功率。本文提出的解剖学概念提供了可用于设计此类研究的原则。

参考文献

[1] Ahmad CS, Stein BE, Matuz D, et al. Immediate surgical repair of the medial patellar stabilizers for acute patellar dislocation. A review of eight cases. *Am J Sports Med*. 2000; 28: 804-810.

[2] Ahmed AM, Duncan NA. Correlation of patellar tracking pattern with trochlear and retropatellar surface topographies. *J Biomech Eng*. 2000; 122: 652-660.

[3] Ahstrom JP. Osteochondral fracture in the knee joint associated with hypermobility and dislocation of the patella. Report of eighteen cases. *J Bone Joint Surg*. 1965; 47-A: 1491-1502.

[4] Albee RH. The bone graft wedge in the treatment of habitual dislocation of the patella. *Med Rec*. 1915; 88: 257-259.

[5] Aparicio G, Abril JC, Albinana J, et al. Patellar height ratios in children: an interobserver study of three methods. *J Pediatr Orthop*. 1999; 8-B: 29-32.

[6] Aragão JA, Reis FP, de Vasconcelos DP, et al. Metric measurements and attachment levels of the medial patellofemoral ligament: an anatomical study in cadavers. *Clinics (Sao Paulo)*. 2008; 63: 541-544.

[7] Arendt E: Personal Communication, 1996.

[8] Arnbjornsson A, Egund N, Rydling O, et al. The natural history of recurrent dislocation of the patella. Long-term results of conservative and operative treatment. *J Bone Joint Surg*. 1992; 74-B: 140-142.

[9] Atkin DM, Fithian DC, Marangi KS, et al. Characteristics of patients with primary acute lateral patellar dislocation and their recovery within the first 6 months of injury. *Am J Sports Med*. 2000; 28: 472-479.

[10] Avikainen VJ, Nikku RK, Seppanen-Lehmonen TK. Adductor magnus tenodesis for patellar dislocation. Technique and preliminary results. *Clin Orthop Relat Res*. 1993; 297: 12-16.

[11] Baldwin JL. The anatomy of the medial

patellofemoral ligament. *Am J Sports Med.* 2009; 37: 2355-2361.

[12] Barbari S, Raugstad TS, Lichtenberg N, et al. The Hauser operation for patellar dislocation. 3-32-year results in 63 knees. *Acta Orthop Scand.* 1990; 61: 32-35.

[13] Bassett FH. Acute dislocation of the patella, osteochondral fractures, and injuries to the extensor mechanism of the knee. In: *American Academy of Orthopedic Surgeons Instructional Course Lecture.* Rosemont: American Academy of Orthopaedic Surgeons; 1976: 40-49.

[14] Beighton PH, Horan FT. Dominant inheritance in familial generalised articular hypermobility. *J Bone Joint Surg.* 1970; 52-B: 145-147.

[15] Bernageau J, Goutallier D, Debeyre J, et al. New exploration technic of the patellofemoral joint. Relaxed axial quadriceps and contracted quadriceps. *Rev Chir Orthop Reparatrice Appar Mot.* 1975; 61(Suppl 2): 286-290.

[16] Blackburne JS, Peel TE. A new method of measuring patellar height. *J Bone Joint Surg.* 1977; 59-B: 241-242.

[17] Boden BP, Pearsall AW, Garrett WE Jr, et al. Patellofemoral instability: evaluation and management. *J Am Acad Orthop Surg.* 1997; 5: 47-57.

[18] Brattstrom H. Shape of the intercondylar groove normally and in recurrent dislocation of patella: a clinical and x-ray anatomical investigation. *Acta Orthop Scand Suppl.* 1964; 68: 134-148.

[19] Brown DE, Alexander AH, Lichtman DM. The Elmslie-Trillat procedure: evaluation in patellar dislocation and subluxation. *Am J Sports Med.* 1984; 12: 104-109.

[20] Buard J, Benoit J, Lortat-Jacob A, et al. The depth of the patellar groove of the femur (author's transl). *Rev Chir Orthop Reparatrice Appar Mot.* 1981; 67: 721-729.

[21] Burks RT, Desio SM, Bachus KN, et al. Biomechanical evaluation of lateral patellar dislocations. *Am J Knee Surg.* 1998; 11: 24-31.

[22] Camanho G, Viegas A, Bitar A, et al. Conservative versus surgical treatment for repair of the medial patellofemoral ligament in acute dislocations of the patella.

Arthroscopy. 2009; 25: 620-625.

[23] Carter C, Sweetnam R. Familial joint laxity and recurrent dislocation of the patella. *J Bone Joint Surg.* 1958; 40-B: 664-667.

[24] Cartier P, Cistac C, Maulaz D. Results of surgical treatment of patellar disequilibrium. Apropos of 311 cases. *Acta Orthop Belg.* 1989; 55: 395-409.

[25] Cash JD, Hughston JC. Treatment of acute patellar dislocation. *Am J Sports Med.* 1988; 16: 244-249.

[26] Caton J, Mironneau A, Walch G, et al. Idiopathic high patella in adolescents. Apropos of 61 surgical cases. *Rev Chir Orthop Reparatrice Appar Mot.* 1990; 76: 253-260.

[27] Chrisman OD, Snook GA, Wilson TC. A long-term prospective study of the Hauser and Roux-Goldthwait procedures for recurrent patellar dislocation. *Clin Orthop Relat Res.* 1979; 144: 27-30.

[28] Christiansen SE, Jakobsen BW, Lund B, et al. Isolated repair of the medial patellofemoral ligament in primary dislocation of the patella: a prospective randomized study. *Arthroscopy.* 2008; 24: 881-887.

[29] Cofield RH, Bryan RS. Acute dislocation of the patella: results of conservative treatment. *J Trauma.* 1977; 17: 526-531.

[30] Conlan T, Garth WP Jr, Lemons JE. Evaluation of the medial soft-tissue restraints of the extensor mechanism of the knee. *J Bone Joint Surg.* 1993; 75: 682-693.

[31] Cox JS. Evaluation of the Roux-Elmslie-Trillat procedure for knee extensor realignment. *Am J Sports Med.* 1982; 10: 303-310.

[32] Crosby EB, Insall J. Recurrent dislocation of the patella. Relation of treatment to osteoarthritis. *J Bone Joint Surg.* 1976; 58-A: 9-13.

[33] Dandy DJ. Recurrent subluxation of the patella on extension of the knee. *J Bone Joint Surg.* 1971; 53-B: 483-487.

[34] Daniel DM. Assessing the limits of knee motion. *Am J Sports Med.* 1991; 19: 139-147.

[35] Daniel DM. Diagnosis of a ligament injury. In: Daniel DM, Akeson WA, O'Connor JJ, eds. *Knee Ligaments: Structure, Function, Injury, and Repair.* New York: Raven Press; 1990: 3-10.

[36] Daniel DM, Lawler L, Malcom L, et al.

The quadriceps—anterior cruciate ligament interaction. *Orthop Trans*. 1982; 6: 199−200.

[37] Davis DK, Fithian DC. Techniques of medial retinacular repair and reconstruction. *Clin Orthop Relat Res*. 2002; 402: 38−52.

[38] DeCesare WF. Late results of Hauser procedure for recurrent dislocation of the patella. *Clin Orthop Relat Res*. 1979; 140: 137−144.

[39] Dejour H, Walch G, Nove-Josserand L, et al. Factors of patellar instability: an anatomic radiographic study. *Knee Surg Sports Traumatol Arthrosc*. 1994; 2: 19−26.

[40] Dejour H, Walch G, Neyret P, et al. Dysplasia of the femoral trochlea. *Rev Chir Orthop Reparatrice Appar Mot*. 1990; 76: 45−54.

[41] Delgado-Martinez AD, Estrada C, Rodriguez-Merchan EC, et al. CT scanning of the patellofemoral joint. The quadriceps relaxed or contracted? *Int Orthop*. 1996; 20: 159−162.

[42] Desio SM, Burks RT, Bachus KN. Soft tissue restraints to lateral patellar translation in the human knee. *Am J Sports Med*. 1998; 26: 59−65.

[43] Dixon AM. Demonstration of lateral patellar subluxation: the 30 degrees LR projection lateral rotation. *Radiogr Today*. 1991; 57: 20−21.

[44] Farahmand F, Tahmasbi MN, Amis AA. Lateral force-dis-placement behaviour of the human patella and its variation with knee flexion—a biomechanical study in vitro. *J Biomech*. 1998; 31: 1147−1152.

[45] Farahmand F, Senavongse W, Amis AA. Quantitative study of the quadriceps muscles and trochlear groove geometry related to instability of the patellofemoral joint. *J Orthop Res*. 1998; 16: 136−143.

[46] Feller JA, Feagin JA Jr, Garrett WE Jr. The medial patellofemoral ligament revisited: an anatomical study. *Knee Surg Sports Traumatol Arthrosc*. 1993; 1: 184−186.

[47] Ficat RP, Philippe J, Hungerford DS. Chondromalacia patellae: a system of classification. *Clin Orthop Relat Res*. 1979; 144: 55−62.

[48] Fielding JW, Liebler WA, Krishne Urs ND, et al. Tibial tubercle transfer: a long-range follow-up study. *Clin Orthop Relat Res*. 1979; 144: 43−44.

[49] Fithian DC, Mishra DK, Balen PF, et al. Instrumented mea-surement of patellar mobility. *Am J Sports Med*. 1995; 23: 607−615.

[50] Floyd A, Phillips P, Khan MR, et al. Recurrent dislocation of the patella. Histochemical and electromyographic evidence of primary muscle pathology. *J Bone Joint Surg*. 1987; 69−B: 790−793.

[51] Fox TA. Dysplasia of the quadriceps mechanism. Hypoplasia of the vastus medialis muscle as related to the hypermobile patella syndrome. *Surg Clin North Am*. 1975; 55: 199−226.

[52] Garth WP, DiChristina DG, Holt G. Delayed proximal repair and distal realignment after patellar dislocation. *Clin Orthop Relat Res*. 2000; 377: 132−144.

[53] Geenen E, Molenaers G, Martens M. Patella alta in patellofemoral instability. *Acta Orthop Belg*. 1989; 55: 387−393.

[54] Glimet T. Course of recurrent dislocation of the patella, patellar syndrome without dislocation and femoropatellar osteoarthritis. *Ann Radiol (Paris)*. 1993; 36: 215−219.

[55] Gunn DR. Contracture of the quadriceps muscle: a discussion on the etiology and relationahip to recurrent dislocation of the patella. *J Bone Joint Surg*. 1964; 46−B: 492−497.

[56] Guzzanti V, Gigante A, Di Lazzaro A, et al. Patellofemoral malalignment in adolescents computerized tomographic assessment with or without quadriceps contraction. *Am J Sports Med*. 1994; 22: 55−60.

[57] Hampson WG, Hill P. Late results of transfer of the tibial tubercle for recurrent dislocation of the patella. *J Bone Joint Surg*. 1975; 57−B: 209−213.

[58] Hautamaa PV, Fithian DC, Kaufman KR, et al. Medial soft tissue restraints in lateral patellar instability and repair. *Clin Orthop Relat Res*. 1998; 349: 174−182.

[59] Hawkins RJ, Bell RH, Anisette G. Acute patellar dislocations. The natural history. *Am J Sports Med*. 1986; 14: 117−120.

[60] Heegaard J, Leyvraz PF, Van Kampen A, et al. Influence of soft structures on patellar three-dimensional tracking. *Clin Orthop Relat Res*. 1994; 299: 235−243.

[61] Heywood AWB, Heywood AWB. Recurrent dislocation of the patella: a study of its pathology and treatment in 106 knees. *J Bone Joint Surg*. 1961; 43−B: 508−517.

[62] Horner G, Dellon AL. Innervation of the human knee joint and implications for surgery. *Clin Orthop Relat Res*. 1994; 301: 221−226.

[63] Hughston JC. Subluxation of the patella. *J Bone Joint Surg*. 1968; 50−A: 1003−1026.

[64] Hvid I, Andersen LI, Schmidt H. Patellar height and femoral trochlear development. *Acta Orthop Scand*. 1983; 54: 91−93.

[65] Insall J, Bullough PG, Burstein AH. Proximal "tube" realignment of the patella for chondromalacia patellae. *Clin Orthop Relat Res*. 1979; 144: 63−69.

[66] Insall J, Goldberg V, Salvati E. Recurrent dislocation and the high-riding patella. *Clin Orthop Relat Res*. 1972; 88: 67−69.

[67] Jacobsen K, Metz P. Occult traumatic dislocation of the patella. *J Trauma*. 1976; 16: 829−835.

[68] Jeffreys TE. Recurrent dislocation of the patella due to abnormal attachment of the ilio-tibial tract. *J Bone Joint Surg*. 1963; 45−B: 740−743.

[69] Juliusson R, Markhede G. A modified Hauser procedure for recurrent dislocation of the patella. A long-term follow-up study with special reference to osteoarthritis. *Arch Orthop Trauma Surg*. 1984; 103: 42−46.

[70] Kaplan EB. Factors responsible for the stability of the knee joint. *Bull Hosp Joint Dis*. 1957; 18: 51−59.

[71] Kimberlin GE. Radiological assessment of the patellofemoral articulation and subluxation of the patella. *Radiol Technol*. 1973; 45: 129−137.

[72] Kirsch MD, Fitzgerald SW, Friedman H, et al. Transient lateral patellar dislocation: diagnosis with MR imaging. *Am J Roentgenol*. 1993; 161: 109−113.

[73] Kujala UM, Osterman K, Kormano M, et al. Patellofemoral relationships in recurrent patellar dislocation. *J Bone Joint Surg*. 1989; 1−B: 788−792.

[74] Lancourt JE, Cristini JA. Patella alta and patella infera. Their etiological role in patellar dislocation, chondromalacia, and apophysitis of the tibial tubercle. *J Bone Joint Surg*. 1975; 57−A: 1112−1115.

[75] Lanier BE. Stuck medial patella: unusual complication of a Hauser-Hughston patellar-shaving procedure. *NY State J Med*. 1977; 77: 1955−1957.

[76] Larsen E, Lauridsen F. Conservative treatment of patellar dislocations. Influence of evident factors on the tendency to redislocation and the therapeutic result. *Clin Orthop Relat Res*. 1982; 171: 131−136.

[77] Larsen E, Varmarken JE. Recurrent dislocation of the patella. Two principles of treatment prospectively studied. *Acta Orthop Belg*. 1988; 54: 434−438.

[78] Lerat JL. Morphotypes of patellar instability. *Rev Chir Orthop Reparatrice Appar Mot*. 1982; 68: 50−52.

[79] Leung YF, Wai YL, Leung YC. Patella alta in southern China. A new method of measurement. *Int Orthop*. 1996; 20: 305−310.

[80] Levy AS, Wetzler MJ, Lewars M, et al. Knee injuries in women collegiate rugby players. *Am J Sports Med*. 1997; 25: 360−362.

[81] Lieb FJ, Perry J. Quadriceps function. An anatomical and mechanical study using amputated limbs. *J Bone Joint Surg*. 1968; 50−A: 1535−1548.

[82] MacNab I. Recurrent dislocation of the patella. *J Bone Joint Surg*. 1952; 34 −B: 957.

[83] Madigan R, Wissinger HA, Donaldson WF. Preliminary experience with a method of quadricepsplasty in recurrent subluxation of the patella. *J Bone Joint Surg*. 1975; 57−A: 600−607.

[84] Maenpaa H, Lehto MU. Patellar dislocation has predisposing factors. A roentgenographic study on lateral and tangential views in patients and healthy controls. *Knee Surg Sports Traumatol Arthrosc*. 1996; 4: 212−216.

[85] Maenpaa H, Lehto MU. Patellar dislocation. The long-term results of nonoperative management in 100 patients. *Am J Sports Med*. 1997; 25: 213−217.

[86] Maenpaa H, Lehto MU. Surgery in acute patellar dislocation—evaluation of the effect of injury mechanism and family occur-rence on the outcome of treatment. *Br J Sports*

Med. 1995; 29: 239−241.

[87] Maenpaa H, Huhtala H, Lehto MU. Recurrence after patellar dislocation. Redislocation in 37/75 patients followed for 6−24 years. *Acta Orthop Scand.* 1997; 68: 424−426.

[88] Maldague B, Malghem J. Significance of the radiograph of the knee profile in the detection of patellar instability. Preliminary report. *Rev Chir Orthop Reparatrice Appar Mot.* 1985; 71(Suppl 2): 5−13.

[89] Malghem J, Maldague B. Depth insufficiency of the proximal trochlear groove on lateral radiographs of the knee: relation to patellar dislocation. *Radiology.* 1989; 170: 507−510.

[90] Malghem J, Maldague B. Patellofemoral joint: 30 degrees axial radiograph with lateral rotation of the leg. *Radiology.* 1989; 170: 566−567.

[91] Marangi K, White LM, Brossmann J, et al. Magnetic reso-nance imaging of the knee following acute lateral patellar dislocation. 63rd Annual Meeting of the American Academy of Orthopaedic Surgeons, Atlanta, February 22−26, 1996.

[92] Mariani PP, Caruso I. An electromyographic investigation of subluxation of the patella. *J Bone Joint Surg.* 1979; 61−B: 169−171.

[93] Merchant AC, Mercer RL, Jacobsen RH, et al. Roen-tgenographic analysis of patellofemoral congruence. *J Bone Joint Surg.* 1974; 56: 1391−1396.

[94] Miller GF. Familial recurrent dislocation of the patella. *J Bone Joint Surg.* 1978; 60−B: 203−204.

[95] Moller BN, Krebs B, Jurik AG. Patellofemoral incongruence in chondromalacia and instability of the patella. *Acta Orthop Scand.* 1986; 57: 232−234.

[96] Morscher E. Indications and possibilities of patella wedge osteotomy. *Orthopade.* 1985; 14: 261−265.

[97] Morshuis WJ, Pavlov PW, de Rooy KP. Anteromedialization of the tibial tuberosity in the treatment of patellofemoral pain and malalignment. *Clin Orthop Relat Res.* 1990; 255: 242−250.

[98] Mountney J, Senavongse W, Amis A, et al. Tensile strength of the medial patellofemoral ligament before and after repair or reconstruction. *J Bone Joint Surg.* 2005;

87−B: 36−40.

[99] Murphy PG, Frank CB, Hart DA. The cell biology of ligaments and ligament healing. In: Jackson DW, ed. *The Anterior Cruciate Ligament: Current and Future Concepts.* New York: Raven Press; 1993: 165−177.

[100] Murray TF, Dupont JY, Fulkerson JP. Axial and lateral radiographs in evaluating patellofemoral malalignment. *Am J Sports Med.* 1999; 27: 580−584.

[101] Nietosvaara Y, Aalto K. The cartilaginous femoral sulcus in children with patellar dislocation: an ultrasonographic study. *J Pediatr Orthop.* 1997; 17: 50−53.

[102] Nietosvaara Y, Aalto K, Kallio PE. Acute patellar dislocation in children: incidence and associated osteochondral fractures. *J Pediatr Orthop.* 1994; 14: 513−515.

[103] Nietosvaara Y. The femoral sulcus in children. An ultra-sonographic study. *J Bone Joint Surg.* 1994; 76−B: 807−809.

[104] Nikku R, Nietosvaara Y, Kallio PE, et al. Operative versus closed treatment of primary dislocation of the patella. Similar 2−year results in 125 randomized patients [see com-ments]. *Acta Orthop Scand.* 1997; 68: 419−423.

[105] Nomura E. Classification of lesions of the medial patellofemoral ligament in patellar dislocation. *Int Orthop.* 1999; 23: 260−263.

[106] Nomura E, Fujikawa T, Takeda T, et al. Anatomical study of the medial patellofemoral ligament. *Orthop Surg Suppl.* 1992; 22: 2−5.

[107] Nomura E, Horiuchi Y, Kihara M. Medial patellofemoral ligament restraint in lateral patellar translation and recon-struction. *Knee.* 2000; 7: 121−127.

[108] Norman O, Egund N, Ekelund L, et al. The vertical position of the patella. *Acta Orthop Scand.* 1983; 54: 908−913.

[109] Nove-Josserand L, Dejour D. Quadriceps dysplasia and patellar tilt in objective patellar instability. *Rev Chir Orthop Reparatrice Appar Mot.* 1995; 81: 497−504.

[110] Noyes FR, Grood ES, Torzilli PA. Current concepts review. The definitions of terms for motion and position of the knee and injuries of the ligaments. *J Bone Joint*

Surg. 1989; 71－A: 465－472.

[111] O'Donoghue DH. *Treatment of Injuries to Athletes.* 3rd ed. Philadelphia: Saunders; 1976: 600－617.

[112] Powers CM, Lilley JC, Lee TQ. The effects of axial and multi-plane loading of the extensor mechanism on the patellofemoral joint. *Clin Biomech (Bristol Avon).* 1998; 13: 616－624.

[113] Reider B, Marshall JL, Koslin B, et al. The anterior aspect of the knee joint. *J Bone Joint Surg.* 1981; 63－A: 351－356.

[114] Rouvillain JL, Piquion N, Lepage-Lezin A, et al. A familial form of bilateral recurrent dislocation of the patella with major trochlea dysplasia. *Rev Chir Orthop Reparatrice Appar Mot.* 1998; 84: 285－291.

[115] Runow A. The dislocating patella. Etiology and prognosis in relation to generalized joint laxity and anatomy of the patellar articulation. *Acta Orthop Scand Suppl.* 1983; 201: 1－53.

[116] Sallay PI, Poggi J, Speer KP, et al. Acute dislocation of the patella. A correlative pathoanatomic study. *Am J Sports Med.* 1996; 24: 52－60.

[117] Sargent JR, Teipner WA. Medial patellar retinacular repair for acute and recurrent dislocation of the patella—a preliminary report. *J Bone Joint Surg Am.* 1971; 53－A: 386.

[118] Scharf W, Weinstrabl R, Firbas W. Anatomic studies of the extensor system of the knee joint and its clinical relevance. *Unfallchirurg.* 1986; 89: 456－462.

[119] Schutzer SF, Ramsby GR, Fulkerson JP. Computed tomo-graphic classification of patellofemoral pain patients. *Orthop Clin North Am.* 1986; 17: 235－248.

[120] Schutzer SF, Ramsby GR, Fulkerson JP. The evaluation of patellofemoral pain using computerized tomography. A preliminary study. *Clin Orthop Relat Res.* 1986; 204: 286－293.

[121] Shelbourne KD, Porter DA, Rozzi W. Use of a modified Elmslie-Trillat procedure to improve abnormal patellar congruence angle. *Am J Sports Med.* 1994; 22: 318－323.

[122] Shoemaker SC, Daniel DM. The limits of knee motion. In vitro studies. In: Daniel DM, Akeson WH, O'Connor JJ, eds. *Knee Ligaments: Structure, Function, Injury, and Repair.* New York: Raven Press; 1990: 153－161.

[123] Sillanpää PJ, Peltola E, Mattila V, et al. Femoral avulsion of the medial patellofemoral ligament after primary traumatic patellar dislocation predicts subsequent instability in men: a mean 7－year nonoperative follow-up study. *Am J Sports Med.* 2009; 37: 1513－1521.

[124] Simmons E, Cameron JC. Patella alta and recurrent dislo-cation of the patella. *Clin Orthop Relat Res.* 1992; 274: 265－269.

[125] Somer T, Bokorov B. The axial image of the femoropatellar joint. *Med Pregl.* 1985; 38: 283－287.

[126] Spritzer CE, Courneya DL, Burk DL, et al. Medial reti-nacular complex injury in acute patellar dislocation: MR findings and surgical implications. *Am J Roentgenol.* 1997; 168: 117－122.

[127] Stanitski CL. Articular hypermobility and chondral injury in patients with acute patellar dislocation. *Am J Sports Med.* 1995; 23: 146－150.

[128] Staubli HU, Durrenmatt U, Porcellini B, et al. Anatomy and surface geometry of the patellofemoral joint in the axial plane. *J Bone Joint Surg.* 1999; 81－B: 452－458.

[129] Steensen RN, Dopirak RM, McDonald WG III. The anatomy and isometry of the medial patellofemoral ligament: implications for reconstruction. *Am J Sports Med.* 2004; 32: 1509－1513.

[130] Teitge RA, Faerber WW, Des Madryl P, et al. Stress radio-graphs of the patellofemoral joint. *J Bone Joint Surg.* 1996; 78－A: 193－203.

[131] Terry GC. The anatomy of the extensor mechanism. *Clin Sports Med.* 1989; 8: 163－177.

[132] Trillat A, DeJour H, Couette A. Diagnostic et traitement des subluxations recidivantes de la rotule. *Rev Chir Orthop (Paris).* 1964; 50: 813－824.

[133] Tuxoe JI, Teir M, Winge S, et al. The medial patellofemoral ligament: a dissection study. *Knee Surg Sports Traumatol Arthrosc.* 2002; 10: 138－140.

[134] Vainionpaa S, Laasonen E, Patiala H, et al. Acute dislocation of the patella. Clinical, radiographic and operative findings in 64 consecutive cases. *Acta Orthop Scand.* 1986; 57: 331–333.

[135] Vainionpaa S, Laasonen E, Silvennoinen T, et al. Acute dislocation of the patella. A prospective review of operative treatment. *J Bone Joint Surg.* 1990; 72–B: 366–369.

[136] Wall JJ. Compartment syndrome as a complication of the Hauser procedure. *J Bone Joint Surg.* 1979; 61–A: 185–191.

[137] Ward SR, Terk MR, Powers CM. Patella alta: association with patellofemoral alignment and changes in contact area during weight-bearing. *J Bone Joint Surg.* 2007; 89–A: 1749–1755.

[138] Warren LF, Marshall JL. The supporting structures and layers on the medial side of the knee: an anatomical analysis. *J Bone Joint Surg.* 1979; 61: 56–62.

[139] Wiberg G. Roentgenographic and anatomic studies on the patellofemoral joint. With special reference to chondromal-acia patella. *Acta Orthop Scand.* 1941; 12: 319–410.

[140] Willems S, Litt R, Albassir A, et al. Comparative study of a series of normal knees and a series of knees with patellar instability. *Acta Orthop Belg.* 1989; 55: 339–345.

对膝前疼痛和髌骨不稳患者的评估 **8**

维森特·桑奇斯-阿方索,埃里克·蒙德斯诺斯-贝里,
奥古斯丁·塞拉诺,维森特·马丁内斯-桑胡安

8.1 引言

在处理患有膝前疼痛和髌骨不稳的患者时,一份完整的既往病历以及全身的体格检查是正确诊断所必需的。一旦完成这些,就可以开始最合适的治疗。影像学检查仅有助于确认诊断,或者补充由患者的病史和检查得来的数据。本章概述了病史、体格检查、情绪和精神评估、影像学研究和关节镜评估的最重要方面。显然,如果髌股关节疼痛和髌骨不稳的病因是多因素的,那么评估还必须考虑许多不同的因素。

8.2 病史

第一个诊断步骤是要有一份完整的病史。这是确切诊断的主要线索。例如,无外伤出现双侧症状应导致年轻患者出现髌骨病变和半月板病变;相反,积液的存在表明关节内病变(例如半月板破裂,病理性皱襞,骨软骨或软骨松散体,滑膜病变,髌下滑膜炎)而不是髌周情况。但是,小的积液可能与髌股关节综合征一起出现。然而,多发性关节炎并不是我们正在处理的病变内容。

有髌骨症状的患者可分为两组:膝前疼痛和髌骨不稳。我们必须确定主诉是疼痛还是不稳。通常,一个膝盖的症状随着时间的推移会引起另一个膝盖出现症状。这也就提示了髌股关节的问题。

一般来说,如果没有创伤,症状的发作是隐匿的,这反映了一种过度使用的状况或一种潜在性的排列不良。过度使用可能是新活动或之前工作或体育活动的时间、频率或强度增加的结果。在这些情况下,应从病史中确定哪些超生理负荷活动或哪些活动在前膝症状的病因中是重要的。鉴别和严格控制与起始和持续的症状相关的活动,这在治疗成功上是至关重要的。例如,患有左前膝痛的患者应该避免长时间驾驶带有离合器的汽车,因为它会加重症状。在这些情况下,患者教育对于预防复发至关重要。在其他情况下,对于直接[例如,前膝盖撞击仪表板的车祸("仪表板膝盖")]或间接的(在屈曲和外翻膝关节的位置上,外旋的股骨在内旋的胫骨上方)膝盖外伤,症状可能是次要的。

疼痛通常被描述为钝性的,偶尔会出现剧烈疼痛。疼痛不是一成不变的并且无症状的情况很常见。当我们要求他们找到疼痛点时,患有膝前疼痛的患

者很难确定疼痛区域,这些患者往往会将他或她的手放在膝盖的前方。然而,疼痛也可以是内侧、外侧或膝后窝。通常,患者具有多个疼痛部位,同时具有不同的疼痛强度。与伸肌机制相关的疼痛通常在身体活动、下楼梯(需要偏心的股四头肌收缩)、长时间坐着[例如在开车长途旅行期间或长时间坐在电影院中("电影标志"或"剧院标志")]后加剧,并可以通过伸展膝盖来改善。一种与物理研究结果不成比例的持续加重的疼痛,即使没有经典的血管舒缩性研究,这也必须让我们想到心理问题或反射性交感神经营养不良(reflex sympathetic dystrophy,RSD)。最后,持续灼痛表明是神经源性起源。

当膝关节有创伤时,一定不能忽略继发于后交叉韧带(posterior cruciate ligament,PCL)损伤的疼痛可能性。这是一个众所周知的膝前疼痛的原因,因为PCL撕裂通过胫骨结节的后移增加了髌股关节反作用力。检查前交叉韧带(anterior cruciate ligament,ACL)的完整性也很重要,因为膝前疼痛在20%~27%的ACL慢性功能不全患者中存在。

关于不稳定性,由于ACL或半月板撕裂引起的"打软腿"事件是由旋转活动引起的,而与髌股关节问题相关的"打软腿"情况与明显旋转应变的活动有关,并且是股四头肌的突然反射抑制和(或)萎缩的结果。

有时,患者会反映膝关节动不了,这通常是一种绷紧感;然而,他们能够主动让膝关节动,因此这种类型的锁定不应与半月板病变患者所经历的那种混淆。

另一个症状是痉挛,不应该与病理性皱褶更一致的咯嗒感混淆。

8.3 体格检查

第二个诊断步骤是完整而细致的体格检查。其主要目标是找到疼痛区域,并重现症状[疼痛和(或)不稳定]。疼痛的位置可以指示哪个结构受伤;这对于做出诊断和规划治疗非常有帮助。最重要的诊断工具是手指!(图8-1)。应检查双腿。

首先,应该测试疼痛级别。应仔细感觉并评估外侧韧带。在外侧韧带上

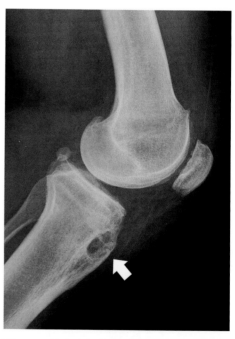

图8-1 最重要的诊断工具是手指。疼痛的位置对于诊断和规划治疗非常有帮助。接受Maquet手术的患者的侧位X射线显示无症状的髌股关节骨性关节炎。他有胫骨近端的溶解性损伤(箭头)并且饱受高度局部疼痛的困扰。病变的刮除和骨移植解决了他的膝前疼痛

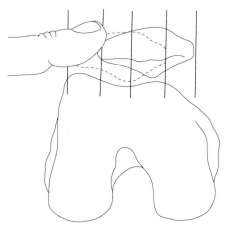

图8-2 髌骨滑动试验。髌股关节被分为多个象限,并在两个方向上评估髌骨移动性

方的某处,尤其是在将韧带插入髌骨的位置,在患有膝前疼痛的患者中非常常见(90%)[11]。我们进行髌骨滑动试验(图8-2)以评估侧向韧带的紧张度。在膝盖弯曲30°并且股四头肌放松的情况下进行该测试。髌骨分为四个纵向象限并且被内侧平移。一个象限的中等或更少

的内侧平移表明过度的侧向紧张[27]。通过该测试,在外侧韧带上引发疼痛。髌骨倾斜试验也可以检测到绷紧的侧向韧带,应作为常用的检查手段(图8-3)。当正常的膝关节完全伸展时,髌骨可以从其侧向边缘抬起,比经股骨上髁轴方向的活动度更大。相反,0°或更小的髌骨倾斜表示绷紧的侧向韧带。对于膝前疼痛患者,侧向韧带的绷紧非常常见,这是菲卡(Ficat)等人描述的过度侧压综合征的标志[10]。在前交叉韧带重建术后出现膝关节前部疼痛的病例中,我们经髌骨下极被动地向胫前骨皮质倾斜,以排除胫前肌腱粘连。

髌骨(或髌骨研磨试验)的轴向压缩试验应该是系统检查的一部分,因为它会引起源自髌股关节面(髌骨和/或滑车软骨下骨)的膝前疼痛。我们还进行持续的膝关节屈曲试验,当阳性(疼痛的出现)意味着髌骨是疼痛的起因,并且它是由骨内压的增加引起的[16]。为了进行

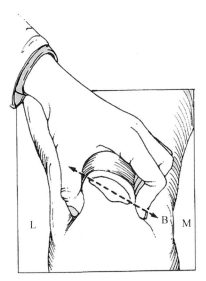

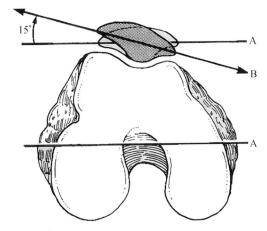

图8-3 髌骨倾斜试验(转载自Scuderi[41],p.79,经Springer-Verlag许可)

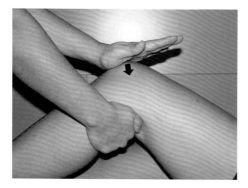

图8-4　轴向压缩髌骨试验。用手掌将髌骨压在滑车上（黑色箭头）

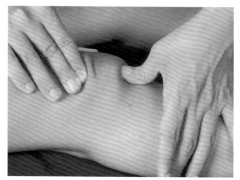

图8-5　触诊髌骨远端和髌韧带近端

轴向压缩试验（图8-4），我们用手掌以不同的膝关节屈曲角度将髌骨压在滑车上。此外，该测试使我们能够确定髌骨关节软骨中病变的位置。随着膝关节屈曲，髌股关节区域在髌骨中向近侧移位并在股骨中向远侧移位。因此，近端病变将在膝关节屈曲约90°时产生疼痛和痉挛。相反，远端病变在膝关节屈曲的早期表现是压痛。对于持续的膝关节屈曲测试，患者仰卧在沙发上，膝盖伸展并放松。然后关节盖完全弯曲并保持稳定持续屈曲长达45 s。如果患者在15～30 s的无痛变为有痛并且疼痛加重，则该检测结果为阳性。

艾伦及其同事[2]发现，在膝前疼痛患者中，近端髌骨肌腱病与异常的髌骨轨迹之间存在显著相关性。因此，为了排除髌骨肌腱病，应该在所有情况下进行髌骨下极的触诊（图8-5）。为了进行这项测试，我们向下按压近端髌骨，髌骨的下极向前倾斜。这种操作让我们触及近端髌韧带。然而，在经常参加体育运动的人中，髌骨下极处的髌韧带附着处通常有轻微的压痛。因此，只应评估中

度和严重的压痛。此外，Hoffa的脂肪垫应该始终被重视，因为它也可能是疼痛的来源[14]。最后，应该触诊现存的瘢痕并进行Tinel标志以检测神经瘤。局部注射麻醉剂将通过立即缓解疼痛来证实这种诊断（见第25章）。

其次，应该进行髌骨不稳测试。外科医生评估不稳定的方向是非常重要的。必须指出，并非所有的不稳定都是横向的；一些患者患有髌骨内侧不稳定，一些患者患有多向不稳定。

通常，最常见的失稳方向是横向。费尔班克斯推髌试验（图8-6），当阳性时（在髌骨外侧移位同时膝关节屈曲20°～30°时疼痛和肌肉抵抗性收缩），

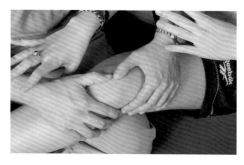

图8-6　推髌试验

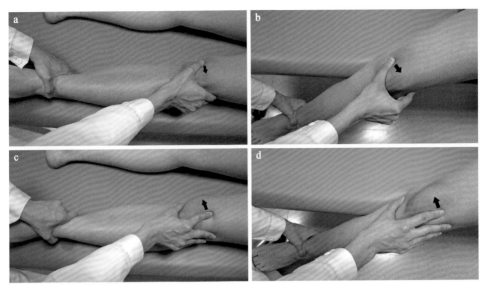

图8-7 动态的推髌试验从膝盖完全伸展开始，髌骨用拇指（a）横向手动平移（黑色箭头）。然后将膝盖弯曲到90°，然后恢复到完全伸展，同时保持髌骨上的侧向力（黑色箭头）（b）。在试验的第二部分中，膝盖以完全伸展（c）开始，屈曲90°（d），然后回到完全伸展，而食指用于内侧翻转髌骨（黑色箭头）。对于阳性测试，在第一部分中，患者表现痛苦并且可以响应于痛苦而激活他或她的股四头肌。然而，在试验的第二部分中，患者不会感到痛苦并且膝盖能够自由的屈曲和伸展

表明髌骨外侧不稳是患者问题的重要方面。该测试结果可能是由于阳性以至于当检查者用他或她的手接近膝盖时患者迅速撤回腿或者他或她抓住检查者的手臂，从而防止任何接触。然而，绍洛伊（Sallay）及其同事[29]发现，只有39%的患有髌骨脱位的患者进行了积极的推髌测试。为了帮助提高诊断准确性，艾哈迈德（Ahmad）及其同事[1]叙述了可在办公室环境中进行的"推髌试验"（图8-7）。该试验的灵敏度为100%，特异性为88.4%，阳性预测值为89.2%，阴性预测值为100%，准确度为94.1%[1]。这种动态的激发试验在概念上类似于前交叉韧带缺陷的膝关节轴移试验。

为了评估不稳定性，我们还进行了髌骨滑脱测试。髌骨内侧或外侧的移位大于或等于三个象限，同时髌骨滑脱试验与外侧或内侧的不受束缚[27]相符（图8-8）。

髌骨内侧不稳定的发生率远低于髌骨外侧不稳定，但应该怀疑，尤其是在不必要或过度的重新手术或外侧韧带解开后仍然有症状的患者（见第24章，第26章，第32章，第33章和第46章）。内侧髌骨不稳引起突然、急剧的"打软腿"比术前更差。我们诊断髌骨内侧半脱位的主要方法是富尔克森的重新定位试验[12]（图8-9）。为了进行这项测试，我们在膝盖伸展的情况下将髌骨略微向内侧方向握住。然后，我们在放开髌骨的同时弯曲膝盖，这导致髌骨进入股骨滑车。在患有内侧半脱位的患者中，该测试再现患者的症状。如果这个试验是阳性的，那么应该戴上适当的支具（例如，Trupull

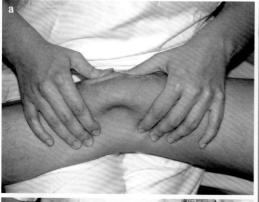

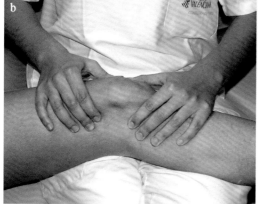

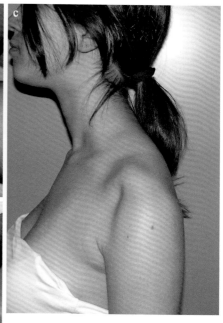

图8-8　具有多向不稳患者的髌骨滑脱试验。髌骨的病理性侧向移位(a)。对侧无症状膝关节(b)。我们已经看到一个图像(a)类似于肩关节多向不稳患者的窦沟征象(c)

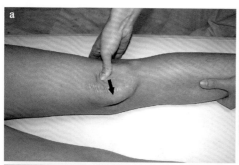

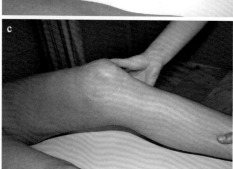

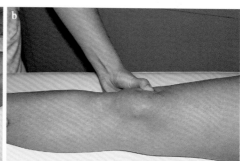

图8-9　富尔克森的重新定位试验。随着膝盖伸展(a)，我们将髌骨略微向内侧(黑色箭头)伸展，对侧无症状膝关节(b)。然后，我们弯曲膝盖，同时放开髌骨，这导致髌骨进入股骨滑车(c)

支具),这应该可以减少或消除这些症状。这是在指示手术治疗之前确认我们诊断的另一种方式。

评估股四头肌,腘绳肌和腓肠肌以及髂胫束肌的柔韧性非常重要,因为检查时出现的病理征通常与这些结构的灵活性降低有关。这些结构的紧张度表明需要进行特定的伸展运动和进行相应的训练改变。

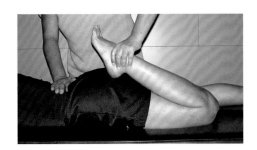

图8-10 股四头肌柔韧性的评估

为了测试股四头肌的柔韧性,患者俯卧,膝盖被一只手被动弯曲,另一只手稳定骨盆,以防止髋关节屈曲(图8-10)。我们可以用屈膝的程度来测量股四头肌的松紧度。针对股四头肌收缩的建议是[39]:① 不对称,也就是说,及膝的屈曲程度不同,② 大腿前侧的紧绷感,③ 骨盆因髋部的屈曲而抬高。评估股四头肌挛缩很重要,因为这可以直接增加髌骨和股骨之间的接触压力。

为了测试腘绳肌的柔韧性,患者仰卧,髋关节屈曲90°。然后要求患者伸直他的膝盖(图8-11)。如果无法完全伸展,则有腘绳肌挛缩,其度量由膝后窝角来评测。大多数年轻运动员的膝后窝角在160°～180°[27]。腘绳肌的紧张意味着膝关节伸展需要增加股四头肌的力量,这增加了髌股关节反作用力。腘绳肌紧绷也可能与腰椎滑脱有关。

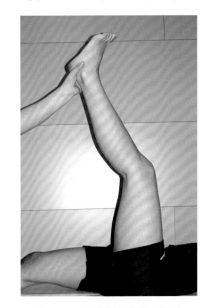

图8-11 腘绳肌柔韧性的评估

我们评估腓肠肌紧张度,将踝关节被动进行背屈,膝关节伸展,足部轻微倒置(图8-12)。通常这应该从中立位置达到15°[39]。这项试验还可以排除腰椎神经根病或突出的髓核,表现为膝前疼痛(转移性疼痛)。腓肠肌的紧张度与腘绳肌的紧张度一样,增加了髌股关节的

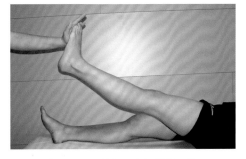

图8-12 腓肠肌柔韧性的评估

反作用力,从而能够保持膝盖的弯曲位。此外,限制踝关节背屈导致距下关节内旋增加,这会导致胫骨内旋增加,同时对

髌股的生物力学产生有害影响[27]。

对于有髌股关节疼痛的患者来说，通常髂胫束（iliotibial band, ITB）是很紧张的。这导致髌骨外侧移位和倾斜以及内侧髌骨韧带的无力。我们使用Ober的试验来评估髂胫束的柔韧性（图8-13）。为了进行该试验，患者躺在健侧腿的一边，同时臀部和下方大腿的膝盖完全弯曲以消除腰椎前凸。然后，检查者将受影响的

膝盖和臀部弯曲90°。之后，他尽可能被动地外展受影响的臀部并伸展大腿，使其与身体其他部位（中立位置）保持一致，从而使髂胫束处于最大伸展状态。在最大伸展期间触及股骨外侧髁近侧的髂胫束将对ITB过度紧张的患者造成严重的疼痛。在这个位置，我们要求患者放松，然后大腿被动地内收。如果大腿仍悬挂在桌子上，则测试结果为阳性（ITB缩短）

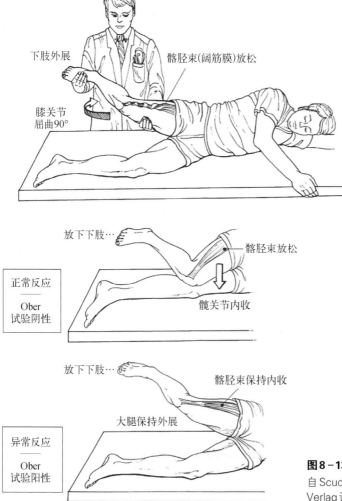

图8-13 （a）Ober的测试（转载自Scuderi[41]，p.80，经Springer-Verlag许可）。（b，c）阳性测试

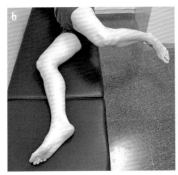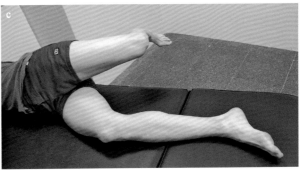

续图8-13

（图8-13b，c）。如果大腿进入内收位置，则测试结果为阴性（ITB正常）。

正如我们所见，患有髌股关节问题的患者通常表现出柔韧性不足，但有些人可能具有过度活动能力。因此，评估存在韧带的松弛是很重要的，如第6章所示。因此，与年龄匹配的对照组相比，高强度活动患者髌骨脱位的发生率要高出6倍[28]。此外，髌骨脱位期间的关节损伤在多运动的患者中较少发生[28，36]。除此之外，这些患者可能表现出过度的皮肤松弛（图8-14）。由于可能存在严重的全身性并发

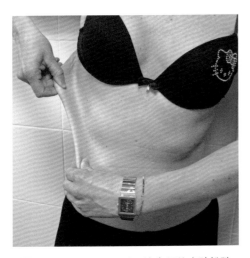

图8-14 Ehlers-Danlos综合征的皮肤松弛

症，应排除Ehlers-Danlos综合征的存在。

评估股四头肌萎缩非常重要。当股四头肌较弱时，它的减震功能会失效，因此髌股关节负荷增加[27]。这可以用来解释下楼梯时产生的疼痛。患有膝前疼痛综合征的患者通常可以发现并且可以触诊到股内侧肌（vastus medialis obliquus，VMO）肌肉萎缩。1984年，斯潘塞（Spencer）及其同事[35]发表了一项研究，旨在阐明膝关节积液在产生反射抑制和随后股四头肌萎缩中的作用。他们发现用大约20～30 ml的关节内液体可产生VMO抑制作用[35]。这可能导致动态错乱排列，而这可以解释对于半月板或韧带损伤术后膝前疼痛的可能性。因此，积液的控制对于充分康复来说是至关重要的。

应使用"J"符号检查髌骨路径（图8-15）。当患者坐在检查台上并且腿在膝盖弯曲90°时悬挂在侧面时，要求他或她将膝盖主动伸展到完全伸展的位置。正常情况下，膝盖伸展时髌骨侧沿着一条直线运动。然而，膝盖伸展时，若存在髌股关节不对准（patellofemoral malalignment，PFM），髌骨向近侧和外侧延伸，运动轨迹为倒置"J"。

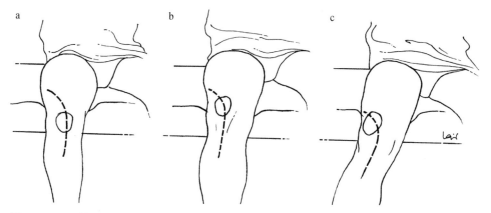

图8-15 "J"符号。当膝盖从90°(a)延伸到0°(c)时,髌骨描述了一个倒"J"形的过程。中间位置在90°~0°(b)

如第6章节中所述,足部的检查是必不可少的,因为足内翻(图8-16)在膝前疼痛的起源中起重要作用。

此外,腿长测量也很重要,因为短腿的前膝疼痛可能与腿的长度差异有关。

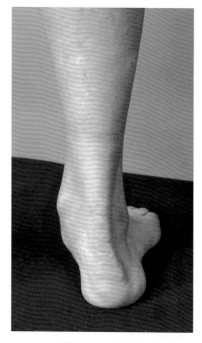

图8-16 足内翻

必须考虑正常膝关节对齐的异常(膝内翻、膝外翻、膝屈曲和膝反屈)和股骨与胫骨的旋转异常,如第6章、第14章、第34章、第36章与第37章上所示。在这种情况下,较多的股骨前倾(图8-17)与内侧扭转和髌股关节病变密切相关[22]。内旋范围大于外旋范围30°或者更大,这表明股骨前倾[20]。股骨前倾和股骨内扭转的增加会导致股四头肌角度的增加,这导致髌骨在股四头肌收缩时的横向位移更大。这导致内侧髌股韧带张力的增加,以及髌骨和滑车侧面上的应力增加。这最初是导致疼痛的原因,后来是不稳定性,软骨软化和髌股关节骨关节病[22]。疼痛本身可以导致股四头肌萎缩,使症状加重。医生规定的股四头肌运动常常会对受损的关节产生过载,从而增加股四头肌的抑制作用。然而,这是导致更大萎缩的原因。另一方面,如果髋关节活动受限且疼痛,这可能表明存在髋关节病变(例如Perthes病、股骨骺滑脱或髋关节骨关节病),表现为膝前疼痛。因此,通过评估患者的臀部以排除膝关节引起的疼痛是非常重要的。当膝

图8-17 增加股骨前倾。(a)患者坐下。(b)仰卧位患者。(c)俯卧位患者

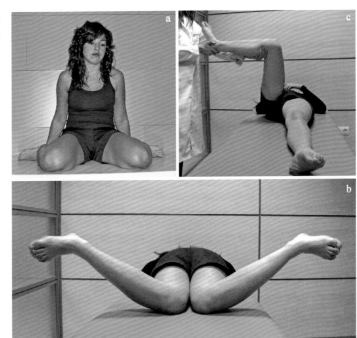

关节本身没有引起压痛时,医生应该考虑髋关节或腰椎引起疼痛的可能性。此外,髋关节屈曲挛缩(图8-18)必须排除,因为它导致行走时膝关节屈曲增加,以及髌股关节反作用力增加[27]。

最后,评估膝关节韧带的稳定性(即拉克曼试验,轴移和后抽屉试验)对于识别可能导致年轻患者的膝前疼痛和不稳定的因素非常重要。

8.4　情绪和精神评估

我们必须排除膝前疼痛的器质性原因,然后才能说患者有心理社会问题或者他或她正在装病(见第9章)。此外,我们不能忘记患有心因性疼痛的患者也可能有相关的器质性原因。

有些患者报告了虚假症状(例如,可归因于工作补偿或医疗法律案件中的二次获益)。困难在于,患者发生的客观结构性病变(例如ACL或半月板破裂),容易被检测到,而髌股关节疼痛综合征的患者往往没有任何可辨识的结构异常。心理

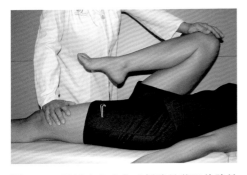

图8-18 通过完全弯曲对侧髋关节评估髋关节屈曲挛缩。如果同侧髋关节不能平放在桌子上,则存在髋关节屈曲挛缩

评估确实对于已经进行了多次外科手术的患者来说是非常重要的。

托梅（Thomee）及其同事[38]评估了髌股关节疼痛综合征患者如何经历疼痛，他们用于治疗疼痛的应对策略以及他们的幸福程度。他们得出结论，患有髌股关节疼痛综合征的患者所经历疼痛的方式，他们用于疼痛的应对策略以及他们的幸福程度都与文献中报道的其他患有慢性疼痛的患者群体一致。然而，灾难化处理策略的高评分表明，与骨科文献报道的其他组患者相比，这类患者可能对疼痛和预后有更负面的预期。在某些情况下，癔病和疑病症会有适度的增加，这是一种无意识的策略，可以应对情绪冲突或父母的控制[18]。卡尔森（Carlsson）及其同事[5]发现，与健康对照组相比，患有长期髌股关节疼痛的患者存在更大的抑郁、敌意和消极态度，这与性别和年龄相匹配。最后，安德烈（Andrish）观察到一些青少年女性的膝前疼痛可能是身体虐待或性虐待的躯体化表现[7]。

因此，评估患者的情绪状态至关重要。在没有由主治医生明确诊断的情况下，持久的膝关节疼痛或经常跌倒的不稳定状态可能会给患者带来极大的压力。例如，在我们的生活中，一位患有慢性ACL破裂并频繁跌倒的女士，曾在别处接受2年的髌骨不稳治疗，后来发展为癔病性失明，需要精神科治疗。此外，患者对问题的反应以及相关抑郁症是否为骨科问题的一部分也值得评估。我们必须弄清楚我们是在处理不配合的、消极的患者还是在处理"好"的患者。必须分析患者的行为以及观察是患者还是她/他的母亲在发号施令。

最后，值得谨记的是膝盖症状的存在[17]。这些人的整个生命和存在都围绕着他们的膝盖症状。这些症状成为慢性病，并且是他们生活和工作失败的原因。凭借耐心和坚持，他们可以说服骨科医生执行一系列操作，一个比一个操作更困难。他们有自残的倾向，并且在大多数情况下使用某种形式的诉求来维持他们的生活方式。骨科医生必须保持警惕，因为当他们需要精神的治疗时，这些患者会故意诱导他们进行错误的诊断和不适当的外科手术。遵循的规则是永远不会仅仅针对主观症状。过度关注孤立的临床数据，而不是评估整体情况，可能导致重要的诊断错误[19]。这将防止造成不必要的错误操作指示及其不良的后果。

8.5 心理疼痛与反射性交感神经营养不良引起的疼痛：客观评估

与物理研究结果不成比例的持续严重的疼痛方式使我们考虑心理问题或RSD。区分它们的一种方法是通过进行差异交感神经阻滞。[14]这有3个组成部分：① 注射生理盐水；② 注射足够的麻醉剂以阻断交感神经（10 ml 0.25%普鲁卡因）；③ 注射加入的麻醉剂以阻断感觉和运动神经。注射生理盐水会使疼痛停止的患者，或者在整个腿部麻醉后会疼痛的患者都会发生呕吐。对第二次注射有积极反应的患者具有RSD。最后，那些只对第三次注射有反应的人有非神经性疼痛。

8.6 影像学研究

影像学诊断方法是诊断的第二步，并且不能取代第一步。忽视这一规则可能导致诊断错误，其次是导致治疗失败和医源性疾病。手术指征不应仅仅基于成像技术，因为临床和图像数据之间的相关性不是很大。"图像"仅证实了临床印象，但既往史和体格检查是评估髌股关节疼痛患者的基本要素。没有什么可以取代既往史和临床检查。成像研究的另一个目的是量化病症并寻找其他病症。

如今，髌股关节的病症有三类成像研究：① 结构成像［X线片，计算机断层扫描（CT），磁共振成像（MRI）］；② 代谢成像（锝闪烁显像）；③ 两者的结合。

大多数髌股关节疼痛患者只需要标准放射线照相（站立前后视图，正侧视图和低屈曲角度轴视图）。通常，在非手术治疗彻底失败之前，不建议进行超出标准X线片影像学检查。负重前后的投影允许人们评估内翻、外翻和关节间隙变窄。侧位片允许人们评估髌骨高度：高位髌骨或髌骨（alta是西班牙语）和低位髌骨或髌骨baja或infra（baja是西班牙语，还有拉丁语）。此外，正侧位X线片［股骨髁后缘的重叠（图8-19）］可以评估滑车发育不良（由交叉标志定义，并由滑车凸起和滑车深度定量表示），以及髌骨倾斜[4, 6, 14, 24, 37]。当发生超过30°的膝关节屈曲、沟角和关节间隙丧失、软骨下硬化和髌骨形状异常，轴向视图可以显示出髌股关节畸形（即倾斜，移位或两者）。除此之外，轴向视图可以检测早期脱位的关节内体或次要线索，例如，有时在轴视图上观察到内侧韧带钙化，并且可能与复发性半脱位有关（图8-20）。最后，标准X线片可以排除相关的和潜在的严重骨质疾病，如肿瘤或感染。

需要完整的骨骼几何形状和有韧性的韧带结构来支持髌股关节的稳定性。在常规X线片中可以看到骨骼几何形状，但韧带紧密性却看不见。不稳定的关节通常在静止时是一致的，但是

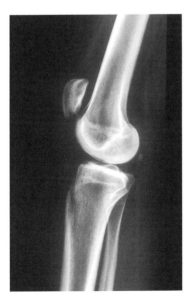

图8-19 正侧位片

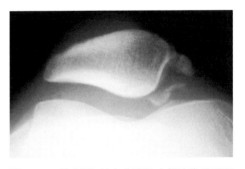

图8-20 轴向图，其中在髌骨内侧边缘看到两个骨碎片，来自前脱位的后遗症

压力却会引起它的异常位移。轴向应力X线片[37]有助于拍摄到隐匿的髌骨不稳，这可以用来确认临床诊断。应力X线片可以精确定位外侧、内侧和多向不稳定性。

然而，有一些较少的PFM病例，实际上，他们当中的大多数都会在膝关节屈曲的第一个程度表现出来，通过传统放射学是无法诊断的，当膝关节屈曲30°时，髌骨重新滑入股骨滑车，因为随着膝关节的屈曲，髌骨在滑车槽内向内侧和远侧移动（图8-21）。CT能够让我们预测到从0°～30°的髌骨轨迹，以及胫骨结节滑车沟（TT-TG）的距离。在保守治疗失败之后并且重新考虑安排手术之时，应该进行CT检查。

在无症状志愿者中通过使用CT扫描，我们发现髌骨通常位于髁间沟的中心位置[30]。舒策（Schutzer）及其同事[32]使用CT成像确定了3种不同方式：1型包括无眩晕的髌骨半脱位；2型被描述为髌骨半脱位伴倾斜；3型是髌骨倾斜

而无半脱位。为了评估髌骨倾斜，我们使用横向髌骨角（图8-21）。该角度是两条线交叉的结果：穿过股骨髁顶部的线和沿着髌骨侧面的关节面绘制的另一条线。当横向打开时，该角度是正常的（髌骨倾斜为负）。当两条线平行或角度向内侧打开时，这被认为是异常的（髌骨倾斜为正）（图8-21）[9]。我们必须注意，倾斜的存在意味着这是患者症状的来源。关于TT-TG距离，平均TT-TG为13 mm，膝关节疼痛并且距离>20 mm是胫骨结节内固定术的标志，特别是滑车扁平时[3]。莎士比亚（Shakespeare）和菲克（Fick）[33]发现，在决定TT-TG的测量时，目视检查膝关节是不可靠的，并且在胫骨结节内侧化之前建议进行CT检查。

此外，重要的是要注意PFM在某些情况下只是一种动态现象，并且在这些情况下，膝关节屈曲0°同时四头肌收缩时，CT是识别PFM的唯一方法。伴有股四头肌松弛的髌骨半脱位可以保持不变、增

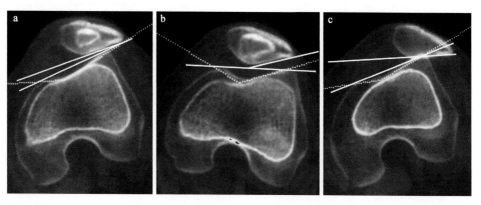

图8-21　1例18岁女性，因膝前疼痛和髌骨不稳而患有反复的关节积血和严重的瘫痪，并因日常生活活动而摔倒在地。常规X线片是正常的，并且在轴视图中看到髌骨良好居中。CT显示PFM 2型（a），髌骨在30°处重新进入到股骨滑车中。（b）随着股四头肌半脱位的紧缩和倾斜的增加（c）（由Sanchis-Alfonso等人转载[42]经Thieme许可转载）

加(图8-21c)或减少(动态复位现象)股四头肌收缩[4]。另一方面,髌骨中心位置好,股四头肌放松,可在股四头肌收缩的情况下侧后内侧半脱位[4]。静态和动态CT扫描的比较提供了重要信息,并且有助于确定最佳治疗方案。随着股四头肌松弛并延长应力,CT有助于记录客观的不稳定性[4]。如果可能,正常侧与异常侧的对比比绝对位移量更为重要。

最后,CT扫描可以检测下肢旋转异常(例如,股骨前倾增加、股骨内旋、胫骨扭转)(见第14章)。

三维计算机断层扫描(3D-CT)似乎没有传统CT扫描的优势。3D-CT不仅显示了3个空间平面(矢状面、轴面和前平面)中髌骨和股骨滑车与体内髌股关节区域的可视化之间空间关系的真实体积状况[21],而且也显示了具有高保真度的包括软骨病变的大小和位置的表面解剖学(图8-22)。然而,由于无法显示表面细节,其临床应用受到很大限制(图8-22)。

尽管这种结构性损伤可能不一定是膝前疼痛的原因,但MRI对于评估中度至重度髌骨软骨损伤是有用的。此外,它还可以检测可能使症状恶化或伴有髌股关节综合征的伴随病变。MRI还可以让我们检测到髌骨切迹异常[34,40]。格勒萨(Grelsamer)和温斯坦(Weinstein)发现临床和MRI倾斜角之间存在极好的相关性。[15]在没有临床倾斜角的患者中,发现小于或等于10°的倾斜角,被认为是正常的,而在具有临床髌骨倾斜角的受试者中,发现大于15°的倾斜角,被认为是异常的。此外,MRI通常显示与症状性髌周滑膜炎相关的低度积液,这是一种诊断不足的膝关节病理状况[7]。MRI在急性髌骨外侧脱位的评估中发挥关键作用[9],证实了临床上对髌骨脱位的怀疑。急性髌骨外侧脱位的最常见MRI表现[9]为(图8-23):股骨外侧髁前部和髌骨内侧的挫伤,骨软骨缺损,关节内体的挫伤,内侧韧带损伤和关节积液的挫伤。此外,在髌骨下内侧的凹陷撞击畸形与盂肱关节前脱位后的肱骨头的Hill-Sachs病变类似,这是先前髌骨脱位的特定迹象[9]。在手术计划中,损伤类型的精确描述是至关重要的。除此之外,MRI是评估髌骨肌腱病的好方法。此外,可以使用软骨或骨骼标志在MRI上可靠地确定TT-TG。因此,不需要额外的CT扫描[31]。此外,根据肖特勒(Schoettle)及其同事[31]的研究,TT-TG测量使用软组织标志(髌腱、滑车软骨的最深部位)似乎更合理,因为它们代表了力量作用于在屈伸运动期间的髌股关节上的真实点。

最后,在选定的病例中,使用99mTc亚甲基二膦酸盐(99mTc-MDP)进行影像检查可能对某些病有用。如果髌骨绷紧,那么这表明它是疼痛的来源,但并不能提供诊断。戴伊和博尔(Boll)[8]观察到,与对照组的4%相比,大约一半的膝前疼痛患者髌骨摄取增加。活组织检查证明,这种髌骨摄取增加继发于骨的重塑活动增加。骨显像检查可以检测到骨内平衡的丧失,并且通常与髌骨疼痛的存在及消失相关[7]。根据戴伊和博尔[8]的研究,骨扫描通常在平均6.2个月(范围3—14个月)的时间内恢复正常。骨

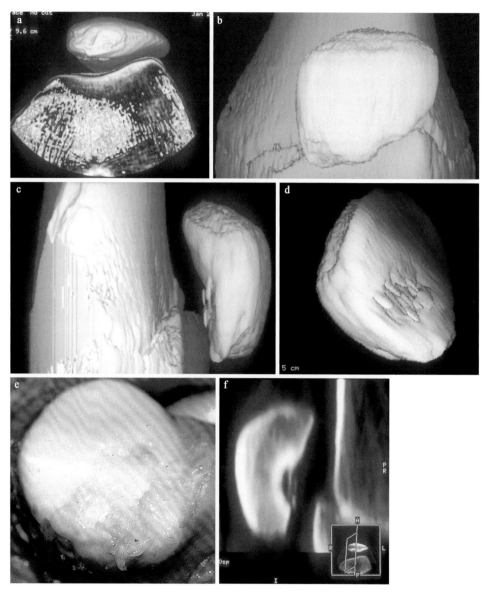

图8-22 髌股关节的3D-CT重建。轴向平面显示内侧髌骨小关节(a),前平面(b)和矢状平面(c)的关节软骨的退行性变化。3D-CT尽管无法显示而通过常规CT扫描(f)或MRI(g)能清楚显示的[Sagittal SE T1W MR图像]下表面细节,但显示了包括软骨病变大小和位置的表面解剖结构的高保真度(d,e)

显像检查(骨扫描检查)可能在与工伤有关的患者中特别有用,在这种情况下,医生希望建立客观的调查结果。此时,骨扫描可能特别有用。根据洛伯博伊姆(Lorberboym)及其同事[23]的研究,单光子发射计算机断层扫描(SPECT)骨显

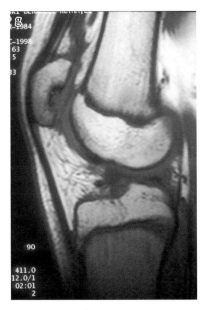

续图8-22

像对髌股关节异常的诊断非常敏感。对于这些医生来说，SPECT显著改善了髌骨轨迹以及随后增加的髌骨外侧压缩综合征的检测能力。他们得出结论，这些信息可以用来更有效地治疗髌股关节问题。SPECT骨扫描可以叠加在MRI或CT（融合）上，从而将骨活动与具体的解剖结构联系起来。

8.7 关节镜评估

一旦需要进行手术，在执行任何校正手术之前，应进行关节镜检查。为了检查髌股关节，应通过上内侧口导入视野。关节镜检查有助于排除在术前评估

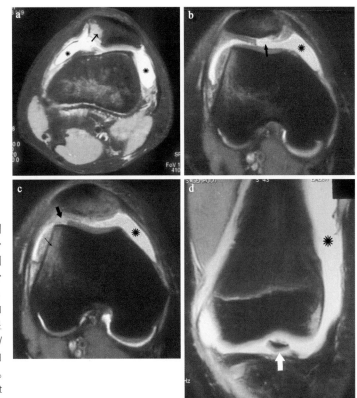

图8-23 急性髌骨外侧脱位的MRI征象：股骨外侧髁前部和髌骨内侧的损伤（黑色细箭），骨软骨缺损（黑色粗箭），关节内体（白色粗箭）的挫伤，和关节积液（星号）。(a)轴向FSE PDW Fat Sat MRI。(b,c)轴向FSE PDW Fat Sat MRI。(d)冠状FSE PDW Fat Sat MRI

中不明显的任何其他意外的关节内病变(例如,滑膜皱襞、髌骨下滑膜炎、半月板破裂),这可能导致类似髌股关节综合征的症状,并有助于评估髌骨关节软骨。关节镜检查提供有关关节软骨分解位置,范围和类型的有价值信息,这可能有助于未来的治疗决策。此外,为了评估预后,确定软骨病变的部位是非常有意义的。皮多利亚诺(Pidoriano)及其同事[25]指出,在胫骨结节的前内侧位移之后,远端或外侧病变获得的疗效比近端或内侧病变更好。这可能是由于髌股关节切迹区域近侧和内侧的手术位移所致。

然而,关节镜检查生成关于髌骨轨迹的信息很少。重新调整外科手术程序不应完全基于髌股关节关系一致性的关节镜分析,因为许多可变因素(关节内压力、门静脉定位、收缩受阻与股四头肌松弛、止血带和足位置)可能导致错误的结论(即在正确对齐的患者中也被认为对齐错误)[26]。

8.8 总结

没有什么可以替代完整的病史和完整细致的体格检查。在任何诊断图像技术之上,病史和体格检查仍然是准确诊断膝前疼痛和髌骨不稳的第一步。成像研究是第二步,并且永远不能取代第一步。手术指征不应仅仅基于图像诊断方法,因为临床和图像数据之间的相关性较差。最后,应明智地使用关节镜检查,并且不应仅根据髌股关节关系一致的关节镜分析重新调整手术。

参考文献

[1] Ahmad ChS, McCarthy M, Gomez JA, et al. The moving patellar apprehension test for lateral patellar instability. *Am J Sports Med.* 2009; 37: 791-796.

[2] Allen GM, Tauro PG, Ostlere SJ. Proximal patellar tendinosis and abnormalities of patellar tracking. *Skeletal Radiol.* 1999; 28: 220-223.

[3] Bicos J, Fulkerson JP, Amis A. The medial patellofemoral ligament. *Am J Sports Med.* 2007; 35: 484-492.

[4] Biedert RM. *Patellofemoral Disorders. Diagnosis and Treatment.* England, UK: John Wiley & Sons Ltd; 2004.

[5] Carlsson AM, Werner S, Mattlar CE, et al. Personality in patients with long-term patellofemoral pain syndrome. *Knee Surg Sports Traumatol Arthrosc.* 1993; 1: 178-183.

[6] Dejour H, Walch G, Nove-Josserand L, et al. Factors of patellar instability: an anatomic radiographic study. *Knee Surg Sports Traumatol Arthrosc.* 1994; 2: 19-26.

[7] Dye SF. Reflections on patellofemoral disorders. In: Biedert RM, ed. *Patellofemoral Disorders. Diagnosis and Treatment.* England, UK: John Wiley & Sons Ltd; 2004: 3-17.

[8] Dye SF, Boll DA. Radionuclide imaging of the patellofemoral joint in young adults with anterior knee pain. *Orthop Clin North Am.* 1986; 17: 249-262.

[9] Elias DA, White LM, Fithian DC. Acute lateral patellar dislocation at MR imaging: injury patterns of medial patellar soft-tissue restraints and osteochondral injuries of the infer-omedial patella. *Radiology.* 2002; 225: 736-743.

[10] Ficat P, Ficat C, Bailleux A. External hypertension syndrome of the patella. Its significance in the recognition of arthrosis. *Rev Chir Orthop Reparatrice Appar Mot.* 1975; 61: 39-59.

[11] Fulkerson JP. The etiology of patellofemoral pain in young, active patients: a prospective study. *Clin Orthop Relat Res.* 1983; 179: 129-133.

[12] Fulkerson JP. A clinical test for medial patella tracking. *Tech Orthop.* 1997; 12:

165-169.

[13] Gambardella RA. Technical pitfalls of patellofemoral surgery. *Clin Sports Med.* 1999; 18: 897-903.

[14] Grelsamer RP, McConnell J. *The Patella. A Team Approach.* Gaithersburg: An Aspen Publication; 1998.

[15] Grelsamer R, Weinstein C. *Patellar tilt. An MRI study. 10th Congress European Society of Sports Traumatology, Knee Surgery and Arthroscopy,* Rome, 23rd-27th April, Book of Abstracts, p. 178; 2002.

[16] Hejgaard N, Arnoldi CC. Osteotomy of the patella in the patellofemoral pain syndrome. The significance of increased intraosseous pressure during sustained knee flexion. *Int Orthop.* 1987; 8: 189-194.

[17] Jackson AM. Anterior knee pain. *J Bone Joint Surg.* 2001; 83-B: 937-948.

[18] Johnson LL. *Arthroscopic Surgery. Principles and Practice.* St. Louis: The C. V Mosby Company; 1986.

[19] Johnson LL, van Dyk E, Green JR, et al. Clinical assessment of asymptomatic knees: comparison of men and women. *Arthroscopy.* 1998; 14: 347-359.

[20] Kantaras AT, Selby J, Johnson DL. History and physical examination of the patellofemoral joint with patellar instability. *Oper Tech Sports Med.* 2001; 9: 129-133.

[21] Kawakubo M, Fujikawa K, Matsumoto H. Evaluation of patellofemoral joint congruence using three-dimensional computed tomography. *Knee.* 1999; 6: 165-170.

[22] Kijowski R, Plagens D, Shaeh SJ et al. The effects of rotational deformities of the femur on contact pressure and con-tact area in the patellofemoral joint and on strain in the medial patellofemoral ligament. Presented at the Annual Meeting of the International Patellofemoral Study Group; 1999; Napa Valley, San Francisco, USA.

[23] Lorberboym M, Ami DB, Zin D, et al. Incremental diagnostic value of 99 mTc methylene diphosphonate bone SPECT in patients with patellofemoral pain disorders. *Nucl Med Commun.* 2003; 24: 403-410.

[24] Merchant AC. Radiography of the patellofemoral joint. *Oper Tech Sports Med.* 1999; 7: 59-64.

[25] Pidoriano AJ, Weinstein RN, Buuck DA, et al. Correlation of patellar articular lesions with results from anteromedial tibial tubercle transfer. *Am J Sports Med.* 1997; 25: 533-537.

[26] Pidoriano AJ, Fulkerson JP. Arthroscopy of the patellofemoral joint. *Clin Sports Med.* 1997; 16: 17-28.

[27] Post WR. History and physical examination. In: Fulkerson JP et al. , eds. *Disorders of the Patellofemoral Joint.* 4th ed. Philadelphia: Lippincott Williams & Wilkins; 2004: 43-75.

[28] Runow A. The dislocating patella: etiology and prognosis in relation to generalized joint laxity and anatomy of the patel-lar articulation. *Acta Orthop Scand Suppl.* 1983; 201: 1-53.

[29] Sallay PJ, Poggi J, Speer KP, et al. Acute dislocation of the patella. A correlative pathoanatomic study. *Am J Sports Med.* 1996; 24: 52-60.

[30] Sanchis-Alfonso V, Gastaldi-Orquín E, Martinez-SanJuan V. Usefulness of computed tomography in evaluating the patellofemoral joint before and after Insall's realignment. Correlation with short-term clinical results. *Am J Knee Surg.* 1994; 7: 65-72.

[31] Schoettle PhB, Zanetti M, Seifert B, et al. The tibial tuberos-ity—trochlear groove distance: a comparative study between CT and MRI scanning. *Knee.* 2006; 13: 26-31.

[32] Schutzer SF, Ramsby GR, Fulkerson JP. Computed tomo-graphic classification of patellofemoral pain patients. *Orthop Clin North Am.* 1986; 17: 235-248.

[33] Shakespeare D, Fick D. Patellar instability—can the TT-TG distance be measured clinically? *Knee.* 2005; 12: 201-204.

[34] Shellock FG, Mink JH, Deutsch AL, et al. Patellar tracking abnormalities: clinical experience with kinematic MR imag-ing in 130 patients. *Radiology.* 1989; 172: 799-804.

[35] Spencer JD, Hayes KC, Alexander IJ. Knee joint effusion and quadriceps inhibition in man. *Arch Phys Med Rehabil.* 1984; 65: 171-177.

[36] Stanitski CL. Articular hypermobility and chondral injury in patients with acute patellar dislocation. *Am J Sports Med.* 1995; 23: 146-150.

［37］ Teitge RA. Plain patellofemoral radiographs. *Oper Tech Sports Med*. 2001; 9: 134－151.

［38］ Thomee P, Thomee R, Karlsson J. Patellofemoral pain syn-drome: pain, coping strategies and degree of well-being. *Scand J Med Sci Sports*. 2002; 12: 276－281.

［39］ Walsh WM. Patellofemoral joint. In: DeLee JC, Drez D, eds. *Orthopaedic Sports Medicine. Principles and Practice*. Philadelphia: W. B. Saunders Company; 1994: 1163－1248.

［40］ Witonski D, Goraj B. Patellar motion analyzed by kinematic and dynamic axial magnetic resonance imaging in patients with anterior knee pain syndrome. *Arch Orthop Trauma Surg*. 1999; 119: 46－49.

［41］ Scuderi GR, ed. *The Patella*. New York: Springer; 1995.

［42］ Sanchis-Alfonso V, Roselló-Sastre E, Martinez-SanJuan V. Pathogenesis of anterior knee pain syndrome and functional patellofemoral instability in the active young. A review. *Am J Knee Surg*. 1999; 12: 29－40.

心理因素对膝前疼痛患者疼痛和残疾的影响

胡里奥·多梅内克,维森特·桑奇斯-阿方索,
贝戈纳·埃斯佩霍

9.1 引言

对于髌股关节综合征(patellofemoral sydrome,PFS)患者来说,疼痛是一种持续的症状。国际疼痛研究协会提出:疼痛是"与实际或潜在的组织损伤相关的,或者对这种损伤可以进行诉说的一种令人不快的感觉和情绪体验。"[47]这个定义以主观的方式确定疼痛,却没有与可测量的外部刺激相匹配。意思是:无论怎样的客观结构损伤,它都是由受试者自身所遭受的疼痛来确定,而这种疼痛决定了损伤是否存在。

梅尔扎克(Melzack)和卡塞伊(Casey)[82]提出了3个方面的疼痛内容:①感觉辨别力。它指的是疼痛的敏感程度,我们可以通过它确定3个相关因素:它的位置、强度和特性;②情绪激励。它指的是伴随痛苦感觉的情绪属性,例如恐惧(或焦虑)、悲伤(或抑郁)、愤怒或生气,这些感觉促进或倾向于诸如厌恶、逃避、回避或战斗等反应;③认知评价。它指的是关于疼痛的信念、思想、态度和应对策略,经历疼痛的后果,以及有意识

地计划处理这种情况的可能性变化。

根据梅尔扎克[81]的说法,以上这些分类相互干扰并互为影响,并且必须理解为一个整体。在大多数情况下,感觉和情感因素之间存在高度相关性,而当疼痛更强烈时,感觉更加不舒服并导致更强烈的回避和逃避反应。在疼痛感知中情绪和认知因素之间的影响也是已知的[59,62,77,79]。传统上来说,患有疾病的人在疼痛与残疾上有相关性。这种相关性在急性疼痛中非常强烈。例如,患有急性髌骨病变的患者会出现急性疼痛。这限制了他的活动能力并导致他无法正常活动。然而,演变为慢性疼痛几乎不可能是因为生理性上的损伤。疼痛、损伤和残疾是相关的,但是却完全没有联系的独立结构[37,127]。

在患有PFS的慢性患者中也发现了慢性疼痛和残疾之间的这种相关性。詹森等人[50]研究了一组PFS患者,用VAS量表来评估疼痛程度和用Cincinnati膝关节评分系统(CKRS)调查问卷来评估残疾,并发现疼痛水平与量化的残疾之间无显著相关性(Pearson r=0.33,P没有统计学意义)。在我们研究组的另一项研

究中,发现用Lysholm问卷测量的疼痛和残疾之间存在显著相关性,但相关指数较差[21]。在另一项对PFS年轻女性的研究中,膝关节症状较多与膝关节症状较少的患者,在功能活动水平上没有显著差异[116]。因此,我们可以推断PFS一方面导致疼痛,另一方面导致残疾;两者都是独立的因素,相关性很差。

一个多世纪以来,肌肉骨骼疾病的治疗一直基于生物医学疾病模式[65,122]。该模式建立了组织损伤与疼痛,疼痛与功能障碍和残疾之间的直接顺序关系。因此,医生的任务是修复损伤并清除疼痛,使功能障碍和残疾消失。这种模式适用于半月板撕裂等疾病。然而,对于一些患有慢性疼痛的病症,例如腰痛,这种经典模式不足以建立充分的治疗[25,36,127]。在这些情况下,整合患者的生理、心理和社会因素的生物心理社会模式将更有用(图9-1)。

在患有膝前疼痛综合征(AKPS)的患者中,生物医学模型对于理解病理生理学和确定适当的治疗非常重要,但并

不能完全解释某些临床发现。例如,膝前疼痛患者无论疼痛程度如何,在日常生活中都表现出不同程度的残疾[21,50]。此外,未观察到髌股关节的结构改变与残疾之间存在显著相关性[45,97,116]。事实上,一些具有严重解剖结构的改变(髌股关节不对称,严重髌骨软骨病)的病例是没有疼痛的[51,74]。

生物心理社会模式将制定出比生物医学模式更适宜的治疗策略[9,25,36]。如今,尽管对于其他疾病如腰痛、膝关节骨性关节炎、纤维肌痛或类风湿关节炎而言,很少有研究从生物学、心理学和社会学的角度关注膝前疼痛患者,但是许多研究都从生物学、心理学和社会学的角度关注他们的治疗[5,26,52,113]。

9.2 肌肉骨骼疼痛中的恐惧回避模式

在20世纪80年代初,一些作者提出了恐惧回避模式[69,93,124,125,128](图9-2)。该模式最初是为患有腰痛的患者所形成的,并且想用来解释为什么大多数患有急性腰痛的患者会自发消退,而少数患者会出现慢性腰痛。这种模式确立了许多应对导致疼痛的病变的可能反应。那些不将疼痛视为威胁并且能够应对它的那些患者能够令人满意地继续他们的日常活动并实现完全康复。另一方面,以夸张或恶性方式解释疼痛的患者会对疼痛和寻求安全性的相关行为产生恐惧,例如过度警觉和回避。虽然这些回避和过度警觉行为在应对急性疼痛时可以产生适应,但如果疼痛是慢性的,它们会使

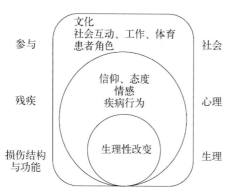

图9-1 慢性疼痛和残疾的生物心理社会模式。ICF 国际功能残疾与健康分类,WHO 世界医疗卫生组织(改编自 Waddell[127])

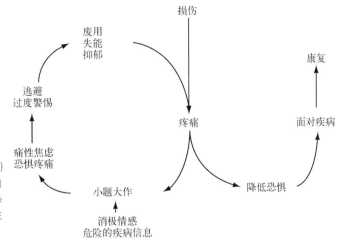

图9-2 基于夫莱因(Vlaeyen)和林顿(Linton)[125]的恐惧回避模式以及阿蒙森等人的恐惧—焦虑—回避模式的慢性痛恐惧回避模式[4]

患者的病情恶化,因为它们导致废用、抑郁和增加残疾。在后来的几年中,阿蒙森(Asmudson)[4]将疼痛焦虑成分添加到该模式中,作为产生回避行为中的加重因素。这种回避行为不仅包括限制运动,而且还回避社交互动和娱乐活动,这增加了患者的疼痛和痛苦[68]。克劳姆贝兹(Crombez)[18]甚至表示"对疼痛的恐惧比疼痛本身更无助"。

在许多交叉研究中,恐惧和回避行为与腰痛患者的残疾密切相关[1,59,128,134]。此外,在腰痛纵向研究中,恐惧回避信念的变化是良好的残疾预测因子[14,33,39,43,115,135]。疼痛的恐惧和疼痛的恶性幻想也发生在无痛人群中,因此这些信念可以在新的疼痛发作中发挥重要作用。在没有腰痛的受试者中进行研究[49,71,72,120]观察到对疼痛的恐惧增加了遭受腰痛发作的风险,因此增加了患有残疾的风险。皮卡韦(Picavet)[94]在1 571名受试者中进行了纵向研究,在6个月内没有任何重大疾病。对于表明首次腰痛的组,结果显示恶性幻想和运动恐惧症是疼痛和残疾的慢

性化的良好预测因子。有趣的是,在那些没有首次腰痛的受试者中,无论是恶性还是运动恐惧症,都预示着在随访期间伴有残疾的腰痛的可能性。在另一项研究中,卡拉奇(Carragee)[14]通过磁共振成像(MRI)和椎间盘造影对100名轻度腰痛患者进行为期5年的随访,用FABQ测量他们的恐惧回避信念(恐惧回避信念问卷)。令人惊讶的是,严重的腰痛病例和残疾与MRI或椎间盘造影中发现的结构异常无关,而且恐惧和回避行为的存在被证明是腰痛和残疾的最强预测因子。

膝前疼痛综合征与非特异性腰痛共有这样的事实,即两种情况在成像研究中发现的症状和异常之间具有低相关性,并且这两种情况往往变成慢性并导致残疾。皮瓦(Piva)[98]研究了在常规物理治疗下,恐惧回避行为的变化(在膝关节FABQ变化中测量)是否影响了一组膝前疼痛患者的残疾。他们发现那些降低恐惧程度以及身体活动和工作回避的患者在治疗结束时改善了他们的疼痛和残疾程度。

我们的研究组进行的研究分析了2 154名患有膝前疼痛超过1年并且伴有严重疼痛的患者(视觉模拟疼痛量表中的6.3均值)。用Tampa Kinesiophobia量表测量的恐惧和回避的想法与用Lysholm评分测量的患者的牵涉性残疾有很强的相关性(r=-0.59,P<0.001);因此,恐惧和回避信念越大,患者所感受到的无能为力就越大。有趣的是,强行调动恐惧症和残疾之间的相关性高于疼痛和残疾之间的相关性。通过恶性应对量表问卷和应对策略调查表的恶性成像子量表进行测量,这些患者表现出非常强烈的恶性想法。这些信念也显示出与残疾的统计学意义(r=-0.49,P<0.001),当疼痛的感知更具恶性时,患者认为的无力感更高。

一些研究表明,认知行为治疗的重点是减少这些恐惧—回避行为和疼痛的恶性想法,以积极的方式影响慢性骨关节疼痛患者的临床状态[103,109,114]。这种方法为整合生物心理社会模式的新治疗模式的试验打开了大门。因此,心理治疗可以与AKP患者的身体治疗和手术治疗一起使用。

9.3 认知与膝前疼痛的关系

9.3.1 应对策略

在过去的几十年中,应对疼痛的概念已经成为了解慢性疼痛对患者健康的影响的最重要方面之一。应对策略被定义为不断变化的认知和行为,这些认知和行为是为了处理超出个人认识而被评估的特定外部和(或)内部需求而开发的[66]。在慢性疼痛的情况下,患者将疼痛视为压力源,从中他们制定不断改变

以减少疼痛和残疾影响的认知和行为策略。在某些情况下,这些应对策略是积极的,提高耐受性以减少对疼痛和残疾的感知。但在其他情况下,这些应对策略并非适应性,甚至会使疾病的临床过程恶化。管理疼痛的这些差异会影响医生规定的治疗依从性。

应对策略问卷(Coping Strategies Questionnaire, CSQ)[99]已被广泛用于风湿病患者。该工具测量患者使用不同应对策略的频率。它由7个分量表,6个认知(分散注意力,重新呈现痛苦的感觉,忽略痛苦的感觉,应对自我主张,祈祷或希望,以及消极观点),以及行为分量表(活动水平的提高和减轻痛苦感的行为)组成。

一些研究表明,患有膝关节骨性关节炎和关节炎的患者在疼痛控制和理性思维因素中得分较高,而在认知失真因素(恶性)中得分较低,也表现出轻度的残疾、疼痛和心理困扰以及与疼痛相关的行为减少[55,56,58,87,131]。Vanderbilt疼痛管理清单(Vanderbilt Pain Management Inventory, VPMI)提供了另一种理解疼痛应对策略的方法,它将策略分为消极的和积极的[10]。积极的策略是患者积极参与疼痛管理的策略,例如娱乐与其他娱乐活动,练习运动或跟上日常活动。在消极的策略中,患者将疼痛留在医生的手中,经常谈论他的疼痛或使用药物来实现即时缓解。在几项关节炎、骨关节炎和腰痛患者的研究中,消极的策略与患慢性疼痛,抑郁和身体残疾的风险显著增加有关[83,90]。

托米(Thomeé)[116]使用CSQ调查问卷研究了50名瑞典慢性膝前疼痛患者的

应对策略,发现不同应对分量表的分数与其他系列患有其他慢性疼痛疾病的患者的结果一致。最常用的策略是应对自我诉说,较少使用的是重新解释疼痛感觉。由我们小组在西班牙最近进行的一项研究中,在54名患有慢性膝前疼痛的患者组中,忽视了使用不同应对策略的频率的相似结果,而不同研究人群之间的文化差异。最常用的策略是行为活动的增加和应对自我诉说,以及最少使用的是重新解释疼痛感觉。在患者中表现出最高变异性的策略是恶性幻想和应对自我诉说[21]。在这项研究中,我们还分析了疼痛应对分量表与疼痛和残疾之间的关系。恶性幻想和祈祷/希望分量表与患者的残疾具有显著相关性。此外,除祈祷/希望之外的所有应对策略都与HAD具有显著相关性。然而,没有一种应对策略显示出与疼痛程度的显著关系。

为了使用更充分的疼痛应对策略,改变患者的信念和行为,可以帮助他们减轻症状,增加他们的功能储备,并减少他们的心理困扰。一些临床试验表明,慢性类风湿性疼痛患者的认知行为治疗与常规治疗相结合,有助于改善其身体和心理状态[26,31,102]。

9.3.2　恶性

痛苦的恶性幻想指的是认为疼痛被视为极端威胁并且患者遭受夸大的负面后果的认知过程。越来越多的证据表明,疼痛的恶性幻想不仅与患者提到的疼痛有关,而且与影响病程的其他方面有关。一些研究表明,有这些想法的肌肉骨骼疼痛患者的残疾程度更高[78],即使使用更

多的卫生资源[100],使用更多的药物[7,48],膝关节成形术后恢复也不会更好[60]。

许多研究证实,在几种慢性疼痛尤其是肌肉骨骼疼痛的情况下,疼痛恶性的想法与患者的残疾之间存在密切联系[92,101,112,118]。

除了与残疾有关外,恶性想法与疼痛程度有关。具有重大恶性想法的患者在急性和慢性疼痛病症中都提到了更高程度的疼痛[11,100,101,118]。后续研究还表明,最初的恶性观念与患者在外科手术后所指出的疼痛程度[41,88]或其他疼痛情况有关[23,24,111,126]。

尽管不良想法影响疼痛和残疾历程的确切机制尚不清楚,但有人认为它会影响人们对痛苦或潜在痛苦过程的关注。极度紧张的人难以不专注于痛苦或威胁的刺激[17,91]。这加剧了对疼痛的恐惧,增加了对刺激的关注。因此,无论疼痛程度如何,评估威胁都是一个疼痛感知的重要调节因素。此外,对疼痛的过度情绪评估与灾难性相关,这会产生对疼痛体验的更高感知[38]。在一项对慢性疼痛患者进行功能性MRI检查的研究中,发现不良性的观点不仅与大脑疼痛处理区域的活动程度较高有关,而且与注意力、预期痛苦和痛苦的情绪方面相关的皮质区域有关[40]。在一项由热引起疼痛的健康受试者所进行的研究中,较高水平的恶性疼痛与较高程度的疼痛以及较高的热源性疼痛持续时间有关。这表明恶性过程在疼痛感知过程中起引导作用[23]。

可以通过应对策略问卷(CSQ)的恶性分量表来临床测量恶性[99]。还有另一种特定的工具来测量它,疼痛恶性量表

（PCS）。[110]该问卷已广泛应用于临床实践，具有良好的心理测量功能。

即使慢性疼痛和残疾的不良观点的影响已在肌肉骨骼疾病如类风湿性关节炎中被广泛研究[53,57]，但是膝关节骨性关节炎[30,55,107]或腰痛[17,84,92]，我们只知道2项研究分析AKP患者的这方面。托米[117]研究了一组AKP患者的疼痛应对策略。AKP患者的消极分量表显示非常高的分数，是其他系列类风湿性关节炎患者的2倍多。我们小组研究了恶性思想（用CSP的恶性分量表测量，特别是用PCS调查表测量）和一组AKP患者的残疾之间的关系。残疾Lysholm量表评分与PCS问卷得分之间存在统计学显著相关性（r=−0.49；P=0.001）。然而，与疼痛程度的相关性较差（r=0.32；P=0.023）[21]。在这项研究中，我们还发现恶性想法是广泛运用于慢性AKP患者中的应对策略。

9.4　抑郁症与膝前疼痛的关系

抑郁症是一种经常与慢性疼痛相关的精神病理状况。慢性肌肉骨骼疼痛患者的抑郁症患病率高于一般人群。应用严格的诊断标准，慢性疼痛患者的抑郁症患病率在30%～60%[20,76]，而在无痛的普通人群中，患病率在2%～4%[80]。

这种关联的重要性在于这样一个事实，即慢性疼痛和抑郁症这两种情况可以相互作用以加强它们的影响。对83项研究的Mate分析表明，抑郁症的严重程度不仅与慢性疼痛的存在有关，而且与其持续时间，疼痛程度和疼痛部位的数

量有关[28]。关于其对残疾的影响，一些研究表明，抑郁会降低骨关节炎和类风湿关节炎患者的功能水平[6,62,89]。此外，在患有抑郁症和慢性疼痛的患者中，如果疼痛减轻，则抑郁症状会改善[28,63,130]。抑郁症和疼痛之间的关系通过抗抑郁药物对肌肉骨骼疼痛患者即使没有抑郁症也具有镇痛作用这一事实得到加强[108]。

即使在其他肌肉骨骼疾病中慢性疼痛和抑郁之间的关系受到广泛的研究，但是很少有研究在AKP患者中分析这种关系。卡尔松（Carlsson）[13]在一组AKP患者中使用Rorschach检验，将其与对照组进行比较。AKP患者与对照患者不同，因为对照组表现出更高的抑郁指数（DEPI>4）。与一组精神科门诊患者的比较显示，AKP患者的抑郁率较高。然而，使用Beck抑郁量表（BDI）的威顿斯基（Witonski）[132]发现，一组平均年龄为18岁的AKP患者和相似年龄的对照组之间没有差异。结果的差异可能是因为最后一组太年轻，平均年龄为18岁，或者因为测量工具的类型不同。克拉克（Clark）[15]对81名AKP患者进行了临床试验，随机将他们分配给4种类型的物理治疗小组。在此治疗之前，15%的患者具有临界抑郁症状或用医院焦虑和抑郁问卷（Hospital Anxiety and Depression questionnaire，HAD）量表测量的完全抑郁症。有趣的是，在四个组中，治疗3个月后和治疗12个月后，抑郁，疼痛和残疾的水平有所改善。

在我们的研究小组进行的交叉研究中，我们分析了54名慢性AKP患者的样本[21]。我们用HAD调查问卷测试了抑

郁症状的存在。46.3%的患者得分等于
或高于11,这是确诊为临床疾病的一项
指标[136],而其他患者除一例外,均有抑
郁症的临床怀疑分数。

因此,在慢性AKP患者中,识别和抑
郁症的并存的几个原因来说是重要的。
最重要的是,抑郁症会增加残疾和疼痛
程度,从而使病情持续下去。另一个原
因是未确诊和未治疗的抑郁症与物理治
疗或手术的不良反应有关。必须进行一
项旨在排除这些患者并存隐性抑郁症的
特殊评估。

9.5　焦虑/压力与膝前疼痛的关系

焦虑和压力是某些情况下的正常情
绪反应。轻度或中度形式的焦虑和压力
都是健康的,甚至是有益的,因为它们可
以激励人们做出反应,要么保持警惕,要
么在有危险时做出警告。然而,有时,当
它的水平过高或持续时间太长而变得病
态时,人体会变得功能失调。

焦虑在患者中表达不同,有时以情绪
和认知方式(不安、恐惧、急躁、不适、紧
张),在行为或运动方面(不动、避免、烦躁
不安)表达。然而,有时它会伴随着植物
神经紊乱性反应,如出汗、心悸、口干、晃
动、头晕或恶心。

患有慢性疼痛的患者将疼痛视为产
生长期压力的原因。慢性疼痛患者的焦
虑症的患病率非常高[80]。焦虑的存在会
影响这些患者的双向症状。高度的疼痛
有时可以预测焦虑症状[106],相反,焦虑
会增加疼痛的程度[121]。在研究慢性疼
痛患者不良焦虑影响时,最常被研究的

机制之一是过度警觉和恶性倾向[4]。这
些趋势扩大了对疼痛的感知并导致增加
残疾的行为[79]。

克拉克[15]发现,参与临床试验的
AKP患者中有27%表现出用HAD问卷
测试的焦虑症状,并且在接受治疗后,这
些症状得到改善。使用STAI问卷(状态
特质焦虑量表)测试后,托米[117]还发现
一组AKP患者存在高水平的焦虑,表现
出与类风湿性关节炎相似的分数。卡尔
松[13]使用Rorschach测试对AKP患者和
主要使用物理治疗的学生的对照组测量
了痛苦/焦虑,发现患者的焦虑水平较高,
但与对照组无差异。作者可能会评论说
这是因为学生也有很高的痛苦程度。皮
瓦[98]研究了一组AKP患者,其疼痛至
少4周,并且平均疼痛数值为3.6,发现与
Beck问卷测试的残疾和焦虑水平相关,
提示身体功能受到更多限制的患者焦虑
程度较高。

在我们的工作组对有重要症状的慢
性AKP患者(平均VAS 6.3和Lysholm评
分50)进行的研究中,HAD问卷测试的
高焦虑水平存在于90%的患者中,并且
高于该水平,可以考虑为诊断焦虑症占
37%。然而,尽管发现焦虑与疼痛或残疾
之间没有相关性,但发现了运动恐惧症
(运动的恐惧)和残疾之间的非常显著的
相关性[21]。

即使慢性疼痛患者经常出现焦虑
症,但是其在残疾中的作用似乎与恐惧
更有关系。恐惧和焦虑齐头并进,但不
是一回事。焦虑是对未定的事物的情绪
反应,而在恐惧中,威胁是特定的。在患
有慢性疼痛的患者中,恐惧表现为对疼

痛的恐惧和对运动的恐惧，这可能导致疼痛并使病变恶化。[68] 即便如此，焦虑本身也会使这些患者的痛苦恶化，恐惧和焦虑作为一个整体，应该得到治疗。

9.6 人格，精神障碍与膝前疼痛的关系

慢性疼痛患者的精神障碍患病率高于一般人群[20]。然而，尽管在骨科中，这是一种常见的观点，但似乎不存在致病性人格或其他易患 AKP 的患者的精神健康状况的支持研究。

在一项前瞻性研究中，加彻尔（Gatchel）[37]评估了一大批急性下腰痛患者心理健康参数的预测价值，以确定由于长期慢性疼痛会导致残疾的人。该研究未发现任何由慢性疼痛引起的残疾发展来的主要精神病学有关的预测能力。这些研究结果表明，尽管存在精神病学与慢性疼痛之间的关联，但我们不能说精神病学状况一定会导致慢性疼痛，但它们可以认为是一种后果。其他研究结果支持这一点，因为慢性肌肉骨骼疼痛患者的心理疾病发生率较高[35,61,95]。此外，德什（Dersh）[20]研究了 1 595 例由不同肌肉骨骼疾病引起的慢性疼痛和残疾患者的精神疾病状况，发现 64% 的人患有精神疾病，而一般人群为 15%。而且他发现这种高发病率仅在肌肉骨骼疼痛发作后才出现，这表明与疼痛相关的压力是其强化的决定因素。一些研究发现，肌肉骨骼疼痛患者在对其病情进行有效的物理治疗后，精神疾病的发病率降低[86,123]。在一项对 250 名慢性疼痛患者的研究中，显示人格

特征和初始人格障碍对预测 1 年后的残疾没有帮助。在对患有不同肌肉骨骼疾病的患者和健康的患者进行的另一项研究表明，不同性格特征的差异与心理困扰的相关性强于与疼痛的相关性[75]。

AKP 患者被认为具有神经质人格，使他们易患慢性疼痛而没有结构性损伤。一些作者认为，当没有发现结构性损伤原因时，可以通过心理问题（家庭、自尊、运动表现、对运动的厌恶）来解释这种情况[19]。威顿斯基[132]指出，在对这些患者进行明尼苏达多相人格量表（Minnesota Multiphasic Persondity Inventory，MMPI）测试并发现人格障碍后，AKP 可能是一种身心疾病。然而，该问卷因其在风湿病患者中使用而受到质疑，即使该问卷表明在风湿病患者中应谨慎使用[27,54]。通过 MMPI 测得的高水平抑郁症，抑郁症和歇斯底里症比起反映心理状态更能反映关节炎的水平[96]。在因腰痛而手术的患者中，发现使用 MMPI 的患者的精神病理水平较高；在那些偶然发病前使用 MMPI 的患者中进行的一项流行病学研究中，其病前特征是正常的，这强烈暗示导致慢性疼痛的疾病是人格特征变化的原因[44,73]。

威夫罗（Witvrow）[133]研究了 282 名无症状的学生运动员，他们被跟踪长达研究了 2 年。在研究开始时，记录了学生的心理特征。在研究结束时，24 名患者发展为 AKP。仅与对照组相比，"寻找社会支持"参数在疼痛组中获得显著较低的分数，但在神经症和心身不稳定性、外向性、姑息反应、被动反应模式、情绪表达或令人放心的想法没有差异。对已确定的 AKP 患者进行了人格特征分析研究。弗

里茨(Fritz)[32]在评估其疼痛原因之前,通过高中人格问卷(HSPQ)对28名患有AKP的青少年进行了一项前瞻性研究。该研究的目的是验证该问卷的有效性,为了辨别具有结构性可鉴别原因的患者。在8个月的随访后,1/3的患者表现出与疼痛相关的心理因素,但人格问卷对于区分结构原因组和功能原因组没有用。在另一项交叉研究中,虽然慢性疼痛患者确实表现出比对照组更高的抑郁,敌意和消极态度的水平,但是卡尔森[13]在一组AKP患者中未发现抒情障碍性人格特征。

从不同的研究来调查人格对慢性肌肉骨骼疼痛,特别是AKP患者的影响,人格类型与患这种疾病的倾向之间没有因果关系[20,64,119,127]。人格特征非常稳固,而焦虑、抑郁和敌意可能会根据主体的环境而改变,即使在某种程度上它们存在于每个人身上。最普遍的看法是慢性疼痛患者的痛苦变化似乎是慢性疼痛过程本身的结果,而不是其原因。

9.7　其他

9.7.1　装病

DSM-Ⅳ2手册将装病定义为"故意制造虚假或严重夸大的身体或心理症状,其动机是外部激励,例如逃避军事责任,避免工作,获得经济补偿,逃避刑事起诉或获取毒品"。从这个定义可以理解,恶意行为与次要获益相关。但是,与其他心理过程相反,恶意行为是一种有意的行为。这就是它与其他与疼痛相关的行为的区别,并且不应该被误解。装病并不是一种心理因素,它可以通过疼痛和疾病的过程来调节或决定。患者自己通过虚构的症状误导临床医生来表现出他的意图。虽然不是特别可靠,但已经形成了几种方法帮助临床医生检测某些患者的假装行为[8,12,42,67,104]。

这种行为在慢性疼痛患者中的存在是高度可变的,范围从1.2%～36%[3,85];然而,其他作者认为它非常低[76]。沃德尔(Waddell)[129]认为假装腰痛的发生率较低,并且经常被误认为与疼痛相关的行为。

关于AKP患者中恶意假装的普遍性没有具体研究。推断其他慢性肌肉骨骼疼痛过程的结果与物理研究结果和放射学之间的相似弱相关性,我们应该期望找到与腰痛患者相似的补偿发生率。也许,这种可能的关系低于其他慢性疼痛过程,因为AKP患者通常比肌肉骨骼疾病患有其他慢性疼痛的患者更年轻。此外,装病还与涉及货币或工作补偿的情况有关[3]。

9.7.2　心理性疼痛

心理性疼痛的概念在不同的医学领域引起了争议,不仅仅是关于它的诊断,更主要是关于它的存在[16]。它试图解释在体检或补充测试中没有出现其他改变时的疼痛。患有AKP的患者似乎状况很完美,却经常出现这种类型的诊断。正如之前在本章中所解释的那样,心理因素作为AKP的调节器具有很大的影响,但没有足够的证据表明它们是疼痛发作时唯一存在的因素。亨德勒(Hendler)[46]认为,心理性疼痛,如果确实存在,其患病率将非常低(3 000名患有慢性疼痛的患者中有1名)。曼奇坎蒂(Manchikanti)[77]在回顾慢性疼痛的心理方面后,指出心理性疼痛是一种幻觉。库赫(Kuch)[64]进行了系统评价,结论是没有证据支持慢性疼痛是先前精神疾病直接导致的理论。没有找到结构性原因的事实对医生来说肯定是令人沮丧的,但这并不意味着没有。心理起源归因于大量AKP患者可能隐含地导致不向他们提供治疗的可能性。情感、焦虑、情绪和认知与慢性疼痛的影响似乎很明显。精神病学(主要是抑郁症)之间的关系似乎也很清楚,并且是双向的。但一般来说,慢性肌肉骨骼疼痛患者的精神疾病患病率较高,出现在肌肉骨骼疾病发作后[20,119]。库赫[64]认为即使心理状况可以先于病变,但它的存在并不意味着它是慢性疼痛的原因,尽管它可以明显恶化病情。将疼痛归因于心因性原因就像试图从纯粹的结构或生物学观点来理解疼痛一样有限。

9.7.3 躯体症状

躯体化障碍在其定义和如何应用于临床实践中都是充满争议的。在AKP患者中,在影像测试中没有发现结构变化,这种诊断经常出现,特别是如果存在情绪困扰的病史。然而,为了诊断患者的躯体症状,必须满足DSM-IV 2中建立的标准。

AKP患者躯体症状的患病率尚不清楚,如果我们推测躯体化疾病的发病率一般为0.2%～1.5%,则患病率可能非常低[34,105]。

那些具有躯体化倾向的患者主要出现躯体症状,而不是心理社会症状,他们希望得到医疗和对症治疗[76]。这种趋势始于童年时期并持续到成年期。这些患者非常多样化,并且存在各种各样的无法解释的症状,并经常到诊所就诊。与无痛人群相比,慢性疼痛患者具有更高的线粒体水平和躯体化倾向[29]。还有人指出,慢性疼痛患者还可以混淆痛苦和非痛苦的体验,并阐述疼痛方面的各种经历,特别是情绪困扰和抑郁[22]。

9.8 结论

AKP患者表现为慢性疼痛,但也表现为残疾。然而,疼痛和残疾之间的相关性并不完全呈线性。一些患有严重疼痛的患者表现出轻微的残疾,而另一些患有较轻疼痛的患者表现出很重的残疾。残疾受到与疼痛感知相关的其他情绪和认知因素的深刻影响。因此,提高临床疗效不必仅仅集中于将疼痛作为一种感觉来治疗,而是必须集中在识别和改变这些因素上。

AKP能否因为它的一贯信仰而产生心理因素?我们不这么认为。有一种结构性病变会导致疼痛和残疾,尽管有时可能无法找到。心理因素调节疾病的进程,但不是原因。即便如此,心理因素至关重要,这就是为什么医生必须意识到这些因素。

情绪在AKP患者的疼痛和残疾中的重要性似乎很明显,负面情绪(焦虑和抑郁)的紊乱是这些患者的痛苦来源,并且应该在该病症期间独立采取其他措施治疗。

在许多AKP患者中,尽管进行了数十年的研究,但经典的生物医学方法未能提供充分的治疗。鉴于生物—心理—社会模式对关节疼痛提供了更好解释,并有助于改善其他肌肉骨骼疾病的治疗,似乎有理由认为生物—心理—社会方法将为AKP的常规医学治疗提供一个有用的工具。因此,将认知—行为治疗模式视为帮助这些患者的另一种治疗选择是有趣的。

参考文献

[1] Al-Obaidi SM, Beattie P, Al-Zoabi B, et al. The relationship of anticipated pain and fear avoidance beliefs to outcome in patients with chronic low back pain who are not receiving workers' compensation. *Spine*. 2005; 30: 1051-1057.

[2] American Psychiatric Association. *Diagnostic and Statistical Manual for Mental Disorders*. 4th ed. Arlington: American Psychiatric Association; 2000.

[3] Aronoff GM, Mandel S, Genovese E, et al. Evaluating malingering in contested injury or illness. *Pain Pract*. 2007; 7: 178-204.

[4] Asmudson GJ, Norton PJ, Vlaeyen JWS. Fear avoidance models of chronic pain: an overview. In: Asmudson GJ, Vlaeyen JWS, Crombez G, eds. *Understanding and Treating Fear of Pain*. Oxford: Oxford University Press; 2004: 3-24.

[5] Astin J, Beckner W, Soeken K, et al. Psychological interventions for rheumatoid arthritis: a meta-analysis of randomized controlled trials. *Arthritis Rheum*. 2002; 15: 291-302.

[6] Axford J, Heron C, Ross F, et al. Management of knee osteoarthritis in primary care: pain and depression are the major obstacles. *J Psychosom Res*. 2008; 64: 461-467.

[7] Bedard GB, Reid GJ, McGrath PJ. Coping and self-medica-tion in a community sample of junior high school students. *Pain Res Manag*. 1997; 2: 151-156.

[8] Bianchini KJ, Etherton JL, Greve KW, et al. Classification accuracy of MMPI -2 validity scales in the detection of pain-related malingering: a known-groups study. *Assessment*. 2008; 15: 435-449.

[9] Borrell-Carrió F, Suchman AL, Epstein RM. The biopsycho-social model 25 years later: principles, practice, and scientific inquiry. *Ann Fam Med*. 2004; 2: 576-582.

[10] Brown GK, Nicassio PM. Development of a questionnaire for the assessment of active and passive coping strategies in chronic pain patients. *Pain*. 1987; 31: 53-64.

[11] Buer N, Linton SJ. Fear-avoidance beliefs and catastrophizing: occurrence and risk factor in back pain and ADL in the general population. *Pain*. 2002; 99: 485-491.

[12] Butcher JN, Dahlstrom WG, Graham JR, et al. MMPI-2: Inventario Multifásico de Personalidad de Minnesota-2. Manual (spanish versión A. Avila-Espada, F. Jiménez-Gómez). Madrid: TEA Ediciones; 1999.

[13] Carlsson AM, Warner S, Mattlar CE, et al. Personality in patients with long term patellofemoral pain syndrome. *Knee Surg Sports Traumatol Arthrosc*. 1993; 1: 178-183.

[14] Carragee EJ, Alamin TF, Miller JL, et al. Disographic, MRI and psychosocial determinants of low back pain disability and remission: a prospective study in subjects with benign persistent back pain. *Spine J*. 2005; 5: 24-35.

[15] Clark DI, Downing N, Mitchell J, et al. Physiotherapy for anterior knee pain: a randomized controlled trial. *Ann Rheum Dis*. 2009; 59: 700-704.

[16] Covington EC. Psychogenic pain. What it means, why it does not exist and how to diagnose it. *Pain Med*. 2000; 1: 287-294.

[17] Crombez G, Eccleston C, Baeyens F, et al. When somatic information threatens, catastrophic thinking enhances attentional interference. *Pain*. 1998; 75: 187-198.

[18] Crombez G, Vlaeyen JW, Heuts PH, et al. Pain related fear is more disabling than pain itself: evidence on the role of pain related fear in chronic low back pain disability. *Pain*. 1999; 80: 329-339.

[19] De Pablos J, Farrington D (2003). La rodilla dolorosa en la infancia y la adolescencia. En La rodilla infantil, Ed: J dePablos. Argon, majadahonda. pp25-36

[20] Dersh J, Gatchel RJ, Polatin P, et al. Prevalence of psychiatric disorders in patients with chronic work-related musculo-skeletal pain disability. *J Occup Environ Med*. 2002; 44: 459-468.

[21] Domenech J, Sanchis-Alfonso V, Espejo B, et al. *Factores psicológicos en el síndrome femoropatelar. Estudio analítico transversal.* Valencia: Congreso Sociedad Española Investigación en Cirugía Ortopédica (INVESCOT); 2010.

[22] Dworkin SF, Wilson L, Masson DL. Somatizing as a risk factor for chronic pain. In: Grzesiak RC, Ciccone DC, eds. *Psychological Vulnerability to Chronic Pain.* New York: Springer; 1994.

[23] Edward RR, Smith MT, Stonerock G, et al. Pain-related catastrophizing in healthy women is associated with greater temporal summation of and reduced habituation to thermal pain. *Clin J Pain.* 2006; 22: 730−737.

[24] Edwards RR, Fillingim RB, Maixner W, et al. Catastrophizing predicts changes in thermal pain responses after resolution of acute dental pain. *J Pain.* 2004; 5: 164−170.

[25] Engel George L. The need for a new medical model. *Science.* 1977; 196: 129−136.

[26] Evers AW, Kraaimaat FW, van Riel PL, et al. Tailored cognitive behavioral therapy in early rheumatoid arthritis for patients at risk: a randomised controlled trial. *Pain.* 2002; 100: 141−153.

[27] Fishbain DA, Cole B, Cutler RB, et al. Chronic pain and the measurement of personality: do states influence traits? *Pain Med.* 2006; 7: 509−529.

[28] Fishbain DA, Cutler R, Rosomoff HL, et al. Chronic pain-associated depression: antecedent or consequence of chronic pain? A review. *Clin J Pain.* 1997; 13: 116−137.

[29] Fishbain DA, Lewis JE, Gao J, et al. Is chronic pain associated with somatization/ hypochondriasis? An evidence based structured review. *Pain Pract.* 2009; 9: 449−467.

[30] Forsythe ME, Dumbar MJ, Henningar AW, et al. Prospective relation between catastrophizing and residual pain following knee arthroplasty: two-year follow-up. *Pain Res Manag.* 2008; 13: 335−341.

[31] Foster G, Taylor SJ, Eldridge SE, et al. Self-management education programmes by lay leaders for people with chronic conditions. *Cochrane Database Syst Rev.* 2007; CD005108.

[32] Fritz GK, Bleck EE, Dahl IS. Functional versus organic knee pain in adolescents. A pilot study. *Am J Sports Med.* 1981; 7: 247−249.

[33] Fritz JM, George S, Delitto A. The role of fear avoidance beliefs in acute low back pain: relationship with current and future disability and work status. *Pain.* 2001; 94: 7−15.

[34] Fynk P, Hansen MS, Oxhoj ML. The prevalence of somato-form disorders among internal medical inpatients. *J Psychosom Res.* 2004; 56: 413−418.

[35] Gatchel RJ, Garofalo JP, Ellis E, et al. Major psychological disorders in acute and chronic TMD: an initial examination. *J Am Dent Assoc.* 1996; 127: 1365−1374.

[36] Gatchel RJ, Peng YB, Peters ML, et al. The biopsychosocial approach to chronic pain: scientific advances and future directions. *Psychol Bull.* 2007; 133: 581−624.

[37] Gatchel RJ, Polatin PB, Mayer TG. The dominant role of psychosocial risk factors in the development of chronic low back pain disability. *Spine.* 1995; 20: 2702−2709.

[38] Geisser ME, Robinson ME, Keefe FJ, et al. Catastrophizing, depression and the sensory, affective and evaluative aspects of chronic pain. *Pain.* 1994; 59: 79−83.

[39] George SZ, Fritz JM, McNeil DW. Fear avoidance beliefs as measured by the fear avoidance beliefs questionnaire: change in fear avoidance beliefs questionnaire is predictive of change in self report of disability and pain intensity for patients with acute low back pain. *Clin J Pain.* 2006; 22: 197−203.

[40] Gracely RH, Geisser ME, Giesecke T, et al. Pain catastroph-izing and neural responses to pain among persons with fibro-myalgia. *Brain.* 2004; 127: 835−843.

[41] Granot M, Ferber SG. The roles of pain catastrophizing and anxiety in the prediction of postoperative pain intensity: a prospective study. *Clin J Pain.* 2005; 21: 439−445.

[42] Grave KW, Bianchini KJ, Etherton JL, et al. Detecting malingered pain-related disability: classification accuracy of the Portland digit recognition test. *Clin Neuropsychol.* 2009; 23: 850−869.

[43] Grotle M, Vollestad NK, Brox JI. Clinical course and impact of fear avoidance beliefs

in acute low back pain. *Spine*. 2006; 31: 1038-1046.

[44] Hagendorn SD, Maruta T, Swanson DW, et al. Premorbid MMPI profiles of low back patients. Surgical successes ver-sus surgical failures. *Clin J Pain*. 1985; 1: 177-179.

[45] Haim A, Yaniv M, Dekel S, et al. Patellofemoral pain syn-drome: validity of clinical and radiological features. *Clin Orthop*. 2006; 451: 223-228.

[46] Hendler N, Bergson C, Morrison C. Overlooked physical diagnoses in chronic pain patients involved in litigation, Part 2. *Psychosomatics*. 1996; 37: 509-517.

[47] IASP Subcomité on Taxonomy. Pain terms: a list with definitions and notes on usage. *Pain*. 1979; 6: 247-252.

[48] Jacobson NS, Butler R. Relation of cognitive coping and catastrophizing to acute pain and analgesic use following breast cancer surgery. *J Behav Med*. 2000; 19: 17-29.

[49] Jensen JN, Albertsen K, Borg V, et al. The predictive effect of fear-avoidance beliefs on low back pain among newly qualified health care workers with and without previous low back pain: a prospective cohort study. *BMC Musculoskelet Disord*. 2009; 10: 117.

[50] Jensen R, Hystad T, Baerheim A. Knee function and pain related to psychological variables in patients with long-term patellofemoral pain syndrome. *J Orthop Sports Phys Ther*. 2005; 35: 594-600.

[51] Johnson LL, van Dyk GE, Green JR, et al. Clinical assessment of asymptomatic knees: comparison of men and women. *Arthroscopy*. 1998; 14: 347-359.

[52] Karjalainenen K, Malmivaara A, Van Tulder M, et al. Multidisciplinary biopsychosocial rehabilitation for sub-acute low back pain among working age adults. *Cochrane Database Syst Rev*. 2003; (2): CD002193.

[53] Keefe FJ, Affleck G, Lefebvre JC, et al. Pain coping strate-gies and coping efficacy in rheumatoid arthritis: a daily pro-cess analysis. *Pain*. 1997; 69: 35-42.

[54] Keefe FJ, Bonk V. Valoración psicosocial del dolor en pacientes con enfermedades reumáticas. *Rheuma Dis Clin North Am*. 1999; 1: 81-104.

[55] Keefe FJ, Caldwell DS, Queen KT, et al. Pain coping strate-gies in osteoarthritis patients. *J Consult Clin Psychol*. 1987; 55: 208-212.

[56] Keefe FJ, DS C, Queen KT, et al. Osteoarthritic knee pain: a behavioural analysis. *Pain*. 1987; 28: 309-321.

[57] Keefe FJ, Gk B, Wallston KA, et al. Coping with rheumatoid arthritis pain: catastrophizing as a maladaptative strategy. *Pain*. 1989; 37: 51-56.

[58] Keefe FJ, Lefebvre JC, Egert JR, et al. The relationship of gender to pain, pain behavior, and disability in osteoarthritis patients: the role of catastrophizing. *Pain*. 2000; 87: 325-334.

[59] Keeley P, Creed F, Tomenson B, et al. Psychosocial predictors of health-related quality of life and health service utilisation in people with chronic low back pain. *Pain*. 2008; 135: 142-150.

[60] Kendell K, Saxby B, Farrow M, et al. Psychological factors associated with short term recovery from total knee replacement. *Br J Health Psychol*. 2001; 6: 41-52.

[61] Kinney RK, Gatchel RJ, Polatin PB, et al. Prevalence of psy-chopathology in acute and chronic low back pain patients. *J Occup Rehabil*. 1993; 3: 95-103.

[62] Kojima M, Kojima T, Suzuki S, et al. Depression, inflammation, and pain in patients with rheumatoid arthritis. *Arthritis Rheum*. 2009; 61: 1018-1024.

[63] Kroenke K, Bair MJ, Damush TM, et al. Optimized antide-pressant therapy and pain self-management in primary care patients with depression and musculoskeletal pain: a randomized controlled trial. *JAMA*. 2009; 301: 2099-2110.

[64] Kuch K. Psychological factors and the development of chronic pain. *Clin J Pain*. 2001; 17: S33-S38.

[65] Laín-Entralgo P. *El diagnóstico Médico. Historia y Teoría*. Barcelona: Salvat; 1982.

[66] Lazarus R, Folkman S. *Stress, Appraisal and Coping*. New York: Springer; 1984.

[67] Lee-Haley PR, English LT, Glenn WJ. A fake bad scale on the MMPI-2 for personal injury claimants. *Psychol Rep*. 1991; 68: 203-210.

[68] Leeuw M, Goosens ME, Linton SJ, et al. The fear-avoidance model of musculoskeletal pain: current state of scientific evidence. *J*

Behav Med. 2007; 30: 77-94.

[69] Lethem J, Slade PD, Troup JD, et al. Outline of a fear avoid-ance model of exaggerated pain perception. *Behav Res Ther*. 1983; 2: 401-408.

[70] Linder J, Poston WSC, Haddock CK, et al. Does personality or psychopathology predict disability in chronic pain patients. *Disabil Rehabil*. 2000; 22: 281-287.

[71] Linton SJ, Boersma K, Jansson M, et al. Are fear avoidance beliefs related to the inception of an episode of back pain? A prospective study. *Psychol Health*. 1999; 14: 1051-1059.

[72] Linton SJ, Boersma K, Jansson M, et al. The effects of cog-nitive behavioural and physical therapy preventive interventions on pain related sick leave. A randomized controlled trial. *Clin J Pain*. 2005; 21: 109-119.

[73] Love PW, Peck CL. The MMPI and psychological factors in chronic low back pain. A review. *Pain*. 1987; 28: 1-12.

[74] Macintyre NJ, Hill NA, Fellows RA, et al. Patellofemoral joint kinematics in individuals with and without patellofemoral pain síndrome. *J Bone Joint Surg*. 2006; 88A: 2596-2605.

[75] Malmgren-Olsson EB, Bergdahl J. Temperament and char-acter personality dimensions in patients with nonspecific musculoskeletal disorders. *Clin J Pain*. 2006; 22: 625-631.

[76] Manchikanti L, Fellows B, Pampati, et al. Comparison of psychological status of chronic pain patients and the general population. *Pain Physician*. 2002; 5: 40-48.

[77] Manchikanti L, Fellows B, Singh V. Understanding psycho-logical aspects of chronic pain in interventional pain man-agement. *Pain Physician*. 2001; 5: 57-82.

[78] Martin M, Bradley L, Alexander R, et al. Coping strategies predict disability in patients with primary fibromyalgia. *Pain*. 1996; 68: 45-53.

[79] McCracken LM, Faber SD, Janeck AS. Pain-related anxiety predicts non-specific physical complaints in persons with chronic pain. *Behav Res Ther*. 1998; 36: 621-630.

[80] McWilliams LA, Cox BJ, Enns MW. Mood and anxiety dis-orders associated with chronic pain: an examination in a nationally representative sample. *Pain*. 2003; 106: 127-133.

[81] Melzack R. From the gate to the neuromatrix. *Pain*. 1999; 6: S121-S126.

[82] Melzack R, Casey KL. *The Skin Senses*. Springfield: CC Thomas; 1968: 423-443.

[83] Mercado AC, Carroll LJ, Cassidy JD, et al. Passive coping as a risk factor for disabling neck and low back pain. *Pain*. 2006; 117: 51-57.

[84] Meyer K, Tschopp A, Sprott H, et al. Association between catastrophizing and self-rated pain and disability in patients with chronic low back pain. *J Rehabil Med*. 2009; 41: 620-625.

[85] Novy DM, Collins HS, Nelson DV, et al. Waddell signs: distributional properties and correlates. *Arch Phys Med Rehabil*. 1998; 79: 820-822.

[86] Owen-Salters E, Gatchel RJ, Polatin PB, et al. Changes in psychopathology following functional restoration of chronic low back pain patients: a prospective study. *J Occup Rehabil*. 1996; 6: 215-223.

[87] Parker JC, Smarr KL, Buescher KL, et al. Pain control and rational thinking: implications for rheumatoid arthritis. *Arthritis Rheum*. 1989; 38: 1807-1818.

[88] Pavlin DJ, Sullivan MJ, Freund PR, et al. Catastrophizing: a risk factor for postsurgical pain. *Clin J Pain*. 2005; 21: 83-90.

[89] Peck JR, Smith TW, Ward JR, et al. Disability and depression in rheumatoid arthritis. A multi-trait, multi-method investigation. *Arthritis Rheum*. 1989; 32: 1100-1106.

[90] Perrot S, Poiraudeau S, Kabir M, et al. Active or passive pain coping strategies in hip and knee osteoarthritis? Results of a national survey of 4,719 patients in a primary care setting. *Arthritis Rheum*. 2008; 59: 1555-1562.

[91] Peters ML, Vlaeyen JWS, van Drunen C. Do fibromyalgia patients display hypervigiance for innocuous somatosensory stimulus? Application of a body scanning reaction time par-adigm. *Pain*. 2000; 86: 283-292.

[92] Peters ML, Vlaeyen JWS, Weber WEJ. The joint contribution of physical pathology, pain-related fear and catastrophizing to chronic back pain disability. *Pain*. 2005; 113: 45-50.

［93］ Philips HC. Avoidance behaviour and its role in sustaining chronic pain. *Behav Res Ther*. 1987; 25: 273－279.

［94］ Picavet HSJ, Vlaeyen JWS, Schouten SAG. Pain catastroph-izing and kinesiophobia: predictors of chronic low back pain. *Am J Epidemiol*. 2002; 156: 1028－1034.

［95］ Pincus T, Burton AK, Vogel S, et al. A systematic review of psychological factors as predictors of chronicity/disability in prospective cohorts of low back pain. *Spine*. 2002; 27: 109－120.

［96］ Pincus T, Callahan LF, Bradley LA, et al. Elevated MMPI scores for hypochondriasis, depression and hysteria in patients with rheumatoid arthritis reflect disease rather than psychological status. *Arthritis Rheum*. 1986; 29: 1456－1465.

［97］ Piva SR, Fitzgerald GK, Irrgang JJ, Fritz JM, et al. Associates of physical function and pain in patients with patellofemoral pain syndrome. *Arch Phys Med Rehabil*. 2009; 90: 285－295.

［98］ Piva SR, Fitzgerald GK, Wisniewski S, et al. Predictor of pain and function outcome after rehabilitation in patients with patellofemoral pain syndrome. *J Rehabil Med*. 2009; 41: 604－612.

［99］ Rosenstiel AK, Keefe FJ. The use of coping strategies in chronic low back pain patients: relationship to patient char-acteristics and current adjustment. *Pain*. 1983; 17: 33－44.

［100］ Severeijns R, Vlaeyen JW, van den Hout MA, et al. Pain catastrophizing predicts pain intensity, disability, and psy-chological distress independent of the level of physical impairment. *Clin J Pain*. 2001; 17: 165－172.

［101］ Severeijns R, Vlaeyen JWS, Van Den Hout MA, et al. Pain catastrophizing is associated with health indices in muscu-loskeletal pain: a cross-sectional study in the Dutch com-munity. *Health Psychol*. 2004; 23: 49－57.

［102］ Sharpe L, Sensky T, Timberlake N, et al. Long-term efficacy of a cognitive behavioural treatment from a randomized controlled trial for patients recently diag-nosed with rheumatoid arthritis. *Rheumatology*. 2003; 42: 435－441.

［103］ Smeets RJ, Vlaeyen JW, Kester AD, et al. Reduction of pain catastrophizing mediates the outcome of both physical and cognitive-behavioral treatment in chronic low back pain. *J Pain*. 2006; 7: 261－271.

［104］ Smith GP, Burger GK. Detection of malingering: validation of the Structured Inventory of Malingered Symptomatology (SIMS). *Am Acad Psychiatry Law*. 1997; 25: 183－189.

［105］ Smith GC, Clarke DM, Handrinos D, et al. Consultation-liaison psychiatrists' management of somatoforms disor-ders. *Psychosomatics*. 2000; 41: 481－489.

［106］ Soderlin MK, Hakala M, Nieminen P. Anxiety and depression in a community-based rheumatoid arthritis population. *Scand J Rheumatol*. 2000; 29: 177－183.

［107］ Sommers T, Keefe Fj, Pells J, et al. Pain catastrophizing and pain-related fear in osteoarthritis patients: relationships to pain and disability. *J Pain Symptom Manage*. 2009; 37: 863－872.

［108］ Staiger TO, Gaster B, Sullivan MD, et al. Systematic review of antidepressants in the treatment of chronic low back pain. *Spine*. 2003; 28: 2540－2545.

［109］ Sullivan MJ, Adams H, Rhodenizer T, et al. A psychosocial risk factor-targeted intervention for the prevention of chronic pain and disability following whiplash injury. *Phys Ther*. 2006; 86: 8－18.

［110］ Sullivan HJL, Bishop SR, Pivik J. The pain catastrophizing scale: development and validation. *Psychol Assess*. 1995; 7: 524－532.

［111］ Sullivan MJ, Neish N. The effects of disclosure on pain during dental hygiene treatment: the moderating role of catastrophizing. *Pain*. 1999; 79: 155－163.

［112］ Sullivan MJ, Rodgers WM, Wilson PM, et al. An experimental investigation of the relation between catastrophizing and activity intolerance. *Pain*. 2002; 100: 47－53.

［113］ Sullivan M, Tanzer M, Stanish W, et al. Psychological determinants of problematic outcomes following total knee arthroplasty. *Pain*. 2009; 143: 123－129.

［114］ Sullivan MJ, Ward LC, Tripp D, et al.

Secondary prevention of work disability: community-based psychosocial intervention for musculoskeletal disorders. *J Occup Rehabil*. 2005; 15: 377−392.

[115] Swinkels-Meewise IEJ, Roelofs J, Shouten EGW, et al. Fear of movement/(re)injury predicting chronic disabling low back pain: a prospective inception cohort study. *Spine*. 2006; 31: 658−664.

[116] Thomeé R, Renstrom P, Karlsson J, et al. Patellofemoral pain syndrome in young women. I. A clinical analysis of alignment, pain parameters, common symptoms and functional activity level. *Scand J Med Sci Sports*. 1995; 5: 237−244.

[117] Thomeé P, Thomeé R, Karlsson J. Patellofemoral pain syn-drome: pain, coping strategies and degree of well-being. *Scand J Med Sci Sports*. 2002; 12: 276−281.

[118] Turner JA, Mancl L, Aaron LA. Pain-related catastrophizing: a daily process study. *Pain*. 2004; 110: 103−111.

[119] Tyrer S. Psychosomatic pain. *Br J Psychol*. 2006; 188: 91−93.

[120] Van Nieuwenhuyse A, Somville PR, Crombez G, et al. The role of physical workload and pain related fear in the development of low back pain in young workers: evidence from the BelCoBack study: results after one year of follow up. *Occup Environ Med*. 2006; 63: 247−257.

[121] Varni JW, Rapoff MA, Waidron SA, et al. Effects of per-ceived stress on pediatric chronic pain. *J Behav Med*. 1996; 19: 515−528.

[122] Virchow R (1858) Die cellularpathologie in ihrer Begründung auf physiologische und pathologische Gewebenlehre. Berlin (accessed at http: //books. google. es).

[123] Vittengl JR, Clark LA, Owen-Salter E, et al. Diagnostic change and personality stability following functional resto-ration treatment in chronic low back pain patients. *Psychol Assess*. 1999; 6: 79−91.

[124] Vlaeyen JWS, Kole Snijders AMJ, Boeren RGB, et al. Fear of movement/ (re)injury in chronic low back pain and its relation to behavioural performance. *Pain*. 1995; 62: 363−372.

[125] Vlaeyen JWS, Linton SJ. Fear avoidance and its consequences in chronic musculoskeletal pain: a state of the art. *Pain*. 2000; 85: 317−332.

[126] Vlaeyen JWS, Timmermans C, Rodriguez LM, et al. Catastrophic thinking about pain increases discomfort during internal atrial cardioversion. *J Psychosom Res*. 2004; 56: 139−144.

[127] Waddell G. *The Back Pain Revolution*. 2nd ed. London: Churchill-Livingston; 2004.

[128] Waddell G, Newton M, Henderson I, et al. A fear avoidance beliefs questionnaire and the role of fear avoidance beliefs in chronic low back pain and disability. *Pain*. 1993; 52: 157−168.

[129] Waddell G, Pilowsky I, Bond MR. Clinical assessment and interpretation of abnormal illness behaviour in low back pain. *Pain*. 1989; 39: 41−53.

[130] Wallis BJ, Lord SM, Bogduk M. Resolution of psycho-logical distress of whiplash patients following treat-ment by radiofrequency neurotomy. A randomized double blind placebo controlled trial. *Pain*. 1997; 73: 15−22.

[131] Watkins KW, Shifren K, Park DC, et al. Age, pain, and cop-ing with rheumatoid arthritis. *Pain*. 1999; 82: 217−228.

[132] Witonski D. Anterior knee pain syndrome. *Int Orthop*. 1999; 23: 341−344.

[133] Witvrouw E, Lysens R, Bellemans J, et al. Intrinsic risk factors for the development of anterior knee pain in an ath-letic population. A two-year prospective study. *Am J Sports Med*. 2000; 28: 480−489.

[134] Woby SR, Watson PJ, Roach NK, et al. Adjustment to chronic low back pain— the relative influence of fear avoid-ance beliefs, catastrophizing and appraisals of control. *Behav Res Ther*. 2004; 42: 762−774.

[135] Woby SR, Watson PJ, Roach NK, et al. Are changes in fear avoidance beliefs, catastrophizing and appraisal of control, predictive of changes in chronic low back pain and disabil-ity? *Eur J Pain*. 2004; 8: 201−210.

[136] Zigmond AS, Snaith RP. The hospital anxiety and depression scale. *Acta Psychiatr Scand*. 1983; 67: 361−370.

膝前疼痛的罕见原因

10

维森特·桑奇斯-阿方索,埃里克·蒙德斯诺斯-贝里,
弗朗西斯科·阿帕里西-罗德里格斯,维森特·贝罗
奇-乌加特

10.1 引言

膝前疼痛是一种常见症状,其原因可能是多种多样的。虽然髌股关节畸形(PFM)是年轻患者膝前疼痛的潜在原因,但并非所有患者都有此症状。认为膝前疼痛一定程度上必然与PFM相关是过于简单的想法,这样考虑会使膝前疼痛患者难以获得更好的诊断及治疗。PFM可能是疼痛的唯一罪魁祸首,但也有可能它与患者的主诉没有任何关系或者它只是问题的部分原因。PFM可以在没有膝前疼痛的情况下发生,膝前疼痛也可以在没有PFM的情况下发生。膝前疼痛的原因很多,其中一些与PFM有关,但更多情形与PFM无关。同样,我们应该记住:有一些患有膝前疼痛却缺乏组织病理证据的青少年患者(即他们的病情具有心身性质[21])以及患有"装病综合征"的患者。在本章中,我们将分析膝前疼痛的罕见原因,强调并不是所有的畸形都是有症状的。

因此,首先要弄清楚什么原因会导致患者出现症状?与其他病变一样,在采取特定治疗计划之前,有必要做出明确的诊断。错误的诊断可能导致不恰当或不必要的外科手术,这可能导致并发症的发生,产生不必要的费用。此外,由于误诊而导致的不当治疗可能会使局面恶化,其最终结果可能是灾难性的。因为不当的治疗可能会使本已严峻的局面又出现反射性交感神经营养不良或医源性髌骨向内脱位。

骨科医生治疗膝前疼痛的目标是精准地确定疼痛的病因,因为这是"精准治疗"的唯一方法。

10.2 与髌股关节畸形相关的膝前疼痛

一些由PFM引起的罕见损伤[例如,髌股沟分离性骨软骨炎(osteochondritis dissecans, OCD)或疼痛性二分髌骨]不需要特殊治疗,因为可以通过治疗畸形来实现愈合。

髌股沟的OCD是髌股关节疼痛的一种罕见原因。莫里(Mori)等[36]将过度使用和外侧压力过高的综合征视为造成髌股沟OCD的影响因素。他们认为外侧韧带松弛术是有效的治疗方法。在我

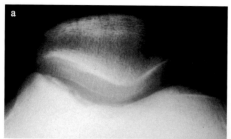

图10-1 患有症状性PFM(a～c)患者的髌股沟槽分离性骨软骨炎。MRI显示,在软骨损伤在复位手术(d,e)一年半后愈合(d,e)(b～e-GrE T2 * MRI)

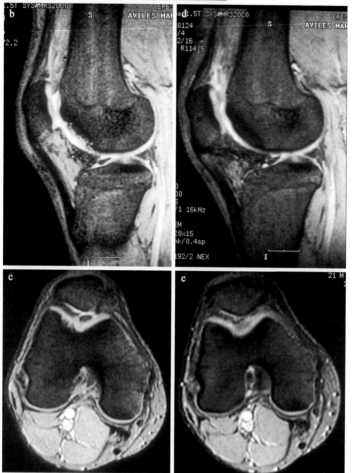

们自己的研究中,我们有两例与PFM相关的髌股沟OCD患者,他们接受了英索尔的近端复位疗法,临床效果令人满意,可使骨软骨病变愈合,如MRI所示(图10-1)。

此外,莫里和他的同事认为,患有二分髌骨的患者所感受到的疼痛由股外侧肌和外侧韧带对上外侧骨片过度牵引所造成的(图10-2)。他们观察到改良的外侧韧带松解术消除了这些患者所感受到的膝前疼

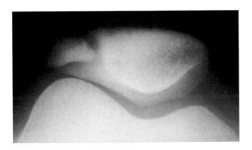

图10-2　排球运动员的二分髌骨症，伴外侧压力过大综合征

痛，并且在94%的病例中，诱导了上外侧节段与髌骨其余部分之间的骨性融合。

10.3　与髌股关节畸形无关的膝前疼痛

　　应当记住的是，膝关节区域有许多不常见的病变，其中一些是严重的病变，这些病变可能类似于PFM的症状，但与其没有任何关系。这些病变容易引起意识障碍，从而导致误诊，造成治疗不当。

　　在这组不常见的病变中，值得一提的是：股内侧斜肌的肌内血管瘤[13,46]

（图10-3）、髌腱的良性巨细胞瘤[5]、Hoffa脂肪垫血管神经肌瘤[18]、Hoffa的脂肪垫疾病[11,33]、局部色素沉着绒毛结节性滑膜炎[6,9,19,23,40,55]（图10-4）、轻微创伤后前内侧关节腔滑膜肥大[7]、关节内血管瘤[4,41]、骨样骨瘤[16]（图10-5）、关节内腱鞘囊肿[49,56]（图10-6）、髌骨深部软骨缺损[29]、双髌骨综合征[8]、髌腱骨化[31]、有症状的滑膜皱襞嵌顿[24-26,28]、髂胫束摩擦综合征[44]（图10-7）、足弹响综合征和鹅足滑囊炎和肌腱炎[3,44]、半膜肌肌腱炎[44]、内侧副韧带滑囊炎[44]、腘肌肌腱炎[44]、腘肌肌腱半脱位[32]、近端胫腓不稳[44]、腓肠豆综合征[44]、隐匿性局限性髌骨坏死[47]（图10-8）、隐神经髌下支的损伤（如术后神经瘤或创伤）[42,54]、隐神经卡压[44]、膝关节区域应力性骨折[35,39,53]（图10-9）、胫骨前粗隆上的有症状小骨[45]（图10-10）、Osgood-Schlatter骨突炎、Sinding-Larsen-Johansson骨突炎、髌前滑囊炎（"女佣膝"）、髌下滑囊炎（"牧师膝"）、髌下挛缩综合征[12]、Cyclops综合征[45]（图10-11）、

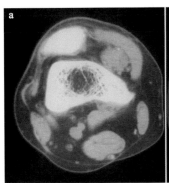
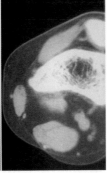
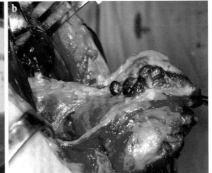

图10-3　股内侧斜肌的肌内血管瘤（a）CT图像（b）肉眼观察（来源于Sanchis-Alfonso et al.[46]，经许可转载）

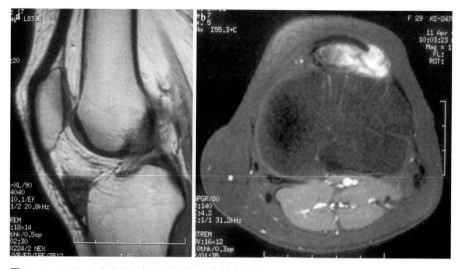

图10-4　Hoffa脂肪垫的局部色素沉着性绒毛结节性滑膜炎。(a)矢状FSE T1W MRI。Hoffa胖垫上的低信号病变。(b)轴位GrE T1W + gd-DTPA。Hoffa脂肪垫中的不均匀强化病变

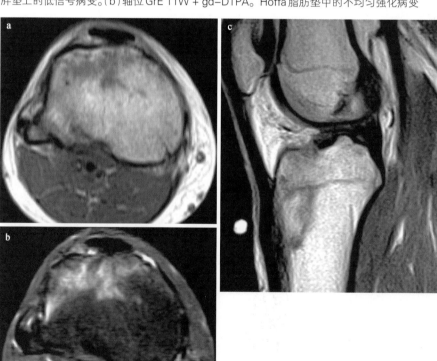

图10-5　极其胫骨近端前方的骨膜下骨样骨瘤是膝前疼痛罕见的原因。传统的X线片是阴性。轴位T1加权MRI(a)。轴位T2加权MRI(脂肪抑制)(b)。注意边界清楚的水肿区域,没有明显的骨外受累。矢状位T1加权MRI(c)

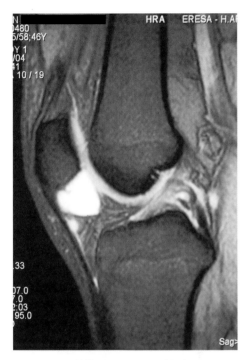

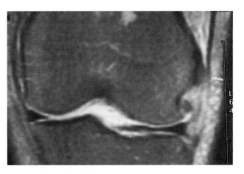

图10-7 冠状位FSE PDW脂肪抑制MRI。1例女性冲浪者的髂胫束摩擦综合征。注意股骨外侧髁骨的外生骨疣（箭头），导致髂胫束撞击

我们要知道肌肉骨骼肿瘤的临床表现可能类似膝前疼痛综合征。此外，在这种病理情况下原发性侵袭性良、恶性骨肿瘤在相同年龄段中也有较高的比例，而且也好发于膝关节。穆斯科洛（Muscolo）等[38]研究发现尽管症状持续存在，但是质量差的X线片和未受质疑的原始诊断似乎是误诊的最常见原因，从而导致治疗不当。当肌肉骨骼肿瘤最初被误诊为运动损伤时，其治疗可能会受到正确诊断延迟或不适当的侵入性手术所产生的不利影响，而该手术可能导致肿瘤扩散，进而关上"保肢手术"的大门。

图10-6 矢状位FSE PDW脂肪抑制MRI显示Hoffa脂肪垫中的关节内腱鞘囊肿

使用可生物降解的介入螺钉进行ACL重建后，骨胫骨入路中的溶骨性胫骨囊肿形成（图10-12），感染[1,10]、原发性—良性以及恶性（图10-13）和转移性肿瘤[15,30,38]。

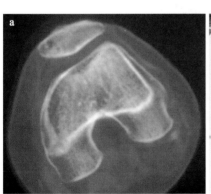

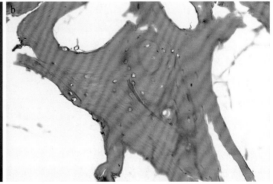

图10-8 髌骨局部骨坏死（a）CT图像。（b）显微镜外观（来源于Sanchis Alfonso et al.[47]，经Thieme许可转载）

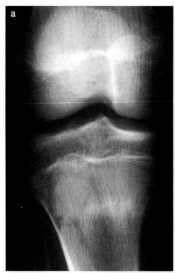
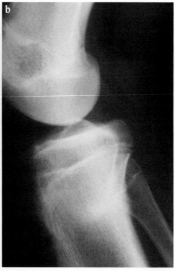

图10-9　一位咨询非创伤性膝前疼痛患者的胫骨近端的应力性骨折（a）前后位视图。(b)侧视图

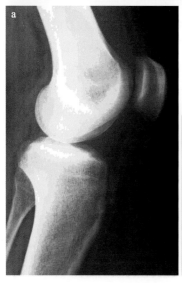

图10-10　这是一位患有胫骨前结节肿胀和疼痛的患者。外侧位X线片显示胫骨前粗隆的小骨（a）。通过经髌韧带入路的方法切除小骨（b）

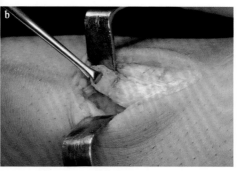

　　此外，仔细彻底的体格检查对于排除脊柱腰骶部（例如椎间盘突出脊椎前移）和髋部（例如髋部骨坏死、股骨颈骨样骨瘤、股骨颈应力性骨折、股骨髋滑脱）引起的疼痛非常重要。相关的麻木、刺痛常提示腰部问题。髋部引起的疼痛通常影响大腿远端和膝盖的前部，并且通常在髋关节运动时出现内旋减少，伴有

疼痛。例如，我们治疗的一名患者，曾在其他地方以膝前疼痛综合征、功能性髌股关节不稳以及"相关的心理因素"的名义接受治疗，实际上被发现患有钙化骨样骨瘤。一旦肿瘤病变得到解决，患者的症状和大范围的股四头肌萎缩都会消失。目前（9年后），这位患者正在从事一份对身体素质要求很高的工作，他完

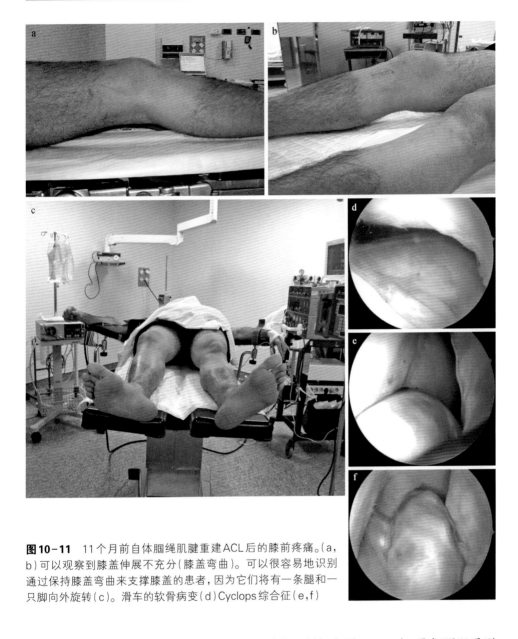

图 10-11 11个月前自体腘绳肌腱重建ACL后的膝前疼痛。(a,b) 可以观察到膝盖伸展不充分 (膝盖弯曲)。可以很容易地识别通过保持膝盖弯曲来支撑膝盖的患者,因为它们将有一条腿和一只脚向外旋转 (c)。滑车的软骨病变 (d) Cyclops 综合征 (e,f)

全能够胜任。在此病例中因股四头肌严重萎缩而导致膝关节不稳患者,因髋部损伤导致膝关节疼痛。

最后,我们必须注意,在特殊情况下,膝前疼痛的来源可能位于膝关节的后侧[48] (见10.5多例病史——第一份病例)。例如在图10-14中,我们可以看到5年前一位接受Insall's右膝近端复位手术的患者,他被诊断为右侧膝前疼痛和功能性髌股关节不稳定。在CT扫描中,我们可以看到右膝正确的髌股关系和股骨外侧髁的溶骨区域。MRI显示膝关节

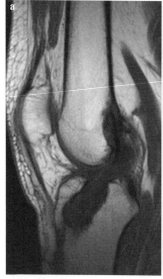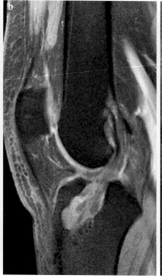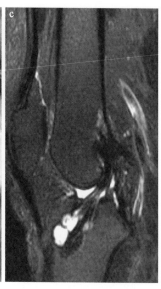

图10-12 患者男,38岁,有持续的慢性左膝膝前疼痛病史,保护治疗无法改善其日常活动能力。患者在使用生物可吸收聚乳酸干扰螺钉固定自体腘绳肌腱5年前进行了内镜下前交叉韧带重建。MRI显示胫骨入路中溶骨性胫骨囊肿。(a)矢状位FSE T1加权。在胫骨入路中可见低信号病变。(b)注射顺磁性造影剂后,矢状位脂肪抑制FSE T1加权像。在与空腔的纤维和炎性成分相关的壁上存在不规则的增强。囊肿没有增强,并且对应于腔的中心部分。(c)矢状位脂肪抑制FSE T2加权像。囊肿显示为高信号图像。移植物没有异常

后腘窝处有一肿块并伴有骨骼受累。活检显示膝关节后腘窝存在非特异性慢性滑膜炎。膝关节前部的症状在切除腘窝处的肿块后消失。

总之,作为诊疗的一般原则,当对最常见原因引起的膝关节疼痛治疗无效时,在膝关节疼痛的鉴别诊断中应该考虑到较不常见的膝前疼痛原因。

10.4 治疗患者,而非图像——影像结果的进展不能取代病史和体格检查

在某些情况下,应区分膝关节不稳定是由ACL撕裂造成的还是由髌骨引起的。在一次接诊过程中,我们有一名被转诊的患者,膝关节不稳继发于滑雪事故造成的间接创伤。患者的MRI结果与ACL撕裂相似(图10-15)。临床检查显示ACL正常,并关节镜检的证实。这名患者真正患的是有症状的PFM,经过适当的治疗后治愈。另一名因膝关节疼痛和不稳定而被送往我们科室的患者,先前通过CT扫描确诊为PFM,实际上存在ACL撕裂以及内侧半月板的桶柄式撕裂(图10-16)。我们应该再次强调病史和体格检查相较于影像结果的重要性。

关于不稳定性,应该强调的是,由ACL撕裂引起的打软腿症状发作通常涉及膝关节的旋转活动,而与髌股关节紊乱相关的打软腿症状不涉及膝关节的旋转活动(即直线运动如走路或下楼)。同

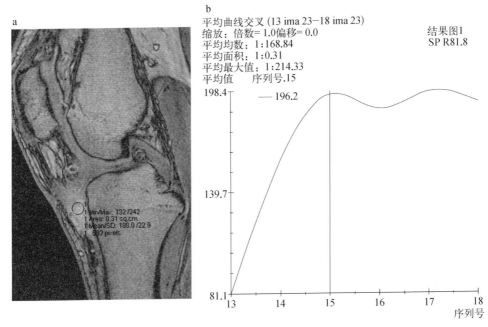

图10-13 髌下Hoffa脂肪垫的骨外骨肉瘤。(a)推注顺磁性造影剂给药后的动态研究。3D矢状位T1加权回波序列,6次采集,每次采集持续20 s。对比邻近胫骨前表面的软组织肿瘤吸收。ROI标记(红色圆圈)用于对比度摄取曲线分析。(b)顺磁对比度吸收曲线时间的图形表示。摄取强度在纵横轴上表示,并且等效于时间单位(每个系列20 s)的系列在水平轴上表示。该曲线表明肿瘤的生物侵袭行为:它在最初的系列(13、14和15)中对应于前几分钟,具有高生长斜率,在中间和最后几个系列达到稳定的强度值("平台")系列(16、17和18)

时应该记住,股四头肌萎缩会给患者带来不稳定的感觉,但这种感觉不旋转膝关节就不会出现。显然,临床上患者病情往往更复杂,比如在慢性ACL撕裂的情况下,也可存在股四头肌萎缩。

此外,我们应该清楚,"软骨软化症"可以类似半月板病变,这是阿克斯豪森(Axhausen)在1922年已经注意到的现象,这可能导致正常半月板的误切[2]。就此而言,塔珀(Tapper)和胡佛(Hoover)怀疑:在开放性半月板切除术后表现不佳的女性超过20%患有髌股关节病变[52]。同样,英索尔[20]指出,髌股关节病变是年轻患者,尤其是女性半月板切除失败的最常见原因。这些接受半月板切除术的年轻女性最终常患上严重的膝骨关节炎(图10-17)。这种混淆可能是由于髌股关节病变患者感到疼痛的区域通常是膝关节的前内侧。这种诊断混淆另一种可能的解释是两个半月板的髌骨和前角通过卡普兰的韧带(一个内侧和另一个外侧)连接。最后不幸的是,诊断错误可能是由于MRI的假阳性。另一方面,在年轻患者(与老年患者不同)中,由于没有创伤史,因此不可能诊断为半月板破裂。然而,关节积液的病史会更倾向于关节内病变的诊断(例如,半月板破裂)。想一想在膝

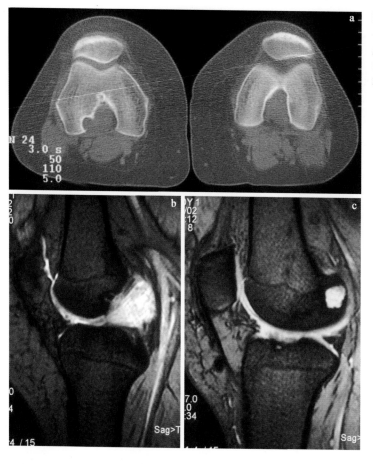

图10-14　右膝腘窝处的非特异性慢性滑膜炎。膝关节屈曲0°时的轴位CT扫描(a)。矢状位GrE T2 MRI(b,c)

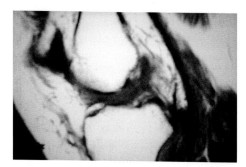

图10-15　矢状位SE T1W MRI。ACL撕裂的假阳性图像

前疼痛综合征患者身上不必要地牺牲了多少半月板！显然，这已成为历史，因为我们有多种诊断技术可以采用。

可诊断技术种类再多，关键因素仍然是患者的体格检查[22]。

应该再次强调，我们应该治疗患者，而不是X线片，CT扫描或MRI！不幸的是，MRI似乎在评估疼痛关节时取代了临床的体格检查，这可能导致错误的诊断。例如，这会出现一种魔角现象，会误导我们将髌腱无症状的患者诊断为髌腱病（图10-18）。尽管如此，MRI显然是对体格检查非常有用的补充，因为有时它可以确认涉及工人赔偿或其他未决诉讼索赔患者的病理状况（图10-19）。

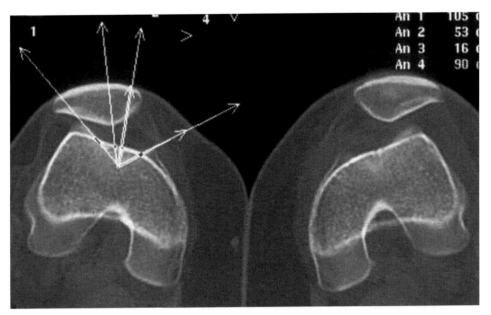

图10-16 无症状双侧PFM。膝关节屈曲0°，放松股四头肌进行CT扫描。患者的实际问题是ACL的慢性断裂和内侧半月板的桶柄样撕裂。伸肌结构的体格检查结果对双膝均为阴性。在进行CT扫描2年后，伸肌结构的体格检查结果仍为阴性。体格检查的重要性不容低估

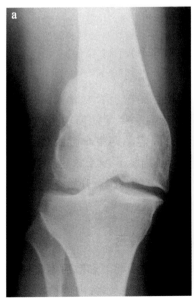

图10-17 半月板切除术后骨关节炎的患者由于髌骨和半月板病变之间的混淆，而被误诊为内侧半月板破裂，（a）。伸肌结构重新排列的手术消除了此症状，这促成了第一次手术（b）

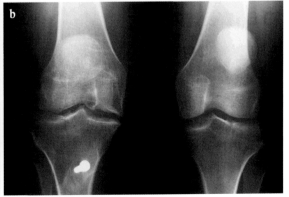

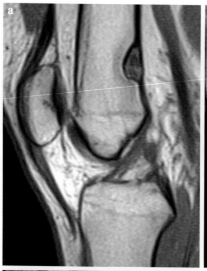
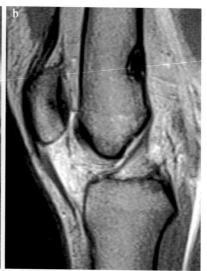
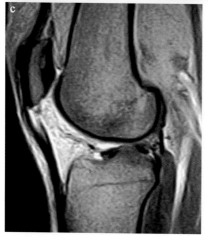

图 10-18 魔角现象(a,b)。矢状位图,显示具有T1(a)和T2(GE)(b)的序列—加权图像。可以在髌骨肌腱中观察到信号变化,这提示结构改变。如果更仔细地观察图像,则会注意到信号随肌腱的轴线变化。此外,其轮廓中没有任何变化。这种改变对应于由魔角现象引起的成像伪影。该术语涵盖了某些结构在未与磁场方向(50°)对齐时所显示的信号变化。当使用梯度回波(GE)技术时,这种现象更为常见。因此,这是假阳性的一个例子。髌骨肌腱病的典型MRI,T2加权FSE图像,矢状位(c)

10.5 多例病史

10.5.1 第一份病例

一名49岁的男性因日间活动时及夜晚膝前剧痛8月余而被转院,疼痛部位无法定位,患者无法用一根手指指出。手指划过的疼痛区域包括股四头肌腱两端、髌骨和髌骨肌腱。通过休息、药物治疗或物理治疗,疼痛没有减弱,这明显限

制了他日常生活中的活动(爬楼梯、下蹲和驾车)。患者一年半前使用生物可吸收介入螺钉固定的四束半腱肌/股薄肌移植物进行了内镜下ACL重建。手术后4个月经过140°的深蹲后开始疼痛,且疼痛症状逐渐加重。

10.5.1.1 体格检查

体格检查显示髌周和髌后疼痛伴有髌骨压迫试验阳性,髌骨内侧被动活动

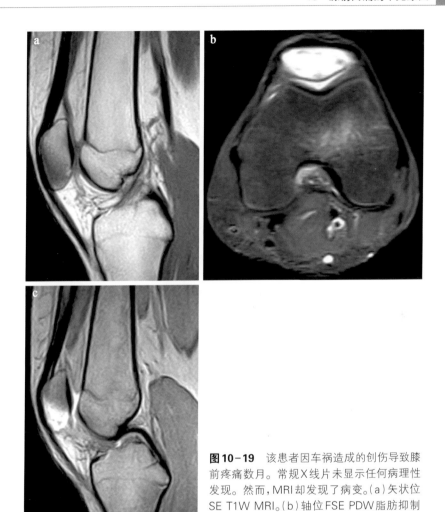

图10-19　该患者因车祸造成的创伤导致膝前疼痛数月。常规X线片未显示任何病理性发现。然而，MRI却发现了病变。(a)矢状位 SE T1W MRI。(b)轴位 FSE PDW 脂肪抑制 MRI。(c)矢状位 FSE T2W MRI

疼痛，股四头肌功能减退，完全主动伸展5°缺乏，严重的腓肠肌和小腿疼痛，疼痛辐射到大腿后部。检查身体的其余部分完全正常。

10.5.1.2　哪个是我们患者的膝前疼痛的来源？影像评估

　　这是我们在提出手术治疗之前必须问的第一个问题。为了回答这个问题，我们在膝关节屈曲0°时进行了CT检查，

结果发现髌骨半脱位(图10-20a)。因此，对我们的问题最直白的回答是疼痛来源于膝盖的前方。然而，如果我们进一步检查CT，我们可以看到股骨外侧髁中的溶骨区域和可以对应于股骨介入螺钉的结构(图10-20a)。这就是为什么我们做了一个MRI，而且清楚地显示了一个破碎的股骨介入螺钉分叉(图10-20b)，正如手术中所显示的那样(图10-20c)。用葛雷萨默(Grelsamer)和温

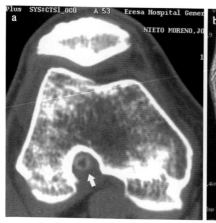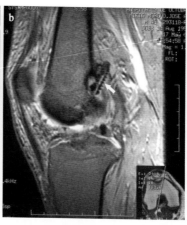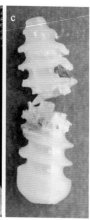

图10-20 （a）膝关节屈曲0°时的轴位CT扫描，显示髌骨外侧半脱位。股骨螺钉（箭头）。（b）矢状GrE T2 MRI显示严重的股骨螺钉/入路分离。此外，你可以注意到螺钉已损坏（箭头）。（c）破损的股骨介入螺钉（来源于Sanseis-Alfonso和Tintó-Pedrerol[48]，经Elsevier许可转载）

斯坦（Weinstein）[17]所描述的方法，MRI倾斜角为10°。这些研究者发现临床表现和MRI倾斜角之间存在极好的相关性。在我们的病例中，倾斜角不超过10°的患者无临床倾斜表现或认作正常。而倾斜角大于15°的患者都有髌骨倾斜的临床症状并被认作异常。在我们的患者中，MRI倾斜角为10°的事实与疼痛来源于膝盖前方相矛盾。因此，我们设想膝前疼痛继发于严重的股骨介入螺钉分叉。现在，我们必须注意，严重的股骨螺钉散度不一定伴有来源于膝盖前部或后部的疼痛。

10.5.1.3 治疗计划

根据我们的假设，我们建议去除螺钉。手术前，我们在全身麻醉下进行了检查，发现膝关节是稳定的并且活动范围正常。之后我们进行了关节镜检查，结果显示无异常。关节镜检查后，将患者置于俯卧位，通过Trickey后路手术取出股骨螺钉。在手术过程中，我们可以看到螺钉被压入腓肠肌的外侧头部，此外螺钉受损。螺钉受损反映了在螺钉与周围软组织之间，特别是腓肠肌的外侧头部之间，存在明显的撞击。我们必须注意，撞击综合征的存在不仅取决于矢状面上的分离，还取决于冠状面上的分离。我们的患者在去除螺钉后没有疼痛这一事实支持了膝前疼痛源位于膝关节后方的假设。

10.5.1.4 基于提出的假设，我们如何解释我们患者的膝前疼痛？

首先，因为髌股关节反作用（PFJR）力的增加。而膝关节屈曲是由于股骨螺钉引起的刺激性，这种力的增加于轻微且持续的膝关节屈曲，激发了腓肠肌外侧头部的挛缩。萨克斯（Sachs）等[43]首先提出了膝前疼痛与膝关节屈曲挛缩之间的关系。后来，为了降低ACL重建后膝前疼痛发生率，谢尔本（Shelbourne）和特兰

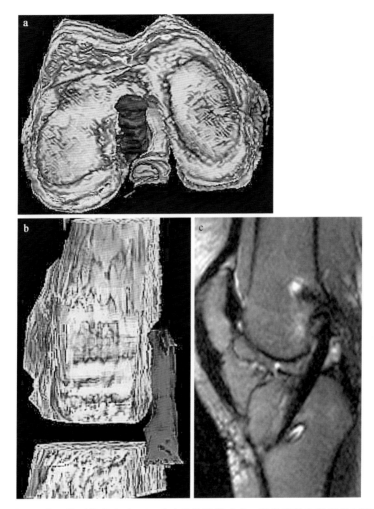

图10-21 髌股关节正常对位的患者ACL重建后的膝前疼痛。膝关节伸展位置的MRI 3D重建表明，PCL向内侧移位并在冠状平面内通过垂直ACL移植物缩进。在解剖性ACL移植物置换术后，我们的患者免于疼痛。(a,b)横向采集中的T2加权3D回波序列，使用Barco Voxar 3D软件的表面算法进行3D渲染。根据信号强度对骨结构(胫骨、股骨、髌骨)进行分割。通过在每个横向平面中手动描绘ACL移植物来完成分割。骨结构为黄色，ACL移植物为蓝色。我们可以看到ACL移植物的垂直化。(c)矢状FSE T2 2D序列，其中我们可以将ACL视为明显低信号结构

佩(Trumper)强调了进行充分牵伸的重要性[50]。PFJR力的增加导致髌骨软骨下骨的过载增加，这可以解释我们患者记录到的髌骨压迫试验阳性。采用同样的思路，斯特罗贝尔(Strobel)等[51]假设膝伸展部附近ACL移植物与PCL的撞击，可能是膝前疼痛的一个更常见的原因，这比我们在ACL重建后想到的原因还要常见的多(图10-21)。这种撞击机制激活本体感受反射，导致患者清醒时持续的功能性牵伸丧失，而当患者被麻醉时，这种不足就消失。

其次，因为膝关节外翻矢量作用力的增加，而足旋前的增加继发于腓肠肌外侧头部的挛缩[14, 27, 34]，增加的外翻矢量可以解释髌骨内侧被动活动后疼痛的原因。

10.5.1.5 我们从这个案例中学到了什么？

从这个案例中得到的第一个教训是，尽管髌骨半脱位是膝前疼痛的潜在原因，但我们必须注意到并非所有的异常都是有症状的。因此，我们总是要排除膝前疼痛的其他原因。这些原因可能类似于排列不良的症状，并可能导致错误的诊断，从而导致治疗不正确。从这个案例中吸取的第二个教训是：膝关节后的问题也会出现膝前疼痛。

10.5.2 第二个病例

一名18岁的女性在我们的门诊就诊，有严重的左前膝疼痛一年半的病史，保守治疗无效。在这段时间内进行关节积液抽吸2次，抽出的积液呈黄色。患者膝关节交锁的症状反复发作，无创伤史。强迫膝盖屈曲、上楼梯、下蹲以及长时间坐着弯曲膝盖会加重疼痛，最终她的日常生活活动受限。

10.5.2.1 体格检查

体格检查显示在膝盖的前内侧触诊时有触痛，在膝关节的前内侧存在确切的疼痛区域。无炎症征象，无局部肿胀，无关节积液，无可触及肿块，半月板和韧带试验均为阴性。运动时髌骨疼痛，膝关节的运动范围大体是正常的。

10.5.2.2 影像评估

常规的X线片显示没有异常。由于临床症状严重程度与临床检查的情况和常规X线片差异大，因此进行了膝关节MRI。膝关节MRI显示位于胫前凹陷处的髌下Hoffa脂肪垫内有一个界限明显且均匀的孤立性肿块(图10-22)。根据葛雷萨默(Grelsamer)和温斯坦(Weinstein)[17]所描述的方法，MRI倾斜角为20°。

10.5.2.3 治疗计划

在切除Hoffa脂肪垫的病变之前，在全身麻醉下使用标准的前外侧和前内侧入路进行常规关节镜检查。我们发现了一个意想不到的单一黄褐色肿瘤样卵圆形肿块，包裹良好，位于左膝前内侧、内侧半月板前角的前方(图10-23a)。长蒂将肿块附着在相邻的滑膜上(图10-23b)。根据黄(Huang)等的观点[19]，在我们的病例中，蒂与症状的产生是相关的，因为这种蒂的扭转会产生急性膝关节疼痛。此外，滑膜周围有一个伴有褐色色素沉着的肥厚绒毛状突起(图10-23c)。未见其他关节内异常。关节镜下切除关节内病变，并通过内侧入路，该入路先前已用手术刀片扩大。肿瘤包裹良好，长1.5 cm。在此之后，我们通过前内侧入口，使用引入的机动刮刀对周围滑膜炎组织进行关节镜下部分滑膜切除术。关节镜检查后，胫前凹陷的实体瘤，即术前预期的肿块，通过前路穿过髌腱将其切除。该肿块质地呈褐色，边界清晰，直径3 cm。

结节和关节内肿块的周围滑膜均送交组织学研究。病理学家将关节内结节

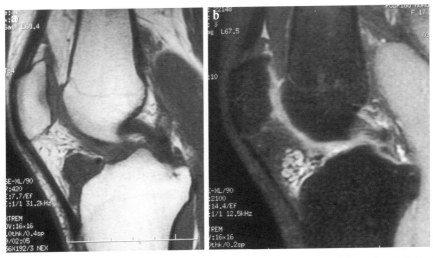

图 10-22 MRI。矢状面 FSE T1W，显示涉及髌下 Hoffa 脂肪垫的圆形病变与骨骼肌等信号，使半月板间韧带移位但不影响骨或髌骨肌腱（a）。脂肪抑制相倾斜的矢状面 FSE PDW，显示与图 a（b）相同的病变。病变呈高信号且多环外观，并且内部和周围有含铁血黄素和（或）铁蛋白。同样，在该图像中没有注意到骨或肌腱累及

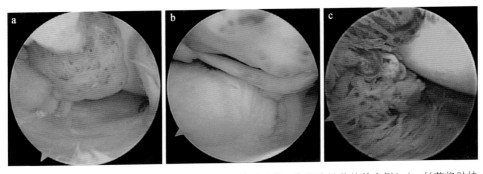

图 10-23 肿瘤的关节镜图。类似肿瘤的肿块，包裹良好，位于膝关节的前内侧（a）。长蒂将肿块附着在邻近的滑膜上（b）。周围滑膜附着伴有褐色素沉着的肥厚绒毛状突起（c）

称为典型色素沉着绒毛结节性滑膜炎的结节，伴有成纤维细胞、巨细胞、黄瘤型细胞和含铁血黄素的巨噬细胞的增殖。在关节内肿块的周围滑膜中也观察到类似的组织学特征。尽管如此，位于 Hoffa 脂肪垫中的结节被认为是结节性慢性非特异性滑膜炎，虽然它表现出大量具有含铁血黄素沉积和具有黄色变化的巨噬细胞，但基质是黏液样、黄瘤样、寡细胞

的伴少量淋巴细胞聚集和血管增生的模式。不存在成纤维细胞和巨噬细胞的典型结节性增殖，也不存在巨细胞的增殖。

术后过程很顺利。患者症状迅速消失，并恢复正常的日常活动。

10.5.2.4 我们从这个案例中学到了什么？

从这个案例中吸取的第一个教训

是，MRI并不总能让我们发现滑膜异常，关节镜检查是一种重要的诊断和治疗工具。从这个案例中吸取的第二个教训是，虽然髌骨倾斜是膝前疼痛的潜在原因，但并不总是有症状的。因此，我们必须始终排除膝前疼痛的其他原因，这些原因可能类似于排列不良的症状，导致不正确的诊断，从而导致治疗不当。最后，积液的存在表明关节内有损伤，在我们的病例中是局部色素沉着绒毛结节性滑膜炎，而不是韧带损伤。

参考文献

[1] Alexeeff M, Macnicol MF. Subacute patellar osteomyelitis. *Knee*. 1995; 1: 237–239.

[2] Axhausen G. Zur Pathogenese der Artritis deformans. *Arch Orthop Unfallchir*. 1922; 20: 1.

[3] Bollen SR, Arvinte D. Snapping pes syndrome. *J Bone Joint Surg*. 2008; 90–B: 334–335.

[4] Bruns J, Eggers-Stroeder G, von Torklus D. Synovial heman-gioma—a rare benign synovial tumor. Report of four cases. *Knee Surg Sports Traumatol Arthrosc*. 1994; 2: 186–189.

[5] Carls J, Kohn D, Maschek H. Benign giant-cell tumor of the patellar ligament. *Arthroscopy*. 1998; 14: 94–98.

[6] Choi NH. Localized pigmented villonodular synovitis involving the fat pad of the knee. *Am J Knee Surg*. 2000; 13: 117–119.

[7] Chow JCY, Hantes M, Houle JB. Hypertrophy of the syn-ovium in the anteromedial aspect of the knee joint following trauma: an unusual cause of knee pain. *Arthroscopy*. 2002; 18: 735–740.

[8] Cipolla M, Cerullo G, Franco V, et al. The double patella syndrome. *Knee Surg Sports Traumatol Arthrosc*. 1995; 3: 21–25.

[9] Delcogliano A, Galli M, Menghi A, et al. Localized pig-mented villonodular synovitis of the knee: report of two cases of fat pad involvement. *Arthroscopy*. 1998; 14: 527–531.

[10] Dhillon MS, Rajasekhar C, Nagi ON. Tuberculosis of the patella: report of a case and review of the literature. *Knee*. 1995; 2: 53–56.

[11] Duri ZAA, Aichroth PM, Dowd G. The fat pad: clinical observations. *Am J Knee Surg*. 1996; 9: 55–66.

[12] Ellen MI, Jackson HB, DiBiase SJ. Uncommon causes of anterior knee pain: a case report of infrapatellar contracture syndrome. *Am J Phys Med Rehabil*. 1999; 78: 376–380.

[13] Elliot AJ, Fulkerson JP. Skeletal muscle hemangioma: a cause of unexplained pain about the knee. *Arthroscopy*. 1989; 5: 269–273.

[14] Eng JJ, Pierrynowski MR. Evaluation of soft foot orthotics in the treatment of patellofemoral pain syndrome. *Phys Ther*. 1993; 73: 62–70.

[15] Ferguson PC, Griffin AM, Bell RS. Primary patellar tumors. *Clin Orthop*. 1997; 336: 199–204.

[16] Georgoulis AD, Soucacos PN, Beris AE, et al. Osteoid osteoma in the differential diagnosis of persistent joint pain. *Knee Surg Sports Traumatol Arthrosc*. 1995; 3: 125–128.

[17] Grelsamer R, Weinstein C. Patellar tilt. An MRI study. *10th Congress European Society of Sports Traumatology, Knee Surgery and Arthroscopy, Book of Abstracts*, April 23–27, 2002, Rome: 178.

[18] Hardy Ph, Muller GP, Got C, et al. Glomus tumor of the fat pad. *Arthroscopy*. 1998; 14: 325–328.

[19] Huang GS, Lee CH, Chan WP, et al. Localized nodular syno-vitis of the knee: MRI imaging appearance and clinical correlates in 21 patients. *Am J Radiol*. 2003; 181: 539–543.

[20] Insall J. *Surgery of the Knee*. New York: Churchill Living-stone; 1984.

[21] Johnson LL. *Arthroscopic Surgery. Principles and Practice*. St Louis: The C. V. Mosby Company; 1986.

[22] Khan KM, Tress BW, Hare WSC, et al. "Treat the patient, not the x-ray": advances in diagnostic imaging do not replace the need for clinical interpretation [lead editorial]. *Clin J Sport Med*. 1998; 8: 1–4.

[23] Kim SJ, Choi NH, Lee SC. Tenosynovial giant-cell tumor in the knee joint. *Arthroscopy*. 1995; 11: 213−215.

[24] Kim SJ, Jeong JH, Cheon YM, et al. MPP test in the diagnosis of medial patellar plica syndrome. *Arthroscopy*. 2004; 20: 1101−1103.

[25] Kim SJ, Kim JY, Lee JW. Pathologic infrapatellar plica: a report of two cases and literature review. *Arthroscopy*. 2002; 18(5): e25.

[26] Kim SJ, Shin SJ, Koo TY. Arch type pathologic suprapatel-lar plica. *Arthroscopy*. 2001; 17: 536−538.

[27] Klingman RE, Liaos SM, Hardin KM. The effect of subtalar joint position on patellar glide position in subjects with excessive rearfoot pronation. *J Sports Phys Ther*. 1997; 25: 185−191.

[28] Kurosaka M, Yoshiya S, Yamada M, et al. Lateral synovial plica syndrome. A case report. *Am J Sports Med*. 1992; 20: 92−94.

[29] Lorentzon R, Alfredson H, Hildingsson Ch. Treatment of deep cartilage defects of the patella with periosteal transplantation. *Knee Surg Sports Traumatol Arthrosc*. 1998; 6: 202−208.

[30] Lundy DW, Aboulafia AJ, Otis JB, et al. Myxoid lipo-sarcoma of the retropatellar fat pad. *Am J Orthop*. 1997; 26: 287−289.

[31] Matsumoto H, Kawakabo M, Otani T, et al. Extensive post-traumatic ossification of the patellar tendon. *J Bone Joint Surg*. 1999; 81−B: 34−36.

[32] McAllister DR, Parker RD. Bilateral subluxating popliteus tendons. A case report. *Am J Sports Med*. 1999; 27: 376−379.

[33] McConnell J. Fat pad irritation—a mistaken patellar tendinitis. *Sport Health*. 1991; 9: 7−9.

[34] McConnell J. Conservative management of patellofemoral problems. In: Grelsamer RP, MacConnell J, eds. *The Patella: A Team Approach*. Gaithersburg: Aspen Publishers; 1998: 119−136.

[35] Meister K, Jackson AM. Longitudinal stress fracture of the patella: an autolateral release. A case report. *Am J Knee Surg*. 1994; 7: 49−52.

[36] Mori Y, Kubo M, Shimokoube J, et al. Osteochondritis dissecans of the patellofemoral groove in athletes: unusual cases of patellofemoral pain. *Knee Surg Sports Traumatol Arthrosc*. 1994; 2: 242−244.

[37] Mori Y, Okumo H, Iketani H, et al. Efficacy of lateral retinacular release for painful bipartite patella. *Am J Sports Med*. 1995; 23: 13−18.

[38] Muscolo DL, Ayerza MA, Makino A, et al. Tumors about the knee misdiagnosed as athletic injuries. *J Bone Joint Surg*. 2003; 85−A: 1209−1214.

[39] Orava S, Taimela S, Kvist M, et al. Diagnosis and treatment of stress fracture of the patella in athletes. *Knee Surg Sports Traumatol Arthrosc*. 1996; 4: 206−211.

[40] Palumbo RC, Matthews LS, Reuben JM. Localized pigmented villonodular synovitis of the patellar fat pad: a report of two cases. *Arthroscopy*. 1994; 10: 400−403.

[41] Pinar H, Bozkurt M, Baktiroglu L, et al. Intra-articular hemangioma of the knee with meniscal and bony attachment. *Arthroscopy*. 1997; 13: 507−510.

[42] Pinar H, Özkan M, Akseki D, et al. Traumatic prepatellar neuroma: an unusual cause of anterior knee pain. *Knee Surg Sports Traumatol Arthrosc*. 1996; 4: 154−156.

[43] Sachs RA, Daniel DM, Stone ML, et al. Patellofemoral problems after anterior cruciate ligament reconstruction. *Am J Sports Med*. 1989; 17: 760−765.

[44] Safran MR, Fu FH. Uncommon causes of knee pain in the athlete. *Orthop Clin North Am*. 1995; 26: 547−559.

[45] Sanchis-Alfonso V. *Cirugía de la rodilla. Conceptos actuales y controversias*. Madrid: Editorial Médica Panamericana; 1995.

[46] Sanchis-AlfonsoV,FernandezCI,SanchezC,et al. Hemangioma intramuscular (Aportación de 6 casos y revisión de la literatura). *Rev Esp de Cir Ost*. 1990; 25: 367−378.

[47] Sanchis-Alfonso V, Roselló-Sastre E, Martinez-SanJuan V, et al. Occult localized osteonecrosis of the patella. Case report. *Am J Knee Surg*. 1997; 10: 166−170.

[48] Sanchis-Alfonso V, Tintó-Pedrerol M. Femoral interferente screw divergente after anterior cruciate ligament reconstruction provoking severe anterior knee pain. *Arthroscopy*. 2004; 20: 528−531.

[49] Schmitz MC, Schaefer B, Bruns J. A ganglion of the anterior horn of the medial meniscus invading the infrapatellar fat pad. Case report. *Knee Surg Sports Traumatol Arthrosc*. 1996; 4: 97−99.

[50] Shelbourne KD, Trumper RV. Preventing anterior knee pain after anterior cruciate ligament reconstruction. *Am J Sports Med*. 1997; 25: 41−47.

[51] Strobel MJ, Castillo RJ, Weiler A. Reflex extension loss after anterior cruciate ligament reconstruction due to femoral "High Noon" graft placement. *Arthroscopy*. 2001; 17: 408−411.

[52] Tapper EM, Hoover NW. Late results after meniscectomy. *J Bone Joint Surg*. 1969; 51−A: 517−526.

[53] Teitz CC, Harrington RM. Patellar stress fracture. *Am J Sports Med*. 1992; 20: 761−765.

[54] Tennent TD, Birch NC, Holmes MJ, et al. Knee pain and the infrapatellar branch of the saphenous nerve. *J R Soc Med*. 1998; 91: 573−575.

[55] Williams AM, Myers PT. Localized pigmented villonodular synovitis. A rare cause of locking of the knee. *Arthroscopy*. 1997; 13: 515−516.

[56] Yilmaz E, Karakurt L, Ozercan I, et al. A ganglion cyst that developed from the infrapatellar fat pad of the knee. *Arthroscopy*. 2004; 20: e65−e68.

膝前疼痛的危险因素及预防 **11**

埃里克·威特沃鲁,达米安·万-蒂格伦,
蒂内·威廉姆斯

11.1 引言

膝前疼痛被认为是运动人群中非常普遍的问题[1,5,15,16,30]。许多膝前疼痛患者需要保守治疗才能恢复运动或日常活动。另一方面,由于这种膝前疼痛的发病率高,多年来许多从事运动医学从业者的重要目标是对这种病进行预防。但在规划和实施膝前疼痛的预防和治疗的科学方法之前,彻底了解膝前疼痛的病因似乎是必不可少的。这种了解是指:为什么某个人出现膝前疼痛,而或多或少有相同运动负荷的另一个人却没有膝前疼痛。此外,理解为什么有些患者从治疗计划中获益而有些患者却没有从中受益,这似乎很重要。为了回答这些重要问题,我们需要识别膝前疼痛发展的风险因素。

人们普遍认为,很多因素都可以导致膝前疼痛的发生。膝前疼痛可以被认为有多种风险因素,在特定时间各种风险因素相互作用[32]。传统上,风险因素分为两大类:内在(或内部)和外在(或外部)风险因素。外在风险因素与环境变化有关,例如,运动负荷、运动强度、运动类型、身体活动量、运动设备、天气条件和运动场条件。相反,内在风险因素涉及个体身体和心理特征,例如,年龄、关节不稳定性、性别、肌肉力量、肌肉柔韧性以及身体协调性等。

聚焦于损伤的预防需要使用动态模型来解释膝前疼痛的多因素性质。米尤威斯(Meeuwisse)[32]描述了一种这样的模型。该模型描述了多种因素如何相互作用进而引进损伤(图11-1)。在该模型中可以看出,理论上许多内在因素可能使个体易患膝前疼痛。该模型还很好地展示了内在和外在因素的相互作用,以及外在风险因素从外部作用于运动员的方式。因此,了解膝前疼痛的内在和外在风险因素,对于我们理解病因以及创建预防和保守治疗的方案似乎是必不可少的。

11.2 外在危险因素在膝前疼痛发生中的作用

临床超负荷(外部危险因素)与发生膝前疼痛的关联性是众所周知的[14,34]。最近,戴伊[11]指出,髌股关节(和任何其他关节)的功能可以通过负荷/频率

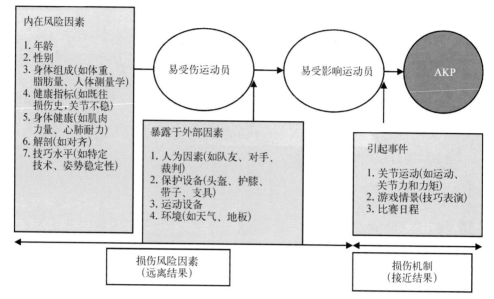

图11-1 运动损伤病因的动态，多因素模型（改编自 Meeuwisse[32]）

分布（函数的包络线）来表示，该负荷/频率分布定义了一系列与体内关节组织平衡相容的无痛负荷。如果在关节上施加过量负荷，则可能发生组织稳态丧失，导致疼痛和其他功能障碍。PF关节上的过度负荷可能仅仅是导致体内平衡丧失的来源。这种超生理负荷可能是单一事件（过载）或重复负荷（过度使用）的结果，但表明外在危险因素（负荷量）与膝前疼痛的病因有重要关联性。由于过度使用而受伤的运动员，运动必定是超过了他或她的极限，由于对受伤结构施加的应力，使损伤结构的负性重塑在修复过程中占主导地位[24]。因此，保守治疗的目标是恢复髌股关节的动态平衡[11]。如果在应力施加之间有足够的时间间隔，则重复施加低于结构拉伸极限的应力会导致正重塑[20,24]。因此，应当在制定膝前疼痛的保守性、预防性方案时遵循这一原则。

11.3 膝前疼痛的内在危险因素的重要性和识别

在文献中有几项研究关注内在危险因素与膝前疼痛之间的关系。然而，这些研究中大多数是回顾性的和（或）缺少对照组。后者无法推断出检查的内在危险因素和膝前疼痛之间的因果关系。因此，为了确定这种因果关系，需要进行前瞻性研究。从现有文献来看，膝前疼痛领域聚焦于在内在危险因素与膝前疼痛之间的关系上的前瞻性研究数量非常少。

米尔格龙（Milgrom）等进行了关于膝前疼痛和内在危险因素的第一项前瞻性研究[34]。他们前瞻性地检查了390名步兵新兵，结果显示：在膝关节屈曲85°时测得的股四头肌内侧髁间距离增加，股四头肌等肌力增加，与过度活动引起膝前疼痛的发生率相关性具有统计学意义。在该研究中，由于伸肌力量较强或膝内翻较多而产生更高髌股接触力的新兵，与过度活动相关的膝前疼痛的发生率更高。因此作者得出结论是由于过度活动引起的膝前疼痛是由髌股关节接触力过载引起的[50]。我们对282名体育生前瞻性地研究了涵盖范围广的、假定的内在危险因素。在这种广泛的参数中，只有股四头肌缩短、股内侧肌腱肌反射反应时间改变、爆发力降低和髌骨运动过度与膝前疼痛的发生率显著相关。在这项研究中显而易见的是统计分析不能识别任何临床测量的小腿对齐特征（腿长差异、身高、体重、Q角、膝内翻/外翻和反屈、足部对齐）作为膝前疼痛的易患因素。这表明：这些参数在膝前疼痛的发展中似乎不太重要；这与在理论模型和（或）回顾性研究的屡次陈述的理论基础是相矛盾的。我们的研究结果与米尔格龙等[34]的结果一致。他们表明，在各种各样的参数中，只有少数参数对膝前疼痛的发展有显著作用。在最近一项关于休闲跑步者的前瞻性研究中[29]，这一结论得到了证实。伦（Lun）等[29]发现了静态生物力学小腿对齐参数（膝关节/外翻和反屈、身高、体重、腿长差异、Q角、髋内外运动范围、踝关节背屈和跖屈、后足和前足外翻、站立纵弓），在发生膝前疼痛的跑步者和未受伤的跑步者之间，只有较小的右脚踝背屈ROM、更大的膝内翻和更大的左前足内翻，有显著的差异。在最近一项针对男性新兵的前瞻性研究中，在低同心等速运动速度下，范提格伦（Van Tiggelen）等[47]发

现较小的扭矩峰值可作为膝前疼痛的内在危险因素。这强调了加强股四头肌肌力在治疗和预防膝前疼痛中的重要性，这下肢的其他过度使用损伤一样[22]。

虽然根据较少的数据无法得出确切的结论，但根据膝前疼痛现有前瞻性的少数数据，可以确定一些趋势。首先，这些研究表明，临床测量的小腿对齐特征（如腿长差异、身高、体重、Q角、膝内翻和外翻，以及足部对齐），似乎在膝前疼痛的发展中并不是非常重要。这可以用不同的方式来解释。首先，可能是这些临床测量的参数不能被视为膝前疼痛的内在危险因素。其次，临床上这些参数的测量可能不够精确。例如，由于测量误差太大，在膝前疼痛的病因学中很重要的个体间较小差异，可能无法被识别出来。因此，应使用更精确的测量技术（运动分析实验室中的2D或3D测量）来开展前瞻性研究。第三，必须提到的是，所有可获得的前瞻性研究都是针对年轻的体育人群（军队新兵或体育学生）进行的。这意味着这个群体一致性强且非常局限，也许在一般人群中测量这些参数应该给出更多的个体间差异。此外，在这些临床测量的小腿对齐特征中具有显著"异常"的受试者可能已经发展为膝前疼痛并因此决定不开始这种对身体要求高的训练计划。因此，将这些结果应用于膝前疼痛患者的一般人群时必须非常谨慎。临床经验和回顾性数据显示，与对照组相比，膝前疼痛患者的小腿对齐特征显著改变。这些发现让我们相信，小腿对齐特征的"大"偏差可能对膝前疼痛的发展很重要。但在现有研究的

基础上, 似乎小腿对齐特征的 "小" 偏差可能在膝前疼痛的发生中不起重要作用 (除非临床测量无法评估这些小的具有一定精度的改变)。

与小腿对齐特征的发现相反, 肌肉特征的前瞻性数据显示伸肌在膝前疼痛的发展中起着至关重要的作用。在不同的研究之间, 用于测量这些肌肉参数的方法缺乏一致性, 从而限制了得出这一结论的可能性。[部分肌肉参数(强度、VMO / VL收缩速度、柔韧性)比其他参数更重要]但是, 我们可以说几个肌肉参数被确定为膝前疼痛的内在危险因素。因此这些参数可能在构建预防性和保守性治疗方案中起着至关重要的作用。

11.4 对于膝前疼痛, 构建科学的预防计划

一旦确定了膝前疼痛的内在和外在风险因素, 就可以进行 "预防顺序" 中的下一步。范梅赫伦(Van Mechelen)等[46]建议采取4个阶段的策略, 以便科学地对膝前疼痛(预防)的发生率以及保守治疗计划的成功率产生影响(图11-2)。在

确定体育人群膝前疼痛的发生率和严重程度(已由多名研究人员完成)之后, 必须确定膝前疼痛发生的危险因素和机制(参见上文)。下一步是引入可能降低膝前疼痛发生风险的措施, 这些措施应基于有关内在和外在风险因素的信息。然而, 正如赖德尔(Reider)所述[43], 在正确识别风险因素之后及在引入预防性计划之前, 应该明确: ① 已鉴别的风险因素是否受到影响; ② 在改变这些已鉴别的风险因素中哪种方案最佳。

为了膝前疼痛预防计划, 我们建立了一项随机临床试验, 以最能改变膝前疼痛危险因素的常用的保守计划(开放式与闭合式动力学链训练计划)研究哪些。60名患有膝前疼痛的患者被随机分到一个5周的计划当中, 该计划仅包括闭合动力链运动或开放动力链运动。在这项研究中, 集中评估那些参数: ① 之前的前瞻性研究中被确定为膝前疼痛的内在危险因素; ② 可能受到保守计划的影响。当时只有4个参数符合这些标准: 即股四头肌的肌肉长度、股四头肌的爆发性功能强度(通过3次跳跃试验测量)、VMO和VL的反射响应时间以及髌骨内外侧活动度。关于

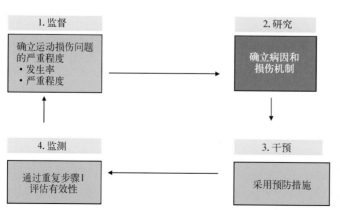

图11-2 预防运动损伤的顺序(改编自Van Mechelen, 经Adis International许可转载, Wolters Kluwer Health[46])

股四头肌的肌肉长度测量,该研究显示两组膝关节运动范围显著增加。然而,由于两个训练计划都使用相同的拉伸程序,因此两组之间没有观察到显著差异(也未被预期)也就不足为奇了。研究结果表明,在本研究中,只有闭合动力链组显示爆发强度(跳跃距离)显著增加。这可以通过训练的特异性来解释,但结果偏向于使用闭合动力学锻炼来改善爆发性功能强度。观察膝前疼痛患者中 VMO 和 VL 的反射响应时间,我们发现在开放或闭合动力学链计划后该参数没有显著变化。该发现表明,在这些训练计划之后,膝前疼痛患者的 VMO 和 VL 的反射响应时间仍然不足。基于这些发现,我们试图说明,如果保守或预防性治疗方案的主要目标是调整这种神经肌肉参数,那么不建议采用这两种运动方案。此外,这些研究结果强调,需要研究分析专门设计的"VMO 计时"计划的效果。关于髌骨内外侧活动度,在 5 周治疗期后,该研究在 2 个运动组中的任何一个都没有显示任何显著变化。

预防顺序的下一步是在上述研究结果的基础上构建预防计划。直到目前,还没有建立这样的研究。只进行了一些研究,为了评估一般运动医学预防策略,特别是下肢损伤的有效性。该研究旨在表明预防运动损伤的策略可能是有效的。这些研究通常检查多因素项目的有效性。该项目由不同的部分组成,如训练校正、运动特定的心血管调节、力量训练、灵活性和本体感受运动。因此,目前尚不清楚该计划的哪些部分是有效的,哪些部分是没有效的。一些研究已经检测到了单独的常规踝关节盘训练作为预防措施的效

果。虽然没有进行这些研究来评估其对膝前疼痛发生率的影响,但这种训练似乎有望预防踝关节和创伤性膝关节损伤[49]。

11.5 构建膝前疼痛预防计划

11.5.1 通过运动影响膝前疼痛的内在危险因素

根据文献中的现有的结果,我们试图描述为了影响内在的危险因素的膝前疼痛预防计划重点应该在哪里。

首先,一些文献表明,腘绳肌和股四头肌的柔韧性降低可被认为是膝前疼痛的危险因素。因此,可以得出结论是腘绳肌和股四头肌的拉伸应该被认为是膝前疼痛患者的预防性(和保守性)治疗方案的重要方面,并且应该优先地纳入这些治疗方案中。

关于使用开放式或闭合式动力链的运动计划,我们应该提到的是,这些计划无法改变所检查的四个内在风险因素中的两个。此外,只有闭合的动力链计划能够显著改变爆发强度。这是一个重要的方面,因为一些研究者发现膝前疼痛患者股四头肌力量增加与运动功能之间存在很强的相关性[41,45]。纳特里(Natri)等[35]不仅观察到这种关联在短期结果中很重要,而且还发现膝前痛患者股四头肌肌力的恢复与膝前疼痛患者长期(7年)结果之间存在很强相关性。这一点以及几项临床研究显示,在强调股四头肌强化训练对于股四头肌肌力功能良好的重要性,结果为良好至上佳[8]。这意味着强化股四头肌功能应该是膝前疼痛预防计划的一个重要方面。股四头肌功

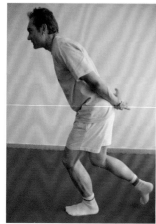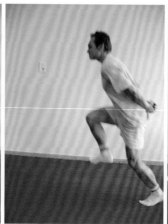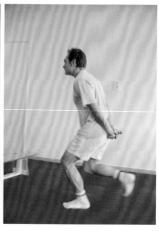

图11-3　进行单腿跳试验。在整个测试期间，手臂保持在背后

能强度而不是分析强度不足被认为是膝前疼痛的危险因素，这一事实使我们得出结论：应建议使用功能性力量训练作为预防措施。为了识别具有低爆发力的受试者，我们建议使用单腿跳试验或三跳试验（图11-3）。

11.5.2　通过外部设备影响膝前疼痛的内在危险因素

11.5.2.1　使用足矫形器预防膝前疼痛

膝前疼痛中足部对齐改变的识别

伦和同事[29]认为前足内翻是休闲跑步者膝前疼痛的一个潜在危险因素。在这项前瞻性研究的基础上，我们认为有必要评估受试者在预防性治疗方法方面的足部对齐情况。以往研究已经表明，通过减少不利的冲击力，适当选择合适的鞋对下肢的所有过度使用损伤具有积极影响[9,10,20,23,24]。

在描述足矫形器的效果之前，大家认识一下"正常"足部似乎是很重要的。根据利文斯顿（Livingston）和曼迪戈（Mandigo）的研究：[28]距下关节内旋伴随着跟骨外翻，膝关节屈曲以及胫骨内旋，在足跟接触地面时的减震中起重要作用。距下关节继续内旋，直到足接触时结束。此后，距下关节开始外旋，伴随膝关节伸展和胫骨的外旋。延迟的距下关节外旋和胫骨外旋会导致膝关节和髌股关节的代偿性反应。对于扁平足和弓形足来说，身体运动时受伤的风险较高。

达菲（Duffey）等[10]证明：在支撑的前10%期间，当脚与地面发生碰撞时，由于重力加速而加大的跑者体重增加了下肢的负荷。同时，支撑脚旋前，用于帮助缓冲冲击影响。在他们的研究中，尽管最大旋前和后足运动与对照组没有显著差异，但是膝前疼痛患者在这个关键阶段（5.1°对6.4°）的旋前减少了25%。他们假设这个动作可能会使着地更加稳固，从而增加对下肢和髌股关节的冲击。达菲等[10]也记录了在膝前疼痛组中较高的足弓，这与考恩（Cowan）等[7]的报告一致，其中活动相关损伤的增加与在军队新兵中增加的足弓高度相关。尼格（Nigg）等[38]证实，随着足弓高度的增加，足内翻向腿内旋的转移显著增加。

考夫曼诺娃（Kaufmann）等[26]对大约140名新兵中进行了一项足部结构和运动范围对膝前疼痛影响的前瞻性研究。他们没有发现脚部结构或后足运动有任何显著差异。他们评估了静态值和动态值，但仅限于总运动范围。在达菲等[10]的研究中没有对步态的不同阶段进行分析，这可能是这些不一致的根源。

通过评估后足的其他动力学变量梅西尔（Messier）等[33]在他们的研究中，并未发现在膝前疼痛的跑步者和对照组之间关于后足运动存在显著差异。关于后足运动与膝前疼痛之间关系的文献，我们可以发现许多矛盾之处。进行研究的方法学差异和多因素性质可以解释这些差异的部分原因。

足矫形器的效果

有研究通过足部的运动学和压力模式，对足矫形器的影响进行了生物力学研究。据报道，矫形器可以减少行走及跑步活动期间的最大内旋速度，最大内旋时间和总踝部运动量，也可限制胫骨的内旋和髌股关节的Q角。限制胫骨的内旋和髌股关节的Q角将减少软组织的横向合力，并且理论上会降低髌骨对股骨髁上的接触压力[18]。

恩格（Eng）和皮耶里诺夫斯基（Pierrynowski）[13]研究了软足矫形器在步行和跑步活动中对下肢运动学的影响。选取患有膝前疼痛并且前足内翻和跟骨外翻大于6°的10名青少年女性受试者进行分析显示，在走路和跑步中，踝关节/距

下关节和膝关节的横断面和额状面运动发生微小变化（1° ～ 3°），这些非常小的变化足以影响受试者的症状[12]。

根据另外一些作者的说法[25,27,36,37]，矫形器对股四头肌功能（VMO-VL）没有影响，但它们通过髌骨位置（向内滑动）的微小变化来促进髌股关节的对位。在最近发表的一项研究中，赫特尔（Hertel）等[21]的结果与之前的研究结果相矛盾。在慢速单腿下蹲和横向下台阶期间，在足矫形条件下，VM、VL和臀中肌的EMG记录不同。他们研究中最令人惊讶的发现是，所有足部类型都以相同的积极方式对4种不同的矫形器做出反应。在进行垂直跳跃等爆发性运动时，这些变化也并不显著。

萨特利夫（Sutlive）等[44]进行了具有挑战性的研究，以识别那些联合采用矫形器和运动调节后疼痛及其他症状能明显改善的膝前疼痛患者。由于损伤的多因素特征，并非所有膝前疼痛患者都需要矫形器，在一级预防环境中鉴别风险因素将更具挑战性。

尽管确切的机制尚未完全理解，但是我们可以通过假设足部力学间接地并微小地影响髌股关节来进行推断。一些研究人员证实，足部矫形器可以使需要改变足部矫形特征或跑步时生物力学特征的膝前疼痛患者得到改善。在理论基础上使用矫形器作为预防措施是有意义的，但是矫形器会对膝前疼痛患者造成微小的生物力学改变[13,18]。因此是否对表述清晰的临床指南进行微调是值得怀疑的。值得注意的是，尚未进行关于使用矫形器作为膝前疼痛预防措施的前瞻性研究。

因此,目前没有关于预防性使用足矫形器预防膝前疼痛的实质性证据。

11.5.2.2 髌股关节支具

髌骨和小腿的错位被广泛认为是膝前疼痛的重要病因[15]。在临床测量的小腿对齐特性中,尽管前瞻性研究已将"轻微"改变的重要性降至最低,但髌骨的内外侧高活动度被确定为膝前疼痛的内在危险因素。由于该参数似乎在膝前疼痛的发生中起重要作用,因此预防计划应该尝试在具有高活动度髌骨的受试者中降低该参数。然而,在进行为期5周的开放式或闭合式动力链练习训练计划后,我们的研究未能影响这一特性。有趣的是,髌股膝关节支具的功能是改善髌骨轨迹并保持髌股关节对齐。除了这种机械功能

外,一些学者还提出了支具可能通过其他机制(热效应、增加的感觉反馈、膝关节区域的循环)发挥作用[4]。预防性髌股关节支具可被视为一种有助于维持理想生物力学环境以避免刺激周围组织的方法。

据我们所知,目前,只发表了两项关于支具预防膝前疼痛的前瞻性研究[2,48]。本加尔(BenGal)等[2]对60名年轻运动员进行了研究,他们研究了带支撑环的膝关节支具作为预防膝前疼痛的一种方法有效性。他们发现与对照组相比,研究结束时实验组膝前疼痛的发生率显著降低。范提格伦[48]使用了不同的支具:On-Track(DJ-Orthopedics)动态髌股关节支具(图11-4)。该支架由带魔术贴的膝盖贴片和氯丁橡胶护套组成。支具的设计以McConnell所描述的髌骨位置的矫正

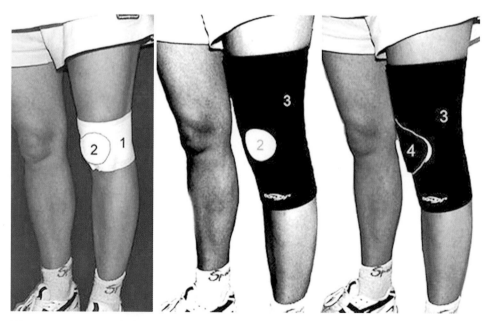

图11-4 On-Track支架(Donjoy)分为3个部分。将自粘贴片(1)贴在膝盖上,环圈(2)贴在髌骨上。将氯丁橡胶袖口(3)拉到腿上,以便通过袖口显示环圈。钩圈(4)附在贴片上的环圈(来源于Van Tiggelen et al.[48],获得Springer Science + Business Media 的许可转载)

为基础[30]。在这项研究中，没有使用预计会刺激股内侧肌（VMO）肌肉的小塑料扣（活化剂）。他们对167名接受基本军事训练的新兵（支具组54名和对照组113名）进行了前瞻性研究。与对照组的新兵相比，支具组似乎出现膝前疼痛的新兵数量较少（P=0.02）。在支具组的54名新兵中，10名（18.5%）在研究期间出现了膝前疼痛。在对照组（n=113）中，42名新兵（37%）出现膝前疼痛。因此，两项研究的结果似乎科学地为膝盖支具在预防膝前疼痛中的有效性提供了科学支持。尽管如此，支具影响预防或治疗膝前疼痛的机制仍然不确切[41]。在文献中，除了纯粹的机械机制外[39]，还提出了增加感觉反馈。通过使用"增加感觉反馈"，提出了本体感受[3,31,40]的改变和肌肉募集的改变[6,17,19,39]。在尚未发表的报告中，我们对连续支撑的长期影响（6周）比较关注。在本研究中，我们在等速装置上分析了先前研究中未出现膝前痛的带支具新兵和未带支具新兵在无支具测试条件下高强度训练前后股四头肌的峰值扭矩。在为期6周的基础军事训练计划后，我们观察到支具组的股四头肌峰值扭矩明显高于非支具组。由于两组在基本军事训练计划之前表现出相同的力量，结果表明6周的膝关节支撑对股四头肌的力量有积极影响。这表明除了支具控制髌骨内侧移动性的机械效应之外，膝关节支具可以通过某种方式促进肌肉股四头肌活动来预防膝前疼痛。

不管支具的确切潜在机制如何，研究表明，其在高强度训练中对膝前疼痛的发展有显著的预防作用。因此，这些

研究的结果表明在经历高强度活动的受试者中，使用预防性髌股关节支具是有益的。但仍需要进一步研究，以提高我们对预防性支具治疗膝前疼痛的潜在工作机制的认识。

护膝也可用作直接打击引起膝前疼痛的一种保护措施。这些经常被运动员用于排球、滑冰和曲棍球，也可适用于水管工、木匠、焊工甚至士兵。

11.6 结论

膝前疼痛的发病基础必定是多因素的。因此在构建任何预防方案之前，需要了解膝前疼痛的内在和外在风险因素。髌股关节的临床超负荷（外在危险因素）与膝前疼痛之间的关联是众所周知的。但由于进行了较少的前瞻性研究，膝前疼痛的不同内在危险因素的重要性和鉴别仍然是模糊的。

然而确定膝前疼痛的这些内在危险因素是预防损伤的第一步。试图解释现有的少数前瞻性和随访研究，我们似乎可以认为股四头肌是膝前疼痛发生的重要特征。因此，训练该肌肉似乎是预防膝前疼痛的基石。股四头肌的数据似乎表明柔韧性和功能强度很重要。因此，可以假定腘绳肌和股四头肌的锻炼应该被认为是膝前疼痛患者中预防性（和保守性）治疗方案的"一个"重要方面，并且最好包括在这些治疗方案中。

股四头肌的肌肉力量，似乎对于缺乏"功能性"的股四头肌强度来说是膝前疼痛发展的一个重要方面。这使我们得出结论，应建议使用功能性力量训练

（闭合动力链练习）作为预防措施。

　　但与常规做法不一致，这些较少的前瞻性数据似乎表明：临床测量的小腿排列特征（如腿长差、身高、体重、Q角、膝关节/外翻和反屈）似乎在膝前疼痛的发展中并不是很重要。

　　尽管一些研究已经显示使用矫形器治疗膝前疼痛的有益效果，但尚未进行关于使用矫形器作为AKP预防措施的前瞻性研究。因此，今天没有关于预防性使用足矫形器治疗膝前疼痛的实质性证据。

　　另一方面，两项前瞻性研究表明，髌股关节支具确实有助于预防接受剧烈训练计划的受试者的膝前疼痛。确切的潜在机制仍然模糊不清，但一项研究表明，膝关节运动支具能够促进股四头肌力量的增强。

　　但是必须强调的是，本章得出的结论是基于相对较少的前瞻性数据的结果。因此，在进行膝前疼痛的科学预防计划之前仍需要进行大量研究进行更好的佐证。

参考文献

［1］ Almeida SA, Williams KM, Shaffer RA, et al. Epide-miological patterns of musculoskeletal injuries and physical training. *Med Sci Sports Exerc*. 1999; 31: 1176–1182.

［2］ BenGal S, Lowe J, Mann G, et al. The role of the knee brace in the prevention of anterior knee pain syndrome. *Am J Sports Med*. 1997; 25: 118–122.

［3］ Birmingham TB, Inglis JT, Kramer JF, et al. Effect of a neo-prene sleeve on knee joint kinesthesis: influence of different testing procedures. *Med Sci Sports Exerc*. 2000; 32: 304–308.

［4］ Cherf J, Paulos LE. Bracing for patellar instability. *Clin Sports Med*. 1990; 9: 813–821.

［5］ Clement DB, Taunton JE, Smart GW, et al. A survey of over-use running injuries. *Phys Sports Med*. 1981; 9: 47–58.

［6］ Cowan SM, Bennell KL, Hodges PW. Therapeutic patellar taping changes the timing of vasti muscle activation in people with patellofemoral pain syndrome. *Clin J Sport Med*. 2002; 12: 339–347.

［7］ Cowan DN, Jones BH, Robinson JR. Foot morphologic characteristics and risk of exercise-related injury. *Arch Fam Med*. 1993; 2: 773–777.

［8］ Crossley K, Bennell K, Green S, et al. Physical therapy for patellofemoral pain: a randomized, double-blinded, placebo-controlled trial. *Am J Sports Med*. 2002; 30: 857–865.

［9］ Dixon SJ, Waterworth C, Smith CV, et al. Biomechanical analysis of running in military boots with new and degraded insoles. *Med Sci Sports Exerc*. 2003; 35: 472–479.

［10］ Duffey MJ, Martin DF, Cannon DW, et al. Etiologic factors associated with anterior knee pain in distance runners. *Med Sci Sports Exerc*. 2000; 32: 1825–1832.

［11］ Dye SF. Therapeutic implications of a tissue homeostasis approach to patellofemoral pain syndrome. *Sports Med Arthrosc*. 2001; 9: 306–311.

［12］ Eng JJ, Pierrynowski MR. Evaluation of soft foot orthotics in the treatment of patellofemoral pain syndrome. *Phys Ther*. 1993; 73: 62–68; discussion 68–70.

［13］ Eng JJ, Pierrynowski MR. The effect of soft foot orthotics on three-dimensional lower-limb kinematics during walking and running. *Phys Ther*. 1994; 74: 836–844.

［14］ Fairbank JC, Pynsent PB, Van Poortvliet JA. Mechanical factors in the incidence of knee pain in adolescents and young adults. *J Bone Joint Surg Br*. 1984; 66: 685–693.

［15］ Fulkerson JP, Arendt EA. Anterior knee pain in females. *Clin Orthop Relat Res*. 2000; 372: 69–73.

［16］ Fulkerson JP, Shea KP. Current concepts review. Disorders of patellofemoral alignment. *J Bone Joint Surg*. 1990; 72–A: 1424–1429.

［17］ Gilleard W, McConnell J, Parsons D. The effect of patellar taping on the onset of vastus medialis obliquus and vastus lateralis muscle activity in persons with patellofemoral pain. *Phys Ther*. 1998; 78: 25-32.

[18] Gross MT, Foxworth JL. The role of foot orthoses as an intervention for patellofemoral pain. *J Orthop Sports Phys Ther*. 2003; 33: 661-670.

[19] Gulling LK, Lephart SM, Stone DA, et al. The effect of patellar bracing on quadriceps EMG activity during isoki-netic exercise. *Isokinet Exerc Sci*. 1996; 6: 133-138.

[20] Hardin EC, van den Bogert AJ, Hamill J. Kinematic adaptations during running: effects of footwear, surface, and duration. *Med Sci Sports Exerc*. 2004; 36: 838-844.

[21] Hertel J, Sloss BR, Earl JE. Effect of foot orthotics on quad-riceps and gluteus medius electromyographic activity during selected exercises. *Arch Phys Med Rehabil*. 2005; 86: 26-30.

[22] Hoffman JR, Chapnik L, Shamis A, et al. The effect of leg strength on the incidence of lower extremity overuse injuries during military training. *Mil Med*. 1999; 164: 153-156.

[23] House CM, Waterworth C, Allsopp AJ, et al. The influence of simulated wear upon the ability of insoles to reduce peak pressures during running when wearing military boots. *Gait Posture*. 2002; 16: 297-303.

[24] Hreljac A. Impact and overuse injuries in runners. *Med Sci Sports Exerc*. 2004; 36: 845-849.

[25] Hung YJ, Gross MT. Effect of foot position on electromyo-graphic activity of the vastus medialis oblique and vastus latera-lis during lower-extremity weight-bearing activities. *J Orthop Sports Phys Ther*. 1999; 29: 93-102; discussion 103-105.

[26] Kaufman KR, Brodine SK, Shaffer RA, et al. The effect of foot structure and range of motion on musculoskeletal over-use injuries. *Am J Sports Med*. 1999; 27: 585-593.

[27] Klingman RE. Foot pronation and patellofemoral joint function. *J Orthop Sports Phys Ther*. 1999; 29: 421.

[28] Livingston LA, Mandigo JL. Bilateral rearfoot asymmetry and anterior knee pain syndrome. *J Orthop Sports Phys Ther*. 2003; 33: 48-55.

[29] Lun V, Meeuwisse WH, Stergiou P, et al. Relation between running injury and static lower limb alignment in recre-ational runners. *Br J Sports Med*. 2004; 38: 576-580.

[30] McConnell J. The management of chondromalacia patellae: a long-term solution. *Aust J Physiotheraphy*. 1986; 32: 215-223.

[31] McNair PJ, Stanley SN, Strauss GR. Knee bracing: effects on proprioception. *Arch Phys Med Rehabil*. 1996; 77: 287-289.

[32] Meeuwisse WH. Assessing causation in sport injury: a mul-tifactorial model. *Clin J Sport Med*. 1994; 4: 166-170.

[33] Messier SP, Davis SE, Curl WW, et al. Etiologic factors associated with patellofemoral pain in runners. *Med Sci Sports Exerc*. 1991; 23: 1008-1015.

[34] Milgrom C, Finestone A, Shlamkovitch N, et al. Anterior knee pain caused by overactivity: a long term prospective followup. *Clin Orthop Relat Res*. 1996; 331: 256-260.

[35] Natri A, Kannus P, Järvinen M. Which factors predict the long-term outcome in chronic patellofemoral pain? *Med Sci Sports Exerc*. 1998; 30: 1572-1577.

[36] Nawoczenski DA, Ludewig PM. Electromyographic effects of foot orthotics on selected lower extremity muscles during running. *Arch Phys Med Rehabil*. 1999; 80: 540-544.

[37] Neptune RR, Wright IC, van den Bogert AJ. The influence of orthotic devices and vastus medialis strength and timing on patellofemoral loads during running. *Clin Biomech (Bristol, Avon)*. 2000; 15: 611-618.

[38] Nigg BM, Cole GK, Nachbauer W. Effects of arch height of the foot on angular motion of the lower extremities in running. *J Biomech*. 1993; 26: 909-916.

[39] Parsons D, Gilleard W. The effect of patellar taping on quadriceps activity onset in the absence of pain. *J Appl Biomech*. 1999; 15: 373-380.

[40] Perlau R, Frank C, Fick G. The effect of elastic bandages on human knee proprioception in the uninjured population. *Am J Sports Med*. 1995; 23: 251-255.

[41] Powers CM. Rehabilitation of the patellofemoral joint disorders: a critical review. *J Orthop Sports*

Phys Ther. 1998; 28: 345-354.

[42] Razeghi M, Batt ME. Biomechanical analysis of the effect of orthotic shoe inserts: a review of the literature. *Sports Med.* 2000; 29: 425-438.

[43] Reider B. An ounce of prevention. *Am J Sports Med.* 2004; 32: 1383-1384.

[44] Sutlive TG, Mitchell SD, Maxfield SN, et al. Identification of individuals with patellofemoral pain whose symptoms improved after a combined program of foot orthoses use and modified activity: a preliminary investigation. *Phys Ther.* 2004; 84: 49-61.

[45] Thomee R, Augustsson J, Karlsson J. Patellofemoral pain syndrome: a review of current issues. *Sports Med.* 1999; 28: 245-262.

[46] Van Mechelen W, Hlobil H, Kemper HC, et al. Incidence, aetiology and prevention of sports injuries: a review of concepts. *Sports Med.* 1992; 14: 82-89.

[47] Van Tiggelen D, Witvrouw E, Coorevits P, et al. Analysis of isokinetic parameters in the development of anterior knee pain syndrome: a prospective study in a military setting. *Isokinet Exerc Sci.* 2004; 12: 223-228.

[48] Van Tiggelen D, Witvrouw E, Roget Ph, et al. Effect of bracing on the prevention of anterior knee pain: a prospective randomized study. *Knee Surg Sports Traumatol Arthrosc.* 2004; 12: 434-439.

[49] Wedderkopp N, Kaltoft M, Lundgaard B. Prevention of injuries in young female players in European team handball: a prospective intervention study. *Scand J Med Sci Sports.* 1999; 9: 41-47.

[50] Witvrouw E, Lysens R, Bellemans J, et al. Intrinsic risk factors for the development of anterior knee pain in an athletic population: a two-year prospective study. *Am J Sports Med.* 2000; 28: 480-489.

膝前疼痛运动员的非手术疗法：科学的、经典的和最新的观点 **12**

苏珊·沃纳

12.1 引言

膝前疼痛（AKP）是体力活动人群中最常见的膝关节疾病之一[29,34,95]。它的定义和病理生理学机制仍然存在争议。尽管多年来人们进行了多项科学研究，但膝前疼痛的病因尚不清楚。格拉纳（Grana）和克里格绍（Kriegshauser）坚持认为膝前疼痛是由多种原因引起的[50]。一些学者认为解剖学上的髌骨异常可能是致病因素之一（参见参考文献48）。另外一些学者则认为膝前疼痛是伸肌机能障碍，导致膝关节屈伸时髌骨错位[47,52,60,118]，但是，尚无相关报道阐明这种伸肌机能障碍学说是如何产生的。还有一些作者坚持认为过度使用膝关节是膝前疼痛最主要的原因，特别是在年轻群体当中[34,115]。

12.2 症状

膝前疼痛的典型症状是爬楼梯时、（多为下楼梯时）下蹲时以及屈膝久坐（所谓"看电影征"）[42,95]出现膝关节疼痛和（或）活动受限。膝前疼痛通常被描述为膝关节板滞疼痛，偶尔会出现急性剧痛发作[35]。膝关节受限是另一种常见的症状。这是由于股四头肌的突然反射抑制导致的，通常在膝关节负荷下屈伸运动（例如爬楼梯）时出现，偶尔病例报告有膝关节绞索症状。这通常只是在负荷条件下，试图伸展膝关节时突然出现关节被卡住的感觉。然而，膝前疼痛的患者多半能够自主解除绞索，因此这种膝关节绞索的症状不应该与半月板病变患者的症状相混淆[42]。另外，一些膝前疼痛患者由于滑膜刺激而出现膝关节轻度肿胀[41]。膝前疼痛患者的症状通常与体育活动有关[1,38,47]，通常因具有膝关节负荷特征的体力活动而加重。

12.3 髌骨疼痛与髌骨不稳定

一些膝前疼痛的患者常表现为髌周的非特异性局限性疼痛，并且通常位于髌骨前内侧和（或）后侧[1,38,47,61]，另外一些患者则表现为髌骨的不稳定。以疼痛为主诉的患者髌骨活动度正常，并且通常在运动后出现症状；以髌骨不稳定为主诉的患者通常表现为髌骨的高活动度以及明显异常的髌骨活动轨迹，其膝关节问题在运动当

189

中尤为突出。这意味着膝前疼痛的患者需要两套不同的治疗方案——一套以减轻疼痛为主,一套以稳定髌骨为主。

12.4　个性: 心理因素

许多学者研究过心理因素与慢性病之间的联系(参见参考文献14)。弗里茨(Fritz)等人报道不同类型的青春期膝关节痛与心理因素之间存在联系[39]。一些关于膝前疼痛患者的研究显示,患者的临床症状与临床医生的客观发现一致性差(参见参考文献8)。雅各布森(Jacobson)和弗朗德里(Flandry)报道了一些因为膝前疼痛来运动医学门诊就诊的患者,这些患者同时存在慢性膝前疼痛和心理问题[63]。托米(Thomeé)[116]等人研究了膝前疼痛患者应对疼痛的策略,他们发现膝前疼痛患者的幸福感程度与患有其他慢性疼痛的患者一致。然而,就AKP患者报告的应对策略"灾难性"的高分而言,一些问题可能会引起关注。卡尔森(Carlsson)等人使用洛矣测试时发现膝前疼痛患者的心理特征(如敌对、依赖和抑郁),在匹配了性别与年龄后与健康对照组和其他3个对照组相比均有所提高[15]。然而,这些问题对于患者自身并不总是显而易见的,他们的性格也可能不同。在这种情况下,通常建议对患者进行心理评估。因此,与具备心理学专业知识的疼痛诊所合作可能是有积极意义的。

12.5　临床评估

临床检查建立了诊断,并试图明确

患者症状背后潜在的致病因素。临床医生可以在此基础上设计合适的治疗方案[81, 134]。由于这类患者症状主诉复杂多样,彻底的临床检查是膝前疼痛患者获得最佳治疗的关键。由于我们仍然不知道膝前疼痛的病理生理原因,我们便将治疗的重心集中在患者的症状和临床医生的发现上。

12.5.1　危险因素

部分已发表的研究报道了膝前疼痛的危险因素。米尔格龙(Milgrom)[85]等人报道:膝内翻和等长收缩时较高的股四头肌力量是导致膝前疼痛的危险因素。威夫鲁(Witvrouw)等人发现股内侧斜肌(VMO)反射反应时间缩短,股四头肌柔韧性降低,髌骨内侧活动度增加,垂直跳跃能力下降等因素与膝前疼痛的发生显著相关[132]。最近,蒂伊斯(Thijs)[113]等人前瞻性地评估了无任何膝关节或小腿病史的军事学院新学员中膝前疼痛可能与步态有关的危险因素。在为期6周的基本军事训练结束后,研究人员发现,脚后跟着地时,足前倾程度较低和外翻程度偏高是患上AKP的危险因素。

12.5.2　病史

重要的是从患者那里获得准确而详尽的个人病史,关注病史将极大地帮助临床医生准确的评估患者的病情并设计合适的治疗方案[5,16]。

12.5.3　鉴别诊断

仔细的客观评估必须包括通过筛查以排除除髌骨关节问题之外的其他病理

问题[5]。膝前疼痛的鉴别诊断应主要基于疼痛的定位。真正患有膝前疼痛综合征的患者可以通过髌周明显的触痛来识别，并且大部分疼痛位于髌骨前内侧和后侧（见参考文献1，38，47，61）。除非我们用关节镜或磁共振成像检查，否则我们不能排除髌后疼痛的患者是由于其他原因而不是髌骨软化引起的。然而，软骨软化症患者通常表现出与没有软骨软化症的膝前疼痛患者相同的症状和体征。现在，膝前疼痛的患者无论有没有髌骨软骨软化症都根据患者个人的症状和体征接受相同的非手术疗法。此外，在AKP患者中，可能紧绷的外侧韧带触痛并且股外侧肌嵌顿也很常见[40]。Fairbanks征是一种髌骨的被动外侧运动，这是一种推髌试验，也是一种经典的检查，可以用来鉴别膝前疼痛、髌骨半脱位和髌骨脱位，后两者需要采取截然不同的治疗方案。Fairbanks征阳性与髌骨向外移动时的屈曲感以及髌骨内缘的压痛有关[38]。在考虑可能的鉴别诊断时，还应该意识到腰椎和髋关节的疾病也可以引起膝关节的症状[81]。

12.5.4　下肢的对齐方式

临床检查应该包括对整个下肢仔细的检查。当检查下肢的对齐方式时应该采取站位。临床上可以观察到股骨内旋增加的可能性，这通常会导致髌骨斜倾代偿性的胫骨向外扭转以及膝反屈、膝外翻和距下关节的过度旋前（例如，参考文献16，63，81，108）。此外，在负重过程中，例如行走和跑步，控制患者脚的位置，并检查他/她的鞋子，特别是运动

鞋是如何穿的，这一点很重要。

12.5.5　股四头肌角度

四头肌角度（Q角度）的测量属于膝前疼痛患者的经典检查手段；尽管如此，Q角增大与患者症状之间的相关性仍旧存在疑问（参见参考文献34）。Q角本身不是髌骨对位的可靠指标，然而，它可以提供一点信息来配合其他相关临床发现，以便尽可能充分地理解髌骨错位问题[42]。当患者处于仰卧位，股四头肌放松，髌骨位于滑车中，膝关节屈曲大约30°，此时测量的Q角具有较好的外部和内部可靠性[17,42]。据报道，Q角的正常值在男性中为12°，在女性中为15°[81]。

12.5.6　髌骨的位置

我们应该评估髌骨相对于股骨的排列方向，并且控制髌骨在髌股关节内的位置。最佳的髌骨位置是髌骨在冠状面和矢状面与股骨平行，并且在膝关节屈曲20°时髌骨位于两个髁之间[81]。还应当检查其他可能的解剖变异，如高位髌骨、低位髌骨、髌骨倾斜和髌骨旋转。我们应该知道，根据相关报道，高位髌骨是髌骨半脱位或脱位的危险因素[62]，而低位髌骨患者似乎表现为髌尖部的疼痛。内侧"开口"即向外倾斜的髌骨似乎在膝前疼痛患者中相对常见，这是因为髌骨外侧韧带紧张导致髌骨倾斜，使得髌骨的内侧边缘高于外侧边缘[81]。此外，VMO的营养不良可能会使髌骨向外倾斜。当髌骨的下极位于股骨长轴的外侧时，一些患者出现外旋的髌骨，这表明外侧韧带处于紧张的状态。极少有患者出现反向的髌骨内

旋,理想的髌骨位置是髌骨长轴和股骨长轴平行。

12.5.7 髌骨的活动度

我们还应检查髌骨的活动度[16,43,63,111]。"髌骨轨迹试验"是通过临床观察髌骨运动,通过手动抵抗同心和偏心的开放式动力链膝关节伸展,以及在膝关节负荷条件下的闭合动力链期间观察髌骨运动(如单腿下蹲)。许多患者主要表现为髌骨不稳定问题[1,38,43]。这种髌骨不稳定感觉是髌股关节周围肌肉失衡患者第二常见症状,这可能是由于疼痛突然抑制了股四头肌[59,111,118]。髌骨不稳定可以是外侧、内侧或多向的[59,111,118]。临床上,这些患者主要表现为髌骨活动度增加以及可观测到的髌骨轨迹异常。评估髌骨的活动度是一项完整的膝关节检查。手动产生向内侧和外侧的被动位移是检查髌骨被动运动一种可重复的方法[105]。髌骨被相对可移动的组织包绕,这意味着在膝关节完全伸展时,髌骨可以被动地向外侧和内侧移动约20 mm[38]。随着膝关节的屈曲,髌骨活动性降低,故应该在膝关节轻度屈曲(膝盖屈曲约30°)时进行检查,此时髌骨在髌股关节中更合适的位置。奥斯本(Osborne)和法夸尔森-罗伯茨(Farquharson-Roberts)[91]认为10 mm向内侧或外侧的被动偏差应该被诊断为正常的髌骨活动度,这一点也应该在轻度屈曲膝关节时进行判断。

12.5.8 股四头肌肌肉力量

膝前疼痛患者的股四头肌肌肉力量通常会下降[122]。手动肌肉测试可以侧对侧,比较粗略地了解股四头肌的力量。

条件允许的话,建议对股四头肌扭矩进行等速测量。然而,必须谨慎使用等速测试[41]。由于存在半脱位或甚至全脱位的风险,在高角速度(>90°/s)期间不应该对髌骨活动度过高的患者进行偏心测量[121]。在等速测量期间,最好还要评估疼痛抑制是否可能干扰肌肉扭矩的"真实"结果。这可以通过抽搐内插技术来完成[83],但在某种程度上也可以通过用博格的疼痛量表[10]或视觉模拟量表(VAS)来评估可能的疼痛[20,37,99]。

12.5.9 腘绳肌/股四头肌比率

膝前疼痛患者常出现腘绳肌和股四头肌比例失衡的问题。这通常是因为股四头肌肌力减弱,但是腘绳肌的肌力正常,导致和正常人相比,腘绳肌/股四头肌比率变高[122]。据报道,膝前疼痛患者的腘绳肌/股四头肌比在0.65～0.70,而健康受试者的相应值约为0.50。这一结果使用等速测力计测量,其扭矩值经过了重力校正[122]。

12.5.10 股内侧肌和股外侧肌

股内侧肌(vastus medialis, VM)的萎缩在膝前疼痛患者中很常见(例如参考文献51、78),而VM是伸肌中最脆弱和最容易受伤的肌肉[38]。股外侧肌(VL)拥有股四头肌群中的最大肌肉量和伸展力,这可能是VM萎缩在膝前疼痛患者中比较多见的原因[16,51],并且与其对侧健康腿相比患者通常也表现出,有症状腿的VM肌电图(EMG)活动减少(参见参考文献16、78)。与健康受试者相比,膝前疼痛患者的VMO/VL比率也有所下降[12,18,86]。VM的低活动性和VL的高活性可导致VM与VL之间的不平衡[78]。股四头肌组分的不平衡作用与髌骨错位和膝前疼痛密切相关。在膝关节伸展期间，VM首先向内侧然后向近侧拉动髌骨，而VL首先向近侧然后向外侧拉动髌骨。股内侧斜肌（VMO）主要是向内侧牵拉髌骨，而长股内侧肌（VML）向近端牵拉髌骨[74]。据报道，VL收缩发生在VMO之前，这表明与无症状对照组相比，膝前疼痛患者的运动控制存在差异[23,25,26]。此外，（有研究者）假设，相对于VL，VMO需要（更多的）时间来产生张力，以实现最佳的髌骨轨迹。[49] 由于VL具有比VMO更大的横截面积，因此髌骨倾向于向外侧移动。在一项实验室肌电图的对照研究中，研究者评估了膝前疼痛患者和无症状对照组在同心及偏心活动期间的最大自主膝关节伸展程度[92]。结果显示膝前疼痛患者中VMO和VL的激活幅度在偏心收缩期间发生了改变，并且与对照组存在明显差异。作者的结论是，膝前疼痛患者的VMO和VL的激活幅度与髌骨在偏心收缩期间的向外侧移动轨迹一致[92]。此外，有报告称，AKP患者的激活时间经常受到干扰[120,133]。因此，在许多AKP患者中，提高VMO肌肉活动的活性变得非常重要。在一项随机、双盲、采用安慰剂对照的EMG试验中，科万（Cowan）等人报道，AKP患者在基线状态下VL的EMG电位激发发生于VMO之前。在物理治疗干预6周后，与VL相比，VMO的EMG激发时间发生了显著变化：即两者的激发同时发生。这一变化也与症状减轻有关[25]。在另一项对照研究中，同一研究组还发现，经过6周的

6次物理治疗后，在上楼梯时；在偏心期VMO的激发发生在VL之前，在同心期与VL的激发同时发生[23]。一些作者坚持认为，VMO的主要作用是增强髌骨在髌股关节内的稳定性，并通过在膝关节屈伸时向内拉动髌骨来防止髌骨向外半脱位[38,78,80,96,100]。泼特内特（Portneyet）等人坚持认为VM，特别是VMO，对于膝关节伸展期间髌股关节内最佳髌骨运动非常重要[95]。将近50年前，布鲁尔顿（Brewerton）[13]、利布（Lieb）和佩里（Perry）[73]、马丁（Martin）和朗德利（Londeree）[79]以及博塞[11]等人报告称VMO在整个膝关节伸展期间都很活跃。马里亚尼（Mariani）等人发现在健康受试者当中VM和VL具有相似的EMG活性，并且该现象在膝关节伸展范围最后30°期间比较明显[78]。然而，沃纳（Werner）发现在健康受试者伸展膝关节时，这两块大肌肉在膝关节屈曲角度从90°逐步减少为10°的整个运动范围内都是活跃的。此外，与VM相比，大多数健康个体的VL具有更高的EMG活性，但也存在显示VM的EMG活性高于VL的，并且还存在两种肌肉具有相同EMG活性的第三组健康个体（数据未发表）。这意味着在为AKP患者设计最佳治疗方案时，检查患者无症状腿和症状腿的VM和VL之间的肌肉活动模式是很重要的。当存在双侧问题时，我建议以症状较少腿的肌电图活动模式为准。

12.5.11 柔韧性

软组织或肌肉长度对肌肉骨骼评估至关重要，并且对AKP患者具有特定意义。史密斯（Smith）[106]等人发现腘绳肌

和股四头肌的柔韧性差与AKP相关。阔筋膜张肌和髂胫束等外侧肌肉结构的紧张度与AKP相关[31]。所有上述肌肉结构都比较常见，并且可能对髌股关节产生负面影响，因此应加以控制。紧绷的髂胫束会导致髌骨向外移位、外侧轨迹和外侧倾斜角度的偏差，并且通常也会导致内侧韧带张力减弱。紧绷的腘绳肌和腓肠肌可能导致距下关节足外旋增加，导致膝关节外翻矢量力增加，这也可能引起AKP[32,67,82]。如果腓肠肌紧绷，则距骨关节的背屈也将减少，这表明在行走和跑步期间存在生物力学限制，可能存在膝关节问题。此外，AKP患者有时会出现外侧韧带紧张，这可能导致内侧髌骨"开口"，即髌骨向外侧倾斜。

12.5.12 膝关节功能测试

膝关节功能测试的动态评估可以很好的用于重现患者的症状，并在治疗前后进行比较。不同类型的疼痛激发试验都可以用来测试膝关节功能。这些试验除了步行，还有压力更大的活动，例如上下爬楼梯、在不同高度的台阶上下踏步、双腿和单腿下蹲、从椅子上站起、用一条腿坐下等。这些测试可用于评估股四头肌功能和患者主观上的膝关节疼痛。劳登（Loudon）等人报道了以下4项具有良好内部可靠性的功能测试：前内弓步，下楼梯，单腿按压，平衡和伸展[76]。单腿测试是显示伸肌机能从而显示患者症状非常好的指标。由于AKP患者症状经常在偏心股四头肌活动中出现，因此下楼梯是一种用于显示股四头肌偏心活动功能良好的膝关节功能测试。当我们的目的是评估肌肉功能时，这些测试应该缓慢地进行，这样更容易观察到可能出现的髌骨轨迹偏移。然而，这些测试也可以根据患者的主观疼痛评级进行评估，这时可以使用Borg的疼痛量表[10]或视觉模拟量表[20,37,99]。未来的研究需要着眼于功能表现试验的内部可靠性、外部可靠性、有效性和灵敏度[27]。

12.5.13 膝关节功能评分

在过去的10年中，人们已经开始使用许多采用主观评估方式的膝关节评分系统（参见参考文献70）。虽然由临床医生识别诸如积液，肌肉萎缩和肌肉紧张这些体征，但是膝盖评分建立在患者自己对膝关节功能的主观评价上。对每一项功能评分都应检测其可重复性，这意味着在相同条件下重复测量评分的结果是可靠的。此外，对最佳功能评分测试应该检测其有效性或灵敏度，从而专门符合特定诊断。

对AKP患者进行功能评估的膝关节评分应包括这些患者不同类别常见的症状。Werner功能性膝关节评分（表12-1）是由早期发表的版本中修改而来[123]。该评分的测试与再测试显示出非常好的可重复性，并且在某种程度上我们也测试了该评分的灵敏度。结果显示：AKP患者对该评分有良好灵敏度（数据未发表）。在这个膝关节评分中，50分意味着没有AKP，0分意味着最严重的膝关节问题。由于这有较好的可靠性和灵敏度结果，因此，我们可以推荐使用Werner功能性膝关节评分来评估AKP综合征患者的病情。

为了研究在前交叉韧带重建术后AKP可能的发病率，我们修改了上述膝关节功能性评分并为前交叉韧带重建患

表12-1 膝前疼痛的Werner膝关节功能评分（请圈出通常符合您膝盖问题的内容）

疼 痛		屈膝坐30 min以上	
无	5	可以完成	5
轻微,不频繁	3	轻微受限	4
持续疼痛	0	困难	2
		无法完成	0
疼痛的产生		下蹲	
与活动无关	15	可以完成	5
跑步中或跑步后	12	轻微受限	4
步行大于2 km后	9	困难	2
步行小于2 km后	6	无法完成	0
正常步行时	3		
休息时	0		
自觉髌骨不稳定		上楼梯	
从不	5	可以完成	5
偶尔	3	轻微受限	4
经常	0	困难	2
		无法完成	0
膝关节交锁		下楼梯	
从不	5	可以完成	5
偶尔	3	轻微受限	4
经常	0	困难	2
		无法完成	0
总分			

表12-2 ACL重建术后膝前疼痛的Werner膝关节功能评分（请圈出通常符合您膝关节问题的内容）

疼 痛		屈膝坐30 min以上	
无	5	可以完成	5
轻微,不频繁	3	轻微受限	4
持续疼痛	0	困难	2
		无法完成	0
疼痛的产生		下蹲	
与活动无关	15	可以完成	5
跑步中或跑步后	12	轻微受限	4
步行大于2 km后	9	困难	2
步行小于2 km后	6	无法完成	0
正常步行时	3		
休息时	0		
下跪		上楼梯	
可以完成	5	可以完成	5
轻微受限	4	轻微受限	4
困难	2	困难	2
无法完成	0	无法完成	0
膝关节交锁		下楼梯	
从不	5	可以完成	5
偶尔	3	轻微受限	4
经常	0	困难	2
		无法完成	0
总分			

者专门设计了新的量表（表12-2）。这个评分在同一组受试者的3次测量中具有良好的可重复性，而且对前交叉韧带损伤患者最为敏感（数据未发表）。

12.6 治疗

现在，大多数骨外科医生认为不伴髌骨移位的膝前疼痛患者应该接受非手术治疗[29,43,65,108]。只有进行长期的物理治疗失败后，才考虑手术治疗[33,47]。治疗方案应基于病史，体检和功能评估的结果[112,129,134]。欲成功治疗膝前疼痛患者，他们通常需要一套综合性的治疗方案。在设计治疗方案时，重要的是要认识到每个患者都是独特的，并会出现不同的症状和体征，因而我们必须灵活地设计治疗方案[5]。通过全面评估得到每位患者独特的临床表现，从而为患者制定个性化的治疗方案。

患者教育是管控膝前疼痛的关键因素之一。患者必须清楚地了解症状发生的原因以及需要采取哪些措施来减轻症状。因此，应该从一开始就告知患者治疗期有时可能持续数月。这是因为我们需要逐步开展治疗，通常要联合采用能够重塑良好的肌肉活动度与肌力、改善平衡能力与协调性的不同方法，从而恢复正常的膝关节功能活动。

膝前疼痛的病因，因患者而异。每个患者都是独特的，这意味着在不同患者身上采用相同的治疗方案可能会产生不同的效果。因此，基于髌骨活动度、肌肉功能和每个患者的特定功能问题进行彻底的临床检查非常重要。此外，患者的病史也要纳入评估，以便根据每位患者的特定症状和发现设计个体化的治疗方案。

如果存在髌骨过度活动的问题，可以在物理治疗初期采用髌骨稳定支架或髌骨胶带支撑髌骨，但是最重要的是检查髌骨的哪一侧表现为高活动度：是外侧、内侧还是双侧。我建议对髌骨向外侧或内侧过度活动的患者用绷带绑紧或用支架固定，而对双侧均过度活动的患者用支架固定。随着患者的情况改善和症状减轻，无论患者髌骨外边包绕的是哪种支撑物（绷带或支架），这种支撑物都应逐步被取下。这意味着康复方案的最后一步是在对髌骨稳定性提出高要求的强负荷下膝关节的动态运动期移除患者的髌骨支撑物。

在治疗结束时，建议患者要么恢复某种体育运动，要么开始进行适当的常规体育锻炼，例如长途步行。这旨在通过物理锻炼维持康复治疗中有所改善的肌肉功能和平衡能力。我们发现，那些在接受治疗后开始从事或延续某种体育锻炼的患者，膝关节可以长期维持良好的功能[123,124]。

12.6.1　伸肌功能：股四头肌强化训练

一些作者强调了膝前疼痛患者进行股四头肌训练的重要性，其目的是改善伸肌功能（见参考文献43，61，108）。鲍尔斯（Powers）[98]等人报道称伸肌功能与产生股四头肌扭矩能力的增强有关。然而，主要目标是加强VM[19]。这是因为适当的VMD激活的时间和强度相对于VL已经被作为AKP患者的一个关键方面来促进。[130,133]。因此，在开始训练整个股四头肌肌群之前，VMO和VL之间的平衡性应得到重塑。

12.6.2　股内侧斜肌（VMO）的训练

在膝前疼痛患者中，股内侧斜肌（VMO）肌肉萎缩和EMG活性降低和（或）延迟是非常非常常见的（见参考文献19，51，78）。这通常会导致VM和VL之间的不平衡。因此，早期治疗应该包括恢复VMO的功能以增强髌骨稳定性[9,18,38,78,80,107]。VMO是一种稳定肌肉，这意味着耐力训练是最终目标。因此，患者应该增加训练的重复次数而不是增加负荷[101]。因为VM的肌力增加速度比VL和股直肌慢。[38,50,73]这可能导致髌骨移动功能障碍这一事实，所以初始治疗阶段的重要性进一步被放大。

有许多文献建议通过不同的练习方式来增强VM的功能。汉滕（Hanten）和舒尔提斯（Schulthies）报道称在进行等长髋关节内收运动时VM的活性明显高于VL[53]。卡斯特（Karst）和朱伊特（Jewett）之后进行了类似的研究，他们将直腿抬高与髋内收相结合，但他们无法再现汉滕和舒尔提斯的有益结果，因此建议在没有髋关节内收的情况下进行等长股四头肌练习[66]。Laprade 等人还研究了不同运动过程中 VM 和 VL 的 EMG 活动，他们发现相比 VL，VM 在髋内收期间或髋内收和膝关节伸展联合运动时并未表现出更高的电位[71]。塞尔尼（Cerny）也发现在常规的锻炼活动中，VM 的活动度相比 VL 并没有增高。除非髋关节内旋的同时膝关节伸展终末，这可能导致稍高的 VM 与 VL 活动度之比[18]。斯泽潘斯基（Sczepanski）等人提出了膝关节匀速同心伸展时，建议在 120°/s 的角速度伸展 60°～85°，以选择性地激活 VMO 并改善两块肌肉之间的平衡[102]。麦康奈尔（McConnell）建议使用绷带向髌骨内侧施力，以防止髌骨向外滑动。用绷带稳定好髌骨后，指导患者通过等长收缩髋关节内收肌群来收紧股四头肌的内侧部分。这项练习应该在一个负重的位置进行，有症状的腿向前，膝关屈曲至 30°[80]。据报道，大收肌的激活可改善负重期间 VMO 的收缩功能[57]。

然而，经皮肌肉电刺激是有选择性地收缩 VM 和改善 VM 功能的最佳方式[12]。斯特德曼（Steadman）提议采用肌电刺激 VM 的方式使髌骨保持在髌股关节内的适当位置。沃纳（Werner）等人借助于计算机断层扫描发现，经皮电刺激该肌肉后，VM 的面积明显增加，而 VL 面积则未发生改变[108]。2/3 的患者在连续 10 周每日电刺激后出现明显的功能改善，并且在 1 年后和 3.5 年后发现同一批患者的症状仍有所改善[123]。这些患者平均的前瞻性随访时间跨度为 13 年，超过一半的患者症状消失（数据未发表）。其余患者存在轻微的 AKP，主要发生在跑步等体育活动中。在随访的这些年中，只有 1/4 的患者接受了额外的治疗。其中 3/4 的患者积极参与体育锻炼，而剩下的 1/4 患者缺乏积极性的主要原因是对体育活动缺乏兴趣。

12.6.3　等长训练

早期研究报告建议采用股四头肌的等长锻炼或在训练伸膝时采用短弧的运动模式，以减少髌股关节压迫造成的膝关节疼痛[118,135]。根据肌肉电活动的数量，鲍彻（Boucher）等[12]和西尼奥里莱（Signorile）等[104]报道，股四头肌等长训练最有效的体位是膝关节屈曲 90°，同时脚保持在中立位置。然而，等长运动是耗时的，因为训练者主要在固定位置（固定的膝关节角度）增长肌力[2,75]。此外，等长训练不能改善功能表现，因此在 AKP 患者中可能会受到质疑。因为他们的膝盖问题最常导致股四头肌功能紊乱，这很可能应该在功能锻炼中得到治疗。因此，在我看来，股四头肌等长训练仅适用于那些疼痛抑制效应"严重"到无法进行动态训练的患者。幸运的是，这些 AKP 患者很少见。

12.6.4　等速训练

在过去的 10 年中，股四头肌等速训练已被建议作为增强股四头肌肌力的潜在的治疗方法[7,58,95,124]。在一项针对男性 AKP 患者和非 AKP 患者的干预研究中，等速训练 6 周对膝关节位置感有积极影响，还能够增强股四头肌肌力，提升腘绳肌扭矩[54]。术语"等速"描述的是一种运动速度被特殊装置持续控制和维持恒定的动态肌肉收缩状态[114]。因此，等速训练提供了最佳的肌肉负荷,并能呈现不同速度下的肌肉表现。在高角速度下,关节面间的压力较小。这意味着在同心动作期间,AKP患者应优先选择高角速度(≥120°/s)的等速训练。然而,由于在膝关节减速伸展期间不熟悉减速运动模式以及难以协调股四头肌不同部分的问题,所以偏心动作更难以执行[222,124]。因此,我的建议是AKP患者应以90°/s或更低的角速度进行等速偏心收缩。在改善肌肉协调性后,一些患者或许可以增加角速度。偏心训练也是需要进行的,特别是在AKP患者中[122]。并且应该指出的是等速四头肌训练对改善偏心肌肉扭矩有显著效果。因此如果可能的话,应将其纳入康复方案。然而,那些在"髌骨轨迹测试"中表现出髌骨轨迹偏移的患者不应该在偏心动作期间以高角速度进行等速训练,因为这可能存在髌骨半脱位甚至全脱位的风险[121]。在AKP患者中进行等速训练的优点是,除了产生快速肌肉效应外,还有可以产生特定偏心负荷、无体重负荷训练且膝盖疼痛可控,从而能够减少超负荷风险。然而,还有其他可以改善偏心肌肉力量更具功能性的练习,例如,下楼、从高处走下或跳下。

12.6.5　闭合及开放动力链

股四头肌可以在闭合动力链(closed kinetic chain, CKC)以及开放动力链(open kinetic chain, OKC)练习中得到加强。帕米蒂埃(Palmitier)[93]等认为在负重下进行康复(例如在CKC运动期间负重),可能会对功能活动产生更大的影响。这是因为日常负重活动中下肢的肢体功能涉及多个肌肉群的协同作用。斯蒂内

(Stiene)[110]等发现CKC比OKC运动能更有效地恢复AKP综合征患者的感知功能。然而,他们所研究的CKC运动(例如侧向上台阶,向后上台阶,双腿下蹲和爬楼机运动),仅在膝关节伸展终末时进行。在我看来,我们应该在整个膝关节屈曲范围内改善股四头肌的功能。苏扎(Souza)和格罗斯(Gross)在上下台阶试验中发现了更高的VMO / VL比率[107]。这可能表明在CKC练习期间VMO的稳定功能有所增加。麦康奈尔(McConnell)主张在髋关节外旋的状态下进行CKC练习以改善VMO活动[80]。与此相反,尼诺斯(Ninos)等人未发现在髋关节外旋时VMO或VL有任何改变[89]。为了实现股四头肌肌群功能的最优化,我建议在CKC和OKC期间加强股四头肌肌群的功能,这也与其他一些作者的观点一致(参见参考文献55,131)。为了减少髌股关节反作用力,腿部推举和踏步练习等CKC练习,应该在膝盖伸展的最后30°期间进行。而OKC练习(例如坐位膝伸展),应该限制在膝关节屈曲90°～40°进行训练[30,109]。

12.6.6　肌肉拉伸

许多AKP患者表现出肌肉紧绷,主要是髂胫束以及其他外侧肌肉结构,例如股四头肌、有时还有腘绳肌和腓肠肌。大多数拉伸可以由患者自己完成。因此,应指导他们如何拉伸紧张的肌肉。首先进行30 s的静态拉伸[4,44]。外侧韧带也可能是紧张的,这可能会干扰正常的髌骨轨迹,因此应该进行髌骨内侧牵引。患者采用对侧支撑的侧卧位,患侧膝关节屈曲约30°,临床医生向内侧移动

髌骨，使髌骨内侧边缘向后倾斜同时拉伸外侧韧带[82]。外侧韧带组织的摩擦和按摩也可以用来改善紧张的外侧韧带。

12.6.7 平衡与协调训练

膝前疼痛患者在姿势摇摆时常表现为有症状腿和无症状腿一样的平衡下降（数据未发表）。这表明平衡和协调训练需要被纳入治疗方案。身体训练会导致神经系统内的变化，进而改善肌肉群之间的协调性[96,103]。同时，练习会导致自动运动，这表明运动程序的改变和改善。当VM的活动和功能得到改善时，就应当启动下肢的平衡性和协调性训练。平衡性和协调性练习最好在膝盖需稍微屈曲的负荷条件下进行，以便引导膝关节的训练。

12.6.8 与膝关节相关的功能训练

当股四头肌改善并且伸肌恢复良好的平衡时，就可以开始膝关节负荷逐渐增加的功能训练。患者应该缓慢练习，上下台阶时充分地控制髋关节。最初应使用高度较小的台阶，建议患者在镜子前训练，以便观察肌肉运动。骨盆必须保持与地板平行，臀部、膝盖和足部应该对齐[82]。像功能性膝关节负荷练习（例如步行、慢跑、跑步、爬楼梯、跳跃和骑自行车），这些差异很大，对膝关节提出了不同的要求，

12.6.9 专项运动练习

在膝关节重度负荷训练中，对那些情况改善（如股四头肌肌力与肌肉协调性良好）、运动模式正常且不伴疼痛、水肿的运动员患者，应鼓励他们开始特定项目的体育训练。

12.6.10 髌骨支具和贴带

髌骨稳定支架和髌骨贴带等支持性设备可以用来改善髌骨轨迹问题[36,77,94]。一些作者建议AKP患者应使用髌骨稳定矫形器治疗[56,61,77,87]。尽管没有证据表明其对髌骨轨迹有任何显著改变[42]。帕伦博（Palumbo）报告称在AKP患者使用髌骨固定支具后，症状减轻了92%[94]。塞盖特（Segaet）等人报道称采用内侧支撑的矫形器可以很好地减轻髌骨不稳患者的疼痛[103]。我们发现患有髌骨高活动度的患者使用支撑支架时，下肢平衡有所改善，即髌骨有外侧支撑能改善髌骨外侧活动过度的情况；髌骨内侧支撑能够改善内侧髌骨活动过度的情况（未发表的数据）。苏斯通（Finestone）等人报道，在患有AKP的军事新兵进行体育锻炼期间未使用支具或使用简单套袖的效果比使用支具的效果好[35]。一些作者认为支具可能对参加剧烈运动的膝前疼痛患者有作用。本加（BenGal）等人在高强度体育锻炼的年轻健康受试者中，对膝关节支具预防膝前疼痛的效果进行了前瞻性研究。他们的数据表明，使用硅材质的髌骨支撑环作为支具或许可以有效预防参加高强度体育锻炼的人发生AKP[6]。范提格伦（Van Tiggelen）等人报道，经过6周高强度的新兵训练计划后，佩戴动态髌股关节支具的士兵比不戴支具的士兵患膝前疼痛的人数更低[119]。他们得出结论：在进行高强度体育锻炼的受试者中，使用动态髌股支架是预防AKP的有效方法[119]。

一些作者建议使用弹性绷带或贴带来改善髌骨轨迹，从而减轻髌骨不稳定这

一问题[80,103]。麦康奈尔（McConnell）的报告显示，用内侧滑移技术进行髌骨捆绑可以改变髌骨活动轨迹，从而起到缓解疼痛的作用，其成功率达到92%。伊勒德（Gilleard）[80]等发现，在上下台阶的试验中，在髌周使用贴带时，VMO活动的激发相较于未使用贴带时更早发生。在使用贴带时VL上台阶期间的活动未改变，而在下台阶期间则出现延迟。杰拉德（Gerrard）报告使用McConnell贴带技术进行5次治疗，无痛成功率为96%[45]。博克拉夫（Bockrath）[9]等研究了髌骨贴带对髌骨位置（麦钱特X线片）和膝关节疼痛（VAS）的影响，他们发现髌骨根据McConnell法采用贴带时，下台阶试验疼痛感觉减轻，但髌骨位置没有发生明显变化。在部分承重位膝关节弯曲40°的情况下通过使用放射成像技术，拉桑（Larsen）等发现McConnell内侧牵引技术可有效地使髌骨明显内移[72]。然而，在15 min（包括向前冲刺、侧向移动、背伸、八字跑步和微蹲等运动项目）后，贴带无法有效地维持髌骨位置。鲍尔斯（Powers）等依据麦康奈尔的研究探究了髌骨牵引对功能结果的影响，结果显示平均减轻了78%的疼痛（VAS评分）。使用贴带和未使用贴带的试验结果相比，步速或步频没有显著差异。贴带唯一改变的是使爬坡时的跨步长小幅增加。然而，髌骨绷带也导致膝关节屈曲的负荷略有增加，作者认为这表明患者更愿意使用膝关节受力[97]，而尚不清楚这一发现是否是髌骨贴带或疼痛减轻的效果导致的。科沃尔（Kowall）等前瞻性地比较了4周内接受治疗的两组相似的膝前疼痛患者[69]，两组均接受相同的物理治疗，一组使用髌骨贴带治疗，另一组不使用髌骨贴带。结果显示两组都有所改善；然而并没有发现使用髌骨贴带的增益效果。相比之下，惠廷哈梅特（Whittinghamet）等报道，在减轻膝关节疼痛和改善膝关节功能方面，既运动又使用髌骨贴带的效果优于单纯的运动。在另一项EMG研究中，膝前疼痛患者和无症状者在3个实验条件下分别进行了台阶试验，试验条件为治疗性髌骨贴带、安慰剂带和无贴带[24]。他们报告说治疗性髌骨带被发现改变了膝前疼痛患者VMO和VL激活的时间特征，而安慰剂贴没有效果。在无症状对照组中使用安慰剂带或治疗带的组未发现VMO和VL的激活变化。作者认为使用髌骨贴带是膝前疼痛患者康复的辅助手段[24]。赫里斯图（Christou）报道，当贴带被贴在髌骨内侧时，膝前疼痛患者的VMO活性增强，VL活性下降[21]。在最近的EMG初步研究中，膝前疼痛患者在以下3个条件下进行了前后膝关节干扰试验：真正的贴带、安慰剂贴带和没有贴带[88]，该试验分别在股四头肌肌肉疲劳前后进行。结果在不同测试条件之间未发现VMO和VL的肌电图起始时间出现显著差异。此外，无论肌肉疲劳状态如何，与采用真正的贴带相比，无贴带时VMO的振幅明显更高。作者得出结论：在股四头肌肌肉疲劳前后，髌骨牵引可能不会增强膝前疼痛患者的VMO活性。他们还认为髌骨贴带可能会抑制VMO的收缩[88]。髌骨贴带的好处不是源于髌骨位置的改变，而是源于髌骨股骨韧带的支撑增强和（或）经皮刺激对疼痛的调节[21]。沃纳（Werner）等报道，当使用髌骨贴带支撑时，患有髌骨高活动度（向内或向外不少于15 mm的偏移）的患者在等速膝关节伸展期间股四头肌扭矩和肌电活动有所增强，而髌骨移动正常的患者无法从贴带中获益[125]。然而，我们还发现，为了优化用贴带支撑髌骨的治疗方法，重要的是检查患者的髌骨过度活动的方向，它可以是向内，向外，抑或双侧。此外，为了确定患者是否需要髌骨支撑物，矫形器或贴带，在同心和偏心膝关节伸展期间检查髌股关节内的髌骨轨迹（"髌骨轨迹"测试）是很重要的。在我看来，髌骨贴带只有在存在髌骨过度活动时才能被推荐使用，并且这只是一种临时治疗，其目的是提升物理治疗，尤其是股四头肌训练的效果。

控制距下关节过度外展的足矫形器也被提倡用于改善髌骨轨迹，从而降低膝前疼痛发病率[32, 67, 117]。达米科（D'Amico）和鲁宾（Rubin）发现足矫形器可以减小Q角，因此建议这种足膝关系可能是膝前疼痛患者存在踝部畸形使用足部矫形器的一种适应证[28]。此外，应对鞋子的质量和合脚情况进行仔细评估，并考虑使用足弓支撑[64]。然而，在最近一项针对179名膝前疼痛患者的前瞻性、单盲、随机研究中，科林斯（Collins）等发现足部矫形器和物理疗法之间或物理疗法与物理疗法、足部矫形器的联合治疗之间没有显著差异[22]。

12.7 附录：AKP 患者的分阶段治疗方案

12.7.1 第1阶段

12.7.1.1 治疗目标

减少疼痛和肿胀，改善VMO/VL平衡，从而改善髌骨轨迹，提高柔韧性，恢

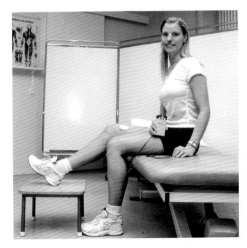

图12-1 VMO 的经皮电刺激

复正常步态，减少髌股关节的负荷。

12.7.1.2 治疗

- 冷冻疗法：在加剧症状的物理治疗运动和日常活动之后减轻疼痛和水肿[68, 84]。

- 经皮电刺激VMO以恢复VMO的功能并改善VMO/VL平衡（图12-1）。这可以根据具体方案来完成（表12-3）。

表12-3 膝前疼痛综合征患者的VMO经皮电刺激方案

刺激类型	恒定脉冲
脉冲宽度	300μs
频率	40Hz
上升时间	4s
维持时间	18s
下降时间	2s
关闭时间	25s

保持膝关节屈膝约30°，被动刺激而不激活股四头肌。

- 柔韧性训练：拉伸紧张的肌肉结构，通常是阔筋膜张肌和髂胫束（图12-2），股

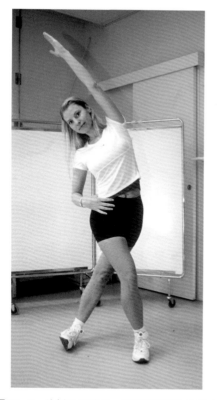

图12-2 外侧肌肉结构: 阔筋膜张肌和髂胫束的拉伸

四头肌, 特别是股直肌(图12-3)、腘绳肌(图12-4)和腓肠肌。除拉伸外, 紧张的侧韧带可采用内侧髌骨牵引, 摩擦和按摩治疗。

● 如果步态发生变化, 应指导患者采用适当的步态模式, 最好是在镜子前进行。

● 指导患者改变姿势习惯, 例如站立在膝盖反屈位。

● 如果存在髌骨过度活动, 建议在物理治疗练习期间使髌骨贴带或用髌骨稳定支具。但是, 髌骨支撑装置只应暂时使用, 直到可以在没有膝盖疼痛的情况下进行锻炼和功能活动。

● 如果存在距下关节内旋增加的情况, 请使用足部矫形器或弓形带进行治疗。足部矫形器可以暂时使用, 或许也可以无限期地使用, 以改善髌骨轨迹和下肢的对齐。

● 检查患者的鞋子情况, 特别是运动鞋, 如果需要, 建议使用减震鞋。

● 调整日常活动水平以暂时减轻髌股关节的负荷。

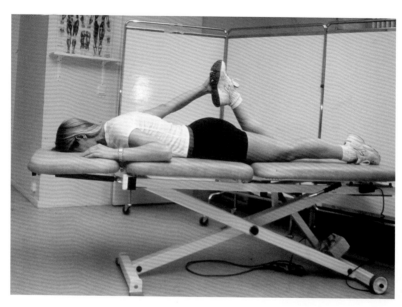

图12-3 拉伸股直肌

图12-4 拉伸腘绳肌

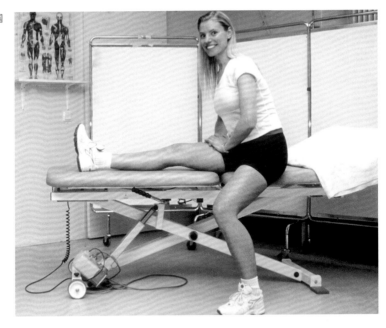

12.7.2 第2阶段

12.7.2.1 目标

改善下肢平衡，增强股四头肌肌力，恢复良好的膝关节功能。

12.7.2.2 附加治疗

• 逐步增加髌股关节平衡和协调训练的难度和负荷。为了尝试主要训练维持膝关节稳定性的结构，建议这些练习采用膝关节微屈的站立位。平衡板上的平衡训练最初可以采用单腿站立，同时应用VMO的电刺激，以促进VMO和VL之间的适当平衡（图12-5）。当实现良好的肌肉控制时，患者可以在没有肌肉电刺激的情况下继续单腿站立的平衡训练（图12-6）或双腿分别站立在两块平衡板上进行平衡训练（图12-7）。

• 高座位固定式自行车训练，旨在减少大膝关节屈曲角度，从而减少髌股

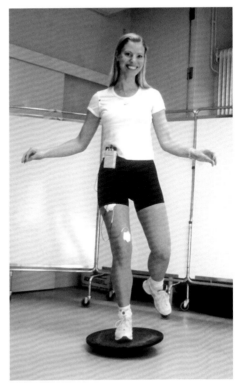

图12-5 VMO的电刺激下单腿站立式平衡板训练

关节内的压力（图12-8）[90]。这种类型的运动可以改善身体条件和大腿肌肉力量。

● 膝关节功能训练：从浅蹲开始，逐步降低下蹲时膝关节的高度。最初可以在下蹲时通过添加VMO的电刺激以改善VMO：VL平衡（图12-9）。下台阶时也可以添加电肌肉刺激（图12-10），并逐渐减少直至取消电刺激（图12-11）。

● 当VMO和VL之间存在良好平衡时，建议开始进行股四头肌强化。闭合动力链运动应在膝关节伸展终末期间进行，大约在膝关节屈曲30°～0°，并且在膝关节屈曲90°～40°进行开放动力链。等速训练最好在同心动作中以120°/s或更高的速度进行，在偏心动作时则以90°/s或更低的速度进行（图12-12）。

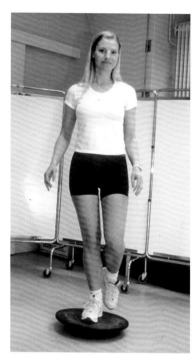

图12-6　单腿站立式平衡板训练

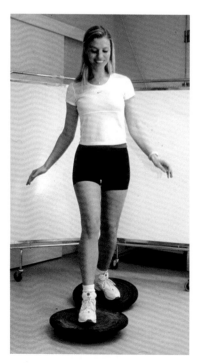

图12-7　双腿站立式平衡板训练

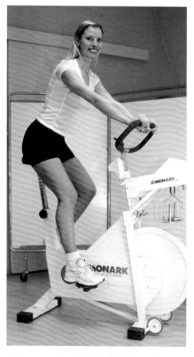

图12-8　固定式高座位自行车训练

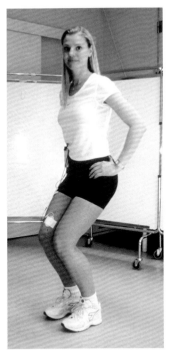

图12-9　VMO 电刺激下下蹲

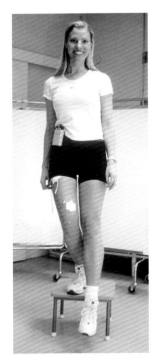

图12-10　VMO 电刺激下下台阶

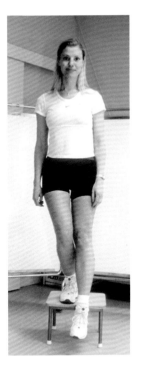

图12-11　下台阶

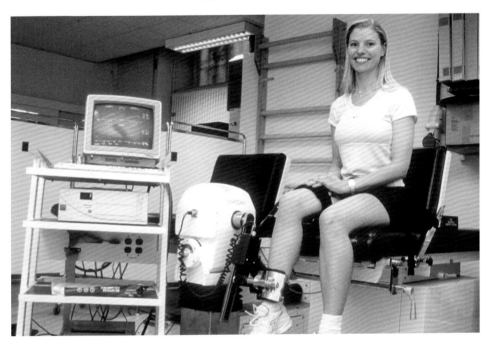

图12-12　等速股四头肌训练

12.7.3 第3阶段

12.7.3.1 目标

恢复先前的身体活动水平。

12.7.3.2 附加治疗

- 随着股四头肌肌力增强,膝关节负荷逐渐增加,可以开始进行功能训练。在此阶段,建议步行、慢跑和不同类型的跳跃运动。但是,如果膝盖没有疼痛且没有肿胀,则应该允许进行膝关节负荷更高的运动。

- 一旦运动员患者疼痛消失,肌肉功能良好,并且膝盖在功能性运动期间具有正常的运动模式,就可以开始进行强度渐增的特定运动。

- 建议为患者提供有关身体活动和锻炼的个人指导,例如重复次数、持续时间、强度和频率。

- 还建议患者接受健康教育,以防止膝关节症状复发。

参考文献

[1] Aglietti P, Buzzi R, Pisaneschi A. Patella pain. *J Sports Trauma Rel Res*. 1990; 12: 131-150.

[2] Åstrand PO, Rodahl K. *Textbook of Work Physiology*. New York: McGraw-Hill; 1977.

[3] Baltzopoulos V, Brodie DA. Isokinetic dynamometry. Applications and limitations. *Sports Med*. 1989; 8: 101-116.

[4] Bandy WD, Irion JM. The effect of time on static stretch on the flexibility of the hamstring muscles. *Phys Ther*. 1994; 74: 845-852.

[5] Beckman M, Craig R, Lehman RC. Rehabilitation of patellofemoral dysfunction in the athlete. *Clin Sports Med*. 1989; 8: 841-860.

[6] BenGal S, Lowe J, Mann G, et al. The role of the knee brace in the prevention of anterior knee pain syndrome. *Am J Sports Med*. 1997; 25: 118-122.

[7] Bennett JG, Stauber WT. Evaluation and treatment of anterior knee pain using eccentric exercise. *Med Sci Sports Exerc*. 1986; 18: 526-530.

[8] Bentley G, Dowd G. Current concepts of etiology and treatment of chondromalacia patellae. *Clin Orthop Relat Res*. 1984; 189: 209-228.

[9] Bockrath K, Wooden C, Worrel T, et al. Effects of patella taping on patella position and perceived pain. *Med Sci Sports Exerc*. 1993; 25: 989-992.

[10] Borg G, Holmgren A, Lindblad I. Quantitative evaluation of chest pain. *Acta Med Scand Suppl*. 1981; 644: 43-45.

[11] Bose K, Kanagasuntherum R, Osman M. Vastus medialis oblique: an anatomical and physiologic study. *Orthopedics*. 1980; 3: 880-883.

[12] Boucher JP, King MA, Lefebvre R, et al. Quadriceps femoris muscle activity in patellofemoral pain syndrome. *Am J Sports Med*. 1992; 20: 527-532.

[13] Brewerton DA. The function of the vastus medialis muscle. *Ann Phys Med*. 1955; 2: 164-168.

[14] Carlsson AM. *Studies on Pain Assessment and Egopsychological Analysis of Personality in Chronic Pain Patients* [thesis]. Stockholm: Karolinska Institute; 1987.

[15] Carlsson AM, Werner S, Mattlar CE, et al. Personality in patients with long-term patellofemoral pain syndrome. *Knee Surg Sports Traumatol Arthrosc*. 1993; 1: 178-183.

[16] Carson WG. Diagnosis of extensor mechanism disorders. *Clin Sports Med*. 1985; 4: 231-246.

[17] Caylor D, Fites R, Worrell TW. The relationship between quadriceps angle and anterior knee pain syndrome. *J Orthop Sports Phys Ther*. 1993; 17: 11-16.

[18] Cerny K. Vastus medialis oblique/vastus lateralis muscle activity ratios for selected exercises in persons with and without patellofemoral pain syndrome. *Phys Ther*. 1995; 75: 672-683.

[19] Cesarelli M, Bifulco P, Bracale M. Study of the control strategy of the quadriceps muscles in anterior knee pain. *IEEE Trans Rehabil Eng*. 2000; 8: 330-341.

[20] Chesworth BM, Culham EG, Tata GE, et al.

Validation of outcome measures in patients with patellofemoral syndrome. *J Orthop Sports Phys Ther.* 1989; 10: 302－309.

[21] Christou EA. Patellar taping increases vastus medialis oblique activity in the presence of patellofemoral pain. *J Electromyogr Kinesiol.* 2004; 14: 495－504.

[22] Collins N, Crossley K, Beller E, et al. Foot orthoses and physiotherapy in the treatment of patellofemoral pain syn-drome: randomised clinical trial. *Br J Sports Med.* 2009; 43: 169－171.

[23] Cowan SM, Bennell KL, Crossley KM, et al. Physical ther-apy alters recruitment of the vasti in patellofemoral pain syndrome. *Med Sci Sports Exerc.* 2002; 34: 1879－1885.

[24] Cowan SM, Bennell KL, Hodges PW. Therapeutic patellar taping changes the timing of the vasti muscle activation in people with patellofemoral pain syndrome. *Clin J Sport Med.* 2002; 12: 339－347.

[25] Cowan SM, Bennell KL, Hodges PW, et al. Simultaneous feedforward recruitment of the vasti in untrained postural tasks can be restored by physical therapy. *J Orthop Res.* 2003; 21: 553－558.

[26] Cowan SM, Hodges PW, Bennell KL, et al. Altered vastii recruitment when people with patellofemoral pain syndrome complete a postural task. *Arch Phys Med Rehabil.* 2002; 83: 989－995.

[27] Crossley KM, Bennell KL, Cowan SM, et al. Analysis of outcome measures for persons with patellofemoral pain: which are reliable and valid? *Arch Phys Med Rehabil.* 2004; 85: 815－822.

[28] D'Amico JC, Rubin M. The influence of foot orthoses on the quadriceps angle. *J Am Podiatry Assoc.* 1986; 76: 337－340.

[29] DeHaven KE, Dolan WA, Mayer PJ. Chondromalacia patellae in athletes. *Am J Sports Med.* 1979; 7: 5－11.

[30] Doucette SA, Child DP. The effect of open and closed chain exercise and knee joint position on patellar tracking in lat-eral patellar compression syndrome. *J Orthop Sports Phys Ther.* 1996; 23: 104－110.

[31] Doucette SA, Goble EM. The effect of exercise on patellar tracking in lateral patellar compression syndrome. *Am J Sports Med.* 1992; 20: 434－440.

[32] Eng JJ, Pierrynowski MR. Evaluation of soft foot orthotics in the treatment of patellofemoral pain syndrome. *Phys Ther.* 1993; 73: 62－70.

[33] Engebretsen L, Arendt E. Patellofemorale smerter: diagnostikk og behandling. *Tidsskr Nor Laegeforen.* 1991; 111: 1949－1952.

[34] Fairbank J, Pynsent P, van Poortvliet J, et al. Mechanical factors in the incidence of knee pain in adolescents and young adults. *J Bone Joint Surg.* 1984; 66－B: 685－693.

[35] Finestone A, Radin EL, Lev B, et al. Treatment of overuse patellofemoral pain. Prospective randomized controlled clinical trial in a military setting. *Clin Orthop Relat Res.* 1991; 293: 208－210.

[36] Fisher RL. Conservative treatment of patellofemoral pain. *Orthop Clin North Am.* 1986; 17: 269－271.

[37] Flandry F, Hunt JP, Terry GC, et al. Analysis of subjective knee complaints using visual analog scales. *Am J Sports Med.* 1991; 19: 112－118.

[38] Fox TA. Dysplasia of the quadriceps mechanism, hypoplasia of the vastus medialis as related to the hypermobile patella syndrome. *Surg Clin North Am.* 1975; 55: 199－226.

[39] Fritz GK, Bleck EE, Dahl IS. Functional versus organic knee pain in adolescents. *Am J Sports Med.* 1981; 9: 247－249.

[40] Fulkerson JP. Awareness of the retinaculum in evaluating patellofemoral pain. *Am J Sports Med.* 1982; 10: 147.

[41] Fulkerson JP, Hungerford DS. Biomechanics of the patell-ofemoral joint. In: Fulkerson JP, Hungerford DS, eds. *Disorders of the Patellofemoral Joint.* 2nd ed. Baltimore: Williams & Wilkins; 1990: 25－41.

[42] Fulkerson JP, Hungerford DS. Evaluation and rehabilitation of nonarthritic anterior knee pain. In: Fulkerson JP, Hungerford DS, eds. *Disorders of the Patellofemoral Joint.* 2nd ed. Baltimore: Williams & Wilkins; 1990: 86－101.

[43] Fulkerson JP, Shea KP. Current concepts review disorders of patellofemoral alignment. *J Bone Joint Surg.* 1990; 72－A: 1424－1429.

[44] Gajdosik RL. Effects of static stretching on the maximal length and resistance to passive

stretch of short hamstring muscles. *J Orthop Sports Phys Ther.* 1991; 14: 250−255.

[45] Gerrard B. The patello-femoral pain syndrome: a clinical trial of the McConnell programme. *Aust J Physiother.* 1989; 35: 71−80.

[46] Gilleard W, McConnell J, Parsons D. The effect of patellar taping on the onset of vastus medialis obliquus and vastus lateralis muscle activity in persons with patellofemoral pain. *Phys Ther.* 1998; 78: 25−32.

[47] Goldberg B. Chronic anterior knee pain in the adolescent. *Pediatr Ann.* 1991; 20: 186−193.

[48] Goodfellow J, Hungerford DS, Zindel M. Patello-femoral joint mechanics and pathology. 1. Functional anatomy of the patello-femoral joint. *J Bone Joint Surg.* 1976; 58−B: 287−290.

[49] Grabiner MD, Koh TJ, Draganich LF. Neuromechanics of the patellofemoral joint. *Med Sci Sports Exerc.* 1994; 26: 10−21.

[50] Grana WA, Kriegshauser LA. Scientific basis of extensor mechanism disorders. *Clin Sports Med.* 1985; 4: 247−257.

[51] Gruber MA. The conservative treatment of chondromalacia patellae. *Orthop Clin North Am.* 1979; 10: 105−115.

[52] Gunther KP, Thielemann F, Bottesi M. Anterior knee pain in children and adolescents. Diagnosis and conservative treatment. *Orthopade.* 2003; 32: 110−118.

[53] Hanten WP, Schulthies SS. Exercise effect on electromyo-graphic activity of the vastus medialis oblique and vastus lateralis muscles. *Phys Ther.* 1990; 70: 561−565.

[54] Hazneci B, Yildiz Y, Sekir U, et al. Efficacy of isokinetic exercise on joint position sense and muscle strength in patel-lofemoral pain syndrome. *Am J Phys Med Rehabil.* 2005; 84: 521−527.

[55] Heintjes E, Berger MY, Bierma-Zeinstra SM, et al. Exercise therapy for patellofemoral pain syndrome. *Cochrane Database Syst Rev.* 2003; 4: CD003472.

[56] Henry JH, Crosland JW. Conservative treatment of patell-ofemoral subluxation. *Am J Sports Med.* 1979; 7: 12−14.

[57] Hodges P, Richardson C. An investigation into the effectiveness of hip adduction in the optimization of the vastus medi-alis oblique

contraction. *Scand J Rehabil Med.* 1993; 25: 57−62.

[58] Hoke B, Howell D, Stack M. The relationship between isokinetic testing and dynamic patellofemoral compression. *J Orthop Sports Phys Ther.* 1983; 4: 150−153.

[59] Hughston JC, Deese M. Medial subluxation of the patella as a complication of a lateral retinacular release. *Am J Sports Med.* 1988; 16: 383−388.

[60] Hungerford DS, Barry M. Biomechanics of the patello-femoral joint. *Clin Orthop Relat Res.* 1979; 144: 9−15.

[61] Insall J. Current concepts review, patellar pain. *J Bone Joint Surg.* 1982; 64−A: 147−152.

[62] Insall J, Goldberg V, Salvati E. Recurrent dislocation and the high-riding patella. *Clin Orthop Relat Res.* 1972; 88: 67−69.

[63] Jacobson KE, Flandry FC. Diagnosis of anterior knee pain. *Clin Sports Med.* 1989; 8: 179−195.

[64] Juhn MS. Patellofemoral pain syndrome: a review and guidelines for treatment. *Am Fam Physician.* 1999; 60: 2012−2222.

[65] Karlsson J, Thomeé R, Swärd L. Eleven year follow-up of patello-femoral pain syndrome. *Clin J Sport Med.* 1996; 6: 22−26.

[66] Karst GM, Jewett PD. Electromyographic analysis of exercises proposed for differential activation of medial and lateral quadriceps femoris muscle components. *Phys Ther.* 1993; 73: 286−295.

[67] Klingman RE, Liaos SM, Hardin KM. The effect of subtalar joint position on patellar glide position in subjects with excessive rearfoot pronation. *J Orthop Sports Phys Ther.* 1997; 25: 185−191.

[68] Kowal MA. Review of physiological effects of cryotherapy. *J Orthop Sports Phys Ther.* 1983; 5: 66−73.

[69] Kowall MG, Kolk G, Nuber GW, et al. Patellar taping in the treatment of patellofemoral pain. A prospective randomized study. *Am J Sports Med.* 1996; 24: 61−66.

[70] Laprade JA, Culham EG. A self-administered pain severity scale for patellofemoral pain syndrome. *Clin Rehabil.* 2002; 16: 780−788.

[71] Laprade J, Culham E, Brouwer B. Comparison of five isometric exercises in the recruitment of the vastus medialis oblique in persons with

and without patellofemoral pain syndrome. *J Orthop Sports Phys Ther*. 1998; 27: 197－204.

[72] Larsen B, Andreasen E, Urfer A, et al. Patellar taping: a radiographic examination of the medial glide technique. *Am J Sports Med*. 1995; 23: 465－471.

[73] Lieb F, Perry J. Quadriceps function. *J Bone Joint Surg*. 1968; 50－A: 1535－1548.

[74] Lin F, Wang G, Koh JL, et al. In vivo and non-invasive three-dimensional patellar tracking induced by individual heads of quadriceps. *Med Sci Sports Exerc*. 2004; 36: 93－101.

[75] Lindh M. Increase of muscle strength from isometric quadriceps exercise at different angles. *Scand J Rehabil Med*. 1979; 11: 33－36.

[76] Loudon JK, Wiesner D, Goist-Foley HL, et al. Intrarater reliability of functional performance tests for subjects with patellofemoral pain syndrome. *J Athl Train*. 2002; 37: 256－261.

[77] Lysholm J, Nordin M, Ekstrand J, et al. The effect of a patella brace on performance in knee extension strength test in patients with patellar pain. *Am J Sports Med*. 1984; 12: 110－112.

[78] Mariani PP, Caruso I. An electromyographic investigation of subluxation of the patella. *J Bone Joint Surg*. 1989; 61－B: 169－171.

[79] Martin JA, Londeree BR. EMG comparison of quadriceps femoris activity during knee extension and straight leg raises. *Am J Phys Med*. 1979; 58: 57－69.

[80] McConnell J. The management of chondromalacia patellae: a long term solution. *Aust J Physiother*. 1986; 32: 215－223.

[81] McConnell J. Examination of the patellofemoral joint: the physical therapist's perspective. In: Grelsamer RP, McConnell J, eds. *The Patella. A Team Approach*. Gaithersburg, Maryland: Aspen Publishers Inc. ; 1998: 109－118.

[82] McConnell J. Conservative management of patellofemoral problems. In: Grelsamer RP, McConnell J, eds. *The Patella. A Team Approach*. Gaithersburg Maryland: Aspen Publishers Inc; 1998: 119－136.

[83] McKenzie DK, Bigeland-Ritchie B, Gorman RB, et al. Central and peripheral fatigue of human diaphragm and limb muscles assessed by twitch interpolation. *J Physiol*. 1992; 454: 643－656.

[84] Michlovitz SL. Cryotherapy: the use of cold as a therapeutic agent. In: Michlovitz SL, ed. *Thermal Agents in Rehabilitation*. 2nd ed. Philadelphia: FA Davis Company; 1990: 63－86.

[85] Milgrom C, Kerem E, Finestone A, et al. Patellofemoral pain caused by overactivity. A prospective study of risk factors in infantry recruits. *J Bone Joint Surg*. 1991; 73－A: 1041－1043.

[86] Miller JP, Sedory D, Croce RV. Vastus medialis obliquus and vastus lateralis activity in patients with and without patell-ofemoral pain syndrome. *J Sport Rehabil*. 1997; 6: 1－10.

[87] Möller RN, Krebs B. Dynamic knee brace in the treatment of patellofemoral disorders. *Arch Orthop Trauma Surg*. 1986; 104: 377－379.

[88] Ng GY, Wong PY. Patellar taping affects vastus medialis obliquus activation in subjects with patellofemoral pain before and after quadriceps muscle fatigue. *Clin Rehabil*. 2009; 23: 705－713.

[89] Ninos JC, Irrgang JJ, Burdett R, et al. Electromyographic analysis of the squat performed in self-selected lower extremity neutral rotation and 30° of lower extremity turn-out from the self-selected neutral position. *J Orthop Sports Phys Ther*. 1997; 25: 307－315.

[90] Nisell R, Ekholm J. Patellar forces during knee extension. *Scand J Rehabil Med*. 1985; 17: 63－74.

[91] Osborne AH, Farquharson-Roberts MA. The aetiology of patello-femoral pain. *J Roy Nav Med Serv*. 1983; 69: 97－103.

[92] Owings TM, Grabiner MD. Motor control of the vastus medialis oblique and vastus lateralis muscles is disrupted during eccentric contractions in subjects with patellofemoral pain. *Am J Sports Med*. 2002; 30: 483－487.

[93] Palmitier RA, An K-N, Scott SG, et al. Kinetic chain exercise in knee rehabilitation. *Sports Med*. 1991; 11: 404－413.

[94] Palumbo PM. Dynamic patellar brace: patellofemoral disorders. A preliminary report. *Am J Sports Med*. 1981; 9: 45－49.

[95] Percy EC, Strother RT. Patellalgia. *Phys*

Sports Med. 1985; 13: 43-59.

[96] Portney LG, Sullivan PE, Daniell JL. EMG activity of vastus medialis obliquus and vastus lateralis in normals and patients with patellofemoral arthralgia. *Phys Ther.* 1986; 66: 808.

[97] Powers CM, Landel R, Sosnick T, et al. The effects of patellar taping on stride characteristics and joint motion in subjects with patellofemoral pain. *J Orthop Sports Phys Ther.* 1997; 26: 286-291.

[98] Powers CM, Perry J, Hislop HJ. Are patellofemoral pain and quadriceps femoris muscle torque associated with locomotor function? *Phys Ther.* 1997; 77: 1063-1075.

[99] Price DD, McGrath PA, Rafii A, et al. The validation of visual analog scale measures for chronic and experimental pain. *Pain.* 1983; 17: 45-56.

[100] Reynolds L, Levin T, Medeiros J, et al. EMG activity of the vastus medialis oblique and the vastus lateralis in their role in patellar alignment. *Am J Phys Med.* 1983; 62: 61-70.

[101] Richardson CA, Bullock MI. Changes in muscle activity during fast alternating flexion and extension movements of the knee. *Scand J Rehabil Med.* 1986; 18: 51-58.

[102] Sczepanski TL, Gross MT, Duncan PW, et al. Effect of contraction type, angular velocity, and arc of motion on VMO: VL EMG ratio. *J Orthop Sports Phys Ther.* 1991; 14: 256-262.

[103] Sega L, Galante M, Fortina A, et al. Association of dynamic bandage with kinesitherapy in the treatment of patellar instability. *Ital J Sports Traum.* 1988; 10: 89-94.

[104] Signorile JF, Kacsik D, Perry A, et al. The effect of knee and foot position on the electromyographical activity of the superficial quadriceps. *J Orthop Sports Phys Ther.* 1995; -22: 2-9.

[105] Skalley TC, Terry GC, Teitge RA. The quantitative measurement of normal passive medial and lateral patellar motion. *Am J Sports Med.* 1993; 21: 728-732.

[106] Smith AD, Stroud L, McQueen C. Flexibility and anterior knee pain in adolescent elite figure skaters. *J Pediatr Orthop.* 1991; 11: 77-82.

[107] Souza DR, Gross MT. Comparison of vastus medialis obliquus: vastus lateralis muscle integrated electromyo-graphic ratios between healthy subjects and patients with patellofemoral pain. *Phys Ther.* 1991; 71: 310-320.

[108] Steadman JR. Nonoperative measures for patellofemoral problems. *Am J Sports Med.* 1979; 7: 374-375.

[109] Steinkamp LA, Dillingham MF, Markel MD, et al. Biomechanical considerations in patellofemoral joint rehabilitation. *Am J Sports Med.* 1993; 21: 438-444.

[110] Stiene HA, Brosky T, Reinking MF, et al. A comparison of closed kinetic chain and isokinetic joint isolation exercise in patients with patellofemoral dysfunction. *J Orthop Sports Phys Ther.* 1996; 24: 136-141.

[111] Teitge RA. Iatrogenic medial dislocation of the patella. *Orthop Trans.* 1991; 15: 747.

[112] Thein Brody L, Thein JM. Nonoperative treatment for patellofemoral pain. *J Orthop Sports Phys Ther.* 1998; 28: 336-344.

[113] Thijs Y, Van Tiggelen D, Roosen P, et al. A prospective study on gait-related intrinsic risk factors for patellofemoral pain. *Clin J Sport Med.* 2007; 17: 437-445.

[114] Thistle HG, Hislop HJ, Moffroid M, et al. Isokinetic contraction: a new concept of resistive exercise. *Arch Phys Med Rehabil.* 1967; 48: 279-282.

[115] Thomeé R *Patellofemoral Pain Syndrome in Young Women. Studies on Alignment, Pain Assessment and Muscle Function, with a Model for Treatment* [thesis]. Göteborg university, Göteborg, Sweden; 1995.

[116] Thomeé P, Thomeé R, Karlsson J. patellofemoral pain syn-drome: pain, coping strategies and degree of well-being. *Scand J Med Sci Sports.* 2002; 12: 276-281.

[117] Tiberio D. The effect of excessive subtalar joint pronation on patellofemoral mechanics: a theoretical model. *J Orthop Sports Phys Ther.* 1987; 9: 160-165.

[118] Van Kampen A. *The Three Dimensional Tracking Pattern of the Patella: In vitro Analysis* [thesis]. Nijmegen, Holland; 1987.

[119] Van Tiggelen D, Witvrouw E, Roget PM, et al. Effect of bracing on the prevention of anterior knee pain—a prospective randomized study. *Knee Surg Sports Traumatol Arthrosc*. 2004; 12: 434–439.

[120] Voight ML, Wieder DL. Comparative reflex response times of vastus medialis obliquus and vastus lateralis in normal subjects and subjects with extensor mechanism dysfunction. An electromyographic study. *Am J Sports Med*. 1991; 19: 131–137.

[121] Werner S. *Patello-Femoral Pain Syndrome—An Experimental Clinical Investigation* [thesis]. Stockholm: Karolinska Institutet, Sweden; 1993.

[122] Werner S. An evaluation of knee extensor and knee flexor torques and EMGs in patients with patellofemoral pain syndrome in comparison with matched controls. *Knee Surg Sports Traumatol Arthrosc*. 1995; 3: 89–94.

[123] Werner S, Arvidsson H, Arvidsson I, et al. Electrical stimulation of vastus medialis and stretching of lateral thigh muscles in patients with patello-femoral symptoms. *Knee Surg Sports Traumatol Arthrosc*. 1993; 1: 85–92.

[124] Werner S, Eriksson E. Isokinetic quadriceps training in patients with patellofemoral pain syndrome. *Knee Surg Sports Traumatol Arthrosc*. 1993; 1: 162–168.

[125] Werner S, Knutsson E, Eriksson E. Effect of taping the patella on concentric and eccentric torque and EMG of the knee extensor and flexor muscles in patients with patell-ofemoral pain syndrome. *Knee Surg Sports Traumatol Arthrosc*. 1993; 1: 169–177.

[126] Westfall DC, Worrell TW. Anterior knee pain syndrome: role of vastus medialis oblique. *J Sport Rehabil*. 1992; 1: 317–325.

[127] Whittingham M, Palmer S, Macmillan F. Effects of taping on pain and function in patellofemoral pain syndrome: a randomized controlled trial. *J Orthop Sports Phys Ther*. 2004; 34: 504–510.

[128] Wild JJ, Franklin TD, Woods GW. Patellar pain and quadriceps rehabilitation. An EMG study. *Am J Sports Med*. 1982; 10: 12–15.

[129] Wilk KE, Davies GJ, Mangine RE, et al. Patellofemoral disorders: a classification system and clinical guidelines for nonoperative rehabilitation. *J Orthop Sports Phys Ther*. 1998; 28: 307–321.

[130] Willett GM, Karst GM. Patellofemoral disorders: is timing or magnitude of vastus medialis obliquus and vastus lateralis muscle activity affected by conservative treatment? [abstract]. *J Orthop Sports Phys Ther*. 1995; 21: 61.

[131] Witvrouw E, Danneels L, Van Tiggelen D, et al. Open versus closed kinetic chain exercises in patellofemoral pain: a 5-year prospective randomized study. *Am J Sports Med*. 2004; 32: 1122–1130.

[132] Witvrouw E, Lysens R, Bellemans J, et al. Intrinsic risk factors for the development of anterior knee pain in an ath-letic population. A two year prospective study. *Am J Sports Med*. 2000; 28: 480–489.

[133] Witvrouw E, Sneyers C, Lysens R, et al. Reflex response times of vastus medialis oblique and vastus lateralis in normal subjects and in subjects with patellofemoral pain syndrome. *J Orthop Sports Phys Ther*. 1996; 24: 160–165.

[134] Witvrouw E, Werner S, Mikkelsen C, et al. Clinical classi-fication of patellofemoral pain syndrome: guidelines for non-operative treatment. *Knee Surg Sports Traumatol Arthrosc*. 2005; 13: 122–130.

[135] Yates C, Grana WA. Patellofemoral pain—a prospective study. *Orthopedics*. 1986; 9: 663–667.

膝前疼痛的保守治疗：McConnell方案

珍妮·麦康奈尔，金姆·本内尔

13.1 引言

传统上，髌股关节疼痛综合征（patellofemoral pain syndrome, PFPS）的保守治疗包括缓解疼痛和在非负重位置上加强股四头肌。1986年，澳大利亚物理治疗师珍妮·麦康奈尔基于异常髌骨轨迹在PFPS病因学机制中发挥重要作用这一前提，提出了一项创新的治疗方案[63]。通过对患者进行全面评估，确定容易诱发异常髌骨轨迹的被动、主动和神经因素。根据评估结果，治疗方案首先旨在通过优化髌骨位置来减轻髌股关节周围应力异常软组织的负荷，其次是改善下肢力学。该方案包括在功能性负重位置结合髌骨贴带、髌骨活动、矫正足部和下肢力学进行股内侧斜肌（VMO）再训练，以及通过拉伸以减轻疼痛并增强VMO活性。本章将重点介绍保守治疗PFPS的McConnell方案。它阐述了作为该方案理论基础的PFPS易发因素，并且包含评估和治疗的细节。

13.2 髌股关节疼痛的致病因素

患有髌股关节疼痛的个体往往表现出关节周围软组织结构的复杂平衡被破坏，这可能改变从髌骨到股骨的应力分布。而髌股关节疼痛的产生机制尚不完全清楚，髌股关节疼痛很可能是由于软组织结构的紧张或压迫造成的。因此，髌股关节疼痛或许可以根据疼痛的区域进行分类，因为疼痛区域通常表明可能的受损结构和机制。例如，外侧疼痛可能暗示外侧韧带的代偿性缩短。有髌骨外侧疼痛的患者一般会有长期的髌骨倾斜（过度侧压综合征），并且在组织学上对韧带进行活检时，通常有外侧韧带神经损伤的证据[34]。另外，髌骨下部疼痛很可能与髌下脂肪垫有关，这是膝关节疼痛最敏感的结构之一[4,2]。患有复发性髌骨半脱位的患者经常出现内侧髌股关节疼痛，这是由内侧韧带长期过度拉伸导致的。这种类型的患者很少拥有紧密的外侧结构，因为髌骨通常在各个方向上发生移动并且伴有VMO发育不良。

据推测，在膝关节深部疼痛的个体中，关节软骨已经损伤，负荷承载在富含神经支配的软骨下骨上[34]。这些患者通常具有典型的软骨软化症，其软化和裂隙存在于髌骨下表面。

13.2.1 生物力学异常

虽然髌骨的直接损伤或创伤性脱位可能会导致髌股关节疼痛，但生物力学异常引起的髌骨力线异常被认为是主要原因[102]。生物力学紊乱可分为结构性异常和非结构性异常。错位的结构可分别由内在和外在原因引发，其中外部因素更为常见，因为其扩大了非结构性异常的影响。

内在结构因素与髌骨或股骨滑车发育不良及髌骨相对于滑车的位置有关。虽然髌骨或滑车等的发育不良不常见，但是它们会造成髌骨股骨不协调，从而导致髌骨不稳定和疼痛[32,52,80,98]。据报道，外侧结构缺陷会导致髌骨发生横向运动。外源性因素包括Q角[68]增加、腘绳肌和腓肠肌紧张。

Q角被用来评估股四头肌群的牵拉角[58]。它形成一个外翻向量，在伸展膝关节时更加明显。女性的Q角上限为15°，男性为12°[54,58]。Q角是动态变化的，随膝关节屈曲而减小，随着膝关节伸展而增加，随着胫骨外旋而减小，这种外旋常发生在锁扣机制中，允许实现膝关节完全的伸展[34,54]。股骨前倾增加、胫骨向外扭转或胫骨结节向外移位可引起Q角增加。通常，Q角增大的个体出现髌骨"倾斜"。同时，这些个体通常表现为股骨前倾。然而，最近的一项系统性综述对临床Q角测量的可信度和有效性存在相当大的分歧，因此其临床价值还存在疑问[87]。

13.2.2 软组织紧张

软组织紧张在青少年生长加速期尤其普遍，因为长骨比周围软组织生长更快[67]。这不仅导致关节缺乏灵活性，以及不能通过关节改变应力等问题，而且会导致肌肉控制的问题，使得运动系统不再能够适当地控制肢体。外侧韧带的伸展性降低，阔筋膜张肌、腘绳肌、腓肠肌或股直肌以及髋关节前部结构的柔韧性降低将对髌骨轨迹产生不利影响。

当膝关节屈曲时，髌骨被拉入滑车，髂胫束向后拉动已经缩短的外侧韧带，缩短的外侧韧带将承受过大的压力[33,34]，这将导致髌骨轨迹偏向外侧并向外侧倾斜。由于阔筋膜张肌（TFL）附着于髂胫束，当膝关节屈曲，特别是在20°时，阔筋膜张肌最短，这会导致髌骨向外移位。有证据表明，髌股关节疼痛患者的髂胫束确实比对照组更紧张。

腘绳肌和腓肠肌的紧张也会通过增加动态Q角引起髌骨的向外侧移位[7,82,93]。在跑步时，紧张的腘绳肌会导致脚着地时膝关节屈曲增加。由于膝关节不能伸直，所以需要增加足背屈的程度来将身体重心定位在着地的脚上。如果在跗跖关节处，特别是在距下关节处，已经出现完全背屈，则通过足内旋来达到进一步屈曲。这导致外翻力矢的增加，从而增加动态Q角。

13.2.3 肌肉不平衡

13.2.3.1 股四头肌

虽然看上去下肢肌肉，特别是股内斜肌（VMO）和股外侧肌（VL）的控制和时序对髌股关节的功能平稳似乎是至关重要的，但这仍然是一个有争议的问题。沃伊特（Voight）和魏德（Weider）[100]发现无症状组VMO的反射反应时间早于VL，但在有症状髌股关节组中结果相反。这些发现最近被威夫鲁（Witvrouw）等人[105]证实，但是奇怪的是，这些研究者发现髌股组的反射反应时间比对照组短。这一问题在动力学上得到了（Koh）等[53]的支持，他们在腘绳肌预激活后检查了250°/s的等速膝关节伸展，发现VMO比VL早被激活了5.6 ms。尽管这一发现在统计学上是显著的，但是这些学者仍然质疑其是否有意义。我们的研究小组已经表明，与无症状的对照组相比，髌股关节疼痛患者在阶梯试验[16]和姿态干扰试验[18]中，VMO的肌电图激发相对于VL延迟。然而，在无症状VMO的激发与VL同时发生，而非其之前发生，另一些人发现无症状组VMO不会比VL更早被激发，而有症状组VMO激发不延迟。

股肌的相对时序以及VMO相对于VL的减弱都认为是髌骨关节疼痛发展的致病因素，它们会导致髌骨外侧平移和髌骨外侧旋转增加[103]。最近，威尔逊（Wilson）等使用实时超声检查了有症状和无症状个体的VMO和VL肌腱长度[104]。PFP受试者显示出比对照组受试者显著减少的VMO肌腱应变改变，但是VL肌腱应变改变没有差异。作者因此得出结论，VMO的相对减弱是PFP患者肌腱应变减少的最可能原因，并认为PF疼痛可能是由于VMO无力引起的软骨下骨负荷增加所致。

关于VMO和VL活性的比例是否存在差异也存在争论[62,74]。部分争论可能与EMG数据的标准化有关。标准化包括从记录到的肌肉活动和最大自愿收缩（MVC）中获得肌肉活动的比值，从而能够将一个肌肉相对于其最大值的比率

与另一个肌肉相对于其最大值的比率进行比较。之前已经讨论过标准化会受到疼痛的影响从而掩盖差异，因为MVC中可能存在误差，导致记录的EMG也存在误差[89]。此外，关于最大收缩的可靠性还存在争论，这引起了对标准化制定的一些关注[46,106]。然而，霍奇斯（Hodges）等[43]发现在通过向脂肪垫注射低张盐水诱发无症状个体的疼痛之后，在下蹲期间VMO和VL活性均降低。然而，随机间歇性对膝关节施加电击，引起患者对疼痛的恐惧，只会减少VMO，而不影响VL的活性。因此VMO似乎比VL受疼痛和肿胀的影响更大。

13.2.3.2 臀肌无力

越来越多的证据表明，髋部肌肉无力，尤其是外展肌无力、外旋肌无力和伸展肌无力，是PF疼痛患者的常见表现[79]。尽管相关研究有限，而且通常使用手持式测力仪进行强度测试[8,70,85]，始终未能证明髋部肌肉对PF疼痛的影响。但在PF疼痛患者康复治疗时，作为PF疼痛的原因之一，必须考虑臀部肌肉对股骨位置的影响。

13.2.4 足部生物力学的改变

足部生物学的改变比如过度的、延长的或延迟的内旋，将在旋转范围内的不同时间里改变胫骨旋转，从而对髌股关节力学产生影响[82,93]。然而，这与聚焦异常足部生物力学和髌股关节疼痛的研究结果不一致。

对于治疗师来说，重要的是要认识到足部可能是活动的或者僵硬的，如果

发现足部问题，矫形可能不是唯一的选择——关节活动和肌肉训练也可以非常有效，特别在脚部僵硬的情况下。

13.3　临床检查

在病史记录中，临床医生需要记录疼痛的位置、导致疼痛加重的活动、疼痛史和疼痛性质，以及任何其他相关的症状，例如打软腿或肿胀。还应该从患者那里获得有效和可靠的简单测量结果以便评估治疗的有效性。这些测量包括过去一周内平均或最严重疼痛的视觉模拟疼痛量表或膝前疼痛量表[20]。视觉模拟疼痛量表上 2 cm 以上的变化（以 10 cm 为全长）表示临床上的重要变化。

临床检查对于明确诊断，确定潜在病因，从而进行适当的治疗而言非常重要。患者需要接受检查以评估下肢的力线。临床医生根据生物力学改变来合理地指导患者如何活动。特别注意的是股骨位置在患者双脚并拢时更容易被看到。股骨内旋是髌股关节疼痛患者的常见表现（图 13-1）。我们更倾向于使用股骨内旋这个术语而非股骨前倾，因为旋转不仅意味着骨位置，而且意味着由于股骨前倾而发生的软组织适应性改变。软组织的改变非常容易通过保守治疗来改善。

股骨内旋常引起髌骨倾斜，但如果髌股关节的外侧组织紧张，髌骨可能显得笔直。临床医生对脂肪垫增大的存在很感兴趣，它表明患者处于膝关节过度伸展或膝关节"背锁"。我们还需要观察 VMO 的肌肉体积，并与另一侧进行比较，同时触诊 VL 和 ITB 以确定静息张力，以及确定是否存在膝内翻/外翻和/或胫骨扭转。同时，从内侧和外侧触诊距骨以检查其位置的对称性。在放松站立时，患者应该处于中间站立位置，所以

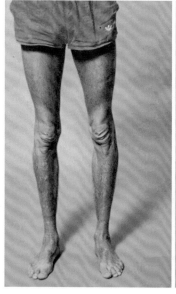
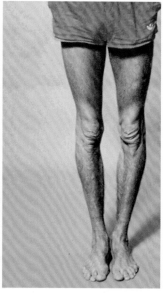

图13-1　常见的生物力学表现——股骨内旋

在理想情况下，距骨关节应该处于中间位置。如果距骨向内突出，则距下关节旋前。还要注意内侧和外侧纵弓的形状。例如，如果内侧纵弓变平，那么患者在走路时就会出现长时间的旋前运动。检查大脚趾和第一跖骨的胼胝形成和位置。如果患者在第一跖骨或大脚趾的内侧有胼胝，或者有踇外翻，那么治疗师应该预见到患者在步态上可能有不稳定的"足离地"。当俯屈检查时，这种患者将会出现前足畸形。

临床医生可以从侧面检查骨盆位置，以确定是否有前倾、后倾或摇摆的姿势[50]。从侧面可以观察到过度伸展或后膝锁定的膝关节。从后面可以检查PSIS水平，评估臀肌体积，观察跟骨位置。如果治疗师发现跟骨处于相对中立或倒转的位置，距骨在内侧更加突出，那么治疗师可能预估患者会有一个僵硬的距下关节。因此，从一个人的静态骨骼排列，临床医生可以想象一个合理的动态画面，任何偏离预期的情况都会给出大量有关肌肉控制活动的信息。

13.3.1　动态检查

动态检查的目的不仅在于评估肌肉动作对静态力学的影响，而且还能再现患者的症状，因此临床医生需要通过客观的重新评估来评估治疗的有效性。首先要检查步行这一压力最小的活动。例如，那些站立时膝关节过度伸展的髌股关节疼痛患者在脚跟撞击地面时膝关节不会表现出必要的减震作用。因此，由于缺乏锻炼，股骨将向内侧旋转，而股四头肌在内侧将不能很好地发挥作用。如果患者的

症状在走路时没有被触发，那么就采用压力更大的活动进行评估，比如爬楼梯。如果症状仍然没有引发，那么可以将双足下蹲和单足下蹲作为重新评估的活动。对于运动员来说，在许多情况下，临床医生将评估单腿下蹲的控制力，因为临床症状的触发可能是比较困难的。

13.3.2　仰卧位检查

临床医生要在患者处于仰卧位时进行检查，以了解软组织结构的情况，以明确诊断。临床医生要对髌骨周围的软组织结构应进行轻柔但仔细的触诊。首先触诊关节力线以排除明显的关节内病变。其次，触诊韧带组织确定哪些部分处于慢性复发性应激状态。如果触诊髌下区域引起疼痛，临床医生应该将脂肪垫托向髌骨来缩短脂肪垫。如果再进行进一步触诊，疼痛消失，那么临床医生可以相对确定患者有脂肪垫刺激症状。如果疼痛仍然存在，那么髌腱病是最可能的诊断。临床医生要对膝关节进行被动地屈曲和伸展，并施加过度压力，从而对末端感觉的质量有一个评价。如果这些动作中的任何一个产生疼痛，它们都可以用作重新评估的标志[60]。例如，脂肪垫刺激的症状通常可以通过过压下的伸展动作产生。

我们还需要测量腘绳肌、髂腰肌、股直肌、阔筋膜张肌、腓肠肌和比目鱼肌的长度。这些肌肉的紧张对髌股关节力学有不利影响，必须在治疗中加以处理。髂腰肌、股直肌和阔筋膜张肌可以用托马斯试验来测试[45,51]。一旦腰椎底部上变平，骨盆稳定，腘绳肌的柔韧

性可以通过被动的直腿抬起进行检查。正常长度的腘绳肌应该在膝关节伸展和腰椎变平时允许髋关节有80°～85°的屈曲[51]。

仰卧位髌股关节评估的一个重要部分是评估髌骨相对于股骨的方位。为了最大限度地扩大髌骨与股骨的接触面积，在髌骨进入滑车之前，髌骨位置需处于最佳位置。临床医生需要考虑的是髌骨处于相对最佳位置，而非相对正常位置，因为关节软骨是通过均匀分布的间歇性压迫来滋养和维持的[6,39,69]。

最佳的髌骨位置是髌骨在额状面和矢状面平行于股骨，膝关节屈曲到20°时髌骨在两髁的中间[63,65]。髌骨的位置通过静态和动态两种方式来确定，分别需检查4个不同的位置：滑动、侧倾、前后位倾斜和旋转。滑动位的测定包括测量从髌骨中极到股骨上髁内侧和外侧的距离（图13-2）。膝关节屈曲20°时，髌

骨应和内外上髁等距（±5 mm）。髌骨5 mm的侧向移位将导致VMO张力降低50%。[2]在某些情况下，髌骨可能与髁状突等距，但在股四头肌收缩时，髌骨向股骨线外侧移动，这说明存在动态问题。最近的系统回顾发现，评估髌骨内外侧位置时，相同测试位置内可靠性良好，但不同测试位置间可靠性是可变的[86]。动态滑动检查了四头肌收缩对髌骨位置的影响以及四头肌不同头活动的时序。如果外侧结构太紧张，那么髌骨将倾斜，使得髌骨内侧边界将高于外侧边界，并且外侧边界的后缘将难以触诊。向外倾斜严重时，可导致外侧过压综合征[34]。当髌骨向内侧移动时，它首先应与股骨保持平行。如果内侧边界向前移动，髌骨会出现动态倾斜，这表明外侧深部韧带纤维太紧张，影响髌骨在滑车上的位置。

髌骨最佳位置还包括其在矢状面平行于股骨。最常见的病理发现是髌骨下极的后移（图13-3），这会导致脂肪垫刺激，通常表现为髌骨下部疼痛，这种疼痛会因膝关节的伸展活动而加重[64]。当下极向后拉时，股四头肌的活动收缩期间可以出现动态后倾问题，在膝关节过度伸展

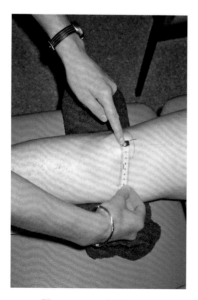

图13-2 评估髌骨滑动

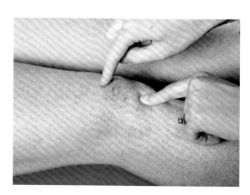

图13-3 评估髌骨下极的后倾角

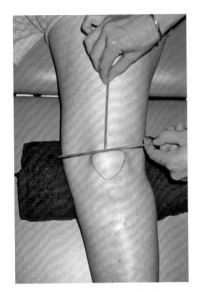

图13-4 评估髌骨旋转

的患者中这一问题更加显著。

为了达到理想的位置，髌骨长轴应与股骨长轴平行。换句话说，如果在髌骨最内侧和最外侧之间画一条线，它应该垂直于股骨长轴（图13-4）。如果髌骨下极位于股骨长轴外侧，则患者髌骨倾向于向外侧旋转。如果髌骨下极位于股骨长轴的内侧，则患者髌骨倾向于向内侧旋转。旋转的存在表明韧带的某一特定部分是紧张的。韧带组织的紧张损害组织，可能揭示了组织紧张是这些症状的重要起因。

13.3.3 侧卧位检查

患者侧卧，膝关节屈曲20°时可以检查韧带组织的紧张度。临床医生将髌骨向内侧移动使得股骨外侧髁可以暴露出来。如果股骨外侧髁不容易暴露，则说明浅层韧带纤维紧张。为了检查深层纤维，临床医生将手放在髌骨的中间，消除松弛并在髌骨的内侧边缘施加前-后压力。外

侧纤维应该可以离开股骨，而在触诊时，在髌骨长轴方向上，网状纤维的张力应该是均匀的。这种检查也可以用作一种治疗技术。此外，髂胫束的紧张性可以通过Ober试验进一步证实。

13.3.4 俯卧位检查

在俯卧位时，临床医生可以检查患者足部以确定患者是否有导致髌股关节症状的足畸形。如果存在足部畸形则需要通过矫形器或特定的肌肉训练来纠正。临床医生还能够在俯卧位时通过将患者置于"4字"体位来评估前髋结构的柔韧性，检查时足部位于胫骨结节水平（图13-5）。该位置可以测试髋部的伸展和外旋能力。这种测试常常受限，原因是潜在的股骨前倾导致前部结构的慢性适应性缩短。测量髂前上棘与基底部的距离能够使临床医生对变化有客观的认识，测试位置的改良也可以用作治疗技术。如果临床医生认为膝关节症状主要来自腰椎的原发性病变，则可以在俯卧位时检查进行腰椎触诊（表13-1列出了检查过程的摘要）。一旦对髌股关节进行了彻底检查，并确定了主要问题，就可以适当地进行治疗。

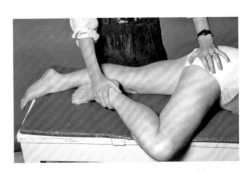

图13-5 评估前髋结构的柔韧性

表 13-1 体格检查项目列表 （续表）

患者站立——生物力学异常的查体

观察对位

1. 正面检查
   - 一般站立检查
     - —足相对于大腿的位置
     - —Q角
     - —胫骨内翻/外翻
     - —胫骨扭转
     - —距骨顶部位置
     - —足舟骨位置
     - —莫顿氏趾
     - —踇外翻
   - 双足并拢站立检查
     - —膝关节倾斜
     - —VMO体积
     - —VL张力
2. 侧面检查
   - 骨盆位置——倾斜
   - 膝关节过度伸展
3. 背面检查
   - PSIS位置
   - 臀肌体积
   - 腓肠肌体积
   - 跟骨位置

动态评估——评估骨骼排列和软组织对动态活动的影响

1. 无痛状态下步行
2. 无痛状态下上下台阶
3. 无痛状态下下蹲
4. 单腿下蹲

卧位评估——确定症状的起因并确定诊断

1. 胫股关节线与髌股关节软组织结构触诊
2. 胫股关节检查
3. 半月板检查
4. 韧带检查
5. 托马斯试验——腰大肌、股直肌、阔筋膜张肌
6. 腘绳肌、腓肠肌检查
7. 硬脑膜滑动试验，特别是当患者坐直时出现双腿膝关节外侧疼痛
8. 臀部检查（如果可行）
9. 髌骨的定位
   - 滑动、动态滑动
   - 向外倾斜
   - 前后倾斜
   - 旋转

侧卧位检查

侧面结构紧张度检查

1. 向内滑动——检查浅层侧面组织结构
2. 向内倾斜——检查深层侧面结构
3. Ober's髂胫束紧缩试验

俯卧位检查

1. 腰椎触诊（仅适用当硬膜试验阳性时）
2. 足部检查
3. 髋关节旋转
4. 股神经活动度

13.4 治疗

13.4.1 保守治疗

物理治疗可以成功地治疗大多数髌股关节病症。保守治疗旨在优化髌骨位置，改善下肢力学，从而减轻患者的症状。

通过拉伸紧张的外侧结构和改变VMO的激活模式可以降低髌骨向外移位的趋势并且可能可以加固髌骨的位置。通过临床医生放松和按摩外侧韧带和髂胫束以及嘱患者对韧带进行自我拉伸，可以被动地拉伸紧张的外侧结构。然而，可以通过使用绷带进行持续低负荷拉伸来获得对于适应性缩短的韧带组织最有效的拉伸作用，从而促进组织的永久伸长。这利用了黏弹性材料在被施加恒定低负荷时发生的蠕变现象。通过持续拉伸可以增加软组织的长度已经得到广泛的认可[31,40,44,59,96]，伸长幅度取决于施加拉伸的持续时间[59,96]。如果可以长时间用绷带保持拉伸，加上训练VMO以积极改变髌骨位置，应该可以对髌股关节力学产生重大影响。然而，绷带是否实际改变了髌骨的位置存仍然在一些

争论。一些研究人员发现，绷带只改变了PF角度和髌骨向外的位移[81]。其他学者一致认为当髌骨贴绷带时髌股适合角没有发现变化，但髌股适合角是在膝关节屈曲45°时测量的，因此在此之前髌骨位置可能发生了细微变化。一项对无症状受试者的研究发现，内侧滑动绷带对髌骨向内移动是有效的，但对于剧烈运动后保持位置无效。然而，绷带似乎可以防止随着运动而发生的髌骨向外移动[5]。但对于临床医师来说，问题不在于绷带是否改变X线片上的髌骨位置，而在于临床医师是否能够将患者的症状减少至少50%，从而患者能够无痛地进行运动和训练。

13.4.2　髌骨贴带

髌骨贴带是基于对髌骨位置的评估而实行的。校正的组分、校正顺序和绷带的张力要根据每个个体来量身定做（图13-6和图13-7）。每次使用绷带后，应重新评估产生症状的活动。绷带应该总是能够立即改善至少50%的症状。如果没有，那么应该重新检查绷带应用的顺序或校正的组分。在大多数情况下，低过敏性绷带放置在刚性运动带的下面，为皮肤提供保护层。如果可能存在额外的皮肤问题，则在使用贴带之前，可以将塑料涂层（喷雾或卷带）贴到皮肤上。临床医师必须教患者如何把绷带贴在自己身上，患

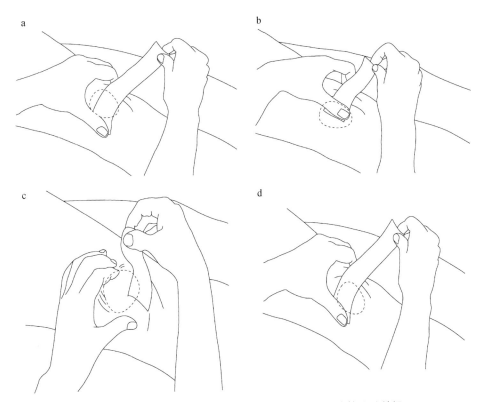

图13-6　贴带组分：（a）向内滑动；（b）向内倾斜；（c）内旋；（d）前倾

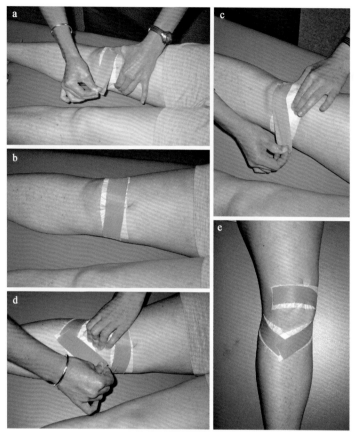

图13-7 (a)贴带纠正向外滑动。(b)皮肤褶皱。(c)绷带向内侧旋转以纠正髌骨的外旋。(d和e)用贴带卸载脂肪垫的压力,将软组织抬向髌骨

者应该长时间坐着,腿仲直,四头肌放松。

如果已经在评估中确定有髌骨后倾问题,则必须首先纠正它。因为在髌骨下极使用贴带将加重脂肪垫炎症,加剧患者的疼痛。髌骨后倾和向外滑动、外侧倾斜可以同时校正,非拉伸绷带被放置在髌骨上侧可以校正滑动或向外倾斜,放置在外侧边界上以校正滑动,或者放置在髌骨中部以校正向外倾斜。绷带的这种定位将把髌骨下极从脂肪垫上抬起,防止脂肪垫受到刺激。

如果不存在后倾问题,髌骨向外滑动可以通过从髌骨外侧缘到股骨内髁放置贴带来矫正。同时,将膝盖内侧的软组织被向髌骨提起,在皮肤上形成褶皱,

提起皮肤有助于更有效地固定绷带,并在患者外侧组织高度紧张时产生的摩擦(绷带与皮肤之间的摩擦)最小化。

将一块绷带牢固地贴在髌骨中部到股骨内髁之间来矫正髌骨向内或向外倾斜。目的是使外侧边界远离股骨,以便髌骨在额面上与股骨平行,同时将膝盖内侧的软组织抬向髌骨。

外侧旋转是最常见的旋转问题,为了纠正这个问题,贴带放置于髌骨下极,向上和向内朝相反的侧角拉动,上极则外旋。必须注意的是要避免髌骨下极移入脂肪垫。另一方面,内旋通过从上极向下和向内的贴带来校正。

13.4.2.1　减负治疗

减负的原理是基于这样一个前提，即发炎的软组织对拉伸反应不好。例如，如果患者内侧侧副韧带扭伤，对膝关节施加外翻应力将加重病情，而施加内翻应力将减轻症状。同样的原理也适用于脂肪垫发炎、髂胫束受刺激或鹅足滑囊炎的患者。受刺激的组织需要缩短或减少负荷，例如为了给发炎的脂肪垫减负，在脂肪垫的下方放置一个"V"形带，胫骨结节处的"V"形带的宽度在内侧和外侧关节线之间（图13-7d, e）。当贴带被拉向关节线时，皮肤被抬向髌骨，从而缩短了脂肪垫。

13.4.2.2　贴带矫正髌骨的使用原则

每天都需要使用贴带，直到患者学会了如何在正确的时间激活他/她的VMO，也就是说，使用贴带就像学习骑自行车，一旦技能掌握了，就可以中断了。患者在晚上小心地取下贴带，让皮肤恢复正常。贴带可以通过摩擦或过敏反应导致皮肤破损，因此皮肤准备及皮肤护理建议是必不可少的。

在有疼痛或渗出物时，患者不应该参加训练。相关文献中已经非常明确地显示，疼痛和渗出物对肌肉活动有抑制作用[23,43,73,91,92]。如果患者疼痛复发，则应重新调整贴带。如果活动时仍然疼痛，患者必须立即停止活动。如果外侧结构非常紧张，或者患者的工作或运动需要极度屈膝，那么贴带会很快松开。

13.4.2.3　贴带的作用的研究

最近的研究显示，有证据表明对髌骨施加向内的定向力的贴带在慢性膝盖疼痛[101]中产生了具有临床意义的变化，但是其影响机制在文献中仍然有争议。如前所述，有证据表明，尽管运动后似乎症状的改善没有保持[75]，但绷带可以改善髌骨的位置[41,55,81,88]。其他人已经评估了绷带对股四头肌功能的影响，有研究使用等速测力法发现贴带可以显著增加股四头肌的扭矩[1,13]。然而，贴带增加肌肉扭矩并不一定与疼痛减轻相关。厄恩斯特（Ernst）等[30]将贴带PFPS受试者与安慰带组和无贴带PFPS受试者相比，发现在垂直跳跃和侧向上台阶过程中，膝关节伸展力矩和力量更大。研究还发现，在步态过程中PFPS患者在早期站立时会减少膝关节屈曲以降低髌股关节反作用力[22,25,37,78]。髌骨贴带导致各种步态条件下膝关节屈曲的轻微但显著增加，表明贴带与膝关节具有更强的负荷能力。

虽然大多数研究未必支持这一观点，但髌骨贴带可能影响VMO和VL的激活程度[9,10,19,42,72,84]。同样，贴带对VMO和VL激活时间的影响也存在争议，有些研究显示VMO激活时间较早。对有症状个体的髌骨使用贴带，可使疼痛减轻50%，从而使VMO相对于VL在上下台阶时激活得更快。与安慰带和没有贴带相比，贴带导致VMO相对于VL的激活时间改变[15]。这种效应似乎与用贴带减轻疼痛有关，因为在VMO-VL同步异常的无症状个体中没有发现贴带引以类似的激活时序变化。

13.4.3　肌肉训练

目前关于采用何种股四头肌锻炼方法来恢复髌股关节效果最佳仍存在争论。

我们已经证实，基于"McConnell"的PFPS理疗治疗方案（贴带、VMO和VL生物反馈功能训练）在功能试验[18]和姿势扰动试验[17]中改变了VMO相对于VL的激动控制能力。然而，鲍尔斯得出的结论是：由于有症状个体的VMO和VL的激活模式没有改变，而且两块肌肉的比率相同，所以只需要加强股四头肌[76]。只有一项研究直接比较了全四头肌加强训练和VMO选择性再训练。这项临床试验涉及69名患者，随机分成运动组或未治疗的对照组，疗程8周。结果表明，与对照组相比，一般运动组和选择性运动组均显示出统计学上的显著差异性以及"中度"至"良好"的效果，其表现为疼痛减少，功能和生活质量改善。虽然这项研究没有测量VMO-VL失衡，但我们已经表明，VMO再训练在改善VMO-VL时序异常方面比全四头肌加强训练（未公布的数据）更有效。鉴于PFPS的复发特性，以及最近一项前瞻性研究的结果表明VMO时序异常与PFPS的发生有关[99]，我们仍需观察这两种类型的训练在长期训练中是否同样有效。

什么样的运动最适合用于训练？从现有的证据来看，似乎闭合链式运动（脚踏在地上）是首选的训练方法，不仅因为有证据显示闭合式运动训练可以改善髌骨适合性，而且肌肉训练已发现它对于肢体位置有特异性[26]。在一组髌骨外侧受压综合征患者中，CT扫描发现等四头肌长头间隔10°、负重3 kg的开链运动会导致髌骨向外侧倾角增加，从0°变成20°。采用脚蹬带有能提供18公斤阻力阻力索的脚板这样一种闭合动力链锻炼，可以使最适角从0°提高到20°[26]。另一项研究表明，在封闭链锻炼中，VMO的选择性激活比在开放链锻炼中多。一项临床试验对患者进行了5年的随访，发现在开放和闭合运动链运动组中，患者的主观结果和功能结果都保持良好。

13.4.3.1　肌肉训练的特殊性

在研究PFPS患者的运动方案问题之前，需要对力量训练的不同理念进行一些讨论。传统的强化观点认为，非特定肌肉训练所获得的力量在实际生活中可以表现出来，即在力量训练室内建造发动机（肌肉）；学习如何打开引擎（神经控制）是在实际生活中获得的。因此，通过利用过载原理增加力量，意味着要在至少60%的最大负荷值下进行锻炼。然而，髌股关节周围的肌肉是稳定肌肉，需要接受耐力训练，因此在20%～30%的最大负荷值下训练更合适。关于如何促进力量的最新理念是基于这样的前提：发动机（肌肉）及其如何打开（神经控制）都应该在力量训练室中打造。因此，训练应该模拟运动，范围包括解剖运动模式、速度、类型和收缩力。通过训练，神经肌肉系统将倾向于更好地产生类似于训练中使用的肌肉动作的张力，但是，在做与训练不同的动作时，不一定产生类似的张力。如果期望的治疗结果是患者在负重活动时没有疼痛，则临床医师必须给予患者适当的负重训练，在任何阶段都不应该通过训练到产生疼痛来损害患者的康复。

有效的起始练习是小范围内膝关节屈曲和伸展运动（30°内）。患者处于站立位置，双脚朝前并与骨盆等宽。对患者进行双通道生物反馈是更好的，VMO和VL上的电极可以监测收缩的时间和活动量，这对于激活VMO有困难的患者尤为重要。指导患者收紧臀部并缓慢地将膝盖弯曲至30°并缓慢地恢复到完全伸展而不锁定膝关节。患者的目标是在VL激活之前激活VMO并且在整个活动期间保持VMO活性高于VL。这种对EMG生物反馈使用的临床解释与研究应用不一致，因为VMO和VL的活性尚未标准化。然而，一些随机对照试验的证据表明，将EMG生物反馈纳入物理治疗运动方案中可改善膝前疼痛患者VMO和VL激活的程度[27,107]。

　　进阶训练还包括在步行的站立阶段模拟膝关节，因此患者处于步行姿势。在这个位置，VMO动员通常很差，并且此时髌骨在滑车中的位置也至关重要。同时，

小振幅的运动也应该练习。此外，应该强调VMO收缩相对于VL的时序和强度。对于难以收缩VMO的患者，可以使用肌肉刺激来促进收缩。可以通过引入台阶训练来实行进一步治疗，台阶最初应采用较低的高度。这些都应该在镜子前缓慢进行，以便观察到肢体对齐的变化并且可以纠正偏差（图13-8）。髋部肌肉组织的作用可能是改善肢体力线对齐所必需的。有些患者可能只能在腿偏离力线之前重复一次，这在起始阶段对他们来说已经足够了，因为不恰当的练习可能对康复有害。随着技能水平的提高，重复次数应该增加。临床医师最好强调质量而不是数量。最初，应该在一天中屡次进行少量的练习，目的是实现从功能锻炼到功能活动的改变。随后患者可以加大步伐，先减少收缩的次数然后再缓慢增加。随着控制

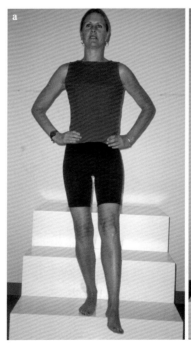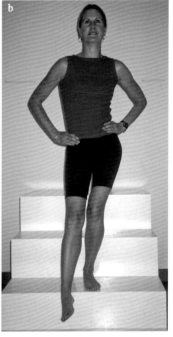

图13-8　（a）以正确的肢体对位方式下台阶。（b）以错误的肢体对位方式下台阶。

能力的提高,患者可以改变踩踏活动的速度并改变踩踏动作停止的下降位置。也可以在手中或背包中增加负重。同样,最初还应该减少重复次数和移动速度,然后再缓慢增加。

应该采取适用于患者个体的训练方式,例如跳高运动员应该在他的计划中加入跳跃运动。8字跑步、跳箱、跳跃加转身以及其他增强训练特别适合运动员。然而,需要始终监测患者的VMO的时序和相对于VL的收缩水平。患者在训练期间进行的重复次数将取决于肌肉的疲劳发作,其目的是增加疲劳开始前的重复次数。还应该教导患者识别肌肉疲劳或颤抖,这样他们就不会训练到肌肉疲劳从而加剧他们的症状。

13.4.4 改善下肢力学

稳定的骨盆可以使膝关节非必要的压力最小化。训练臀中肌(后部肌纤维)以减少髋关节内旋以及由此产生的在膝关节处的向量力对于改善骨盆稳定性是很有必要的。与无痛对照相比,有髌股关节疼痛的个体外展肌和外旋肌肌力减弱[79]。此外一项初步研究显示,在四头肌锻炼计划中增加髋外展肌和外旋肌的训练对于治疗6周后的功能活动期间感知到的疼痛症状提供了额外的益处。我们的课题组发现在治疗髌股关节疼痛方面,负重臀部综合训练(如下描述)优于安慰剂治疗[21]。

患者可以通过负重条件下在侧面靠墙站立来训练臀后肌。靠近墙壁的腿在膝盖处弯曲,另一只脚离开地面。臀部与承重侧对齐,患者通过弯曲的站立腿

的后跟承受所有的重量。患者外旋支撑腿,而不转动脚、骨盆或肩膀。患者应该持续收缩臀后肌20 s,直到在臀中肌区可以感觉到灼热。如果患者难以协调这项运动,则可以让患者用有症状的腿站立,在脚踝周围使用橡胶管来提供阻力,同时将另一条腿向后倾斜45°。

进一步的训练可以是一条腿站立,骨盆保持水平,下腹部和臀部协作,另一条腿向后和向前摆动,模拟站立阶段步态的活动。

如果患者具有明显的股骨内旋,则可能需要拉伸前髋以增加外旋。患者俯卧位,臀部在外展,外旋和伸展位进行拉伸。一条腿伸展并位于弯曲腿的上方,下方腿的踝部位于胫骨结节的水平。患者沿着大腿的长轴用力并保持拉伸5 s左右来使外展和旋转的臀部变平。此动作激活内部臀肌,虽然它不是功能性的,但它可能对难以激活负重肌肉患者的臀中肌有好处。

13.4.5 肌肉拉伸

治疗方案中必须包括适当的柔韧性练习。涉及的肌肉可包括腘绳肌、腓肠肌、股直肌和阔筋膜张肌/髂胫束。紧张的腓肠肌会增加步态中段的距下关节内旋量,因此在伸展后,需要进行适当的足部肌肉训练。

13.4.6 足部问题的考虑

如果患者在步态中期站立时表现出长时间内旋,则应训练足部的旋后肌,特别是胫骨后肌。随着足部的旋转,第一跖骨的基部高于骰骨,这将使腓骨长肌更有

效地工作,以增加第一跖骨复合体在蹬离地时的稳定性。临床医师可以训练以下动作来提高蹬离的效率:在站立中间期,指导患者抬起足弓,同时将第一跖骨头保持在地板上,然后将第一跖骨和大脚趾蹬向地面推。如果患者在抬起足弓时无法将第一跖趾关节保持在地面上,那么足部畸形太严重,无法仅通过训练就能矫正,并且需要矫正器来纠正过度内旋。

最近在一项涉及179名PFPS患者的随机对照试验中评估了采用和未采用基于McConnell的物理治疗方案设计的预制市售足部矫形器的有效性[12]。结果显示,根据参与者的整体感知,足矫形器优于矫形鞋垫,它们具有与物理疗法类似的效果,并且在短期内添加到物理疗法中不会改善治疗结果。作者还制定了一项临床预测模型,用于识别可能从足矫形器中受的PFPS患者。作者发现,患者年龄(>25岁),身高(<165 cm),最差的VAS量表评分(<53.25 mm)和非承重与承重的中足宽度差异(>10.96 mm)可以作为预测因素,但是仍需要进一步研究来验证该临床预测模型。

13.4.7 McConnell方案评估

很少有临床试验评估了"McConnell"方案对PFPS的有效性[11,29,38]。哈里森(Harrison)等[38]进行了一项随机、盲法、对照试验,研究了三种物理疗法治疗方案,其中一项很好地反映了McConnell的设计方案。在1个月的干预期结束时,与被监督锻炼的人群相比,基于McConnell的方案的受试者在疼痛和功能方面表现出显著的改善,但与仅给予家庭锻炼的

组没有差别[63]。然而,样本大小仅足以检测组间较大的差异。12个月的失访率(高达48%)可能影响了这个时间点的结果,特别是因为干预组中病情有显著改善的受试者数量更大。作者得出结论,这三种疗法中的任何一种都可以导致疼痛和功能的长期改善。

克拉克(Clark)等[11]发现,物理疗法的本体感受性肌肉伸展和加强在3个月时具有有益效果,足以使患者达到停止物理疗法的标准。这些效果能够维持3个月。虽然他们注意到贴带并不影响结果,但每个组的数据量可能不足以检测髌骨绷带的独立影响。

我们对71例PFPS患者进行了基于McConnell方案的随机、双盲、安慰剂对照试验[14,21]。标准化治疗包括6个疗程,物理治疗组和安慰剂组每周1次。67名(33名理疗,34名安慰剂)参与者完成了试验。理疗组显示出明显优于安慰剂组的治疗效果和更明显的疼痛和功能活动改善;物理治疗还在楼梯踏步试验和姿势扰动试验中改变了使用表面肌电图测量出来的VMO相对于VL的起始时间。在两组的基线上,VMO的激发明显晚于VL。治疗后,安慰剂组的肌肉激发时间没有变化。然而,在物理治疗组中,VMO和VL同时发生(同心)或VMO实际上先于VL(偏心)[14,17]。本研究表明,与安慰剂治疗相比,基于McConnell的物理治疗方案显著改善了疼痛和功能,并且与对照组相比可以改变VMO相对于VL的EMG激发时间。

最近,如前所述,西梅(Syme)等[94]对69名患者进行了随机对照试验,发现

与不进行治疗的对照组相比，普通的股
四头肌加强训练和选择性VMO再训练
在减轻疼痛和改善功能方面同样有效。

13.5　结论

如果临床医师能够确定潜在的病因
并在治疗中处理这些因素，那么髌股关
节疼痛的治疗将不再是一个难题。最重
要的是减少患者的症状，这通常通过髌
骨贴带来实现，不仅能够减轻疼痛，而且
促进VMO的早期激活并增加股四头肌
扭矩。治疗方案将包括特定的VMO训
练、臀部训练、拉伸紧张的髋关节和髌骨
外侧结构，以及关于足部的适当建议，例
如使用矫形器、训练或贴带。

参考文献

[1] Handfield T, Kramer J. Effect of McConnell taping on perceived pain and knee extensor torques during isokinetic exercise performed by pateients with patellofemoral pain. *Physioth Can*. 2000; Winter: 39-44.

[2] Ahmed A, Shi S, Hyder A, et al. The effect of quadriceps tension characteristics on the patellar tracking pattern. *Transactions of the 34th Orthopaedic Research Society*; 1988; Atlanta: 280.

[3] Bennell K, Duncan M, Cowan S. Effect of patellar taping on vasti onset timing, knee kinematics, and kinetics in asymp-tomatic individuals with a delayed onset of vastus medialis oblique. *J Orthop Res*. 2006; 24: 1854-1860.

[4] Bennell K, Hodges P, Mellor R, et al. The nature of anterior knee pain following injection of hypertonic saline into the infrapatellar fat pad. *J Orthop Res*. 2004; 22: 116-121.

[5] Bockrath K, Wooden C, Worrell T, et al. Effects of patella taping on patella position and perceived pain. *Med Sci Sports Exerc*. 1993; 25: 989-992.

[6] Brandt K. Pathogenesis of osteoarthritis. In:

Kelley WN, Harris ED, Ruddy S, Sledge CB, eds. *Textbook of Rheumatology*. Philadelphia: W. B. Saunders Co; 1981.

[7] Buchbinder R, Naparo N, Bizzo E. The relationship of abnormal pronation to chondromalacia patellae in distance runners. *J Am Podiatry Assoc*. 1979; 69: 159-161.

[8] Burnham RS, Bell G, Olenik L, et al. Shoulder abduction strength measurement in football players: reliability and validity of two field tests. *Clin J Sport Med*. 1995; 5: 90-94.

[9] Cerny K. Vastus medialis oblique/vastus lateralis muscle activity ratios for selected exercises in persons with and without patellofemoral pain syndrome. *Phys Ther*. 1995; 75: 672-683.

[10] Christou EA. Patellar taping increases vastus medialis oblique activity in the presence of patellofemoral pain. *J Electromyogr Kinesiol*. 2004; 14: 495-504.

[11] Clark DI, Downing N, Mitchell J, et al. Physiotherapy for anterior knee pain: a randomised controlled trial. *Ann Rheum Dis*. 2000; 59: 700-704.

[12] Collins N, Crossley K, Beller E, et al. Foot orthoses and physiotherapy in the treatment of patellofemoral pain syn-drome: randomised clinical trial. *BMJ*. 2008; 337: a1735.

[13] Conway A, Malone T, Conway P. Patellar alignment/ tracking alteration: effect on force output and perceived pain. *Isokinet Exerc Sci*. 1992; 2: 9-17.

[14] Cowan SM, Bennell KL, Crossley KM, et al. Physical therapy alters recruitment of the vasti in patellofemoral pain syndrome. *Med Sci Sports Exerc*. 2002; 34: 1879-1885.

[15] Cowan SM, Bennell KL, Hodges PW. Therapeutic patellar taping changes the timing of vasti muscle activation in people with patellofemoral pain syndrome. *Clin J Sport Med*. 2002; 12: 339-347.

[16] Cowan SM, Bennell KL, Hodges PW, et al. Delayed onset of electromyographic activity of vastus medialis obliquus relative to vastus lateralis in subjects with patellofemoral pain syndrome. *Arch Phys Med Rehabil*. 2001; 82: 183-189.

[17] Cowan SM, Bennell KL, Hodges PW, et al. Simultaneous feedforward recruitment of

the vasti in untrained postural tasks can be restored by physical therapy. *J Orthop Res.* 2003; 21: 553－558.

[18] Cowan SM, Hodges PW, Bennell KL, et al. Altered vastii recruitment when people with patellofemoral pain syndrome complete a postural task. *Arch Phys Med Rehabil.* 2002; 83: 989－995.

[19] Cowan SM, Hodges PW, Crossley KM, et al. Patellar taping does not change the amplitude of electromyographic activity of the vasti in a stair stepping task. *Br J Sports Med.* 2006; 40: 30－34.

[20] Crossley KM, Bennell KL, Cowan SM, et al. Analysis of outcome measures for persons with patellofemoral pain: which are reliable and valid? *Arch Phys Med Rehabil.* 2004; 85: 815－822.

[21] Crossley K, Bennell K, Green S, et al. Physical therapy for patellofemoral pain: a randomized, double-blinded, placebo-controlled trial. *Am J Sports Med.* 2002; 30: 857－865.

[22] Crossley KM, Cowan SM, Bennell KL, et al. Knee flexion during stair ambulation is altered in individuals with patell-ofemoral pain. *J Orthop Res.* 2004; 22: 267－274.

[23] Deandrade JR, Grant C, Dixon AS. Joint distension and reflex muscle inhibition in the knee. *J Bone Joint Surg Am.* 1965; 47: 313－322.

[24] Dierks TA, Manal KT, Hamill J, et al. Proximal and distal influences on hip and knee kinematics in runners with patellofemoral pain during a prolonged run. *J Orthop Sports Phys Ther.* 2008; 38: 448－456.

[25] Dillon PZ, Updyke WF, Allen WC. Gait analysis with refer-ence to chondromalacia patellae. *J Orthop Sports Phys Ther.* 1983; 5: 127－131.

[26] Doucette SA, Child DD. The effect of open and closed chain exercise and knee joint position on patellar tracking in lateral patellar compression syndrome. *J Orthop Sports Phys Ther.* 1996; 23: 104－110.

[27] Dursun N, Dursun E, Kilic Z. Electromyographic biofeed-back-controlled exercise versus conservative care for patell-ofemoral pain syndrome. *Arch Phys Med Rehabil.* 2001; 82: 1692－1695.

[28] Dye SF. The knee as a biologic transmission with an envelope of function: a theory. *Clin Orthop Relat Res.* 1996; 325: 10－18.

[29] Eburne J, Bannister G. The McConnell regimen versus isometric quadriceps exercises in the management of anterior knee pain. A randomised prospective controlled trial. *Knee.* 1996; 3: 151－153.

[30] Ernst GP, Kawaguchi J, Saliba E. Effect of patellar taping on knee kinetics of patients with patellofemoral pain syndrome. *J Orthop Sports Phys Ther.* 1999; 29: 661－667.

[31] Frankel VH, Nordin M. *Basic Biomechanics of the Skeletal System.* Philadelphia: Lea and Febiger; 1980.

[32] Fucentese SF, von Roll A, Koch PP, et al. The patella mor-phology in trochlear dysplasia—a comparative MRI study. *Knee.* 2006; 13: 145－150.

[33] Fulkerson JP. Awareness of the retinaculum in evaluating patellofemoral pain. *Am J Sports Med.* 1982; 10: 147－149.

[34] Fulkerson J, Hungerford D. *Disorders of the Patellofemoral Joint.* 2nd ed. Baltimore: Williams & Wilkins; 1990.

[35] Gilleard W, McConnell J, Parsons D. The effect of patellar taping on the onset of vastus medialis obliquus and vastus lateralis muscle activity in persons with patellofemoral pain. *Phys Ther.* 1998; 78: 25－32.

[36] Grabiner MD, Koh TJ, Draganich LF. Neuromechanics of the patellofemoral joint. *Med Sci Sports Exerc.* 1994; 26: 10－21.

[37] Greenwald AE, Bagley AM, France EP, et al. A biomechanical and clinical evaluation of a patellofemoral knee brace. *Clin Orthop Relat Res.* 1996; 324: 187－195.

[38] Harrison EL, Sheppard MS, McQuarrie AM. A randomized controlled trial of physical therapy treatment programs in patellofemoral pain syndrome. *Physiother Can.* 1999; Spring: 93－106.

[39] Helminen H, Kiviranta I, Tammi M, et al. *Joint Loading: Biology and Health of Articular Structures.* London: Butterworth & Co Ltd; 1987.

[40] Herbert R. Preventing and treating stiff joints. In: Crosbie J, McConnell J, eds. *Key issues in Musculoskeletal Physio-therapy.* Oxford: Butterworth—Heinemann; 1993.

［41］Herrington L. The effect of corrective taping of the patella on patella position as defined by MRI. *Res Sports Med*. 2006; 14: 215-223.

［42］Herrington L, Payton CJ. Effects of corrective taping of the patella on patients with patellofemoral pain. *Physiotherapy*. 1997; 83: 566-572.

［43］Hodges PW, Mellor R, Crossley K, et al. Pain induced by injection of hypertonic saline into the infrapatellar fat pad and effect on coordination of the quadriceps muscles. *Arthritis Rheum*. 2009; 61: 70-77.

［44］Hooley CJ, McCrum NG, Cohen RE. The viscoelastic deformation of tendon. *J Biomech*. 1980; 13: 521-528.

［45］Hoppenfeld S. *Physical Examination of the Spine and Extremities*. New York: Appleton; 1976.

［46］Howard JD, Enoka RM. Maximum bilateral contractions are modified by neurally mediated interlimb effects. *J Appl Physiol*. 1991; 70: 306-316.

［47］Hudson Z, Darthuy E. Iliotibial band tightness and patell-ofemoral pain syndrome: a case-control study. *Man Ther*. 2009; 14: 147-151.

［48］Insall J. "Chondromalacia patellae": patellar malalignment syndrome. *Orthop Clin North Am*. 1979; 10: 117-127.

［49］Karst GM, Willett GM. Onset timing of electromyographic activity in the vastus medialis oblique and vastus lateralis muscles in subjects with and without patellofemoral pain syndrome. *Phys Ther*. 1995; 75: 813-823.

［50］Kendall HD, Kendall FP, Boynton DA. *Posture and Pain*. Baltimore: Williams & Wilkinson Co; 1952.

［51］Kendall F, McCreary L. *Muscle Testing and Function*. Baltimore: Williams & Wilkins; 1983.

［52］Keser S, Savranlar A, Bayar A, et al. Is there a relationship between anterior knee pain and femoral trochlear dysplasia? Assessment of lateral trochlear inclination by magnetic resonance imaging. *Knee Surg Sports Traumatol Arthrosc*. 2008; 16: 911-915.

［53］Koh TJ, Grabiner MD, De Swart RJ. In vivo tracking of the human patella. *J Biomech*. 1992; 25: 637-643.

［54］Kramer PG. Patella malalignment syndrome: rationale to reduce excessive lateral pressure. *J Orthop Sports Phys Ther*. 1986; 8: 301-309.

［55］Larsen B, Andreasen E, Urfer A, et al. Patellar taping: a radiographic examination of the medial glide technique. *Am J Sports Med*. 1995; 23: 465-471.

［56］Levinger P, Gilleard W. Tibia and rearfoot motion and ground reaction forces in subjects with patellofemoral pain syndrome during walking. *Gait Posture*. 2007; 25: 2-8.

［57］Lutter LD. The knee and running. *Clin Sports Med*. 1985; 4: 685-698.

［58］Lyon LK, Benz LN, Johnson KK, et al. Q-angle: a factor in peak torque occurrence in isokinetic knee extension. *J Orthop Sports Phys Ther*. 1988; 9: 250-253.

［59］MacKay-Lyons M. Low-load, prolonged stretch in treatment of elbow flexion contractures secondary to head trauma: a case report. *Phys Ther*. 1989; 69: 292-296.

［60］Maitland GD. *Vertebral Manipulation*. London: Butter-worths; 1986.

［61］Malek MM, Mangine RE. Patellofemoral pain syndromes: a comprehensive and conservative approach. *J Orthop Sports Phys Ther*. 1981; 2: 108-116.

［62］Mariani PP, Caruso I. An electromyographic investigation of subluxation of the patella. *J Bone Joint Surg Br*. 1979; 61: 169-171.

［63］McConnell J. The management of chondromalacia patellae: a long term solution. *Aust J Physiother*. 1986; 32: 215-223.

［64］McConnell J. Fat pad irritation: a mistaken patellar tendonitis. *Sport Health*. 1991; 9: 79.

［65］McConnell J. Training the vastus medialis oblique in the management of patellofemoral pain. In: *Tenth Congress of the World Confederation for Physical Therapy*; 1987; Sydney.

［66］Merican AM, Amis AA. Iliotibial band tension affects patellofemoral and tibiofemoral kinematics. *J Biomech*. 2009; 42: 1539-1546.

［67］Micheli LJ, Slater JA, Woods E, et al. Patella alta and the adolescent growth spurt. *Clin Orthop Relat Res*. 1986; 213: 159-162.

［68］Mizuno Y, Kumagai M, Mattessich SM, et al. Q-angle influences tibiofemoral and patellofemoral kinematics. *J Orthop Res*. 2001; 19: 834-840.

[69] Mow VC, Lai WM, Eisenfeld J, et al. Some surface charac-teristics of articular cartilage. II. On the stability of articular surface and a possible biomechanical factor in etiology of chondrodegeneration. *J Biomech*. 1974; 7: 457−468.

[70] Nadler SF, DePrince ML, Hauesien N, et al. Portable dynamometer anchoring station for measuring strength of the hip extensors and abductors. *Arch Phys Med Rehabil*. 2000; 81: 1072−1076.

[71] Nakagawa TH, Muniz TB, Baldon Rde M, et al. The effect of additional strengthening of hip abductor and lateral rotator muscles in patellofemoral pain syndrome: a random-ized controlled pilot study. *Clin Rehabil*. 2008; 22: 1051−1060.

[72] Ng GY, Cheng JM. The effects of patellar taping on pain and neuromuscular performance in subjects with patellofemoral pain syndrome. *Clin Rehabil*. 2002; 16: 821−827.

[73] On AY, Uludag B, Taskiran E, et al. Differential corticomotor control of a muscle adjacent to a painful joint. *Neurorehabil Neural Repair*. 2004; 18: 127−133.

[74] Owings TM, Grabiner MD. Motor control of the vastus medialis oblique and vastus lateralis muscles is disrupted during eccentric contractions in subjects with patellofemoral pain. *Am J Sports Med*. 2002; 30: 483−487.

[75] Pfeiffer RP, DeBeliso M, Shea KG, et al. Kinematic MRI assessment of McConnell taping before and after exercise. *Am J Sports Med*. 2004; 32: 621−628.

[76] Powers CM, Landel R, Perry J. Timing and intensity of vastus muscle activity during functional activities in subjects with and without patellofemoral pain. *Phys Ther*. 1996; 76: 946−955; discussion 956−967.

[77] Powers CM, Landel R, Sosnick T, et al. The effects of patellar taping on stride characteristics and joint motion in subjects with patellofemoral pain. *J Orthop Sports Phys Ther*. 1997; 26: 286−291.

[78] Powers CM, Mortenson S, Nishimoto D, et al. Criterion-related validity of a clinical measurement to determine the medial/lateral component of patellar orientation. *J Orthop Sports Phys Ther*. 1999; 29: 372−377.

[79] Prins MR, van der Wurff P. Females with patellofemoral pain syndrome have weak hip muscles: a systematic review. *Aust J Physiother*. 2009; 55: 9−15.

[80] Radin EL. A rational approach to the treatment of patellofemoral pain. *Clin Orthop Relat Res*. 1979; 144: 107−109.

[81] Roberts JM. The effect of taping on patellofemoral alignment a radiological pilot study. In: *Sixth Biennial Conference of the Manipulative Therapists Association of Australia*. 1989: 146−151.

[82] Root M, Orien W, Weed J. *Clinical Biomechanics*, vol. II. Los Angeles: Clinical Biomechanics Corp; 1977.

[83] Sale D, MacDougall D. Specificity in strength training: a review for the coach and athlete. *Can J Appl Sport Sci*. 1981; 6: 87−92.

[84] Salsich GB, Brechter JH, Farwell D, et al. The effects of patellar taping on knee kinetics, kinematics, and vastus lateralis muscle activity during stair ambulation in individuals with patellofemoral pain. *J Orthop Sports Phys Ther*. 2002; 32: 3−10.

[85] Scott DA, Bond EQ, Sisto SA, et al. The intra-and interrater reliability of hip muscle strength assessments using a hand-held versus a portable dynamometer anchoring station. *Arch Phys Med Rehabil*. 2004; 85: 598−603.

[86] Smith TO, Davies L, Donell ST. The reliability and validity of assessing medio-lateral patellar position: a systematic review. *Man Ther*. 2009; 14: 355−362.

[87] Smith TO, Hunt NJ, Donell ST. The reliability and validity of the Q-angle: a systematic review. *Knee Surg Sports Traumatol Arthrosc*. 2008; 16: 1068−1079.

[88] Somes S, Worrell TW, Corey B, et al. Effects of patellar taping on patellar position in the open and closed kinetic chain: a preliminary study. *J Sport Rehabil*. 1997; 6: 299−308.

[89] Souza DR, Gross MT. Comparison of vastus medialis obliquus: vastus lateralis muscle integrated electromyo-graphic ratios between healthy subjects and patients with patellofemoral pain. *Phys Ther*. 1991; 71(4): 310−316; discussion 317−320.

[90] Souza RB, Powers CM. Predictors of hip internal rotation during running: an evaluation of hip strength and femoral structure in

women with and without patellofemoral pain. *Am J Sports Med.* 2009; 37: 579-587.

[91] Spencer JD, Hayes KC, Alexander IJ. Knee joint effusion and quadriceps reflex inhibition in man. *Arch Phys Med Rehabil.* 1984; 65: 171-177.

[92] Stokes M, Young A. Investigations of quadriceps inhibition: implications for clinical practice. *Physiotherapy.* 1984; 70: 425-428.

[93] Subotnick SI. The foot and its relationship to gait: a series of articles and editorial comments. *J Orthop Sports Phys Ther.* 1980; 2: 48-54.

[94] Syme G, Rowe P, Martin D, et al. Disability in patients with chronic patellofemoral pain syndrome: a randomised controlled trial of VMO selective training versus general quadriceps strengthening. *Man Ther.* 2009; 14: 252-263.

[95] Tang SF, Chen CK, Hsu R, et al. Vastus medialis obliquus and vastus lateralis activity in open and closed kinetic chain exercises in patients with patellofemoral pain syndrome: an electromyographic study. *Arch Phys Med Rehabil.* 2001; 82: 1441-1445.

[96] Taylor DC, Dalton JD Jr, Seaber AV, et al. Viscoelastic properties of muscle-tendon units. The biomechanical effects of stretching. *Am J Sports Med.* 1990; 18: 300-309.

[97] Thijs Y, De Clercq D, Roosen P. Gait-related intrinsic risk factors for patellofemoral pain in novice recreational runners. *Br J Sports Med.* 2008; 42: 466-471.

[98] Townsend PR, Rose RM, Radin EL, et al. The biomechanics of the human patella and its implications for chon-dromalacia. *J Biomech.* 1977; 10: 403-407.

[99] Van Tiggelen D, Cowan S, Coorevits P, et al. Delayed vastus medialis obliquus to vastus lateralis onset timing contributes to the development of patellofemoral pain in previously healthy men: a prospective study. *Am J Sports Med.* 2009; 37: 1099-1105.

[100] Voight ML, Wieder DL. Comparative reflex response times of vastus medialis obliquus and vastus lateralis in normal subjects and subjects with extensor mechanism dysfunction. An electromyographic study. *Am J Sports Med.* 1991; 19: 131-137.

[101] Warden SJ, Hinman RS, Watson MA, et al. Patellar taping and bracing for the treatment of chronic knee pain: a systematic review and meta-analysis. *Arthritis Rheum.* 2008; 59: 73-83.

[102] Waryasz GR, McDermott AY. Patellofemoral pain syn-drome (PFPS): a systematic review of anatomy and potential risk factors. *Dyn Med.* 2008; 7: 9.

[103] Wilson NA, Press JM, Koh JL, et al. In vivo noninvasive evaluation of abnormal patellar tracking during squatting in patients with patellofemoral pain. *J Bone Joint Surg Am.* 2009; 91: 558-566.

[104] Wilson NA, Press JM, Zhang LQ. In vivo strain of the medial versus lateral quadriceps tendon in patellofemoral pain syndrome. *J Appl Physiol.* 2009; 107: 422-428.

[105] Witvrouw E, Sneyers C, Lysens R, et al. Reflex response times of vastus medialis oblique and vastus lateralis in normal subjects and in subjects with patellofemoral pain syn-drome. *J Orthop Sports Phys Ther.* 1996; 24: 160-165.

[106] Yang JF, Winter DA. Electromyography reliability in maximal and submaximal isometric contractions. *Arch Phys Med Rehabil.* 1983; 64: 417-420.

[107] Yip SL, Ng GY. Biofeedback supplementation to physio-therapy exercise programme for rehabilitation of patell-ofemoral pain syndrome: a randomized controlled pilot study. *Clin Rehabil.* 2006; 20: 1050-1057.

骨骼未对齐和膝前疼痛：基本理论、诊断和治疗 14

罗伯特·A.泰奇,罗杰·托尔加-斯帕克

14.1 引言

任何相较于骨骼最佳力线的改变都可能增加作用于髌股关节的矢量力,导致韧带功能减退,继发髌骨半脱位或软骨损伤,例如软骨软化、关节病变中的情形,或韧带和软骨功能同时减退等(图14-1)。这些异常矢量力或其后果可能导致膝前疼痛。

骨架的几何或结构缺陷导致的力学缺陷使异常应力分布到肢体未对齐的韧带和关节上。单个创伤事件以及反复的

或轻微的创伤慢性超负荷可能导致韧带过载和韧带功能减退(功能不全)。骨骼不对位可能通过在髌股关节上增加机械杠杆作用,这种杠杆作用可能超过关节软骨的负荷能力,从而导致髌骨软化症并继发骨关节炎。髌骨接触面积的减少(例如小髌骨、高髌骨或半脱位),也可能增加单位面积负荷,超过了关节软骨的负荷能力,导致软骨功能减退(骨关节炎)。

与骨骼不对位相关的膝前疼痛可能是由关节囊、韧带、滑膜或软骨下骨上异常的张力或压迫造成的。

14.2 骨骼不对位和髌股关节病理的联系

下肢的骨骼对位异常与各种髌股关节综合征以及生物力学异常有关。由于许多参考文献仅分析了其中一个方面,我们对这些关联的理解持续深入。

有研究显示,在额状面,骨骼不对位可以影响髌股关节关节炎的进展[4,12]。内翻畸形增加了内侧髌股关节骨关节病进展的可能性,而外翻畸形增加了外侧髌股关节骨关节病进展的可能性。藤川(Fujikawa)[13]在对尸体研究中发现内翻

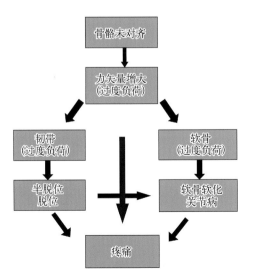

图14-1 膝前疼痛的发病机制

截骨术使内翻位对位程度增加后,髌骨和股骨接触区域产生明显改变。

勒拉特(Lerat)等[29]指出,股骨内侧扭转增加与髌骨软骨病以及髌骨不稳定性之间存在统计学上的显著相关性。詹森(Janssen)[22]还发现髌骨脱位最常伴随股骨向内扭转增加,并推测这种向内扭转是导致滑车和髌骨发育不良的原因。塔凯(Takai)等[41]测量了髌股关节内侧和外侧单侧关节骨关节病患者的股骨和胫骨扭转,并指出髌股关节骨性关节炎与股骨扭转角度增加的相关性(23° vs. 9° 对照组)是统计学差异最显著的观察结果,并指出股骨过度扭转是髌股关节磨损的原因之一。

特纳(Turner)[43]研究了胫骨扭转与膝关节疾病病理的关系,并观察到髌股关节不稳的患者胫骨向外扭转角度大于正常状况的角度(25° vs. 19°)。埃克霍夫(Eckhoff)等[11]发现,膝前疼痛患者膝关节伸直时胫骨比正常对照组多外旋6°,这被称为膝关节侧转。目前还不清楚,这代表着骨骼异常扭转,或是代表由于膝关节软组织松弛或异常肌肉拉力引起胫骨相对于股骨的异常旋转。

以上研究及其他许多研究清楚地表明了下肢骨骼排列异常在髌股关节各种疾病发病机制中的重要性。

14.2.1　Q角和骨骼未对齐

Q角被认为是髌股关节病变的主要来源,但必须强调的是,Q角是正常且必要的解剖学结构,负责平衡胫骨股骨间力的传递。维德(Hvid)等[19]证实了Q角测量与髋内旋增加之间的显著关系,从而为证明髌股关节扭转性错位综合征的存在提供

了证据支持。英索尔[20]将Q角增加叫做"髌骨未对齐",并指出它通常与股骨前倾和胫骨向外扭转增加有关。因此膝关节的运动大约在一个轴上,与髋关节和踝关节轴相比,该轴向内侧旋转产生髌骨"倾斜"。这种类型的膝关节易患软骨软化症(临床上"膝关节前内侧有弥漫性酸痛")。但应该注意的是,在83例膝关节中仅有40例(48%)存在Q角增加,并因软骨软化行外科复位。因此,问题不在于Q角的值,而是Q角围绕下肢的冠状面旋转。

最后,或许应当提及的是格林(Greene)等人[15]的研究表明Q角测量的可靠性很差。

14.3　定义:髌股对位

术语"对位"有两种常见使用情境:(a)髌骨在股骨上的错位,以及(b)膝关节错位,并对髌股关节力学产生影响。虽然考虑髌骨在滑车中的位置(即半脱位)改变更为常见,但这一观点避开了更值得考虑的一点,即相对于身体重心,膝关节的空间位置在髌股关节受力时具有什么样的作用。髌骨轨迹是膝关节屈伸期间髌骨相对于股骨位置的变化,虽然这一点很重要,但临床上没有有效的轨迹测量系统,并且髌股关节的负荷可能与髌骨轨迹相关度极低。

我们必须在所有3个平面上观察髌骨与股骨的关系(髌骨错位)(表14-1)。在冠状面上,可以测量Q角和髌骨旋转。在矢状面上,可以测量髌骨弯曲和高度;在水平面上,可以测量髌骨倾斜或移位。Lauren[25]指出,移位和轻微倾斜都可能

表14-1 髌骨未对齐的分类

额状面		矢状面		水平面	
内旋	外旋	屈曲	伸展	内倾	外倾
大Q角	小Q角	高位	低位	内移	外移

是外侧小关节面软骨减少的表现。

只考虑髌骨在股骨滑车上的位置是常见的错误做法。对位指的是下肢所有骨骼的位置关系,最好将其视为髌股关节与身体的关系。机械对位是从骶骨(重心)到脚(地面)整个下肢骨骼结构的总和。髌股关节相对于负重线的位置和方向决定了穿过髌股关节的力的方向和大小。髌股关节与身体的关系必须在所有3个平面上定义(表14-2)。在额状面,可以测量内翻或外翻和髌骨高度;在矢状面上,可以测量髌骨高度、膝关节轴线到髌骨的距离、滑车的深度和胫骨结节的高度;在水平面上,可以测量髋臼、股骨、胫骨和足的扭转、膝关节的侧转、胫骨结节相对于滑车凹槽的位置、凹槽的深度以及"髌股对位"。

14.4 骨骼对位的诊断

错位是指相对于正常解剖结构的变异,正常的解剖结构指的是生物力学最佳的结构。为了检出和了解下肢的错位,重要的是基于一般人群的平均值建立骨骼对位正常的范围和参数。

14.4.1 额状面对位

使用包含髋关节、膝关节和踝关节长时间的AP射线照片能最好地确定正面对位。为了确定机械轴,从股骨头中心到踝关节中心绘制一条线(图14-2)。典型的正常对位定义为机械轴仅从膝关节内侧到中心之间通过[33]。外翻对位是指机械轴通过膝关节中心的外侧,而内翻对齐是指机械轴穿过膝关节中心的内侧。

两个常用的测量角度分别为机械胫骨股骨角(股骨头中心至膝关节中心所在直线与膝关节中心至距骨中心所在直线的夹角)和解剖学胫骨股骨角(股骨干中线与胫骨干中线的夹角)。机械胫骨股骨角是股骨的机械轴与胫骨之间的角度。正常是$1.2° \pm 2°$(即肢体机械轴仅落在膝关节中心的内侧)[5,6,18,33]。解剖学胫骨股骨角是股骨干和胫骨之间的角度,通常为$5.5° \pm 2°$。不同的研究者发现在这些角度上男性和女性之间没有差异[18,45,46]。

表14-2 骨骼不对齐的分类

额状面		矢状面			水平面	
	位置		位置			位置
内翻	股骨 胫骨 韧带	滑车凸起	股骨	膝内翻		股骨(向内扭转) 胫骨(向外扭转) 距下关节复合体(极度旋前)
外翻	股骨 胫骨 韧带	浅滑车 结节发育不全	股骨 胫骨	膝外翻 增加的TT-TG>20 mm 减少的TT-TG		股骨(向外扭转) 胫骨(向内扭转) 距下关节复合体

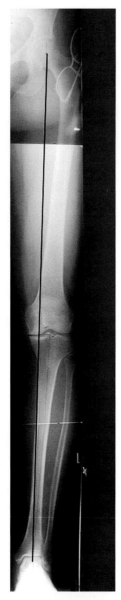

图14-2 完整下肢的站立位平面，附提示内翻的机械轴

14.4.2 转动（水平或横向）平面对位

使用轴向计算机断层摄影术可以精确地确定转动平面是否对位。常见的测量指标有股骨的扭转，胫骨的扭转，股骨

远端和胫骨近端的侧转或关联，以及股骨和胫骨结节之间的关联（TT-TG）。

14.4.2.1 骨扭转

股骨扭转定义为股骨颈轴线与股骨远端之间形成的角度，以度数为单位测量。为了通过CT扫描评估股骨扭转，我们创建了一条从股骨头中心点到股骨颈底部中心点的线。通过将股骨干的中心定位在骨干变圆的股骨颈基底部水平，第二个点更易选取。基于经典的桌面法，髁轴被定义为股骨髁最靠后两个部分之间的连线。或者也可以使用两上髁的连线，再测量这两条切线相交形成的角度（图14-3）。

为了评估胫骨扭转，在胫骨平台的中心划出一条线。由于这条线不容易定位，一些学者使用由胫骨平台的骨皮质后缘形成的切线。还可以选择股骨上髁轴，因为它更容易定位，由于它是膝关节轴与踝关节轴的这一值得注意关联，它看起来是

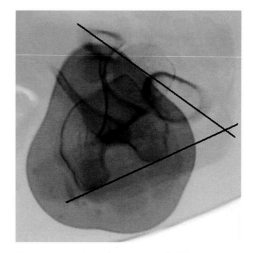

图14-3 股骨近端和股骨远端叠加可以看到股骨扭转

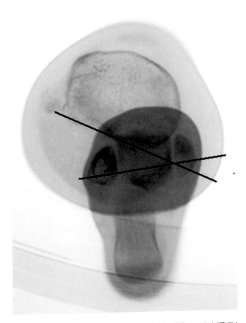

图14-4　胫骨近端和胫骨远端叠加可以看到的胫骨扭转

有效的。接下来，建立连接内踝中心点和外踝中心点的连线，测量由这两条线的交点形成的角度以确定胫骨扭转（图14-4）。

斯特雷克（Strecker）等[39,40]报道了使用CT扫描对正常人进行扭转测定的规模最大的研究。作者测量了505例股骨和504例胫骨的扭转，发现股骨前倾角为24.1°±17.4°，胫骨向外扭转角度为34.85°±17.4°，研究结果未见扭转角度与性别的相关性。Yoshioka[44]直接对股骨和胫骨进行了骨骼测量，发现股骨前倾角相较于远端股骨髁的切线进行测量时平均为13°，相较于上髁轴进行测量为7°（SD 8°），他的数据（作者将其列成表格）与过往文献的报道相一致，男性和女性之间没有显著差异。相反，胫骨向外扭转平均角度为24°，男性和女性分别为21°（SD 5°）与27°（SD 11°），存在显著差异。

此外，我们甚至在男性与女性的足外旋（−5°vs11°）中注意到更大的差异。这反映了距下关节位置的升高，尽管他们的研究结果中没有提到这一点。这些性别差异可以解释女性髌股关节病发病率较高以及女性运动员ACL撕裂发生率较高的原因。虽然这个假设值得关注，但他的发现还没有得到其他作者的证实[34,35]。

14.4.2.2　TT-TG（胫骨结节—滑车槽）

胫骨结节的位置与滑车槽的关系将决定通过股四头肌收缩作用于髌骨的侧向力。评估和量化该关系可以通过测量TT-TG来实现，TT-TG以毫米为单位，表示双髁轴两条垂线间的距离。一条垂线穿过胫骨结节的中心，另一条垂线穿过滑车槽的中心。通过叠加两个CT扫描截面进行测量，一个截面位于滑车槽的近端1/3处，另一个截面位于胫骨结节的上部（图14-5）。正常的TT-TG距离小于20 mm。

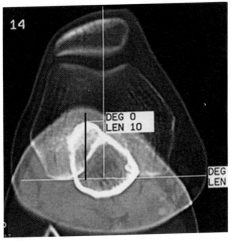

图14.5　CT扫描显示TT-TG的距离测量。胫骨结节水平的股骨远端和胫骨叠加可以看到胫骨结节—滑车槽。还要注意滑车形状、髌骨移位、髌骨倾斜、髌骨和滑车软骨下骨硬化

14.4.3 矢状面对齐

在矢状面上,要评估的骨性因素包括滑车、胫骨结节、髌骨高度、弯曲度和滑车弯曲半径的长度。

股骨滑车发育不良是一种滑车槽的形状和深度异常,主要发生在头部,与髌骨不稳定和膝前疼痛有关。布拉特斯伦(Brattström)[2]在1964年对出现髌骨复发性脱位的滑车进行几何学研究,并得出结论:浅股骨槽(即股骨发育不良)是最常见的原因。滑车发育不良可用膝关节的完全侧位常规X线片诊断(图14-6)[16,31]。

德茹尔(Dejour)提出在侧位X线片上诊断滑车发育不良的3个标志:交叉征,滑车隆起或突出,以及滑车的深度。交叉征指滑车底部的切线(随着向近端移动)穿过了股骨外侧踝的边缘。德茹尔的第二个标准指滑车基底的近端延伸到股骨前皮质的前方。大于3 mm的隆起物或突出物被认为是一种滑车发育不良,这可能是奥特布里奇(Outerbridge)描述的隆起线的变异。德茹尔的第三个标准是在近端滑车的某一点测量股骨髁下到滑车基底的实际距离,对照组为7.8 mm,髌骨不稳定患者为2.3 mm。

侧位X线片上观察胫骨结节形状的效果最好,或可识别出发育不全的胫骨结节。胫骨结节的突出将改变髌骨屈曲的角度,从而改变压力与接触面(尚未量化)。据推测这种变化可造成软骨软化与疼痛。

14.5 髌股关节的旋转错位和接触压力

股骨或胫骨的固定旋转已被证明对髌股关节接触区域和压力具有显著影响。李(Lee)等[26-28]研究了尸体模型中下肢旋转畸形对髌股关节接触压力的影响。他们模拟了股骨各种类型的旋转畸形,使尸体膝盖围绕代表股骨远端1/3的轴向内和向外旋转。他们发现,在尸体膝关节模型中,股骨内外旋30°时,在髌骨的对侧小关节面上产生了明显更大的接触压力峰值。股骨的外旋畸形与髌骨内侧面上的较大接触力峰值相关,而内旋畸形与髌骨外侧面上较高的接触压力峰值相关。

基约夫斯基(Kijowski)等人在我们机构进行的一项关于股骨头和足部标本

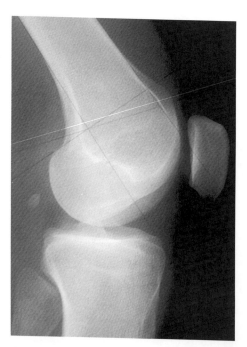

图14-6 完全侧视图显示了滑车发育不良。滑车线穿过股骨髁的边缘(交叉征),并且存在滑车隆起或突出物

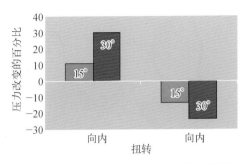

图14-7 股骨旋转截骨术的小关节外侧压力变化

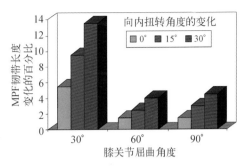

图14-8 内侧髌股韧带长度随股骨扭转增加的变化

的研究证实了李的观察结果（图14-7）。当股骨远端绕截骨内旋时，股骨前倾增加，髌股关节外侧的接触压力增加，关节内侧的接触压力降低。当外旋截骨术减少股骨头扭转时，内侧的接触压力增加，髌股关节外侧的接触压力降低。

14.6 旋转错位和内侧髌股韧带应变

我们研究还发现股骨内旋30°截骨导致髌股内侧韧带所有区域的应变显著增加（图14-8）。这项研究的结果表明，股骨扭转（前倾—后倾）的变化导致沿髌股关节应变和内侧髌股韧带中的力传递模式发生改变。股骨内旋的个体在股四头肌活动期间内侧髌股韧带应变的增加可能首先导致膝关节内侧的疼痛。内侧髌股韧带可能由于这种应变增加而损伤，导致髌股关节的不稳定。

海菲（Hefzy）等[17]使用尸体模型研究了胫骨旋转对髌股关节压力和接触面积的影响，作者发现胫骨内旋增加了内侧髌股韧带接触面积，而胫骨外旋增加了所有屈曲角度的外侧髌股关

接触面积。李等[27,28]证实了他们的研究结果，并确定了胫骨旋转不同状态下髌周韧带的应变。随着膝关节屈曲程度的增加，一旦髌骨进入滑车，髌骨韧带的功能就会很小，并且受到胫骨旋转的影响也会变小。

14.7 旋转错位对髌股关节空间位置的影响

正常情况下的肢体对位会影响最小应力下的最高步态效率。任何平面中肢体对位的任何偏差也可以造成与膝关节扭转相同的条件，包括股骨前倾或后倾、胫骨过度的向内或向外扭转、膝外翻或内翻、过度旋前、跟腱挛缩等。

膝关节远离肢体机械轴（向内或向外）的扭转将改变髌股关节压力的方向和大小，并且还会向髌骨添加侧向矢量。这种侧向矢量由软组织（内侧和外侧髌股韧带）以及滑车的深度和形状抵抗。滑车发育不良越严重，韧带应力越高；滑车越偏向正常，滑车应力越高。

足部前进角（foot progression angle, FPA）通常定义为足部长轴与身体前进方

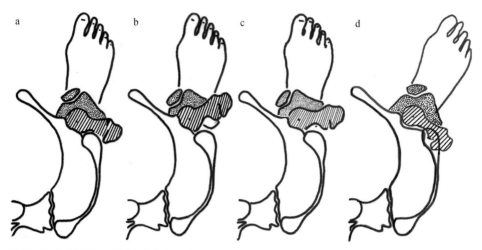

图14-9 （a）图显示了过度前倾（20°）的股骨。足向前，膝关节指向内侧。（b）图显示胫骨过度向外扭转（20°）。足向前，膝关节指向内侧，但臀部也过度内旋。（c）足向前，胫骨过度向外扭转（20°），股骨过度前倾（20°）。膝关节指向内侧是股骨前倾角度增加与胫骨过度向外-扭转两种运动的叠加效应。这个位置的臀部获得了外展的扭转应力。（d）胫骨过度向外扭转同时伴有过度的股骨前倾（20°）。膝关节指向在前方，足指向外侧，髋关节处于外展无力的位置

向之间的角度，变化范围为10°～20°[30]。已有研究表明，在先天性或获得性（骨折后）下肢骨骼扭转畸形中FPA仍然近似正常[21,36,42]，有假说认为髋部肌肉组织在步态中起到了适应这些畸形的作用。例如，在具有正常FPA的股骨内旋或胫骨外旋畸形的情况下，膝关节轴向内旋并且产生作用在髌骨上的侧向力矢量，增加了内侧髌股韧带的应变和外侧关节面的压力。相反的畸形会造成相反的情况（图14-9）。

14.8 治疗

治疗最好是要基于对上述诱发因素的精确诊断和分析（表14-3）。但是，我们仍然受限于无法量化所有诱发因素。在过去治疗膝前疼痛的经验中，我们已经努力尝试将一种诱发因素或一种原因看作膝前疼痛的发病机理。同样，不同的作者提出了不同手术方式，以一种标准化的模式对髌股关节疼痛进行治疗，结果导致髌股关节手术失败率高，口碑不佳。

髌股关节力学机制异常可能是许多不同类型骨骼排列异常并存的结果。肢体几何形状、长度、体重、肌肉力量共同影响产生力，这些力将通过关节传递。在分析发病机制时，确定因果关系很重要。如果发现原发性异常，则应该采取治疗措施纠正这种异常。如果尚未确定这种因果关系，任何软组织或关节内手术都注定会失败。在绝大多数情况下诱发因素不只一个。詹姆斯（James）[38]在1978年描述了一种"令人痛苦的排列异常综合征"，即股骨前倾、髌骨倾斜、膝内翻、高位髌骨、Q角增大、胫骨外旋、胫骨内翻和代偿性足外翻的组合。在这种情况下，单个常见的外科手术，如外侧松

表14-3　与髌股关节病变相关的骨骼未对齐的矫正

畸　形	手　术
额状面	
膝外翻	股骨截骨术（髁上）
膝内翻	胫骨截骨术（结节下）
矢状面	
滑车突出	滑车成形术
浅滑车	外侧髁截骨术
高位髌骨	远端结节转移
结节发育不全	Maquet截骨术（保持正常的Q角）
水平面	
股骨前倾增加（>25°）	近端股骨外旋截骨术（转子间）
胫骨向外扭转（>40°）	近端胫骨内旋截骨术（结节下）
AG－TG增加（>20 mm）	胫骨结节内移
TT－TG减少	胫骨结节外移
综合畸形	
股骨外翻＋前倾	股骨远端内翻外旋截骨术
股骨内翻＋前倾	股骨远端外翻外旋截骨术
胫骨扭转＋TT－TG增加	胫骨近端截骨（结节上）
股骨前倾＋胫骨扭转（"令人痛苦的不对位"）	股骨近端外旋截骨术＋胫骨近端内旋截骨术

解或胫骨结节转移不太可能治愈膝前疼痛。必须尝试检测所有的骨骼和软组织异常因素，但是当存在多个诱发因素时，每个因素的相对贡献尚不可量化。当仅有一个因素、被认作致病因素，该因素在条件允许的情况下会被纠正。对于有多种异常（即股骨前倾、胫骨扭转、膝外翻和髌骨半脱位）的病例，我们的方法是纠正最不正常的畸形或纠正我们认为对症状影响最大的因素。当骨骼几何形状异

常时，多平面截骨术很有用。

重要的是要认识到，在机械过载的情况下，最谨慎的治疗方法应该是通过限制或调整活动、减重、灵活性和力量训练来减少负荷。在某些情况下，进行股骨或胫骨截骨术治疗膝前疼痛似乎过于激进。但必须要理解的是，髌股关节疼痛通常是骨骼复杂的几何异常的表现。我们已经看到矫正性股骨截骨术后患者不仅疼痛得到改善，而且还改善了步态模式，补偿性足外翻和拇囊炎以及大腿和小腿肌肉紧张也消失了，甚至还改善了姿势减轻了腰部疼痛（图14-10）。

通过与矫正畸形后的改善侧相比，原本无症状侧的膝关节出现症状的情况并不少见。一些患者在髌骨周围进行了5～6次不成功的手术后来到我们这里，这些表现为严重的髌骨不稳定和软骨病的患者通常具有潜在的骨骼排列不齐。在这种情况下，我们很清楚，在疾病进展的早期进行的成功的矫正截骨术不会过于激进。在某些情况下，对于存在两块骨骼畸形的病例，我们选择首先对改变更严重的骨骼进行操作并等待病情改善，而不是在同一手术中纠正两块骨骼。部分患者在第一次手术恢复后症状得到一些改善并要求纠正第二种骨骼异常，其他患者觉得一次手术获得的改善足以推迟其他手术，这两种情况不罕见。正如布拉特斯伦[2]在1964年所说的那样："……截骨术是一项大手术。"

14.8.1　截骨水平

随着胫骨的过度向外扭转和足部以正常的足行进角移动，髌骨在滑车槽中

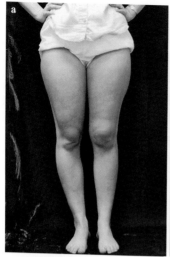

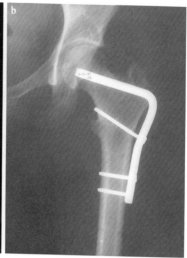

图14-10 （a）图片显示了股骨过度前倾的患者。左侧进行了近端股骨转子间股骨去旋转截骨术，右下肢没有手术。观察右侧和左侧肢体对其之间的差异。右侧髌骨指向内侧，小腿肌肉更加突出，表现出假内翻外观，并且足更加外翻。（b）股骨近端去旋转截骨术后的X线片

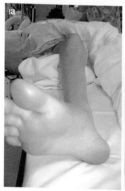

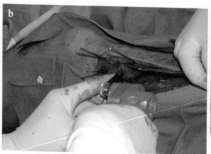

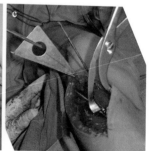

图14-11 （a）胫骨过度向外扭转（55°）和TT-TG正常的患者，当髌骨指向前方时，足部指向外侧。（b）在胫骨结节下方进行胫骨近端内旋切骨术。（c）克氏针显示30°校正。接骨板固定

被拉向外侧，从而增加位移或半脱位应力和外侧关节压缩力，而胫骨的向内扭转使髌骨在股骨沟内发生内移。如果TT-TG角度正常，则应在胫骨结节下方进行去旋转截骨术（图14-11）。

胫骨结节上方的截骨术将改变这种正常关系，导致正常外侧矢量减小，随后内侧间隔室过载，并向胫骨股骨关节增加外旋矢量。克尔曼（Kelman）[23]发现，TT-TG正常的膝关节胫骨结节的向内移位并没有

像将胫骨外旋那样拉动髌骨内旋。

对于股骨，我们的目标是创建正常的骨骼几何体。随着股骨过度前倾，我们更喜欢在股骨粗隆间进行旋转截骨术，以减少截骨术位于滑车上时必然出现的股四头肌方向的突然改变。如果需要矫正两个平面，恢复正常的胫股角，通常需要在股骨远端进行截骨术（图14-12），在股骨近端、中端或远端接受旋转截骨术的患者中，我们没有发现任何差异。

图14-12 （a）有疼痛和不稳定病史的28岁女性的术前轴向视图显示髌股关节外侧塌陷。患者有外翻并且股前倾角增加（43°）。（b）AP远端股骨内翻和外旋截骨术后的X线片。（c）术后5年轴向视图显示外侧髌股间隙扩大

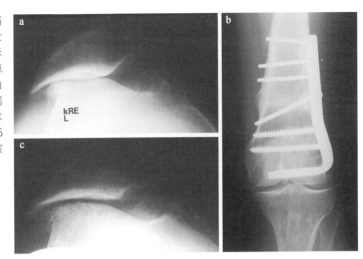

14.8.2 临床经验

库克（Cooke）等[7]对7名患者的9个膝关节进行了手术，这些患者患有膝关节内翻，髌股关节有症状。作者发现这些患者的胫骨异常内翻合并向外扭转。所做的手术是去旋转外翻Maquet截骨术，伴有外侧松解。在3年的随访期中，所有病例评估的结果都非常好。

梅斯特尔（Meister）和詹姆斯[32]报告了7名患者的8例患病膝关节，这些患者的下肢严重旋转错位，导致使人虚弱的膝前疼痛。旋转畸形包括股骨轻度前倾，严重的胫骨向外扭转，以及轻度胫骨内翻和扁平足。内旋胫骨截骨术在胫骨结节近端进行，平均矫正度数为19.7°。在平均10年的随访中，除1名患者外，其余所有患者均获得主观良好或优异的结果，而功能上所有患者均获得良好或优异的结果。

塞尔韦尔（Server）等[37]对25例继发于胫骨向外扭转的髌股关节半脱位患者进行了35例胫骨旋转截骨术。随访

4.3年后，88.5%的患者的结果均为良好或优秀，但有两人对手术不满意。

德尔加多（Delgado）等[10]对9名患者进行了手术治疗，共13例患肢有与扭转错位相关的髌股关节病变。所选择的手术为股骨外旋截骨术，胫骨内旋截骨术或同时做两种术式。没有选择可改变髌骨轨迹的软组织附加手术。平均随访时间为2.6年，所有患者的步态模式、肢体外观都有所改善，膝关节疼痛明显减轻。

在最近的一份出版物中，布鲁斯（Bruce）和史蒂文斯（Stevens）[3]回顾了14例患者共27例患肢的令人痛苦的不协调综合征的矫正结果。患者出现明显与股骨前倾和胫骨外旋增加相关的髌股关节疼痛。所有病例均行同侧股骨外旋截骨术和胫骨内旋切骨术。平均随访5.2年，所有患者均表示对手术和结果完全满意。

14.9 结论

• 骨骼结构决定了作用于髌骨的矢

量力将被引导到何处。

● 异常的骨骼对位可能会增加作用于髌骨韧带和关节面的位移力，导致继发不稳定的韧带功能减退或软骨过载，从而继发关节病变。

● 治疗取决于主要病理因素，对于大的位移力，最好的治疗方法可能是长骨截骨术。

● 如果骨骼错位导致的异常力线未被识别或未得到解决，则旨在修复软组织的手术通常会失败。

● 髌股关节的截骨术可能与内翻膝关节病的HTO一样合理。

参考文献

[1] Bernageau J, Goutallier D. La mesure de la distance TA-GT. In: *Le scanner ostéo-articulation*. Le genou, Paris, Vigot; 1991: 132-144.

[2] Brattström H. Shape of the intercondylar groove normally and in recurrent dislocation of patella. A clinical and x-ray anatomical investigation. *Acta Orthop Scand*. 1964; 68(suppl 68): 1-148.

[3] Bruce WD, Stevens PM. Surgical correction of miserable malalignment syndrome. *J Pediatr Orthop*. 2004; 24: 392-396.

[4] Cahue S, Dunlop D, Hayes K, et al. Varus-valgus alignment in the progression of patellofemoral osteoarthritis. *Arthritis Rheum*. 2004; 50: 2184-2190.

[5] Chao EY, Neluheni EV, Hsu RW, et al. Biomechanics of malalignment. *Orthop Clin North Am*. 1994; 25: 379-386.

[6] Cooke TD, Li J, Scudamore RA. Radiographic assessment of bony contributions to knee deformity. *Orthop Clin North Am*. 1994; 25: 387-393.

[7] Cooke TD, Price N, Fisher B, et al. The inwardly pointing knee. An unrecognized problem of external rotational mala-lignment. *Clin Orthop Relat Res*. 1990; 260: 56-60.

[8] Dejour H, Walch G, Neyret P, et al. La

dysplasie de la trochlee femorale. *Rev Chir Orthop Reparatrice Appar Mot*. 1990; 76: 45-54.

[9] Dejour H, Walch G, Nove-Josserand L, et al. Factors of patellar instability: an anatomic radiographic study. *Knee Surg Sports Traumatol Arthrosc*. 1994; 2: 19-26.

[10] Delgado ED, Schoenecker PL, Rich MM, et al. Treatment of severe torsional malalignment syndrome. *J Pediatr Orthop*. 1996; 16: 484-488.

[11] Eckhoff DG, Brown AW, Kilcoyne RF, et al. Knee version associated with anterior knee pain. *Clin Orthop Relat Res*. 1997; 339: 152-155.

[12] Elahi S, Cahue S, Felson DT, et al. The association between varus-valgus alignment and patellofemoral osteoarthritis. *Arthritis Rheum*. 2000; 43: 1874-1880.

[13] Fujikawa K, Seedhom BB, Wright V. Biomechanics of the patello-femoral joint. Part II: a study of the effect of simulated femoro-tibial varus deformity on the congruity of the patello-femoral compartment and movement of the patella. *Eng Med*. 1983; 12: 13-21.

[14] Goutallier D, Bernageau J, Lecudonnec B. Mesure de l'écart tubérosité tibiale antérieure-gorge de la trochlée (T. A. -G. T.). *Rev Chir Orthop*. 1978; 64: 423-428.

[15] Greene CG, Edwards TB, Wade MR, et al. Reliability of the quadriceps angle measurement. *Am J Knee Surg*. 2001; 14: 97-103.

[16] Grelsamer RP, Tedder JL. The lateral trochlear sign: femoral trochlear dysplasia as seen on a lateral view roentgenograph. *Clin Orthop Relat Res*. 1992; 281: 159-162.

[17] Hefzy MS, Jackson WT, Saddemi SR, et al. Effects of tibial rotations on patellar tracking and patello-femoral contact areas. *J Biomed Eng*. 1992; 14: 329-343.

[18] Hsu RW, Himeno S, Coventry MB, et al. Normal axial alignment of the lower extremity and load-bearing distribution at the knee. *Clin Orthop Relat Res*. 1990; 255: 215-227.

[19] Hvid I, Andersen LI, Schmidt H. Chondromalacia patellae. The relation to abnormal patellofemoral joint mechanics. *Acta Orthop Scand*. 1981; 52: 661-666.

［20］ Insall J, Falvo KA, Wise DW. Chondromalacia patellae. A prospective study. *J Bone Joint Surg Am.* 1976; 58: 1-8.

［21］ Jaarsma RL, Ongkiehong BF, Gruneberg C, et al. Compensation for rotational malalignment after intramedullary nailing for femoral shaft fractures. An analysis by plantar pressure mea-surements during gait. *Injury.* 2004; 35: 1270-1278.

［22］ Janssen G. Increased medial torsion of the knee joint producing chondromalacia patella. In: Trickey E, Hertel P, eds. *Surgery and Arthroscopy of the Knee, 2nd Congress.* Berlin: Springer-Verlag; 1986: 263-267.

［23］ Kelman GJ, Focht L, Krakauer JD, et al. A cadaveric study of patellofemoral kinematics using a biomechanical testing ring and gait laboratory motion analysis. *Orthop Trans.* 1989; 13: 248-249.

［24］ Kijowski R, Plagens D, Shaeh SJ, et al. The effects of rotational deformities of the femur on contact pressure and contact area in the patellofemoral joint and on strain in the medial patellofemoral ligament. Presented at: the annual meeting "Interational Patellofemoral Study Group"; 1999; Napa Valley, San Francisco.

［25］ Lauren CA, Dussault R, Levesque HP. The tangential x-ray Investigation of the patellofemoral joint: x-ray technique, diagnostic criteria and their interpretation. *Clin Orthop Relat Res.* 1979; 144: 16-26.

［26］ Lee TQ, Anzel SH, Bennett KA, et al. The influence of fixed rotational deformities of the femur on the patellofemoral contact pressures in human cadaver knees. *Clin Orthop Relat Res.* 1994; 302: 69-74.

［27］ Lee TQ, Morris G, Csintalan RP. The influence of tibial and femoral rotation on patellofemoral contact area and pressure. *J Orthop Sports Phys Ther.* 2003; 33: 686-693.

［28］ Lee TQ, Yang BY, Sandusky MD, et al. The effects of tibial rotation on the patellofemoral joint: assessment of the changes in in situ strain in the peripatellar retinaculum and the patellofemoral contact pressures and areas. *J Rehabil Res Dev.* 2001; 38: 463-469.

［29］ Lerat JL, Moyen B. Morphological types of the lower limbs in femoro-patellar disequilibrium. Analysis in 3 planes. *Acta Orthop Belg.* 1989; 55: 347-355.

［30］ Lösel S, Burgess-Milliron MJ, Micheli LJ, et al. A simplified technique for determining foot progression angle in children 4 to 16 years of age. *J Pediatr Orthop.* 1996; 16: 570-574.

［31］ Malghem J, Maldague B. Depth insufficiency of the proximal trochlear groove on lateral radiographs of the knee: relation to patellar dislocation. *Radiology.* 1989; 170: 507-510.

［32］ Meister K, James SL. Proximal tibial derotation osteotomy for anterior knee pain in the miserably malaligned extremity. *Am J Orthop.* 1995; 24: 149-155.

［33］ Moreland JR, Bassett LW, Hanker GJ. Radiographic analysis of the axial alignment of the lower extremity. *J Bone Joint Surg Am.* 1987; 69: 745-749.

［34］ Reikeras O, Hoiseth A. Torsion of the leg determined by computed tomography. *Acta Orthop Scand.* 1989; 60: 330-333.

［35］ Sayli U, Bolukbasi S, Atik OS, et al. Determination of tibial torsion by computed tomography. *J Foot Ankle Surg.* 1994; 33: 144-147.

［36］ Seber S, Hazer B, Kose N, et al. Rotational profile of the lower extremity and foot progression angle: computerized tomographic examination of 50 male adults. *Arch Orthop Trauma Surg.* 2000; 120: 255-258.

［37］ Server F, Miralles RC, Garcia E, et al. Medial rotational tibial osteotomy for patellar instability secondary to lateral tibial torsion. *Int Orthop.* 1996; 20: 153-158.

［38］ Sl J, Bates BT, Ostering LR. Injuries to runners. *Am J Sports Med.* 1978; 6: 40-50.

［39］ Strecker W, Franzreb M, Pfeiffer T, et al. Computerized tomography measurement of torsion angle of the lower extremities. *Unfallchirurg.* 1994; 97: 609.

［40］ Strecker W, Keppler P, Gebhard F, et al. Length and torsion of the lower limb. *J Bone Joint Surg Br.* 1997; 79: 1019-1023.

［41］ Takai S, Sakakida K, Yamashita F, et al. Rotational alignment of the lower limb in osteoarthritis of the knee. *Int Orthop.* 1985; 9: 209-215.

［42］ Tornetta P, Ritz G, Kantor A. Femoral torsion after inter-locked nailing of unstable femoral fractures. *J Trauma.* 1995; 38: 213-219.

[43] Turner MS. The association between tibial torsion and knee joint pathology. *Clin Orthop Relat Res*. 1994; 302: 47−51.

[44] Yoshioka Y, Cooke TDV. Femoral anteversion: assessment based on function axes. *J Orthop Res*. 1987; 5: 86−91.

[45] Yoshioka Y, Siu D, Cooke TDV. The anatomy and functional axes of the femur. *J Bone Joint Surg Am*. 1987; 69: 873−880.

[46] Yoshioka Y, Siu DW, Scudamore RA, et al. Tibial anatomy and functional axes. *J Orthop Res*. 1989; 7: 132−137.

髌骨肌腱病：疼痛来自哪里？ 15

吉尔·L.库克,卡里姆·M.汗

15.1 简介

本章主要解决以下问题：髌骨肌腱病的疼痛来自哪里？疼痛的生物化学来源将在帕特里克·丹尼尔森和亚历山大·斯科特的章节（第16章）中讨论。因此，本章将重点介绍肌腱和周围组织中潜在的炎症、力学和结构异常。

15.2 肌腱病变疼痛的炎症模型

尽管疼痛和炎症之间存在联系，但髌腱病的炎症学说仍受到质疑。早在1976年，罗马的贾思卡洛·普杜（Giancarlo Puddu）记录了临床上被称为"跟腱炎"的疾病的病理学病因是胶原蛋白的分离和碎裂，他称之为"肌腱病"[36]。从那时起，许多作者都证明细胞和基质的非炎症病理学改变是髌腱病的主要病变[23]。虽然经典炎症模型没有被认为在慢性髌腱病变中起到关键作用，但我们将在本章后面看到非经典炎症模型可能影响肌腱疼痛和病理变化。

一些人认为，肌腱可能会通过炎症状态转变为肌腱变性。毫无疑问，破裂或手术撕裂的肌腱会经历炎症阶段；然而，过度使用导致的肌腱病似乎遵循不同的病理途径。在过度使用导致的肌腱病变中检测"肌腱炎"这一重要过渡阶段的实验很难进行，并且动物实验并未得到炎症的关键证据[39]。

目前还没有髌腱病的动物模型，但是过度使用跖肌腱和跟腱导致肌腱病变的实验模型提供了受伤后不久肌腱组织的重要组织病理学标本。这帮助我们了解在胶原变性之前任何炎症过程的持续时间。

在大鼠跖肌腱病变模型中，在第1周和第2周对超负荷肌腱进行了检测。在这两个时间点，没有发现炎症的证据，但有肌腱反应的确凿证据，因为静止的成纤维细胞已转变为圆形的活跃细胞。类似地，在过度使用导致跟腱病的兔模型中，观察到胶原蛋白变化和新血管形成，以及靠近肌腱的脂肪组织中的一些炎性细胞[8]。动物模型中的这些变化与人过度使用导致的肌腱病变中的发现相同。

一些人体研究表明，在肌腱病变的急性和慢性阶段都存在少量炎性细胞[40]。人体组织中炎症细胞的存在是可变的，并且取决于许多实验和个体因素。虽然在某些肌腱损伤后几天可能会有一段时间的炎症反应，但症状可能不存在，并且任何持续出现的症状必定来自非炎症机制。基于此,炎症不是肌腱病理和疼痛的持续性特征这一说法似乎是合理的。

尽管有这些证据,但非经典炎症模型可能与病理学以及可能的疼痛有关。这涉及神经源性炎症、生长因子、细胞因子和肥大细胞。此外,不能排除炎症在肌腱周围组织中的作用。

具有潜在炎症作用的细胞因子与肌腱的病理学改变有关。特别是TNFα与风湿病中的骨—肌腱病变直接相关[6];这些病症影响肌腱的区域与过度使用致病的病变区域相似。已知的其他生长因子如IGF-1[39],白细胞介素-1和白细胞介素-6[43]是细胞活性和基质结构的上游调节因子。

相比于正常肌腱,病理肌腱中存在更多的肥大细胞。除了释放组胺和肝素的作用外,它们可能调节细胞因子的表达。更有趣的是,肥大细胞的数量与疼痛的持续时间相关[40]。

神经源性炎症是指由神经肽如P物质、CGRP和谷氨酸引发的组织反应。已被证明在过度使用肌腱组织中存在这些物质,它们具有诱导细胞和基质变化的潜力[29]。通过脊髓连接介导并由神经肽驱动的肌腱结构变化是可能发生的,因为一个肌腱的过载会引起对侧肌腱的变化。神经肽在启动或维持肌腱病变中的确切作用尚未完全阐明。

这3种可能的肌腱炎症来源可能密切相关。肌腱中神经组件和组织肥大细胞之间的相近将允许肥大细胞—神经突"单元"刺激神经源性炎症[16]。P物质等神经递质可影响肥大细胞脱颗粒和分泌活动。当肥大细胞释放一组可以影响血管组分和成纤维细胞的生物活性分子时,神经活动可以通过反馈机制扩增,从理论上讲,肥大细胞中含有的介质如细胞因子和生长因子可能会影响许多潜在的产生疼痛的因素,如细胞水肿和炎症细胞的趋化性。尽管没有在肌腱中发现,但是在各种其他身体组织中已经观察到这种类型的"神经源性炎症"。这是一种"内源性炎症系统",与通常由与炎症相关的血源性细胞组成的"外源性炎症系统"形成鲜明对比[16]。对该模型的一种批评是,肥大细胞在肌腱组织中并不广泛而持续地存在。然而,该模型可能适用于肌腱旁组织,它可以解释肌腱变性中新血管的形成。

任何一种潜在的炎症机制都能解释皮质类固醇激素注射的积极临床效果吗?临床经验和随机研究[17,44]都表明这些药物至少可以短期缓解疼痛。

皮质类固醇激素有几种可能的作用机制。根据下一章回顾的生化模型,皮质类固醇抑制细胞增殖和活动的能力可能反过来抑制疼痛。这可能与化学试剂(例如皮质类固醇)可能改变基质组成的学说有关。或者,用针刺对肌腱变性区域进行开窗术可以在退变的黏液组织中产生新的通道,使血流从通道流出,从而有益于炎症消退。这种机械性破坏可能将失败的内在愈合反应转化为治疗性的外在愈合反应[41]。

15.3 肌腱病变疼痛的力学和结构模型

部分髌腱疼痛的力学模型将疼痛归因于肌腱结构内的,特别是胶原纤维的损伤。其他力学原因有肌腱周围的结构引起的疼痛或肌腱组织本身受到撞击。在考虑力学模型之前，我们必须考虑疼痛和结构变化之间的关系。

15.3.1 肌腱疼痛症状与病理学改变的分离

在患有髌腱疼痛的患者中，超声测量的胶原尺寸异常与横断面研究[11,28]或纵向观察性研究中的疼痛表现不一致[24]。髌骨肌腱病变患者在MRI扫描[42]和超声扫描时也可能无异常[31]。这种情况发生在患者可能有非常小的形态异常或没有形态异常，但仍有明显症状的临床状况下。

在针对大量无症状运动员的研究中，超声检查显示的低回声区域（异常胶原蛋白）很常见，即使在没有跳跃膝既往史的受试者中也是如此[10,11,28]。无症状对照组的MRI发现了与胶原变性一致的异常信号，证实了这一点[42]。这些例子表明肌腱疼痛比胶原不连续更常见。

然而，疼痛症状和病理学改变之间不相关的最令人信服的证据来自坎努斯（Kannus）和约扎（Jozsa）的开创性论文，该论文报道有2/3的肌腱断裂，所有肌腱都有病理变化，但是不出现疼痛[20]。

15.3.2 胶原纤维破坏和髌骨肌腱疼痛

疼痛症状和病理改变之间不相关的证据使得胶原蛋白撕裂模型有些脆弱，这一模型中胶原纤维在完整时是无痛的而在被破坏时是疼痛的。虽然没有人会否认胶原蛋白的急性撕裂会导致疼痛（例如急性韧带撕裂），胶原蛋白受损的肌腱可以保持无痛。

胶原蛋白破坏不等于疼痛的一个清楚的例子来自对髌腱进行的两种类型的手术——ACL自体移植重建和疼痛跳跃膝的腱切断术。在自体移植ACL重建中，供体部位膝关节很少出现疼痛，但胶原蛋白被切除。显著的组织学异常会持续多年，但患者仍然没有疼痛症状[21,33]。

接受跳跃膝手术的运动员的临床观察结果也表明，胶原蛋白和疼痛没有紧密联系。从髌骨开放性腱切断术恢复的运动员有12个月的影像学异常，但这与疼痛相关性较差[22]。这项研究证实，即使是大量的胶原蛋白损伤也不会自动产生肌腱疼痛。

跳跃膝也可以通过髌腱后缘的关节镜清创术来治疗，外科医生首先清除贴壁脂肪垫以暴露肌腱的后部，然后移除肌腱炎症组织。然而，肌腱本身基本保持不受影响，术后超声检查仍然显示肌腱内明显的低回声区域（通常被认为是这种病症的特征性表现），但疼痛明显减少。

最后，纵向腱切断术用于治疗髌腱病变[46]。这会导致肌腱新的损伤，并且胶原蛋白被破坏。然而，该手术通常是治疗性的而不是有害的。这种现象无法通过肌腱病变的纯机械疼痛模型来解释。

15.3.3 引起髌腱痛的组织撞击

撞击是机械载荷的一种形式，并且对肌腱的正常拉伸载荷增加了压缩或剪切载荷。尽管拉伸负荷明显与肌腱病变有关，但人们越来越关注压缩负荷的作用，并且有证据表明压缩负荷的改变可以减轻疼痛[19]。无论负荷类型如何，病理反应似乎是相同的。

约翰松（Johnson）及其同事[18]提出，跳跃膝的疼痛和病变是由于膝关节屈曲时髌骨下极撞击髌腱而引起的。然而，动态磁共振研究显示症状性肌腱与没有疼痛和病变的肌腱之间的髌骨运动没有差异，这表明撞击不是致病因素[38]。

临床观察也不支持膝盖深屈（和撞击）导致跳跃者的膝盖疼痛这一说法。患有严重跳跃膝的运动员即使在膝盖完全伸展和无负荷时也会在肌肉收缩时产生疼痛，而当关节从撞击位置移开时，具有撞击综合征的患者通常会获得相当大的缓解。此外，当膝盖处于完全伸直状态时进行触诊时，跳跃膝的疼痛不会消失并且实际上可能会增加。

15.3.4 轻载肌腱或应力屏蔽

有学者提出了"应力屏蔽"理论[4,5]。应力屏蔽理论认为肌腱病变是一种与过度使用，使用不足并存的损伤，其中肌腱的浅表部分承受过大的拉伸负荷，而深部承受了同一负荷过小的部分。这一理论仍需进一步的研究。然而，例如肌腱负荷的性质等关键病因学问题需要尽快得到解答，因为这是进行充分治疗的根本所在。

15.3.5 肌腱疼痛的结构来源

腱周病变在具有大量腱周结构的肌腱中很常见，在具有未分化腱鞘的肌腱中很少报道。虽然看起来腱周病变在病理学上只是炎症，但也可以看到与非炎症反应相关的变化，如成纤维细胞和肌成纤维细胞的增加。可以说，腱周病变必然会影响肌腱，因为肌腱周围组织在结构上与肌腱和筋膜结构连续[14]。尽

管有证据表明这些筋膜可以诱导肌腱分化，并且在其他肌腱中具有导致病变的潜力，但在腱周病变中对肌腱的病理影响程度是未知的。

脂肪垫通常在膝关节过度伸展时夹在胫骨和股骨之间，尽管临床上认为它可以夹在髌骨和胫骨近端之间，如髌股关节相关文献所述[32]。这种情况与Hoffa综合征（即膝关节前部急性创伤的情形相似）。由于它富含血管和神经，并且与髌腱有潜在性相关，有可能引起髌腱病的疼痛[13,37]。

然而，运动员髌腱主体的手术治疗显示脂肪垫无肉眼可见的异常[46]。直观地说，人们不愿仅将肌腱症状归因于一个或两个解剖部位（即髌骨、脂肪垫、Kager三角），因为肌腱病可能发生在各个部位。另一方面，脂肪垫可以是对生化刺激物敏感的有疼痛反应的腱周组织的特定形式。也就是说，髌腱中的脂肪垫可以起到与跟腱病中的腱旁组织和肩袖肌腱病变中的肩峰下囊相同的作用。

15.3.5.1 肌腱病变疼痛的神经和血管来源

正常肌腱血管分布较少，但对其代谢需求有足够的供应。在病理性肌腱中，血管（新血管形成）增加已经在组织病理学通过多普勒超声[1,35,45]和激光血流仪成像得到证实[27]。进一步研究表明，新血管形成与疼痛有关。此外，对新生血管使用硬化剂能减少肌腱疼痛[34]。矛盾的是，注射血管硬化剂会导致血管增加[3]，并且认为硬化剂通过其镇痛和神经毒性作用来达到减轻疼痛的效果。

新生血管形成与神经纤维有关[2]，其中包括对P物质和CGRP具有免疫反应的神经纤维[30]。疼痛与新生血管形成之间的关联并不是绝对的，因为一些研究表明有新生血管形成的肌腱并不发生疼痛[25,48]。相反，没有新生血管形成的病理性肌腱可能也伴随疼痛症状。然而，有证据表明，与没有新生血管形成的病理性肌腱相比，新生血管形成的病理性肌腱更加疼痛。纵向研究表明新血管形成可能时有时无，目前对该刺激和与疼痛的关系尚未定论[12]。最重要的是，肌腱中新生血管的存在不能预测临床预后。也就是说，有新生血管的肌腱的预后与没有新生血管的肌腱无差别。同样重要的是要意识到超声多普勒检测肌腱中的血流可能受到一系列因素的影响，例如成像前的活动和环境温度。因此，没有血流并不意味着血管不存在，只是因为它们在那个特定时间没有血液流动。

15.4 结论

髌腱病的任何疼痛模型必须与以下观察结果一致：

- 肌腱病变的病理学改变是肌腱炎。
- 肌腱形态的影像学异常表示有发病风险，但不代表有症状。
- 各种手术治疗，包括肌腱纵行切断术和关节镜肌腱清创术可以减轻疼痛，而不会直接影响组织病理变化。
- 皮质类固醇注射等药物治疗可以迅速缓解疼痛，但不一定永久有效。

目前，肌腱的病理学改变和疼痛的原因尚不清楚。实验和临床研究阐明了肌腱疼痛和病理学部分原因，但它们之间的联系仍不清楚。在我们发现髌腱疼痛的原因之前，减轻肌腱疼痛的手段仍然有限。

参考文献

[1] Alfredson H. Chronic midportion Achilles tendinopathy: an update on research and treatment. *Clin Sports Med.* 2003; 22: 727-741.

[2] Alfredson H, Forsgren S, Thorsen K, et al. Glutamate NMDAR1 receptors localised to nerves in human Achilles tendons. Implications for treatment? *Knee Surg Sports Traumatol Arthrosc.* 2001; 9: 123-126.

[3] Alfredson H, Ohberg L. Increased intratendinous vascularity in the early period after sclerosing injection treatment in Achilles tendinosis: a healing response? *Knee Surg Sports Traumatol Arthrosc.* 2006; 14: 399-401.

[4] Almekinders LC, Vellema JH, Weinhold PS. Strain patterns in the patellar tendon and the implications for patellar tendi-nopathy. *Knee Surg Sports Traumatol Arthrosc.* 2002; 10: 2-5.

[5] Almekinders LC, Weinhold PS, Maffulli N. Compression etiology in tendinopathy. *Clin Sports Med.* 2003; 22: 703-710.

[6] Al-Shukaili AK, Al-Jabri AA. Rheumatoid arthritis, cytokines and hypoxia. What is the link? *Saudi Med J.* 2006; 27: 1642-1649.

[7] Astrom M, Westlin N. Blood flow in the normal Achilles tendon assessed by laser Doppler flowmetry. *J Orthop Res.* 1994; 12: 246-252.

[8] Backman C, Boquist L, Friden J, et al. Chronic Achilles paratenonitis with tendinosis: an experimental model in the rabbit. *J Orthop Res.* 1990; 8: 541-547.

[9] Coleman BD, Khan KM, Kiss ZS, et al. Open and arthroscopic patellar tenotomy for chronic patellar tendi-nopathy: a retrospective outcome study. *Am J Sports Med.* 2000; 28: 183-190.

[10] Cook JL, Khan KM, Harcourt PR, et al. Patellar

tendon ultrasonography in asymptomatic active athletes reveals hypoechoic regions: a study of 320 tendons. Victorian Institute of Sport Tendon Study Group. *Clin J Sport Med*. 1998; 8: 73-77.

[11] Cook JL, Khan KM, Kiss ZS, et al. Patellar tendinopathy in junior basketball players: a controlled clinical and ultrasono-graphic study of 268 tendons in players aged 14-18 years. *Scand J Med Sci Sports*. 2000; 10: 216-220.

[12] Cook JL, Malliaras P, De Luca J, et al. Vascularity and pain in the patellar tendon of adult jumping athletes: a five-month longitudinal study. *Br J Sports Med*. 2005; 39: 458-461.

[13] Dye SF, Vaupel GL, Dye CC. Conscious neurosensory mapping of the internal structures of the human knee without intraarticular anesthesia. *Am J Sports Med*. 1998; 26: 773-777.

[14] Franklyn-Miller A, Falvey E, McCrory P. Fasciitis first before tendinopathy: does the anatomy hold the key? *Br J Sports Med*. 2009; 43: 887-889.

[15] Friedrich T, Schmidt W, Jungmichel D, et al. Histopathology in rabbit Achilles tendon after operative tenolysis (longitudinal fiber incisions). *Scand J Med Sci Sports*. 2001; 11: 4-8.

[16] Hart DA, Frank CB, Bray RC. Inflammatory processes in repetitive motion and overuse syndromes: potential role of neurogenic mechanisms in tendons and ligaments. In: Gordon SL, Blair SJ, Fine LJ, eds. *Repetitive Motion Disorders of the Upper Extremity*. Park Ridge: American Academy of Orthopaedic Surgeons; 1995: 247-262.

[17] Hay EM, Thomas E, Paterson SM, et al. A pragmatic randomised controlled trial of local corticosteroid injection and physiotherapy for the treatment of new episodes of unilateral shoulder pain in primary care. *Ann Rheum Dis*. 2003; 62: 394-399.

[18] Johnson DP, Wakeley CJ, Watt I. Magnetic resonance imaging of patellar tendonitis. *J Bone Joint Surg*. 1996; 78-B: 452-457.

[19] Jonsson P, Alfredson H, Sunding K, et al. New regimen for eccentric calf muscle training in patients with chronic insertional

Achilles tendinopathy: results of a pilot-study. *Br J Sports Med*. 2008; 42: 746-749.

[20] Kannus P, Jozsa L. Histopathological changes preceding spontaneous rupture of a tendon. A controlled study of 891 patients. *J Bone Joint Surg*. 1991; 73-A: 1507-1525.

[21] Kartus J, Rostgard-Christensen L, Movin T, et al. Evaluation of harvested and normal patellar tendons: a reliability analyses of magnetic resonance imaging and ultrasonography. *Knee Surg Sports Traumatol Arthrosc*. 2000; 8: 275-280.

[22] Khan KM, Bonar F, Desmond PM, et al. Patellar tendinosis (jumper's knee): findings at histopathologic examination, US, and MR imaging. Victorian Institute of Sport Tendon Study Group. *Radiology*. 1996; 200: 821-827.

[23] Khan KM, Cook JL, Bonar F, et al. Histopathology of common overuse tendon conditions: update and implications for clinical management. *Sports Med*. 1999; 6: 393-408.

[24] Khan KM, Cook JL, Kiss ZS, et al. Patellar tendon ultra-sonography and jumper's knee in female basketball players: a longitudinal study. *Clin J Sport Med*. 1997; 7: 199-206.

[25] Khan KM, Forster BB, Robinson J, et al. Are ultrasound and magnetic resonance imaging of value in assessment of Achilles tendon disorders? A two year prospective study. *Br J Sports Med*. 2003; 37: 149-153.

[26] Khan MH, Li Z, Wang J. Repeated exposure of tendon to prostoglandin-E2 leads to localised tendon degeneration. *Clin J Sport Med*. 2005; 15: 28-33.

[27] Kraushaar B, Nirschl R. Tendinosis of the elbow (tennis elbow). Clinical features and findings of histological, immu-nohistochemical, and electron microscopy studies. *J Bone Joint Surg*. 1999; 81 -A: 259-278.

[28] Lian O, Holen KJ, Engebretsen L, et al. Relationship between symptoms of jumper's knee and the ultrasound characteristics of the patellar tendon among high level male volleyball players. *Scand J Med Sci Sports*. 1996; 6: 291-296.

[29] Ljung B, Alfredson H, Forsgren S. Neurokinin 1-receptors and sensory neuropeptides in

tendon insertions at the medial and lateral epicondyles of the humerus. Studies on tennis elbow ad medial epicondylalgia. *J Orthop Res.* 2004; 22: 321−327.

[30] Ljung B, Forsgren S, Friden J. Substance P and calcitonin gene-related peptide expression at the extensor carpi radialis brevis muscle origin: implications for the etiology of tennis elbow. *J Orthop Res.* 1999; 17: 554−559.

[31] Malliaras P, Cook JL. Patellar tendons with normal imaging and pain: change in imaging and pain status over a volleyball season. *Clin J Sport Med.* 2006; 16: 388−391.

[32] McConnell J. The management of chondromalacia patellae: a long term solution. *Aust J Physiother.* 1986; 32: 215−223.

[33] Nixon RG, SeGall GK, Sax SL, et al. Reconstitution of the patellar tendon donor site after graft harvest. *Clin Orthop Relat Res.* 1995; 317: 162−171.

[34] Ohberg L, Alfredson H. Ultrasound guided sclerosis of neovessels in painful chronic Achilles tendinosis: pilot study of a new treatment. *Br J Sports Med.* 2002; 36: 173−177.

[35] Ohberg L, Lorentzon R, Alfredson H. Neovascularisation in Achilles tendons with painful tendinosis but not in normal tendons: an ultrasonographic investigation. *Knee Surg Sports Traumatol Arthrosc.* 2001; 9: 233−238.

[36] Puddu G, Ippolito E, Postacchini F. A classification of Achilles tendon disease. *Am J Sports Med.* 1976; 4: 145−150.

[37] Sanchis-Alfonso V, Rosello-Sastre E. Anterior knee pain in the young patient— what causes the pain? "Neural model". *Acta Orthop Scand.* 2003; 74: 697−703.

[38] Schmid MR, Hodler J, Cathrein P, et al. Is impingement the cause of jumper's knee? Dynamic and static magnetic resonance imaging of patellar tendinitis in an open-configuration system. *Am J Sports Med.* 2002; 30: 388−395.

[39] Scott A, Cook JL, Hart DA, et al. Tenocyte responses to mechanical loading in vivo: a role for local insulin-like growth factor 1 signaling in early tendinosis in rats. *Arthritis Rheum.* 2007; 56: 871−881.

[40] Scott A, Lian O, Bahr R, et al. Increased mast cell numbers in human patellar tendinosis: correlation with symptom duration and vascular hyperplasia. *Br J Sports Med.* 2008; 42: 753−757.

[41] Shalabi A, Svensson L, Kristoffersen-Wiberg M, et al. Tendon injury and repair after core biopsies in chronic Achilles tendinosis evaluated by serial magnetic resonance imaging. *Br J Sports Med.* 2004; 38: 606−612.

[42] Shalaby M, Almekinders LC. Patellar tendinitis: the significance of magnetic resonance imaging findings. *Am J Sports Med.* 1999; 27: 345−349.

[43] Skutek M, van Griensven M, Zeichen J, et al. Cyclic mechanical stretching enhances secretion of interleukin 6 in human tendon fibroblasts. *Knee Surg Sports Traumatol Arthrosc.* 2001; 9: 322−326.

[44] Stahl S, Kaufman T. The efficacy of an injection of steroids for medial epicondylitis. A prospective study of sixty elbows. *J Bone Joint Surg.* 1997; 79−A: 1648−1652.

[45] Terslev L, Qvistgaard E, Torp-Pedersen S, et al. Ultrasound and power Doppler findings in jumper's knee—preliminary findings. *Eur J Ultrasound.* 2001; 13: 183−189.

[46] Testa V, Capasso G, Maffulli N, et al. Ultrasound-guided percutaneous longitudinal tenotomy for the management of patellar tendinopathy. *Med Sci Sports Exerc.* 1999; 31: 1509−1515.

[47] Zamora AJ, Marini JF. Tendon and myotendinous junction in an overloaded skeletal muscle of the rat. *Anat Embryol.* 1988; 179: 89−96.

[48] Zanetti M, Metzdorf A, Kundert HP, et al. Achilles tendons: clinical relevance of neovascularization diagnosed with power Doppler US. *Radiology.* 2003; 227: 556−560.

造成髌骨肌腱病的生化层面原因是什么？

帕特里克·丹尼尔森, 亚历山大·斯科特

16.1 引言

近年来, 人们越来越关注人体肌腱的生物化学环境。由于肌腱病的病因学缺乏明显的因果关系, 许多当代研究聚焦于生化介质在肌腱症状和组织变化的发展中可能发挥的作用。虽然我们极需进一步的实验来验证这种生物化学介质的功能在肌腱病中的重要性, 但是在慢性疼痛的肌腱中局部细胞信号的显著改变是存在的。因此肌腱病变生化方面的证据可能是补充而不是取代现有的发病机制理论(见第15章)。它还适用于肌腱病理学现有的连续性理论模型, 该模型包括在血管、神经、肌腱细胞和细胞外基质等处的异常[14]。本章的目的是提供一些证据来支持该髌腱病变生化模型。

16.2 关于肌腱病疼痛生化原因的最初构想, 以及腱内信号物质产生和变化的早期证据

关于髌腱病疼痛起源的最初构想是生化层面的, 而非直接到结构层面。

早在2000年, 卡恩(Khan)、库克(Cook)和他们的合作者就提出了这些构想[30]。他们假设肌腱组织中的生化介质可能会影响肌腱内或肌腱周围的疼痛感受器, 从而引起疼痛。探索肌腱病变新理论的基本原理是, 将炎症因子和(或)胶原蛋白分离作为疼痛主要来源的旧模型与临床观察严重不符, 更不用说越来越多的研究也与旧模型不一致。第15章回顾了将胶原蛋白分离作为主要疼痛来源的依据, 并讨论了放弃存在问题的"肌腱炎"这一命名。正如前一章强调的那样, 组织学(肌腱变性)和临床症状(肌腱病)之间经常存在脱节。尽管如此, 现在人们仍普遍认为, 髌腱病的潜在组织学改变通常是"肌腱变性"——一种以肌腱和血管组织增生以及胶原纤维破坏为特征的病症[29,30]。持续性病变中存在炎症过程的可能性得到了越来越多的关注。然而, 可以排除经典的前列腺素介导的炎症过程作为肌腱病慢性阶段疼痛和组织紊乱的解释。髌骨肌腱病变的微观分析研究表明, 与无症状个体的肌腱相比, 跳跃膝患者的肌腱中前列腺素E2水平没有升高[2], 并且在肌腱病患者髌腱组织的显微镜检查中未检测到炎症细胞。

正是通过这些相同的微观分析研究，人们在髌腱病变中发现了腱内生物合成变化的最早迹象[29]。结果显示，与正常肌腱相比，慢性疼痛性髌腱中兴奋性神经递质——谷氨酸——的水平显著升高[2]。谷氨酸除了是中枢神经系统中众所周知的递质之外，它已被证明能够引起人类外周组织的疼痛和血管收缩反应。实验研究还表明谷氨酸可以在体外培养的肌腱细胞中诱导促进凋亡，并且已经表明这在肌腱变性中起作用。我们已经知道肌腱病的晚期阶段与凋亡有关（例如，参考文献41，42，49）。因此，谷氨酸可能在持续性病变的不同时间点发挥多种作用。这些发现强调了一种可能性，即经典神经元信号物质的腱内生成增加不仅可能导致肌腱病变疼痛，而且可能导致与肌腱病理相关的组织变化和血管事件。

16.3　神经少而疼痛多的悖论：这可以用生化介质增多来解释吗？

髌骨肌腱病临床最突出的症状是慢性肌腱疼痛、疼痛部位压痛、肌腱负重活动时疼痛发作或加重、肌腱功能受损[1]。

近年来一些有趣的发现表明，髌腱病中感觉神经纤维的数量可能增加了[32]，这似乎与跟腱病中感觉传入神经萌芽的观察结果相一致[39]。然而，在这方面的结果并不是决定性的。相关研究要么结果无统计学意义，要么将病变肌腱与受损肌腱进行比较。其他的研究表明，在髌腱[15]或跟腱[7]病变中感觉神

经的发生与相应的对照组比较未发现任何明显的差异。然而，所有的研究都强调了一个重要的观点；传统上被认为属于下神经系统的肌腱组织，实际上包含感觉神经，因此具有传递疼痛信号的能力。然而，这表明这种神经支配在髌腱的深部（即实际肌腱组织特有的）是非常稀疏的，而大多数神经位于肌腱周围疏松的腱旁结缔组织中[15]。

更有趣的是，在髌腱内和周围存在含有感觉传入神经的神经束，这些神经束表达胆碱能系统[16]、交感神经系统[18]和肽能系统不同信号物质的受体[22]，以及在髌腱神经上发现的谷氨酸受体[2]。这些发现为生物化学介质（如乙酰胆碱、儿茶酚胺、P物质和谷氨酸）影响髌腱疼痛信号提供了形态学依据。从理论上讲，这些物质可能由外周神经系统的其他部分产生，也可能由肌腱组织本身产生。近年来的研究为这两种理论分别提供了支持，下文将对此进行讨论。

16.4　生物化学介质的潜在来源

16.4.1　交感神经元和交感神经维持疼痛的可能性

有一种现象被称为交感神经维持性疼痛（sympathetically maintained pain，SMP），该现象在与四肢症状相关的文献中被广泛讨论（例如，参考文献33）。SMP的理论是外周交感神经可以产生或增强疼痛（例如，参考文献6），这是通过与感觉对应物的病理性相互作用来实现的[48]。根据该假说，当交感神经释放的儿茶酚胺与感觉神经上的肾上腺素能受

体结合时,就会发生这种相互作用。在髌腱病中,有研究表明交感传出神经与感觉传入神经共存于同一束内。因此,我们很容易推测,在这些神经束中发现的肾上腺素能受体位于感觉神经元的细胞膜上,可能易受交感神经元所释放儿茶酚胺的影响。

16.4.2 传统上与神经元有关的信号物质在非神经元细胞中产生:一种日益引起人们兴趣的普遍现象

近年来的研究表明,在人体各种组织的非神经元细胞中,存在着传统意义上与神经元相关的信号物质。经典的神经递质乙酰胆碱(ACh)一直受到人们的特别关注。一些人类的非神经元细胞,如呼吸道和皮肤的上皮细胞、内皮细胞、肌肉细胞和不同种类的免疫细胞,已经被证明可以产生乙酰胆碱[28,46]。相关研究已经讨论了这种非神经元乙酰胆碱在各种疾病发病机制中可能的作用[46],提出乙酰胆碱存量少或可解释乙酰胆碱受体广泛分布于并非由胆碱能神经所支配这一现象[47]。除了非神经元细胞产生的乙酰胆碱外,另有研究表明在哺乳动物的神经系统外可产生谷氨酸[27]和儿茶酚胺[35]。

有趣的是,论述髌腱病理的文献作者观察到乙酰胆碱和儿茶酚胺可以影响成纤维细胞的性质。即在许多组织中存在类似于腱细胞的细胞。已知肝成纤维细胞对乙酰胆碱[37]和儿茶酚胺[36]均有反应,两者可以增加细胞增殖和胶原基因表达,甚至促进肝纤维化。组织学上的这种情形与髌腱炎存在许多相似之处。

16.4.3 腱细胞中生化介质的非神经元产生

鉴于髌腱深部神经分布稀疏[15],与肌腱细胞密切相关的非神经元细胞也已经被证明可以产生一些信号物质[15],这些信号物质可以促成类似髌腱炎的组织病理学变化(见前面的内容),人们可能会问,肌腱细胞本身是否是神经递质和(或)神经肽的来源,而这些神经递质、神经肽随后识别主要存在于腱旁组织的感觉神经受体。基于这一原理,近年来在组织水平上对髌骨肌腱与健康肌腱进行了比较研究,并采用了蛋白质和mRNA检测的分析方法[16-19,40]。对人类跟腱也进行了平行研究[4,8-10]。

这些研究表明,在髌腱病变中确实存在由腱细胞产生神经递质的迹象。研究表明,肌腱变性的髌腱中腱细胞含有参与ACh合成和转运的酶。Ach合成酶乙酰胆碱转移酶(ChAT)及囊泡乙酰胆碱转运蛋白(VAChT)(图16-1)——一种已知的将乙酰胆碱酯酶从细胞内的合成位点转移到神经末梢的囊泡中的酶[21]——已在肌腱病变患者髌腱的肌腱细胞中检测到,但未在对照组的肌腱中检测到。这些发现强烈提示慢性疼痛髌腱的肌腱细胞能够产生和释放乙酰胆碱。此外,这种现象在患有严重的、抗治疗的肌腱疾病的患者中最为明显[19]。

研究进一步表明,人髌腱细胞不仅含有与乙酰胆碱生成/运输相关的酶,而且含有儿茶酚胺和谷氨酸。人髌腱细胞中含有酪氨酸羟化酶(TH)——儿茶酚胺合成的限速酶[17,18](图16-2),以及谷氨酸

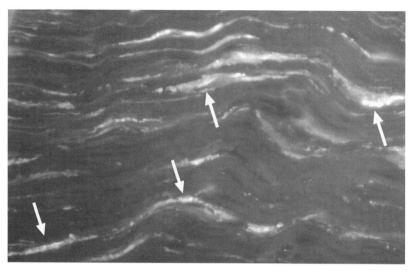

图16-1 产生腱内乙酰胆碱的证据。研究表明，肌腱病患者髌腱组织的腱细胞中含有与乙酰胆碱（ACh）产生相关的酶。乙酰胆碱的合成酶胆碱乙酰基转移酶（ChAT）及其mRNA已经在细胞内被发现。此外，如图所示，囊泡乙酰胆碱转运蛋白（VAChT）——一种将乙酰胆碱从细胞内合成位点转移到囊泡中的酶——也被发现存在于肌腱细胞中。免疫组化染色（免疫荧光法，TRITC）所显示了肌腱细胞内特异性免疫反应，部分反应用箭头标注

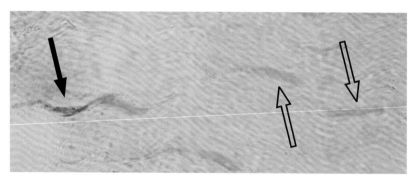

图16-2 肌腱内产生儿茶酚胺的证据。原位杂交方法显示了一例肌腱病变患者髌骨肌腱组织中部分肌细胞（填充箭头）中酪氨酸羟化酶（TH）mRNA的反应。其他的肌腱细胞（未填充的箭头）该反应是阴性的。TH是儿茶酚胺合成过程中的限速酶

囊泡转运蛋白2（VGluT2）[40]——谷氨酸释放的间接标志物；这些发现在髌骨肌腱病变患者的肌腱中表现得最为明显。

在肌腱细胞中，局部产生ACh、儿茶酚胺和谷氨酸的理论在蛋白（通过免疫组化）和mRNA（通过原位杂交）水平上都有结果支持[16-19,40]。

16.5 局部生成生化介质的潜在靶点和作用

16.5.1 感觉神经上的受体：在慢性肌腱疼痛中的潜在作用

如前所述，人体髌骨肌腱内，尤其是邻近髌腱的神经束含有感觉神经元（例

如，参考文献15，32），而且这些神经表达ACh受体（M2毒蕈碱型乙酰胆碱受体）[16]、儿茶酚胺（α_1-，α_2A-和β_1-肾上腺受体）[18]和谷氨酸受体[N-甲基-D-天冬氨酸（NMDA）受体]。[2]

鉴于此，值得注意的是胆碱能刺激已被证明在体内引起疼痛[45]，以及在体外刺激中激活疼痛性C纤维[44]。通过ACh或其类似物的刺激所观察到的对感觉传入神经的这种兴奋效应，可能至少在一定程度上是由M2受体的激活介导的，因为这些受体此前也被证明存在于感觉神经纤维[25]。然而，与之形成鲜明对比的是，有其他研究表明，对感觉神经元M2受体的刺激可能抑制痛觉。因此仍需后续实验研究来阐明乙酰胆碱及其受体在肌腱病中的作用。

如前所述（见前一节），儿茶酚胺[5]和谷氨酸[23]也会引起疼痛。

综上所述，我们可以提出这样的疑问：在髌骨肌腱病中，局部产生的乙酰胆碱、儿茶酚胺和（或）谷氨酸是否与这种疾病的疼痛机制有关。

16.5.2 血管壁受体：在肌腱病变血管生成和血流异常中的潜在作用

肌腱病变与血管异常有关，包括毛细血管增生[29]和血管密度增加（通过超声和彩色能量多普勒技术测量到血流增强）。这种血流量的增加与肌腱病变的结构改变密切相关（例如，参考文献3，12，24）。此外，我们已经注意在肌腱疾病患者中这种病理血管分布的程度和疼痛程度之间的联系[13]。

鉴于此，值得注意的是髌腱组织血

管表达了乙酰胆碱[16]和儿茶酚胺的受体[18]。由此可以推测，在腱细胞中产生的生物化学介质是否会对肌腱血管产生胆碱能和肾上腺素能的作用，从而导致髌腱病变患者血管的病理现象。乙酰胆碱和儿茶酚胺都以其对血管调节的作用而闻名。此外，在伤口愈合过程中刺激某些乙酰胆碱受体会导致血管生成[26]。

16.5.3 肌腱细胞上的受体：在肌腱病组织变化中的潜在作用

如前所述，人们现在普遍认为慢性疼痛髌腱的潜在组织病理学本质是退行性的，而不是急性炎症性的，即髌腱变性。可观察到的肌腱组织改变包括细胞增多、血管增多、胶原蛋白及其他细胞外基质成分紊乱[29,30]和细胞凋亡[41,42,49]。

近年来对髌骨肌腱变性组织非神经元信号通路的研究表明，胆碱能受体和肾上腺素能受体不仅存在于神经和血管上，而且存在于肌细胞本身（肾上腺素能[18]；胆碱能[16,19]）。这些发现，以及ACh和儿茶酚胺生物合成酶的发现，为肌腱变性组织中的胆碱能和儿茶酚胺能自分泌/旁分泌效应提供了形态学基础。可能无论是在病理退行性/凋亡的方式中，还是在自我修复中，腱细胞通过这种信号转导影响自身，从而促进组织变化来应对损伤。儿茶酚胺受体的体内刺激已被证明可诱导大鼠心脏心肌细胞的凋亡，这支持了前一观点[11]。然而，与此相反并支持乙酰胆碱/儿茶酚胺在肌腱组织中的增殖/愈合作用的研究已经表明，乙酰胆碱[37]和去甲肾上腺素[38]刺激肝成纤维细胞的增殖，并诱导胶原基因在这些细胞中表达。同时，刺激大鼠成纤维细胞上的儿茶酚胺受体可诱导增殖[50]，刺激肺成纤维细胞上的乙酰胆碱受体可增加胶原的积累[43]。鉴于体内其他部位的成纤维细胞和腱细胞之间的相似性，这种相关性可能较强。

16.6 结论和潜在的临床意义

综上所述，证据指向了一个新的方向：来源于髌腱内部神经或髌腱周围神经或肌腱组织本身的生物化学介质，可能对髌腱组织中的神经、血管和肌腱细胞产生深远的影响（图16-3）。这些发现进一步表明，这些现象在髌骨肌腱病中出现或增加，甚至是先于疾病发生/诱发疾病的因素，因为它们在正常的髌腱中很少见或作用不明显。因此，神经或非神经生物化学介质衍生物在髌腱病变中的作用包括对肌腱组织（肌腱变性改

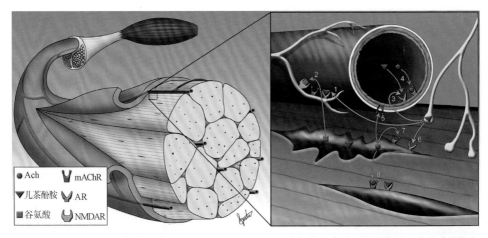

图16-3　髌腱病变的生物化学模型。髌腱组织示意图显示生物化学介质可能的作用。在右边的框架中描绘了微观环境。左侧的传入感觉神经纤维与血管密切相关，表达肌钙蛋白乙酰胆碱受体（mAChR）、N-甲基-D-天冬氨酸受体（NMDA R）和肾上腺素能受体（AR）。因此，感觉神经容易受到神经递质乙酰胆碱（ACh）和谷氨酸以及儿茶酚胺的刺激。所有这些物质理论上都可能影响肌腱发出的疼痛信号。肾上腺素能受体可能受邻近传出感神经产生的儿茶酚胺的影响（1）——"交感维持行疼痛"。然而，感觉神经上的mAChRs、NMDA Rs和肾上腺素能受体也可以分别由乙酰胆碱（ACh）、谷氨酸、儿茶酚胺刺激，它们由肌腱细胞本身产生（2），因为这些主要的肌腱细胞已经被证明在肌腱病变发生时能表达有关物质的生物合成酶。这种现象在肌腱组织（图中靠上边的肌腱细胞）中常见的形态缺陷肌腱细胞中已被注意到。这种细胞缺乏正常的细长纺锤状细胞外观（图中较低的肌腱细胞）。而且交感传出神经可能通过刺激血管壁的肾上腺素能受体影响血管的调节（3）。此外，这些受体与血管壁中的MACh受体一起，分别被循环血中的儿茶酚胺和乙酰胆碱刺激（4）。影响血管调节的儿茶酚胺和乙酰胆碱的第三个可能来源是肌腱组织的肌腱细胞（5）。肌腱细胞除了产生相关的信号物质外，还表达肾上腺素能受体和mAChRs，使它们能对儿茶酚胺和胆碱能效应[增殖、胶原生成变化和（或）变性/凋亡]产生应答。在肾上腺素受体存在的情况下，肌腱细胞上的受体可能受到传出神经（6）产生的信号物质（儿茶酚胺）或肌腱细胞自身产生的信号物质（ACh和儿茶酚胺）的影响。在后一种情况下，可能出现自分泌（7）和旁分泌（8）循环。总之，髌骨肌腱中感觉神经、血管和肌腱细胞上的受体可能受到传出神经（绿色箭头）、血液循环（红色箭头）和（或）肌腱组织本身（紫色箭头）物质的影响。版权归Gustav Andersson所有

变）、血管调节和（或）疼痛信号的影响。这一知识在未来的临床应用可能具有潜在的重大影响。如果髌腱病变的生物化学发病/病理模型被证明具有一定的可靠性，这将意味着临床治疗的目标将是改善生物化学环境，而不仅仅是关注胶原的修复。偏心训练方案和手术可能仍有其用途，但生物化学因素如果被证明是肌腱疾病的致病因素，临床医师将被鼓励采用药物治疗方案，重点减少肌腱内或肌腱周围的刺激性生化化合物。这实际上意味着治疗可能会针对肌腱病发展的原因，而不仅仅是针对症状或后果。

　　然而，首先必须进行实验研究，以阐明在肌腱病组织中产生的生物化学介质的实际作用。哪些物质造成或加剧疼痛和组织退化，哪些物质促进组织愈合？动物和细胞培养模型目前正被用来解释肌腱变性的动态过程并解答这些问题。

参考文献

[1] Alfredson H. The chronic painful Achilles and patellar tendon: research on basic biology and treatment. *Scand J Med Sci Sports*. 2005; 15: 252–259.

[2] Alfredson H, Forsgren S, Thorsen K, et al. In vivo microdi-alysis and immunohistochemical analyses of tendon tissue demonstrated high amounts of free glutamate and glutamate NMDAR1 receptors, but no signs of inflammation, in Jumper's knee. *J Orthop Res*. 2001; 19: 881–886.

[3] Alfredson H, Ohberg L. Neovascularisation in chronic painful patellar tendinosis—promising results after sclerosing neovessels outside the tendon challenge the need for surgery. *Knee Surg Sports Traumatol Arthrosc*. 2005; 13: 74–80.

[4] Andersson G, Danielson P, Alfredson H, et al. Presence of substance P and the neurokinin–1 receptor in tenocytes of the human Achilles

tendon. *Regul Pept*. 2008; 150: 81–87.

[5] Baron R. Peripheral neuropathic pain: from mechanisms to symptoms. *Clin J Pain*. 2000; 16: S12–S20.

[6] Baron R, Levine JD, Fields HL. Causalgia and reflex sym-pathetic dystrophy: does the sympathetic nervous system contribute to the generation of pain? *Muscle Nerve*. 1999; 22: 678–695.

[7] Bjur D, Alfredson H, Forsgren S. The innervation pattern of the human Achilles tendon: studies of the normal and tendinosis tendon with markers for general and sensory innervation. *Cell Tissue Res*. 2005; 320: 201–206.

[8] Bjur DK, Alfredson HK, Forsgren SK. Presence of the neu-ropeptide Y 1 receptor in tenocytes and blood vessel walls in the human Achilles tendon. *Br J Sports Med*. 2009; 43(14): 1136–1142.

[9] Bjur D, Danielson P, Alfredson H, et al. Immunohistochemical and in situ hybridization observations favor a local catecholamine production in the human Achilles tendon. *Histol Histopathol*. 2008; 23: 197–208.

[10] Bjur D, Danielson P, Alfredson H, et al. Presence of a non-neuronal cholinergic system and occurrence of up-and down-regulation in expression of M2 muscarinic acetylcholine receptors: new aspects of importance regarding Achilles tendon tendinosis (tendinopathy). *Cell Tissue Res*. 2008; 331: 385–400.

[11] Burniston JG, Tan LB, Goldspink DF. Beta2–Adrenergic receptor stimulation in vivo induces apoptosis in the rat heart and soleus muscle. *J Appl Physiol*. 2005; 98: 1379–1386.

[12] Cook JL, Malliaras P, De Luca J, et al. Neovascularization and pain in abnormal patellar tendons of active jumping athletes. *Clin J Sport Med*. 2004; 14: 296–299.

[13] Cook JL, Malliaras P, De Luca J, et al. Vascularity and pain in the patellar tendon of adult jumping athletes: a 5 month longitudinal study. *Br J Sports Med*. 2005; 39: 458–461.

[14] Cook JL, Purdam CR. Is tendon pathology a continuum? A pathology model to explain the clinical presentation of load-induced tendinopathy. *Br J Sports Med*. 2009; 43:

409-416.

[15] Danielson P, Alfredson H, Forsgren S. Distribution of general (PGP 9. 5) and sensory (substance P/CGRP) innervations in the human patellar tendon. *Knee Surg Sports Traumatol Arthrosc*. 2006; 14: 125-132.

[16] Danielson P, Alfredson H, Forsgren S. Immunohistochemical and histochemical findings favoring the occurrence of autocrine/paracrine as well as nerve-related cholinergic effects in chronic painful patellar tendon tendinosis. *Microsc Res Tech*. 2006; 69: 808-819.

[17] Danielson P, Alfredson H, Forsgren S. In situ hybridization studies confirming recent findings of the existence of a local nonneuronal catecholamine production in human patellar tendinosis. *Microsc Res Tech*. 2007; 70: 908-911.

[18] Danielson P, Alfredson H, Forsgren S. Studies on the importance of sympathetic innervation, adrenergic receptors, and a possible local catecholamine production in the development of patellar tendinopathy (tendinosis) in man. *Microsc Res Tech*. 2007; 70: 310-324.

[19] Danielson P, Andersson G, Alfredson H, et al. Extensive expression of markers for acetylcholine synthesis and of M2 receptors in tenocytes in therapy-resistant chronic painful patellar tendon tendinosis—a pilot study. *Life Sci*. 2007; 80: 2235-2238.

[20] Dussor GO, Helesic G, Hargreaves KM, et al. Cholinergic modulation of nociceptive responses in vivo and neuropep-tide release in vitro at the level of the primary sensory neuron. *Pain*. 2004; 107: 22-32.

[21] Eiden LE. The cholinergic gene locus. *J Neurochem*. 1998; 70: 2227-2240.

[22] Forsgren S, Danielson P, Alfredson H. Vascular NK -1 receptor occurrence in normal and chronic painful Achilles and patellar tendons: studies on chemically unfixed as well as fixed specimens. *Regul Pept*. 2005; 126: 173-181.

[23] Gazerani P, Wang K, Cairns BE, et al. Effects of subcutane-ous administration of glutamate on pain, sensitization and vasomotor responses in healthy men and women. *Pain*. 2006; 124: 338-348.

[24] Gisslen K, Alfredson H. Neovascularisation and pain in jumper's knee: a prospective clinical and sonographic study in elite junior volleyball players. *Br J Sports Med*. 2005; 39: 423-428.

[25] Haberberger RV, Bodenbenner M. Immunohistochemical localization of muscarinic receptors (M2) in the rat skin. *Cell Tissue Res*. 2000; 300: 389-396.

[26] Jacobi J, Jang JJ, Sundram U, et al. Nicotine accelerates angiogenesis and wound healing in genetically diabetic mice. *Am J Pathol*. 2002; 161: 97-104.

[27] Kalariti N, Pissimissis N, Koutsilieris M. The glutamatergic system outside the CNS and in cancer biology. *Expert Opin Investig Drugs*. 2005; 14: 1487-1496.

[28] Kawashima K, Fujii T. The lymphocytic cholinergic system and its contribution to the regulation of immune activity. *Life Sci*. 2003; 74: 675-696.

[29] Khan KM, Bonar F, Desmond PM, et al. Patellar tendinosis (jumper's knee): findings at histopathologic examination, US, and MR imaging. Victorian Institute of Sport Tendon Study Group. *Radiology*. 1996; 200: 821-827.

[30] Khan KM, Cook JL, Bonar F, et al. Histopathology of common tendinopathies. Update and implications for clinical management. *Sports Med*. 1999; 27: 393-408.

[31] Khan KM, Cook JL, Maffulli N, et al. Where is the pain coming from in tendinopathy? It may be biochemical, not only structural, in origin. *Br J Sports Med*. 2000; 34: 81-83.

[32] Lian O, Dahl J, Ackermann PW, et al. Pronociceptive and antinociceptive neuromediators in patellar tendinopathy. *Am J Sports Med*. 2006; 34: 1801-1808.

[33] McMahon SB. Mechanisms of sympathetic pain. *Br Med Bull*. 1991; 47: 584-600.

[34] Molloy TJ, Kemp MW, Wang Y, et al. Microarray analysis of the tendinopathic rat supraspinatus tendon: glutamate signaling and its potential role in tendon degeneration. *J Appl Physiol*. 2006; 101: 1702-1709.

[35] Oben JA, Diehl AM. Sympathetic nervous system regulation of liver repair. *Anat Rec A Discov Mol Cell Evol Biol*. 2004; 280: 874-883.

[36] Oben JA, Roskams T, Yang S, et al. Hepatic fibrogenesis requires sympathetic

neurotransmitters. *Gut.* 2004; 53: 438－445.

[37] Oben JA, Yang S, Lin H, et al. Acetylcholine promotes the proliferation and collagen gene expression of myofibroblastic hepatic stellate cells. *Biochem Biophys Res Commun.* 2003; 300: 172－177.

[38] Oben JA, Yang S, Lin H, et al. Norepinephrine and neuro-peptide Y promote proliferation and collagen gene expression of hepatic myofibroblastic stellate cells. *Biochem Biophys Res Commun.* 2003; 302: 685－690.

[39] Schubert TE, Weidler C, Lerch K, et al. Achilles tendinosis is associated with sprouting of substance P positive nerve fibres. *Ann Rheum Dis.* 2005; 64: 1083－1086.

[40] Scott A, Alfredson H, Forsgren S. VGluT2 expression in painful Achilles and patellar tendinosis: evidence of local glutamate release by tenocytes. *J Orthop Res.* 2008; 26: 685－692.

[41] Scott A, Khan KM, Duronio V. IGF-I activates PKB and prevents anoxic apoptosis in Achilles tendon cells. *J Orthop Res.* 2005; 23: 1219－1225.

[42] Scott A, Khan KM, Heer J, et al. High strain mechanical loading rapidly induces tendon apoptosis: an ex vivo rat tibialis anterior model. *Br J Sports Med.* 2005; 39: e25.

[43] Sekhon HS, Keller JA, Proskocil BJ, et al. Maternal nicotine exposure upregulates collagen gene expression in fetal monkey lung. Association with alpha7 nicotinic acetylcholine receptors. *Am J Respir Cell Mol Biol.* 2002; 26: 31－41.

[44] Steen KH, Reeh PW. Actions of cholinergic agonists and antagonists on sensory nerve endings in rat skin, in vitro. *J Neurophysiol.* 1993; 70: 397－405.

[45] Vogelsang M, Heyer G, Hornstein OP. Acetylcholine induces different cutaneous sensations in atopic and non-atopic subjects. *Acta Derm Venereol.* 1995; 75: 434－436.

[46] Wessler I, Kilbinger H, Bittinger F, et al. The biological role of non-neuronal acetylcholine in plants and humans. *Jpn J Pharmacol.* 2001; 85: 2－10.

[47] Wessler I, Kirkpatrick CJ, Racke K. Non-neuronal acetyl-choline, a locally acting molecule, widely distributed in bio-logical systems: expression and function in humans. *Pharmacol Ther.* 1998; 77: 59－79.

[48] Wong HY. Neural mechanisms of joint pain. *Ann Acad Med Singapore.* 1993; 22: 646－650.

[49] Yuan J, Wang MX, Murrell GA. Cell death and tendinopathy. *Clin Sports Med.* 2003; 22: 693－701.

[50] Zhang H, Faber JE. Trophic effect of norepinephrine on arterial intima-media and adventitia is augmented by injury and mediated by different alpha1—adrenoceptor subtypes. *Circ Res.* 2001; 89: 815－822.

髌股关节炎的病理生理学　17

罗纳德·P.格里萨默,杰森·古尔德

17.1　引言

面对髌股关节炎（patellofemoral，PF）患者,由于不同的病因需要不同的治疗方案,术者应确定关节炎的病理生理学改变。术者必须尽其所能地去搞清楚髌股关节炎是否真的与髌股间室隔离。如果是这样,它会保持分离吗?

髌骨的关节软骨,像所有其他关节软骨一样,包含液相和固相,其中固相主要由胶原和糖胺聚糖组成。固相是可被渗透的,当载荷作用于关节表面时,液体在固相基质中逐渐重新分布[22,23]。关节软骨的缓冲作用在很大程度上取决于液体中的压力。各种类型的裂缝破坏关节表面后,会导致液相内的压力损失。接着,胶原纤维就会承受异常的压力,变得易于分解。髌骨的关节软骨比包括滑车在内的其他任何关节软骨都更厚、更软、更具渗透性。

一些病因与孤立性髌股关节炎有关,而另一些则更可能是反映了一般的膝关节疾病。

孤立性髌股关节炎的病因包括排列不齐（倾斜异常、Q角异常、扭转异常）、发育不良（滑车和髌骨）、不稳定和创伤。

17.2　排列不齐

排列不齐是一个总称,包括导致髌骨位置异常和轨迹异常的情况。吻合度欠佳的关节面会导致压力分布异常,转而导致关节炎。加利福尼亚的麦钱特（Merchant）[21]和法国的菲卡（Ficat）[11]最先假设与外侧韧带紧张相关的髌骨倾斜（外侧朝下）,将导致髌骨股骨关节外侧压力过大。埃克斯坦（Eckstein）和同事[10]发现了倾斜髌骨软骨下骨外侧压力过大的CT扫描证据。

暂无前瞻性研究证实排列不齐的患者更容易患关节炎,但髌股关节炎的患者往往表现出排列不齐。伊万诺（Iwano）及其同事对患有髌骨关节炎（伴或不伴股胫关节炎）的61名女性和5名男性患者的108个膝关节进行了研究。28%的孤立性髌股关节炎患者（9/32）有髌骨不稳的病史。在64例患孤立性髌骨关节炎的膝关节中,有59例（92%）位于髌骨外侧。

Q角的大幅增大（或减小）可能会导致髌骨与滑车外侧（或内侧）壁之间的压力增加。古塔利耶（Goutallier）和他的同事们发现,胫骨粗隆位置正常的患者,当胫骨粗隆向内移位后,他们的疼痛会加剧。他们研究了Q角与滑车角的关系：如果Q角显著偏高或偏低，滑车角较大的患者髌骨滑车内压力易升高。在他们的研究中，伴随胫骨粗隆扭转疼痛最剧烈的患者有着较大的滑车角（<140°）和较小的Q角。

股骨远端扭转——通常是向内扭转——将导致髌骨股骨腔外侧压力过大，其效应相当于髌骨倾斜。

鉴于关节炎不大可能进展到其他间隙，对患有继发于排列不齐而产生孤立性髌骨关节炎的患者采用伸肌结构手术是个不错的选择。

17.3　髌股关节的发育不良

人与人之间的髌股关节差异显著。维贝格（Wiberg）研究了髌骨轴面的变异性，格里萨默研究了矢状面内的髌骨[14]，和亨利·德茹尔（Henri Dejour）[9]和戴维·德茹尔（David Dejour）[7]研究了不同形式的滑车发育不良。

髌股关节的结构非常适合它的功能，通常不会损坏——尽管在矢状面，它是不完全合缝的（在任何给定的时间只有一小部分髌骨接触到滑车）。仔细检查可以注意到，髌骨关节软骨的形状是由多个关节面以每个患者持有的模式排列而成的。滑车一般是U形的。滑车的U形从近端起始，到远端逐渐变陡变深。在膝盖弯曲30°～40°的轴向X线片中，滑车角有大约140°。

髌股关节的正常功能依赖于这些复杂几何形状平稳的相互作用。当髌骨的变化与滑车匹配度较好时，可以想象应力将保持良好的分布，并维持在可承受的范围内。如果滑车比平时稍陡或较浅，只要髌骨有相应的变化，滑车的改变也是可以承受的。

然而，有些滑车的变化是如此明显，即使是匹配的髌骨也不能充分弥补它们。这些包括异常陡峭或偏浅的滑车，或近端凸起的滑车。

髌股关节发育不良与髌股关节炎之间存在高度相关性。诊断滑车发育不良是在纯侧位X线片，其中，理想情况下，两个股骨髁向后重叠[26]。发育不良的典型特征是所谓的交叉征，即滑车和股骨外侧髁的交汇；在正常的滑车中，从滑车起端开始，两条线始终是不交叉的[13]。交叉部位越远，发育不良的范围越广。

在更严重的发育不良中，滑车前部相对于股骨前皮质升高。通过在外侧X线片上将皮质前部向远端延长，并判定滑车相对于该投影线的位置，这种相对位置的升高很容易得到判断。

德茹尔和特克伦伯格（Tecklenburg）将滑车发育不良分为四类[7,27]。

发育不良的过程可以包括高位髌骨，这可以通过髌骨高度的各种参数反映出来。[4,14]

德茹尔对367例孤立性髌股关节炎患者进行研究后发现，髌股发育不良是最常见的诱发因素。78%的患者在外侧位X线片上交叉征呈阳性。

发育不良反映了髌骨不稳定和髌股关节炎之间的关联。滑车近端位于股骨远端皮质前和（或）滑车近端有骨刺的患者（患髌股关节炎）风险最大。我们在有髌骨脱位病史的患者看到的髌股关节病变很可能是关节炎的前兆。

近端滑车突出可能通过增加髌股关节压力而产生反槌球效应。高位髌骨作为一种孤立的因素不会诱发关节炎[15]。

17.4　不稳定（症状性中间—外侧移位）

虽然髌股间室的结构在矢状面不完全适配，但在轴向面是适配的。因此，髌骨的任何向内—向外移位都是以造成关节表面的剪切应力异常为代价的。

髌骨半脱位（轴向面适配的部分损失）和关节炎之间的联系暂未得到正式地研究，但是髌骨明显脱位后的关节炎已经成为被研究的对象，其中许多研究出自芬兰学者[18, 19, 24]。单一脱位的患者比多脱位的患者关节炎的发生率更高。复发性脱位患者的解剖结构可能会促发这些不稳定的状况发作，因此，相较于发生过单次脱位的患者，复发性脱位患者髌骨脱位所需力量较小。这种情况有点类似于肩关节不稳定。

一项对因自身不稳定而接受手术治疗患者的研究表明，这些患者关节炎的发病率高于非手术治疗的患者[18]。然而，这些患者手术的术式包括那些不再开展的术式。

17.5　创伤

关节软骨直接钝性伤可导致关节炎，但是，尚无研究确定足以造成髌骨关节软骨持续性损伤的，作用于膝关节前部的损伤阈值。

另一方面，髌骨和滑车关节骨折与其他关节内骨折具有相同的关节炎风险。在1995年的研究中，阿尔让松（Argenson）和他的同事们发现，在66例拟行髌骨股骨成形术的患者中，有20例的关节炎是创伤导致的。

与排列不齐和发育不良一样，单独的髌股关节手术创伤性也适用于关节炎，因为关节炎不太可能发展到其他室间隔。

17.6　肥胖

爬楼梯，从椅子上站起来，或进行任何其他的封闭链活动时，一个人在髌股关节处感受到的压力与他/她的体重成正比。将肥胖看作髌股关节炎的危险因素是有道理的。身体质量指数（BMI）是衡量肥胖与否的标准。它是被测试者的体重除以他/她身高的平方，BMI大于30表示肥胖。

肥胖易导致膝关节疼痛[1, 28]、膝关节炎[6]及髌股关节炎[5, 20]。

17.7　骨关节炎和炎性关节炎

许多看似孤立的髌骨股骨关节炎患者，实际上是患有骨关节炎或炎性关节炎，而这些关节炎恰好首先累及髌股间室。随着时间的推移，其他部位可能会病变。这样的患者自然更有可能从髌股关节手术中获得短期的缓解。

17.8　遗传因素

随着躯体疾病的新病因逐渐被发现，人类疾病的"原发性"类别将最终消失，髌股关节炎也不例外。在选定的患者中关节软骨病变最有可能在遗传学上表现出恶化的倾向。例如，斯佩克特（Spector）和麦格雷戈（MacGregor）已经注意到，胶原蛋白承受较高压力的能力和遗传有关。这可能解释了为何不同患者对给定关节负荷系列的临床反应大不相同。

17.9 总结

对于拟行髌骨股骨手术的外科医生来说，考虑患者关节炎的病因是很重要的。如果错位、不稳定或创伤是问题的根源，外科医生可以保持住髌股关节手术的手术效果更有信心。

参考文献

[1] Andersen RE, Crespo CJ, Bartlett SJ, et al. Relationship between body weight gain and significant knee, hip, and back pain in older Americans. *Obes Res*. 2003; 11: 1159-1162.

[2] Argenson JN, Guillaume JM, Aubaniac JM. Is there a place for patellofemoral arthroplasty? *Clin Orthop Relat Res*. 1995; 321: 162-167.

[3] Ateshian GA, Hung CT. Patellofemoral joint biomechanics and tissue engineering. *Clin Orthop Relat Res*. 2005; 436: 81-90.

[4] Caton J, Deschamps G, Chambat P, et al. Patella infera. Apropos of 128 cases. *Rev Chir Orthop Reparatrice Appar Mot*. 1982; 68: 317-325.

[5] Cooper C, McAlindon T, Snow S, et al. Mechanical and constitutional risk factors for symptomatic knee osteoarthritis: differences between medial tibiofemoral and patellofemoral disease. *J Rheumatol*. 1994; 21: 307-313.

[6] Dawson J, Juszczak E, Thorogood M, et al. An investigation of risk factors for symptomatic osteoarthritis of the knee in women using a life course approach. *J Epidemiol Community Health*. 2003; 57: 823-830.

[7] Dejour D, Le Coultre B. Osteotomies in patello-femoral instabilities. *Sports Med Arthrosc*. 2007; 15: 39-46.

[8] Dejour D, Allain J. Histoire naturelle de l'arthrose fémoro-patellaire isolée. *Rev Chir Orthop*. 2004; 90(Suppl 5): 1S69-1S129.

[9] Dejour H, Walch G, Nove-Josserand L, et al. Factors of patellar instability: an anatomic radiographic study. *Knee Surg Sports Traumatol Arthrosc*. 1994; 2: 19-26.

[10] Eckstein F, Muller-Gerbl M, Putz R. The distribution of cartilage degeneration of the human patella in relation to indi-vidual subchondral mineralization. *Z Orthop Ihre Grenzgeb*. 1994; 132: 405-411.

[11] Ficat P, Ficat C, Bailleux A. External hypertension syndrome of the patella. Its significance in the recognition of arthrosis. *Rev Chir Orthop Reparatrice Appar Mot*. 1975; 61: 39-59.

[12] Goutallier D, Bernageau J. Le point sur la TA-GT. In: Goutallier D, ed. *La pathologie femoro-patellaire*, vol. 71. Paris: Expansion scientifique publications; 1999: 175-182.

[13] Grelsamer RP, Tedder JL. The lateral trochlear sign. Femoral trochlear dysplasia as seen on a lateral view roentgenograph. *Clin Orthop Relat Res*. 1992; 281: 159-162.

[14] Grelsamer RP, Meadows S. The modified Insall-Salvati ratio for assessment of patellar height. *Clin Orthop Relat Res*. 1992; 282: 170-176.

[15] Grelsamer R, Weinstein C. The biomechanics of the patell-ofemoral joint. *Clin Orthop Relat Res*. 2001; 389: 9-14.

[16] Iwano T, Kurosawa H, Tokuyama H, et al. Roentgenographic and clinical findings of patellofemoral osteoarthrosis. With special reference to its relationship to femorotibial osteoar-throsis and etiologic factors. *Clin Orthop Relat Res*. 1990; 252: 190-197.

[17] Kwak SD, Colman WW, Ateshian GA, et al. Anatomy of the human patellofemoral joint articular cartilage: surface curvature analysis. *J Orthop Res*. 1997; 15: 468-472.

[18] Maenpaa H, Lehto MU. Patellofemoral osteoarthritis after patellar dislocation. *Clin Orthop Relat Res*. 1997; 339: 156-162.

[19] Maenpaa H, Lehto MU. Patellar dislocation. The long-term results of nonoperative

management in 100 patients. *Am J Sports Med.* 1997; 25: 213-217.

[20] McAlindon T, Zhang Y, Hannan M, et al. Are risk factors for patellofemoral and tibiofemoral knee osteoarthritis different? *J Rheumatol.* 1996; 23: 332-337.

[21] Merchant AC, Mercer RL. Lateral release of the patella. A preliminary report. *Clin Orthop Relat Res.* 1974; 139: 40-45.

[22] Mow VC, Hayes WC. *Basic Orthopaedic Biomechanics.* 3rd ed. New York: Lippincott Raven; 2004.

[23] Mow VC, Kuei SC, Lai WM, et al. Biphasic creep and stress relaxation of articular cartilage in compression? Theory and experiments. *J Biomech Eng.* 1980; 102: 73-84.

[24] Nikku R, Nietosvaara Y, Kallio PE, et al. Operative versus closed treatment of primary dislocation of the patella. Similar 2-year results in 125 randomized patients. *Acta Orthop Scand.* 1997; 68: 419-423.

[25] Spector TD, MacGregor AJ. Risk factors for osteoarthritis: genetics. *Osteoarthritis Cartilage.* 2004; 12(Suppl A): S39-44.

[26] Tavernier T, Dejour D. Knee imaging: what is the best modality. *J Radiol.* 2001; 82: 388-407.

[27] Tecklenburg K, Dejour D, Hoser C, et al. Bony and cartilaginous anatomy of the patellofemoral joint. *Knee Surg Sports Traumatol Arthrosc.* 2006; 14: 235-240.

[28] Webb R, Brammah T, Lunt M, et al. Opportunities for prevention of 'clinically significant' knee pain: results from a population-based cross sectional survey. *J Public Health (Oxf).* 2004; 26: 277-284.

前交叉韧带重建术后膝前疼痛的预防

谢尔本·K.唐纳德,斯科特·E.厄奇,
希瑟·弗里曼特尔

18.1 介绍

人们对膝前疼痛了解较少,文献研究也并不充分。原因之一是"膝前疼痛"并不是特异性的,这种症状可能包括许多不同的潜在病因。不同的研究有不同的定义,因此很难对相关研究进行对比和总结。因此,在讨论膝前疼痛时,首要任务是给出一个明确的定义。本章将阐述前交叉韧带(ACL)重建术后的膝前疼痛。我们的论述将包括定义、发病率和可能的病因。膝前疼痛的预防将得到阐述,包括术前、术中和术后。最后,我们将提供治疗方案。我们的临床实践是通过定期、长期的随访,仔细评估患者,仔细检查他们的结果,以便我们从中学习,不断改进我们的技术,提高治疗效果。在本章节中,我们将在适当的时候插入我们的发现,以便阐明这个复杂的问题。

18.2 定义

膝关节前交叉韧带重建后的膝前疼痛已被许多文献记为患者常见的症状[2-5,7,14,20]。然而,将膝关节疼痛分为两大类是很重要的。功能良好的膝盖因特定损伤而发生改变,这样的情形会被患者理解为膝关节损伤,而不是因为过度使用而逐渐变得疼痛或酸痛。患者可以很容易地区分这两种病情,这种区分在病史记录中有助于缩小鉴别诊断的范围。这两种情况都可能发生在ACL重建手术后。前者包括了可能发生在任何膝关节无论采取何种手术的所有不同损伤。这些损伤必须加以识别和治疗,但这不属于本章的范围。术后膝关节酸痛是患者较为常见的主诉。这种疼痛通常是模糊的,无法用一根手指明确定位。当患者被要求指出哪里疼时,他通常会用手指扫过髌腱的两侧,从髌骨的两侧一直扫到胫骨结节。通常,患者会认为这是"膝盖骨"症状。

18.3 病因

文献综述提供了许多导致未手术患者出现膝前疼痛的可能因素。这些因素包括错位、肌肉无力、不适当的训练(力学模式)和过度使用,生物化学物质变化和心理问题。有推测认为这些因素与术后疼痛有关,而这样的推测改变了一些机构的手术和康复方案。

文献认为,下肢排列可能是膝前疼痛的原因之一。特别值得注意的是股四头肌角度(Q角)它被认为是一个重要的问题。Q角的定义是髂前上棘—髌骨中部—胫骨结节画线形成的角度。在膝关节伸展时,Q角平均为$10°\sim15°$。从理论上讲,随着膝关节的屈曲,接触面积的减小,Q角的增大会对髌骨外侧部分施加更大的压力。这可能导致倾斜、半脱位,甚至完全脱位。其中,倾斜是最常见的,尤其在女性当中,并可能导致髌骨轨迹不良和过度磨损。如果存在髌骨倾斜,一些外科医生会在ACL重建的同时行外侧韧带松解。由于髌骨倾斜在这些患者受伤前通常是无症状的,所以我们的经验是,外侧韧带松解通常是不必要的,除非有适当的指征,否则我们不再进行该操作。

肌肉不平衡也被认为是导致倾斜和半脱位的原因。股内侧肌的相对薄弱常被认为是肌肉不平衡的一个关键组成部分,有专门设计的物理治疗方案来选择性地加强这块肌肉。然而,最近有肌电图分析显示,使用所建议的方案来单独锻炼股内侧肌是困难的。事实上,整个股四头肌肌群需要一起恢复。前交叉韧带受伤后,膝关节肿胀导致股四头肌暂时失用,引发股四头肌无力。虽然许多术前方案强调术前恢复股四头肌力量,但我们主要强调肿胀控制、全范围运动(ROM)的恢复以及膝关节损伤后股四头肌的控制[1,12]。自1998年以来,我们一直定期从对侧肢体摘取移植物,这使我们能够将术前和术后的康复重点放在恢复ROM和股四头

肌控制上,而无须立即关注ACL重建术后膝关节力量的增加。术后可立即开始加强移植物供体部位的锻炼,无须担心ROM丢失或液体渗出。将术后康复方案分割,安排在两个膝关节,可以使重建的ACL膝关节更早地恢复ROM,使作为移植供体的膝关节更快地恢复力量。最终,患者能够更快地恢复正常的活动和运动。

过度使用任何肌肉或肌腱都可能导致酸痛,这在前交叉韧带重建后也不例外。尽管我们认为这与我们在本章中讨论的前膝关节疼痛完全不同,但当使用骨—髌腱—骨自体移植技术时,应将其纳入鉴别诊断,尤其是在恢复运动阶段出现的疼痛。

通过对采用对侧移植物进行前交叉韧带重建术的患者进行观察后,我们发现恢复运动期过度使用导致疼痛的发生率较为突出。我们的一些接受了对侧移植物手术的患者在连续完成几次“一天两次”的练习后抱怨移植物供体膝关节的疼痛。这种情况下的疼痛只是过度使用相关的髌腱疼痛。通过认识到移植供体膝关节与重建前交叉韧带膝关节并不存在许多相同的问题,我们得出了这一结论,从而排除了许多可能的疼痛来源。假设移植物供体腿是正常的(没有以前的损伤或先天性异常),没有其他可导致膝前疼痛的相关病理变化,如软骨损伤或半月板撕裂。摘取移植物是一种关节外手术。因此,排除了可能引起疼痛的医源性关节内损伤。考虑到移植膝关节的活动度和力量在术前是正常的,并且在术后很容易恢复,这些因素对疼痛的贡献是最小的。此外,运动员在新练习周的前几天不

会抱怨疼痛,只有经过多次连续练习后才会出现疼痛并且进行适当的休息通常可以减轻他们的症状。

我们意识到我们的肌腱工作过度,不能在训练之间得到恢复。由于同样的原因,举重运动员每天都要轮换集中练习的身体特定部位。在运动恢复阶段,髌骨肌腱和股四头肌需要一天的时间来休息。因此,我们建议运动员在全面运动参与前的过渡期,每隔一天参加一次冲击运动(包括跑步/跳跃)。我们认为,与移植物本身相比,加载到髌腱的重复冲击活动更可能导致膝前疼痛。这个因素可以通过适当的康复来调节,为愈合的髌腱提供渐进的应力。

由心理压力引发这种疼痛的发生率低得多[23]。这在鉴别诊断表上应该很低,但如果找不到疼痛的原因,就不应该完全排除这一因素。前交叉韧带受伤虽然不像几年前那样具有职业威胁,也不是什么好兆头,但对运动员的精神状态有很强烈的影响。我们必须记住,我们是在治疗患者,而不仅仅是治疗膝关节损伤。

尽管上述因素可能在前交叉韧带重建术后对引起膝前疼痛中起到一定作用,但其他因素的影响要大得多。首先,最重要的是,与受伤前相比,这种综合征最重要的病因是没有完全恢复过度伸展。与此相关的概念是切口放置不当和移植物缺口不匹配。

此外,先前潜在的髌股关节疾病与其他关节内病理学改变(如半月板撕裂和关节表面软骨损伤)一样,也被认为是膝前疼痛的来源。最后,胫骨硬组织也可能导致疼痛并需要得到解决。

到目前为止,最重要的问题是不能恢复到完全伸展状态[14,15,20]。前交叉韧带断裂后[14,15,20],通常出现急性关节内血肿,由此产生的疼痛和肿胀会使患者为了舒适而保持受累膝关节弯曲。经过初步评估,患者即便受伤后很快就诊,他们的膝关节伸展也会受限。大多数未受伤的膝关节将过度伸展超过0°(图18-1),并且必须从这个过度伸展位置来测量伸展受限[18]。因为不可能知道受伤膝关节在受伤前是否完全过度伸展,所以我们将受伤膝关节与正常的对侧膝关节进行了比较。如果患者先前有任何损伤或其他影响另一个膝关节的情况,则必须小心。因为损伤可能导致对另一个膝关节完全过度伸展的不准确评估,进而导致错误的手术计划。如果没有正常的过度伸展,为了与另一条腿匹配移植物可能被拉得过紧从而导致永久性的过度伸展功能丧失。即使是少量的膝关节伸展损失也会对功能和性能产生很大的影响,尤其是对于那些需要膝关节完全伸展才能跳好和跑好的运动员。在非运

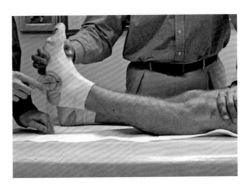

图18-1 大多数患者的膝关节有一定程度的过伸。为了评估过度伸展的程度,将一只手放在膝关节以上,握住大腿,另一只手放在患者的脚上,使脚跟离开检查台

动员中,这些变化也会对未来的生活方式问题产生重大影响。

我们广泛回顾了1987~1992年间602例前交叉韧带重建术后膝关节疼痛的患者[20]。所有的膝关节重建均采用标准的同侧骨—髌腱—骨自体移植,并采用小型关节切开术。我们观察到膝关节伸展受限和膝前疼痛之间存在明显的相关性,这一观察结果与Sachs和同事发表的报告相似[9]。

基于这些发现,我们实施了一项围术期康复方案,强调术前和术后第一周恢复完全过伸。其他人在同一时间段内使用的物理治疗方案关注的是重建膝关节的伸展超过屈膝30°,因为人们认为完全伸展过度在愈合前过度拉紧了移植骨[15,17]。然而,我们的另一项研究中表明,如果移植物在适当的张力下放置在其等距位置,那么移植物可以承受激进的康复治疗所施加的拉力[8]。事实上,两侧的KT-1000关节动度计测试显示,在接受该方案的患者中稳定性没有明显的损失。这些患者均回复了一份平均随访3.6年的膝前疼痛问卷。我们将他们的结果与对照组进行了比较,对照组包括122名年轻、健康、无症状的运动员,平均年龄为20.3岁。在膝前疼痛总分100分的问卷中,ACL重建患者得分为89.5分,与对照组(90.2分)差异不大。所有患者均实现完全过度伸展。手术后平均2.3年,屈曲程度损失5°。在602例患者中,21例患者因缺乏充分的过伸而在术后平均6.8个月需要关节镜下松解粘连,但最终均恢复了与未受损膝关节相同的完全伸展功能。我们从这些结果中得出结论,即恢复过度伸展是降低膝前

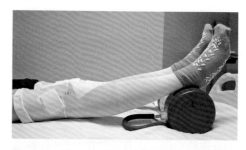

图18-2 行ACL重建的膝关节术后应即刻能获得与正常膝关节相当的完全过伸。如图所示的脚后跟支撑练习是一种实现完全过伸的简单方法

疼痛发生率的关键[20]。

恢复完全过伸首先要在术中获得缺口与移植物切口的适当匹配。如果术前获得完全的过伸,当适当的移植物放置、适当的拉紧和适当的切口成形术同时进行,则术后完全过伸也可实现(图18-2)。如果术后不能维持充分伸展,移植物将会过度增大并阻碍膝关节的充分伸展。当腿部完全过伸时移植物在切口内完全匹配,它将在愈合阶段也适配这一空间,从而允许正常运动。

先前存在的髌股关节软骨软化症被一些骨科医生认为是自体骨—髌腱—骨移植的相对禁忌证。髌股关节软骨软化症的存在可通过病史、体格检查、X线片和MRI来诊断。一些人尝试了其他类型的筛查研究,如骨扫描和热成像。这些特殊检查(除病史和体检外)可能代价高昂、具有侵入性且不准确。此外,一些外科医生会进行初步诊断性关节镜检查来评估髌股关节,然后利用这些信息作为选择不同移植物来源的基础,如腘绳肌移植物或同种异体移植物。这两种移植物都是较差的选择,因为它们不允许有加速康复计划,这可能导致回归运动前更长时间

的间歇。根据我们的经验,我们没有发现髌股关节软骨软化症在术后表现或症状上有任何显著影响,除了运动和跪下时疼痛的发生率轻度增加。在前面提到的研究中,我们注意到在49例术前报告膝前疼痛的患者中,只有4例在术中检查时发现有Ⅲ级或Ⅳ级软骨软化症。因此,即使是病史在评估这一方面的疾病程度时也是不准确的。我们没有基于髌股关节软骨软化症改变我们的手术技术。术后,髌股关节疾病患者的膝前疼痛评分与其他无髌股关节疾病患者或对照组无任何疾病的年轻运动员无明显差异。我们认为,在髌股关节软骨软化症的基础上选择不同的移植物来源是没有根据的。骨—髌腱—骨自体移植的优点远远超过了屈膝和运动轻度增加症状风险的弊端。

手术中发现的相关病理学改变通常包括半月板损伤和关节面软骨软化。其他韧带损伤和骨软骨缺损较不常见。半月板病变可在手术过程中通过环钻术和原位保留、部分切除或修复来解决。半月板撕裂最常见于后角,不应产生膝前疼痛的症状。更确切地说,疼痛通常位于关节后部,或者患者感觉到疼痛位于关节深处。关节线后端压痛与McMurray检查阳性会提供更为明确的体格检查结果。因为半月板损伤是在手术中处理的,理论上说,它们不应该在术后引起任何疼痛。然而,半月板修复后可能会产生医源性疼痛,尤其是放置可吸收锚钉等装置时,这些装置会过度穿透关节囊并导致剧烈疼痛。然而,半月板锚钉通常不会引起前部隐痛,而且疼痛通常是局部的。

关节软骨损伤所推荐的不同治疗方法在侵入性上差异很大。现在流行的是使用关节镜剃须刀或热探针射频。清创术后者的长期影响尚未显现出来,软骨细胞的生存能力也受到质疑。也有人提出了包括镶嵌成形术和软骨细胞移植在内的更多侵入性治疗方法,但尚不清楚这些方法是否能带来比低侵入性疗法更有利的结果。我们的经验是对大而松的皮瓣应进行清创,其余的病变部分不需要手术治疗。谢尔本(Shelburne)和同事[13]研究了采用前交叉韧带重建的同时未治疗关节软骨缺损结果。从1987年到1999年,125名患者符合研究标准,他们的关节软骨缺损等级为Ⅲ级或Ⅳ级,但两个半月板都完好无损。平均缺损尺寸为1.7 cm^2。他们将客观和主观结果与匹配的对照组进行了比较。对照组为半月板完整且无关节软骨损伤的患者。手术后平均随访8.7年,研究组的平均主观评分为92.8分,对照组为95.9分,在统计学上有显著差异性,但两个分数都代表了良好的结果。研究组与对照组的X线结果无统计学差异。谢尔本和同事[13]的研究提供了基线信息,该信息可用于比较治疗关节软骨缺损的手术结果。

保留的胫骨硬组织也可能是手术后膝前疼痛的来源。许多固定装置,包括带垫圈的螺钉、挤压螺钉、订书钉和扣子,都是根据移植技术使用的。最近的设计改进已经致力于尽量减少可造成症状的刺激,如低轮廓头朝上的螺钉等。此外,在可能的情况下,应小心地用软组织覆盖植入物,因为即使是缝合结也可能导致疼痛症状。尽管有这些进步和预防措施,这些硬件装置仍然是一个问题,一旦移植后组织完全合并和愈合,就可能需要第二次手术来移除这些固定装置。然而,这种疼痛也可以通过触诊定位在器械上,通常会导致特殊的疼痛模式。

18.4 预防

前交叉韧带重建术后膝关节疼痛的预防是成功的关键。这些措施可以细分为术前、术中和术后预防。

18.4.1 术前预防

术前预防从正确的病史和身体评估开始。损伤前的膝关节疼痛或功能障碍应该由患者提起。如果患者诉先前存在的疼痛,应探究原因,然后计划进行适当的手术。应检查下肢的整体对齐情况。整个活动范围内的髌骨轨迹可以快速得到评估,有时可以引出"J"征。直接触诊髌骨关节表面,并要检查髌骨活动性、倾斜度与不安程度。然后还要将膝关节的运动范围与对侧肢体进行比较。如果膝关节仍然明显肿胀,冷敷/压迫(Cryo/Cuff, DJO, LLC. Vista, CA)和肢体抬高

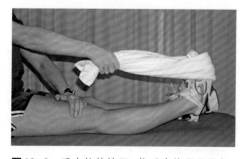

图18-3 毛巾拉伸练习:将毛巾绕足弓圈起,患者用一只手握住毛巾的两端。另一只手向下推大腿顶部,同时用毛巾向上拉脚。这个动作允许患者被动地使膝关节过度伸展

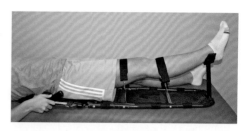

图18-4 患者可每日多次使用过伸装置10 min,以恢复膝关节自然过伸。患者可控制膝关节的伸展量

已经被证明可以在短时间内有效地减少肿胀。在进行手术前任何程度过伸的缺失必须得以恢复。物理治疗练习包括脚跟支撑、毛巾拉伸练习(图18-3)、以及使用过伸装置(图18-4)(Kneebourne, Threapeudics, Noblesville, IN)都可以用于恢复完全的过伸。除了治疗性锻炼,患者还必须接受如何全天保持充分伸展的宣教。无论是坐着还是站着,患者都要有伸展的习惯,包括脚后跟支撑着坐着、膝关节锁紧、在四头肌收缩的作用下被迫过度伸展的条件下站立。一旦术前达到了完全的过伸,那么手术就有最好的机会获得完全的过伸并预防术后膝前疼痛。

18.4.2 术中

只要外科医生意识到问题并精通手术技巧,术中问题是很容易解决的。移植物的选择是首要的考虑。当使用腘绳肌移植时,建议在术后早期避免完全过伸,因为应力可能会拉伸移植物。但是如果在术后早期没有得到完全的过伸,以后就很难恢复了。考虑到ACL重建后膝前疼痛的原因是膝关节缺乏充分的伸直,因此选择骨—髌骨腱—骨移植,术后即刻充分伸直,可降低术后膝前疼痛的发生率。

切口的位置是一个不常被提及的话题。我们使用髌骨肌腱内侧的偏置切口而不是直接穿过肌腱。这个位置不仅有助于可视化，而且避免了患者跪下的位置直接形成瘢痕和皮下瘢痕组织。此外，通过对侧移植物和小关节切开术，可以避免在同侧肌腱前进行广泛的皮下切割。这同样会减少这个区域的瘢痕形成，使运动更多，疼痛更少。

通道位置的合适选择、移植物与髁间缺口的匹配是 ACL 重建手术成功的重要方面。胫骨隧道的精确放置将防止隧道顶部撞击，从而减少对更高级的切口成形术的需要。在膝关节完全过伸的外侧 X 线片上可以看到，胫骨隧道的前部应该与 Blumensaat 线平行。术前的 X 线片评估可以帮助术者可视化胫骨隧道的正确方向，并帮助术者评估导丝的放置。胫骨隧道的正确放置还可以最大限度地减少侧壁的切除量，以保证新的 10 mm 移植物可以匹配合适。使用卡尺精确测量需要切除的外侧切口数量，并取出适当数量的骨头以适应 10 mm 移植物。正确放置股骨隧道同样重要。股骨隧道放置过远会导致撞击和膝关节 ROM 减少。股骨隧道应保留 1 mm 的后皮质边缘，并与后交叉韧带外侧边缘轻微重叠。

撞击应在膝关节完全过伸的情况下进行检查，并在手术完成前进行纠正。当移植物在凹槽内适配时，它会在愈合过程中重新调整以适应这个空间。不适当的隧道或不适当的切口成形术可能导致撞击，从而阻碍膝关节的伸展。如果移植物没有正确地放置在切口内，它会在愈合过程中过度生长，进一步阻止完全的过度伸展。其结果是屈曲挛缩，可引起膝前疼痛。此外，疼痛也可能是由于实际的撞击本身造成的。

下一个非常重要的问题是适当地拉紧移植物。许多整形外科医生都尽量把移植物植入得尽可能紧。固定移植物太紧不允许完全的过度伸展，因为这会导致膝关节僵硬、疼痛[8]。如果移植物内的张力没有在膝关节完全过伸的情况下进行设置，则在移植物固定后应强制完全过伸，使移植物张力得以调整，允许完全过伸。由于僵硬、稳定的膝关节会出现疼痛，因此，在 ROM 完全恢复的情况下，轻微的膝关节松弛比过紧的膝关节更可取。我们的手术技术结合了压合技术，从内到外放置两个骨块，并用纽扣固定移植物的两侧。当我们术中测试移植物的完全运动和稳定性时，我们能对移植物张力进行细微的调整。结果可以得到一个稳定的、可以充分伸展和屈曲的膝关节。

另一个问题是修复肌腱缺损和骨栓缺损。如前所述，修复肌腱与骨周组织应消除作为疼痛来源的髌腱缺损。髌腱缺损减少了填充缺损的纤维性瘢痕组织和周围皮下组织的含量。如术后 CT 扫描所示，不修复该缺陷会导致过多的瘢痕形成，这些瘢痕会延续到髌骨并使其移位[7]。对骨栓缺损部位进行骨移植可以使这些区域更快、更均匀地愈合。虽然尚未证实，但在髌骨和胫骨上留下的缺损可能会像髌腱上的缺损一样增大应力。虽然骨栓缺损部位的骨移植可以降低髌骨和胫骨骨折的发生率，但已有研究表明它对膝前疼痛的发生率没有影响[2]。

18.4.3 术后

术后最重要的问题是保持完全的过伸。在恢复完全屈曲需要被解决的同时，手术后立即获得完全的过伸将防止膝前疼痛，并为患者提供恢复到受伤前水平的最佳机会。可以制定一个术后计划来实现这一目标。

第一步是每天与患者和家属按月逐步讨论术后的情况，以及对他们的期望及其原因。手术后立即将冷敷/袖带应用于膝关节，并将腿置于连续被动运动（CPM）机器中。冷敷/袖带用于把肿胀降至最轻，否则会限制运动，造成疼痛，并抑制伤口愈合。患者住院接受静脉注射克酮咯酸[16]，并对患者进行宣教，监督术后锻炼。术后第一周每天进行4次运动锻炼。伸展运动如前所述，包括毛巾伸展和轻量的足跟支撑。对于膝关节伸展过紧的患者，可能需要俯卧撑或过伸装置。屈曲练习首先在CPM机器中保持膝关节最大屈曲3 min。然后，脚跟滑动至最大屈曲。这可以很容易地用码尺测量，以帮助患者监测他们的进展。码尺设置与膝关节充分伸展时等长，使得在膝关节完全伸展时码尺和足跟对齐。当膝关节达到最大弯曲度时，测量鞋跟移动的厘米数。如果患者在完全伸直过程中出现任何伸展受限，应停止所有屈曲练习，直到恢复完全伸直。

术后第一周，患者仍然躺着，腿在CPM中抬高，膝关节使用冷敷/袖带。这样做的目的是通过保持压迫和保持膝关节高于心脏，将肿胀降到最低。术后第一周只能在洗手间走动，但患者可以双

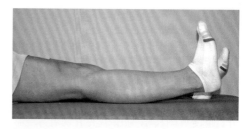

图18-5 主动提踵：患者通过同时收缩股四头肌和背屈踝关节的方式，主动将脚后跟从桌子上提起

腿负重行走，只有在需要保持平衡时才需要使用拐杖。患者在1周的随诊中被给予以下目标：完整的肢端过伸，屈曲大于或等于110°，正常步态模式，最小的肿胀和良好的股四头肌肌肉控制。

在康复的第二周，继续毛巾拉伸和脚跟支撑训练，如果有必要的话，加用俯卧腿悬挂法和/或拉伸装置。当你坐着和站着的时候，伸展的习惯会再次被回顾和加强。一旦达到完整的ROM和正常的步态，就可以增加强化练习。当使用对侧移植物时，只要能保持充分的运动，术后第一周后移植腿就开始进行下楼梯运动。我们对重建膝关节的2周目标包括充分过度伸展、120°屈曲，以及良好的股四头肌控制。这次随访时，患者应该能够足够强地收缩他们的股四头肌，以主动抬起脚跟（图18-5）。当采用对侧移植物时，术后第二周增加单腿按压和单膝伸展练习。这个项目允许患者有更大的独立性，正式物理治疗的频率可以有所降低。患者通常在术后第一个月每1～2周就诊1次，此后每月复查1次。我们康复计划的其余部分在保持完全的过度伸展下进行，同时进行强化和运动专项锻炼，这超出了本章的范围[12,21]。

18.5　治疗

前交叉韧带重建后膝前疼痛发生的主要原因是失去充分的过伸能力。关节纤维化是一种瘢痕组织的异常增生，限制了膝关节活动度，并与膝前疼痛有关。[19] 关节纤维化程度根据ROM的限制程度和髌骨的位置和移动性分为Ⅰ—Ⅳ型。Ⅰ型关节纤维化被定义为膝关节伸展损失小于10°，屈曲正常；Ⅱ型是指膝关节伸展损失大于10°，屈曲正常[19]。Ⅲ型关节纤维化被定义为超过10°的膝关节伸展损失和至少25°的膝关节屈曲损失；Ⅳ型关节纤维化涉及至少30°的屈曲损失和下位髌骨[19]。

关节纤维化的治疗从完整的病史和体格检查开始。应注意手术后的时间长短。患者是否遵守术后康复方案？膝关节有没有再次受伤？即使你是这个患者的手术医师，所有这些问题依然都很重要。应进行适当的X线片检查，以评估骨隧道和移植物的放置。从这些线索中可以推断出可能的损伤。如果隧道放置得当且手术是近期进行的，这种情形通常比隧道放置不正确或ROM慢性丢失的情形更容易恢复过伸。如果及早恢复完全过伸，移植物将在继续愈合时与髁间间隙相吻合，允许膝关节充分的活动度，并防止进一步的膝前疼痛。通过膝关节的外侧X线摄片测量髌骨下段和胫骨结节上的腱附着点之间的距离，并将测量结果与对侧膝进行比较，可以评估髌骨肌腱挛缩。对于表现为髌腱挛缩的患者，将观察到患者膝关节屈曲受限，患者将出现Ⅲ型或Ⅳ

型关节纤维化。这种屈曲的丧失可能是由于髌腱收缩造成的。

如果怀疑有关节纤维化，应尽快进行非手术治疗。ROM受损存在的时间越长，关节纤维化就越难解决。早期治疗包括物理治疗师的正式评估，以及实施旨在最大限度地增加膝关节过度伸展的治疗性运动方案。毛巾伸展练习，俯卧腿悬挂，强调坐姿和站立伸展习惯（如上所述），以及使用过伸装置这些方案都应得到采用。过伸装置（图18-4）允许患者在一天内对后膝进行多次长时间伸展。该装置的另一个优点是张力由患者控制，患者可以在治疗过程中逐渐增加张力。由于患者控制着施加在膝关节上的拉伸量，他们能够放松膝关节周围的肌肉组织，使设备的拉伸更有效。过伸伸展应保持一次10～12 min。使用过伸装置和进行常规的治疗性运动应在一天内进行3～5次，以最大限度地提高患者的活动度。如果患者患有慢性膝关节伸展缺失，矫正将需要较长的时间，因此患者应接受适当的目标教育。运动障碍存在的时间越长，纠正的时间就越长。在这个漫长的过程中，患者保持积极的心态是很重要的。

通常，患有关节纤维化的患者会到一些医疗机构就诊，这些医疗机构对他们的病情几乎没有帮助。这很容易导致患者对整个过程感到沮丧。持续的目标沟通和对改进的反馈将有助于集中患者的注意力并激励他们努力实现他们的完整ROM目标。通常这些患者不仅抱怨疼痛和僵硬，而且还抱怨力量的丧失。然而，只有在完全恢复运动后,膝关节才能得到加强,在完全恢复ROM前应避免进行强化训练。这仅仅是由于膝关节不能完全伸展时存在的生物力学缺陷。试图强化僵硬的膝关节只会减慢实现完全ROM的进程。

有时,对于非手术手段失败的关节纤维化患者,必须进行手术干预。只有当患者未能从上述适当的治疗方案获益时,才会考虑这一点。只有在强制伸展时产生膝前疼痛时,患者才应继续手术治疗。如果出现后部疼痛,则需要处理后部结构。并且随着康复训练,可能会有更多的改善。

外科手术通常是采用关节镜手术。Ⅰ型关节纤维化的治疗方法是切除移植体上的环肌病变,使移植体能够在膝关节完全过伸的情况下准确地适应切口。Ⅱ型关节纤维化需要切除移植物前面和胫骨近端形成的前瘢痕组织。如果撞击持续延伸,也须进行切口成形术。Ⅲ型关节纤维化需要切除在髌腱和脂肪垫之间形成的瘢痕组织。Ⅳ型关节纤维化需要囊膜松解才能完全松解髌骨和髌腱。患者在医院住院1~2晚,以防止术后关节腔出血,允许持续静脉输注酮咯酸,并立即开始术后康复。即刻允许进行完全负重。此时不采用硬质的敷料,因为这可能导致关节出血、膝关节屈曲度下降,以及最重要的是四头肌控制力下降。相反,患者使用过伸装置,然后每天进行3~5次毛巾拉伸练习,以集中精力最大限度地伸展。患者仍卧床休息,可以去卫生间,他们的腿在CPM机器上从0°抬高到30°。患者保持仰卧位,膝关节高于心脏水平,以避免关节出血。此外,持续使用冷敷/袖带,以为膝关节提供低温和压力。穿抗栓塞袜是为了防止术后血凝块的问题,并提供进一步的膝关节压迫。在患者住院期间,理疗师每天都会看望患者,以确保病情持续改善,并解答患者可能遇到的任何问题。当患者能表现出与对侧膝关节完全相同的过度伸展,并能适当地独立运动时,他们就可以出院回家。患者被指导继续进行同样的锻炼,术后第一周应保持仰卧位在CPM器械中抬高腿部。即使在家里,活动也仅限于上厕所。持续的每日电话随访对确保患者持续完全过伸非常重要,并有助于在术后过程中保持患者的积极性。患者至少1周看一次物理治疗师,直到可以主动地维持过度伸展。

一旦维持完全被动的过度伸展,下一个目标是通过四头肌收缩主动地保持完全伸展(图18-5)。当患者表现出完全的过伸时,开始进行腿部控制练习。腿部控制练习包括:用橡皮管进行膝关节末端伸展、踏上箱子、单腿膝关节伸展和下楼梯。在这一阶段,应该继续关注过度伸展练习。当患者表现出完全的、对称的、与另一只脚相同程度的足跟主动抬高动作时,只要保持完全的过度伸展,就可以增加屈曲运动。如果过度伸展有任何损失,应减少屈曲练习,直至完全恢复过度伸展。当患者表现出完全的过度伸展和屈曲ROM时,可以增加轻微的强化练习。强化练习包括压腿、下台阶、膝关节伸展和低强度的调节练习,如固定自行车、楼梯机或椭圆交叉训练器。持续随访,直到患肢运动和力量完全恢复到与另一侧相当。

18.6 总结

前交叉韧带重建后的膝前疼痛是困扰许多患者的问题。通过对出现该问题患者的广泛研究，并与未患该疾病的患者进行对比，我们得出结论：前交叉韧带重建后膝前疼痛最常见的原因是完全过伸功能丧失。通过适当的术前、术中和术后管理，可以预防这种情况的发生。预防应该是首要考虑的问题。如果 ACL 重建后确实发生膝前疼痛，通常可以通过非手术方式缓解。但是偶尔的手术干预可能是必要的。引起这种疼痛综合征的其他原因很少，但是通过适当的评估可以很容易地鉴别和治疗。

参考文献

[1] Arnold T, Shelbourne KD. A perioperative rehabilitation program for anterior cruciate ligament surgery. *Phys Sports Med*. 2000; 28: 31−44.

[2] Baszotta H, Prunner K. Refilling of removal defects: impact on extensor mechanism complaints after use of a bone-ten-don-bone graft for anterior cruciate ligament reconstruction. *Arthroscopy*. 2000; 16: 160−164.

[3] Fisher SE, Shelbourne KD. Arthroscopic treatment of symp-tomatic extension block complicating anterior cruciate ligament reconstruction. *Am J Sports Med*. 1993; 21: 558−564.

[4] Kartus J, Magnusson L, Stener S, et al. Complications following arthroscopic anterior cruciate ligament reconstruc-tion: a 2−5 year follow-up of 604 patients with special emphasis on anterior knee pain. *Knee Surg Sports Traumatol Arthrosc*. 1999; 7: 2−8.

[5] Kleipool AE, van Loon T, Marti RK. Pain after use of the central third of the patellar tendon for cruciate ligament reconstruction: 33 patients followed 2−3 years. *Acta Orthop Scand*. 1994; 65: 62−66.

[6] Laprade J, Culham E, Brouwer B. Comparison of five isometric exercises in the recruitment of the vastus medialis oblique in persons with and without patellofemoral pain syndrome. *J Orthop Sports Phys Ther*. 1998; 27: 197−204.

[7] Rosenberg TD, Franklin JL, Baldwin GN, et al. Extensor mechanism function after patellar tendon graft harvest for anterior cruciate ligament reconstruction. *Am J Sports Med*. 1992; 20: 519−525.

[8] Rubinstein RA Jr, Shelbourne KD. Graft selection, placement, fixation, and tensioning for anterior cruciate ligament reconstruction. *Oper Tech Sports Med*. 1993; 1: 10−15.

[9] Sachs RA, Daniel DM, Stone ML, et al. Patellofemoral problems after anterior cruciate ligament reconstruction. *Am J Sports Med*. 1989; 17: 760−765.

[10] Sanchis-Alfonso V, Rosello-Sastre E, Martinez-Sanjuan V. Pathogenesis of anterior knee pain syndrome and functional patellofemoral instability in the active young. *Am J Knee Surg*. 1999; 12: 29−40.

[11] Sheehy P, Burdett RG, Irrgang JJ, et al. An electromyo-graphic study of vastus medialis oblique and vastus lateralis activity while ascending and descending steps. *J Orthop Sports Phys Ther*. 1998; 27: 423−429.

[12] Shelbourne KD, Gray T. Anterior cruciate ligament reconstruction with autogenous patellar tendon graft followed by accelerated rehabilitation: a two-to nine-year follow-up. *Am J Sports Med*. 1997; 25: 786−795.

[13] Shelbourne KD, Jari S, Gray T. Outcome of untreated traumatic articular cartilage defects of the knee: a natural history study. *J Bone Joint Surg Am*. 2003; 85−A(suppl): 8−16.

[14] Shelbourne KD, Johnson GE. Outpatient surgical management of arthrofibrosis after anterior cruciate ligament surgery. *Am J Sports Med*. 1994; 22: 192−197.

[15] Shelbourne KD, Klootwyk TE, Wilckens JH, et al. Ligament stability two to six years after anterior cruciate ligament reconstruction with autogenous patellar tendon graft and participation in accelerated rehabilitation. *Am J Sports Med*. 1995; 23: 575−579.

[16] Shelbourne KD, Liotta FJ. ACL reconstruction utilizing an abnormally thick autogenous

patellar tendon graft. *Am J Knee Surg.* 1999; 12: 79−81.

[17] Shelbourne KD, Nitz P. Accelerated rehabilitation after anterior cruciate ligament reconstruction. *Am J Sports Med.* 1990; 18: 292−299.

[18] Shelbourne KD, Patel DV. Treatment of limited motion after anterior cruciate ligament reconstruction. *Knee Surg Sports Traumatol Arthrosc.* 1999; 7: 85−92.

[19] Shelbourne KD, Patel KV, Martini DJ. Classification and management of arthrofibrosis of the knee after anterior cruciate ligament reconstruction. *Am J Sports Med.* 1996; 24(6): 857−862.

[20] Shelbourne KD, Trumper RV. Preventing anterior knee pain after anterior cruciate ligament reconstruction. *Am J Sports Med.* 1997; 25: 41−47.

[21] Shelbourne KD, Urch SE. Primary anterior cruciate ligament reconstruction using the contralateral autogenous patellar tendon. *Am J Sports Med.* 2000; 28: 651−658.

[22] Siegel MG, Siqueland KA, Noyes FR. The use of computerized thermography in the evaluation of non-traumatic anterior knee pain. *Orthopedics.* 1987; 10: 825−830.

[23] Witonski D. Anterior knee pain syndrome. *Int Orthop.* 1999; 23: 341−344.

自体移植前交叉韧带重建术后的膝前疼痛——临床、放射学、组织学、超微结构和生化方面的情况

朱莉·卡尔图施,拉尔斯·埃杰德,托马斯·姆万

19.1 引言

关节镜下ACL重建是目前运动医学中最常见的手术方式之一。美国每年约有15万例,瑞典约有3 500例(www.aclregister.nu)。在引进关节镜技术并有机会对破裂的前交叉韧带进行可重复的替换后,恢复松弛和回归体育活动的结果通常是好的[10,11,25]。然而,持续的供体部位并发症,如压痛、膝前疼痛、膝前敏感度障碍以及不能下跪和膝行仍然是一个问题,至少在使用髌骨肌腱自体移植物的关节镜下ACL重建患者中,发生率为40%~60%[21,54,79,85,102,112,119,124]。尽管有合成材料[35,40]和同种异体移植[65,109],自体移植可能仍然是更换撕裂ACL的最佳选择。重建或增强ACL的常见自体移植物包括髂胫束[12,39,88,105,106]、腘绳肌肌腱[5,22,56,110,115,125]、髌腱[11,31,41,67,68,96]、和股四头肌肌腱[28,36,49,53,89,108]。

关于自体髌骨肌腱移植供体部位的信息量是相当广泛的。最近,关于使用腘绳肌肌腱自体移植后供体部位问题的内容越来越多。描述使用股四头肌腱自体移植物重建ACL后可能出现问题的内容最近也有所增加。然而,可获得的在使用阔筋膜自体移植物后的信息很少。

本章的目的是综述使用髌腱、腘绳肌腱、股四头肌肌腱和阔筋膜自体移植物重建ACL后供体部位在临床、影像学、组织学、超微结构和生化方面的情况及存在的问题。

19.2 术后活动范围受限及力量丧失

文献似乎一致认为,ACL重建后,与未损伤侧相比,患肢恢复完全伸直是避免膝关节前部术后不适的关键。伊尔冈(Irrgang)和哈纳(Harner)[64]、哈纳等[58]、萨克斯(Sachs)等[119]和卡尔图斯(Kartus)等[76]都认为伸展的损失会促成膝前疼痛。谢尔本(Shelbourne)和特兰佩(Trumper)[124]认为,要避免膝前疼痛,恢复完全过伸是非常重要的。近期斯特德曼(Steadman)等[130]报道了前交叉韧带重建等手术后前路瘢痕及屈曲挛缩可

引起膝前疼痛，关节镜下松解可成功治疗这一问题。

屈曲功能的丧失对膝前疼痛的影响是有争议的。斯特普尔顿（Stapleton）[129]和卡尔图斯等人[76]指出，屈曲功能的丧失比伸展功能的丧失更能引起膝前疼痛。阿列蒂（Aglietti）等人[4]报道，超过10°的屈曲功能受损可能与膝前疼痛有关。然而，伊尔冈和哈纳[64]指出屈曲功能的丧失影响较小，除非膝盖屈曲小于110°。

尽管这些报道都是关于使用髌骨肌腱自身移植或同种异体移植的，我们可以归纳总结为：在使用任何类型的移植物重建前交叉韧带后，恢复包括完全过伸在内的全范围运动（ROM）对于减少前交叉韧带问题是至关重要的。然而，全范围运动的恢复并不总是可能的。卡尔图斯等[78]报道，与半月板完整的患者相比，同时行半月板切除术的患者在接受髌骨肌腱和腘绳肌腱自体移植物重建ACL后，屈曲和伸展时的疼痛和活动度丧失更常见。

与这些信息一致，我们建议下肢恢复正常力量是必要的，以避免未来的膝前区域的疼痛。里斯贝里（Risberg）等[116]报道疼痛和力量是最重要的变量，它们会影响自体髌腱移植ACL重建后的结果。相应来说就是恢复本体感觉和神经肌肉的控制[143]。

文献中有一些关于自体移植物重建ACL后肌肉力量受损的报道。穆内塔（Muneta）等[104]报道，采用腘绳肌或髌腱自体移植物的患者与对侧相比，四头肌或腘绳肌肌力下降，患者对自身移植ACL重建后的结果主观评价较差。希姆斯特拉（Hiemstra）等人[59]报道，患者在使用髌骨肌腱和腘绳肌腱自体移植重建1年后，在伸展时均存在明显的肌力受损。费勒（Feller）等人报告说，与腘绳肌腱移植相比，髌腱移植术后1年，股四头肌扭矩峰值强度损失更大。阿达奇（Adachi）等人[2]报道了同时摘取半腱肌和股薄肌腱比单独摘取半腱肌导致更多的主动屈曲角度和峰值扭矩损失。相应地，田城（Tashiro）等人[136]建议保留股薄肌腱，因为在膝关节高屈曲角度下，与同时摘取半腱肌和股薄肌腱相比，仅摘取半腱肌可以减少腿部腘绳肌肌肉力量的损失。

李等[89]报道，在使用股四头肌肌腱自体移植后1年后，与对侧相比，股四头肌肌力下降13%。李等人报道[90]，术后3年，与对侧相比，峰力矩下降了约10%

纳特里（Natri）等[105]报道，在进行髂胫束增强开放性原发ACL损伤修复术术后2～5年，膝关节伸展时扭矩峰值损失14%，屈曲时峰力矩值损失6%。

19.3 膝关节局部解剖研究

阿尔特霍思图拉索克（Arthornthurasook）和高斯（Gaew-Im）[9]、霍纳（Horner）和德隆（Dellon）[60]、亨特（Hunter）等[63]和卡尔图斯等[72]（图19-1）在解剖研究中说明，当在胫骨结节和膝关节内侧附近或上方进行切口时，髌下神经就危险了。卡尔图斯等对60例膝关节进行了解剖，发现60例标本中有52例的髌下神经以1～2支的形式在胫骨结节和髌骨尖之间通过，髌腱摘取过程可能危及髌下神经[72]。在一项解剖研究中，蒂福德（Tifford）等人也

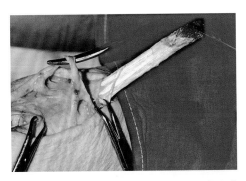

图19-1　髌下神经在前正中8 cm切口正中分成两支。巾钳指的是腱旁组织。本标本采用双切口技术摘取自体髌腱，目的是保留髌下神经和腱旁组织。在这个标本中，两个切口随后被连接在一起，以检验切取手术的结果（Elsevier版权所有）

有类似的发现，并进一步建议在膝关节前区进行切口时，膝关节应处于屈曲状态，以避免对髌下神经造成损伤。

从髌骨前区域的解剖学描述来看，在膝关节前区进行切口时，髌下神经可能受到损伤。相应地，即使是在腘绳肌摘取期间，膝关节内侧切口也会危及隐神经。在一项对40具尸体膝盖的解剖研究中，布恩（Boon）等人建议在获取腘绳肌腱时采用胫骨结节内侧的斜切口，以避免感觉神经损伤。桑德斯（Sanders）等[121]解剖了11个标本，发现隐神经与股薄肌腱"密切相关"，位于其插入处近端10 cm处。

19.4　膝关节手术及感觉神经并发症

约翰松（Johnson）等[66]、斯旺森（Swanson）[134]、塔珀（Tapper）和胡佛（Hoover）[135]描述了切开内侧半月板后隐神经髌下支损伤后的术后并发症，如麻木和下跪受限。钱伯斯（Chambers）[27]

对3例开放性内侧半月板切除术后疼痛和麻木的患者进行了探查，发现隐神经的一个髌下支有瘢痕或神经瘤。甘佐尼（Ganzoni）和威兰（Wieland）[50]认为术后感觉丧失的差异取决于在膝关节内侧切开术中是否保护了髌下神经。

持田（Mochida）和菊池（Kikuchi）[101]描述了关节镜手术中髌下神经损伤的可能性，坡林（Poehling）等[113]描述了膝关节区感觉神经损伤后反射性交感神经营养不良的进展。戈登（Gordon）[52]和德丁贝克（Detenbeck）[37]关于膝关节前区受到直接撞击后髌前神经痛的报告以及豪斯（House）和艾哈迈德（Ahmed）[62]关于髌下神经夹闭的报告以及沃思（Worth）等人[144]关于膝关节局部隐静脉神经夹闭的报告进一步强调了膝关节局部感觉神经的重要性。斯洛科姆（Slocum）等[127]讨论了在鹅足移植过程中膝关节前部神经受损的可能性。鹅足移植需要一个类似于获取腘绳肌腱自体移植物的切口。

有少量关于ACL手术损伤髌下神经或其分支后出现不适的报道。伯格（Berg）和姆乔格（Mjoberg）[15]报道了膝关节韧带开放手术后下跪受限与膝关节前区敏感性丧失及膝关节前区有关，因此建议采用外侧髌旁皮肤切口。在两项分别涉及90[80]例和604[76]例病例的研究中，据卡尔图斯（Kartus）等人报道，通过长7～8 cm垂直切口获得的自体髌腱移植物行关节镜下ACL重建术后下跪（图19-2）及膝行的能力缺乏与膝前区敏感度下降或丧失的区域相关（图19-3）。马斯托卡洛斯（Mastrokalos）等人报道，在接受同侧髌腱自体移植后，85.4%的患

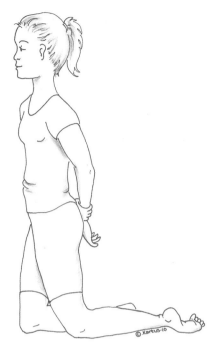

图19-2 膝关节行走试验可判断ACL重建后是否存在膝关节前部不适[73]（Catarina Kartus版权所有）

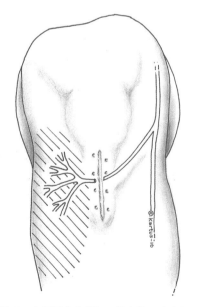

图19-3 在采用中央单切口技术获取髌腱自体移植物后，膝行的能力缺乏与膝前区敏感下降或丧失的区域相关[73,76]（Catarina Kartus版权所有）

者膝关节前部敏感性丧失或降低。

米什拉（Mishra）等人[100]报道，在获取髌腱中心1/3的位置时采用两个水平切口或许可以保护髌下神经。然而，该方案在神经功能方面还没有结果。另一方面，卡尔图斯等人[70]提出了一种方法，即采用两个25 mm的垂直切口来降低在获取髌骨肌腱自体移植物时髌下神经损伤的风险（图19-4）。这项技术首先在尸体研究上进行了测试，随后在两项临床研究中得到证实，与使用7～8 cm垂直切口相比，该技术减少了敏感性的丧失，降低了膝行不适的倾向。在一项没有对照组的临床研究中，津田（Tsuda）等人[139]建议使用两个水平切口来摘取髌骨肌腱，以最大程度减少术后膝关节前部症状。

在摘取腘绳肌腱自体移植物时，隐神经的髌下支也可能受到损害[22]，偶尔还可能发生隐神经支配的皮肤区域麻木[48,121]。伯特伦（Bertram）等人[17]在一份病例报告中报道了关节镜下使用半腱肌和股薄肌腱辅助ACL重建后的隐神经痛。埃里克松（Eriksson）[42]和埃杰赫德（Ejerhed）等人的研究表明，采集半腱肌或髌骨肌腱

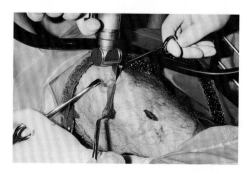

图19-4 相比采用中央单切口技术采用双切口技术获取自体髌腱在膝关节行走试验中造成的不适更少（Elsevier版权所有）

自体移植物后，敏感性受损的面积是相当的。然而，这两项研究都表明，摘取半腱肌自体移植物后敏感性受损区域的临床重要性较低。

相关研究结果表明，与自体髌腱移植术后相比，自体腘绳肌肌腱移植术后膝关节区的敏感性受到相同程度的损伤，但是下跪和膝行困难较少。这可能是因为，在髌腱摘除后，跪下时的压力直接施加在神经受损所在的切口处或附近的位置，如埃杰赫德、斯派塞（Spicer）等人[36,128]报告腘绳肌肌腱摘除后整个膝前区域的变化是可能的，有50%的患者出现了这样的改变。然而，这很少限制患者的活动。桑德斯（Sanders）等人报道，在接受了采用腘绳肌肌腱自体移植物的ACL重建术后，74%患者出现了感觉障碍。这一数据高于此前的报道。

在摘取阔筋膜和股四头肌腱自体移植物后，神经损伤的风险似乎较低，据我们所知，文献中未见此类报道。

19.5 供体部位区域的局部不适

在一项前瞻性随机研究中，布兰德森（Brandsson）等人的[20]研究表明，缝合髌腱缺损和骨移植髌骨缺损并不能减少膝关节前部问题或供体部位的并发症。博佐塔（Boszotta）和普鲁纳（Prunner）[19]也发现，骨移植髌骨缺损并不能减少下跪时的症状或髌股问题的发生。因此，对于减少供体部位问题，髌腱摘除后的缝合和缺损处植骨显得不太重要。另一方面，津田等人[139]，建议对缺陷进行骨移植，以减少供体部位的问题。然而，在

他们的研究中，移植物是皮下采集的，而且没有对照组。

卡尔图斯等人[73]报告称65%的患者在采用7～8 cm中心垂直切口切开髌腱2年后出现膝关节行走测试困难或无法进行该测试。采用双切口技术保留髌下神经后膝行困难的发病率为47%[73]。鲁宾斯坦（Rubinstein）等人[118]发现，当对侧髌腱用作移植物时，ACL手术后单独供体部位的发病率可忽略不计。相反，马斯托卡洛斯等人[97]发现超过70%的供体膝关节存在膝行问题，不管髌腱移植是从来自同侧还是对侧肢体。

埃杰赫德等人在前瞻性随机试验中发现，术前以及使用腘绳肌肌腱自体移植2年后，约20%～30%的患者报告他们有困难或无法进行膝关节行走试验[38]。科里（Corry）等[32]报道，在使用腘绳肌肌腱自体移植2年后，仅有6%的患者出现膝关节疼痛，而使用髌骨肌腱自体移植2年后，这一比例为31%。然而，它们没有提供术前数据。安田（Yasuda）等人[145]报道说，对侧腘绳肌腱移植术后3个月，与活动相关的酸痛已经消退。埃里克松等[42-44]在前瞻性随机研究中发现，在短期和中期，使用半腱肌肌腱自体移植的患者比使用髌骨肌腱自体移植的患者有更少的膝关节前路问题和供体并发症。在一项随机研究中，费勒（Feller）和韦伯斯特（Webster）[47]报告称67%的患者在接受髌骨肌腱自体移植手术后3年出现下跪疼痛，而在接受腘绳肌腱移植手术后3年出现下跪疼痛的患者仅有26%。这些结果表明，与使用髌腱自体移植相比，使用腘绳肌腱自体移植在膝关节前区仅引起

轻微的并发症。然而，利登（Liden）等[92]在一项涉及68例患者的随机研究中报道，从长期来看，大约7年后，自体髌腱移植与自体腘绳肌腱移植在供区并发症上的差异不再具有统计学意义。从长期来看，继发退行性造成的影响超过了膝前疼痛的移植物选择。

在自体四头肌肌腱移植方面，陈（Chen）等[28]报道平均术后18个月后每12名患者中就有1名出现轻微的供体部位压痛。而在另一项研究中，术后4～7年时每34名患者中就有3名出现这种情况[29]。相应的，富尔克森（Fulkerson）和朗厄兰（Langeland）[49]报道在28例患者中没有早期移植区域的并发症。李等人在他们的研究中报道称67名使用四头肌腱自体移植的患者中，有12%的患者出现了中度或重度膝前疼痛。在另一项研究中，李（Lee）等[90]报道，247名患者中只有1名在标准手术后约3年出现供体部位中度压痛。诺罗尼亚（Noronha）[108]和泰特（Theut）等人的研究中以及圣托里（Santori）等人的一篇综述文章中认为四头肌腱作为移植物发病率较低。

德·安吉利斯（De Angelis）和富尔克森[36]指出，四头肌腱自体移植"可能是目前使用的ACL自体移植重建方案中并发症最少的一种"。戈尔舍夫斯基（Gorschewsky）等人[53]和韩（Han）等人[57]均报道在对照研究中使用股四头肌腱自体移植ACL重建供体部位的问题明显少于使用髌骨肌腱自体移植。

巴克（Bak）等人报告称，8%的患者在接受阔筋膜自体移植后，出现大腿外侧肿胀和疼痛。20%的患者对大腿外侧疤的外观也有轻微不满。但是，该文没有讨论感觉丧失和神经损伤。纳特里等[105]报道称84%的患者在接受髂胫段移植后没有或仅有轻微的膝前疼痛。

19.6 影像学评估

库本斯（Coupens）等人[33]、伯格（Berg）[14]、尼克松（Nixon）等[107]、刘等[94]、梅斯特林（Meistering）等[99]、卡尔图斯（Kartus）等[80,81,132]、和斯文松（Svensson）等[132]的报告对供体部位的髌腱进行了MRI评估，结果表明，无论是否缝合了缺损，髌腱厚度至少在术后6年内有所增加。威利（Wiley）等人[142]，卡尔图斯等人[77]和侯（Hou）等人[61]在切取后1～2年使用超声波也得到了相应的发现。

文献中关于髌骨肌腱中心1/3切除且缺口不做处理后供区缺损愈合的报道是具有争议的。伯格[14]和尼克松等[107]，在标准手术后8个月和2年采用MRI评估发现缺损均已愈合。阿德里亚尼（Adriani）等[3]使用超声发现髌腱缺损的愈合与腱性瘢痕组织会在切取髌腱术后大约1年之后出现。坎鲁洛（Cerullo）等[26]使用CT研究发现，开放缺损的瘢痕在术后6个月内形成。罗森伯格（Rosenberg）等人在标准手术后约2年使用CT和MRI证实了持续性缺损的存在。在保持缺损开放的研究中，卡尔图斯等人在多项采用MRI[74,75,77,80,81]与一项采用超声[77]的研究中发现了持续性缺损（图19-5和图19-6）。然而，在卡尔图斯等[74]和伯尼克（Bernicker）等[16]使

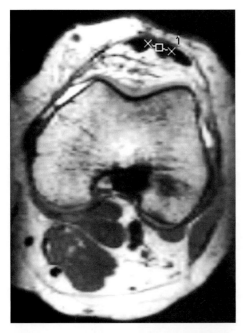

图19-5   在自体髌腱中央1/3移植26个月后，MRI检查轴位图像显示供体部位存在持续间隙（JuriKartus版权所有）

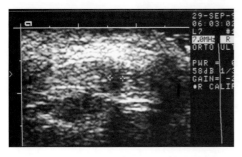

图19-6   在获得自体髌腱中央1/3移植25个月后的超声检查显示出持续的供体区域间隙（JuriKartus版权所有）

用MRI和威利等[142]使用超声进行的前瞻性研究中，即使该缺损在术后2年后仍然存在，随着时间的推移，该缺损也会显著减小。刘[94]等人通过磁共振成像技术发现，即使在术后13年，供体部位也可能存在持续的缺口。6年后，大部分患者缺损愈合；然而，斯文松等人在一项对17例患者进行的前瞻性长期研究中发现，肌腱中部仍然变薄（图19-7）。相应地，利顿等人在自体髌腱再植10年后使用MRI发现了影像学异常和一个持续的缺损。科斯奥格鲁（Koseoglu）等人[86]描述道，初次移植后的缺损在切取过程后的12个月内都没有愈合，但从长期来看似乎可以愈合。卡尔图斯等人[75, 80]的研究表明，下跪和膝行的问题与供区髌骨肌腱的MRI表现无关。基斯（Kiss）等[84]使用超声对髌骨肌腱疼痛患者进行检查后得到了相应的发现。

在腘绳肌腱自体移植后，半腱肌和股薄肌腱似乎至少有一些再生。克罗斯（Cross）等[34]、西蒙尼安（Simonian）等[126]和埃里克松等[42, 45, 46]报道了采用MRI对此进行的相关研究。在前瞻性超声研究中，帕潘德雷亚（Papandrea）等人[111]报道了肌腱的再生似乎是在术后2年完成的。然而，相比于正常解剖位置，肌腱插入位置大约（更靠）近端3～4 cm。

李等[90]报道称，MRI结果提示，一直到术后24个月供体部位四头肌腱的厚度均较术前明显增加。

据我们所知，没有在阔筋膜自体移植术后供体区域的放射学资料。

19.7   组织学检查

关于人供体部位组织学的报道很少[13, 14, 77, 107]。普罗克特（Proctor）等人在山羊模型中对使用髌中央肌腱自体移植重建前交叉韧带后的供体部位进行了组织学描述[114]，他们发现，在手术21个

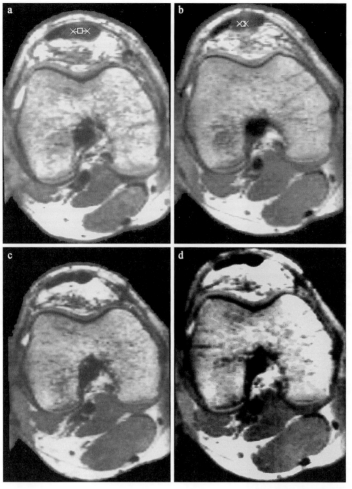

图19-7　连续MRI检查显示供区间隙分别为6周(a)7 mm、6个月(b)2mm、27个月、6年(c)、6年(d),供区完全愈合,且髌腱厚度随时间推移而降低。这是一名男性患者,在进行标准手术时,年仅18岁(JuriKartus版权所有)

月后,肌腱的中部发现了定义不清的编织样胶原纤维束与髌骨韧带的纵轴对齐程度较差。相应地,桑奇斯-阿方索等人在对羔羊的研究中发现,切取部位缺损的再生组织没有正常髌骨肌腱的组织学表现。在一个犬模型中,伯克斯(Burks)等[24]在手术后的3个月和6个月后发现整个髌腱都有瘢痕形成。相比之下,尼克松等[107]在手术2年后摘取2名患者组织进行活检,发现组织与正常肌腱无法用偏振光显微镜区分。在一份人的病

例报告中,伯格等[14]发现,在手术8个月后,缺损处充满了肥大的"腱样"组织。巴特哈尼尔(Battlehner)等[13]在采用自体髌腱移植的ACL重建术后至少24个月对8名患者采集了开放性活检物,并在光镜下发现髌骨肌腱没有恢复正常肌腱的外观。然而,在他们的研究中,供区缺损在ACL重建过程中被封闭。在一项针对19名患者的活检研究中,在摘取髌骨腱中心1/3并保留缺损27个月后,卡尔图斯等人在供体部位发现了肌腱样修复组

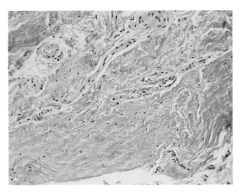

图19-8 移植术后6年从髌腱中心部位获得的高倍活检图像，显示细胞增多、血管增多和非平行纤维增多。（苏木精、伊红染色；原始放大倍数，X200）（Springer-Verlag版权所有）

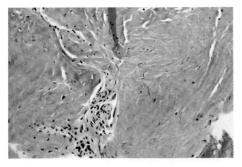

图19-9 采集6年后从髌腱外周组织活检的高倍图像，显示细胞增多、血管增多和非平行纤维增多。（苏木精、伊红染色；原始放大倍数，X200）（Springer-Verlag版权所有）

织。然而，肌腱的中心和周围部分出现组织学异常，如细胞增多、血管增多和非平行纤维。相同的患者在手术6年后再次进行活检，仍然发现了相同的病理变化[131]。组织学检查结果与供体部位不适无相关性（图19-8和图19-9）（卡尔图斯等，未发表数据）。

在首次移植手术后6年内发现人类的髌骨肌腱组织学异常，强烈提示进行髌骨肌腱的中心1/3再植手术是不可取的。这一观点得到了拉普拉德（LaPrade）

等[87]的研究结果支持，他在一只狗的模型中报告了初次手术后12个月内重新植入的中央1/3髌腱肌腱的力学性能较差。谢勒（Scherer）等人[123]在绵羊模型研究中报告了髌腱剩余2/3的相应发现。此外，在卡尔图斯等的一项临床研究中，采用自体髌骨肌腱再移植修复ACL的患者，尤其是在膝关节前部问题上，其结果明显比采用自体对侧髌骨肌腱修复ACL的患者更差。卡尔图斯等人上述研究中采用自体髌骨肌腱再植ACL翻修手术的患者，在移植10年后，利顿等人对这些患者重新进行了临床和病理检查。术后10年临床结果仍较差，肌腱中心及外周均出现细胞增多、血管增多、纤维结构恶化这样的组织学异常。

埃里克松[42,45]在自体半腱肌移植后平均20个月对5例患者的再生肌腱中进行开放活检。令人惊讶的是，活检显示组织与正常肌腱相似。有趣的是，在兔模型中，吉尔（Gill）等人在摘取半腱肌腱9～12个月后，发现了正常的细胞结构和Ⅰ型胶原。

据我们所知，在手术后的供区、阔筋膜或股四头肌腱自体移植物没有组织学数据。

19.8 超微结构检查

普罗克特（Proctor）等人[114]在山羊模型中报告称，在术后21个月用透射电子显微镜（TEM）中对活检进行超微结构评估时，观察到异常的组织成分。相应地，巴特尔尼尔等人[13]报告称，人类的髌腱中间1/3被摘取后髌腱至少2年不能恢

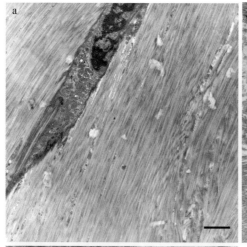
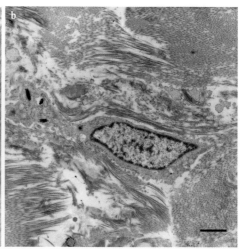
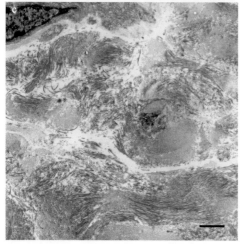

图19-10 移植6年后对照组正常肌腱(a)、研究组外侧腱(b)、中心腱(c)的透射电镜图。与正常肌腱相比,移植肌腱中央和外侧的纤维排列较不规律(误差=2 μm,初始放大×3 000)(JuriKartus版权所有)

复完整性。在使用电子显微镜的狗模型中,拉普拉德等人[87]的报告显示,与对照组相比,再移植的髌腱中1/3在6个月时显示出纤维大小和纤维填充增加。然而,在12个月时,没有发现显著差异。

斯文松(Svensson)等人[133]报道,在术后6年的TEM活检中,髌腱没有恢复正常的超微结构。与对照的正常肌腱相比,纤维定向不太规则,并且明显更细小(图19-10和图19-11)。利顿等人髌腱中段1/3再移植10年后也发现了相应的结果[93]。综上所述,文献中有证据表明,无论动物或人,髌腱中段1/3移植或再移植后,至少在不超过10年内髌腱不会恢复正常的超微结构。

在电镜下的兔模型中,吉尔等人在摘去半腱肌肌腱9～12个月后发现"胶原组织的再生模拟了天然肌腱,但截面直径更小"。

据我们所知,暂无摘取股四头肌腱和阔筋膜自体移植物后供体部位的超微结构数据。

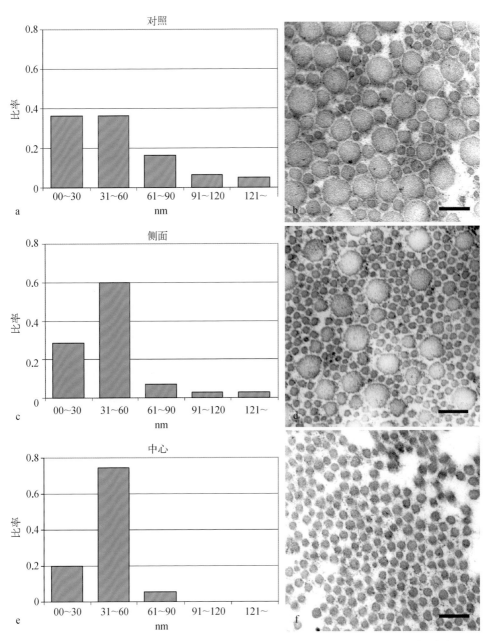

图19-11 人髌腱的纤维直径尺寸在术后6年对照组正常肌腱（a和b）以及研究组肌腱外侧部（c和d）、中心部（e和f）中的相对分布与投射电镜图（误差=2 nm，原始放大倍数×3000）。这些数据与图像表明，纤维尺寸分布存在显著的组间差异（Jüri Kartus版权所有）

19.9　生化研究

硫酸糖胺聚糖（glycosaminoglycans, GAGs）具有很高的保水性,在正常髌骨肌腱中含量较低[78]。分别如沃格尔（Vogel）等人[104]、莫文（Movin）等人[103]、卡恩（Khan）等人[83]、格林（Green）等人[55]所述,在受压缩力作用的肌腱区域、跟腱的病理性瘢痕组织和跳跃膝（髌腱病）患者的髌腱中可以看到GAGs浓度增加。此外,（Kannus）和（Jozsa）[69]报道,与健康对照肌腱相比,破裂肌腱中GAGs的数量增加。卡尔图斯等人[77]的研究显示,在移植术后27个月,从髌腱组织活检中发现了数量无法检测到的GAGs。斯文松等人在6年的研究中也报道了相应的发现。这表明,除了保留水分之外,还有其他因素导致了髌腱横截面积的增加。因此,在GAG含量方面,修复组织与跟腱痛及跳跃膝的肌腱病理无相似之处。与此相对应的,利顿等人[93]报道称,在摘取髌骨中部1/3肌腱10年后,与正常对照肌腱相比,未发现GAGs的数量增加。

刘等人[95]和松口（Matsumuto）等人[98]在大鼠模型中进行研究时发现：Ⅲ型胶原的存在与肌腱修复过程中早期胶原合成有关。Ⅲ型胶原具有快速形成交联分子间二硫化桥的能力。这种能力被认为是修复组织发育的一大优势。与Ⅰ型胶原相比,Ⅲ型胶原纤维也较薄,力学性能较差。卡尔图斯等[77]未能证明髌骨肌腱中心和周围部分Ⅲ型胶原的数量增加,这表明在移植术27个月后没有出现早期胶原合成。

埃里克松的研究表明,移植术后平均20个月,再生半腱肌肌腱中Ⅰ型和Ⅲ型胶原的免疫反应活性与正常肌腱相似[42,45]。

19.10　结论

• 文献中有相当多关于自体髌腱或腘绳肌腱移植后供区病变的信息。

• 进行股四头肌腱摘取自体移植后,对供体部位变化过程的了解逐渐增加。

• 股四头肌肌腱自体移植似乎有较低的供体部位发病率。

• 使用各种自体移植物重建ACL后,肌力下降和ROM丢失与膝前疼痛相关。无论采用何种移植物,在手术过程和康复过程中,都应努力在ACL重建后实现ROM与肌力的完全恢复。

• 术中髌下神经损伤伴髌骨肌腱移植导致的膝前区域敏感性丧失或障碍与供区不适和膝行困难有关。类似的神经损伤在腘绳肌腱移植后似乎不会引起如此多的膝关节行走问题。

• 自体髌腱移植后供区不适与影像学或组织学检查结果未见相关性。

• 如果外科医生希望使用髌骨肌腱自体移植,手术中应尽量保留髌下神经。

• 由于初次移植后髌骨肌腱的影像学、组织学和超微结构异常,不建议再次移植,至少在初次移植后6年内不建议。

• 由于前瞻性随机研究表明,使用腘绳肌腱自体移植ACL重建产生的松弛恢复可与髌骨肌腱自体移植相当,我们建议使用腘绳肌腱自体移植,因为后者供体部位问题较少。

参考文献

[1] Abbott LC, Carpenter WF. Surgical approaches to the knee joint. *J Bone Joint Surg*. 1945; 27−A: 277−310.

[2] Adachi N, Ochi M, Uchio Y, et al. Harvesting hamstring tendons for ACL reconstruction influences postoperative hamstring muscle performance. *Arch Orthop Trauma Surg*. 2003; 123: 460−465.

[3] Adriani E, Mariani PP, Maresca G, et al. Healing of the patellar tendon after harvesting of its midthird for anterior cruciate ligament reconstruction and evolution of the unclosed donor site defect. *Knee Surg Sports Traumatol Arthrosc*. 1995; 3: 138−143.

[4] Aglietti P, Buzzi R, D'Andria S, et al. Patellofemoral problems after intraarticular anterior cruciate ligament recon-struction. *Clin Orthop Relat Res*. 1993; 288: 195−204.

[5] Aglietti P, Buzzi R, Menchetti PM, et al. Arthroscopically assisted semitendinosus and gracilis tendon graft in reconstruction for acute anterior cruciate ligament injuries in athletes. *Am J Sports Med*. 1996; 24: 726−731.

[6] Alm A, Gillquist J. Reconstruction of the anterior cruciate ligament by using the medial third of the patellar ligament. Treatment and results. *Acta Chir Scand*. 1974; 140: 289−296.

[7] Amiel D, Frank C, Harwood F, et al. Tendons and ligaments: a morphological and biochemical comparison. *J Orthop Res*. 1984; 1: 257−265.

[8] Amiel D, Kleiner JB, Akeson WH. The natural history of the anterior cruciate ligament autograft of patellar tendon origin. *Am J Sports Med*. 1986; 14: 449−462.

[9] Arthornthurasook A, Gaew-Im K. Study of the infrapatellar nerve. *Am J Sports Med*. 1988; 16: 57−59.

[10] Bach BR Jr, Jones GT, Hager CA, et al. Arthrometric results of arthroscopically assisted anterior cruciate ligament recon-struction using autograft patellar tendon substitution. *Am J Sports Med*. 1995; 23: 179−185.

[11] Bach BR Jr, Jones GT, Sweet FA, et al. Arthroscopy-assisted anterior cruciate ligament reconstruction using patellar ten-don substitution. Two-to four-year follow-up results. *Am J Sports Med*. 1994; 22: 758−767.

[12] Bak K, Jorgensen U, Ekstrand J, et al. Results of reconstruc-tion of acute ruptures of the anterior cruciate ligament with an iliotibial band autograft. *Knee Surg Sports Traumatol Arthrosc*. 1999; 7: 111−117.

[13] Battlehner CN, Carneiro Filho M, Ferreira Junior JM, et al. Histochemical and ultrastructural study of the extracellular matrix fibers in patellar tendon donor site scars and normal controls. *J Submicrosc Cytol Pathol*. 1996; 28: 175−186.

[14] Berg EE. Intrinsic healing of a patellar tendon donor site defect after anterior cruciate ligament reconstruction. *Clin Orthop Relat Res*. 1992; 278: 160−163.

[15] Berg P, Mjöberg B. A lateral skin incision reduces peripatellar dysaesthesia after knee surgery. *J Bone Joint Surg*. 1991; 73 −B: 374−376.

[16] Bernicker JP, Haddad JL, Lintner DM, et al. Patellar tendon defect during the first year after anterior cruciate ligament reconstruction: appearance on serial magnetic resonance imaging. *Arthroscopy*. 1998; 14: 804−809.

[17] Bertram C, Porsch M, Hackenbroch MH, et al. Saphenous neuralgia after arthroscopically assisted anterior cruciate ligament reconstruction with a semitendinosus and gracilis tendon graft. *Arthroscopy*. 2000; 16: 763−766.

[18] Boon JM, Van Wyk MJ, Jordaan D. A safe area and angle for harvesting autogenous tendons for anterior cruciate ligament reconstruction. *Surg Radiol Anat*. 2004; 26: 167−171.

[19] Boszotta H, Prunner K. Refilling of removal defects: impact on extensor mechanism complaints after use of a bone-tendon-bone graft for anterior cruciate ligament reconstruction. *Arthroscopy*. 2000; 16: 160−164.

[20] Brandsson S, Faxen E, Eriksson BI, et al. Closing patellar tendon defects after anterior cruciate ligament reconstruction: absence of any benefit. *Knee Surg Sports Traumatol Arthrosc*. 1998; 6: 82−87.

[21] Breitfuss H, Fröhlich R, Povacz P, et al. The tendon defect after anterior cruciate ligament reconstruction using the midthird patellar tendon-a problem for the patellofemoral joint? *Knee Surg Sports Traumatol Arthrosc.* 1996; 3: 194−198.

[22] Brown CH Jr, Steiner ME, Carson EW. The use of hamstring tendons for anterior cruciate ligament reconstruction. Technique and results. *Clin Sports Med.* 1993; 12: 723−756.

[23] Burgeson RE, Nimni ME. Collagen types. Molecular structure and tissue distribution. *Clin Orthop Relat Res.* 1992; 282: 250−272.

[24] Burks RT, Haut RC, Lancaster RL. Biomechanical and histological observations of the dog patellar tendon after removal of its central one-third. *Am J Sports Med.* 1990; 18: 146−153.

[25] Buss DD, Warren RF, Wickiewicz TL, et al. Arthroscopically assisted reconstruction of the anterior cruciate ligament with use of autogenous patellar-ligament grafts. Results after twenty-four to forty-two months. *J Bone Joint Surg.* 1993; 75−A: 1346−1355.

[26] Cerullo G, Puddu G, Gianni E, et al. Anterior cruciate ligament patellar tendon reconstruction: it is probably better to leave the tendon defect open! *Knee Surg Sports Traumatol Arthrosc.* 1995; 3: 14−17.

[27] Chambers GH. The prepatellar nerve. A cause of suboptimal results in knee arthrotomy. *Clin Orthop Relat Res.* 1972; 82: 157−159.

[28] Chen CH, Chen WJ, Shih CH. Arthroscopic anterior cruciate ligament reconstruction with quadriceps tendon-patellar bone autograft. *J Trauma.* 1999; 46: 678−682.

[29] Chen CH, Chuang TY, Wang KC, et al. Arthroscopic ante-rior cruciate ligament reconstruction with quadriceps tendon autograft: clinical outcome in 4−7 years. *Knee Surg Sports Traumatol Arthrosc.* 2006; 14: 1077−1085.

[30] Cheung DT, DiCesare P, Benya PD, et al. The presence of intermolecular disulfide cross-links in type III collagen. *J Biol Chem.* 1983; 258: 7774−7778.

[31] Clancy WG Jr, Nelson DA, Reider B, et al. Anterior cruciate ligament reconstruction using one-third of the patellar ligament, augmented by extra-articular tendon transfers.

J Bone Joint Surg. 1982; 64−A: 352−359.

[32] Corry IS, Webb JM, Clingeleffer AJ, et al. Arthroscopic reconstruction of the anterior cruciate ligament. A comparison of patellar tendon autograft and fourstrand hamstring tendon autograft. *Am J Sports Med.* 1999; 27: 444−454.

[33] Coupens SD, Yates CK, Sheldon C, et al. Magnetic resonance imaging evaluation of the patellar tendon after use of its central one-third for anterior cruciate ligament recon-struction. *Am J Sports Med.* 1992; 20: 332−335.

[34] Cross MJ, Roger G, Kujawa P, et al. Regeneration of the semitendinosus and gracilis tendons following their transection for repair of the anterior cruciate ligament. *Am J Sports Med.* 1992; 20: 221−223.

[35] Dandy DJ, Flanagan JP, Steenmeyer V. Arthroscopy and the management of the ruptured anterior cruciate ligament. *Clin Orthop Relat Res.* 1982; 167: 43−49.

[36] DeAngelis JP, Fulkerson JP. Quadriceps tendon—a reliable alternative for reconstruction of the anterior cruciate ligament. *Clin Sports Med.* 2007; 26: 587−596.

[37] Detenbeck LC. Infrapatellar traumatic neuroma resulting from dashboard injury. *J Bone Joint Surg.* 1972; 54−A: 170−172.

[38] Ejerhed L, Kartus J, Sernert N, et al. Patellar tendon or semitendinosus tendon autografts for anterior cruciate ligament reconstruction?: a prospective randomized study with a two-year follow-up. *Am J Sports Med.* 2003; 31: 19−25.

[39] Ekstrand J. Reconstruction of the anterior cruciate ligament in athletes, using a fascia lata graft: a review with preliminary results of a new concept. *Int J Sports Med.* 1989; 10: 225−232.

[40] Engström B, Wredmark T, Westblad P. Patellar tendon or Leeds-Keio graft in the surgical treatment of anterior cruciate ligament ruptures. Intermediate results. *Clin Orthop Relat Res.* 1993; 295: 190−197.

[41] Eriksson E. Reconstruction of the anterior cruciate ligament. *Orthop Clin North Am.* 1976; 7: 167−179.

[42] Eriksson K. *On the Semitendinosus in Anterior Cruciate Ligament Reconstructive*

Surgery [thesis]. Stockholm, Sweden: Karolinska Institutet; 2001.

[43] Eriksson K, Anderberg P, Hamberg P, et al. A comparison of quadruple semitendinosus and patellar tendon grafts in reconstruction of the anterior cruciate ligament. *J Bone Joint Surg*. 2001; 83-B: 348-354.

[44] Eriksson K, Anderberg P, Hamberg P, et al. There are differences in early morbidity after ACL reconstruction when comparing patellar tendon and semitendinosus tendon graft. A prospective randomized study of 107 patients. *Scand J Med Sci Sports*. 2001; 11: 170-177.

[45] Eriksson K, Kindblom LG, Hamberg P, et al. The semitendi-nosus tendon regenerates after resection: a morphologic and MRI analysis in 6 patients after resection for anterior cruciate ligament reconstruction. *Acta Orthop Scand*. 2001; 72: 379-384.

[46] Eriksson K, Larsson H, Wredmark T, et al. Semitendinosus tendon regeneration after harvesting for ACL reconstruc-tion. A prospective MRI study. *Knee Surg Sports Traumatol Arthrosc*. 1999; 7: 220-225.

[47] Feller JA, Webster KE. A randomized comparison of patellar tendon and hamstring tendon anterior cruciate ligament reconstruction. *Am J Sports Med*. 2003; 31: 564-573.

[48] Figueroa D, Calvo R, Vaisman A, et al. Injury to the infrapatellar branch of the saphenous nerve in ACL reconstruction with the hamstrings technique: clinical and elec-tro-physiological study. *Knee*. 2008; 15: 360-363.

[49] Fulkerson JP, Langeland R. An alternative cruciate recon-struction graft: the central quadriceps tendon. *Arthroscopy*. 1995; 11: 252-254.

[50] Ganzoni N, Wieland K. The ramus infrapatellaris of the saphenous nerve and its importance for medial parapatellar arthrotomies of the knee. *Reconstr Surg Traumatol*. 1978; 16: 95-100.

[51] Gill SS, Turner MA, Battaglia TC, et al. Semitendinosus regrowth: biochemical, ultrastructural, and physiological characterization of the regenerate tendon. *Am J Sports Med*. 2004; 32: 1173-1181.

[52] Gordon GC. Traumatic prepatellar neuralgia.

J Bone Joint Surg. 1952; 34-B: 41-44.

[53] Gorschewsky O, Klakow A, Putz A, et al. Clinical comparison of the autologous quadriceps tendon (BQT) and the autologous patella tendon (BPTB) for the reconstruction of the anterior cruciate ligament. *Knee Surg Sports Traumatol Arthrosc*. 2007; 15: 1284-1292.

[54] Graf B, Uhr F. Complications of intra-articular anterior cruciate reconstruction. *Clin Sports Med*. 1988; 7: 835-848.

[55] Green JS, Morgan B, Lauder I, et al. Correlation of magnetic resonance imaging and histology in patellar tendinitis. *Sports Exerc Inj*. 1997; 3: 80-84.

[56] Hamner DL, Brown CH Jr, Steiner ME, et al. Hamstring tendon grafts for reconstruction of the anterior cruciate liga-ment: biomechanical evaluation of the use of multiple strands and tensioning techniques. *J Bone Joint Surg*. 1999; 81-A: 549-557.

[57] Han HS, Seong SC, Lee S, et al. Anterior cruciate ligament reconstruction: quadriceps versus patellar autograft. *Clin Orthop Relat Res*. 2008; 466: 198-204.

[58] Harner CD, Irrgang JJ, Paul J, et al. Loss of motion after anterior cruciate ligament reconstruction. *Am J Sports Med*. 1992; 20: 499-506.

[59] Hiemstra LA, Webber S, MacDonald PB, et al. Knee strength deficits after hamstring tendon and patellar tendon anterior cruciate ligament reconstruction. *Med Sci Sports Exerc*. 2000; 32: 1472-1479.

[60] Horner G, Dellon AL. Innervation of the human knee joint and implications for surgery. *Clin Orthop Relat Res*. 1994; 301: 221-226.

[61] Hou CH, Wang CL, Lin CC. Ultrasound examination of patellar tendon after harvest for anterior cruciate ligament reconstruction. *J Formos Med Assoc*. 2001; 100: 315-318.

[62] House JH, Ahmed K. Entrapment neuropathy of the infrapatellar branch of the saphenous nerve. *Am J Sports Med*. 1977; 5: 217-224.

[63] Hunter LY, Louis DS, Ricciardi JR, et al. The saphenous nerve: its course and importance in medial arthrotomy. *Am J Sports Med*. 1979; 7: 227-230.

[64] Irrgang JJ, Harner CD. Loss of motion

following knee ligament reconstruction. *Sports Med.* 1995; 19: 150－159.

[65] Jackson DW, Grood ES, Goldstein JD, et al. A comparison of patellar tendon autograft and allograft used for anterior cruciate ligament reconstruction in the goat model. *Am J Sports Med.* 1993; 21: 176－185.

[66] Johnson RJ, Kettelkamp DB, Clark W, et al. Factors effecting late results after meniscectomy. *J Bone Joint Surg.* 1974; 56－A: 719－729.

[67] Jones KG. Reconstruction of the anterior cruciate ligament. *J Bone Joint Surg.* 1963; 45－A: 925－932.

[68] Jones KG. Reconstruction of the anterior cruciate ligament using the central one-third of the patellar ligament. *J Bone Joint Surg.* 1970; 52: 838－839.

[69] Kannus P, Jozsa L. Histopathological changes preceding spontaneous rupture of a tendon. A controlled study of 891 patients. *J Bone Joint Surg.* 1991; 73－A: 1507－1525.

[70] Karlsson J, Kartus J, Brandsson S, et al. Comparison of arthroscopic one-incision and two-incision techniques for reconstruction of the anterior cruciate ligament. *Scand J Med Sci Sports.* 1999; 9: 233－238.

[71] Kartus J. *Donor Site Morbidity After Anterior Cruciate Ligament Reconstruction. Clinical, Anatomical, Radiographic and Histological Investigations with Special Reference to the Use of Central-Third Patellar Tendon Autografts* [thesis], Göteborg, Sweden: Göteborg University; 1999.

[72] Kartus J, Ejerhed L, Eriksson BI, et al. The localization of the infrapatellar nerves in the anterior knee region with special emphasis on central third patellar tendon harvest: a dissection study on cadaver and amputated specimens. *Arthroscopy.* 1999; 15: 577－586.

[73] Kartus J, Ejerhed L, Sernert N, et al. Comparison of traditional and subcutaneous patellar tendon harvest. A prospective study of donor site-related problems after anterior cruciate ligament reconstruction using different graft har-vesting techniques. *Am J Sports Med.* 2000; 28: 328－335.

[74] Kartus J, Lindahl S, Kohler K, et al. Serial magnetic reso-nance imaging of the donor site after harvesting the central third of the patellar tendon. A prospective study of 37 patients after arthroscopic anterior cruciate ligament recon-struction. *Knee Surg Sports Traumatol Arthrosc.* 1999; 7: 20－24.

[75] Kartus J, Lindahl S, Stener S, et al. Magnetic resonance imaging of the patellar tendon after harvesting its central third: a comparison between traditional and subcutaneous harvesting techniques. *Arthroscopy.* 1999; 15: 587－593.

[76] Kartus J, Magnusson L, Stener S, et al. Complications following arthroscopic anterior cruciate ligament reconstruction. A 2－5－year follow-up of 604 patients with special emphasis on anterior knee pain. *Knee Surg Sports Traumatol Arthrosc.* 1999; 7: 2－8.

[77] Kartus J, Movin T, Papadogiannakis N, et al. A radiographic and histologic evaluation of the patellar tendon after harvesting its central third. *Am J Sports Med.* 2000; 28: 218－226.

[78] Kartus JT, Russell VJ, Salmon LJ, et al. Concomitant partial meniscectomy worsens outcome after arthroscopic anterior cruciate ligament reconstruction. *Acta Orthop Scand.* 2002; 73: 179－185.

[79] Kartus J, Stener S, Köhler K, et al. Is bracing after anterior cruciate ligament reconstruction necessary? A 2－year follow-up of 78 consecutive patients rehabilitated with or without a brace. *Knee Surg Sports Traumatol Arthrosc.* 1997; 5: 157－161.

[80] Kartus J, Stener S, Lindahl S, et al. Factors affecting donorsite morbidity after anterior cruciate ligament reconstruction using bone-patellar tendon-bone autografts. *Knee Surg Sports Traumatol Arthrosc.* 1997; 5: 222－228.

[81] Kartus J, Stener S, Lindahl S, et al. Ipsi-or contralateral patellar tendon graft in anterior cruciate ligament revision surgery. A comparison of two methods. *Am J Sports Med.* 1998; 26: 499－504.

[82] Kennedy JC, Alexander IJ, Hayes KC. Nerve supply of the human knee and its functional importance. *Am J Sports Med.* 1982; 10: 329－335.

[83] Khan KM, Bonar F, Desmond PM, et al. Patellar tendinosis (jumper's knee): findings

at histopathologic examination, US, and MR imaging. Victorian Institute of Sport Tendon Study Group. *Radiology*. 1996; 200: 821-827.

[84] Kiss ZS, Kellaway DP, Cook JL, et al. Postoperative patellar tendon healing: an ultrasound study. VIS Tendon Study Group. *Australas Radiol*. 1998; 42: 28-32.

[85] Kohn D, Sander-Beuermann A. Donor-site morbidity after harvest of a bone-tendon-bone patellar tendon autograft. *Knee Surg Sports Traumatol Arthrosc*. 1994; 2: 219-223.

[86] Koseoglu K, Memis A, Argin M, et al. MRI evaluation of patellar tendon defect after harvesting its central third. *Eur J Radiol*. 2004; 50: 292-295.

[87] LaPrade RF, Hamilton CD, Montgomery RD, et al. The reharvested central third of the patellar tendon. A histologic and biomechanical analysis. *Am J Sports Med*. 1997; 25: 779-785.

[88] Laupattarakasem W, Mahaisavariya B. Iliotibial band for anterior cruciate ligament reconstruction: a new technique for graft augmentation, placement and fixation. *J Med Assoc Thai*. 1994; 77: 343-350.

[89] Lee S, Seong SC, Jo H, et al. Outcome of anterior cruciate ligament reconstruction using quadriceps tendon autograft. *Arthroscopy*. 2004; 20: 795-802.

[90] Lee S, Seong SC, Jo CH, et al. Anterior cruciate ligament reconstruction with use of autologous quadriceps tendon graft. *J Bone Joint Surg*. 2007; 89(suppl 3-A): 116-126.

[91] Liden M, Ejerhed L, Sernert N, et al. The course of the patellar tendon after reharvesting its central third for ACL revision surgery: a long-term clinical and radiographic study. *Knee Surg Sports Traumatol Arthrosc*. 2006; 14: 1130-1138.

[92] Liden M, Ejerhed L, Sernert N, et al. Patellar tendon or semitendinosus tendon autografts for anterior cruciate ligament reconstruction: a prospective, randomized study with a 7-year follow-up. *Am J Sports Med*. 2007; 35: 740-748.

[93] Liden M, Movin T, Ejerhed L, et al. A histological and ultrastructural evaluation of the patellar tendon 10 years after reharvesting its central third. *Am J Sports Med*. 2008; 36:

781-788.

[94] Liu SH, Hang DW, Gentili A, et al. MRI and morphology of the insertion of the patellar tendon after graft harvesting. *J Bone Joint Surg*. 1996; 78-B: 823-826.

[95] Liu SH, Yang RS, al-Shaikh R, et al. Collagen in tendon, ligament, and bone healing. A current review. *Clin Orthop Relat Res*. 1995; 318: 265-278.

[96] Marshall JL, Warren RF, Wickiewicz TL, et al. The anterior cruciate ligament: a technique of repair and reconstruction. *Clin Orthop Relat Res*. 1979; 143: 97-106.

[97] Mastrokalos DS, Springer J, Siebold R, et al. Donor site morbidity and return to the preinjury activity level after anterior cruciate ligament reconstruction using ipsilateral and contralateral patellar tendon autograft: a retro-spective, nonrandomized study. *Am J Sports Med*. 2005; 33: 85-93.

[98] Matsumoto N, Horibe S, Nakamura N, et al. Effect of alignment of the transplanted graft extracellular matrix on cellular repopulation and newly synthesized collagen. *Arch Orthop Trauma Surg*. 1998; 117: 215-221.

[99] Meisterling RC, Wadsworth T, Ardill R, et al. Morphologic changes in the human patellar tendon after bone-tendon-bone anterior cruciate ligament reconstruction. *Clin Orthop Relat Res*. 1993; 289: 208-212.

[100] Mishra AK, Fanton GS, Dillingham MF, et al. Patellar tendon graft harvesting using horizontal incisions for anterior cruciate ligament reconstruction. *Arthroscopy*. 1995; 11: 749-752.

[101] Mochida H, Kikuchi S. Injury to infrapatellar branch of saphenous nerve in arthroscopic knee surgery. *Clin Orthop Relat Res*. 1995; 320: 88-94.

[102] Mohtadi NG, Webster-Bogaert S, Fowler PJ. Limitation of motion following anterior cruciate ligament recon-struction. A case-control study. *Am J Sports Med*. 1991; 19: 620-625.

[103] Movin T, Gad A, Reinholt FP, et al. Tendon pathology in long-standing achillodynia. Biopsy findings in 40 patients. *Acta Orthop Scand*. 1997; 68: 170-175.

[104] Muneta T, Sekiya I, Ogiuchi T, et al. Objective factors affecting overall subjective

evaluation of recovery after anterior cruciate ligament reconstruction. *Scand J Med Sci Sports*. 1998; 8: 283–289.

[105] Natri A, Jarvinen M, Kannus P. Primary repair plus intra-articular iliotibial band augmentation in the treatment of an acute anterior cruciate ligament rupture. A follow-up study of 70 patients. *Arch Orthop Trauma Surg*. 1996; 115: 22–27.

[106] Nicholas JA, Minkoff J. Iliotibial band transfer through the intercondylar notch for combined anterior instability (ITPT procedure). *Am J Sports Med*. 1978; 6: 341–353.

[107] Nixon RG, SeGall GK, Sax SL, et al. Reconstitution of the patellar tendon donor site after graft harvest. *Clin Orthop Relat Res*. 1995; 317: 162–171.

[108] Noronha JC. Reconstruction of the anterior cruciate ligament with quadriceps tendon. *Arthroscopy*. 2002; 18: E37.

[109] Noyes FR, Barber-Westin SD. Reconstruction of the anterior cruciate ligament with human allograft. Comparison of early and later results. *J Bone Joint Surg*. 1996; 78–A: 524–537.

[110] Otero AL, Hutcheson L. A comparison of the doubled sem-itendinosus/gracilis and central third of the patellar tendon autografts in arthroscopic anterior cruciate ligament recon-struction. *Arthroscopy*. 1993; 9: 143–148.

[111] Papandrea P, Vulpiani MC, Ferretti A, et al. Regeneration of the semitendinosus tendon harvested for anterior cruciate ligament reconstruction. Evaluation using ultrasonogra-phy. *Am J Sports Med*. 2000; 28: 556–561.

[112] Paulos LE, Rosenberg TD, Drawbert J, et al. Infrapatellar contracture syndrome. An unrecognized cause of knee stiffness with patella entrapment and patella infera. *Am J Sports Med*. 1987; 15: 331–341.

[113] Poehling GG, Pollock FE Jr, Koman LA. Reflex sympa-thetic dystrophy of the knee after sensory nerve injury. *Arthroscopy*. 1988; 4: 31–35.

[114] Proctor CS, Jackson DW, Simon TM. Characterization of the repair tissue after removal of the central one-third of the patellar ligament. An experimental study in a goat model. *J Bone Joint Surg*. 1997; 79–A: 997–1006.

[115] Puddu G. Method for reconstruction of the anterior cruciate ligament using the semitendinosus tendon. *Am J Sports Med*. 1980; 8: 402–404.

[116] Risberg MA, Holm I, Steen H, et al. Sensitivity to changes over time for the IKDC form, the Lysholm score, and the Cincinnati knee score. A prospective study of 120 ACL reconstructed patients with a 2–year follow-up. *Knee Surg Sports Traumatol Arthrosc*. 1999; 7: 152–159.

[117] Rosenberg TD, Franklin JL, Baldwin GN, et al. Extensor mechanism function after patellar tendon graft harvest for anterior cruciate ligament reconstruction. *Am J Sports Med*. 1992; 20: 519–525.

[118] Rubinstein RA Jr, Shelbourne KD, VanMeter CD, et al. Isolated autogenous bone-patellar tendon-bone graft site morbidity. *Am J Sports Med*. 1994; 22: 324–327.

[119] Sachs RA, Daniel DM, Stone ML, et al. Patellofemoral problems after anterior cruciate ligament reconstruction. *Am J Sports Med*. 1989; 17: 760–765.

[120] Sanchis-Alfonso V, Subias-Lopez A, Monteagudo-Castro C, et al. Healing of the patellar tendon donor defect created after central-third patellar tendon autograft harvest. A long-term histological evaluation in the lamb model. *Knee Surg Sports Traumatol Arthrosc*. 1999; 7: 340–348.

[121] Sanders B, Rolf R, McClelland W, et al. Prevalence of saphenous nerve injury after autogenous hamstring harvest: an anatomic and clinical study of sartorial branch injury. *Arthroscopy*. 2007; 23: 956–963.

[122] Santori N, Adriani E, Pederzini L. ACL reconstruction using quadriceps tendon. *Orthopedics*. 2004; 27: 31–35.

[123] Scherer MA, Fruh HJ, Ascherl R, et al. Biomechanical studies of change in the patellar tendon after transplant removal. *Aktuelle Traumatol*. 1993; 23: 129–132.

[124] Shelbourne KD, Trumper RV. Preventing anterior knee pain after anterior cruciate ligament reconstruction. *Am J Sports Med*. 1997; 25: 41–47.

［125］ Siegel MG, Barber-Westin SD. Arthroscopic-assisted out-patient anterior cruciate ligament reconstruction using the semitendinosus and gracilis tendons. *Arthroscopy*. 1998; 14: 268－277.

［126］ Simonian PT, Harrison SD, Cooley VJ, Larson RV, et al. Assessment of morbidity of semitendinosus and gracilis tendon harvest for ACL reconstruction. *Am J Knee Surg*. 1997; 10: 54－59.

［127］ Slocum DB, Larson RL. Pes anserinus transplantation. A surgical procedure for control of rotatory instability of the knee. *J Bone Joint Surg*. 1968; 50－A: 226－242.

［128］ Spicer DD, Blagg SE, Unwin AJ, et al. Anterior knee symptoms after four-strand hamstring tendon anterior cruciate ligament reconstruction. *Knee Surg Sports Traumatol Arthrosc*. 2000; 8: 286－289.

［129］ Stapleton TR. Complications in anterior cruciate ligament reconstructions with patellar tendon grafts. *Sports Med Arthrosc*. 1997; 5: 156－162.

［130］ Steadman JR, Dragoo JL, Hines SL, et al. Arthroscopic release for symptomatic scarring of the anterior interval of the knee. *Am J Sports Med*. 2008; 36: 1763－1769.

［131］ Svensson M, Kartus J, Christensen LR, et al. A long-term serial histological evaluation of the patellar tendon in humans after harvesting its central third. *Knee Surg Sports Traumatol Arthrosc*. 2005; 13: 398－404.

［132］ Svensson M, Kartus J, Ejerhed L, et al. Does the patellar tendon normalize after harvesting its central third?: a prospective long-term MRI study. *Am J Sports Med*. 2004; 32: 34－38.

［133］ Svensson M, Movin T, Rostgard-Christensen L, et al. Ultrastructural collagen fibril alterations in the patellar tendon 6 years after harvesting its central third. *Am J Sports Med*. 2007; 35: 301－306.

［134］ Swanson AJ. The incidence of prepatellar neuropathy following medial meniscectomy. *Clin Orthop Relat Res*. 1983; 181: 151－153.

［135］ Tapper EM, Hoover NW. Late results after meniscectomy. *J Bone Joint Surg*. 1969; 51－A: 517－526.

［136］ Tashiro T, Kurosawa H, Kawakami A, et al. Influence of medial hamstring tendon harvest on knee flexor strength after anterior cruciate ligament reconstruction. A detailed evaluation with comparison of single-and double-tendon harvest. *Am J Sports Med*. 2003; 31: 522－529.

［137］ Theut PC, Fulkerson JP, Armour EF, et al. Anterior cruciate ligament reconstruction utilizing central quadriceps free tendon. *Orthop Clin North Am*. 2003; 34: 31－39.

［138］ Tifford CD, Spero L, Luke T, et al. The relationship of the infrapatellar branches of the saphenous nerve to arthros-copy portals and incisions for anterior cruciate ligament surgery. An anatomic study. *Am J Sports Med*. 2000; 28: 562－567.

［139］ Tsuda E, Okamura Y, Ishibashi Y, et al. Techniques for reducing anterior knee symptoms after anterior cruciate ligament reconstruction using a bone-patellar tendon-bone autograft. *Am J Sports Med*. 2001; 29: 450－456.

［140］ Vogel KG, Ordog A, Pogany G, et al. Proteoglycans in the compressed region of human tibialis posterior tendon and in ligaments. *J Orthop Res*. 1993; 11: 68－77.

［141］ von Lantz T, Wachmuth W. *Praktische Anatomie*. Berlin: Springer; 1972.

［142］ Wiley JP, Bray RC, Wiseman DA, et al. Serial ultrasono-graphic imaging evaluation of the patellar tendon after harvesting its central one third for anterior cruciate ligament reconstruction. *J Ultrasound Med*. 1997; 16: 251－255.

［143］ Wilk KE, Reinold MM, Hooks TR. Recent advances in the rehabilitation of isolated and combined anterior cruciate ligament injuries. *Orthop Clin North Am*. 2003; 34: 107－137.

［144］ Worth RM, Kettelkamp DB, Defalque RJ, et al. Saphenous nerve entrapment. A cause of medial knee pain. *Am J Sports Med*. 1984; 12: 80－81.

［145］ Yasuda K, Tsujino J, Ohkoshi Y, et al. Graft site morbidity with autogenous semitendinosus and gracilis tendons. *Am J Sports Med*. 1995; 23: 706－714.

第二部分

髌股关节研究的新兴技术，临床意义

成像和建立肌骨骼模型研究髌股关节疼痛机械病因学

20

托尔·F.贝西耶,克里斯汀·德雷柏,塞卡特·帕尔,迈克尔·弗雷德里克森,加里·戈尔德,斯科特·德尔普,加里·博普雷

20.1 介绍

20.1.1 理解潜在机械学疼痛的重要性

尽管有大量关于伸膝装置和髌股关节疼痛的科学文献,但髌股关节疼痛的病因学知之甚少。

由于伸膝装置的复杂性,主题很大的变异性,综合征的多因素性,对髌股关节疼痛患者提供精确的临床评估和个体化的治疗方案是个挑战。但是,只有正确理解了疼痛的机制,我们才有可能开发有效的干预项目,来降低这个常见膝关节紊乱的发生率和严重性。为此,我们研究的目的是创新地结合医学影像和肌骨骼建模来理解髌股关节疼痛的病因。

疼痛所呈现的主观性困扰着期望理解髌股关节疼痛机制的研究者。至今为止,我们中的大多数人喜欢认为疼痛原因是物理性的,这就解释了大多数髌股关节疼痛的研究尝试将症状与机械变量相关联。尽管有大量的研究髌股关节疼痛机械学病因的文献,机械学变量与症状的相关性始终很差。最有可能的原因是,我们不能精确地度量或者估计我们感兴趣的变量,也不能量化和标准化疼痛的水平。

抛开心理原因,可以合理地推测髌股关节疼痛一开始是由病理生理始发的。一些有害刺激(物理的或者化学的)通过伤害感受器产生疼痛的感觉。对于这个观点,就有必要区分急性疼痛和慢性疼痛的患者,慢性疼痛的患者可能通过不同的路径(病理生理的和心理的)感受到疼痛。在髌股关节周围有很多组织,神经支配丰富是潜在的疼痛原因,包括软骨下骨、髌下脂肪垫、股四头肌肌腱、髌骨韧带、滑膜、内外侧韧带、髌骨内外侧韧带,这些结构独立地或者联合一起引起疼痛[10,22,23,26,55,66,68]。

通常假设疼痛的机械学原因是局部的应力通过软骨刺激位于软骨下骨的伤害感受器[24]。矿化的骨有丰富的感觉和交感神经支配[45],人膝盖骨软骨下骨层有P物质纤维(疼痛感受器),这都支持骨的压力—疼痛关系。但是很难证明这种关系适用髌股疼痛,因为不管是应力还是疼痛都不容易量化。多个因素可以导致软骨下骨应力增加,如图20-1说明。

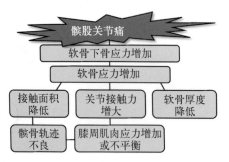

图20-1 可能导致软骨和软骨下骨应力增加和髌股关节疼痛的因素

迄今我们研究聚焦的中心是：与无痛的对照组相比，髌股关节疼痛是否有软骨应力的增加。我们选择应力作为感兴趣的机械变量是因为应力是标准化的变量（力/面积），将关节的大小和几何形状考虑在内，可以在个体之间进行对比。

骨组织的维持与适应是在细胞水平，机械应力也与施加在细胞水平的物理刺激有关[14]，接下来的章节是介绍我们利用成像和肌骨骼建模来研究影响软骨和骨应力的因素，以及这些因素是如何导致髌股关节疼痛的。

20.2 髌股关节成像

20.2.1 髌股关节的直立负重位

髌股关节疼痛会被上楼、跪和跑这样的超负荷运动加重。但是，髌股关节的CT和MRI检查，通常是在平卧位，只有很小或者没有负重[27]。为了成像关节的生理负重位，我们开发了开放式磁共振成像扫描仪的序列，可以获得患者膝关节的负重位容积性数据（图20-2c）。常规的靠背可以使患者在扫描时静止2.5 min，患者可以保持膝关节在磁场的中心屈曲至60°（图20-2a）。这些扫描的容积性数据可以用来测量髌股关节的接触面积（图20-2b），确定相对于股骨的髌骨的三维方向（图20-2c）。

20.2.1.1 接触面积测量

使用这种新型的负重成像图像方式，我们要问几个问题。首先，健康无痛的男性和女性人群，髌股关节接触的范围多大？其次，将髌骨标准化后，性别是否有接触面积的不同？第三，垂直负重对负重区有什么影响？回答我们第一个问题，我们测量没有疼痛的6名男性和6名女性受试者在膝屈曲0°、30°和60°时接触的面积。在低载荷下，6名男性在膝屈曲0°、30°和60°时髌股关节接触面积分别是210 mm²、414 mm²和520 mm²，先前文献中报道的值是通过非负重状态的MRI或者尸体上的压力敏感胶片，我们的数据比这些报道大了20%～30%。女性受试者非载荷下接触面积与男性在0°完全伸直位是相似的，但在30°和60°位时比男性小，平均值分别是269 mm²和396 mm²。女性比男性小不足为奇。我们用测量面积除以髌骨尺寸（高度 × 宽度）将髌骨标准化，这样，接触面积在性别之间的差别就不存在了。尽管女性更可能发生髌股关节疼痛，这些数据提示，髌骨大小不是可以预测的危险因素。

为了确定髌骨接触区域载荷的影响，我们分别在全负重下成像关节，受试者用靠背直立在座椅上（15%的体重通过膝关节）的低负重状态下成像关节，比较他们的数值。负重状态的接触区域与低载荷状态相比平均增加了24%（图20-3），说

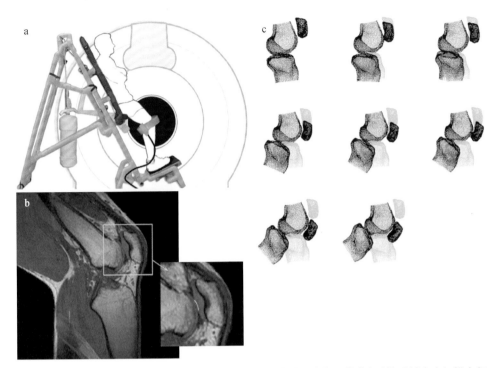

图20-2　在0.5T GE Signa MRI扫描仪中直立负重位成像。常规的靠背（a）使受试者在扫描中保持静止，同时支撑他们90%的体重。可以把靠背固定，一个小座椅放在后面，能够在很小的载重和没有股四头肌活动（15%体重）下获得图像。容积性数据能够确定接触面积（b）和膝关节不同屈曲下髌股关节的三维方向（c）

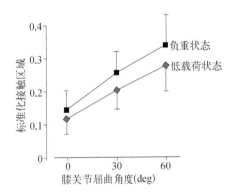

图20-3　载荷和非载荷状态下髌股的接触面积（改编自Besier et al.[5]）

明了直立负重成像的重要性。低载荷和负重的不同可能是由软骨变形以及髌骨在滑车沟内的方向改变所致。这些测量大的标准差说明一些受试者与其余相比接触区域变化较大。

20.2.1.2　软骨形态学

高分辨率MRI使得评估接触区域髌骨和股骨侧软骨的厚度成为可能（图20-4a）。软骨厚度图与组织应力相关，因为薄的软骨导致应力增加[41]，很可能髌股关节疼痛患者与无痛的受试者相比软骨薄。为了验证这个假设，我们比较了16位对照组受试者（8名男性和8名女性）与34位髌股关节疼痛的患者（12名男性和22名女性）软骨厚度[19]。受试者选择年轻的群体［(28 ±4)岁］，是为

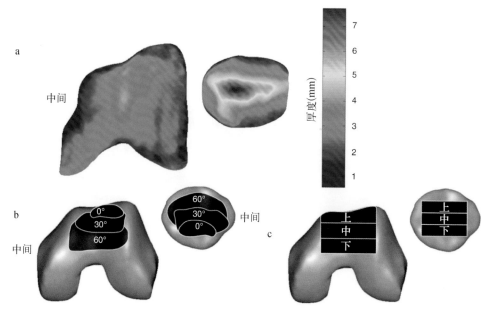

图20-4 （a）前股骨和髌骨的软骨厚度图。（b）膝关节屈曲0°、30°和60°时接触区域。（c）检查软骨厚度的分区（Draper等改编[19]）

了杜绝年龄增大对软骨退变影响的可能性。我们把髌骨和股骨表面分成3个感兴趣的区域（图20-4c），代表膝关节屈曲过程中不同的接触区域（图20-4b）。

髌骨和股骨侧软骨厚度男性平均比女性分别厚22%和23%[19]。男性对照组受试者最厚的软骨比髌骨疼痛的男性患者厚了18%。尽管如此，我们没有发现女性受试者对照组和髌骨疼痛组髌骨软骨有区别（图20-5）。股骨侧的软骨厚度在对照组和疼痛组之间是相似的。从这个研究中得出的结论是髌骨软骨的厚度可能是男性受试者髌股关节疼痛的机制，但可能不是女性髌股关节疼痛发生的主要因素。

由这个结果引发的问题是为什么髌股关节疼痛的男性软骨可能比较薄。答案很难确定，年轻的群体抛开退变的因素，可能与髌股关节过去承受的载荷有关。软骨内骨化可能受到局部组织内的应力影响[15]，这些应力在生长发育的过程中形成了成年的软骨厚度。动物模型也显示不活动的时间延长会导致持续的软骨内成骨和软骨变薄[63]。一个假设是青春期和成年早期不活跃的个体由于持续的软骨内成骨，倾向于有更薄的软骨。这些个体可能不适合分配大的关节载荷，可能在年龄较大的时候不能从事马拉松。

20.2.2 磁共振实时成像测量髌股关节运动学

多年来，髌股关节疼痛归因于对线不良[36,47]，定义为髌股关节轨迹异常，人们都相信这导致外侧韧带和软骨下骨超负荷[25]，很多研究仍持续聚焦对线不良，典型的定义是髌骨相对于股骨向外侧的

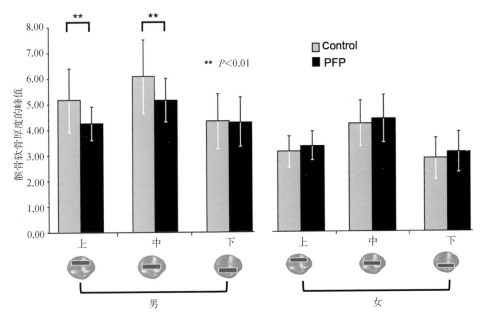

图20-5　髌股关节疼痛组和无痛对照组男性和女性最厚髌骨软骨厚度。髌骨疼痛男性组比对照组软骨厚度薄,可能导致软骨应力增加,尤其在膝关节深度屈曲接触上区和中间区

移位或者外侧倾斜,都是在膝关节伸直或者低负荷状态更明显。轨迹不良可能来自于股骨异常的旋转[54,58],关节关系不良[1,65],或者股骨肌肉的异常汇合[17,64,67],医学成像技术的新进展可以做到分别在平卧位无负荷状态下[56,69]、平卧位低负荷下[46,53]、直立负重状态下精确描述髌股关节的运动学[20,51,61]。尽管有进步,但仍然对轨迹不良,轨迹不良的原因,或者轨迹不良和疼痛的关系没有一致的意见。我们着手探讨这些关系,我们用开放式磁共振成像扫描仪实施在身体垂直负重运动状态下实时成像髌股关节(图20-6)

实时图像采集产生单个时间序列图像切片[2],如果脱离平面运动发生,成像平面可以跟随对象实时进行连续的定义和更新。实时MRI可以以24帧/s的重建图像速度快速地采集图像切面[50]。图像采集和显示的快速度减少了在高负重运动时肌肉的疲劳,使得在负重状态下能够获取数据。运动轨迹已知和可重复时,使用兼容的MRI,我们首次实现了应用实时MRI测量关节运动[21],在0.5 T开放式磁共振成像扫描仪中,我们测量轨迹,轨迹的速度达到38 mm/s,相当于膝关节以约22°/s的速度屈曲[21]。这些MR实时成像的一个局限性是,运动速度快或者在三维环境中时,不能获取运动学测量,使用大场强的MR(如1.5或者3.0的临床用扫描仪)可以进行更快速的图像采集。但是,闭合式设计的扫描仪不能进行直立、负重的姿态扫描。

为了认识髌股关节轨迹不良的特点,我们测量13名无痛的女性和20名诊断有髌股关节疼痛的男性的负重髌股轴位

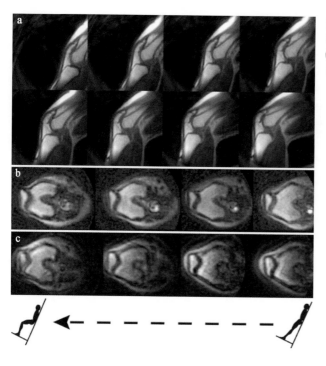

图20-6 （a）膝关节负重屈曲过程中MR的实时成像的矢状面。（b）无痛对照组的轴位图像和（c）髌股疼痛受试者的轴位图像

的运动学，我们用髌骨平分指数评估髌股关节的外侧移位，用髌股关节倾斜角评估髌股关节的外旋（图20-7）。我们发现，与无痛的对照组相比，髌股关节疼痛的女性平均平分偏移增加10%，髌股关节倾斜增加6%[20]。组间运动学的差别正是在接近完全伸直位。重要的是，在疼痛的受试者中轨迹异常的类型有很大的变异（图20-8），包括有一个亚组的患者（n=5/23，～22%）运动学与对照组无差别。这些结果提示，负重下的轨迹异常可能与疼痛有关，但是不同的亚组有不同的轨迹异常模式，认识各亚组疼痛深层的机制很重要。这些结果暗示需要对患者进行精确的分类以利于有效的治疗。

如果影像形态对将来分型和治疗髌股患者有用，那么理解直立负重成像就很重要了。为了解决这个问题，我们比

较了平卧位、非负重位和直立负重位20位诊断髌股关节疼痛的受试者的髌股关节运动学。髌骨轨迹不良的受试者中，在直立负重状态屈曲25°～30°时，髌股向外移位更多。但是，无轨迹不良的受试者，在平卧位和非负重状态下膝关节屈曲0°～8°时髌骨向外位移更多。

这些结果显示在非负重状态下测量的髌骨轨迹不能完全反映负重状态下的关节运动。因此，临床诊断髌骨轨迹问题，考虑负重关节对线或者负重运动很重要。不幸的是，大多数临床的MR和CT成像模式要求患者平卧位，只有很小或者没有载荷施加于膝关节。我们近期的工作，是使用静态直立负重X线片[11]来评估髌骨轨迹不良，并确定该成像模式是否具备区分轨迹不良是否有外侧促发因素的能力。

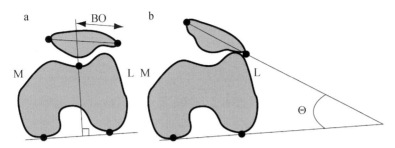

图20-7　图例说明轴位髌股关节运动学:(a)髌骨平分指数(BO)——测量髌骨相对于股骨中线外移宽度的百分比。(b)髌骨倾斜(theta)——股骨后髁连线和髌骨最大宽度线(采纳自Draper et al.[19])构成的夹角

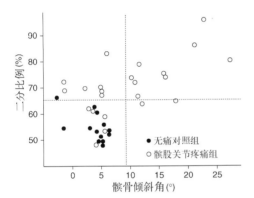

图20-8　在无痛对照组患者(实心圆圈)和髌股关节疼痛组(虚心圆圈)患者中,髌骨二分比例和髌骨二分比例及髌骨关节倾斜角以上两个标准差,并作为识别髌骨关节运动异常患者的阈值(采纳自Draper et al.[19])

20.2.2.1　支具的影响

使用实时MRI成像方案,我们评估了髌骨稳定支具和髌骨袖套重建膝关节正常运动学的有效性。在膝关节屈曲20°～60°的范围内,支具组(在完全伸直位6%)平分角的减少比袖套组(在完全伸直位4%)大[20]。与之相似,支具组减少了髌骨完全伸直位4°的倾斜,而袖套组没有明显变化。虽然支具组减少了髌骨的异常运动学,但不能完全重建髌股关节正常的运动。合并轨迹不良的髌股关节疼痛患者使用支具和髌骨袖套,平分角和髌骨外侧倾斜的减小,比正常髌股关节运动的髌股关节疼痛患者多,这是很重要的一个研究结果,也从侧面强调了精确诊断和个体特异治疗的必要性。

例如,异常平分角的患者,支具和袖套可以分别将它减少8%和6%。然而,在平分指数正常的患者,支具和袖套对髌骨外侧运动没有作用。与之相似,支具减小髌骨外侧倾斜,有过度髌骨外倾的患者比没有髌骨倾斜的患者多了5°。

这项工作的临床应用是髌股关节疼痛患者可以依据髌股关节运动学分为亚组,这些亚组对不同的治疗策略反应不同。在临床中精确评估髌骨轨迹对指定具体治疗是有益的,然而这仍然是一个挑战。在之前的研究中,23名中的8名临床评估与负重髌骨轨迹不相关。归类为轨迹不良的患者是否髌股关节应力也增加,值得进一步观察,但这是未来我们建模努力的焦点。

20.2.3　PET-CT成像了解组织代谢反应

最终,我们的目标是使用计算机模

型预测干预的临床效果和组织水平的压力与疼痛和功能的关系。在矿化骨的高代谢活动区接收到最丰富的感受器和交感神经支配，因此对骨性疼痛的产生有重要的作用[45,57]。使用功能成像技术量化代谢活动，可能为我们提供髌股关节疼痛的生物度量，我们可以用来对比机械应力。PET 和 99mTc-MDP 骨闪烁成像（骨扫描）是两个功能成像的模式，可以用来显示在局部机械应力或者组织内损伤时骨代谢活跃和重塑区域。

99mTc-MDP 骨闪烁成像提供了髌股关节疼痛人群可能的骨重塑改变，18F-NaF PET—CT 也有一定的优势。例如，与传统骨扫描相比，PET 扫描更好，骨吸收与软组织吸收的比率更大，能够同时搜集 PET 和 CT 数据使得失踪吸收能准确定位解剖位置。传统上，18F-NaF PET 用在肿瘤领域，近来的研究显示 18F-NaF PET 用于评估骨的状况，比如骨折愈合[35]和背痛来源的识别[42]。18F 分别存在于骨矿化区或者新矿化的表面，提示成骨细胞和破骨细胞的活动[62]。

我们进行了初步的研究，获得了慢性髌股关节疼痛（大于1年）患者的 MR 和 18F-NaF PET—CT 图像，评估骨代谢活跃的区域，确定 MR 的信号强度与 18F 吸收的关系，我们发现85%的疼痛膝关节在髌股关节和（或）滑车骨代谢活动增加（图20-9）。

最常见的代谢增加区域位于髌骨外侧面的软骨下骨区域。总体来说，MRI 检查到的骨与软骨异常（例如软骨下囊肿、骨髓水肿、软骨损伤）与 18F-NaF PET—CT 的示踪吸收增加相关。

尽管如此，也有一些区域示踪吸收增加，表示代谢活动增强，但是 MRI 没有发现结构性的破坏（图20-10）这些初步发现说明 18F-NaF PET—CT 和 MRI 提供不同的关节信息，可能 18F-NaF PET—CT 可以在骨和软骨出现结构性改变之前探查到代谢活动的早期改变。我们假设髌股关节疼痛患者代谢活动增加的区域与组织机械应力增加的区域有关，而这关乎疼痛的发展。为了检测这个假设，我们开发了肌骨骼模型的框架来评估髌股关节骨和软骨机械应力。

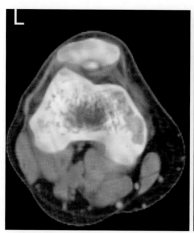
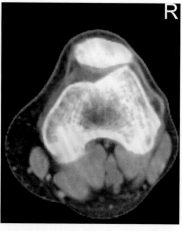

图20-9 共同注册单侧髌股关节慢性疼痛患者的轴位 PET/CT（男，32岁，完全伸直负重时的评分指数异常）。断层 CT 精确定位热点，这个患者位于左髌骨的顶部，与疼痛的区域一致

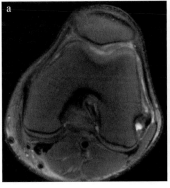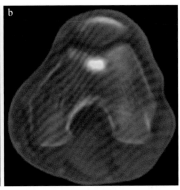

图 20-10 慢性髌股疼痛患者的轴位 MRI(a) 显示髌股关节骨和软骨没有异常,而相应的 PET 显示在相同的对象(b) 显示了热点,表示高代谢区域

20.3 髌股关节的肌骨骼模型

为了验证髌股关节疼痛患者与无痛对照组患者相比有软骨和软骨下骨应力的假设,可以试验性地测量各种运动状态下患者的软骨和骨的应力。尽管如此,体内直接测量组织应力是不可能的,我们必须依靠计算机模型来评估机械变量。为了评估通过关节软骨、骨和髌股关节周围软组织的应力,需要了解一些因素:包括施加于组织的应力,关节的几何形状,施加载荷时关节的方向和位置。也需要知道不同组织的形态和材料性能。为了捕获复杂的关系,我们用有限元分析的方法,是一种可以计算内部组织的应力,关节给予的载荷,几何形状和不同组织的特性的数字技术。有限元方法的精确性和有效性来自于有合适的材料性能,精确选择的负荷和限制条件。本节简要描述我们做的患者个体化髌股关节有限元模型,评估体内软骨和骨的应力[8]。我们的造模框架包括一些要素,将在下面详细描述。

1. 定义各种材料的几何形状和形态。

2. 定义组织的材料性能。

3. 指定关节的方向和运动。

4. 使用 EMG-驱动的模型评估肌肉的力量。

5. 仿真与验证。

20.3.1 定义各种组织的几何形态

为了定义髌股关节各种组织的几何形态,我们做了膝关节高分辨率的 MRI。

这些是膝关节矢状位的图像,使用 1.5 T 或者 3.0 T 闭式磁共振扫描仪脂肪抑制干扰相梯度回波序列(扫描细节参考[19], 图 20-11a) 在扫描过程中,受试者平卧,膝关节完全伸直确保软骨的图像没有处于变形的状态。然后用平滑样条对图像进行手动分割获得股骨、胫骨和髌骨包括关节软骨的三维点云。股四头肌腱、髌腱和髌上脂肪垫也同样由这些图像进行分割(图 20-11a),在商业软件包上,将三角形化的曲面与点云匹配。然后我们用合适的材料特性(见下面)代表三维连续的单元。为了模拟髌骨的肌腱线性生理装置,我们用六面体连续单元代表股四头肌腱和髌腱。我们也包括了滑车上脂肪垫使膝关节在伸直位软骨

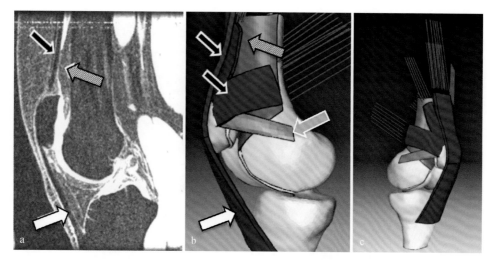

图20-11 矢状位髌股关节MR(a)和相应的有限元模型(b,c)。髌韧带(白箭头)和股四头肌腱(黑色箭头)使用非线性纤维增强固体单元代表,而内侧的髌股韧带(灰色箭头)使用二维符合单元建立模型。关节软骨和滑车上脂肪垫(条纹箭头)建模为线性单性单元

和脂肪垫的相互作用便利(图20-11a,b,灰色箭头)。为了复制髌骨内外侧的生理限制,内侧髌股韧带也包括进来做为二维组成单元。相关结构之间接触的定义是能在骨—软骨—脂肪垫结构体周围包裹韧带。髌骨和股骨远端的三维连续体单元的代表也做了定义,以方便计算通过骨的应力计算。

20.3.2 定义组织的材料特性

在已知的载荷下,想要描述通过组织的变形和应力需要知道组织的材料特性。

在有限元方法中,典型的是使用连续体方法描述大体和宏观的组织行为,这些组织特性分配到每片的单元中。最简单的形式是,离散组织的每一个单元分配相同的材料特性,而不管应力的方向(同向性),包括刚度或者弹性模量和Poisson's比(描述材料在压缩或者拉伸载荷下扩张或者压缩的比率)。尽管大多数生物材料没有表现出线性同向的特点,这种简单的粗略估计常常能描述组织在一定载荷下的行为。例如,在动态情景下诸如走路和跑步,载荷频率大于0.1 Hz时的弹性反应,软骨可以适当地建模为线性材料[34]。因此,材料特性的选择依赖于预期的载荷情景。本章的代表模型是使用简化的线性弹性材料模型来描述软骨的机械学特点(6 MPa的弹性模量和0.47的Poisson比例)。

医学影像社区大量聚焦发展非侵害的方法来评估生物组织的材料特性。聚焦在关节软骨试图探测早期退变的变化和组织健康表征。一些由MRI扫描测量的软骨参数与组织的微观组成有相关性(例如,T1和T2弛豫时间与聚糖和胶原含量分别相关),相应地与材料的大体特性相关[40]。尽管超出本章范围,我们团队曾经开发新的软骨MRI序列[28-32],我们目前探索软骨的机械学特性与软骨

影像(T1rho和钠成像)的关系[37]。我们的目标是用MRI评估软骨的材料特性,将这些特性分配至有限元模仿。为了描述骨的材料特性,我们进行CT扫描来定义放射密度的测量(用Hounsfield单位测量),可以转化为特定区域骨表观密度[38,60]。这些信息绘制到有限单元网格[39],网格中的每个单元根据测量骨的表观密度分配一个合适的弹性模量(图20-12)。在这个案例中,我们将骨建模为线性弹性固定。

描述肌腱的特性有一定问题,因为肌腱的张力负荷反应受到静止松弛长度的影响,体内很难测量。我们的方法是将股四头肌和髌腱建模为依据实验数据的非线性的高弹性材料[59],Baldwin等有报道[3]。肌腱静止长度和强度的特征可以转化为匹配的髌骨负重时竖直位移的数据,以确保髌腱正确的位移。线性的弹性材料模型适合于张力测试[48],目前用于代表髌股韧带。

20.3.3　指定关节的方向/运动学

接触力和应力的计算对关节方向和位置很敏感,尤其是髌股关节有很复杂的关节面。毫米的移位或者旋转的角度会明显改变髌股关节面的接触。鉴于此,我们模拟髌骨有6°的自由度,可以在任何方向移动,根据施加的力(例如股四头肌和肌腱的力以及反应应力)平衡于某一个位置。因为关节建模为零摩擦力,髌骨最终的位置依赖于股四头肌肉力的分布和接触的几何形态。因此,在施加肌肉力量之前,描述髌骨的方向很重要。为了决定关节最初的方向,我们注册股骨、胫骨和髌骨的表面网格至负重MRI三维数据集合(图20-13)。注册使用最近点迭代算法,减小手动选择在骨边界(n=20～30)和骨表面网格点之间的距离。影像数据可以在建模内直视比较,确保网格和图像的密切配准(图20-13)。使用这

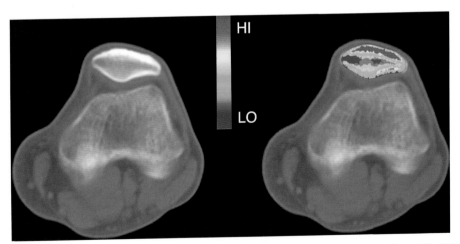

图20-12　慢性髌股关节疼痛的轴位CT说明骨矿物质密度。右侧彩色的编码显示位于髌骨顶端和外侧关节面最密的骨质(红色)

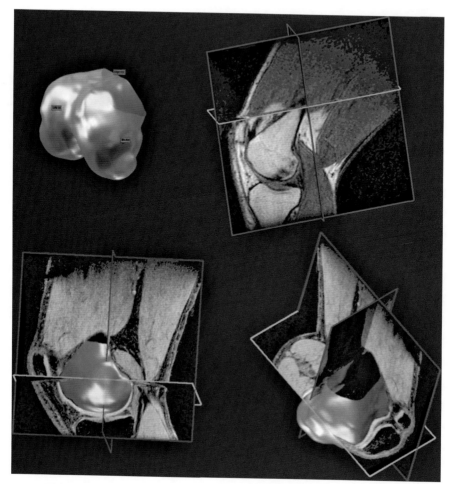

图20-13 将股骨的有限元网格(上左)注册入直立负重的MRI容积(上右),在影像数据集合中选择骨的边缘确保模型和MRI(下)的精确匹配

样的注册技术,我们可以指定拍摄到的(典型的是膝关节在开放MRI扫描仪中屈曲0°、30°和60°)任何一个姿势下髌股关节和胫股关节的最初形态。描述胫股关节方向对确保髌腱和股四头肌腱精确方向很重要。对于准静态分析,股四头肌施加力量后,模拟中保持胫骨和股骨不动。对于动态分析,股骨保持不动,指定胫骨运动,本章中的模拟结果来自于准静态分析。

20.3.4 使用EMG-驱动模式评估肌肉力量的模型

股四头肌力量影响髌骨在滑车沟的运动,因此影响里面的软骨和骨的应力。当评估肌肉力量在膝关节的分布时候,体肌肉活化的过程的计算很重要,尤其是对于病理的情况,肌肉募集的模式预期可能改变。

因此,我们使用肌骨骼模型的方法根

据肌电图信号来评估肌肉力量[4,13,43]（图20-14）。简单地说，这个方法将EMG和膝关节运动（来自于标准的运动捕获装备）作为输出来分别评估肌肉的活动和肌肉收缩动力学。肌电图—激活过程需要原始肌电图，评估活化的时间序列，这代表基本运动单元活化的总和。这个过程考虑了由EMG至活动的非线性转化，也考虑了可能存在的肌肉力量和EMG的非线性转化。功能转化的最终结果是活化时间序列，范围至最大随意等长收缩。

我们缩放每个个体的肌肉骨骼模型，匹配每个个体的测量数据（来自于运动捕获数据）。这个过程使用开放—源头的建模平台，叫做OpenSIM[18]。这个比例解剖模型通过运动捕获数据再次产生每个个体的运动，提供每个通过关节的肌肉的肌腱长度和力臂。接着肌肉活动和肌韧带长度输入Hill型肌肉模型[43]，这个模型来评估个体肌肉力量，将肌纤维力—长度和力—速度关系考虑在内（图20-14）。

产生的肌肉力量分别乘以各自在屈曲—伸直时的瞬间力臂，肌肉总力臂可以与采用传统逆动力学分析评估的静力臂进行比较。尽管肌肉力量不能在体内测量，与逆动力评估的关节力臂比较提供了间接预测肌肉力量的方法。个体之间的各种模型参数预期不相同（例如肌肉截面和非线性肌电图—力的相互关系）。这些参数在校准过程中可能发生改变，以改善静力臂的预测。重要的是，这个校准过程仅发生在一些选择性的实验。根据校准，模型内的参数不再改变，肌肉力量和关节力臂很好地预测，对于其他的动态任务同样能很好的预测，这对已经预测的肌肉力量提供一些信心[43]。这个肌电图—驱动方法明显的应用是在功能活动中，如走和跑，调查髌股疼痛患者股四头肌力的

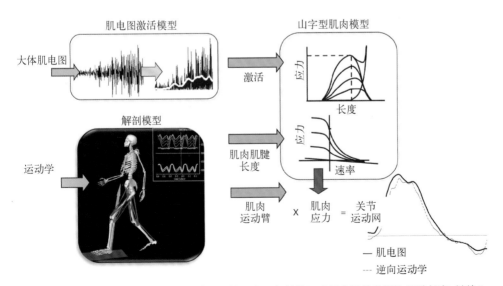

图20-14　肌电图驱动肌骨骼模型概述　原始肌电图和关节运动用来评估激活和肌腱长度，被输入Hill－型肌肉模型来评估肌肉力量。肌肉力臂由解剖模型（Open SIM）计算，乘以肌力得到关节的净力臂。模型的关节净力臂与从校验/验证过程的逆动力分析进行比较

分布。特别感兴趣的是股肌内外侧组件的关系，因为肌力不平衡常被当作髌骨轨迹不良和髌股关节疼痛的原因。依据以往的文献[16,64,67]，在行走和跑过程中，髌股关节疼痛组与无痛控制组相比，有人会假设股内侧肌的相对分布会比较少。为了回答这个假设，我么评估在行走和跑时髌股关节疼痛组男患者和女患者(n=27，16女，11男)下肢肌肉力量，与无痛对照(n=16，8女，8男)组比较最大的股四头肌力量[7]。搜集7个通过膝关节较大的肌肉，包括股内侧肌、股外侧肌、股直肌、股二头肌、半膜肌、腓肠肌内侧头和腓肠肌外侧头的表面肌电图。我们发现在行走和跑时，髌股关节疼痛的受试者与无痛受试者相比，用相同的股四头肌力分布产生膝关节伸直力臂，这不支持我们的假设。尽管如此，与对照组相比，在行走时髌股关节疼痛患者股四头肌和腘绳肌共收缩更多，更多的正常化股四头肌力。跑的过程中，肌力在两组间相似，但是与对照组相比，髌股关节疼痛组的净伸膝力臂较小。这些数据表示，由于股四头肌力总体的增加，一些髌股关节疼痛患者与无痛受试者相比可能经历更大的接触力和关节应力，不太清楚这些肌力分布是对疼痛的适应或者是否是始发原因，但有人坚持认为在足跟撞击周围增加的共收缩可能改善膝关节的稳定性，有助于髌骨在滑车沟内的对位。从另一方面来说，在峰值时期肌肉力量增加将产生有害作用的关节接触力。这些增加的肌肉力是否导致骨和软骨应力增加是可见的，尽管这些数据提供了有价值的有限元模拟输入，这可能回答这类的问题。

20.3.5　仿真与验证

我们建模的最后工序是使用有限元仿真并验证结果。像前述的步骤，在准静态分析中，股骨和胫骨是固定的，髌骨被限制，仅仅股四头肌和髌腱以及来自股骨的接触力发挥作用。在仿真的过程中，来自肌电图—驱动模型的股四头肌力施加于股四头肌，使髌骨固定于滑车沟，直到达到静态平衡，我们所有的仿真是使用非线性的有限元求解器。

使用电脑模型调查临床问题最重要的方面是验证。虽然我们不能直接验证模拟的应力和实验测量，仍然有其他一些可以验证仿真的变量。首先，由负重MR测量的接触区可以与仿真预估的进行比较。我们最初建立的16名健康无痛的对照组模型中，16名中的10名受试者髌股接触面积在MRI测量值的5%左右[9]。其次，我们可以将髌骨最初的位置与负重MRI获得的相比较。平均来说，仿真测量的髌骨方向倾斜在$3.7° \pm 5.98°$，旋转在$4.7° \pm 7.68°$[9]，接触区和髌骨方向差异的原因是肌肉力评估不正确，肌肉动作线的错误(这些仿真没有股四头肌腱包裹)和(或)组织的材料特性指定错误。我们当前的框架是引进了一个优化/校准方案，对肌肉力量和软骨材料特性做细微的改变，使得在下蹲姿势的范围内测量的接触区和髌骨方向更紧密匹配。

20.3.6　髌股关节内的软骨和骨应力

这些大量工作背后主要的问题是，患者髌股疼痛患者的软骨和骨应力是否比无痛对照组大。我们原始数据包括57

名髌股疼痛患者和16名无痛对照。在这些患者中，22名做了PET—CT成像，因此我们能够评估骨的应力，并将应力与代谢活动比较。对另外51名患者，我们评估最接近软骨下骨软骨层的应力分布，比较疼痛患者和对照组的区别。我们会在本章从最初的模型研究中概括一些有意思的发现。

首先我们发现，软骨的应力并不是直观地由关节运动学独立预测[9]，这与传统对髌股生物力学的认识相违背。髌股关节软骨的应力发生来自于复杂的相互作用，包括髌骨和股骨关节形态，软骨形态，软骨材料特性和施加于髌骨的力的分布。这些参数每一个变化都会导致模拟的应力出现不同的反应。图20-15说明髌股疼痛的5名患者在60°屈曲静止状态时不同的软骨应力分布。应力分布说明应力峰值的位置不总是在髌股关节的外侧关节面，常常在内侧关节面。峰值压力的位置不一定反映骨的方位，这通常是我们讨论髌股关节运动学和轨迹不良时所测量的。为了突出这一点，我们用无痛对照的数据进行了一系列模拟，来研究股骨内外旋对软骨应力的影响[9]。一些个体股骨内旋时软骨应力的变化很大，而另外一些，在股骨相同的旋转度数时变化很小。这个发现有临床意义，尤其在考虑降低应力的治疗策略时。假设软骨的应力与由软骨传递到软骨下骨增加的应力引起的疼痛相关，对于对股骨旋转比较敏感的个体，将会对控制目标控制股骨旋转的治疗或者干预反应更明显。而对于对股骨旋转相对不敏感的个体，对施加的改变股骨旋转的干预，例如拉伸和髋肌肉增强训练，反应相对不敏感。这里讲的建模框架提供了识别与组织水平应力变化的相关的变量，以及这些应力可能如何与关节和软骨形态相关。

最初在6名髌股疼痛女性和6名对照的对比支持软骨的应力与髌骨疼痛相关。我们模拟双腿膝关节60°屈曲下蹲，发现应力峰值在髌股疼痛患者比对照组大28%[5]。尽管如此，考虑到个体的变异和影响软骨应力的多因素，需要更多的模拟来理解组织应力和疼痛的关系。我们也在开发统计建模技术来计算输入模型的参数变量[52]。这些方法为我们提供关于哪个参数对组织应力影响最大的有用信息。如前所陈述，我们的目标

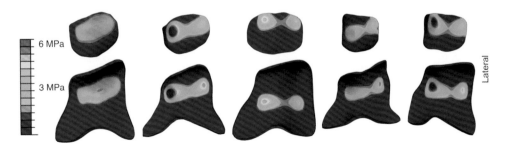

图20-15　5例髌股疼痛患者在膝关节60°静止屈曲时，髌骨和股骨的软骨流体静力最近接软骨下骨。注意这个小样本上的不同分布和峰值静水压力的大小，每个样本的外侧关节面朝向右侧。应力"热点"普遍出现在髌股软骨的内侧关节面

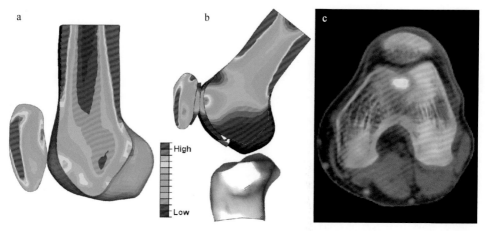

图20-16　基于CTHounsfield单位的骨密度分布(a)，有限元模型预测骨—软骨应力(b)在60°静态下蹲中，股骨滑车的峰值软骨下骨应力对应于同一对象的PET扫描热点(c)

之一是关联组织的应力和疼痛与功能的生物测量。为此，我们对比髌股关节骨应力和PET图像的强度，间接度量骨代谢活动。初步结果显示了高质量的骨内PET信号强度和机械应力对比结果(图20-16)。我们希望这个工作对我们理解髌股疼痛的机械病因学更接近了一步。

20.4　结束语

本文介绍的高级医学成像和肌肉骨骼模型的结合为我们提供了一套独特的工具来研究PF关节的复杂形式和功能。特别是能够估计患者在关节内不同组织中的特定应力，使我们能够检验一个基本假设，即关节疼痛的发生和发展具有潜在的机械病因。

参考文献

[1] Amis AA. Current concepts on anatomy and biomechanics of patellar stability. *Sports Med Arthrosc*. 2007; 15: 48-56.

[2] Asakawa DS, Nayak KS, Blemker SS, et al. Real-time imaging of skeletal muscle velocity. *J Magn Reson Imaging*. 2003; 18: 734-739.

[3] Baldwin MA, Clary C, Maletsky LP, et al. Verification of predicted specimen-specific natural and implanted patell-ofemoral kinematics during simulated deep knee bend. *J Biomech*. 2009; 42: 2341-2348.

[4] Besier T, Delp S, Gold G, et al. Influence of quadriceps muscle force distributions on cartilage stresses at the patellofemoral joint during running. In: *American Society of Biomechanics*. Stanford; 2007.

[5] Besier T, Delp S, Gold G, et al. Patellofemoral pain subjects display greater femoral cartilage stresses than pain-free controls. In: *Patellofemoral Pain Syndrome: International Research Retreat*. Baltimore: Elsevier; 2009.

[6] Besier TF, Draper CE, Gold GE, et al. Patellofemoral joint contact area increases with knee flexion and weight-bearing. *J Orthop Res*. 2005; 23: 345-350.

[7] Besier TF, Fredericson M, Gold GE, et al. Knee muscle forces during walking and running in patellofemoral pain patients and pain-free controls. *J Biomech*. 2009; 42: 898-905.

[8] Besier TF, Gold GE, Beaupre GS, et al. A modeling frame-work to estimate patellofemoral joint cartilage stress in vivo. *Med Sci Sports Exerc*. 2005; 37: 1924-1930.

［ 9 ］ Besier TF, Gold GE, Delp SL, et al. The influence of femoral internal and external rotation on cartilage stresses within the patellofemoral joint. *J Orthop Res*. 2008; 26: 1627−1635.

［ 10 ］ Biedert RM, Sanchis-Alfonso V. Sources of anterior knee pain. *Clin Sports Med*. 2002; 21: 335−347.

［ 11 ］ Boegård T, Jonsson K. Radiography in osteoarthritis of the knee. *Skeletal Radiol*. 1999; 28(11): 605−615.

［ 12 ］ Boegard T, Rudling O, Dahlstrom J, et al. Bone scintigraphy in chronic knee pain: comparison with magnetic resonance imaging. *Ann Rheum Dis*. 1999; 58: 20−26.

［ 13 ］ Buchanan TS, Lloyd DG, Manal K, et al. Estimation of muscle forces and joint moments using a forward-inverse dynamics model. *Med Sci Sports Exerc*. 2005; 37: 1911−1916.

［ 14 ］ Carter DR, Beaupre GS. *Skeletal Function and Form. Mech-anobiology of Skeletal Development, Aging and Regeneration*. Cambridge: Cambridge University Press; 2001.

［ 15 ］ Carter DR, Beaupre GS, Wong M, et al. The mechanobiology of articular cartilage development and degeneration. *Clin Orthop Relat Res*. 2004; 427: S69−S77.

［ 16 ］ Cowan SM, Bennell KL, Hodges PW, et al. Delayed onset of electromyographic activity of vastus medialis obliquus relative to vastus lateralis in subjects with patellofemoral pain syndrome. *Arch Phys Med Rehabil*. 2001; 82: 183−189.

［ 17 ］ Cowan SM, Hodges PW, Bennell KL, et al. Altered vastii recruitment when people with patellofemoral pain syndrome complete a postural task. *Arch Phys Med Rehabil*. 2002; 83: 989−995.

［ 18 ］ Delp SL, Anderson FC, Arnold AS, et al. OpenSim: open-source software to create and analyze dynamic simulations of movement. *IEEE Trans Biomed Eng*. 2007; 54: 1940−1950.

［ 19 ］ Draper CE, Besier TF, Gold GE, et al. Is cartilage thickness different in young subjects with and without patellofemoral pain? *Osteoarthritis Cartilage*. 2006; 14: 931−937.

［ 20 ］ Draper CE, Besier TF, Santos JM, et al. Using real-time MRI to quantify altered joint kinematics in subjects with patellofemoral pain and to evaluate the effects of a patellar brace or sleeve on joint motion. *J Orthop Res*. 2009; 27: 571−577.

［ 21 ］ Draper CE, Santos JM, Kourtis LC, et al. Feasibility of using real-time MRI to measure joint kinematics in 1. 5T and open-bore 0. 5T systems. *J Magn Reson Imaging*. 2008; 28: 158−166.

［ 22 ］ Dye SF, Vaupel GL, Dye CC. Conscious neurosensory mapping of the internal structures of the human knee without intraarticular anesthesia. *Am J Sports Med*. 1998; 26: 773−777.

［ 23 ］ Fulkerson JP. The etiology of patellofemoral pain in young, active patients: a prospective study. *Clin Orthop Relat Res*. 1983; 179: 129−133.

［ 24 ］ Fulkerson JP. Mechanical basis for patellofemoral pain and cartilage breakdown. In: Ewing JW, ed. *Articular Cartilage and Knee Joint Function: Basic Science and Arthroscopy*. New York: Raven; 1990: 93−101.

［ 25 ］ Fulkerson JP. Diagnosis and treatment of patients with patellofemoral pain. *Am J Sports Med*. 2002; 30: 447−456.

［ 26 ］ Fulkerson JP, Tennant R, Jaivin JS, et al. Histologic evidence of retinacular nerve injury associated with patellofemoral malalignment. *Clin Orthop Relat Res*. 1985; 197: 196−205.

［ 27 ］ Gold GE, Besier TF, Draper CE, et al. Weight-bearing MRI of patellofemoral joint cartilage contact area. *J Magn Reson Imaging*. 2004; 20: 526−530.

［ 28 ］ Gold GE, Burstein D, Dardzinski B, et al. MRI of articular cartilage in OA: novel pulse sequences and compositional/func-tional markers. *Osteoarthritis Cartilage*. 2006; 14(suppl A): A76−A86.

［ 29 ］ Gold GE, Busse RF, Beehler C, et al. Isotropic MRI of the knee with 3D fast spinecho extended echotrain acquisition (XETA): initial experience. *Am J Roentgenol*. 2007; 188: 1287−1293.

［ 30 ］ Gold GE, Hargreaves BA, Stevens KJ, et al. Advanced magnetic resonance imaging of articular cartilage. *Orthop Clin North Am*. 2006; 37: 331−347.

［ 31 ］ Gold GE, Hargreaves BA, Vasanawala SS, et al. Articular cartilage of the knee: evaluation with fluctuating equilibrium MR imaging-initial experience in healthy volunteers. *Radiology*. 2006; 238: 712−718.

[32] Gold GE, Reeder SB, Yu H, et al. Articular cartilage of the knee: rapid three-dimensional MR imaging at 3. 0T with IDEAL balanced steady-state free precession—initial experience. *Radiology*. 2006; 240: 546−551.

[33] Hejgaard N, Diemer H. Bone scan in the patellofemoral pain syndrome. *Int Orthop*. 1987; 11: 29−33.

[34] Higginson GR, Snaith JE. The mechanical stiffness of articular cartilage in confined oscillating compression. *Eng Med*. 1979; 8: 11−14.

[35] Hsu WK, Feeley BT, Krenek L, et al. The use of 18F-fluoride and 18F-FDG PET scans to assess fracture healing in a rat femur model. *Eur J Nucl Med Mol Imaging*. 2007; 34: 1291−1301.

[36] Insall J. "Chondromalacia patellae" : patellar malalignment syndrome. *Orthop Clin North Am*. 1979; 10: 117−127.

[37] Keenan KE, Kourtis LC, Besier TF, et al. New resource for the computation of cartilage biphasic material properties with the interpolant response surface method. *Comput Methods Biomech Biomed Eng*. 2009; 12: 415−422

[38] Keller TS. Predicting the compressive mechanical behavior of bone. *J Biomech*. 1994; 27: 1159−1168.

[39] Kourtis LC, Carter DR, Kesari H, et al. A new software tool (VA-BATTS) to calculate bending, axial, torsional and trans-verse shear stresses within bone cross sections having inho-mogeneous material properties. *Comput Methods Biomech Biomed Eng*. 2008; 11: 463−476.

[40] Kurkijarvi JE, Nissi MJ, Kiviranta I, et al. Delayed gadolinium-enhanced MRI of cartilage (dGEMRIC) and T2 characteristics of human knee articular cartilage: topographical variation and relationships to mechanical properties. *Magn Reson Med*. 2004; 52: 41−46.

[41] Li G, Lopez O, Rubash H. Variability of a three-dimensional finite element model constructed using magnetic resonance images of a knee for joint contact stress analysis. *J*

Biomech Eng. 2001; 123(4): 341−346.

[42] Lim R, Fahey FH, Drubach LA, et al. Early experience with fluorine−18 sodium fluoride bone PET in young patients with back pain. *J Pediatr Orthop*. 2007; 27: 277−282.

[43] Lloyd DG, Besier TF. An EMG-driven musculoskeletal model to estimate muscle forces and knee joint moments in vivo. *J Biomech*. 2003; 36: 765−776.

[44] Lorberboym M, Ami DB, Zin D, et al. Incremental diagnostic value of 99 mTc methylene diphosphonate bone SPECT in patients with patellofemoral pain disorders. *Nucl Med Commun*. 2003; 24: 403−410.

[45] Mach DB, Rogers SD, Sabino MC, et al. Origins of skeletal pain: sensory and sympathetic innervation of the mouse femur. *Neuroscience*. 2002; 113: 155−166.

[46] MacIntyre NJ, Hill NA, Fellows RA, et al. Patellofemoral joint kinematics in individuals with and without patell-ofemoral pain syndrome. *J Bone Joint Surg*. 2006; 88 −A: 2596−2605.

[47] Merchant AC, Mercer RL, Jacobsen RH, et al. Roent-genographic analysis of patellofemoral congruence. *J Bone Joint Surg*. 1974; 56 −A: 1391−1396.

[48] Mountney J, Senavongse W, Amis AA, et al. Tensile strength of the medial patellofemoral ligament before and after repair or reconstruction. *J Bone Joint Surg*. 2005; 87−B: 36−40.

[49] Naslund JE, Odenbring S, Naslund UB, et al. Diffusely increased bone scintigraphic uptake in patellofemoral pain syndrome. *Br J Sports Med*. 2005; 39: 162−165.

[50] Nayak KS, Cunningham CH, Santos JM, et al. Real-time cardiac MRI at 3 tesla. *Magn Reson Med*. 2004; 51: 655−660.

[51] Nha KW, Papannagari R, Gill TJ, et al. In vivo patellar tracking: clinical motions and patellofemoral indices. *J Orthop Res*. 2008; 26: 1067−1074.

[52] Pal S, Beaupre G, Delp S, et al. Variations in muscle forces affect patellofemoral contact areas and cartilage stresses. In: *Patellofemoral Pain Syndrome: International Research Retreat*. Baltimore: Elsevier; 2009.

[53] Patel VV, Hall K, Ries M, et al. Magnetic resonance imaging of patellofemoral kinematics

with weight-bearing. *J Bone Joint Surg*. 2003; 85-A: 2419-2424.

[54] Powers CM, Ward SR, Fredericson M, et al. Patellofemoral kinematics during weight-bearing and non-weight-bearing knee extension in persons with lateral subluxation of the patella: a preliminary study. *J Orthop Sports Phys Ther*. 2003; 33: 677-685.

[55] Sanchis-Alfonso V, Rosello-Sastre E, Martinez-Sanjuan V. Pathogenesis of anterior knee pain syndrome and functional patellofemoral instability in the active young. *Am J Knee Surg*. 1999; 12: 29-40.

[56] Seisler AR, Sheehan FT. Normative three-dimensional patel-lofemoral and tibiofemoral kinematics: a dynamic, in vivo study. *IEEE Trans Biomed Eng*. 2007; 54: 1333-1341.

[57] Sevcik MA, Luger NM, Mach DB, et al. Bone cancer pain: the effects of the bisphosphonate alendronate on pain, skeletal remodeling, tumor growth and tumor necrosis. *Pain*. 2004; 111: 169-180.

[58] Souza RB, Powers CM. Differences in hip kinematics, muscle strength, and muscle activation between subjects with and without patellofemoral pain. *J Orthop Sports Phys Ther*. 2009; 39: 12-19.

[59] Stäubli HU, Schatzmann L, Brunner P, et al. Mechanical tensile properties of the quadriceps tendon and patellar ligament in young adults. *Am J Sports Med*. 1999; 27: 27-34.

[60] Taddei F, Schileo E, Helgason B, et al. The material mapping strategy influences the accuracy of CT-based finite element models of bones: an evaluation against experimental measurements. *Med Eng Phys*. 2007; 29: 973-979.

[61] Tennant S, Williams A, Vedi V, et al. Patello-femoral tracking in the weight-bearing knee: a study of asymptomatic volunteers utilising dynamic magnetic resonance imaging: a preliminary report. *Knee Surg Sports*

Traumatol Arthrosc. 2001; 9: 155-162.

[62] Toegel S, Hoffmann O, Wadsak W, et al. Uptake of bone-seekers is solely associated with mineralisation! A study with 99 mTc-MDP, 153Sm-EDTMP and 18F-fluoride on osteoblasts. *Eur J Nucl Med Mol Imaging*. 2006; 33: 491-494.

[63] Tomiya M, Fujikawa K, Ichimura S, et al. Skeletal unloading induces a full-thickness patellar cartilage defect with increase of urinary collagen II CTx degradation marker in growing rats. *Bone*. 2009; 44(2): 295-305.

[64] Van Tiggelen D, Cowan S, Coorevits P, et al. Delayed vastus medialis obliquus to vastus lateralis onset timing contributes to the development of patellofemoral pain in previously healthy men: a prospective study. *Am J Sports Med*. 2009; 37: 1099-1105.

[65] Ward SR, Terk MR, Powers CM. Patella alta: association with patellofemoral alignment and changes in contact area during weight-bearing. *J Bone Joint Surg*. 2007; 89 -A: 1749-1755.

[66] Witonski D, Wagrowska-Danielewicz M. Distribution of substance-P nerve fibers in the knee joint in patients with anterior knee pain syndrome. A preliminary report. *Knee Surg Sports Traumatol Arthrosc*. 1999; 7: 177-183.

[67] Witvrouw E, Sneyers C, Lysens R, et al. Reflex response times of vastus medialis oblique and vastus lateralis in normal subjects and in subjects with patellofemoral pain syndrome. *J Orthop Sports Phys Ther*. 1996; 24: 160-165.

[68] Wojtys EM, Beaman DN, Glover RA, et al. Innervation of the human knee joint by substance-P fibers. *Arthroscopy*. 1990; 6: 254-263.

[69] Yamada Y, Toritsuka Y, Horibe S, et al. In vivo movement analysis of the patella using a three-dimensional computer model. *J Bone Joint Surg*. 2007; 9-B: 752-760.

计算机模拟髌股关节研究：临床相关性

约翰·J.伊莱亚斯,安德鲁·J.科斯加雷亚

21.1 髌股关节疾病的生物力学研究

髌股关节功能紊乱的治疗,无论是保守疗法还是手术疗法,其重点多集中在如何改善作用于髌骨周围的力,使其趋于平衡,进而改善髌股关节的生物力学。由于膝关节生理的外翻对线,导致股四头肌和髌骨韧带作用于髌骨的合力和力矩通常伴有将髌骨向外侧牵拉和倾斜的趋势。如果这种向外合力和向外倾斜力矩没有得到很好的平衡,髌骨将出现外脱位。髌骨慢性倾斜可以导致外侧韧带的适应性缩短,造成额外的外侧横向约束,加重外脱位倾向[27]。保守治疗方法包括支具和束带提供一个内向力量来抵制股四头肌和髌骨韧带产生的外侧力矩。同时,股内侧肌收缩力矩偏向内侧,增加股内侧肌的训练(VMO)可以对抗其他股四头肌组成部分所产生的外向力矩。外科治疗主要包括：外侧韧带松解、胫骨结节内移、内侧髌腱及韧带重建以及骨内侧肌强化。

对于存在膝关节疼痛或者不稳患者,由于临床治疗多关注如何改善髌股关节

力学环境来实现。因此,生物力学研究多集中于髌股关节功能紊乱的机制及其治疗选择方面。在这些研究中,主要参数包括能够对髌骨施加拉力的股四头肌、髌骨韧带、髋腱及韧带,以及髌股关节运动学和施加于髌骨软骨的压力。这些参数均与髌股关节载荷有关,因为它们能够影响髌股关节运动学和关节软骨压力。运动学异常是髌股关节半脱位、髌股关节不稳风险的主要原因,同时也是髌骨软骨压力的重要影响因素。伸直位膝关节髌骨轨迹不良,尤其是外侧轨迹不良患者,髌骨在膝关节屈曲早期($20° \sim 30°$)时会自行进入滑车沟,由于运行轨迹异常,髌骨进入滑车后,外侧滑车棘会阻挡髌骨向外移位,从而使轨迹恢复正常。但在这一过程中,关节软骨承受的压力随之增加[17]。软骨负载增加导致相应区域关节软骨退变性损伤[27,45]。而退变的软骨承载能力下降,又将导致相邻区域关节软骨负载增加[22,30]。最终导致软骨下骨载荷过大引起关节疼痛[26,27,42]。

有关髌股关节负荷的研究主要集中在VMO的力量和收缩激活时间方面,研究方法主要是对受试对象进行肌电图检查。一些研究证实,在髌股关节有疼痛

症状的受试者,其VMO肌力明显弱于无症状受试者[37,51]。另一些研究也证实,在有症状的患者,VMO激动时间存在明显滞后[12-15,53]。有些学者通过离体测量生理状态下的肌肉横断面积和肌纤维方向数据,来获取有关股四头肌收缩力和收缩方向的研究数据[24,55]。但是这些数据尚不能证实VMO的变异可能与髌股关节紊乱有关。有关股四头肌载荷的研究,除了为评估髌股关节紊乱提供有价值的信息外,也为髌股关节生物力学的体外实验和计算机模拟的载荷提供数据参考。在体外研究中常用被动限制性研究,在研究中,一些观点认为髌股关节紊乱存在支持带僵硬[11,16]。另一些观点认为,在膝关节屈曲时连接髌骨内侧和股骨内上髁的MPFL长度存在异常[49,50]。这些有关髌骨支持带特性的数据也被用于其他体外实验和计算机模型构建。

髌股关节负荷的改变将导致髌股运动学和接触区域的改变。有关髌股关节运动学和接触区域特征的人体研究能够利用诊断影像学来实现。虽然这些数据在诊断过程中已被使用,并不需要额外附件重建模型来描绘运动学和接触特征[17,39,46]。计算机模型能够与诊断影像学相结合来提高成像能力。表型重建提供的3D模型能够创造出3D解剖坐标系。线性模型通过孤立成像源单独显影能够模拟出髌股关节接触区域(图21-1)。

髌股关节软骨压力的研究通常采用体外实验模型。通过尸体模型关节内插入传感器来测量肌肉收缩施加于关节软骨的压力。体外研究通常集中于胫骨结节位置对髌股关节压力分布的影响[3,31,43,44]。

计算机模型能够模拟出髌股关节软骨的压力特征,而避免了体外实验模型的限制。在既往的实验研究中,很少有涉及有关治疗未成年人髌股关节疼痛的方法的相关数据[37,51]。解剖异常会导致髌股关节异常,例如股骨前倾、胫骨扭转、髌骨外翻、外侧滑车棘发育不全或膝关节外翻,但是这些畸形在体外尸体试验中并不多见。软骨损伤模型能够构建体外模[22],但是磨损的位置存在限制,并不能根据需要获得理想的模型。实验过

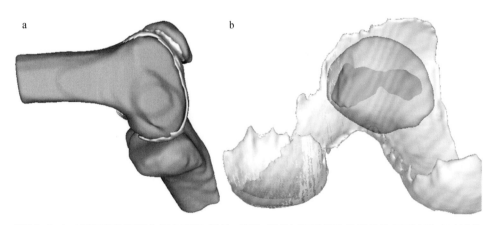

a   b

图21-1 (a)显示膝关节屈曲状态下下,股骨、髌骨、胫骨以及股骨和髌骨的关节面软骨。(b)计算机模型特殊处理后将股骨透明化去除股骨的遮挡,使股骨和髌骨的接触区域可视化

程中的测试方法和实验使用的尸体模型
也并不能完全模拟生理状态下的关节负
荷[3,44]。例如，数据传感器捕获最佳信
号受到实验环境一定限制。实验所用的
尸体标本因存在组织降解和数量有限，
也限制了临床参数的准确性。同时，制
备尸体标本成本高昂，花费时间，也限制
了利用标本进行髌股关节生物力学研究
的大规模应用。计算机模型构建能够避
免以上这些弊端，通过输出模型能够精
确模拟出临床相关性。

21.2　计算机模型

　　计算机图像重构能够构建出膝关节
髌股关节解剖图像病情能够模拟出髌股
关节功能。关节解剖结构的3D重建主
要利用影像学扫描数据作为基础数据。
目前，MRI数据是最为常用的数据，可以
利用不同的成像模式构建出股骨、胫骨、
髌骨以及关节软骨（图21-1）。计算机
模型在髌股关节运动学和髌股关节接触
区域研究领域大量应用，模型能够显示
出3D解剖结构以及在运动学特征。计
算机模型还可以进一步模拟出关节运动
的机械学特征。肌肉力量和被动约束同
样可以作为数据参数用来模型构建，进
而研究关节运动学过程中髌股关节载荷
和软骨承受压力情况。

　　利用计算机模型研究疾病的临床相
关性，取决于临床医生发现临床问题的
能力和计算机模型的精准性，因此，发展
计算机模型需要疾病发生的正确设想和
精准的实验模型的建立。尽管膝关节
MRI动态扫描也能够精确构建出膝关节

运动状态，但是这样的扫描只能提供有
限的数据。那些有关体内研究也同样受
到受试人群的诸多限制。对计算机模型
提供额外的输出参数需要添加相应组织
的数学参数，而此举可能影响模型构建
的精确度。

　　计算机模型的精确性需要实验验证。
为了验证其精确性，应用的计算数据需要
与已知的数据或者已有的"金标准"进行
对照。验证需要遵从一定原则，即在相同
测试条件下的，利用现有的金标准数据，
来获得创造模型的成像数据。构建的模
型在生成新的临床数据时，需要满足测试
条件相同，这样数据才能被认为可信。此
外，验证测试需要对比每一个计算数据和
实验数据，因为，这些数据很有可能在将
来被用于进一步的研究。

　　实验的验证方法与计算机模型的
功能验证存在巨大差异。模型验证髌
股关节运动学特征采用诊断性影像学
数据。验证学研究通常采用膝关节尸
体模型在体外进行功能学研究，在此操
作过程中，通常用钽棒插入股骨、胫骨或
者髌骨[7,25,33]。钽金属插入骨组织通常
被认为能够获得最佳稳定性，并且在进
行MRI和CT扫描时能够降低伪影，获得
准确数据。体外尸体模型安装就位后，
应用伦琴立体摄影测量分析（roentgen
stereophotogrammetric analysis，RSA）装置
能够重建膝关节运动特征，并在3D解剖
轴上获得相应数据。这些数据会作为模
型开发创建的金标准。计算机模型的作
用主要是作为一个功能运动的研究方法
来预测髌股关节运动学和关节软骨压力，
是一种膝关节相应指标的体外验证，而不

是单纯的体内运动的模型再现。实验测量髌股关节运动学[1,28,32]，接触区域[32]和软骨压力[21,23]，是为了确定数据以验证模型。体内数据也通常被用于评估预测模型，例如接触区域这一类能够通过有创操作获得的人体数据，能够验证计算机模型是否准确[5]。

21.3 髌股关节的增强显示

　　最直截了当的创建膝关节运动线性模型的方法，是让受试者在闭孔MRI（1.5 T以上）扫描机内进行膝关节功能性的运动。为了使数据与临床相关，受试者需要模拟现实中的运动水平，包括研究需要观察的膝关节屈伸范围和肌肉激活状态。肌肉激活状态通过放置在MRI机套件中的一个非金属加载框架来诱导。其中一个经典的设计是患者仰卧位，肩部固定并支撑，通过膝关节踩踏踏板产生阻力来模拟负重。负重力量通过连接在MRI外边脚踏来控制（图21-2）。这项技术需要搜集膝关节屈曲角度的MRI扫描数据。为了克服这一缺陷，可以采用一个膝关节伸直位的高分辨扫描

结合膝关节多个屈曲度数下的低分辨扫描。计算机模型重建利用每一次扫描的数据，由高分辨率扫描创建骨骼模型，再通过低分辨率创建的骨骼模型与之匹配，然后采用迭代法对每个屈曲角度进行扫描重建[6]，这样膝关节在每个屈曲角度的重建模型都可以来自高分辨率图像[35,36]，从而获得高质量的计算机模型。因为附加计算在定量运动学的解剖坐标系中会产生潜在的误差来源，这种方法需要额外的实验验证。对该项技术与尸体模型的体外运动学数据进行比较，发现：3D旋转角度误差为0.3°～1.8°，3D位移误差为0.5～0.9 mm[25]。另外需要关注的是，在闭合线圈内，膝关节屈曲只能达到50°。到了50°，只有髌骨远端与滑车沟接触，要想进行膝关节更大屈曲度数的研究，需要应用开放的MRI线圈（0.2 T），目前仅有少部分文献报道[29,54]。由于开放线圈分辨率低，该技术对接触面积的评估似乎更有价值，但是这与开放MRI扫面所使用的扫描序列存在相关性[29]。

　　由于MRI扫描对关节运动功能的限制，可以通过计算机模拟技术来再现自然膝关节的运动状态。这些技术同样可以

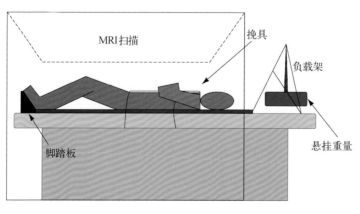

图21-2 图中显示手术者通过MRI扫面进行增强可视化髌股关节运动学研究。肌肉载荷由受试者通过踩踏扫面线圈外的脚踏板产生

图21-3 双正交荧光透视图像系统用于图像系统用于增强可视化髌股关节运动学研究。通过额外开发的虚拟软件系统，将每个透视单元图像与MRI数据重建出的膝关节的结构相对应。来自Nha等的研究[40]（经许可使用）

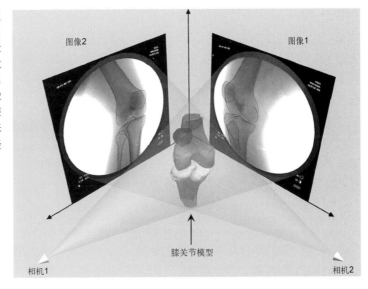

图像2   图像1

膝关节模型

相机1   相机2

采用低分辨率扫描结合高分辨率扫描技术。低分辨率扫描提供2D图像，高分辨扫描，例如CT或者MRI提供3D模型数据，通过后期程序进行数字化图像对齐，将3D模型和2D模型重建成运动状态下的3D图像。初级2D图像模式用于髌股关节运动学的双平面透视和双平面X线片研究[40,52,7]。对于双平面透视系统，受试者在两个互相垂直的两种荧光视场下，通过重叠成像完成功能运动再现。实验中，两个互相垂直放置的相机通过荧光透视方式在不同方向上记录图像，最后通过计算机重新产生一个虚拟的合成图像（图21-3）。在每一个观察位置，将两幅图像导入虚拟图像增强器，最后通过对6个自由度的调整获得完整的膝关节3D模型轮廓。对于双平面X线片法，3D模型的建立来自CT的数据，通过2D图像中骨骼内在皮质密度和骨骼轮廓作为基准线，利用光线追踪演算方法取得重建的数据。两种模型方法测量运动学结果，与通过尸体实验获得的运动学情况相比较，文献报道存在约0.5 mm的平移和1°的旋转误差。

髌股关节运动学通过增强显示的方法能够获得与临床相关的足够精确的数据，由于数据相对有限造成这方面研究相对缺乏。但即使这样，在仅有的一些髌股关节异常的受试患者中，在随后的相应随访中也得到了验证。一项研究显示，在膝关节完全运动模式中，有症状的髌股关节异常受试者，在膝关节屈曲超过50°时髌骨运动模式，与无症状受试者无明显差别，但在膝关节屈曲20°时有症状患者髌骨外移增加了2 mm[29]。另一项着重于ACL损伤后髌股关节运动状态和接触区域的研究显示，ACL损伤后，髌股关节屈曲减少，外旋增大，侧方移位增加，髌股关节接触区域偏外。

有限的临床相关数据，也造成了采用髌股关节增强显示研究膝关节运动学存在局限性。除了MRI闭合线圈对于膝关节运动学研究的限制，受试人群同样制约研究的进行。研究分析仅限于现有关节功能,为了从运动学研究髌股关节紊乱的影响因素和治疗手段,设立对照组是非常必要的。对于ACL损伤患者,非受伤一侧膝关节通常作为对照组[52]。但是,由于这类患者双侧膝关节发育往往均存在异常,导致采用这种方法来研究髌股关节紊乱并不十分可取,存在选择性偏倚,也有部分研究采用非髌股关节异常患者作为对照组[29,35]。治疗前后患者改善情况是评估治疗方法的重要方法,在将来的研究中,可以针对性地改变膝关节运动学特征,随后观察治疗前后症状变化,来确定膝关节运动学的影响因素。

21.4　计算预测髌股关节运动学和软骨压力

　　计算机预测模型能够直接评估解剖变量的影响,以及保守治疗和手术治疗过程中髌股关节的生物力学特征。预测模型建立的数据来源于髌股关节解剖的影像学数据,但是包括数学模拟的肌肉力量、软骨特性和软组织制约等要素。输出变量包括髌股关节运动学,软骨接触区域,软骨受力。由于在这些模型中存在数学模拟因素,也造成出现错误结果的风险大为增加。因此,对于模拟膝关节运动学计算机模型的验证显得更为重要,甚至要大于模型本身。

　　现有计算机模型的构建多是通过CT和MRI扫描来获得原始数据。MRI是目前更为常见的手段,因为MRI能够进行骨和软骨的成像,还能减少放射暴露。并且MRI对软组织有非常好的成像效果,

能够精确的定位肌腱、韧带附着点,从而能够作为插入点(标志)在计算机模型中得以显示[5]。当然,既往研究已成定论的解剖数据,例如股四头肌群各肌肉起止点等研究数据,对于构建模型也是必不可少的[15,24],这些解剖数据也可以作为模型构建的识别标志,即插入点,例如MPFL既可以作为髌骨韧带起止点的标志[2]。

　　在工程学方面,有限元分析通常用来研究整体结构内的应力和应变特征。目前有限元分析也用来研究髌股关节运动学特征和髌股接触区域以及软骨应力。每个解剖结构均由一定数量存在相互联系的单元组成(图21-4)。基于物质材料

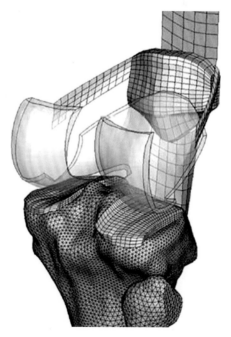

图21-4　髌股关节的有限元分析,网格线代表胫骨、髌骨以及分布于胫骨和髌骨表面的软骨。网格同时显示股四头肌、髌腱以及内存外侧副韧带。为了更清楚的直观观察,代表股骨以及股骨软骨的网格线被清除。(图片来自于Baldwin et al.[1]。经Elsevier许可转载)

的结构差异，每个元素具有不同的特性。有限元分析能够量化每个元素的差异。但对于膝关节髌股关节所有结构进行有限元分析，对于目前计算能力而言，尚不能满足应用要求。因此，很多简化的模型被纳入到研究中。骨骼通常被认为是刚性结构，而软骨组织通常被认为是具有线性特征的弹性材料，基于这种理论，相应的有限元分析模型被建立，元素包含刚性骨组织和几乎不可被压缩的类似虎克弹性体的软骨组成[28]。有研究构建出包含髌股自由度的有限元分析模型来分析髌骨运动学特征[47]。髌腱通常作为有限元分析中的单个变量单元，而髌骨支持带，在一些研究中通常将其忽略不计[5,28]。但也有些研究将髌骨内侧韧带和外侧韧带也作为研究变量[1,47]。尽管进行了模式简化，但是通过有限元分析模型来研究功能学仍然受到现有计算机技术的限制。有限元分析模型的研究，主要集中在肌肉力量对关节运动轨迹的影响和关节解剖对髌股关节压力的影响[4,38,47]，或者在膝关节某个固定屈曲度数力学特征的相关分析。

在一些有限元分析模型中将软骨简化，能够大大降低模拟膝关节运动学的计算需求。例如，在一些有限元分析中，软骨被简化为一个刚性接触表面[1]。此外，使用类似这种将软骨简化的方法，即使不使用有限元分析软件，计算机程序也能够模拟出髌股关节功能[23,32]。在这些程序模型中，软骨被简化为存在与股骨和髌骨之间的一种类似线性弹簧材料，每个弹簧能够用线性弹性理论来进行解释[8]。

$$p = \frac{E(1-v)d}{(1+v)(1-2v)h}$$

式中：E 是弹性模量，v 是泊松系数。h 为厚度，D 为弹簧变形。在简化计算中，软骨可以使用应变硬化表示。对于这种情况，每个弹簧内的压力表示为[8,21]：

$$p = \frac{-E(1-v)\ln(1-d/h)}{(1+v)(1-2v)}$$

使用自定义编写代码的模型也可以创建模型，比有限元分析软件更快捷。并且在多种载荷条件下的多个屈曲角度状态下，允许对 4 个或更多模型进行分析[9,10,20,21]。随着模型构建技术的发展[18-20]，通过多处理器 PC 桌面，完成对屈曲膝关节负荷状态下的髌股关节压力量化和压力分布的分析，仅仅需要不到 2 min 时间。在给定的膝关节屈曲状态下，诸如通过股四头肌施加的载荷、软骨病变的部位、压力分布等随着膝关节屈曲而不断变化的参数，能在 1 min 内完成重新计算。

对于所有的预测模型，初次加载输入均为股四头肌施加的收缩力。股四头肌力量通常被划分，基于股四头肌群每个肌肉的生理横截面积[24,55]。股四头肌群每块肌肉对于膝关节伸直运动的作用归结于电刺激的结合，这一过程能够被肌电图（EMG）测量[56]。因此，在实验室可以通过 EMG 与膝关节运动学相结合，并利用所采集数据，重现股四头肌每块肌肉的收缩力、收缩时限及其作用。股四头肌的收缩力量可以使用改良的希尔肌肉模型进行推算[34]。

计算机预测模型最大的优势是生成的模型能够控制。可控参数包括髌腱定位，股四头肌肌力，髌骨支持带特征。其他可控参数包括：髌股关节软骨特征，髌股关节对线，以及胫骨关节对线。模型初级输出通常是髌股关节软骨的力和压力分布，包括所有软组织所产生的力均可通过模型计算出来。施加在髌骨上的股四头肌肌力、髌腱肌力以及髌骨支持带所产生的合力和力矩均可以通过模型计算出来，髌股关节运动轨迹和接触区域也能够被精确地描述出来。模型能够表现正常膝关节运动状态，也能模拟病理状态下的运动模式，同时还能推算出膝关节运动过程中的现实负载水平，包括外侧的最大负荷和内侧的最大负荷[21,23]（图21-5）。有一项研究即通过这种方法，对比了股内侧肌正常患者与减弱患者外侧关节软骨接触区域的变化[21]（图21-6）。数据来自未经验证的模型，需要用真实实验条件进行验证。或者输出参数与以往已经验证的临床相关数据存在明显差异的数据，应慎重考虑。在有些病例中，未经验证的数据如果能够解释体外实验获得的相似数据，或者能够解释临床表现，那么这些数据同样被认为是有价值的。

截至目前，髌股关节计算机模型已能获得准确的临床相关数据。在髌股关节压力研究方面主要集中在胫骨结节位置和股内侧肌力对髌股关节的影响。研究发现，胫骨结节向前移位能够减少髌股关节接触应力和膝关节绝大多数屈曲时的压力，但是在膝关节屈曲90°这一压力会增高[4,9,47]。类似研究也发现，胫骨结节前移减少了髌股关节接触压力和所有屈曲状态下的压力，尽管这一变化在膝关节屈曲90°时变化很小[44]。另一些研究显示，胫骨结节中央化（中立位）同样能减

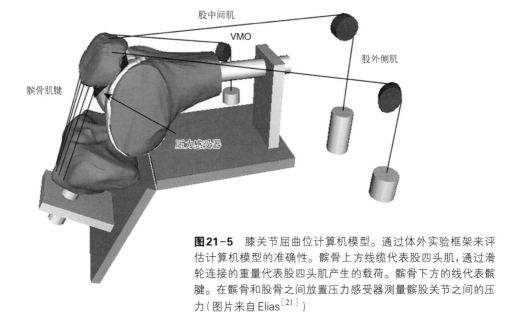

图21-5 膝关节屈曲位计算机模型。通过体外实验框架来评估计算机模型的准确性。髌骨上方线缆代表股四头肌，通过滑轮连接的重量代表股四头肌产生的载荷。髌骨下方的线代表髌腱。在髌骨和股骨之间放置压力感受器测量髌股关节之间的压力（图片来自Elias[21]）

（图中标注：股中间肌、VMO、股外侧肌、髌骨肌腱、压力感受器）

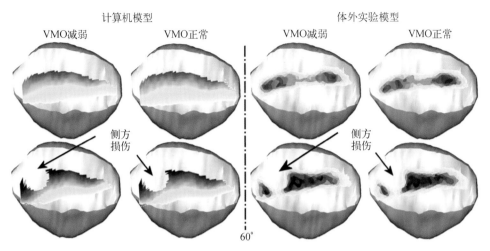

计算机模型　　　　　　　　　　体外实验模型

VMO减弱　　　VMO正常　　　VMO减弱　　　VMO正常

侧方
损伤

侧方
损伤

60°

图21-6　　上图显示屈膝60°时髌骨压力模式的重叠影。左侧为计算机模型所得图形,右侧为体外实验所得图形,同时显示VMO减弱患者和VMO正常患者

少髌股关节接触应力[9,18,19],同时导致外侧压力减少,内侧压力增加[4]。其他实验也证实,胫骨结节中央化导致髌股关节接触面最大接触应力减小,并且会使髌股关节应力由外侧向内侧偏移[43]。计算机模型也证实减少股内侧肌力会使髌股关节最大应力轻度增加[18,19]。在一项体外研究中发现,轻度减少股内侧肌收缩力,会显著增加髌股关节外侧接触面的最大压力,相应地显著减少内侧接触面的最大接触应力[22]。另一项计算机模型研究显示,内侧髌股韧带(medial patellofemoral ligament, MPFL)解剖重建对髌股关节压力分布影响最小。但是,如果用来重建的移植物过短,或者移植物偏向正常附着点的近端,会增加髌股内侧接触面的接触应力。如果两种问题同时存在,那么随着膝关节屈曲度数的不断增加,内侧接触应力将增加更加显著[20]。相应体外实验也证实,当重建的MPFL张力达到10 N时,髌股内侧压力就趋于增加[2]。

21.5　计算机模型的局限性和未来发展方向

目前,计算机模型对于髌股关节结构异常的模拟仍存在不足,肌肉力量和肌肉起止点定位,软骨状况比较容易作为操控对象用模型来模拟生理状态下的参数,但是由于骨组织的不规则形状,事实上用电脑来精确重建是非常困难的。模型重建的数据可能来源于合并有髌股关节畸形有症状的膝关节,但是在这些有症状的患者中,髌股关节畸形本身也具有很大的差异。用于建模的受试对象可能伴有滑车沟低平、股骨前倾、髌骨高位,或者合并其他解剖的髌股关节紊乱。因此,构建模型的受试者本身不具有均一性,结构异常也没有对照组对比,很难获得单一参数的因果关系。为了控制单一参数,通过计算机控制程序将不同的解剖模型以一种形式表现是必需的。但是,重建骨骼肌肉系统重建所采用的算法[48]在髌股关节重建中也难以应用。此外，与发育不良相关的结构、形状改变，不仅仅是发生在单一解剖轴线上，也不是发生在单一平面，也不是相互孤立的。例如，无论是股骨还是髌骨，其发育异常并不是相互影响的。在发育不良状态下，滑车沟发育受到影响，施加于髌骨上的力也受到影响，而在这一过程中，髌骨由于为了适应股骨而发生形状上的改变。

计算机模型也受到输出变量的限制。主要输出参数包括髌骨运动学、接触区域和软骨接触载荷。在这些参数中，载荷与髌股关节疼痛的关系最为直接，因为，一直认为过度载荷造成软骨退化，进而导致软骨下骨负载过大引起疼痛。但是疼痛也可以来源于髌股关节其他结构，例如，随着膝关节屈曲，挛缩的髌骨支持带被适应性拉伸，也会造成髌股关节疼痛。病理性内侧滑膜襞也可以引起疼痛。计算机模型并不能提供这些膝关节所有疼痛的确切来源。但是对于能够获得的输出变量，计算机模型的输出结果能够反应一定的临床参数，为保守治疗和手术治疗提供理论依据。

采用计算机模型模拟关节不稳也已经实现，数学的方法模拟髌股关节功能，通常需要平衡关节周围的力才能获得需要的结果。因为不平衡状态下，数学模型也不稳定，导致计算评估复杂化。横向作用于髌骨的合力，或者作用于髌骨内侧和外侧的分力，这些参数能够为髌骨不稳定性提供相应信息[18,19]，并且这些参数能够直接获得。

将来，计算机技术的发展必将带来计算机模型的进步。计算能力的成本持续下降，这将大为缩短将来分析复杂模型的时间和花费。自动和半自动层断医学扫描随着软件技术的进步而不断发展，也将大大减少计算机建模时间，从而能够发展更多的模型。建模技术的改进和运算能力的提高，能减少模型开发时间，从而能构建个体化的模型对膝关节症状进行要点分析，同时快速的分析能对选择的治疗方法进行评估，一旦模型用于个体患者治疗方案的评估，验证将变得更加重要。运算方法中的变形计算技术也将得到发展，这将使操作者能获得更为精确的计算模型，从而更好地控制髌股关节解剖形态来完成研究。

诊断成像的发展也将促进计算建模方面的进一步改进。成像进步包括场强增加，孔径扩大以及软骨成像序列的改进。场强增加提高建模部位解剖结构的分辨率。孔径增加保证在不损失场强的情况下，允许在扫描仪中执行更大范围的活动。在扫描仪中活动范围越大，越能准确地观察膝关节运动学特征。用于增强显示的运动模型也可以纳入预测模型，提高这些模型的输入参数。运动组合增强预测模型能提高研究对象的病理状态评估，通关相应参数的观察评估各种治疗方案效果。同时，软骨成像序列的改进，例如，基于T1和T2相成像技术的进步，软骨特性的评估也将得到提高，预测模型中输入参数的数据也将更加精确。

参考文献

[1] Baldwin MA, Clary C, Maletsky LP, et al. Verification of predicted specimen-specific natural and implanted patellofemoral kinematics

during simulated deep knee bend. J Biomech. 2009; 42: 2341-2348.

[2] Beck P, Brown NA, Greis PE, et al. Patellofemoral contact pressures and lateral patellar translation after medial patellofemoral ligament reconstruction. Am J Sports Med. 2007, 35: 1557-1563.

[3] Beck PR, Thomas AL, Farr J, et al. Trochlear contact pressures after anteromedialization of the tibial tubercle. Am J Sports Med. 2005; 33: 1710-1715.

[4] Benvenuti JF, Rakotomanana L, Leyvraz PF, et al. Displacements of the tibial tuberosity. Effects of the surgical parameters. Clin Orthop Relat Res. 1997; 343: 224-234.

[5] Besier TF, Gold GE, Delp SL, et al. The influence of femoral internal and external rotation on cartilage stresses within the patellofemoral joint. J Orthop Res. 2008; 26: 1627-1635.

[6] Besl P, McKay N. A method for registration of 3-D shapes. IEEE Trans Pattern Anal Mach Intell. 1992; 14: 239-256.

[7] Bey MJ, Kline SK, Tashman S, et al. Accuracy of biplane x-ray imaging combined with model-based tracking formeasuring in-vivo patellofemoral joint motion. J Orthop Surg. 2008; 3: 38.

[8] Blankevoort L, Kuiper J, Huiskes R, et al. Articular contact in a three-dimensional model of the knee. J Biomech. 1991; 24: 1019-1031.

[9] Cohen ZA, Henry JH, McCarthy DM, et al. Computer simulations of patellofemoral joint surgery. Patient-specific models for tuberosity transfer. Am J Sports Med. 2003; 31: 87-98.

[10] Cohen ZA, Roglic H, Grelsamer RP, et al. Patellofemoral stresses during open and closed kinetic chain exercises. An analysis using computer simulation. Am J Sports Med. 2001; 29: 480-487.

[11] Conlan T, Garth WP Jr, Lemons JE. Evaluation of the medial soft-tissue restraints of the extensor mechanism of the knee. J Bone Joint Surg. 1993; 75-A: 682-693.

[12] Cowan SM, Bennell KL, Hodges PW. Therapeutic patellar taping changes the timing of vasti muscle activation in people with patellofemoral pain syndrome. Clin J Sport Med. 2002; 12: 339-347.

[13] Cowan SM, Bennell KL, Hodges PW, et al. Delayed onset of electromyographic activity of vastus medialis obliquus relative to vastus lateralis in subjects with patellofemoral pain syndrome. Arch Phys Med Rehabil. 2001; 82: 183-189.

[14] Cowan SM, Bennell KL, Hodges PW, et al. Simultaneous feedforward recruitment of the vasti in untrained postural tasks can be restored by physical therapy. J Orthop Res. 2003; 21: 553-558.

[15] Delp SL, Loan JP, Hoy MG, et al. An interactive, graphicsbased model of the lower extremity to study orthopaedic surgical procedures. IEEE Trans Biomed Eng. 1990; 37: 557-567.

[16] Desio SM, Burks RT, Bachus KN. Soft tissue restraints to lateral patellar translation in the human knee. Am J Sports Med. 1998; 26: 59-65.

[17] Draper CE, Besier TF, Santos JM, et al. Using real-time MRI to quantify altered joint kinematics in subjects with patellofemoral pain and to evaluate the effects of a patellar brace or sleeve on joint motion. J Orthop Res. 2009; 27: 571-577.

[18] Elias JJ, Bratton DR, Weinstein DM, et al. Comparing two estimations of the quadriceps force distribution for use during patellofemoral simulation. J Biomech. 2006; 39: 865-872.

[19] Elias JJ, Cech JA, Weinstein DM, et al. Reducing the lateral force acting on the patella does not consistently decrease patellofemoral pressures. Am J Sports Med. 2004; 32: 1202-1208.

[20] Elias JJ, Cosgarea AJ. Technical errors during medial patellofemoral ligament reconstruction could overload medial patellofemoral cartilage: a computational analysis. Am J Sports Med. 2006; 34: 1478-1485.

[21] Elias JJ, Kilambi S, Cosgarea AJ. Computational assessment of the influence of vastus medialis obliquus function on patellofemoral pressures: model evaluation. J Biomech. 2010; 43(4): 612-617.

[22] Elias JJ, Kilambi S, Goerke DR, et al. Improving vastus medialis obliquus function reduces pressure applied to lateral patellofemoral cartilage. J Orthop Res. 2009;

27: 578－583.

[23] Elias JJ, Wilson DR, Adamson R, et al. Evaluation of a computational model used to predict the patellofemoral contact pressure distribution. J Biomech. 2004; 37: 295－302.

[24] Farahmand F, Senavongse W, Amis AA. Quantitative study of the quadriceps muscles and trochlear groove geometry related to instability of the patellofemoral joint. J Orthop Res. 1988; 16: 136－143.

[25] Fellows RA, Hill NA, Gill HS, et al. Magnetic resonance imaging for in vivo assessment of three-dimensional patellar tracking. J Biomech. 2005; 38: 1643－1652.

[26] Fulkerson JP. Diagnosis and treatment of patients with patellofemoral pain. Am J Sports Med. 2002; 30: 447－456.

[27] Fulkerson JP, Shea KP. Disorders of patellofemoral alignment. J Bone Joint Surg. 1990; 72: 1424－1429.

[28] Heegaard J, Leyvraz PF, Curnier A, et al. The biomechanics of the human patella during passive knee flexion. J Biomech. 1995; 28: 1265－1279.

[29] Hinterwimmer S, Gotthardt M, von Eisenhart-Rothe R, et al. In vivo contact areas of the knee in patients with patellar subluxation. J Biomech. 2005; 38: 2095－2101.

[30] Huberti HH, Hayes WC. Contact pressures in chondromalacia patellae and the effects of capsular reconstructive procedures. J Orthop Res. 1988; 6: 499－508.

[31] Kuroda R, Kambic H, Valdevit A, et al. Articular cartilage contact pressure after tibial tuberosity transfer. A cadaveric study. Am J Sports Med. 2001; 29: 403－409.

[32] Kwak SD, Blankevoort L, Ateshian GA. A mathematical formulation for 3D quasi-static multibody models of diarthrodial joints. Comput Methods Biomech Biomed Eng. 2000; 3: 41－64.

[33] Li G, Van de Velde SK, Bingham JT. Validation of a noninvasive fluoroscopic imaging technique for the measurement of dynamic knee joint motion. J Biomech. 2008; 41: 1616－1622.

[34] Lloyd DG, Besier TF. An EMG-driven musculoskeletal model to estimate muscle forces and knee joint moments in vivo. J Biomech. 2003; 36: 765－776.

[35] MacIntyre NJ, Hill NA, Fellows RA, et al. Patellofemoral joint kinematics in individuals with and without patellofemoral pain syndrome. J Bone Joint Surg. 2006; 88 －A: 2596－2605.

[36] Macintyre NJ, McKnight EK, Day A, et al. Consistency of patellar spin, tilt and lateral translation side-to-side and over a 1 year period in healthy young males. J Biomech. 2008; 41: 3094－3096.

[37] Makhsous M, Lin F, Koh JL, et al. In vivo and noninvasive load sharing among the vasti in patellar malalignment. Med Sci Sports Exerc. 2004; 36: 1768－1775.

[38] Mesfar W, Shirazi-Adl A. Biomechanics of the knee joint in flexion under various quadriceps forces. Knee. 2005; 12: 424－434

[39] Muhle C, Brinkmann G, Skaf A, et al. Effect of a patellar realignment brace on patients with patellar subluxation and dislocation. Evaluation with kinematic magnetic resonance imaging. Am J Sports Med. 1999; 27: 350－353.

[40] Nha KW, Papannagari R, Gill TJ, et al. In vivo patellar tracking: clinical motions and patellofemoral indices. J Orthop Res. 2008; 26: 1067－1074.

[41] Patel VV, Hall K, Ries M, et al. Magnetic resonance imaging of patellofemoral kinematics with weight-bearing. J Bone Joint Surg. 2003; 85－A: 2419－2424.

[42] Powers C. Rehabilitation of patellofemoral joint disorders: a critical review. J Orthop Sports Phys Ther. 1998; 28: 345－354.

[43] Ramappa AJ, Apreleva M, Harrold FR, et al. The effects of medialization and anteromedialization of the tibial tubercle on patellofemoral mechanics and kinematics. Am J Sports Med. 2006; 34: 749－756.

[44] Rue JP, Colton A, Zare SM, et al. Trochlear contact pressures after straight anteriorization of the tibial tuberosity. Am J Sports Med. 2008; 36: 1953－1959.

[45] Saleh KJ, Arendt EA, Eldridge J, et al. Symposium. Operative treatment of patellofemoral arthritis. J Bone Joint Surg. 2005; 87－A: 659－671.

[46] Sheehan FT, Derasari A, Brindle TJ, et al. Understanding patellofemoral pain with maltracking in the presence of joint laxity: complete 3D in vivo patellofemoral and

tibiofemoral kinematics. J Orthop Res. 2009; 27: 561−570.

[47] Shirazi-Adl A, Mesfar W. Effect of tibial tubercle elevation on biomechanics of the entire knee joint under muscle loads. Clin Biomech. 2007; 22: 344−351.

[48] Sigal IA, Hardisty MR, Whyne CM. Mesh-morphing algorithms for specimen-specific finite element modeling. J Biomech. 2008; 41: 1381−1389.

[49] Smirk C, Morris H. The anatomy and reconstruction of the medial patellofemoral ligament. Knee. 2003; 10: 221−227.

[50] Steensen RN, Dopirak RM, McDonald WG 3rd. The anatomy and isometry of the medial patellofemoral ligament: implications for reconstruction. Am J Sports Med. 2004; 32: 1509−1513.

[51] Tang SF, Chen CK, Hsu R, et al. Vastus medialis obliquus and vastus lateralis activity in open and closed kinetic chain exercises in patients with patellofemoral pain syndrome: an electromyographic study. Arch Phys Med Rehabil. 2001; 82: 1441−1445.

[52] Van de Velde SK, Gill TJ, DeFrate LE, et al. The effect of anterior cruciate ligament deficiency and reconstruction on the patellofemoral joint. Am J Sports Med. 2008; 36: 1150−1159.

[53] Voight ML, Wieder DL. Comparative reflex response times of vastus medialis obliquus and VL in normal subjects and subjects with extensor mechanism dysfunction. An electromyographic study. Am J Sports Med. 1991; 19: 131−137.

[54] von Eisenhart-Rothe R, Vogl T, Englmeier KH, et al. A new in vivo technique for determination of femoro-tibial and femoro-patellar 3D kinematics in total knee arthroplasty. J Biomech. 2007; 40: 3079−3088.

[55] Ward SR, Eng CM, Smallwood LH, et al. Are current measurements of lower extremity muscle architecture accurate? Clin Orthop Relat Res. 2009; 467: 1074−1082.

[56] Zhang LQ, Wang G, Nuber GW, et al. In vivo load sharing among the quadriceps components. J Orthop Res. 2003; 21: 565−571.

运动学分析：髌骨外侧不稳的一种敏感的客观评价方法——初步研究

维森特·桑切斯–阿方索,何塞·玛丽亚·贝达尔–伯托默,埃里克·蒙特西诺斯–贝里,安德里亚·卡斯特利,何塞·大卫·加里多–詹

虽然每个人都是难解的谜,可是把个体聚合起来,就有定律了。譬如说,你不能预知一个人的个性,可是能够确知人类的共性。个性不同,共性却是永恒的。

——夏洛克·福尔摩斯《四签名》

22.1 引言

在临床中,有许多诊断性试验(髌骨恐惧实验或动态髌骨恐惧实验),结果评价[整体或膝关节评分(IKDC主观评分、Kujala评分、Lysholm评分、Fulkerson评分、SF-36评分)],以及髌骨活动度的测量器等来评价髌骨外侧不稳[7,10,15,16]。但是,根据史密斯(Smith)及其同事的研究发现,这些测试方法和指标的敏感性、特异性、可靠性、有效性均不得而知。最终他们得出结论,对于这些测试指标和结果需要进一步的研究,来评估其实用性[15]。此外,对于髌股关节外侧不稳的治疗方法众多,但是这些治疗方法均是基于Ⅳ级或者Ⅴ临床证据,可靠性值得怀疑[4]。一方面是缺乏随机对照造成的;另一方面,也由于缺乏一种客观、适用、可靠、有效、可重复的无创体内评估髌骨外侧不稳的临床方法。这使得通过比较不同手术方式来确定慢性髌骨外侧不稳的最佳治疗方案变得异常困难。

在制定慢性髌骨外侧不稳的治疗决策时,循证医学的概念显得非常重要。证据来源需要综合考虑外科医生的临床实践和患者自身感受和治疗意望。因临床实践基于对治疗结果的分析,临床结果的评估即显得格外重要。但事实上,目前,对于髌骨外侧不稳治疗结果的评估方法非常有限,因此,需要一种新的评价方法来准确评估各种治疗方法的临床优劣,从而使治疗变得更加精准。

据我们所知,目前尚没有针对髌骨外侧不稳患者术前和术后运动学状态的相关临床研究。通过运动学的分析,有可能准确地评估不同手术方案的优劣,从而选择最佳的重建髌骨外侧稳定性的治疗方法,避免髌股关节不稳造成的髌股关节退行性变[3,8,9,14]。本章着重从运动学角度分析髌骨外侧不稳,在这里,我们强调发展新的实验方法,从而在运动学状态下通过体内监测对髌骨稳定性进

行评估。同时我们假定膝关节在功能运动过程中受到肌肉收缩力和动态物理力（包括重力、惯性和接触力）的共同作用。

22.2　运动学分析在外侧髌骨不稳中的应用

22.2.1　什么是运动学分析？

运动学分析研究内容包括在运动中产生的力量*和运动轨迹[†]及状态[12]。运动学分析可以采用不同的技术实现。我们的研究团队——瓦伦西亚生物学会（IBV）多年来一直关注如何利用生物力学技术分析人体运动。

22.2.2　测量仪器：测力平台

目前，测力平台广泛应用于运动学分析。测力平台是一种测量和分析受试者某个特定动作或姿势下施加于地面的反作用力的电子装置。

我们的运动学分析采用迪纳斯坎测力平台，隶属于瓦伦西亚生物力学研究所（IBV，瓦伦西亚，西班牙），整个平台安装在地板里边。迪纳斯坎/IBV测力平台在平台的四角上共拥有4个伸缩式换能器。

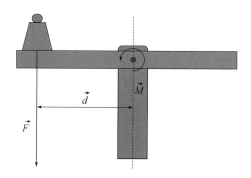

图22-1　力矩产生旋转效应

每个换能器上包含8个伸缩式传感器，4个对垂直载荷敏感，另外4个对水平载荷敏感，换能器中传感器的排列方式通过有限元分析验证，以消除2个运动方向上的理论交叉敏感度。平台上4个换能器中的2个对前后载荷敏感，另外2个对内外侧载荷敏感。有了这样排布的换能器和传感器，我们能够测量出地反力。每一个平台配备一个内部放大器以便在电磁干扰环境下传送高质量的模拟信号。当有外力作用于测力平台，会被分布在四角的4个换能器从不同方位捕获。对于人体模型，人体施加在平台上的力产生的扭矩也将通过胫骨传递到膝关节。该测量平台的尺寸为600 mm×370 mm，测量范围在

---

*

$$\vec{F}\,(\mathrm{N})=m(\mathrm{kg}).\,\vec{a}\left(\frac{\mathrm{m}}{\mathrm{s}^{2}}\right)$$

力代表一个矢量的大小，为肌腱产生的能够让躯体部位发生相应移动的行动，其施加力的大小能使物体获得对应的加速度。因此，力被定义为质量和加速度的乘积。为了比较不同受试对象的测量曲线，需要对体重进行加权来实现标准化，使测量结果具有可比性。

†

$$\vec{M}\,(\mathrm{N.m})=\vec{F}\,(\mathrm{N})\times\vec{d}\,(\mathrm{m})$$

力矩或者扭矩是一种能产生旋转效应的力（图22-1）。转动惯量是人体由于躯体的旋转性而产生的力矩。任何部位围绕轴心旋转均可产生转动惯量，这是一种改变旋转速度和旋转方向的抵抗力。对其进行标准化有助于我们对具有不同测量特征的人群进行比较。

垂直方向负荷范围为200～1 500 N,水平方向负荷范围为 ±100 N～ ±750 N。最高测量精度>98%。

22.2.3

问题是通过测力平台进行的膝关节运动学分析,对于评估膝关节旋转运动是否是一项好的方法?

测力平台记录受试者施加于地面的载荷,确定受试者足部施加于平台的精确位置,该装置被称为压力中心(lenter of pressure, COP),该变量被定义为人体的重心在平台中的投影点。我们认为,此刻测力平台记录的运动学数据,是评估膝关节扭转运动的最佳节点‡,因为此时COP几乎与膝关节扭转中心的垂直投影完全重合(在旋转相差异最小,这是我们研究中最重要的一个运动时相)。正如我们在立体摄影研究中所展示的时相(单足跨跃并胫骨外旋),立体摄影研究也是我们进行整体研究的一部分。

22.2.4

什么是评估髌骨外侧不稳的最佳“极限运动”? 目的在于评估髌骨外侧不稳的发病机制。

在屈膝0°～30°,髌骨处于最不稳定状态。软组织特别是内侧髌骨韧带(MPFL),以及运动对线是维持膝关节0°～30°髌骨稳定的最重要因素[1,2]。Q角在膝关节完全伸直时最大,因为胫骨在膝关节伸直使处于最大外旋状态(锁扣机

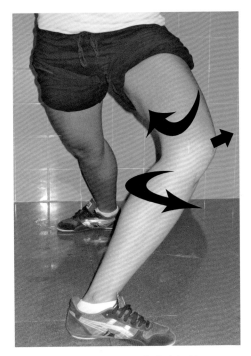

图22-2 髌骨脱位发生机制

制),胫骨结节旋转至最外侧。这也是为什么在膝关节完全伸直时,髌骨脱位的风险最高[4]。另一方面,由于胫骨结节解剖位置偏外,当足部固定时,胫骨外旋产生一个向外力矩牵拉髌骨,最终导致髌骨脱位或者半脱位[11]。因此我们想出这样一种策略来模拟髌骨外侧不稳——足部固定,极度外旋胫骨,膝关节屈曲0°～30°,这将是评估髌骨外侧不稳的最佳“极限运动”,因为这一动作真实模拟了髌骨脱位和外侧髌骨不稳(图22-2)。站立位一侧足支撑躯体同时沿垂直轴线扭转躯体来实现扭转同侧膝关节。我们研究团队在以往研究中,通过测力平台对大量

---

‡ 受试者在平台上施加的轴向力矩为四个传感器测得的力与其到COP的距离的乘积的和。

$$Mr=F_{c1} \times d_{c1-CDP} + F_{c2} \times d_{c2-CDP} + F_{c4} \times d_{c4-CDP}$$

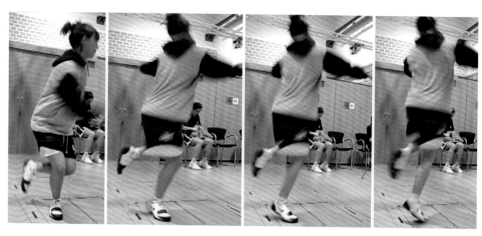

图22-3 测试序列动作图：单足跳跃—扭转—胫骨外旋

ACL缺陷患者膝关节的轴移现象进行了评估，因此在该方面有着丰富的经验[13]。对于ACL缺陷患者，我们采用两种实验评估轴移现象：单足撑地同时沿轴线进行胫骨外旋和单足撑地同时沿轴线进行胫骨内旋。§前者实验在沿轴线转动时相模拟了膝关节髌骨外侧脱位或半脱位的病理机制，而后者在负重时也同样模拟了膝关节髌骨外侧脱位或半脱位的病理机制，但是前者对髌骨的需求比后者要求更高。因此，评估髌骨外侧脱位可以通过单足撑地并沿轴线外旋胫骨的实验来模拟其发病机制（图22-3）。受试者在测力平台上完成健侧肢体和患侧肢体的这一"极限动作"。观察指标包括肌力、负重状态以及姿势引起的旋转载荷（在临床测试中高于施加于膝关节的载荷）。

22.2.5 实验室操作

试验时受试对象面向参照点站立于测力平台上，双臂伸展置于身体两侧。当操作师说："准备好了。"受试者抬起非观察侧下肢，受试侧肢体负重并保持完全伸直。随后，逐渐弯曲膝关节并向预期方向的相反方向旋转躯体，已达到最大反向旋转。这一过程为负载阶段。第二部分运动为轴旋转阶段，负载阶段完成后即开始该阶段实验。受试对象向预期方向旋转躯体同时伸直膝关节，直至恢复站立。为了使分析有效，轴旋转阶段快速和突然地进行，以便达到膝关节的最大旋转需要。

受试者穿上合适的运动鞋，先进行3次临床试验，但不采集数据，随后进行5次实验来采集临床数据。为了防止顺序效应，随机分配了未受累和受累下肢的测试顺序。观察顺序随机进行以减少误差[6]。为了保证实验总是以相同的方式进行，我们通常采用同一个操作师调校实验设备，并对受试者的姿势和要领进行监督和指导。同时，我们还有一台摄像机，用来记录受试者的整个实验过程，确保该实验准确地执行。

---

§胫骨对于股骨的相对运动被认为是膝盖的内旋或外旋。

22.2.6

数据分析：运动学变量

我们通过在测力平台上跳跃动作来测量受试者在能忍受的情况下所模拟的膝关节外脱位时的力矩和载荷。受试肢体单足撑地完成跳跃动作，测量撑地足离地前整个跳跃过程中的各项数据。

所得数据采用软件包进行处理分析，迪纳斯坎/IBV（瓦伦西亚生物研究所）通常采用图表来显示力矩并推测膝关节的运动变量。

膝关节运动变量采用两条曲线表示（图22-4）。在这里，我们通过软件处理，将视频与图表同步显示，更容易揭示这一过程。A—B曲线部分表示负重相，B—D曲线部分表示轴旋转相。为了使曲线是可比的，我们归一化了具有转动惯量的力矩。此外，在生成最终曲线前，我们已经删除了不在研究范围内的其他姿势产生的曲线，然后基于样条拟合的相干平均曲线技术重新计算，生成最终

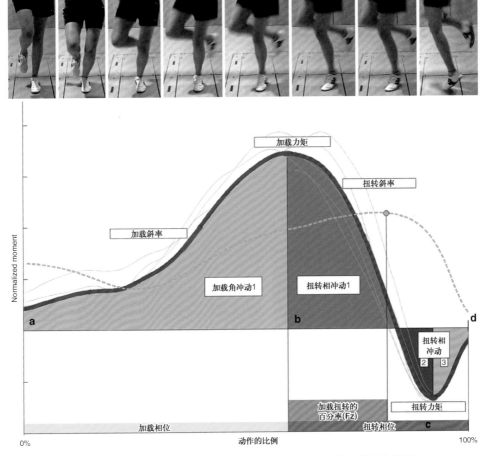

图22-4 测试过程中各种动作对应的标准化力矩和垂直反作用力曲线

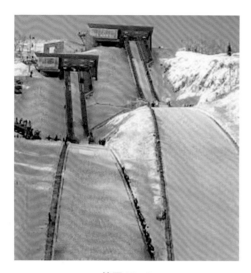

续图22-4

曲线。实现曲线形状具有可比性。

　　我们计算了下列运动变量(表22-1和表22-2):① 加载斜率——它代表受试者在测量平台上完成负重相产生力矩的速度。② 加载力矩¶——站在测力平台上的支撑足在负重阶段所产生的最大力矩,值为正值。③ 加载角冲动**——负重阶段曲线所围成的区域的面积。④ 扭转斜率††——代表受试者在测量平台上完成扭转相产生力矩的速度。值为负值。⑤ 扭转力矩——站在测力平台上的支撑足在扭转阶段所产生的最大力矩。值为负值,我们定义该值为负值是

表22-1 对照组:优势肢体对比非优势肢体——外旋动作

	非优势肢体				优势肢体			
	平均值	标准差	最大值	最大值	平均值	标准差	最大值	最大值
加载力矩	1 287.73	243.97	1 800.22	615.84	1 471.76	289.03	2 159.63	770.18
转动力矩	−439.73	172.23	−16.60	−917.80	−423.31	123.44	−163.30	−779.99
扭矩幅度	1 727.46	293.96	2 444.64	1 118.45	1 895.07	332.29	2 553.50	1 173.78
旋转坡度	−8 335.80	2 514.05	−3 652.08	−15 940.83	−9 680.04	3 262.01	−3 167.80	−16 171.17
加载坡度	3 696.50	1 558.80	7 804.93	1 064.75	4 268.29	1 962.43	10 292.43	1 086.32
加载脉冲	212.32	42.92	330.73	117.68	239.96	44.60	324.92	112.81
旋转脉冲-1	141.49	46.96	285.14	64.10	155.27	43.72	291.97	80.42
旋转脉冲-2	−12.91	10.84	−0.06	−85.74	−9.96	3.59	−1.84	−19.05
旋转脉冲-3	−12.60	12.87	2.32	−95.89	−10.77	7.09	−2.81	−44.27
身体旋转角度	212.23	47.28	345.56	75.68	238.46	43.65	384.83	128.42
加载旋转百分比	45.31	24.06	100.00	0.00	32.99	24.69	95.12	0.00

¶ 正常的力矩＝力矩/惯性矩

** 角冲量是一个力矩在一段时间内作用的结果。它是由动量-时间曲线下的面积决定的。物体在力场作用下所经历的力矩变化等于产生的力矩的角冲量。

†† 我们可以将旋转的斜率与滑雪道的斜坡进行比较(图22-4)。坡度越大,滑雪者的速度越快;而且,雪道越长,滑雪者达到的速度就越高。

表22-2 对照组：优势侧与非优势侧肢体——外旋动作

	t	统计值	平均差	95%可信区间		统计效能（%）
				最低值	最高值	
加载力矩	2.00	0.065	129.97	-9.45	269.40	61
转动力矩	0.25	0.805	8.93	-67.08	84.93	96
扭矩幅度	1.74	0.105	121.05	-28.55	270.65	70
旋转坡度	-0.37	0.716	-178.25	-1 206.26	849.76	95
加载坡度	0.89	0.387	398.75	-558.56	1 356.05	89
加载脉冲	1.76	0.1	18.05	-3.96	40.07	69
加载脉冲-1	2.54	0.024	24.54	3.78	45.31	58
加载脉冲-2	-0.18	0.858	-0.28	-3.61	3.04	97
加载脉冲-3	-0.16	0.873	-0.34	-4.80	4.13	97
身体旋转角度	2.30	0.038	27.02	1.77	52.28	51
加载旋转百分比	-2.81	0.014	-10.27	-18.13	-2.42	67

以扭转方向为参考。⑥ 力矩幅度——包含负重相最大值和扭转相最大值的力矩范围。⑦ 扭转相冲动——负重阶段曲线所围成的区域的面积（共计3部分）。

我们还将正常的运动与垂直力结合起来，并将其定义为另一个变量‡‡。垂直力能够为我们提供支撑腿所承受的躯体体重所产生的轴向载荷。鉴于我们设计的测试的最终目标是旋转运动，我们计算了旋转负载的百分比。最后，我们通过运动试验估计了人体膝关节最大旋转角度。

22.2.7

问题：髌骨稳定取决于几个特定因素。我们该如何比较正常的膝关节和异常的膝关节？

髌股关节不稳是一个多因素问题。髌骨不稳取决于下肢力线、关节几何形态、肌肉活动，以及软组织的被动约束。髌骨外侧不稳的最主要病变是MPFL功能障碍。膝关节MPFL功能缺陷患者存在的病理性运动是多种多样的，这是由MPFL损伤程度、组织力学性能和膝关节肌肉力量不同造成的§§，加之患者可能存在的独特的关节解剖，如高位髌骨，或者未得到充分认识的其他软组织损伤也可能引起病理运动变得复杂化。因此，每一个病例都可能是独一无二的。此外，我们不能忘记MPFL也限制髌骨向内侧移位，因此它的损伤在一定程度上也有利于髌骨内侧移位，但是我们在这一章理解这一问题显得十分困难（图22-5）。此外，

‡‡ 垂直力（Fz）：当一个物体（脚）作用于另一个物体（测力板）时产生的推力。
§§ VMO是髌骨的一个动态的内侧稳定元件。当膝关节深度屈曲时，VMO线可有效地抵抗髌骨侧方运动。

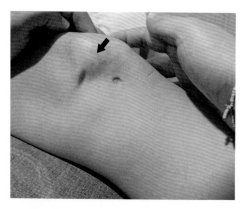

图22-5 MPFL对髌骨内侧移位的限制

许多解剖因素促成髌骨不稳。膝关节解剖形态改变,尤其是滑车发育不良,对髌骨活动度影响巨大。德茹尔(Dejour)和勒考特(LeCoultre)[5]发现96%的膝关节脱位患者合并有滑车发育不良。

鉴于这种巨大的病理变异,认为最好的办法是将受伤侧膝关节与正常对侧膝关节进行对比的理论似乎是正确的。因此,我们的研究其实是一种将完好下肢作为对照,从生物力学角度进行分析的体内研究。

22.2.8 另一个问题:肢体优势。在研究目标中什么影响肢体优势的运动学参数?

在数据搜集前,所有受试者均会被问到一个问题,"如果需要踢一个球,你用哪一条腿去踢?"或者问受试者哪一条腿从事假装(fake)、跳跃、支撑。通过这样的问题来确定受试者的优势下肢。对于受试者来说,踢球侧或者负责跳跃、支撑由右下肢完成,则右下肢被认为是优势侧。

在单腿撑地旋转胫骨外旋实验中,在下列参数中,我们并未发现优势侧和非优势侧下肢之间存在明显差异[¶¶]。负重相($p=0.065$;$1-b=61\%$),加载斜率($p=0.387$;$1-b=89\%$)。加载脉冲($p=0.100$;$1-b=69\%$)。扭转相($p=0.805$;$1-b=96\%$),扭转斜率($p=0.716$;$1-b=95\%$),扭转脉冲2($p=0.858$;$1-b=97\%$),扭转脉冲3($p=0.873$;$1-b=97\%$),转矩振幅($p=0.105$;$1-b=70\%$)。对于其他参数,优势侧下肢与非优势侧相比存在明显差异(图22-1和图22-2)。

22.2.9 工作假设

依据斯特罗贝尔(Strobel)和施泰特费尔德(Stedtfeld)[16]项功能测试,来重现髌骨半脱位和脱位过程(髌骨恐惧试验或者运动恐惧试验)或诱导出防止半脱位、脱位的回避行为,这也被认为是一种阳性体征。运动学分析,利用动态测力平台,我们能够对受伤或者手术侧膝关节在实际负重情况下的回避行为进行评估。在我们的实验中,我们发明一种测试方法来诱导回避行为(单腿跳跃伴随扭转和胫骨外旋)。因此,我们需要进一步研究"回避行为"。

我们第一个假设是髌骨外侧不稳,患者在受试时将拒绝达到高的扭转时相、高扭矩振幅、高扭转斜率和高扭转脉冲的实验动作,应为这些动作会造成髌骨半脱位,在测力平台上,支撑足不自主地拒绝完成这样危险动作从而产生机体防御性动作——"回避行为"预防髌骨脱位。而此

¶¶ 动力学数据取自每个受试者的五个试验的平均动态数据(n=15)。采用t检验比较同一变量的二分类之间的结果,本例为单侧肢体与对侧肢体。$p<0.05$为差异有统计学意义。对于我们研究中使用的样本量,得到了有统计学意义的数据,显著性为95%。

时，地反力产生的力矩参数将会因"回避行为"而减少。患者在进行试验时，扭转时相的扭转速度和爆发性也会变慢，在负重相，各运动参数同样降低，动作速度和爆发性同样减少。我们的第二个假设是如果进行了成功的外科重建术，那么各项运行参数将与对侧健侧肢体的运动参数一致。

22.3 个案研究分析

我们现在介绍一些采用测力平台进行运动学分析的标准的临床病例研究。图表显示了在单足跳跃扭转并胫骨外旋实验中正常运动的数据曲线。在病例5中，我们同时绘制了实验过程中相应的躯体扭转角度。在所有图表中，红线为右膝，蓝线为左膝。在每一个受试病例中，我们都尝试去分析"回避行为"。

22.3.1 病例1：正常受试者

健康正常人，双下肢无外伤、手术史、性别、年龄、身高、体重和运动水平与其他受试对象无明显差异。首先对优势肢体和非优势肢体的运动参数进行比较，发现加载力矩、加载斜率、加载脉冲（峰值）、扭转力矩、扭转斜率、扭转脉冲（峰值）和扭矩振幅这些参数两侧肢体无明显差异（图22-6a）。

22.3.2 病例2：左膝关节单纯ACL损伤（6个月时随访）

该患者仅存在踢足球时旋转不稳定。典型右下肢优势侧。患者清醒状态下，轴移试验阴性。在麻醉状态下，膝关节外侧由助手额外施加外侧应力进行再

次检查时，轴移试验阳性。

运动学参数改变与旋转不稳定相一致：扭转力矩、扭转斜率、扭转脉冲（峰值）和扭转振幅均减小（图22-6b）。

22.3.3 病例3：单纯髌骨外侧不稳

该患者为17岁女性，右下肢为优势侧。基本不从事体育运动，在一次练习舞蹈时不明机制造成首次髌骨外侧脱位，发病后，为完成测试，该患者在测力平台上进行了为期3周的练习。体格检查髌骨恐惧试验阴性，存在骨盆前倾。CT扫描显示TT-TG值为11 mm，MRI显示MPFL断裂，根据Dejour分型[5]为B型滑车发育不良。左膝完全没有症状。经测力平台检测，运动参数与旋转不稳定相一致：扭转力矩、扭转斜率、扭转脉冲、扭转振幅均减小（图22-6c）。

关于病例1、2、3的说明

我们的试验结果支持我们的第一种假设。在实验中，我们观察到，在髌骨外侧不稳患者中，膝关节会自主产生多种"回避行为"来应对旋转应力。其中一项是在旋转时相肢体避免达到最大力矩。同时扭转斜率和扭转脉冲（pivoting impulse）、扭矩振幅均伴随减少。在运动学分析中，尽管采用单足负重跳跃扭转并胫骨外旋试验对于检测患肢旋转不稳的"回避行为"具有敏感性（84.6%），但是其并不均有完全特异性[13]。因此，在ACL损伤患肢的运动参数和曲线形态（图22-6b）与膝关节髌骨

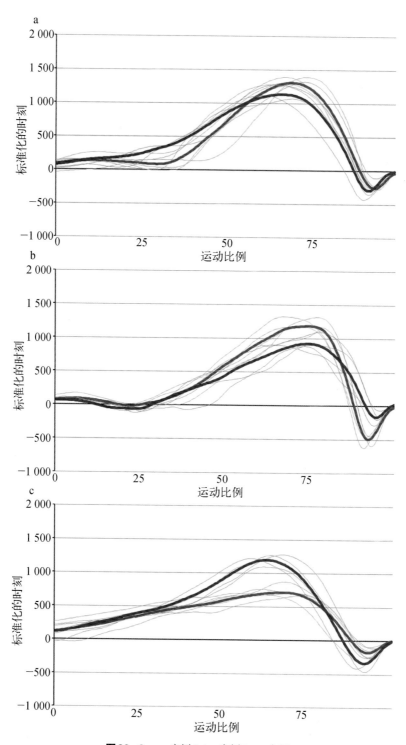

图22-6　a：病例1，b：病例2，c：病例3

外侧不稳患者的曲线和参数非常相似（图22-6c）。由此得出结论，采用测力平台进行运动学分析并非一种髌骨外侧不稳的诊断工具。

22.3.4　病例4：运动学阴性的髌骨外侧不稳

患者18岁女性，右下肢为优势侧。基本不从事体育运动，从9岁开始既往存在超过20次的髌骨外脱位。患者不能详细描述脱位时的发病情况。体格检查

清晰可见在屈膝30°到完全伸直过程中存在髌骨半脱位（图22-7a，b）。对侧膝关节不存在类似状况。髌骨恐惧试验阳性，其他体格检查完全正常。该患者没有任何症状，完成日常生活无任何问题。她不参与体育运动是因为她本身不愿意参加运动。CT扫描显示右侧股骨滑车D型发育不良（图22-7c）。左股骨为A型发育不良，TT-TG值为15 mm。左膝完全无症状，MRI显示软骨退变。

从动力学观点来看，该患者运动曲线和参数与正常受试者的运动曲线和参数一致（图22-7d）。

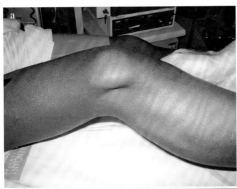

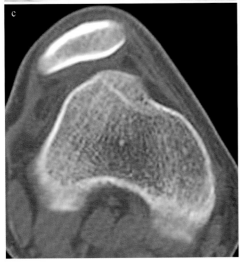

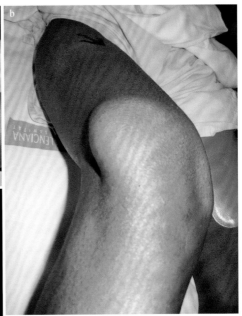

图22-7　病例4（a，b）右膝关节脱位。（c）CT扫描显示D型滑车发育不良。（d）术前运动测试标准化力矩曲线图

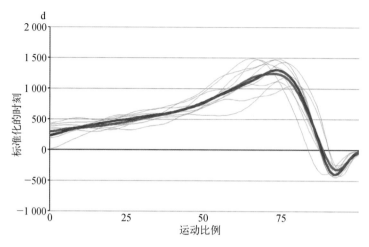

续图 22-7

有关病例4的说明

该患者为假阴性,存在明确的外侧髌骨不稳但是没有任何症状,并且日常生活活动不受影响。对于髌骨外侧不稳患者行外科手术的一个重要原因是预防髌股骨性关节炎[3,8,9,14],因为存在髌骨不稳患者发生髌股关节炎的概率要明显高于正常人。但是,另一个方面,研究发现在髌股关节不稳行手术治疗的患者其发生髌股骨性关节炎的概率要比非手术患者高[3]。因此,对于无症状的髌股关节不稳患者是否必须行手术治疗变得很有争议,似乎并不需要手术。通过这一病例,我们对自身研究存在这样的疑问:运动学分析结果的临床意义是什么?根据这样的结果需要对患者进行手术吗?对该患者单纯进行滑车成形术是否更合适?

22.3.5 病例5:MPFL重建患者,术前和术后的运动学分析

该患者为不爱活动的16岁女性,左膝存在3次明确的髌骨外脱位伴随关节内积血。右膝关节完全没有症状。左膝髌骨恐惧试验阳性,其他体格检查阴性。CT扫描显示股骨滑车发育不良,Dejour分型[5]A型。TT-TG值13 mm。手术方式为单纯股四头肌腱重建MPFL。术后6个月对各项指标进行重新评估。术后患者不再抱怨膝关节不稳(恐惧试验阴性),主观感觉非常良好。结果评分显示:Lysholm评分100分,Tegner评分(术前-4分/术后-4分)IKDC评分100分。

术前运动学分析显示:加载力矩、加载斜率、扭转斜率、扭转脉冲、扭转振幅和躯体扭转角均减小(图22-8a,b)。术后6周,通过测力平台再次检测各项指标,发现结果与正常膝关节测量结果基本一致(图22-8c,d)。术前膝关节屈曲0°时存在明显的髌骨外侧半脱位(图22-8e)。术后,髌骨恢复至正常位置(图22-8f)。

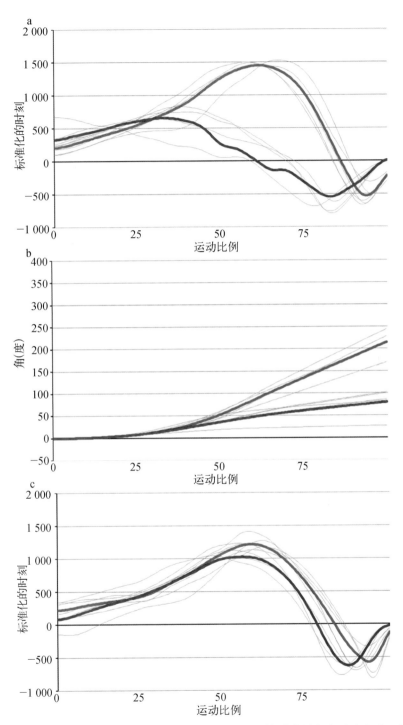

图22-8 病例5(a)术前运动测试的标准化力矩曲线。(b)术前躯体旋转角度。(c)术后运动测试标准化力矩曲线。(d)术后躯体旋转角度。(e)术前MRI扫面。(f)术后CT扫描。TT-TG值

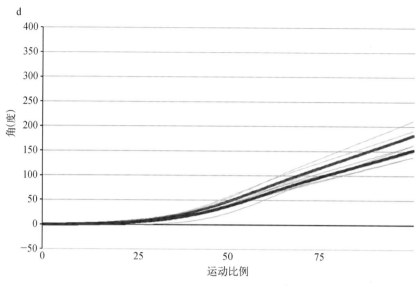

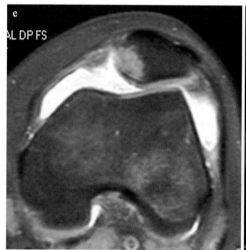
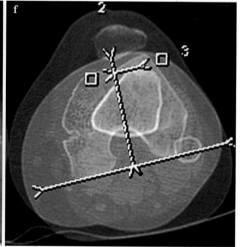

续图 22-8

有关病例5的讨论

　　我们的研究支持我们第二个假设：在MPFL重建术后，膝关节的运动学参数恢复至与正常膝关节相似水平。我们发现，在膝关节MPFL重建后，即使膝关节极限旋转情况下（单足跳跃旋转并外旋胫骨）运动参数也能恢复至正常水平。在该患者中，通过研究我们发现临床结果与运动学参数存在良好的相关性。从运动学观点来看，运动学分析可以被认为是外科技术的质量控制试验，它将成为验证手术效果的一种工具。

22.3.6 病例6：MPFL重建后从事体育运动

该患者为练习经典芭蕾和现代舞的16岁女孩。右下肢优势侧。该患者在左膝关节第二次髌骨外脱位时进行了手术治疗。第一次脱位发生在患者打篮球时，但已不能回想起当时情景，第二次脱位时发生在患者跳现代舞时［发生在股四头肌突然强力收缩并股骨内旋时（图22-2）］。CT扫面显示股骨滑车发育异常，Dejour分型[5]B型（扁平滑车）（图22-9a），TT-TG值为19 mm。手术治疗采用单纯MPFL重建术，取半腱肌腱进行双股重建。术后患者感觉运动水平与受伤前相同。但是在跳完舞后，她会抱怨膝关节肿胀，不疼，但是，肿胀需要进行冰敷来促进恢复。体格检查显示髌骨稳定。患者在跳现代舞和经典芭蕾舞需要进行大幅度旋转动作时，主观感觉也没有疼痛或者膝关节不稳。测量结果显示：Lysholm评分96分，

图22-9 病例6.(a)术后显示滑车低平。(b)术后测试标准化力矩曲线

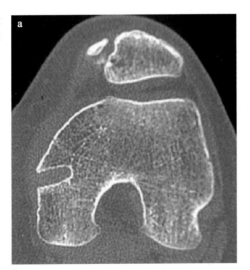

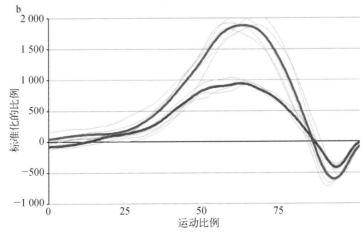

Tegner评分(术前-8分/术后-8分)，IKDC评分95分。在该病例中，我们发现临床结果和运动学参数之间并没有良好的相关性，运动学参数表现类似于膝关节旋转不稳的数据：扭转力矩、扭转斜率、扭转脉冲和扭矩振幅均降低(图22-9b)。

有关病例6的说明

问题是：对于要回归正常功能和运动水平的患者是否也需要一个功能完好无损的膝关节？运动学研究显示存在"回避行为"。对于需要膝关节高强度活动，例如现代舞和芭蕾舞(其中的动作容易导致髌骨脱位发生)，但存在股骨滑车扁平和病理性TT-TG值增加的患者，单纯MPFL重建并不能完全满足髌骨外侧稳定性的控制。很有可能，随着股骨滑车扁平的程度增加、TT-TG值的增加，要想恢复更好的髌骨轨迹，胫骨结节移位术变得越来越重要。因此，我们可能需要行"自助式"髌骨不稳手术。尽管，MPFL代表了髌骨不稳的"本质属性"，但是在髌骨MPFL功能不全患者却会表现出不同的病理运动状态。在髌骨脱位患者，众多解剖因素与髌股关节不稳存在相关性，例如：滑车解剖结构和高TT-TG值，因为股骨扁平滑车和高TT-TG值将导致MPFL过度负载而受损。

对于运动员人群，髌骨外侧不稳的终极治疗目标是能够恢复到以前的运动水平，包括运动烈度、运动频率、运动耐力。同时不伴有相关症状。但事实上，测量是否回归到原来日常运动量存在诸多限制，比如生活方式变化、空闲时间，工作和家庭劳动均没有统一的标准。而在其他场合，患者可能还没有完全康复就回归到正常体育锻炼中，均给评估患者是否恢复到以前运动水平造成困难。我们相信，运动学分析能够很好的避免这些问题完成术后评价，因为在进行单足跳跃扭转并胫骨外旋试验时，这一动作完全模拟了运动过程中容易发生髌骨外侧半脱位/脱位的动作。因此，采用测力平台进行运动学分析可以作为一个很好的工具来评价不同手术方案的术后效果(单纯MPFL重建和MPFL重建+胫骨结节移位)，以便寻找慢性髌骨外侧不稳的最佳手术治疗方案。

22.4 小结

精确、可重复、客观的结果分析工具对于改进手术方案，提高患者短期、远期膝关节功能和患者满意度非常必要。我们的研究支持这样一种观点，运动测力平台dynamometric platforms是一个非常实用的客观评价工具，能够对真实负重状态下髌骨外侧不稳进行测量评估。在这项工作中，我们能够测量：① 肌肉力量；② 负重情况；③ 运动姿势引起的旋转载荷(该载荷远高于临床体格检查中膝关节承受的载荷）。

但是运动学分析同样存在限制：① 不能用于急性损伤；② 不能用于存在明显肌肉萎缩患者；③ 不能用于双下肢同时病变患者。因此，目前为止，我们的实验数据仅仅是正在进行的研究中的一个"快照"分析。

参考文献

[1] Amis AA. Current concept son anatomy and biomechanics of patellar stability. Sports Med Arthrosc. 2007; 15: 48－56.

[2] Amis AA, Firer P, Mountney J, et al. Anatomy and biomechanics of the medial patellofemoral ligament. Knee. 2003; 10: 215－220.

[3] Arnbjornsson A, Egund N, Rydling O, et al. The natural history of recurrent dislocation of the patella: long-term results of conservative and operative treatment. J Bone Joint Surg. 1992; 74－B: 140－142.

[4] Colvin AC, West RV. Patellar instability. J Bone Joint Surg. 2008; 90－A: 2751－2762.

[5] Dejour D, Le Coultre B. Osteotomies in patella-femoral instabilities. Sports Med Arthrosc. 2007; 15: 40.

[6] Ernst GP, Saliba E, Diduch DR, et al. Lower-extremity compensations following anterior cruciate ligament reconstruction. Phys Ther. 2000; 80: 251－260.

[7] Fithian DC, Mishra DK, Balen PF, et al. Instrumented measurement of patellar mobility. Am J Sports Med. 1995; 23: 607－615.

[8] Maenpaa H, Lehto MU. Patellofemoral osteoarthritis after patellar dislocation. Clin Orthop Relat Res. 1997; 339: 156－162.

[9] Marcacci M, Zaffagnini S, Iacono F, et al. Results in the treatment of recurrent dislocation of the patella after 30 years follow-up. Knee Surg Sports Traumatol Arthrosc. 1995; 3: 163－166.

[10] Paxton EW, Fithian DC, Stone ML, et al. The reliability and validity of knee-specific and general health instruments in assessing acute patellar dislocations outcomes. Am J Sports Med. 2003; 31: 487－492.

[11] Post WR, Teitge R, Amis A. Patellofemoral malalignment: looking beyond the viewbox. Clin Sports Med. 2002; 21: 521－546.

[12] Prat-Pastor JM. Biomecánica de la marcha humana normal patológica. Valencia: IBV; 2005.

[13] Sanchis-Alfonso V, Baydal-Bertomeu JM, Castelli A, et al.Laboratory evaluation of the pivot shift phenomenon with use of kinetic analysis. A preliminary study. J. Bone Joint Surg (Am) (In press).

[14] Sillanpaa P, Mattila VM, Visuri T, et al. Ligament reconstruction versus distal realignment for patellar dislocation. Clin Orthop Relat Res. 2008; 466: 1475－1484.

[15] Smith TO, Davies L, O'Driscoll ML, et al. An evaluation of the clinical tests and outcome measures used to assess patellar instability. Knee. 2008; 15: 255－256.

[16] Strobel M, Stedtfeld H-W. Diagnostic evaluation of the knee. Berlin: Springer; 1990.

膝前疼痛患者的动力学和运动学分析

维森特·桑奇斯-阿方索,苏珊娜·马林-罗卡,埃里克·蒙特西诺-贝里,何塞·玛丽亚·贝达尔-伯托默,玛丽亚·弗朗西斯卡·佩德罗-德·莫亚

23.1 膝前疼痛并不总是一种自限性条件:"需要进行客观测量"

膝前疼痛不仅可能导致功能性残疾,还可能导致膝关节骨性关节炎[5]。戴维斯(Davies)和纽曼(Newman)[5]进行了一项对比研究,以评估髌股关节置换术治疗孤立性髌股关节炎的患者之前的青少年膝前疼痛的发生率。一组患者单独隔室内关节骨性关节炎的单间隔患者。他们发现,对于孤立性髌股关节骨关节炎(分别为22%和14%)进行髌股关节置换术的患者,青少年膝前疼痛综合征和髌骨不稳定的发生率较高(p<0.001)。对于孤立的内侧室骨关节炎(分别为6%和1%)。他们得出结论,前膝关节疼痛综合征并不总是一种自限性疾病,因为它可能导致髌股关节骨性关节炎。然而,这组患者的膝骨关节炎的发病机制尚不清楚。

鉴于临床实践修改基于结果研究,因此评估和量化治疗对膝前疼痛患者的影响的能力是至关重要的。由于目前的方法(视觉模拟量表,VAS;功能指数问卷,FIQ;Kujala评分;IKDC)的局限性评估膝前疼痛治疗后的临床结果,需要新的技术来衡量治疗的好处和比较不同的治疗方法。最终目标应该是动态活动中导致或加重症状的测量。我们认为,这一目标可以通过动力学和运动学分析来实现,因为两者都可用于下肢功能的客观测量。

本章讨论了动力学和运动学分析在前膝关节疼痛患者客观评估中的应用。此外,动力学和运动学分析也可用于帮助我们了解该人群中的膝关节骨关节炎机制。

23.2 什么挑战活动能最好地评估前膝关节疼痛? 临床理由

爬楼梯是在日常活动中经常进行的要求严格的运动任务。从功能的观点来看,上下楼梯需要高水平的股四头肌活动是众所周知的,对于患有膝前痛的受试者来说,这是日常生活中最痛苦和最

具挑战性的活动之一。此外，人们普遍认为，由于在下降过程中所需的偏心控制水平，下楼更难以上楼。事实上，科斯蒂根（Costigan）及其同事[2]报道，在楼梯下降过程中，与水平行走相比，髌股关节反作用力（PFJRF）增加了8倍。因此，从生物力学角度来看，楼梯下降可能要求更大，不仅会加重患有前膝关节疼痛的患者的疼痛，而且还会引发防御策略的使用。因此，我们提出的动态测试是为了评估和量化前膝关节疼痛患者手术和非手术治疗的效果，是楼梯下降测试。我们将在本章中分析的另一个有趣的方面是补偿策略，以减轻负荷并因此减轻疼痛，理论上，在楼梯下降测试期间可能会出现膝前疼痛的患者。这些可以有效减轻疼痛的策略可能对膝关节（膝关节骨性关节炎）产生中期和长期的不良影响。

23.3 评估前膝关节疼痛的动力学和运动学分析

为了评估楼梯下降的执行方式，我们使用通过测光平台注册的光学仪器和动力学信息注册的运动参数信息。*两个系统相结合，以确定下楼的最相关变量。

23.3.1 仪器，运动分析系统，测量平台

为了进行这项测试，我们使用了一台四相机计算机辅助视频运动分析系统。**以及两个独立的测力平台，如图23-1a所示放置，记录脚在3个空间方向上施加在地板上的力。为了进行测试，需要以下配件：① 便携式两步木制楼梯，以及② 被动标记。***使用3个

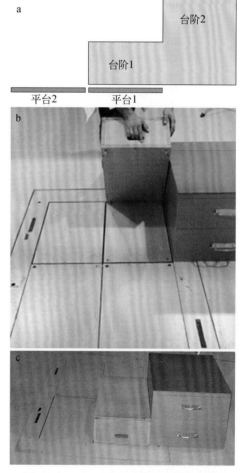

图23-1 （a）动态平台配置。（b）动态平台的配置步骤。（c）配置完成

---

* 运动参数是指在描述运动时不考虑运动的原因而使用的参数。这些参数包括线性和角位移、速度和加速度。

** 运动分析是指对记录个人在移动过程中下肢和上肢、骨盆、躯干和头部运动的计算机数据的解释。

*** 被动标记是指运动分析中使用的关节和节段标记，与发射信号的活动标记相比，该标记反射可见光或红外线。

具有以下尺寸的盒子：20 cm；高台阶和40 cm；足迹，形成一个两步楼梯（图23－1b）。作为第一步的盒子是为了完全适应测力平台而设计的，以避免在用脚踩踏时产生振动（图23－1c）。使用了16个反射标记，每个腿8个，确定了下肢节段的空间位置。放置标记在每个区段（腿和大腿）中追踪2个三角形，每个区段中的顶点在相反的方向上（图23－2a,b）。所有标记都放置在腿的侧面，以允许摄像机正确可视化。将2个标记分别放置在外侧髁和外踝中，以确定膝关节和踝关节的位置。

23.3.2 实验室程序

为了进行测试，受试者以站立姿势开始，第一步双臂越过胸部（图23－2c）。测试涉及下降楼梯的2个步骤，在第一步（其下面是其中一个平台）上踩一只脚，另一只脚踩在地板上（放置另一个平台的地方）。对于该分析，测试重复4次（每条腿2次）。在测试之前，参与者可以直观地看到任务。在口头提示后，参与者完成了任务（图23－3）。为了确保任务始终以相同的方式执行，我们总是在主题旁边有相同的审查员，告诉他或她如

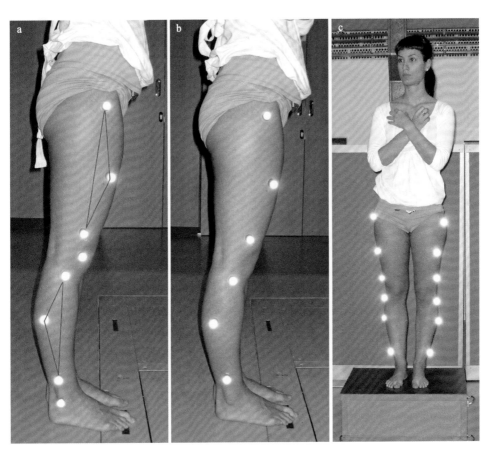

图23－2 标记位置。（a）带有校准标记。（b,c）无校准标记

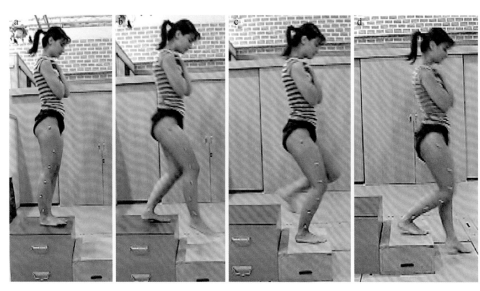

图23-3　阶梯下降试验的摄影序列

何正确执行任务并观察他或她是否在执行任务时遵循指示。我们还有一台摄像机录制我们的患者，同时执行任务以确认它是否正确执行。为了避免在下楼梯时鞋类对步态的可能影响，所有受试者都是赤脚进行数据收集。除了标准化的楼梯下降之外，患者还进行了免费的检测，这意味着他们感觉更加舒适。

23.3.3　运动学和动力学变量

视频摄影测量系统在实验室参考中提供标记的坐标。根据这些原始数据，我们通过使用基于Woltring描述的算法的内部开发软件计算出身体参考位置的有限位移[19]。该软件提供表示为姿态向量的角位移。根据佩奇（Page）和同事描述的程序，姿态向量在内外侧和前后轴上的投影提供了屈伸—伸展和外展—内收角的估计[15]。使用空间位置和在测力平台上记录的力，膝关节时刻计算。我们使用了基于局部多项式拟合的平滑技术。在每次测量中优化窗口的宽度以获得残差的最小自相关性。

测试特有的变量是（见表23-1）：① 膝关节屈曲角度—以度为单位；② 站立阶段持续时间—受试者与第一步接触的时间，以秒为单位测量；③ 标准化后跟接触力*—当脚后跟撞击第一步时在平台上出现的地面反作用力（ground reaction force，GRF）；④ 标准化振荡力—当对侧腿摆动时出现在平台上的GRF；⑤ 标准化的脚趾离地峰值力—当脚离开时平台上出现的GRF；⑥ 足跟接触外展—内收力矩**—在平台上足部撞击阶

---

* 力的测量单位为N，并根据受试者的重量进行了标准化。因此，它是一个无量纲的量值。

** 力矩的测量单位为N·m，已根据受试者的体重和膝盖高度进行了标准化；因此，它是一个无量纲值。

表23-1 阶梯下降试验中的动力学和运动学变量分析

	对 照 组			
	平 均 值	标 准 差	最 大 值	最 小 值
屈膝角度	99.12	7.54	63.45	121.23
站立阶段持续时间	0.88	0.12	0.62	1.24
足跟接触反作用力	1.45	0.15	1.16	1.76
震荡反作用力	0.75	0.07	0.54	0.94
足趾离地反作用力	0.95	0.08	0.75	1.14
足跟接触外展—内收力矩	0.20	0.05	0.12	0.33
脚趾外展—内收力矩	0.16	0.04	0.08	0.26
足跟接触屈曲—伸展力矩	−0.13	0.07	−0.54	−0.02
脚趾离地伸缩力矩	0.29	0.05	0.18	0.42

段产生的冠状面*上的最大扭矩;⑦脚趾外展—内收力矩—在平台上足部起飞阶段产生的冠状面上的最大扭矩;⑧足跟接触屈曲—伸展力矩—矢状平面上的最大扭矩**在平台上足部的足跟着地阶段产生的;⑨脚趾离地伸缩力矩—在平台上脚的起飞阶段产生的下垂平面上的最大扭矩。

动力学和运动学变量以曲线表示。在每个图形中,我们代表一个正常的带(浅蓝色),对照组的平均值(虚线)和我们患者的平均值(黑线)(图23-4—图23-8)。

23.4 临床相关性

众所周知,作用于关节的力矩必须通过相等且相反的肌力来平衡,以维持关节平衡。在健康受试者中,在下楼时,膝关节从相对稳定的伸展位置开始并向越来越不稳定的位置弯曲。增加的关节屈曲导致外部屈曲力矩的逐渐增加***,其与逐渐增加的偏心股四头肌收缩相匹配,以防止塌陷。在这样做时,随着膝盖弯曲发生,在楼梯下降期间内部(肌肉)连接力矩增加****。由于PFJRF取决于股四头肌力和膝关节屈曲角度的大小,因此预计在阶梯下降期间作用于髌骨和股骨滑车之间的压缩力是显著的。它还会增加每单位接触面积的力(PFJ应力),这是导致髌股关节软骨退化的一个因素。尽管关节软骨是神经的,但已提出关节软骨变性使得软骨下骨容易受到通

---

* 冠状面。将身体或身体部分分成前后两个部分的平面。

** 矢状面。将身体或身体部分分成左右两个部分的平面。

*** 外部力矩。由于地面反作用力、重力和外力作用于人体的荷载。

**** 内部连接力矩。作用于关节的所有内力的净结果,包括由于肌肉、韧带、关节摩擦和结构约束产生的力矩。

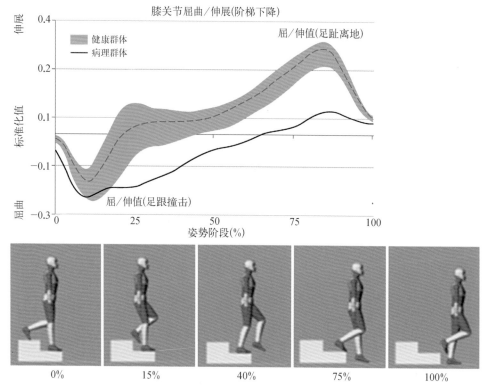

图23-4　膝关节伸展值

因健康软骨吸收的压力变化的影响。

虽然膝关节外展—内收力矩（外翻—内翻力矩）不在主要运动平面（主要平面是矢状平面），但在试图了解膝关节的稳定性和功能时，其大小不应忽略攀登和膝盖的未来生活。科瓦尔克（Kowalk）及其同事[12]已经证明，冠状面的力矩模式在整个姿势中都是外展者。当外侧膝外翻力矩发生时，内侧肌肉（pes anserinus）将产生内部（肌肉）关节力矩以平衡关节。外展时刻将引起胫骨的外翻旋转。这种旋转受到两个力的限制，即MCL力、膝关节内侧的近端定向力，以及在外侧胫骨平台上向远侧作用的关节接触力[14]。

在患有膝前疼痛的年轻患者中，我们观察到其他患者，与健康对照组受试者相比，下楼时膝盖伸肌力矩明显减少[1,18]通常通过物理疗法治疗缓解疼痛（图23-4）。然而，在某些情况下，格伦霍尔姆（Grenholm）及其同事[9]已经证明，即使在疼痛消失后，这些补偿策略仍可能存在。这一发现不利于将该测试用作患者进化控制系统。膝关节伸肌力矩的减少，提示四头肌避免步态模式[16]，可能是膝前疼痛患者使用的主要补偿策略，以减少穿过PFJ的肌肉力，从而减少作用力穿过PFJ，以减少在走下楼梯时疼痛加剧。随着较小的股四头肌收缩，膝关节伸肌力矩的减少将导致膝前疼痛减少，

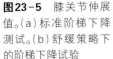

图23-5 膝关节伸展值。(a)标准阶梯下降测试。(b)舒缓策略下的阶梯下降试验

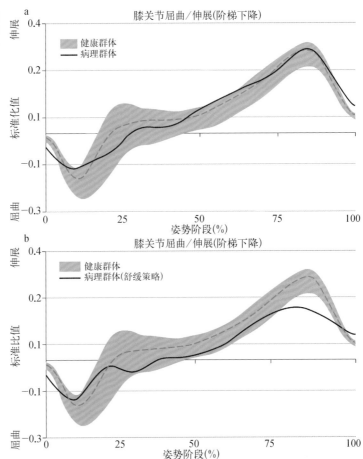

与无痛控制PFJ相比,未显示PFJR力的PFJ应力增加和阶梯下降的负荷减少下楼的时候。从这个意义上说,我们发现,按照标准方案执行,当一个患者为了获得最大的舒适度而下楼梯时,伸肌力矩比下楼梯时要小。伸展时刻低于按照标准方案执行阶梯下降时的伸长时刻。这证实了我们已经发现了一种防御策略(图23-5)。

与对照健康受试者相比,可能导致膝伸肌力矩减少的一个因素是阶梯走动期间*膝关节屈曲角度的减少(图23-6)。这将是一种减少伸展力矩的策略,因此也可以减少阶梯下降时的疼痛。膝关节屈曲较小时,地面反作用力的杠杆臂缩短,因此膝关节伸肌力矩减小,通过较少的股四头肌收缩实现平衡。虽然我们在大多数情况下观察到屈曲角度的减小,但这并不是一个统一的发现。从这个意义上说,有些作者发现在阶梯下降过程中弯曲角度

---

* 走动阶段。脚与第一步接触的时间段。

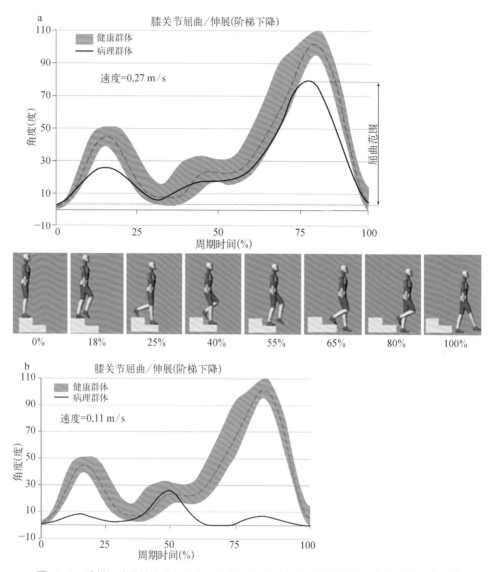

图 23-6 阶梯下降试验中的膝关节屈曲情况(a)。(b)膝关节过度伸展模式下的阶梯下降

有所减小[3,8]，而其他人发现在楼梯下降过程中屈曲角度没有显著差异[1,4,9,17,18]。因此，在楼梯下降期间膝盖弯曲角度的减小不是恒定的自适应策略或机制。在楼梯下降期间屈曲角度的减小可能是因为，在一些人中，这种活动可能不会引起足够的疼痛，从而使用诸如膝关节屈曲减小的

补偿策略。与梯形下降相比，这种缺乏膝关节屈曲减少的另一个可能原因可能是VMO 与 VL 相比的激活瞬间。克罗斯利（Crossley）及其同事[3]已证明那些具有较高 VMO 激活时刻缺陷的受试者与 VL 的激活时刻相比，表明在阶梯下降期间膝关节屈曲的减少更多，因为这些患者由于髌

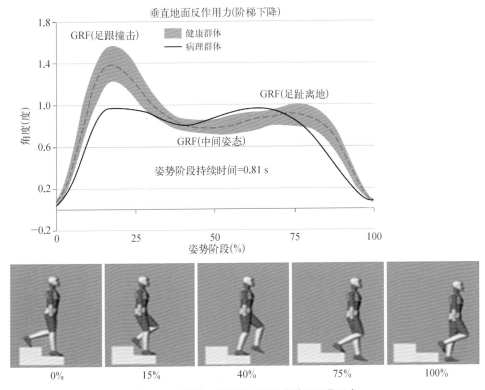

图23-7 阶梯下降试验中的垂直地面反作用力

骨跟踪的改变而显示出PFJ应力的增加。最后，证明没有发现屈曲角度减小的另一个事实可能是感觉疼痛多久，认为患者需要一段时间来制定屈曲减少等适应性措施是有道理的。

除了膝关节屈曲减少之外，减少伸肌力矩的其他策略是垂直地面反作用力与健康肢体相比的减少（图23-7）。这可能反映了在站立阶段开始时加载膝关节的担忧。根据萨尔西希（Salsich）及其同事的说法，其他18种减少膝关节伸展力矩的策略可能是姿势持续时间和步进速度的降低。这样，垂直地面反作用力

的减小或者他或她执行楼梯下降的速度的降低可能有助于PFJRF的减少，因此患者可能不需要在楼梯下降期间减少膝盖弯曲。

欣曼（Hinman）及其同事表示，11例股四头肌功能障碍在骨关节炎结构改变的发展和进展中可能很重要。股四头肌功能障碍可能会损害膝关节的保护机制。作为减轻疼痛的策略的伸肌力矩的减小会对膝关节产生破坏性的长期影响。从这个意义上说，偏心股四头肌收缩导致质量时主动减震*的降低[3,4,7]。轴承减少意味着通过骨和软骨可以解释

---

* 减震。施加力的渐进阻尼。阻尼是一种复杂的、通常是非线性的现象，它在能量消散时就存在。

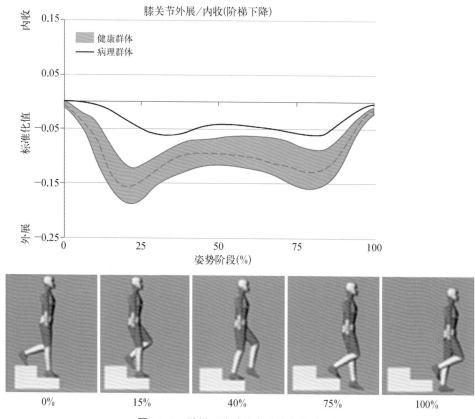

图23-8 阶梯下降试验中膝关节的外展值

胫骨股骨疼痛较大的冲击吸收,可能是胫骨股骨的诱发膝关节骨性关节炎。越来越多的证据表明,软骨下骨及其翻转可能在骨关节炎的发病机制及其相关症状中发挥因果作用,特别是在膝关节。这些数据支持纳斯兰德(Naslund)及其同事[13]在患有膝前疼痛的患者中使用骨闪烁的研究结果。他们发现示踪剂的积聚经常发生在胫骨近端和髌骨中。

在几乎所有前膝关节疼痛患者中,我们已经能证明在楼下行走时膝关节外展(外翻)时刻与健康无痛膝关节相比有所减少(图23-8)。在冠状平面中看到的膝盖周围减少的外展力矩可以有助于减少关节负荷,这可以是避免退化的机制。我们发现,当患者以最好的舒适策略下楼时,外展时刻比遵循标准方案的时候要低,从而确认外展肌力矩的减少是一种防御策略。膝外展力矩的增加会导致侧向胫骨股骨超负荷。通过这种方式,伊拉希(Elahi)及其同事[6]将髌股关节骨关节炎与外翻膝关节对齐增加联系起来。

23.5 摘要

大多数前膝关节疼痛治疗进展的评估是使用主观测量进行的。动力学和运动学分析适合于为医生提供治疗进展的客观动态测量（参见第26章，病例2）。但是，我们必须坚持认为，楼梯下降的动力学和运动学分析不是一种诊断工具。

我们的研究结果表明，与无痛对照组相比，前膝关节疼痛患者在下楼时使用降低PFJ负荷的策略。问题在于补偿策略需要一些时间来发展，并且即使疼痛消失也可能保持不变，这削弱了该测量技术作为治疗进展评估方法的有用性。相反，这项技术有助于我们了解膝关节骨性关节炎发展背后的一些机制。

参考文献

[1] Brechter JH, Powers ChM. Patellofemoral joint stress during stair ascent and descent in persons with and without patell-ofemoral joint. *Gait Posture*. 2002; 16: 115-123.

[2] Costigan PA, Deluzio KJ, Wyss UP. Knee and hip kinetics during normal stair climbing. *Gait Posture*. 2002; 16: 31-37.

[3] Crossley KM, Cowan SM, Bennell KL, et al. Knee flexion during stair ambulation is altered in individuals with patell-ofemoral pain. *J Orthop Res*. 2004; 22: 267-274.

[4] Crossley KM, Cowan SM, McConnell J, et al. Physical ther-apy improves knee flexion during stair ambulation in patell-ofemoral pain. *Med Sci Sports Exerc*. 2005; 37: 176-183.

[5] Davies G, Newman JH. Does adolescent anterior knee pain lead to patello femoral arthritis? . *10th Congress European Society of Sports Traumatology, Knee Surgery and Arthroscopy, Rome, Book of Abstracts*. 2002: 353.

[6] Elahi S, Cahue S, Felson DT, et al. The association between varus-valgus alignment and patellofemoral osteoarthritis. *Arthritis Rheum*. 2000; 43: 1874-1880.

[7] Fulkerson JP. *Disorders of the Patellofemopral Joint*. Philadelphia: Lippincott Williams & Wilkins; 2004.

[8] Greenwald AE, Bagley AM, France EP, et al. A biomechanical and clinical evaluation of a patellofemoral knee brace. *Clin Orthop Relat Res*. 1996; 324: 187-195.

[9] Grenholm A, Stensdotter AK, Hager-Ross Ch. Kinematic analyses during stair descent in young women with patell-ofemoral pain. *Clin Biomech*. 2009; 24: 88-94.

[10] Grood ES, Noyes FR. Diagnosis of knee ligament injuries: biomechanical precepts. In: Feagin JA, ed. *The Crucial Ligaments*. New York: Churchill Livingstone; 1988.

[11] Hinman RS, Crossley KM, McConnell J, et al. Does the application of tape influence quadriceps sensorimotor function in knee osteoarthritis? *Rheumatology*. 2004; 43: 331-336.

[12] Kowalk DL, Duncan JA, Vaughan CL. Abduction-adduction moments at the knee during stair ascent and descent. *J Biomech*. 1996; 29: 383-388.

[13] Näslund J, Odenbring S, Näslund UB, et al. Diffusely increased bone scintigraphic uptake in patellofemoral pain syndrome. *Br J Sports Med*. 2005; 39: 162-165.

[14] Page A, Candelas P, Belmar F. On the use of local fitting techniques for the analysis of physical dynamic systems. *Eur J Phys*. 2006; 27: 273-279.

[15] Page A, De Rosario H, Mata V, et al. Effect of marker cluster desig on the accuracy of human movement analysis using stereophotogrammetry. *Med Biol Eng Comput*. 2006; 44: 1113-1119.

[16] Powers CM, Landel R, Perry J. Timing and intensity of vastus muscle activity during functional activities in subjects with and without patellofemoral pain. *Phys Ther*. 1996; 76: 946-955.

[17] Powers CM, Perry J, Hsu A, et al. Are patellofemoral pain and quadriceps femori muscle torque associated with loco-motor function? *Phys Ther*. 1997; 77: 1063-1075.

[18] Salsich GB, Brechter JH, Powers ChM. Lower extremity kinetics during stair ambulation in patients with and without patellofemoral joint. *Clin Biomech*. 2001; 16: 906-912.

[19] Woltring H. 3 -D attitude representation: a standardization proposal. *J Biomech*. 1994; 27: 1399-1414.

第三部分

临床病例评论

罗伯特·A.泰奇,罗杰·托尔加-斯帕克

24.1 简介

髌股关节的功能障碍是由于任何1个或3个因素的组合失败造成的：

- 对位对线
- 稳定性
- 关节软骨

对髌股关节功能障碍的分析最好通过对这些元素中的每一个的独立分析来进行。如果首先独立地观察每个因素，然后尝试依次和因果关联这些因素，则可以对临床综合征做出更清楚的理解。到目前为止，还没有公式可以定义机械，病理和临床图像，从而定量地确定每个组件的相对贡献。这3个因素并不相同，但往往是相关的。重要的是将疾病过程视为由这3种成分中的每一种的异常贡献的组合产生的。任何一个区域可能单独，同时或顺序出现故障。如果可以确定病理机制，则首先逆转先前手术，然后校正主要机械病因的翻修手术具有最大的成功机会。

24.2 对位对线

在髌股关节疼痛中分析的第一个因素是对齐。术语对齐有2种常见用途：

① 髌骨在股骨上的错位；② 膝关节轴在肢体上的错位,随后该不对齐对髌股关节力学的影响。跟踪是膝关节屈曲和伸展期间髌骨相对于股骨位置的变化。

对齐是指整体解剖学,即下肢结构,其所有组件的几何关系,其结果影响髌股关节力学。将对齐视为仅指髌骨在股骨滑车上的位置是常见的错误。对齐是指下肢所有骨骼的变化关系,最好被认为是髌骨与身体的关系。畸形是指正常解剖结构的变化,考虑到机械上最佳的正常。但是,正常模式尚未完全定义或量化。

骨骼具有最佳形状和并置,可创造最佳功能效率。与最佳几何形状的偏差改变了可能导致症状性组织过度使用的机械载荷矢量。重要的是要观察3个平面中每个平面中的下肢骨架：单个骨骼的几何形状和相邻骨骼的相对位置。

24.2.1 诊断

X线检查包括全长肢体对准薄膜以及计算轴向断层扫描（CT）扫描,确定骨扭转,是评估3个平面骨架所必需的。

24.3 稳定性

可以独立影响髌股关节的第二个因

素是正常稳定机制的失败。很明显，稳定性是由骨骼和韧带束缚的组合提供的。然后，不稳定性必须由包含在支持带或骨支柱内的髌股韧带的失效引起。骨表面的接触面积，总施加载荷和施加载荷的方向产生稳定性所需的摩擦力。因此，稳定性是限制结构抵抗位移力的结果（表24-1）。增加滑车的深度可以使垂直于接触表面的异常侧向剪切力转换，从而减少受到负载施加的异常侧向力的接头中的潜在不稳定性。相反，在骨内稳定性较低的患者（滑车发育不良）中，维持全等表面的更大责任落在韧带上。显然，在结构上或由于损伤导致的韧带组织不足可能使易感关节不稳定，而通过骨一致性具有更大内在稳定性的关节可能在类似的韧带损伤后继续无症状地起作用。

表24-1 限制结构对抗位移力

位 移 力	限制结构
创伤	髌股内侧韧带
体重	髌股外侧韧带
	滑车深度
肢体畸形	
● 股骨前倾增大	
● 胫骨外旋增大	
● 膝外翻	
高位髌骨	
足过度内旋跖屈	
跟腱过紧	

24.3.1 诊断

不稳定性的诊断需要在髌骨病理性增加的侧向运动的证明上进行。需要具有髌股关节应力的X线来证明韧带功能不全。为了获得这些应力X线，将患者定位为常规的商业X线视图。如果存在膝关节屈曲角度，其中施加于髌骨的内侧或外侧半脱位应力产生更大的忧虑或更大的侧向偏移，则选择该位置用于轴向X线，其中通过观察侧向X线确定关节的切线。检查者的手支撑膝盖以防止其从X线管旋转，同时从内侧或外侧施加压力到髌骨边缘。已经使用定量应力装置来标准化位移力。通常施加的应力为15～18 lb（1lb≈0.45 kg），这取决于患者在不收缩肌肉的情况下耐受压力的能力和相同的压力。适用于两个髌骨。一侧位移显著增加是半脱位不稳定的证据。

24.4 关节软骨

软骨损伤可能是直接创伤（急性压力增加，如仪表板损伤或跌倒）造成的；慢性创伤（压力增加）继发于没有韧带损伤和半脱位或脱位的排列不良的应力，这减少了接触压力区域或解剖学上合理的膝盖上的慢性过载（如举重或肥胖）；接触面积和负荷分担减少引起的慢性过载，例如髌骨[1,2]。假设关节软骨在承受小范围（3～5 MPa）的负荷时保持健康。表面积的减少或施加的负荷的增加将使其升高到不可接受的水平，导致软骨软化并最终导致关节炎。软骨软化症的存在并不能告诉我们它的病因。

24.4.1 诊断

使用双对比关节造影可以很好地看到软骨的状况，并且这也揭示了髌骨表面上的关节软骨的厚度，对比CT可能优于关节镜。良好的磁共振图像可以显示关节软骨，但是有时较低质量的研究没有，特别是在2个表面之间的接触点。

24.5 治疗

将针对在上述3个因素的独立评估之后检测到的异常进行治疗。理想情况下，治疗应解决导致该病症的主要机械因素（表24-2）。然而，在大多数情况下，病因是多因素的，并且在检查期间观察到多于一个因素或改变的结构。如果是这种情况，我们通常会纠正更符合正常情况的因素。

24.6 手术失败

并发症的治疗取决于认识到并发症

是由不完全或不正确的诊断引起还是通过选择不适当的程序引起的。导致失败的常见错误是局部治疗关节内病变而不是导致病理学的诱发因素。

在髌骨外科手术失败的患者的治疗中，需要采用两步法。首先，恢复到术前状态的解剖结构和结构关系，这些都被程序错误地修改了。表24-3显示了常见并发症的列表以及我们为恢复术前解剖结构而进行的手术。其次，检测并纠正导致术前症状的诱发因素（表24-2）。

24.7 临床病例

24.7.1 案例1

病史：一名44岁的女性，她的膝关节在她驾驶汽车发生车祸前没有任何问

表24-2 独立分析后执行的手术

力线因素	手术	稳定因素	手术	软骨因素	手术
膝外翻	股骨内翻截骨术	外侧不稳定	内侧髌股韧带重建	局部损伤	截骨术或生物手术
膝内翻	胫骨外翻截骨术	内侧不稳定	外侧髌股韧带重建	广泛病变	同种异体移植或假体置换
股骨前倾增大	股骨外旋截骨术	多向不稳定（内侧+外侧）	内侧髌股韧带+外侧髌股韧带重建		
胫骨外旋增大	胫骨内旋截骨术	滑车发育异常	滑车成形术或内侧髌股韧带重建		
足过度内旋跖屈	足矫形术				
高位髌骨	胫骨结节下移				
外侧胫骨结节（>20 mm）	胫骨结节内移				
内测胫骨结节	胫骨结节外移				

表24-3　常见并发症和恢复术前解剖的手术

手　术	并　发　症	治　疗
外侧韧带松解术	髌骨内侧脱位	外侧髌股韧带重建
内侧韧带修复或紧缩术	复发性外侧不稳定	内侧髌股韧带重建
外侧韧带松解术	多向不稳定（包括内侧和外侧不稳定）	内侧和外侧髌股韧带重建
软骨修整成形术	髌股关节炎	截骨术+/-同种异体移植
正常TT-TG值的内侧结节转移术	胫骨过度旋转和内侧间隙超载	胫骨结节横移

题，这辆汽车被另一辆车撞到了一边。她在安全带下方滑动，直接撞击仪表板。X线摄片阴性。物理治疗后，她的髌骨上有持续轻度疼痛，左膝没有任何不稳定迹象或症状。事故发生后数月，她接受了关节镜检查和关节镜侧向松解术。手术后前膝疼痛明显加重，并且她注意到膝盖套将髌骨推向内侧方向。她现在有萎缩性痉挛，横向疼痛，走路20 min后出现积液，跛行，不安全，下楼困难，感觉髌骨不适特别是走下山坡、夜间疼痛、膝盖塌陷，以及无法穿高跟鞋。

查体：膝关节活动0°～150°，积液，弥漫性温暖，软组织肿胀，伴有伸展性痉挛，负J字征，左侧髌骨内侧和外侧活动度明显增加，与非手术右侧相比，按压时有相当大的忧虑髌骨内侧和完全内侧脱位可以通过内侧应力证实，Q角为15°，有明显的压痛触及外侧韧带的缺损。

Ober试验为阴性，侧支和十字韧带均正常，额叶平面上的肢体对齐临床正常，俯卧位检查显示髋关节内旋转65°，外部35°，足部大腿正常，足中度内翻，跟腱双侧紧绷。

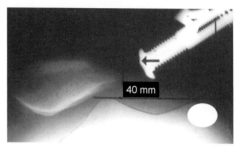

图24-1　关节镜下外侧韧带松解术后髌骨内脱位

X线片：AP、侧位和轴位X线片正常，髌骨正常高度，正常胫骨股骨轴和正常沟。然而，应力放射图显示髌骨完全内侧脱位，其内侧移位比正常膝关节多24 mm，比正常膝关节侧向移动5 mm，比正常膝关节倾斜14°。图24-1显示了这种异常位移。图24-2显示（另一名患者）髌股内脱位的临床表现。

分析：并发症是在孤立的关节镜侧向释放后医源性内侧髌骨脱位。在这种情况下，没有证据表明外侧韧带以任何方式导致患者的症状。正常的侧支持带有助于内侧和外侧的稳定性并防止异常倾斜。

治疗：矫正是侧髌股韧带股四头肌移植的重建。

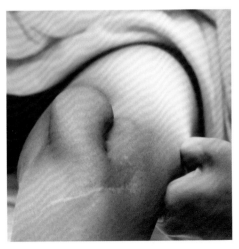

图24-2　外侧松解术后髌股内脱位临床表现

24.7.2　案例2

病史：一名26岁女性，患有左膝疼痛和不稳定。19岁时，她在打棒球时被对手击中膝盖前方。她继续打棒球，但由于持续的疼痛，1年后她接受了诊断性关节镜检查和皮下侧向释放。3个月后接受了重复关节镜检查，髌骨和股骨的软骨成形术产生出血骨刺激软骨生长。情况更糟，顾问建议重复侧向释放。1年后，她接受了Insall近端重新排列，重复侧向释放和髌骨钻孔。她进一步恶化并开始出现髌骨内侧脱位。第二位顾问建议进行股四头肌锻炼，每周3天进行3年。第三位顾问建议进行为期6周的铸造，但这并没有帮助。至少有4次，髌骨脱位在医院需要2次手术减压。原损伤7年后，第四位顾问认出了髌骨内侧脱位。在这一点上，她需要手扶栏杆来协助上下楼梯，改善持续疼痛，夜间疼痛，以及规律的僵硬。

查体：膝内翻所涉及的侧面更大，

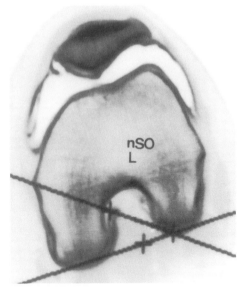

图24-3　CT关节造影。外侧关节软骨丢失，浅滑车，外侧韧带松解和关节镜软骨成形术后

复发，足内翻和髌骨向内指向或眯眼，双侧有活动膝关节伸展的髌后褶皱，与无症状侧明显阳性的J-征相比为负J字形，增加内侧—外侧髌骨游动，没有担心横向移动髌骨，但严重的担心在内侧移动髌骨，显著的股四头肌萎缩，运动。7°～145°，内侧关节线疼痛，外侧韧带疼痛，Q角＝双侧20°，阴性Ober，足大腿轴。10°，胫骨静脉曲张，无跟腱紧绷，髋内旋45°，外旋50°。

X线片：缩小髌股关节，浅沟，正常髌骨高度。CT关节造影显示外侧关节软骨完全丧失，髌骨内侧关节软骨保留良好（图24-3）。内侧应力CT显示完全内侧髌骨脱位。这张CT（图24-4）清楚地显示了在内侧脱位期间内侧软骨保存良好如何损伤外侧软骨。

分析：并发症是医源性关节炎，通过反复侧向释放加内侧重叠，切除关节软

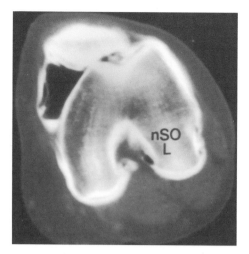

图24-4 外侧韧带松解后髌骨内脱位，显示髌骨内脱位如何导致外侧关节面损坏

骨和医源性内侧髌骨脱位。

治疗：用股四头肌腱移植重建髌股关节外侧韧带，结果显著改善，因为治疗不稳定但最终没有软骨损失。

24.7.3 案例3

病史：一名34岁的女性，患有前膝关节疼痛，15年前对关节镜检查没有反应。在咨询前4年，当一个载有100 kg的金属车撞到髌腱附近的前膝盖时，钝性创伤受伤。1年后接受了关节镜检查，这种检查没有改善膝关节，1年后进行理疗后接受了另一次关节镜检查。疼痛没有变化，肿胀，因此，她进行了Maquet截骨术，软组织受损需要腓肠肌肌瓣覆盖（图24-5）。

查体：身高183 cm，体重121 kg。中性对齐，足内翻，髌骨推移，环绕步态。由于疼痛，运动仅蹲下30°，双侧5°～110°，韧带稳定，半月板阴性，Q角15°R和20°L，无髌股骨痉挛但股四头肌无力，大

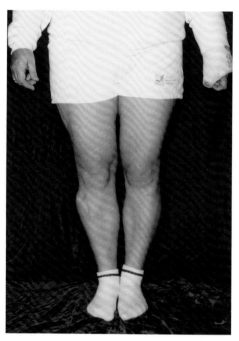

图24-5 1名34岁患者，右侧Maquet截骨术后以及左侧髌股关节。右侧粗隆外旋40°截骨术后

腿肌肉中度萎缩，Ober紧在4 cm时无疼痛，俯卧髋内旋70°，外旋50°。

X线片：AP、侧位和轴位X线片均为阴性，除了CT螺旋扫描显示股骨内旋54°（与正常13°相比）（图24-6）。

分析：并发症是未能识别外部髋关节旋转的限制，迫使膝关节轴长期面向内侧。

治疗：治疗是外旋转股骨截骨术（转子间）。4个月时的结果是，她注意到操作的膝盖直接向前移动，而在非操作的肢体中，脚向外摆动。已经存在超过4年的术前疼痛已经消失，并且手术肢体现在比未受伤的膝盖疼痛少，并且她急于对未受伤的肢体进行相同的手术。

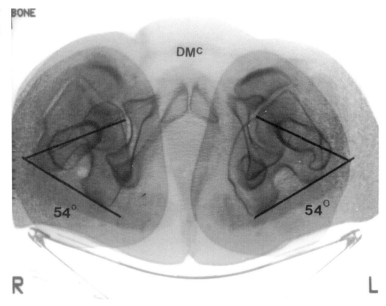

图24-6 术前CT螺旋扫描显示双侧股骨54°前倾

24.7.4 案例4

病史：一名37岁女性，患有持续疼痛6个月，双膝需要麻醉药。膝盖前部疼痛始于19年前。2年后，17年前，她接受了左侧胫骨结节的内侧转移。15年前，她接受了右侧胫骨结节的内侧转移。术后有限运动需要操纵。12年前，她接受了关节镜检查，术后不久便进行了手术。10年前，她进行了关节镜滑膜切除术。4年前，她接受了右侧关节镜内侧半月板切除术，通过关节镜剃刮进行髌骨软骨成形术，以及侧向释放。在那个程序之后她变得更糟。有一种持续的疼痛，使她在夜间保持清醒，疼痛行走，上下楼梯疼痛，疼痛坐姿，虚弱，屈曲，跛行，不安全感，捕捉和间歇性剧烈疼痛。

查体：轻微内翻，瞄准髌骨（斜视），有限下蹲，运动R 0°～130°，L 0°～134°，L积液，双侧软组织肿胀，髌后褶皱，双侧

侧向移动增加，左侧畏惧而非左侧，右侧的内侧机动性增加，而右侧的内侧机动性增加。Q角：12°R和14°L，十字韧带和副韧带完好无损，右侧内侧关节线触诊明显疼痛，俯卧位内髋关节旋转50°，外旋25°。胫骨结节似乎位于过度内侧，脚向外指向。

X线片：机械轴为中性，屈曲负重显示内侧和外侧相等的关节间隙，两个髌骨在轴向视图中位于滑车中心，但内侧髌股关节的软骨下硬化增加。CT关节造影显示左膝内侧关节软骨丢失较大（图24-7），CT旋转研究显示双侧内旋角分别增加24°和32°（图24-8），胫骨结节—滑车沟距离0右边—左边5 mm。

分析：并发症是内侧胫骨结节转移后内侧髌股关节炎。另外，由于从内侧转移的胫骨结节的外部旋转拉力，胫骨在外部旋转，并且感觉到内侧隔室由于增加的内侧髌股关节负荷而过载。该患

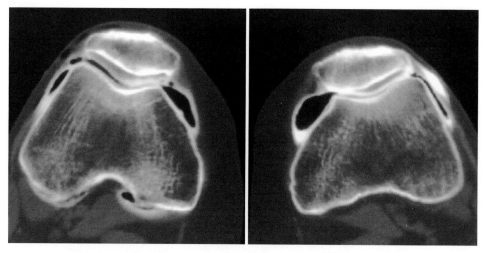

图24-7 CT造影双侧对比显示双侧胫骨结节内移后内侧髌股关节软骨丢失

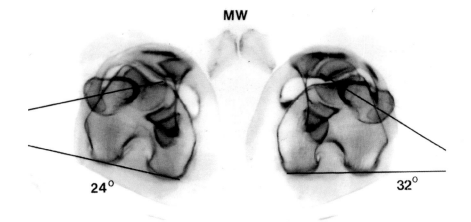

图24-8 CT旋转研究显示双侧股骨前倾。治疗方案为外侧胫骨结节转移至内侧倾斜面和粗隆间外旋截骨以纠正力线的旋转异常

者没有半脱位或脱位的证据。假设髌骨外侧移位导致前膝关节疼痛，并且假设胫骨结节的内侧转移将减少这种半脱位和疼痛。假设侧向释放，软骨成形术和内侧半月板切除术将改善症状。这可能使情况变得更糟。

治疗：胫骨结节的横向移位和股骨的外旋截骨术。虽然她在左侧内侧关节线上有间歇性疼痛，但患者在截骨术后6年仍然有所改善，这可能是由于左侧胫骨结节的横向转移不足所致。

24.7.5 案例5

病史：一名33岁的男性医院管理员在教堂进行了痛苦的补救事件后，在3个月的严重程度上增加了双侧前膝关节疼痛。他主诉跛行，反复肿胀，锁定，每日至少屈曲6次，上下楼梯疼痛，坐着疼痛，髌骨滑倒的感觉，但不需要操作重新安置。在20岁（13年前），他进行了双侧手术（内侧结节转移，Insall型内侧重叠和侧向释放）。9年前，他从左膝移除了松散的身体。

查体：身高193 cm，体重119 kg，膝关节过度，脚部过度前倾，无法因疼痛和僵硬而下蹲，运动0°～130°，髌骨均有过度活动，此运动有超敏反应，外侧半脱位疼痛双侧和疼痛伴左侧髌骨内侧半脱位，Q角0°，内侧小关节压痛双侧，髌骨侧向运动增加关节摩擦，髌骨，1+松弛至双侧内翻应力，大腿萎缩，Ober紧3 cm，俯卧髋内旋60°，外旋20°，双侧跟腱紧。

X线片：髌骨，正常同余角，内侧髌股关节变窄，应力X线片表明没有增加的侧向偏移，但几乎是内侧脱位。CT关节造影显示髌骨上有良好质量的关节软骨，远端，尤其是内侧髌骨关节软骨明显减少；CT旋转研究显示股骨前倾36°（正常13°）。

分析：① 术后关节炎；② 髌骨内侧不稳定；③ 滑车发育不良；④ 股骨前倾增加；⑤ 胫外扭转轻度增加；⑥ 足外翻；⑦ 轻度膝关节外翻；⑧ 跟腱挛缩；⑨ 内侧胫骨结节转移。

治疗：① 远端和侧向移位胫骨结节；② 外旋内翻截骨术股骨远端；③ 内侧和外侧韧带的重建。

术后，他描述了"一种新的感觉，这是一种舒适和自信"，并且在手术后1.5年"很棒，膝关节比他记忆中的以往任何时候都要好。"他在对侧膝盖上要求相同的手术，现在是右侧手术后5年和左侧手术后3年。他仍在持续改善状态。然而，我们还没有解决关节软骨、胫骨扭转，滑车发育不良，跟腱挛缩或患者身高和体重的损失。

在每种情况下，需要考虑包括内翻—外翻，股骨和胫骨扭转，足内翻，肌肉挛缩，滑车发育不良，髌骨高度和髌股韧带松弛的肢体对齐。简单的侧向释放或胫骨结节转移无法解决更重要的贡献变量。

24.7.6 案例6

病史：一名34岁的女教师从13岁开始接受髌骨复发性脱位的咨询。在30岁时，由于疼痛和肿胀，她接受了关节镜检查，接着是胫骨结节内侧转移（Elmslie-Trillat），侧位隐匿性释放和软骨成形术。她现在出现髌骨疼痛、肿胀、虚弱和滑脱。

查体：直肢对齐，双侧足外翻，运动0°～150°。在尝试这种情况时，无法在重力作用下延伸，并伴有声音劈啪声。Q角=5°，而另一侧为20°。髌骨在内侧和外侧都是超运动的。股四头肌粗大萎缩，中度积液，侧支和十字韧带稳定，McMurray阴性，Ober试验阴性，俯卧髋内旋40°，外旋30°。

X线片：缩小关节软骨间隙和骨质疏松症。轻度髌骨，Insall比率=0.8。应力X线片显示髌骨内侧完全脱位和侧向过度活动。

分析：并发症是由于侧向释放和内侧结节转移引起的医源性内侧髌骨脱位，伴有软骨成形术加重关节病。

治疗：胫骨结节的侧向转移和外侧视网膜修复。有所改善，但在术后2年，髌骨内侧重新定位。侧向韧带通常质量不足以产生永久性修复。在这个阶段，她用股四头肌腱移植物进行了外侧髌股

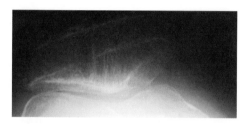

图24-9 外侧髌股韧带重建术后髌股关节炎加重

韧带重建。这在提供稳定性方面是有效的，但发生了剩余关节软骨的进一步恶化（图24-9和图24-10）。

3年后，她接受了髌骨—滑车新鲜同种异体移植术（图24-11）。她现在是同种异体移植术后9年，尽管X线片显示出广泛的异常骨骼变化，但关节间隙仍然扩大，并且她的症状仍然比她之前的治疗有了很大改善。

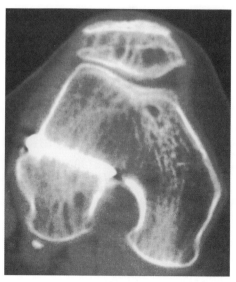

图24-10 CT扫描显示关节炎

结论：在治疗髌股关节并发症时，手术治疗应解决主要病理以及失败手术引

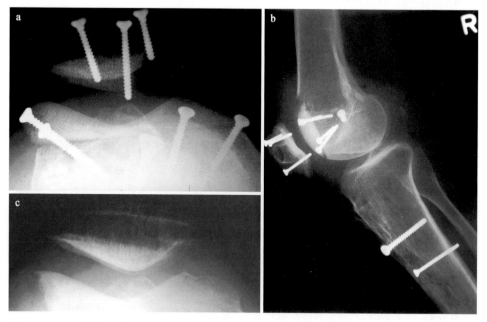

图24-11 （a）新鲜同种异体移植术后2周轴位X线片。（b）新鲜同种异体移植术后2周侧位X线片。（c）新鲜同种异体移植术后10个月轴位X线片。（d）新鲜同种异体移植术后10个月侧位X线片。（e）新鲜同种异体移植术后5年轴位X线片。（f）新鲜同种异体移植术后9年CT。对比图24-10

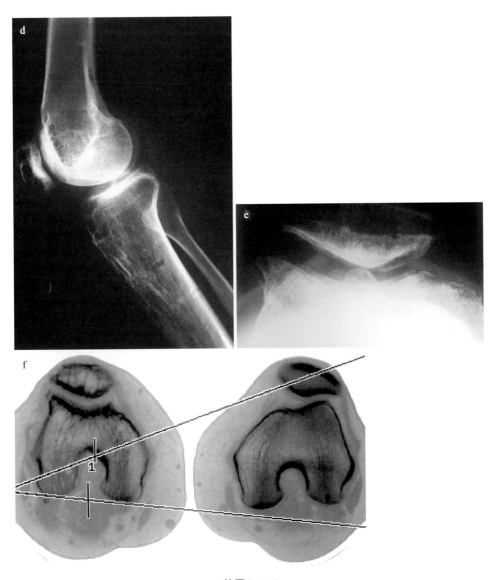

续图24-11

起的变化。切断正常韧带，移除关节软骨或将肌腱转移到异常位置通常会产生新的问题，应谨慎进行。

参考文献

[1] Huberti HH, Hayes WC. Patellofemoral contact pressures. The influence of q-angle and tendofemoral contact. *J Bone Joint Surg*. 1984; 66-A: 715-724.

[2] Huberti HH, Hayes WC. Contact pressures in chondromalacia patellae and the effects of capsular reconstructive proce-dures. *J Orthop Res*. 1988; 6: 499-508.

[3] Teitge RA, Faerber WW, Des Madryl P, et al. Stress radio-graphs of the patellofemoral joint. *J Bone Joint Surg*. 1996; 78-A: 193-203.

神经性膝关节疼痛：评估和管理 **25**

莫里斯·Y.纳哈贝迪安

25.1 介绍

作为合理治疗神经瘤所导致的顽固性膝关节疼痛的一种方式，膝关节周围选择性去神经的概念，正得到越来越多的关注和认可。当我们对人体膝关节的神经支配的认识越来越明确，我们对这些患者进行手术治疗的能力也增强了。这主要得益于我长期的一位导师，A.李·德隆（A. Lee Dellon）医学博士，他的开创性工作。他的解剖学研究详述了膝关节的神经通路，这有助于我们理解导致膝关节周围疼痛的感觉机制[7]。这大大地提高了我们评估、诊断和管理由于神经瘤引起的慢性和顽固性膝关节疼痛。自本章的第一版起，很少有关注这种治疗方案的其他报道。然而，有兴趣并进行这种治疗的外科医生的数量却一直在稳步增加。

慢性关节疼痛的去神经支配治疗最早记载于1958年[11,12]。由于术后肢体功能不良，早期肘关节慢性疼痛的全神经切除术的效果难以让人接受。这是因为感觉神经和运动神经都被消融了。所以许多年来，去神经化一直不被当作一种恰当的治疗选择。然而，随着选择性去神经支配的到来，不良的后遗症已经

被排除，因为只有特定的感觉神经被切除而运动神经得以保存[1,3]。因此，在适应证明确的患者中，是可以显著减少疼痛的。但是，重要的是我们要意识到，选择性去神经化主要是针对神经型疼痛的患者。对于非神经性病因引起的慢性疼痛是不推荐的。

选择性去神经支配治疗慢性神经性膝关节疼痛，最初由德隆和他的同事在1995年进行报道[4]。在他的初步研究中，对15例全膝关节置换术后，有持续性神经痛的患者进行了治疗，所有患者疼痛都减轻了，平均随访时长12个月。在随后的研究中，对70例全膝关节置换术后、创伤或截骨术后，有慢性神经性膝关节疼痛的患者进行去神经化治疗，其优良率为86%，平均随访24个月[5]。在最近的一次更新中，报道了344例经过选择性去神经化评估和治疗的神经性膝痛患者的治疗结果[6]，其中大多数患者的是全膝关节置换术后（74%），其余的是外伤患者（26%）。在选择性去神经手术后，有70%的患者效果极好，20%效果较好，5%有些许改善，5%无效。

此后，其他的评估该技术安全性和有效性的研究已经完成。卡西姆（Kasim）和同事[8]对25例膝前痛患者进行了外侧韧带切断术。其中，22例（88%）

手术后都得到了主观上的改善。尽管术后疼痛并未完全消除，但疼痛减少了50%。其他发现包括手术后日常活动量增加了40%，而手术前则减少60%。

对于适应证明确的患者，选择性去神经化治疗对慢性膝痛患者有良好的效果[9,10]。我们评估了43例难治性膝关节疼痛的患者，其中25例可进行选择性去神经治疗。疼痛完全缓解的有11例（44%），部分缓解的10例（40%），疼痛无缓解的4例（16%）。随访时间1～4年。对结果满意的患者达到21/25（84%）。

25.2　去神经治疗的解剖基础

目前在膝关节周围有7条手术中可识别的感觉神经（图25-1）[2,9]。膝内侧的感觉神经支配包括隐神经髌下支、内侧韧带神经、股内侧皮神经和股前皮神经。膝外侧感觉神经支配包括腓总神经胫腓支、外侧韧带神经和股外侧皮神经。内侧和外侧韧带神经对膝关节有感觉支配，而其他5支神经对膝关节的皮肤有感觉支配。这些神经的解剖位置和走行通常是

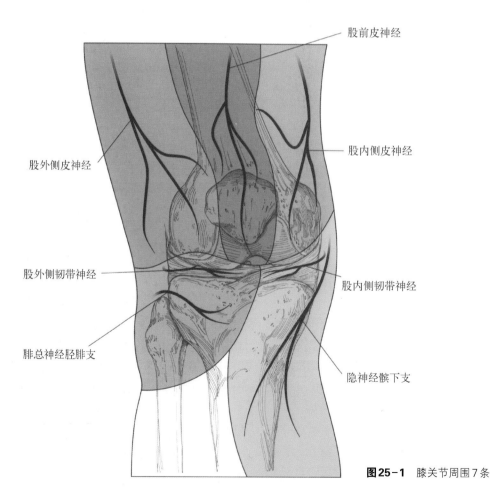

股前皮神经

股内侧皮神经

股外侧皮神经

股外侧韧带神经

股内侧韧带神经

腓总神经胫腓支

隐神经髌下支

图25-1　膝关节周围7条

固定的，但也会发生变异和反常，尤其是患者之前进行过手术治疗。膝关节周围的浅层神经位于皮下脂肪内，深层神经则位于内侧和外侧韧带的深部。这些神经都位于股内侧肌和股外侧肌的远端。

25.3 去神经治疗的手术技巧

管理慢性膝关节疼痛患者的一个重要环节是区分神经性疼痛与非神经性疼痛。一般而言，神经性膝痛的表现为锐痛和局限性痛，而非神经性膝痛则是钝痛和弥漫性痛。确定疼痛是否是神经源性的，是要通过获得完整的病史和体格检查、评估疼痛的特征，并进行适当的诊断来完成的。本章节将回顾初诊、诊断评估和手术技巧。

25.3.1 初诊

初诊时，要彻底地对患者膝关节疼痛的机制进行询问。病因可能是继发于慢性疾病状态，比如骨关节炎或软骨软化症；以及急性事件，比如创伤或之前的手术治疗，包括全膝关节置换术、关节镜检查和关节镜手术等。慢性病痛很少继发于神经瘤，而急性发作的疼痛可能是继发于神经瘤的。发作的时间也很重要，因为许多这种疼痛情况往往是自限性的，在6个月内会逐渐缓解。急性疼痛发作持续超过6个月的有可能是继发于神经瘤。

与疼痛有关的其他因素包括疼痛的性质、强度、部位、持续时间、加重因素、缓解因素和频率。疼痛的性质是指锐痛或钝痛，持续或间歇，局限或弥漫。疼痛的位置要标记在膝关节表面，并明确

疼痛是位于膝关节浅表还是膝关节内部。浅表疼痛通常是继发于5根皮神经的神经瘤，包括股内侧皮神经、股外侧皮神经、股前皮神经、隐神经髌下支和腓总神经胫腓支。深部疼痛可能是由支配关节囊的内侧或外侧韧带神经的神经瘤引起的。有些患者也可能会因为腓总神经的压迫而在腿部的侧面出现麻木或刺痛感。疼痛的严重程度按视觉模拟评分（VAS）分级，范围从0～10分。

体格检查的重要方面包括瘢痕的位置、评估膝关节稳定性、关节活动范围ROM、步态评估和标记疼痛部位。排除任何感染性或炎性病因是很重要的。描述与膝盖表面相对应的疼痛区域（图25-2）。神经瘤的诊断最重要的是发现Tinels征（叩击试验），Tinels征是通过叩

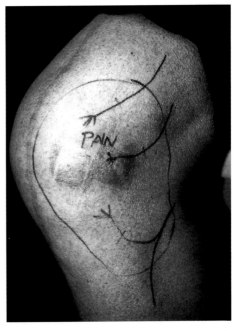

图25-2 图示继发于大隐神经髌下支神经瘤的疼痛区域

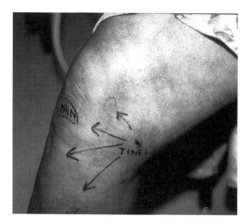

图25-3

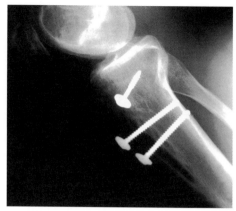

图25-4

击膝盖表面并观察反应来确定的,偶尔诱发出的神经支配区放射性锐痛的是神经瘤的特征(图25-3)。膝关节周围的Tinels征可以是单发的,也可以是多发的。建议进行拍照以记录这些膝关节的标记。

25.3.2 诊断评估

诊断是基于排除非神经源性病因,剩下的就是神经瘤诱发的。如果成功用1%利多卡因完成神经阻滞,即可考虑是神经瘤。在神经瘤形成的潜在部位,用几毫升的利多卡因进行皮下注射。基于神经瘤可能形成的部位,进行1~7次注射。注射后5~10 min,使用视觉模拟评分VAS再次评估疼痛强度。理想情况下,若神经瘤真的存在,进行神经阻滞后疼痛应完全消除,那些VAS评分减少5分及以上的患者,被认为是适合进行选择性去神经化治疗的患者。评估和记录神经阻滞前后的步态变化也很重要。通常在成功阻断神经瘤后,步态会得到改善。利多卡因阻滞不能缓解的疼痛可能与其他原因有关,比如骨关节炎、韧带松弛、假体位置不良、无

菌性松动和聚乙烯片磨损,这些病因的话建议进一步的骨科就诊,对于所有潜在可能的患者都需要拍摄一张膝关节平片(图25-4)。对于神经源性膝痛的患者肌电图和神经传导研究通常不是必需的。

对于那些被认为适合做选择性去神经化手术的患者,应该告知其手术的风险和收益。患者必须要理解膝盖的某部分可能永久性地麻木,并容易受到其他形式的创伤,例如烧伤。手术效果是因人而异的,40%~70%的人会有很大的改善,20%~40%的人会有部分的改善,5%~20%的人会没有效果。这些数据是根据现有研究的不断积累而得出的[6,9]。手术的效果根据VAS的减少量来衡量。在我个人的治疗实践中,术后效果极好的患者VAS评分降低到0~1分,术后有部分效果的患者VAS减少到术前50%以下,而术后效果较差的VAS没有明显变化。

25.3.3 手术技巧

在进行区域或全身麻醉的诱导之前,应再次标记Tinels征的标记点并勾

画骨性标志。应画好手术切口和神经走行的标记。进行麻醉诱导后，在大腿近端上止血带并充气至300 mmHg，建议止血带充气时间少于1 h。推荐使用放大倍率3.5倍以上的放大镜进行手术操作。不同神经瘤的手术切除技巧是各不相同的，膝部的皮神经位于皮下脂肪内。股前皮神经、股内侧皮神经、股外侧皮神经以及隐神经髌下支的神经瘤，可以沿着Tinels征标记点和神经走行路线，切开皮肤1～2 cm进行切除。术中使用精细剪刀和双极电刀进行解剖，在分离神经后，适当牵拉已游离的神经节段，并观察Tinels点皮肤回缩的情况，这个操作可以证实是否游离了正确的神经。离断神经后，将神经残端的近端包埋在附近的肌肉中，以减少复发的可能性。

腓总神经胫腓支的神经瘤要使用不同的手术入路(图25-5和图25-6)，腓总神经被显露并游离出来，游离出支配上胫腓关节的关节支，术中使用电神经刺激器有助于确保腓骨长肌的运动支不被损伤。

膝关节深部的神经瘤，即内侧和外

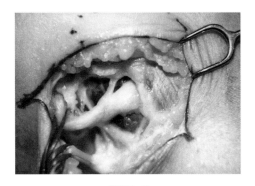

图 25-6

侧韧带神经瘤，需要不同的手术入路。切除内侧韧带神经瘤需要使用股内侧肌远端的皮肤切口，从髌骨内侧和股骨内上髁之间切开内侧韧带，神经位于内侧韧带的下方；切除外侧韧带神经瘤需要使用股外侧肌远端的皮肤切口，在髌骨和髂胫束之间切开外侧韧带，游离并切断外侧韧带神经。

25.4 病例报道

25.4.1 病例1

一位44岁男性患者，在全膝关节置换术后出现慢性右膝疼痛2年。疼痛局限于膝内侧和外侧髌下区(图25-7和图25-8)。疼痛被描述为锐痛和持续性痛，局限于皮肤表面，不涉及膝关节内部，膝关节活动可使疼痛加剧。膝关节稳定性和步态在正常范围内。患者还描述有膝盖侧面的麻木和刺痛感。物理疗法和止痛药在改善疼痛方面没有效果。疼痛视觉模拟评分(VAS)为9分，X线片显示膝关节假体位置良好。

体格检查中发现右膝有20 cm长的膝中线切口，愈合良好，没有肿胀和红斑

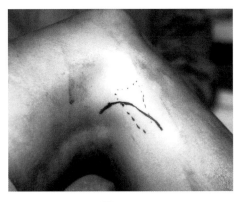

图 25-5

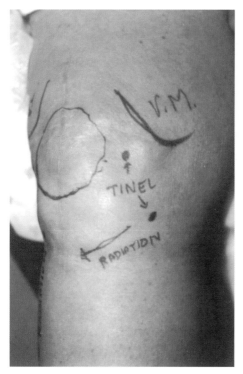

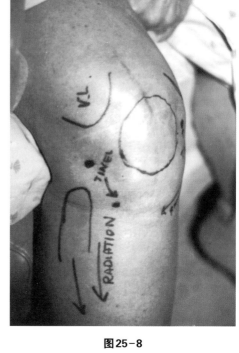

图25-7　　　　　　　　　　　　　　图25-8

的表现。髌骨下的膝内、外侧都可以引出Tinels征，此外，患者从腓骨小头至外踝的区域皮肤感觉减退，关节的松紧和稳定性未做评估。初步诊断是：隐神经髌下支的神经瘤、腓总神经的胫腓支压迫和腓总神经压迫。试用5%利多卡因在诱发Tinels征的点上进行神经阻滞，患者的疼痛在5 min内完全缓解。

在手术室中，我进行了隐神经髌下支和腓总神经胫腓支的分离和切断（图25-9），神经残端的近端被埋在附近肌肉当中，腓总神经明确地得到了减压。

术后，患者的疼痛完全消失，疼痛视觉模拟评分（VAS）为0分，外侧腿部皮肤的感觉减退完全消除，这个患者进行了2年的良好随访。

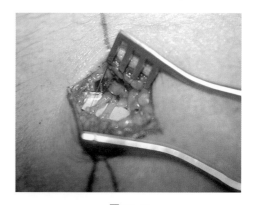

图25-9

25.4.2　病例2

一名28岁男子因外伤而导致持续7年的慢性膝关节疼痛。先前，总共进行了7次手术，从而导致了他的慢性膝关节疼痛。患者描述疼痛是锐利的、持续的。疼痛位于膝盖上方的皮肤浅表区域。他的疼痛视觉模拟评分（VAS）为8分，物理疗法和止痛药不能减轻疼痛。X线片显示膝关节对位良好，无关节炎改变。

体格检查发现，患者所有手术切口愈合良好，没有感染或炎症迹象，没有膝关节韧带松动的体征，髌骨上方内侧可引出Tinels征，神经阻滞成功缓解了疼痛，使患者的VAS评分降为0分。我诊断他为膝内侧皮神经瘤（图25-10），将神经瘤切除并将神经残端近端进行了包埋。

术后，患者主诉髌上区内侧的疼痛完全缓解，然而术后1周，患者主诉出现了新的髌上区前外侧疼痛，这种疼痛被描述为剧烈的间歇性疼痛，视觉模拟评分（VAS）为8分，神经阻滞成功地消除了疼痛。4个月后进行的第二场手术中，切除了他内侧和外侧股皮神经的神经瘤，术后随访2年患者都没有再出现疼痛。

25.4.3 病例3

一位70岁男性，进行全膝关节置换术后出现左膝髌下区内侧疼痛2年。患

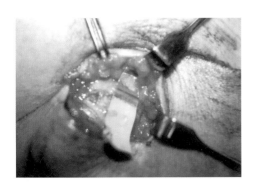

图25-10

者描述疼痛为尖锐的、间歇性的、局限性的表面疼痛，视觉模拟评分（VAS）为7分。久坐和膝关节运动可以加剧疼痛。患者没有任何结构功能障碍的主诉，X线片显示膝关节假体位置正常。物理疗法和止痛药不能减轻疼痛。

体格检查发现，患者膝中线切口愈合良好，无肿胀、炎症或感染迹象。膝关节稳定，屈伸活动正常，步态正常。膝髌下区内侧可引出局限性Tinels征，诊断性神经阻滞可以将疼痛视觉模拟评分（VAS）降为2分，提示隐神经髌下支神经瘤。患者诉说疼痛有所改善，但仍有一些不适。

手术室中，我将他的隐神经髌下支分离、切断并将其近端包埋入附近肌肉中。术后，患者疼痛没有明显改善，视觉模拟评分（VAS）降到5分。在对该名患者进行2年的随访后，得到了这样一个差强人意的结果。

25.5 讨论

对于特定的患者来说，用选择性去神经支配术治疗神经瘤型膝关节疼痛是一个很好的治疗方法。尽管被一些人认为有争议，但它作为一种有效的治疗方式正越来越受到重视。一些医生认为去神经支配手术是一种极端的手术操作，临床结果复杂多变。然而，基于个人经验和对现有文献的回顾，对大多数经过适当选择的患者，对膝关节进行选择性去神经支配治疗是安全和有益的。我选择以上3个病例是因为：它们代表了手术医生可能会遇到的情况和结果。

案例1是一个简单的情况，单个神经瘤导致了膝关节的疼痛。神经阻滞可以暂时解除疼痛，切除单个神经瘤则可完全消除疼痛。案例2看似很简单，像单发的神经瘤，然而，第一次手术识别并切断受累神经后，术后出现临近的疼痛需要进行第二次去神经化手术治疗。这个案例证明了多次去神经手术虽然不常见，但可能也是有必要的。虽然我们不清楚为什么之后出现的疼痛在初诊时没有出现，但可以推测邻近的神经瘤引起的疼痛信号强度较低，被首先发现的神经瘤症状所掩盖。案例3代表了一种情况，即对神经阻滞产生了模棱两可的反应。尽管患者在神经阻滞后视觉模拟评分（VAS）从7分降至2分，但仍有轻度疼痛。选择性去神经手术没有完全解除疼痛。神经阻滞后疼痛的未完全缓解可能是由于邻近神经未完全麻醉。去神经支配术后持续存在的疼痛，可能是由于临近神经对去神经支配区域的非特异性再支配作用。

为了明确选择性去神经支配的真正好处，前瞻性研究是必需的。在我们之前的研究中，对43例顽固性膝关节疼痛患者进行了前瞻性分析[6]。本研究仅包括符合选择性去神经治疗标准的患者，入选标准包括疼痛至少持续1年以上，保守治疗失败，疼痛集中在一个Tinels点附近，根据疼痛视觉模拟量表（VAS），局部阻滞后，疼痛严重程度至少降低5分以上。30名患者符合这些标准，其中25名患者进行了选择性去神经手术治疗。另13名患者不符合入选标准。在25名进行选择性去神经支配手术的患者中，15名患者的疼痛由外伤引起的，10名患者是全膝

关节置换术后疼痛。这些患者之前接受膝关节手术的平均次数为5.1次（范围：0～20次）。11名患者进行了单个神经瘤切除术，14名患者进行了多发神经瘤切除术。我们一共切除了25名患者共62条神经，其中包括隐神经髌下支（n=24）；腓总神经胫腓支（n=5）；内侧韧带神经（n=12）；外侧韧带神经（n=8）；内侧皮神经（n=6）；前皮神经（n=3）；股外侧皮神经（n=4）。11名患者（44%）疼痛完全缓解，10名患者（40%）部分缓解，4名患者（16%）疼痛未缓解。随访时间1～4年，25名患者中有21例（84%）对术后结果表示满意。

这项研究表明，并非所有经过挑选的患者对选择性去神经支配手术都产生相同的治疗效果。近期对11名疗效极好的患者进行评估，发现：术前VAS的平均评分为8.5分（范围：5～10分），神经阻滞后VAS平均评分为0.4分（范围：0～1分），去神经手术后VAS平均评分为0.5分（范围：0～2分）。9名患者（82%）术前疼痛局限于膝关节内侧，2名患者（18%）术前膝关节内侧和外侧都有疼痛。9名患者（82%）进行了单次手术，2名患者（18%）进行了第二次手术后获得以上的结果。最常切断的神经为隐神经髌下支，10名患者（91%）切断了该神经。9名患者（82%）切断1条以上的神经。

对疗效相对较好的10名患者进行详细评估发现：术前VAS平均评分为8.6分（范围：6～10分），神经阻滞后VAS平均评分为0.5分（范围：0～2分），去神经手术后VAS平均评分为3.3分（范围：2～5分）。5名患者（50%）术前疼痛局限于膝

关节内侧，另5名患者（50%）术前膝关节内侧和外侧都有疼痛。8名患者（80%）进行了单次手术，2名患者（20%）进行了第二次手术后获得以上的结果。最常分离和切断的神经为隐神经髌下支，10名患者切断了该神经。7名患者切断1条以上的神经。

对疗效较差的4名患者进行详细评估显示：术前VAS平均评分为8.3分（范围：7～10分），神经阻滞后VAS平均评分为1.5分（范围：0～2分），去神经手术后VAS平均评分为6.8分（范围：5～9分）。2名患者术前疼痛局限于膝关节内侧，另2名患者术前膝关节内侧和外侧都有疼痛。最常分离和切断的神经为隐神经髌下支，4名患者切断了该神经。2名患者切断1条以上的神经。

25名患者中有14名（56%）的疗效被认为差强人意。在疗效相对较好的小组中，术后患者主诉主要包括出现新的疼痛或疼痛发生转移的有4例，疼痛持续和加重的有6例。诱发膝关节疼痛的主要原因有：7例骨折或全膝关节置换手术史，2例韧带损伤关节镜检查术病史，1例软组织损伤病史。术后再发疼痛的病因主要为：二次神经瘤形成、没有识别出来的神经瘤引起的持续性疼痛、相邻神经支配区域互相重叠，以及非神经瘤源性的持续性疼痛。

在疗效较差的小组中，诱发膝关节疼痛的主要原因有：两位患者接受过骨和关节的手术，两位患者进行过膝关节关节镜手术。四位患者都有持续而剧烈的膝关节疼痛。术后再发疼痛的病因主要为：相邻神经支配区域互相重叠，没有识别或标记出来的神经瘤。四人中有一人切断了内侧皮神经，外侧皮神经都没有进行切断，这个决定是根据术前评估和利多卡因神经阻滞的结果做出的。这组患者之后都没有进行二次去神经化手术。

25.6　总结

综上所述，选择性去神经支配手术治疗膝关节周围神经性疼痛是一种有效的治疗方法。正确地选择患者是影响手术成功的关键因素。最重要的条件包括：持续1年以上的疼痛，且通过保守治疗不能缓解；在疼痛的区域存在Tinels征；用1%利多卡因阻断神经后，疼痛视觉模拟评分（VAS）至少降低5分。对于非神经源性疼痛、疼痛时间少于1年的、广泛的疼痛且不存在Tinels征的患者，不建议用去神经化手术治疗。

参考文献

[1] Dellon AL. Partial dorsal wrist denervation: resection of the distal posterior interosseous nerve. *J Hand Surg*. 1985; 10A: 527－533.

[2] Dellon AL. Partial joint denervation II: knee and ankle. *Plast Reconstr Surg*. 2009; 123: 208－217.

[3] Dellon AL, MacKinnon SE, Daneshvar A. Terminal branch of the anterior interosseous nerve as a source of wrist pain. *J Hand Surg*. 1984; 9B: 316－322.

[4] Dellon AL, Mont MA, Krackow KA, et al. Partial denervation for persistent neuroma pain after total knee arthroplasty. *Clin Orthop Relat Res*. 1995; 316: 145－150.

[5] Dellon AL, Mont MA, Mullick T, et al. Partial denervation for neuromatous knee pain around the knee. *Clin Orthop Relat Res*. 1996; 329: 216－222.

[6] Dellon AL, Mont MA, Hungerford DS. Partial denervation for the treatment of

persistent neuroma pain after total knee arthroplasty. In: Insall JN, Scott WN, eds. *Surgery of the Knee*. Philadelphia: Saunders; 2000: 1772-1786.

[7] Horner G, Dellon AL. Innervation of the human knee joint and implications for surgery. *Clin Orthop Relat Res*. 1994; 301: 221-226.

[8] Kasim N, Fulkerson JP. Resection of clinically localized segments of painful retinaculum in the treatment of selected patients with anterior knee pain. *Am J Sports Med*. 2000; 28: 811-814.

[9] Nahabedian MY, Johnson CA. Operative management of neuromatous knee pain: patient selection and outcome. *Ann Plast Surg*. 2001; 46: 15-22.

[10] Nahabedian MY, Mont MA, Hungerford DS. Selective denervation of the knee: experience, case reports and technical notes. *Am J Knee Surg*. 1998; 11: 175-180.

[11] Wilhelm A. Zur innervation der gelenke der oberen extremitat. *Z Anat Entwicklungs Geschechte*. 1958; 120: 331-371.

[12] Wilhelm A. Die Gelenkdenervation und ihre anatomischen Grundlagen. Ein neues Behandlungsprinzip in der Habd-chirurgie. *Hefte Unfallheilkd*. 1966; 86: 1-109.

医源性髌骨内侧不稳定的动力学和运动学分析：临床相关性

维森特·桑奇斯-阿方索,埃里克·蒙特西诺斯-贝里,安德列·卡斯特丽,苏萨娜·马林-洛卡,亚历克斯·科尔特斯

26.1 介绍

髌骨内侧不稳定是一种伸肌肌腱重建术后严重的并广为人知的并发症[2,11,12,14,15,19-21]。然而,尽管这是一件众所周知的事,有它的独特性,我们至今也没有找到评估膝关节动力学和运动学的出版物——有关于外侧韧带重建术前和术后发生的医源性髌骨内侧不稳定的。

我们研究的第一个目标是分析保护策略,也就是髌骨内侧不稳定的患者为了减少这种不稳定并减轻疼痛所采取的规避行为。分析这些策略,使我们能够推测一些髌股关节紊乱的患者所发生在膝关节后部疼痛的原因。我们还将分析支持带结构对于疼痛起源的重要性,这和软骨病变诱发膝关节前部疼痛的机制是截然相反的。我们研究的第二个目标是告诉大家,支持带结构相对于肌肉协调在髌骨稳定中的作用是不同的,这点很重要。为此,我们将详细分析两例医源性髌骨内侧不稳定的临床病例。

26.2 案例1

一位25岁的女性来到我们这里,她有持续约5年,保守治疗失败的慢性右膝髌前痛和髌股关节不稳定。术前 Kajula 评分36分。我们这里的运动康复计划不能改善她的症状。患者18岁时,因复发性髌骨外侧脱位,在外院曾接受过 Insall's 近端重建手术(就是进阶的 VOM,外侧韧带松解后,将内侧韧带向髌骨背侧缩进的手术)。手术后,她以前的症状消失了,又可以打篮球了。但随着时间的推移,髌骨周围出现了不同类型的疼痛。1年后,她只好又放弃了打篮球。

对她进行膝盖体格检查,发现有髌骨周围及膝关节后内侧疼痛,关节有积液,推挤髌骨内侧时出现髌骨恐惧症,Fulkerson's 复位试验阳性[10]。对侧膝盖无症状。

常规X线片,包括切线位片,未发现任何异常。磁共振提示髌骨外侧半脱位及关节积液。屈膝0°,股四头肌放松时行CT检查,随着股四头肌收缩而出现

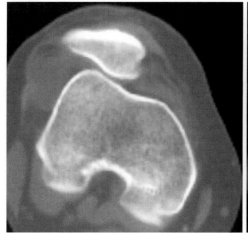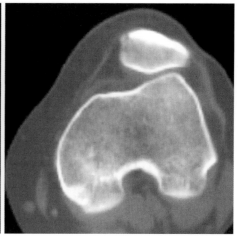

图26-1

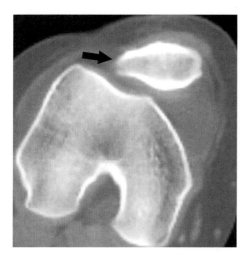

图26-2

髌骨缓慢地外偏，右侧较左侧明显（图26-1），屈膝30°时髌骨从外到内回到正常的位置。根据比德（Biedert）[3]所描述的方法，进行伸膝位髌股关节人为加压CT（应力CT），显示伴有髌骨向内的不稳

定（图26-2）。

进行步态分析是为随后的重建手术进行资料记录。一条有两块测力台的小道用来进行分析。受试者被要求以快节奏（140步/min）*进行行走。在记录数据之前，受试者在路线上反复走几次，直到她能够以自然和稳定的步态行走。她在术前和术后都穿着同样的运动鞋，步态参数使用NEDAMH/IBV软件（西班牙巴伦西亚生物医学研究所）进行分析。步态分析显示，患侧肢体和对侧肢体在以下参数上存在显著差异：水平制动力（右脚对左脚：0.37对0.29），最大足跟垂直接触压力（右脚对左脚：1.73对1.28）和最大蹬离地面垂直压力（右脚对左脚：1.40对1.04）（图26-3a）。

手术时，我们对右膝进行了关节镜检查。发现所有关节内结构完整，根据

---

* 步态分析的一个有趣的地方是步调的使用。步态参数对步调有重要影响。许多作者在他们的研究中使用无意识的步调。然而，当患者感到疼痛时，他的步调比平时要慢，以使他的步态更舒适。在本研究中，受试者被要求在术前和术后以相同的步频行走。在这种情况下，我们选择高频率（140步/min），因为受试者走得越快，功能受损就越明显。

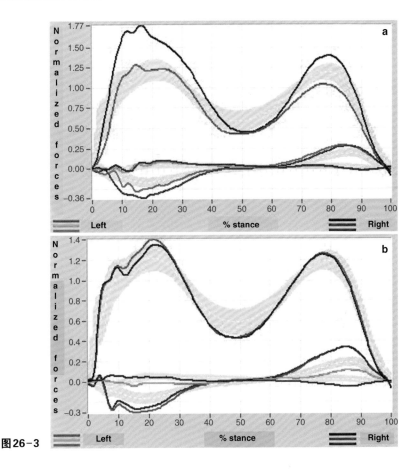

图26-3

Outerbridge分级，有Ⅲ度的髌骨软化症，软化区位于髌骨内侧，并且有髌周滑膜炎。我们没有进行软骨成形术或髌周滑膜切除术。关节镜检查后，我们根据胡斯顿（Hughston）和他同事所描述的方法，利用髂胫束和髌腱[12]对髌胫韧带[9]进行了重建。

　　术后4个月，她没有出现任何症状。此时对她再次进行步态分析，以评估手术重建支持带对她步态参数的影响。结果与对侧肢体相比无明显差异，步态参数正常：水平制动力（右脚对左脚：0.32对0.34），最大足跟垂直接触压力（右脚对左脚：1.34对1.40）和最大蹬离地面垂直压力（右脚对左脚：1.26对1.27）（图26-3b）†。术后1年，她仍然没有任何症状。随访Kajula评分91分。从屈膝0°位开始，股四头肌缓慢收缩，CT扫描显示两侧髌骨有基本相同程度的横向移位（图26-4a）。应力CT显示，髌骨向内是稳定

---

†　像我们在其他疾病中看到的一样，由于功能性补偿现象的存在，术前左（健康肢体）垂直足跟应力峰值（1.28），足趾离地应力峰值（1.04）和水平制动力（0.29）低于术后左（健康肢体）垂直足跟应力峰值（1.40），足趾离地应力峰值（1.27），水平制动力（0.34）。我们假设手术后，由于患侧膝关节吸收机制的恢复，步态会变得更加对称，双侧的步态模式也在正常范围内。

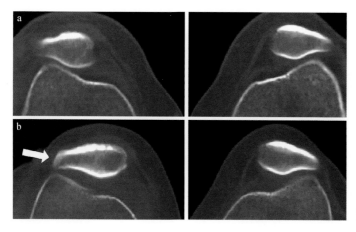

图26-4

的（图26-4b）。

26.3 案例2

一位41岁的女性来到我们这里，她主要主诉是右侧髌股关节不稳定，以及右膝前方疼痛，用物理治疗或药物治疗没有改善。术前Kajula评分24分。对侧的膝盖没有任何症状。这个患者3年前做过手术，当时以髌骨外侧不稳定为主要症状，活动时轻微的偶发疼痛作为第二症状，曾接受过Insall's近端重建手术，她在术后并发了深静脉血栓，需要血液科医生对其进行治疗。患者提到，在第一次手术后，随着时间的推移，髌骨更加不稳定了，而且疼痛跟术前有所不同，术后更加丧失行为能力。并且术后她的髌前疼痛程度也愈发严重。她的膝盖后部或内侧没有疼痛。在她接受重建手术后一年半，症状越来越重，另一位外科医生建议她进行膝关节镜检查，患者同意了。进行第二次手术后，疼痛明显加剧了，患者日常生活活动时髌骨经常发生不稳定。

体格检查发现可触及膝关节前方疼痛，推挤髌骨内侧时出现髌骨恐惧症，

Fulkerson's复位试验阳性。其余体检完全正常，没有韧带松弛，对侧膝关节体检也正常。

X线片提示医源性髌股关节炎（图26-5），而她在第一次手术前没有出现关节退行性改变。MRI提示有髌骨向外半脱位和严重的髌骨软骨病变。在屈膝0°位，股四头肌放松时行CT检查发现髌骨轻度外偏，TT-TG值为10 mm。根据比德[3]所描述的方法，进行伸膝位髌股关节人为加压CT（应力CT），显示髌骨向内的不稳定（图26-6a）。此外，伸膝位应力CT显示，与左膝相比，右膝的髌骨向外的移位也明显更大（图26-6b）。99m锝骨扫描显示，只有右髌骨存在病理性吸收（图26-7）。

术前我们对患者进行了步态分析和下楼梯时的运动学和动力学分析，旨在进行数据资料记录。下楼梯分析是根据一个标准方案进行的，让患者面向前方，用尽量少发生髌骨关节不稳和尽量减少疼痛的策略在楼梯上往下行走。与对侧肢体相比，这种策略就是尽量减少膝关节弯曲，腿部外旋，一次只走一步。

术前步态分析显示两侧步态对称，

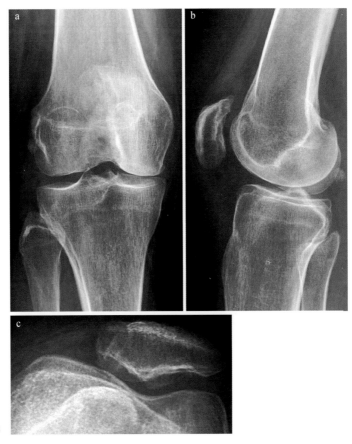

图26-5

步态参数在正常范围内。与案例1不同，患者的水平制动力、最大足跟垂直接触压力和最大蹬离地面垂直压力两侧对称，且都在正常范围内。

用下楼梯测试分析的第一个参数是膝盖屈伸角度（图26-8a），我们观察到踩到下一级台阶时的膝关节弯曲角度（按照标准方案）为18.71°，比健康人的数值要低很多（45.14°）。每当患者用保护策略尽可能舒服地往下走楼梯时，屈膝角度略有增加，达到27.85°。在摆动相，膝盖弯曲角度为44.67°，约为健康人弯曲角度的一半，健康人为101.56°。当患者采用保护策略下楼梯时，这个角度变为76.29°。我们可以得出结论：患者在下楼梯时有一个伸直膝关节的模式。

用下楼梯测试分析的第二个参数是地面反作用力（GRF），当受试者踏上台阶下方的测力板时，就会出现GRF（图26-8b）。我们得到的应力曲线有两个峰值，一个是当脚跟着地时出现，另一个当脚趾蹬离地面时出现。健康受试者脚跟着地时的平均应力为1.385，中足站立时为0.777，脚趾离地时为0.910。通过标准的下楼梯测试，我们收集到的患者的数据为：脚跟着地时为1.356，中足站立时为0.783，脚趾离地时为1.078。当使用保护性策略下楼梯时，收集到的数据为：脚

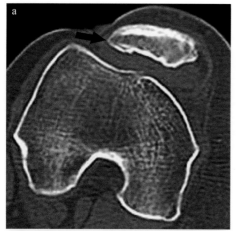

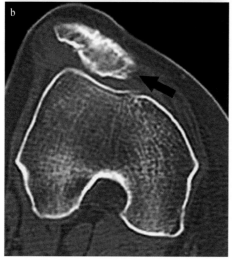

图26-6

跟着地时为1.292,中足站立时为0.798,脚趾离地时为0.828。虽然我们观察到应力没有显著差异,但是当患者按照标准方案下楼梯时,站立在台阶上的时间减少了[0.64 s,健康人为(0.94±0.13)s]。然而,当使用的保护性策略下楼梯时,站立在台阶上的时间为0.96 s,与健康人相似。

第三个分析参数是屈伸力矩(图26-8c)。在脚跟着地过程中会发生屈膝力矩(为负值),在脚趾离地过程中会发生

伸膝力矩(为正值)。在正常人群里,我们可以看到一些正常值:在脚跟着地时为−0.145的,在脚趾离地时为0.265。当用标准方案测试我们的患者,我们发现数据在脚跟着地时刻下降为(−0.072),脚趾离地时(伸肌力矩)的值下降为0.034。当患者采用保护性策略下楼梯时,这些数值增加了,在脚跟着地时为−0.174,脚趾离地时为0.048。

用下楼梯测试分析的第四个参数是外展—内收力矩(图26-8d)。当我们下楼梯时,产生的力矩是外展力矩(如图中所示的负值)。在健康受试者产生的曲线图上,对应于脚跟着地和脚趾离地时刻有两个峰值。正常的力矩值,在脚跟着地时为−0.156,在脚趾离地时为−0.128。当我们的患者采取标准方案下楼梯时,我们观察到,与正常值相比出现大幅度的降低:脚跟着地时为−0.062,脚趾离地时为−0.061。当她采取保护性策略进行测试时,数据为:脚跟着地时为−0.150,脚趾离地时为−0.105。

在对她进行髌股外侧韧带重建手术之前,我们还进行了关节镜检查,移除了位于髌骨和股骨滑车之间的一些纤维组织。术中发现她有严重的髌股关节炎,其余没有发现什么异常情况。之后,根据杰克·安德烈(Jack Andrish)所描述的手术方案,我们用阔筋膜对患者的外侧髌股韧带进行了重建,详见第32章。

我们对患者下楼梯时的运动学和动力学进行了6个月的随访分析(图26-8)。在这个过程中,我们的患者屈膝达到了以下程度:站立阶段27.79°,摆动阶段85.69°。弯曲—伸展力矩:脚跟

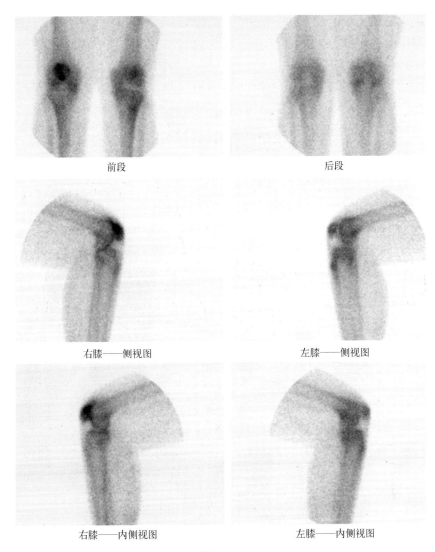

前段

后段

右膝——侧视图

左膝——侧视图

右膝——内侧视图

左膝——内侧视图

图26-7

着地时达到-0.174，在脚趾离地时达到0.071。外展力矩更接近正常人：脚跟着地时为-0.161，脚趾离地时为-0.169。随访12个月后，我们的患者达到以下屈膝值：站立阶段30.36°，摆动阶段82.37°。弯曲—伸展力矩：脚跟着地时达到-0.129，在脚趾离地时达到0.149。外展力矩更则接近于正常人：脚跟着地时为

-0.152，脚趾离地时为-0.151。

手术后12个月，患者无任何症状，可以自如地下楼，没有任何问题。术后Kujala评分94分。

26.4　讨论

髌股关节紊乱的患者的疼痛位于髌

骨后方，膝关节内侧的疼痛也是常有的，有时如同案例1那样，疼痛也会位于腘窝后方。我们在本章中对两个临床案例的分析，使我们能够推测膝关节后部疼痛的原因，推测髌股韧带张力过高是髌前疼痛的重要诱因，还有为什么某些髌股软骨病变是无症状的。此外，它使我们能够思考髌股韧带结构相对于肌肉协调在髌股关节稳定性中的重要性。

26.4.1 髌骨内侧不稳定患者的规避行为

案例1的术前步态分析结果显示，两下肢之间的步态不对称。这种不对称的特

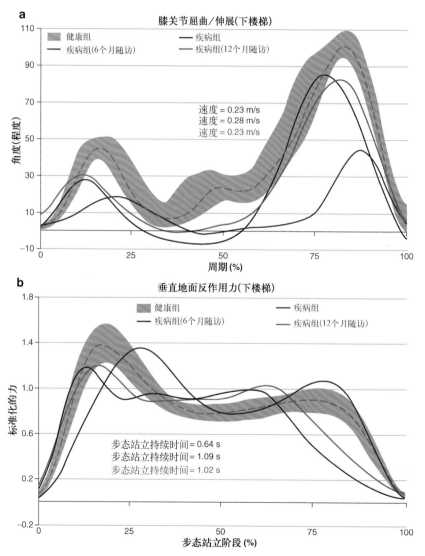

图26-8 案例2中下楼梯过程中的膝关节动力学。(a)下楼梯时膝关节的角度。(b)下楼梯过程中的地面力应。(c)下楼梯过程中膝关节屈伸瞬间。(d)下楼梯过程中膝关节的外展—内收

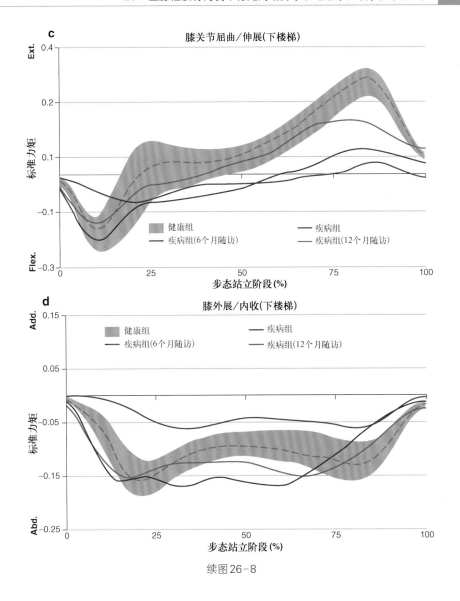

c

膝关节屈曲/伸展(下楼梯)

图例：
健康组
疾病组
疾病组(6个月随访)
疾病组(12个月随访)

d

膝外展/内收(下楼梯)

健康组
疾病组
疾病组(6个月随访)
疾病组(12个月随访)

续图26-8

点是：患肢的水平制动力、最大足跟垂直接触压力和最大蹬离地面垂直压力都有所增加。这些发生改变的参数可以是一直不变的，其中，在我们的患者身上还能观察到膝关节伸直的步态模式。站立阶段的膝关节屈曲程度是整个步态的关键因素之一[13]，有助于进行平顺的重心的转移。在我们的案例中，患侧肢体在站立阶段比健康肢体承受更多的负荷，可能是由于患侧肢体的支撑过于僵硬。患者可以耐受第一个弯曲的角度所带来的不稳定感和疼痛，这可以解释运动学上的发现。从这个角度讲，大家都知道膝关节弯曲时，髌骨会向内侧移动[17]，如果像案例1的患者那样，外侧髌股韧带缺如，内侧位移就会更大。因此，我们推测患者膝关节的伸直步态是一种避免不稳定和疼痛的策略。由于这种膝盖伸直的步态，大腿后方的肌肉长期处于一种被拉长的怪异的慢性工作状态中，这种状态可以诱发膝关节后方疼痛。这个假设与卡斯塔尼亚（Castagna）及其同事提出的肩关节前部不稳定引起后肩痛的假设相似。然而，对于案例2的患者，尽管她的髌骨内侧不稳定，但她没有膝关节伸直的步态。但就如运动学分析所示，她是以膝盖伸直的方式下楼梯的。案例2的患者膝关节后方没有疼痛，这个可以由患者没有膝关节伸直的步态模式来解释，而正因为她不走楼梯，从而避免了大腿后方的肌肉链长期异常地工作。

膝盖伸直地下楼梯是一种降低伸膝力矩的策略。比如，在下楼梯时，采取一些防止疼痛出现的动作中，减少股四头肌的收缩并减轻髌股关节反应和应力。在分析下楼梯过程中的地面反作用力（GRF）时，我们观察到另一个降低伸膝力矩的因素是减少站立阶段的时间。和正常人相比，在标准下楼梯过程中，患者脚跟着地和脚趾离地时外展力矩都降低了，可能是一种减少外翻向量（导致髌骨向外移位的）的保护机制。外展力矩的降低可导致内侧副韧带应力的降低，内侧副韧带位于膝关节的内侧。外展力矩的降低也可导致外侧胫骨平台接触应力的降低。所有这些力合并在一起产生一个内部力矩，对抗倾向于将膝盖旋转到外翻位的外部力矩。这可以解释为什么我们的患者在股胫关节的内外间室都没有疼痛。这也是骨扫描过程中髌骨吸收增加而股胫关节的内外间室都正常的原因。一切的最终的目标是减轻疼痛。

26.4.2 是否每个软骨损伤患者都需要手术？

值得注意的是，尽管我们的手术没有处理患者的髌股关节炎，但第二位患者的髌前疼痛确实减轻了。众所周知的事实是，髌骨能在一定程度内很好地耐受软骨磨损。事实上，因为半月板损伤而没有髌前痛的患者进行关节镜手术的时候，经常附带发现有软骨损伤。此外，在全膝关节置换术中，很多医生通常不进行髌骨置换。而且，在接受过 Insall's 近端重建手术的患者中，经过平均8年的随访，我们可以发现有8%的患者有髌股关节炎但没有出现任何症状。这就提出了一个问题：什么时候软骨损伤才会引起膝关节的疼痛？手术治疗软骨损伤的适应证是什么？对案例2的患者用 ^{99m} 锝进行的标准骨扫描时显示，髌骨的骨代谢活性增加（"热髌骨"）。这就提示了在案例2中髌骨就是疼痛的来源。髌股关节失衡导致软骨下骨的局灶性超负荷可导致异常应力增加，可能最终导致关节面破裂和髌股关节炎。实际上，我们的患者在做第一次手术前没有出现退行性改变，因此我们认为她的髌股骨关节炎是医源性的。或许，手术后不矫正伸肌力矩是防止髌股关节炎发生的一种保护策略。

案例2可以说明负荷过重的髌骨支持带结构对膝关节前方疼痛的发生具有重要的意义，仅仅重建患者的外侧髌股韧带就能使患者的症状消失。伸膝位髌股关节向内人为加压CT显示内侧髌骨不稳定。此外，应力CT用手向外推髌骨显示髌骨外侧移位明显大于健侧膝关节。因此，我们可以确定案例2患者是股骨滑车较浅的情况下发生的多向髌骨不稳定。医源性的慢性复发性软组织疲劳或因髌股关节失衡而出现的负荷过重，可以导致多方向髌股关节不稳定患者的疼痛，就如我们案例患者所发生的那样。

最后，我们可以推测：案例1患者术后步态变为正常，以及案例2患者下楼梯测试时运动学和动力学指标的改善，是由于髌股关节的被动稳定装置得到了重建，在本文中，即指外侧髌股支持带。

26.4.3 支持带结构和肌肉协调在髌骨稳定中的作用

外侧髌股支持带是一个重要的被动结构，在复杂的骨结构和动态结构的相互作用下，确保了髌股关节稳定性和髌骨在股骨滑车中的滑动行为[2]。

在髌骨稳定的问题上有一个有趣的概念，即被动约束和肌肉协调。法拉赫曼迪（Farahmand）和同事在实验室中证实股四头肌在整个膝关节弯曲范围内对髌骨外侧稳定性有显著且持续的影响，内侧韧带在膝关节伸直姿势下有限制作用。此外，塞纳文斯（Senavongse）和同事[18]证实，在股四头肌肌张力下，髌骨对抗内侧而非外侧移位的能力更强。然而，一些作者已经证明了外侧韧带对髌骨外侧移位有限制作用[5,6]。我们认为重建外侧韧带将会对髌骨向内侧移位和向外侧移位都有限制作用。我们的设想是基于1998年德西奥（Desio）及其同事的研究[6]。德西奥用尸体研究了软组织结构对髌骨向外侧移位的影响并发现外侧韧带对髌骨向外侧移位起着重要的

限制作用。同样地，克里斯托弗拉基斯（Christoforakis）和他的同事[5]证实了切断外侧韧带后，在屈膝0°、10°和20°时，将髌骨向外侧推的10 mm所需要的平均推力，明显地下降了16%～19%。我们随访的CT扫描结果支持外侧韧带对髌骨向外移位的限制作用，也支持外侧韧带对髌骨向内移位的限制作用。

26.4.4 髌前疼痛的髌股关节紊乱理论和动态平衡理论

比起由戴伊提出的动态平衡理论[7]，我们的案例更倾向于支持髌股关节紊乱理论（PFM）引起的髌股关节痛。然而我们认为两个理论是并存的。我们将PFM视作髌股关节内部负荷转移的代表，可以降低组织内环境稳态开始和持续的阈值（即功能界限的降低），从而降低髌股关节对疼痛的感知力。

26.5 总结

综上所述，我们推测慢性复发性软组织疲劳或髌股关节失衡导致的负荷过重可能造成髌前痛。然而，由于患者会用生物力学的保护策略，许多软骨病变可能是无症状的。此外，我们强调被动限制结构在髌骨稳定性中的重要性，而不是一些作者所提倡的肌肉协调功能的作用。这就解释了在我们的案例中所发生的，为什么运动康复在改善髌骨不稳定方面是不成功的。最后，这些病例强调了外科医生在选择是否做髌股关节不稳定的手术时必须更加明智，并对广泛使用的外侧韧带松解术是一种警示。我们扪心自问的是：

是否还有必要做外侧韧带松解术？从这个意义上说，用奥兰多·比德（Roland Biedert）所描述的外侧韧带延长术替代外侧韧带松解术是很有效的。

参考文献

[1] Andriachi TP, Ogle JA, Galante JO. Walking speed as a basis for normal and abnormal gait measurements. *J Biomech*. 1977; 10: 261−268.

[2] Biedert RM, Friederich NF. Failed lateral retinacular release: clinical outcome. *J Sports Traumatol*. 1994; 16: 162−173.

[3] Biedert RM. Computed tomography examination. In: Biedert RM, ed. *Patellofemoral Disorders. Diagnosis and Treatment*. West Sussex: Wiley; 2004: 101−111.

[4] Castagna A, Conti M, Borroni M, et al. Posterior shoulder pain and anterior instability: a preliminary clinical study. *Chir Organi Mov*. 2008; 91: 79−83.

[5] Christoforakis J, Bull AM, Strachan RK, et al. Effects of lateral retinacular release on the lateral stability of the patella. *Knee Surg Sports Traumatol Arthrosc*. 2006; 14: 273−277.

[6] Desio SM, Burks RT, Bachus KN. Soft tissue restraints to lateral patellar translation in the human knee. *Am J Sports Med*. 1998; 26: 59−65.

[7] Dye SF, Staubli HU, Biedert RM, et al. The mosaic of pathophysiology causing patellofemoral pain: therapeutic implications. *Oper Tech Sports Med*. 1999; 7: 46−54.

[8] Farahmand F, Naghi Tahmasbi M, Amis A. The contribution of the medial retinaculum and quadriceps muscles to patellar lateral stability—an in-vitro study. *Knee*. 2004; 11: 89−94.

[9] Fulkerson JP, Gossling HR. Anatomy of the knee joint lateral retinaculum. *Clin Orthop*. 1980; 153: 183−188.

[10] Fulkerson JP. A clinical test for medial patella tracking. *Tech Orthop*. 1997; 12: 165−169.

[11] Hughston JC, Deese M. Medial subluxation of the patella as a complication of lateral retinacular release. *Am J Sports Med*. 1988; 16: 383−388.

[12] Hughston JC, Flandry F, Brinker MR, et al. Surgical correction of medial subluxation of the patella. *Am J Sports Med*. 1996; 24: 486−491.

[13] Inman VT, Ralston HJ, Todd F. *Human Walking*. Baltimore: Williams and Wilkins; 1981.

[14] Johnson DP, Wakeley C. Reconstruction of the lateral patellar retinaculum following lateral release: a case report. *Knee Surg Sports Traumatol Arthrosc*. 2002; 10: 361−363.

[15] Kramers-de Quervain IA, Biedert R, Stussi E. Quantitative gait analysis in patients with medial patellar instability following lateral retinacular release. *Knee Surg Sports Traumatol Arthrosc*. 1997; 5: 95−101.

[16] Murray MP, Mollinger LA, Sepic SB, et al. Gait patterns in above-knee amputee patients: hydraulic swing control vs constant-friction knee components. *Arch Phys Med Rehabil*. 1983; 64: 339−345.

[17] Sanchis-Alfonso V, Gastaldi-Orquin E, Martinez-San Juan V. Usefulness of computed tomography in evaluating the patellofemoral joint before and after Insall's realignment: correlation with short-term clinical results. *Am J Knee Surg*. 1994; 7: 65−72.

[18] Senavongse W, Farahmand F, Jones J, et al. Quantitative mea-surement of patellofemoral joint stability: force-displacement behavior of the human patella in vitro. *J Orthop Res*. 2003; 21: 780−786.

[19] Shellock FG, Mink JH, Deutsch A, et al. Evaluation of patients with persistent symptoms after lateral retinacular release by kinematic magnetic resonance imaging of the patellofemoral joint. *Arthroscopy*. 1990; 6: 226−234.

[20] Small NC. An analysis of complications in lateral retinacular release procedures. *Arthroscopy*. 1989; 5: 282−286.

[21] Teitge RA, Faerber WW, Des Madryl P, et al. Stress radio-graphs of the patellofemoral joint. *J Bone Joint Surg*. 1996; 78−A: 193−203.

[22] Viosca E. *Estudio biomecánico comparativo entre el patrón de marcha humana normal y del amputado tibial* [thesis]. Valencia: Universidad Politécnica de Valencia; 1993.

[23] Sanchis-Alfonso V, Torga-Spak R, Cortes A. Gait pattern normalization after lateral retinaculum reconstruction for iatrogenic medial patellar instability. *Knee*. 2007; 14: 484−488.

第四部分

手术技巧"我该怎么做"

超声和多普勒引导下关节镜刮除术治疗髌腱病/跳跃者之膝：生物学背景和方法描述

霍坎·阿尔弗雷德松,洛塔·威尔伯,拉尔斯·奥贝里,斯图雷·佛斯格伦

27.1 背景

已知慢性疼痛性髌腱病/跳跃者之膝的治疗很困难,并且已经证明手术治疗效果不尽如人意[6-8]。考虑到这一点,显然需要围绕与这种慢性病相关的疼痛机制[11]。我们决定使用超声和多普勒检查,活组织检查分析和局部麻醉的诊断注射,试图了解更多可能的疼痛机制。结构性肌腱区域内高血流的超声和多普勒结果发现肌腱背侧部分(血液流动来自背部至肌腱的脂肪组织)[13,15,16],以及活检组织学和免疫组织化学分析显示神经与该区域的血管密切相关[9,10],是我们针对髌腱病/跳跃者之膝患者的新治疗方法的基础。此外,在新生儿和神经(肌腱外)区域内的少量局部麻醉剂暂时治愈了跟腱炎[1]中的肌腱疼痛,并表明该区域是肌腱疼痛的原因。在以下对患者的研究中针对跟腱[3,14]和髌腱[2],使用彩色多普勒超声(color Dopplar, CD)引导注射硬化剂聚多卡醇,旨在破坏新生血管和神经区域,这样的治疗显示良好

的短期临床结果,显著减少活动期间肌腱疼痛。总而言之,这些发现指向深腱外侧的血管和神经(髌腱背侧和跟腱腹侧),导致慢性疼痛性近端髌骨和中段跟腱炎的疼痛。有趣的是,在跟腱中部以外成功治疗硬化多巴酚醇注射的患者的超声和多普勒随访显示存在更正常的肌腱(显著减少的增厚和更正常的结构),表明重塑/再生潜力[12]。

上述信息描述了一种新型治疗方法,即用于慢性疼痛性髌腱病/跳跃者之膝的"关节镜清理"。

27.2 关于形态学和神经支配的新基础研究结果

在最近的研究中,已经观察到存在与大小血管相关的血管周神经支配,其存在于髌骨近端腱的背侧区域中[9]。在这种神经支配中尤其存在明显的交感神经组分[9]。这些观察结果很有意义因为这些区域代表了成功地可以用关节镜清理的区域。相比之下,已经观察到跟腱的腹侧区域受到神经系统的显著影响,并且现有

的神经支配存在于大小血管的区域中[5]。这是用聚维多卡因注射[3,14]和手术清理的靶区域[4]通过免疫组织化学分析对髌骨和跟腱的神经支配模式进行观察。它们显示了与血管分布相关的神经支配模式。因此,使用彩色多普勒彩超研究进行术前评估以研究慢性疼痛肌腱内外的血流是非常重要的。这将在下面进行描述。

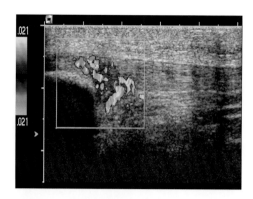

图27-1　患有髌腱病/跳跃者之膝的患者的灰阶超声和彩色多普勒检查,显示近端肌腱增厚,肌腱结构不规则和低回声,肌腱内部和背部外侧的高血流(颜色)肌腱

27.3　关节镜清理的适应证

在负荷活动期间髌腱近端长期(超过3个月)疼痛的患者,无论是临床上还是超声+多普勒或MRI,都被诊断患有髌腱病/跳跃者之膝。

27.4　禁忌

慢性炎症性疾病,影响关节和(或)结缔组织的其他系统性疾病,既往膝关节损伤(ACL、半月板、软骨、骨折)。

27.5　术前评估

所有患者均尝试休息作为治疗,对疼痛状况没有任何影响。

27.5.1　灰阶超声检查

超声检查采用8～13 MHz频率的线性换能器。检查过程中,患者平躺,膝盖伸直。在纵向和横向平面上检查髌腱。两种肌腱总是以相同的方式检查。

27.5.2　彩色多普勒检查

彩色多普勒(CD)是一种用于研究

人体血流的超声方法。我们使用彩色多普勒速度技术(colour Dopplar Velocity technique,CDV),其中流动的颜色指示血流的方向和速度。由于正常肌腱中的血流量相对较低,该技术无法应用于肌腱正常循环的配准,只能应用于记录像慢性疼痛性肌腱炎那样的高血流量。多普勒结果记录是用膝关节伸直状态下进行的。

大多数跳跃者之膝关节患者的结构发生变化,高血流量("新生血管形成")定位于髌腱近端的背部和中央部位,血液流动来自软组织背侧至肌腱(图27-1)。然而,有些患者在肌腱的腹侧部分也有结构变化和高血流量("新血管"),血液流动来自肌腱腹侧的软组织。肌腱腹部变化的患者尚未发生过变化。包括在迄今为止进行的研究中,因为从理论上讲,在这些患者中,也可能存在来自腹侧的血管神经向内生长。

27.6　手术技术

在进行关节镜检查之前,进行超声

和彩色多普勒检查以表征具有结构肌腱变化和新血管的区域。测量具有结构肌腱变化和新血管的区域的厚度和长度。该信息用作清理程序的指征。

关节镜检查可以在局部麻醉或全身麻醉中进行。对于局部麻醉：总共40 ml 0.5%利多卡因/肾上腺素用于局部浸润前内侧和前外侧入口，超外侧入口，以及用于关节内组织的浸润。

患者仰卧位伸直膝关节。与标准入路相比，前内侧和前外侧入口分别向外和向内偏移移约1 cm。首先，进行整个膝关节的标准关节镜评估。对于髌腱病/跳跃者之膝的治疗，同时使用超声和关节镜监护仪（图27-2）。助理正在管理超声探头，而外科医生正在使用超声和多普勒结果来指导关节镜手术。确定髌腱插入髌骨，并仔细剃除肌腱背侧的软组织。对于清理，使用具有4.5 mm全半径刀片的刨削刀。进入该区域的多个小血管在肌腱背部有肌腱变性是一个常见的发现。清理是在该区域外进行的，目的是尽可能地用新血管破坏该区域。髌骨的尖端始终是可视化的，如果有骨赘，则将其移除。可以去除背侧肌腱组织中的钙化，但通常不进行治疗。当已经治疗了具有高血流的整个区域（"新血管"）时，停止清理过程。术前肌腱厚度测量提供了有价值的信息，最大限度地减少了"过多"清理的风险。切口用缝合线或胶带封闭。绷带使用24 h。

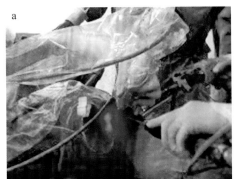

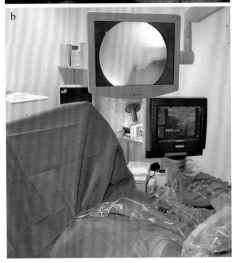

图27-2　对于治疗髌腱病/跳线的膝关节变化，同时使用超声和关节镜监视器。一名助手正在管理超声波探头（覆盖无菌），而外科医生正在使用超声和多普勒检查结果作为关节镜手术的指导

主要优点是，您确切知道刨削刀的位置。将刨削刀定位在髌腱后面的软组织中并不总是很容易，并且因为您希望最大限度地减少对髌前脂肪垫的创伤，超声引导提供了有价值的帮助。

27.7　在关节镜检查中使用超声波的优势

在关节镜检查中使用超声波的一个

27.8　其他诊断

我们经常（约75%的病例）在关节镜检查期间发现膝关节的其他诊断。最常见的发现是髌股关节中的滑膜皱襞形成和软骨损伤。这具有临床意义，因为这些发现可能引起类似于髌腱变化的疼痛问题。

27.9　并发症

我们没有与此手术相关的严重并发症，但您仍需要注意与膝关节镜相关的风险。

27.10　术后康复治疗方案

第1天：带拐杖的部分负重。指导患者开始完全非负重范围的运动练习。

第2～7天：开始步行和轻骑自行车活动。对于股四头肌进行轻度同心和偏心力量训练。

第8～14天：在治疗后的第2周，患者被告知通过更多运动特异性训练逐渐增加他们的肌腱负荷活动。

在前2周内不允许进行最大的跳跃，跑步或重量训练活动。

术后2周：如果没有明显的肌肉萎缩，可以开始最大的髌腱负荷活动（回到他们既往的运动中）。

27.11　评价标准

我们决定使用视觉模拟评分（VAS）来评估治疗结果。使用视觉模拟评分治疗疼痛，在100 mm长的量表中，患者记录活动期间髌腱疼痛的程度（他们的实际运动或休闲活动）。记录0～100 mm的髌腱疼痛水平，其中没有记录疼痛为0，严重疼痛记录为100 mm。患者对治疗

的满意度也被记录。患者特此定义如果他们对治疗结果满意或不满意。

27.12　结果

在一项初步研究中[17]，15名患者（12名男性和3名女性）被诊断为跳跃者膝患者，接受了超声和多普勒引导的关节镜清理治疗。在治疗后的随访（平均6个月）中，13/15肌腱（6/8名优秀运动员）的临床结果良好。满意的患者恢复到之前（受伤前）运动活动水平，并且在VAS量表上记录的肌腱负荷活动期间的疼痛水平显著降低（VAS从79下降到12，$P<0.05$）。术后13个月（平均）进行补充电话随访，结果显示，13例效果良好的患者对其运动仍感到满意和积极，2/15例患者对治疗仍不满意。这组患者的进一步随访（最多3年）在最初满意的患者中显示出良好的临床结果（未发表的材料）。

27.13　进一步分析

在上述初步试验研究之后，多个患者已经用这种方法治疗，一些患者包括在目前正在进行最终评估的大型随机研究中。我们对所有这些患者治疗后的结果的印象是，临床结果非常好，并且很少有（如果有的话）并发症。然而，在推荐这种一般用途的治疗方法之前，需要提出长期随访的科学研究结果。

27.14　结论

超声和多普勒引导关节镜治疗背侧

肌腱外的血管和神经区域治疗已显示出近端髌腱病/跳跃者之膝患者的临床效果。仅涉及有限患者材料的结果已发表在一篇论文中。更多材料的结果正在评估以供以后发布。正确理解超声和多普勒结果，以便在肌腱背侧进行精确和最小的关节镜清理程序，是使用这种新型治疗方法的基石。

参考文献

[1] Alfredson H, Öhberg L, Forsgren S. Is vasculo-neural ingrowth the cause of pain in chronic Achilles tendinosis? An investigation using ultrasonography and colour doppler, immunohistochemistry, and diagnostic injections. *Knee Surg Sports Traumatol Arthrosc*. 2003; 11: 334-338.

[2] Alfredson H, Öhberg L. Neovascularisation in chronic pain-ful patellar tendinosis promising results after sclerosing neovessels outside the tendon challenges the need for surgery. *Knee Surg Sports Traumatol Arthrosc*. 2005; 13: 74-80.

[3] Alfredson H, Öhberg L. Sclerosing injections to areas of neovascularisation reduce pain in chronic Achilles tendi-nopathy: a double-blind randomized controlled trial. *Knee Surg Sports Traumatol Arthrosc*. 2005; 13: 338-344.

[4] Alfredson H, Öhberg L, Zeisig E, et al. Treatment of mid-portion Achilles tendinosis: similar clinical results with US and CD-guided surgery outside the tendon and sclerosing polidocanol injections. *Knee Surg Sports Traumatol Arthrosc*. 2007; 15: 1504-1509.

[5] Andersson G, Danielson P, Alfredson H, et al. Nerve-related characteristics of ventral paratendinous tissue in chronic Achilles tendinosis. *Knee Surg Sports Traumatol Arthrosc*. 2007; 15: 1272-1279.

[6] Coleman BD, Khan KM, Maffulli N, et al. Studies of surgical outcome after patellar tendinopathy: clinical significance of methodological deficiencies and guidelines

for future studies. *Scand J Med Sci Sports*. 2000; 10: 2-11.

[7] Coleman BD, Khan KM, Kiss ZS, et al. Open and arthroscopic patellar tenotomy for chronic patellar tendi-nopathy. A retrospective outcome study. *Am J Sports Med*. 2000; 28: 183-190.

[8] Cook JL. What's the appropriate treatment for patellar tendi-nopathy? *Br J Sports Med*. 2001; 35: 291-294.

[9] Danielson P, Andersson G, Alfredson H, et al. Marked sym-pathetic component in the perivascular innervation of the dorsal paratendinous tissue of the patellar tendon in arthroscopically treated tendinosis patients. *Knee Surg Sports Traumatol Arthrosc*. 2008; 16: 621-626.

[10] Forsgren S, Danielsson P, Alfredson H. Vascular NK-1R receptor occurrence in normal and chronic painful Achilles and patellar tendons. Studies on chemically unfixed as well as fixed specimens. *Regul Pept*. 2005; 126: 173-181.

[11] Khan KM, Cook JL, Maffuli N, et al. Where is the pain coming from in tendinopathy? It may be biochemical, not only structural, in origin. *Br J Sports Med*. 2000; 34: 81-83.

[12] Lind B, Öhberg L, Alfredson H. Sclerosing polidocanol injections in mid-portion Achilles tendinosis: remaining good clinical results and decreased tendon thickness at 2-year follow-up. *Knee Surg Sports Traumatol Arthrosc*. 2006; 14: 1327-1332.

[13] Öhberg L, Lorentzon R, Alfredson H. Neovascularisation in Achilles tendons with painful tendinosis but not in normal tendons: an ultrasonographic investigation. *Knee Surg Sports Traumatol Arthrosc*. 2001; 9: 233-238.

[14] Öhberg L, Alfredson H. Ultrasound guided sclerosis of neovessels in painful chronic Achilles tendinosis: pilot study of a new treatment. *Br J Sports Med*. 2002; 36: 173-177.

[15] Terslev L. Ultrasound and Power Doppler findings in Jumper's knee-preliminary observations. *Eur J Ultrasound*. 2001; 13: 183-189.

[16] Weinberg EP, Adams MJ, Hollenberg GM. Color doppler sonography of patellar

tendinosis. *Am J Roentgenol*. 1998; 171: 743-744.

[17] Willberg L, Sunding K, Öhberg L, et al. Treatment of Jumper's knee: promising short-term results in a pilot study using a new arthroscopic approach based on imaging findings. *Knee Surg Sports Traumatol Arthrosc*. 2007; 15: 676-681.

关节镜下髌骨神经切除术治疗膝前疼痛

乔迪·维加,帕乌·戈兰诺,维森特·桑奇斯–阿方索

28.1 介绍

通过去神经支配治疗疼痛并不是一个新概念。目标是中断传递疼痛信息的神经通路。它已被用于慢性脊柱疼痛,三叉神经痛以及某些顽固性腕关节疼痛的临床效果良好[5,12,17]。相反,选择性神经切断术治疗的膝前疼痛(AKP)效果不佳[8]。莫勒(Moller)和赫尔明(Helming)用17例患者(20膝)用AKP对髌骨进行了内侧去神经支配。在随访中,只有11例膝关节无症状或有所改善,作者得出结论,内侧神经切断术不足以消除AKP患者的疼痛[8]。

众所周知,膝前区的神经支配显示出高度可变的分布。[2,3,7]这可以解释为什么选择性神经切断术在大多数情况下不会导致髌骨脱敏[8]。膝关节外侧的感觉神经支配(见第25章)包括腓神经的胫腓分支,外侧网状神经(图28-1)和股外侧皮神经。膝内侧周围的感觉神经支配(见第25章)包括隐神经的髌下分支,内侧网状神经(图28-2),以及大腿内侧和前侧皮神经。外侧和内侧网状神经为膝关节提供感觉,而另外五个神经为膝关节的皮肤表面提供感觉。

选择性神经切断术的替代方案是通过对位于髌周软组织中的伤害感受器产生损伤来实现去神经支配。虽然AKP的机制尚未完全了解,但桑奇斯–阿方索等人已经证实,在AKP患者中,髌周区域的软组织高度神经支配可能是疼痛的原因[1,9-11]。沃吉斯(Wojtys)等[18]研究了前膝关节区神经纤维的最终分布。他将伤害性纤维定位于髌骨周围软组织,骨膜和髌骨退行性软骨下骨中。韦加(Vega)等人。研究了髌周软组织中的神经纤维分布[15]。大多数神经结构以类似的方式分布。较大的神经与血管结构一起进入髌周软组织。我们将这些较大的结构定位在髌周软组织的较深或囊状区域。从软组织的较深区域,神经纤维到达中间区域,在那里它们经历细分和集中。据估计,该中间区位于距关节面约0.75 mm和1.5 mm处[15]。这些神经结构中的大多数位于该中间区域的较浅表面区域。球形2和3.5 mm关节镜气化电刀对髌周软组织造成的损伤可达到1.18 mm和1.5 mm的平均振幅[15]。因此,关节镜气化电刀引起的损伤可能足以消除疼痛感受器所在的区域。

考虑到上述信息,我们设计了一种

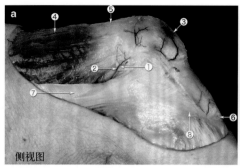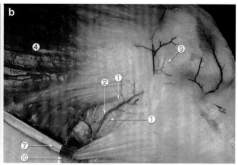

侧视图

图28-1 （a）右膝侧面的解剖学解剖。（b）髌骨外侧惰性化的巨大摄影。（1）侧视神经。（2）膝外侧动脉。（3）髌骨。（4）股外侧肌。（5）股四头肌肌腱。（6）髌腱插入（胫骨结节）。（7）髂胫束。（8）Gerdy的结节。（9）髌骨的横向角度较高。（10）Sean-Miller缩回髂胫束

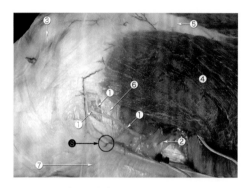

图28-2 右膝内侧的解剖学解剖。翻拍。（1）内侧视网神经和分支。（2）上膝内侧动脉。（3）髌骨（髌骨的上内侧角）。（4）股外侧肌。（5）股四头肌股四头肌。（6）内侧髌股韧带。（7）筋膜（被拒绝）。（8）内上髁

关节镜手术，我们称之为"关节镜下髌骨去神经支配术"[13,14,16]。目的是使用气化电刀，在距离髌骨最近的区域内的髌骨软组织上产生热损伤，以消除大部分的髌骨周围疼痛感受器。

28.2　适应证/禁忌证

关节镜下的髌骨去神经支架适用于AKP的青少年或年轻成人，持续时间长（>6个月），没有明显的结构性改变（没

有力线不良），保守治疗（药物治疗和物理治疗）失败。我们必须记住，AKP患者通常缺乏容易识别的结构性异常来解释症状。

隔离关节镜髌骨去神经支配用于Outerbridge Ⅳ级的软骨损伤患者。

然而，关节镜下髌骨周围去神经化可能成为其他关节镜方法（微骨折、软骨切除术、切除骨赘等）的有益补充，用于治疗髌骨严重软骨病患者或无膝关节假体植入的患者的髌骨周围疼痛。

28.3　手术技术

在脊髓麻醉后将患者置于仰卧位。止血带用于止血。将膝关节置于操作台末端的膝关节固定器中。然后清洁肢体并以无菌方式覆盖。

识别膝关节的标志（髌骨、髌腱和胫骨平台）。关节镜手术过程中使用的是4.5 mm 30°视角的关节镜。我们经常使用侧髌上门静脉进行液体流入，关节扩张和连续冲洗。常规的门，前内侧和前外侧门，用于关节镜检查。通过使用这

两种关节镜方法，几乎可以看到整个髌骨关节表面。

膝关节必须最大限度延长，以便建立髌骨和髌骨周围通路。前外侧或前外侧入路可以补充外部或内部髌上极的操作需求。应移除髌骨远端的脂肪组织，从而促进更简单的手术。气化电刀通过前髌骨和髌上入路插入，以进入髌骨的整个周边。在距离髌骨最近的区域中对髌骨周围软组织的简单热损伤将消除大部分的疼痛感受器（图28-3）。尽管气化电刀的切割或凝固均可用于进行关节镜下的髌骨去神经支配，但我们建议使用凝固。使用凝固的细致止血将避免可能的出血。由于术后关节腔内血肿不是关节镜下髌骨去神经支配的常见问题，因此手术后不需要放置引流管。

28.4 术后管理

所有患者均可作为日间病例治疗。施加弹性绷带并保持3 d或4 d。在术后即刻进行股四头肌锻炼和膝关节屈伸。在前2周允许患者在拐杖的帮助下部分承受负荷。使用抗血栓预防并维持10 d。

28.5 经验与教训

膝关节前部隔室中的一些关节镜手术不容易进行。这是由多种因素造成的。首先，需要在某些手术中最大限度地伸展膝关节，以及在关节镜下使用液体以使关节扩张。

手术将使髌骨和髌骨周围区域与传统入路区分开。前内侧和前外侧切口位于膝关节前部区域的后部和远侧。这些情况会干扰仪器的进入，这些仪器必须指向前方和近端方向。在许多情况下，这对于外科医生来说可能是不顺手的，并且需要辅助入路以使关节镜手术更容易。此外，前内侧和前外侧入口位于髌腱的两侧，因此它们通常位于比我们将要工作的区域更中心的位置（图28-4）。最后，关节镜仪器没有专门设计用于膝关节的前部区域。

简单的操作可以加速膝关节前部区域的关节镜手术。膝关节最大伸展时，将

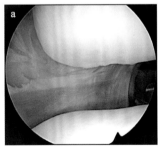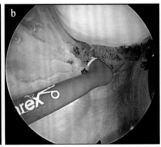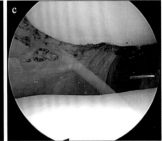

图28-3　由气化电刀产生的热损伤与髌骨滑膜组织的关节镜图像。(a)去神经支配前髌骨软组织的中间区域。(b)对最近区域的髌周软组织的简单热损伤去髌骨。(c)关节镜下观察气化电刀在髌周软组织内侧区域产生的病变，以消除相当多的疼痛感受器

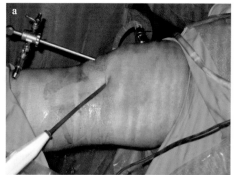

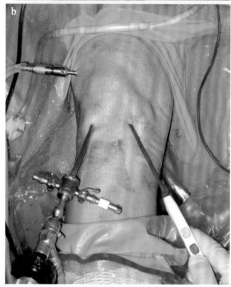

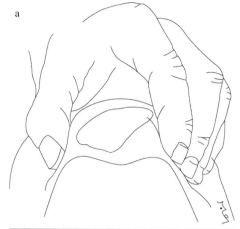

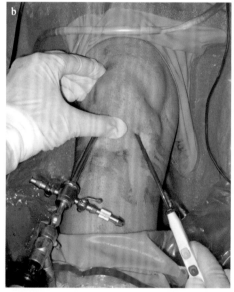

图28-4 膝关节的最大伸展和注入关节的液体吹入将使膝关节镜（前内侧和前外侧入口）中的髌骨和髌骨周围区域与通常的门将区分开。髌骨和远端膝关节区域的解剖突出限制了气化电刀的运动并且使得手术困难。(a)膝关节的内侧视图，气化电刀通过前内侧入口插入，并指向前膝部区域。(b)膝关节的前视图，气化电刀插入穿过指尖门，并指向前膝内侧区域

图28-5 用手指在髌骨上或髌骨周围组织上的选择性压力将这些结构带到器械上：示意图(a)。通过前内侧入口插入气化电刀的外科视图(b)

手放在膝关节前部区域，用手指在髌骨上或髌骨周围组织上施加选择性压力，将这些结构带到通过前内侧插入的器械或前入路（图28-5）。这种简单的操作允许以安全，简单和舒适的方式进行关节镜下的髌骨去神经支配，而无须辅助入路。然而，过大的外部压力会阻碍视线，并会增加关节镜气化电刀的容量，导致更深的不良伤害。

最后，使用常规气化电刀进行关节镜手术会产生气泡，这会扰乱关节镜下的髌骨去神经支配。具有抽吸的新气化电刀可用于防止这种气泡形成。

28.6 结果措施

临床结果由一名未参与该程序的独立外科医生进行评估。我们决定使用2个简单的量表评估治疗结果：Grana评分和Kujala评分。Grana评分[4]是一个主观评分，根据患者活动的局限性对结果进行分类：A（无疼痛或受限活动），B（具有非限制性疼痛的极端活动），C（具有限制性疼痛的极端活动），D（极端活动中的限制）和E（日常活动中的限制）。使用Kujala评分[6]评估膝关节功能，其范围为0～100分（100分是最佳可能评分）。这2个量表可以比较手术前后的状态。

28.7 一项试点研究的临床结果

我们回顾了18例患者（13名女性，5名男性；平均年龄34岁，范围22～49岁）接受关节镜下髌骨去神经支配AKP的记录。没有患者有髌骨不稳定史或髌骨不对中的身体或影像学表现。所有患者在手术前至少进行6个月的物理治疗后结果均为失败。

根据Outerbridge分类，我们分析了13名患者的亚组，最大随访时间为5年，低级髌股关节软骨病（Ⅰ/Ⅱ）。经过2年的随访，Kujala评分从术前平均72分（52～84分）提高到97分（76～100分），5年随访后评分为94分（69～100分）。在该组中，使用Grana评分的术前评估将所有患者分为D类（7例）和E（6例）。Grana评分2年随访后的术后评估为A组10例，B组2例，C组1例，12例临床结果满意，1例结果不

理想。Grana评分随访5年后的术后评估为A组9例，B组3例，D组1例，12例临床结果满意，1例结果不理想。因此，在几乎所有AKP病例中没有或最小的排列不良和低级别软骨病的情况下，用这种技术治疗的患者的临床结果可以被认为是令人满意的。此外，经过2年随访后，在这组患者中观察到的优秀临床结果在5年随访后得以维持，且无显著性下降。

在患有软骨病Ⅲ/Ⅳ级的患者中（5例），经过2年的随访，Kujala评分从术前的平均61分（57～69分）提高到85分（71～95分）。Grana评分的术前评估将所有患者分为D类（1例）和E类（4例）。Grana评分2年随访后的术后评估为B组2例，C组3例，2例临床结果满意，3例结果不理想。

28.8 并发症

我们没有与此外科手术相关的严重术后并发症。当然，我们需要注意与膝关节镜检查相关的风险：感染、深静脉血栓形成等。

该技术的一个问题是可能发展髌股关节炎和髌骨缺血性骨坏死。我们的技术目标是获得脱敏而不是完全去神经支配，这样患者就不会失去本体感受。这可以解释为什么患者不会发展导致髌股关节骨关节炎的神经源性关节病。此外，在随访期间未观察到髌股关节跟踪的放射学变化或髌骨缺血性坏死的迹象。

在所有情况下，我们观察到关节镜下髌骨去神经支配术后股四头肌萎缩。

这种肌肉萎缩应该被解释为由该技术引起的去神经支配或脱敏的不良反应。在任何情况下，我们认为都不应该出现因患者的肌肉萎缩而导致复健进展减慢或恶化的情况。在年轻患者中，通过锻炼计划和特定的物理治疗练习，肌肉容量和力量很容易恢复。

28.9　结论

　　关节镜下髌骨去神经支配术在治疗年轻AKP患者方面显示出有希望的临床效果，无论是否伴有保守治疗的最小错位。实质上的益处，对患者的相当大的舒适度，最小的风险和低的发病率使得该技术对患者来说是舒适的过程。因此，关节镜下髌骨去神经支配可能是AKP耐药保守治疗患者合理的第一手术步骤。此外，关节镜下的髌骨去神经支配可能成为治疗AKP的其他手术方法的有益补充。

　　此外，膝关节可以在关节镜手术过程中进行探索，以评估在先前的补充研究中没有观察到的AKP可能原因的存在（plicae形成和股骨关节软骨病变）。关节镜下髌骨去神经支配的另一个优点是它不会干扰膝关节动力学，并且如果需要可以进行未来的手术技术。最后，关节镜髌骨去神经支配是一种简单的手术，可由膝关节镜检查经验不足的外科医生进行。然而，在推荐这种治疗方法用于一般用途之前，需要对患者进行随机研究的结果。

参考文献

[1] Biedert RM, Sanchis-Alfonso V. Sources of anterior knee pain. *Clin Sports Med.* 2002; 21(3): 335−347.

[2] Baudet B, Durroux R, Gay R, et al. Patellar innervation. Surgical consequences. *Rev Chir Orthop Reparatrice Appar Mot.* 1982; 68(Suppl 2): 104−106.

[3] Fontaine C. Innervation of the patella. *Acta Orthop Belg.* 1983; 49(4): 425−436.

[4] Grana WA, Hinkley B, Hollingsworth S. Arthroscopic eval-uation and treatment of patellar malalignment. *Clin Orthop Relat Res.* 1984; 186: 122−128.

[5] Kanpolat Y, Savas A, Bekar A, et al. Percutaneous controlled radiofrequency trigeminal rhizotomy for the treatment of idiopathic trigeminal neuralgia: 25-year experience with 1600 patients. *Neurosurgery.* 2001; 48: 524−532.

[6] Kujala UM, Jaakkola LH, Koskinen SK, et al. Scoring of the patellofemoral disorders. *Arthroscopy.* 1993; 9: 159−163.

[7] Maralcan G, Kuru I, Issi S, et al. The innervation of patella: anatomical and clinical study. *Surg Radiol Anat.* 2005; 27: 331−335.

[8] Moller BN, Helming O. Patellar pain treated by neurotomy. *Arch Orthop Trauma Surg.* 1984; 103: 137−139.

[9] Sanchis-Alfonso V, Roselló-Sastre E, Monteagudo-Castro C, et al. Quantitative analysis of nerve changes in the lateral retinaculum in patients with isolated symptomatic patell-ofemoral malalignment. A preliminary study. *Am J Sports Med.* 1998; 26: 703−709.

[10] Sanchis-Alfonso V, Roselló-Sastre E. Immunohistochemical analysis for neural markers of the lateral retinaculum in patients with isolated symptomatic patellofemoral malalign-ment. A neuroanatomic basis for anterior knee pain in the active young patient. *Am J Sports Med.* 2000; 28: 725−731.

[11] Sanchis-Alfonso V, Roselló-Sastre E. Anterior knee pain in the young patient— what causes the pain? "Neural model". *Acta Orthop Scand.* 2003; 74(6): 697−703.

[12] Tzaan WC, Tasker RR. Percutaneous radiofrequency facet rhizotomy—experience with 118 procedures and reappraisal of its value. *Can J Neurol Sci.* 2000; 27: 125−130.

[13] Vega J. Dénervation rotulienne arthroscopique pour le traite-ment de la douleur fémoro-patellaire. Étude anatomique. 1ère résultats cliniques. Paris: Diplôme InterUniversitaire

d'Arthroscopie; 2003.

[14] Vega J, Golanó P, Pérez-Carro L. Electrosurgical arthros-copic patellar denervation. *Arthroscopy*. 2006; 22(9): 1028. e1−1028.e3.

[15] Vega J, Palacín A, Maculé F, et al. Localización de los recep-tores de dolor en el tejido blando perirrotuliano. Estudio inmunohistoquímico. *Cuad Artroscopia*. 2008; 15(35): 8−13.

[16] Vega J, Marimón J, Golanó P, et al. Dolor fémoro-rotuliano. Tratamiento mediante denervación rotuliana artroscópica. *Rev Ortop Traumatol*. 2008; 52: 290−294.

[17] Weinstein LP, Berger RA. Analgesic benefit, functional out-come, and patient satisfaction after partial wrist denervation. *J Hand Surg Am*. 2002; 27: 833−839.

[18] Wojtys EM, Beaman DN, Glover RA, et al. Innervation of the human knee joint by substance-P fibers. *Arthroscopy*. 1990; 6(4): 254−263.

埃里克·W.埃德蒙兹,唐纳德·C.菲西安

29.1 介绍

已经使用多种固定技术描述了内侧髌股韧带（MPFL）的重建。我们选择使用一种技术，通过挤压螺钉将移植物固定到股骨上，并通过将骨移植穿过骨隧道将移植物缝合到髌骨上来将移植物固定到髌骨上。这更容易拉紧移植韧带，同时不影响固定。

29.2 适应证

复发性髌股关节不稳定是MPFL重建的主要指征。它适用于至少有2个有记录的髌骨脱位和体格检查证明髌骨外侧运动过度的患者。检查必须证明内侧网状韧带过度松弛，并通过膝关节屈曲30°对髌骨施加侧向和内侧力（约5 lb）进行评估。在这种屈曲位置，在正常膝关节处，髌骨靠近股骨沟的中心。增加的松弛度由>2个平移象限或从静止位置的>10 mm侧向平移表示。麻醉下的检查更加准确。

29.3 禁忌

随机研究显示手术对于首次髌骨脱位没有明显益处，除非髌骨不稳定继发松弛的身体[1,2]。此外，滑车发育不良（突出或扁平滑车）可能需要额外的手术来减少关节力，弥补软骨缺损和（或）增强髌骨稳定性。完整的检查应评估患者的相关损伤，并排除其他可能导致膝关节突然疼痛的原因并让位。ACL损伤、半月板撕裂、软骨瓣撕裂和缺损，退行性关节病和皱纹只是一些被误认为髌骨不稳定的病理。

29.4 手术技术与关键步骤

29.4.1 定位和EUA

患者仰卧在标准桌子上。可以在膝盖下放置一个无菌的垫下，以保持膝盖轻微弯曲。如果在MPFL重建前已进行了诊断性关节镜检查，下一步将肢体放置在一个轻薄可调腿托上，以调整手术过程中的膝关节屈曲程度。在定位期间应始终进行麻醉检查以确认髌骨侧向移动过度。这被定义为缺少检查符号，>2象限横向偏移，或在30°屈曲时>10 mm侧向偏移。

使用图像增强器以放射照相方式确认MPFL的股骨附着通常是有利的，因此患者定位应考虑方便地放置图像增强器。

29.4.2 诊断性关节镜检查

关节镜检查用于解决关节病变和阶段性退行性变化。使用标准的前外侧和前内侧入路。必要时，使用极外侧入口以便于额外观察髌骨关节表面和被动髌骨跟踪和移动。此时，评估髌股关节间隙的关节软骨损伤的严重程度和退行性变化的存在。清除不稳定的软骨皮瓣并清除游离体。

29.4.3 取腱

在通过检查证实内侧网状结构不能胜任后，关节镜检查后的下一步是取得自体半腱肌。利用骨性标志，识别肌腱止点并使用 #15 手术刀在约 2.5 cm 的皮肤上形成纵向切口（图 29-1）。将解剖切割至缝匠肌筋膜并进行钝手指扫描以暴露筋膜并帮助识别下面的股薄肌和半腱肌腱的位置。然后通过缝匠肌筋膜进行与半腱肌一致的切口以进入半腱肌腱。只收集半腱肌作为移植物应该是 240 mm，以制成 120 mm 双重移植物，一般来说股薄肌长度不足。

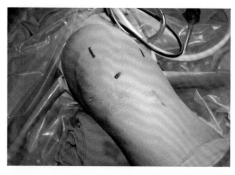

图 29-1 术中照片显示 MPFL 重建的标准切口，包括：两个前髌上关节镜门，胫骨切口用于获取肌腱，髌骨内侧切口和股骨远端内侧切口

在从胫骨分离远端之后，使用闭合的肌腱剥离器取得半腱肌，使用 0 号缝线固定移植物，并使肌腱从其筋膜附着物释放到内侧腓肠肌。移植物被带到后台并清除剩余的肌肉组织。然后以与远端类似的方式固定近端并使其管状化。然后将移植物加倍并将该末端用鞭状缝合 20～25 mm，然后将其留在后面的桌子上用盐水浸泡的海绵。

29.4.4 髌骨暴露

然后在髌骨的 1/3 内侧上切开 2.5 cm 的切口。切割深法氏囊层以暴露伸肌支持带的纵向纤维（第 1 层）。髌骨的内侧 1/3，从髌腱的内侧边缘到 MPFL 的插入，在骨膜下暴露。这种解剖最好用尖锐的 #15 手术刀进行。当你转过髌骨内侧边缘的角落时，应注意保持骨膜下。继续通过 MPFL 纤维（第 2 层）进行解剖，当它们水平进入髌骨的近端内侧 2/3 时可以被识别。解剖应保持关节外关节。MPFL 深层是第 3 层，即关节囊。在 MPFL 释放后，使用长夹具进行钝性解剖以在 MPFL 和囊层之间的内侧形成平面。

这些 MPFL 的水平纤维宽约 1 cm，与第 1 层的纵向纤维成直角。这是在表面内侧韧带和深表面上的关节囊之间的关节外平面。股内侧肌腱（VMO）肌腱位于表面。MPFL 移植物的隧道将被放置在这个水平。

通过网状解剖软组织的平面很重要。关键是要避免过深地切入关节，因为移植物穿过关节空间是非解剖的，可能会干扰愈合，并且当移植物在运动和活动过程中通过股骨内侧时，可能会对移植物造成关节磨损或机械磨损。最好在两者之间进行解剖第2层和第3层。这是一个易于开发的平面，可以在闭合期间重新接近原生MPFL。同样可接受的是在第1层和第2层之间的MPFL表面的隧道。

29.4.5 髌骨骨隧道

在接近髌骨后，制作前内侧髌骨中的骨隧道。使用3.2 mm或4.5 mm钻头，根据移植物厚度，在髌骨的近端半部分制造两个骨隧道。首先创建两个距离髌骨内侧边缘5～7 mm的前孔。这些孔的深度约为10 mm。接下来，两个侧向瞄准的内侧孔应该与刚刚在髌骨前表面上形成的孔连接（在右膝上，这些应该对应于1点钟和3点钟）。这些孔的髌骨内侧边缘的起始点对应于MPFL的插入点，再次深入到第2层，深入VMO，但对于关节囊是浅表的。使用小角度刮匙完成此连接并创建隧道。

29.4.6 股骨侧暴露

在制备髌骨骨隧道后，将3 cm长的第二切口制作在内上髁上方的中心以接近股骨MPFL起源。在切开皮肤和皮下组织后，内侧上髁很容易被触诊，并且通过触诊进行钝性解剖确认了相对位置。原始MPFL起源于内收肌结节和内侧股骨上髁之间的脊，位于内侧上髁近端9 mm和后内侧5 mm处。此时将放置股骨隧道的Bieth针。

29.4.7 股骨隧道

股骨附件的放置是手术中最关键

的步骤之一。等轴测图与髌骨部位相比，MPFL的行为更容易受到股骨插入部位的影响。在放射学上，针被放置在Blumensat线和后股骨皮质的交界处。如果置于此描述的临床和放射学位置，那么MPFL的等距应该接近生理学（因为这对应于其在解剖学解剖中的股骨起源）。可能需要进行微调，并且应通过将缝线穿过由髌骨和股骨切口之间的夹具形成的组织隧道来验证等距（这种相同的缝合线将用作穿梭器，以便稍后将移植物穿过组织隧道）。缝合线环绕股骨Bieth针并穿过髌骨骨隧道（图29-2）。然后再用止血钳握住缝合线的同时使膝关节经历全范围的运动。如果在弯曲膝关节时缝合线收紧，则将第一个Bieth针固定到位，并在股骨上稍微远端放置第二个针。如果在伸展膝关节时缝线收紧，则将第一个Bieth针固定到位，并在股骨上放置一个更近端的第二个针。重新检查等轴测图，以确保髌骨在滑车中平

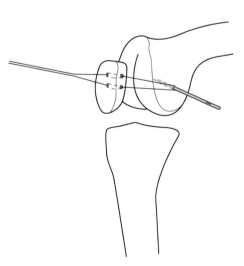

图29-2 线图显示使用Bieth针和缝合线穿过髌骨隧道评估股骨上的等长点

稳地跟踪,并且在整个范围内没有过多限制[3-5]。

随着等长点的确认,股骨隧道现在可以在Bieth针上钻到一定深度具有适当直径扩孔器的25 mm,取决于移植物的双重部分的厚度(通常为6～7 mm)。

29.4.8 韧带放置

通过向内侧拉动Bieth针并将其用适当尺寸的挤压螺钉固定到位,将移植物的双端穿入股骨隧道(图29-3)。确保移植物不会扭曲,以避免打结内侧股骨上的组织。使用穿梭缝合线将移植物的两个自由端穿过先前创建的软组织隧道(图29-4)。每个肢体穿过髌骨骨隧道,

折叠并用不可吸收的缝线缝合到自身(图29-5)。这种髌骨双骨隧道技术允许调整髌骨固定移植物的完美长度,不会出现过度松弛和过度紧张的张力。韧带的松紧张力的调节是手术中最重要的步

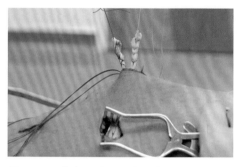

图29-4 术中照片显示在两个工作切口之间通过后准备通过髌骨隧道和张紧放置的移植物

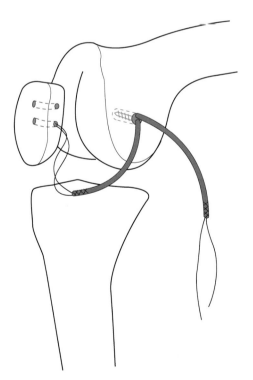

图29-3 线图显示移植物进入股骨隧道,使用挤压螺钉固定

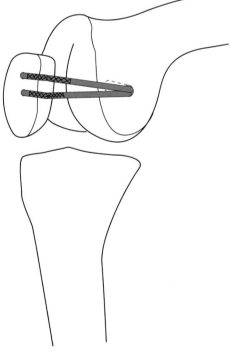

图29-5 在MPFL重建完成后,线条图展示了固定的移植物,缝合到自身上,后张紧

骤之一，应注意避免过度移植物，同时获得足够的固定。应设定长度，以便在髌骨横向平移以防止脱位时感觉到坚固的终点。这是通过横向确认正常平移（<10 mm或2个象限）并在30°膝关节屈曲时具有坚固的终点来完成的。在达到终点之前不应感觉到张力。髌骨应在早期屈曲时在其侧面轻微地接合滑车，并在整个范围内无张力地活动。

然后通过首先使用Vicryl修复移植物和髌骨顶部的＃2和＃1层来开始切口闭合。然后，可吸收的皮肤缝合线用于执行3个切口和2个关节镜入路的分层闭合。

29.5　术后管理

出院宣教是此程序的标准。术中放置股神经阻滞，口服镇痛药物用于控制疼痛。膝关节运动支具使用4～6周以防止跌倒。允许立即完全负重，并且一旦建立良好的肌肉控制，就可以进行步态训练。需要物理治疗以尽快恢复股四头肌控制和运动范围。

MPFL重建后的康复原则类似于指导膝关节其他韧带重建术后康复的原则，如前十字韧带（anterior cruciate ligament，ACL）。关键是解决疼痛控制，运动范围（range of motion，ROM），股四头肌强化和近端下肢控制。在恢复的早期阶段强调恢复完整的ROM，疼痛控制和受保护的负重。力量训练的进展和功能活动的恢复遵循有关移植物坏死，重塑和隧道向内生长的证据，这些证据最常见于ACL重建。我们强调早期控制的ROM，以减少

疼痛，防止瘢痕形成和囊收缩，并重新建立完整的ROM（特别是伸直）。近端控制增强了针对髋关节外展肌、外旋肌和伸肌进行非负重锻炼。一旦他们能够实现令人满意的单肢动态控制，鼓励患者返回他们的运动或活动。

29.6　经验和教训

这个手术的关键是患者选择。请记住，突然的膝前痛伴有不稳定是一种非特异性的主诉，并且该手术应该仅用于重建内侧韧带和MPFL的松弛。麻醉下检查可能需要确认这种松弛。

手术中的注意点是移植物过短。移植物长度不足将不允许对髌骨施加适当的约束并且可能导致移植物的过度张力和随后的失败或疼痛。在某些罕见的情况下，当半腱肌过短时，也可以取得股薄肌。然后将它们缝合在它们的插入残端上，让它成为一个双半腱膜移植的环状端。此外，可以使用同种异体移植半腱病，并且应该以与自体移植物相同的方式制备。用于同种异体移植物的是选择足够长度的移植物，如上所述。

隧道布置的注意点是避免使孔之间的骨桥太窄并且可能发生骨隧道的破裂。如果发生骨折，经验是制造一个更偏侧向的骨隧道。或者可以使用挤压螺钉将移植物固定在髌骨中，并通过在Bieth针上横向穿梭的经髌骨缝合线施加小心的移植张力，或者如果在剩余的髌骨中存在足够的固定，则使用缝合锚钉固定。

用于隧道放置股骨隧道的珍珠是该

步骤是该过程中最关键的步骤。与髌骨部位相比，MPFL的等长行为受股骨插入部位的影响更大。原始MPFL在全膝关节伸直时看到最大的张力，股四头肌收缩。尚未确定MPFL移植物的理想长度变化行为或等长度。可能没有必要使移植物完全等长，但检查等长将有助于外科医生了解移植物在膝关节运动期间的表现如何，并且还验证没有看到不良效果。重要的是要确保移植物没有过度紧张。移植物应该没有张力而且没有松弛，像正常生理学一样充当被动约束。当髌骨横向翻转约7 mm时，应该感觉到一个客观坚固的终点，但在膝关节弯曲30°之前，不应该感觉到张力。

过度的紧张会导致早期失败，疼痛和内侧髌骨退行性变化。过度的松弛不会恢复髌骨的稳定性。我们将移植物固定在髌骨上，膝关节屈曲30°，髌骨被动地置于滑车中。注意从移植物中去除所有松弛，但是当髌骨在凹槽中居中时，移植物应该没有任何张力。

29.7　并发症

正如"经验和教训"一节所述，可能会发生髌骨骨折；然而，与放置挤压螺钉并需要对髌骨进行全宽度钻孔的手术相比，该技术仅削弱髌骨的内侧近端象限，

并且可能更少地破裂。除了这种特定的并发症外，还存在手术干预的标准风险，如感染、失血、神经损伤和麻醉并发症，但都是非常小的风险。

术后，最大的潜在并发症之一是膝关节僵硬。如果患者在术后第6周没有恢复至少0°～90°的膝关节屈曲，那么建议增加物理治疗计划的强度。如果在那段时间内没有解决刚度，则可以在麻醉下进行以在第9周恢复该运动。

参考文献

[1] Andrade A, Thomas N. Randomized comparison of opera-tive vs. nonoperative treatment following first time dislocation. European Society for Sports, Knee and Arthroscopy, Rome. 2002.

[2] Nikku R, Nietosvaara Y, Kallio PE, et al. Operative versus closed treatment of primary dislocation of the patella: similar 2-year results in 125 randomized patients. *Acta Orthop Scand*. 1997; 68: 419-423.

[3] Nomura E, Inoue M, Osada N. Anatomical analysis of the medial patellofemoral ligament of the knee, especially at the femoral attachment. *Knee Surg Sports Traumatol Arthrosc*. 2005; 13: 510-515.

[4] Schöttle PB, Schmeling A, Rosenstiel N, et al. Radiographic landmarks for femoral tunnel placement in medial patellofemoral ligament reconstruction. *Am J Sports Med*. 2007; 35: 801-804.

[5] Steensen RN, Dopirak RM, McDonald WG 3rd. The anatomy and isometry of the medial patellofemoral ligament: implications for reconstruction. *Am J Sports Med*. 2004; 32: 1509-1513.

30 髌骨内侧韧带重建：我是怎么做的

罗伯特·A.泰奇,罗杰·托尔加-斯帕克

30.1 简介

髌骨内侧韧带（MPFL）被公认为是限制髌骨外脱位或半脱位的主要结构[2,4,5]，如果存在髌骨外侧不稳定,则也间接说明了髌骨内侧韧带松弛。近年来,利用大收肌[1,10]、股四头肌[8]、半腱肌[5]、半膜肌[2,3]和人工合成组织[6]均对内侧副韧带进行了重建。

我们假设所有韧带重建技术均遵循以下原则：① 移植物质地坚韧；② 移植物放置时两侧等距；③ 张力适度；④ 固定稳固；⑤ 与股骨髁避免摩擦与撞击。

长、内收肌肌腱是我们常用的重建组织,而股四头肌肌腱自体移植或髌骨肌腱同种异体移植在滑车发育不良的病例中为首选,这是因为扁平滑车需要较强的结构以提供内侧支撑。

30.2 适应证

MPFL重建是我们治疗髌骨外侧不稳定的一个非常常见的方法。以下是单纯重建MPFL的适应证：① 当未发现潜在的排列或形态学异常时；② 当发现

多个潜在的排列或形态学异常（即发股骨前倾增加、髌骨高、滑车发育不良、膝高）,但不能明确主因时；③ 当发现一种潜在的排列或形态异常（即增加股骨前倾或滑车发育不良）,但采取矫形手术利大于弊时。

30.3 手术技术

30.3.1 重建的选择和收获

先将内收肌从股骨内侧髁中上段插入,可方便MPFL的重建,伸直膝关节,在股骨内侧髁和髌骨内侧缘之间做一个长约4～6 cm的皮肤切口,切开皮下脂肪,股内侧肌筋膜,通过肌间隙将股内侧肌抬高,于肌间隔纵裂显露内收肌肌腱（图30-1）。用肌腱剥离器剥离大收肌肌腱,并将一根长约10 cm钢针放置于游离端,然后应用测量器测量直径,最合适的直径一般为3.5或4.5套管。

30.3.2 等距的位置

移植物置入时要求两端的位置必须是等距的,避免关节运动时被过度拉伸而导致手术失败或严重限制髌骨活动。于髌骨中上1/3交界处,偏前方钻出一个

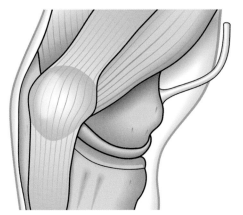

图30-1 内收肌大肌腱的采集

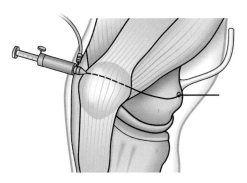

图30-2 内髁等距点位置

2.5 mm的横孔，并于髌骨外侧做一长约1.5 cm的切口，将一根2号Vicryl线穿过该孔，于内侧系一线环，其内穿过一根直径约2.5 mm的克氏针，并将克氏针插入股骨内侧髁。将气动等距仪插入髌骨外侧孔，通过2号Vicryl线等距测量缝线。屈伸膝关节，同时在等距仪上读取膝关节内髁k线与髌骨内侧边界之间长度变化（图30-2）。并将线的张力设为3 lb，调整k线在内侧髁周围的位置，直到在整个膝关节屈伸运动过程中，等距仪上无读数偏移。一旦确定了等距点，便从内收肌肌腱的插入到等距测量点间钻一骨隧道，并将移植物穿

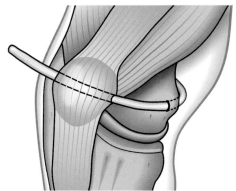

图30-3 移植物通过内侧髁隧道及髌骨隧道

过该隧道。接下来在之前用于等距测量的直径大小为2.5 mm的骨道处，钻出移植物直径大小的第二个隧道。移植物从股内侧肌下穿行，并于股骨内侧髁前方穿出，然后拉入髌骨隧道（图30-3）。

30.3.3　正确的张力

韧带并不是一个向中间牵拉髌骨的动态结构，而是一个限制它向外侧过度移动的静态结构。移植物的张力设定必须足以限制髌骨的侧向偏移，使其接近健侧膝关节张力大小，当膝盖屈曲达60°～90°时，髌骨脱位的风险主要集中在滑车和内侧的牵拉力。故不应在膝关节滑车以外和伸膝的情况下设置张力，因为暂无确定其中心位置的报道。

30.3.4　安全固定

肌腱通过穿行于骨隧道可获得最大的稳定固定，根据移植物的直径，可于髌骨上钻出3.5 mm、4.5 mm或6 mm大小的骨隧道。移植物从内侧到外侧再转到髌

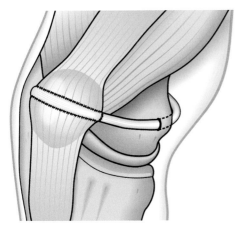

图30-4 在髌骨前部四头肌扩张处缝合移植

骨的前表面直至缝合到内侧韧带进入髌骨，外侧韧带退出，股四头肌扩张。如果移植物足够长，在它进入髌骨隧道之前，可以将多余的缝合线从游离端放置到内侧肌腱中（图30-4）。

30.3.5 避免撞击

重建过程中必须检查膝关节屈伸运动的范围，以确保髌骨或膝关节在运动过程中不受限制，且移植物不应与股骨内侧髁发生撞击。如有撞击，可将移植物放置于髌前表面，并沿内侧方向拉入外侧隧道。

30.4 术后管理

术后治疗包括全范围关节活动、负重、持续被动运动和主动运动，避免爬楼梯、蹲坐和腿部抗阻力伸展，直到进入隧道的肌腱形成腱骨愈合。在最初的3～6周内，为了防止股四头肌受到抑制而跌倒，需要使用伸直的膝关节支具进行活动。

30.5 我们的经验

自1982年以来，我们的机构对300多名患者进行了MPFL的重建。我们最近评估了34例慢性髌骨不稳定和滑车发育不良患者的MPFL重建的临床结果[9]，平均随访66.5个月。基于Kujala的评价结果分别为85.3%和91.1%和Lysholm的分数。其中无复发性脱位发生。

30.6 并发症

摘要中有几名患者在术后早期于膝关节屈曲位跌倒而造成髌骨骨折。另一例患者术后5个月因高速车祸导致内植物松动，移位。虽然我们常规检查等距，但有少数患者在术后早期发现移植物屈曲时太紧。这些患者主诉膝盖内侧过紧和疼痛，于关节镜下行移植物松解后症状均得到改善。

参考文献

[1] Avikainen VJ, Nikku RK, Seppanen-Lehmonen TK. Adductor magnus tenodesis for patellar dislocation. Technique and preliminary results. *Clin Orthop Relat Res*. 1993; 297: 12 – 16.

[2] Conlan T, Garth WP Jr, Lemons JE. Evaluation of the medial soft-tissue restraints of the extensor mechanism of the knee. *J Bone Joint Surg Am*. 1993; 75: 682 – 693.

[3] Christiansen SE, Jacobsen BW, Lund B, et al. Reconstruction of the medial patellofemoral ligament with gracilis tendon autograft in transverse patellar drill holes. *Arthroscopy*. 2008; 24: 82 – 87.

[4] Desio SM, Burks RT, Bachus KN. Soft tissue restraints to lateral patellar translation in the human knee. *Am J Sports Med*. 1998;

26: 59−65.

[5] Hautamaa PV, Fithian DC, Kaufman KR, et al. Medial soft tissue restraints in lateral patellar instability and repair. *Clin Orthop Relat Res.* 1998; 349: 174−182.

[6] Nomura E, Inoue M. Hybrid medial patellofemoral ligament reconstruction using the semitendinous tendon for recurrent patellar dislocation: minimum 3 years' follow-up. *Arthros-copy.* 2006; 22: 787−793.

[7] Nomura E, Horiuchi Y, Kihara M. A mid-term follow-up of medial patellofemoral ligament reconstruction using an artificial ligament for recurrent patellar dislocation.

Knee. 2000; 7: 211−215.

[8] Steensen RN, Dopirak RM, Maurus PB. A simple technique for reconstruction of the medial patellofemoral ligament using a quadriceps tendon graft. *Arthroscopy.* 2005; 21: 365−370.

[9] Steiner TM, Torga-Spak R, Teitge RA. Medial patellofemo-ral ligament reconstruction in patients with lateral patellar instability and trochlear dysplasia. *Am J Sports Med.* 2006; 34: 1254−1261.

[10] Teitge R, Torga-Spak R. Medial patellofemoral ligament reconstruction. *Orthopedics.* 2004; 27: 1037−1040.

MPFL重建：原则和并发症

皮耶特·J.伊拉兹马斯,马蒂厄·萨纳特

31.1 介绍

与膝关节周围其他韧带重建类似,髌股内侧韧带(medial patellofemoral ligament, MPFL)重建可能导致一系列并发症。对于并发症及MPFL韧带生物力学的不了解也常常会导致重建过程中犯一些技术性错误。

31.2 MPFL的生物力学特性

MPFL应被视为防止髌骨异常侧移的组织,在膝关节接近完全伸展时,它不应该向中间牵拉髌骨,一旦髌骨与滑车接触就不重要了[14]。

在文献报道中,对于MPFL的重建,大多数作者认为重建的韧带应该是等距的,人们提出了重建的所谓等距点[25,27]。然而,在测量MPFL的正常长度变化时,它一再被证明是一种非等距韧带。根据Steensen报道:当屈膝0°～90°时有5.4 mm的变化和当屈膝0°～120°时平均有7.2 mm的变化。更为重要的是要认识到MPFL是一种非等距韧带[9,25,29],在完全伸膝时处于最紧绷状态,在屈曲时变得更加松弛,(Victor)[33]证实了当髌骨进

入滑车[14]时MPFL是的不等距性,并提出MPFL的近端和远端纤维的不等距性存在差异。MPFL的近端纤维紧密完整的扩展和并于屈膝30°时远端出现弯曲。在尸体研究中,解剖的不等距的MPFL重建恢复髌骨运动方面优于等距重建[22],重建韧带在在髌骨上选取的位置对韧带的等距性影响很小。相反,股骨上的位置对韧带的等距性影响却很大[27],更远的位置增加了伸展和屈曲时的移植物松弛性;相反,更近端位置则导致移植物伸展松弛,屈曲紧绷(图31-1)。

几乎所有的髌骨脱位都存在潜在的原因,如高位髌骨、滑车发育不良、韧带过度松弛等,上述这些情况均易导致患者发生髌骨脱位。高位髌骨似乎是髌骨脱位最常发生的诱发因素[15],髌骨高度对MPFL的等距有影响,髌骨越高,韧带的不等距就越大。在未发表的尸体实验中我们发现,膝关节于0°～90°屈伸活动时MPFL平均长度变化是4 mm。如果胫骨结节向近端移动10 mm,平均长度变化则增加到6 mm。当结节向远端移动10 mm时,平均长度变化将减小到3 mm[11],考虑到这一点,当股四头肌完全收缩时,了解从MPFL于股骨内侧髁的起点到髌骨插入点的距离是很重要

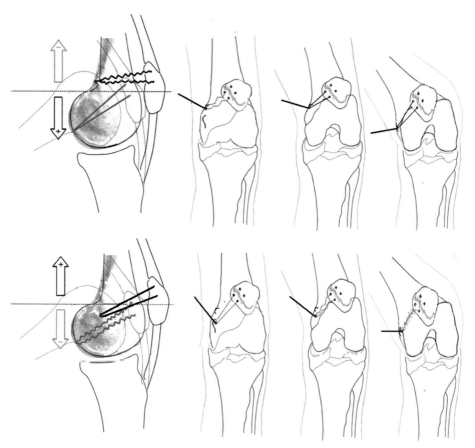

图31-1　股骨近端位置将导致移植物在伸展时松脱,在屈曲时紧绷。相反,股骨远端位置会导致移植物伸展时紧绷,屈曲时松脱

的,另一个重要的因素是髌骨相对于近端沟的高度。所谓的J征[16]是在膝关节几乎完全伸直时髌骨从滑车移出并向外侧半脱位。这种半脱位可由髌骨短或高或两者兼而有之引起。目前还没有专门的成像技术来测量MPFL的长度,髌骨高度最常用的测量方法有,Caton-Deschamps,Blackburn-Peel和Insal-Salvati测量髌骨高度与胫骨的关系。然而,正如贝尔纳若(Bernageau)和古塔利耶(Goutallier)[3]在X线片上和比德特(Biedert)在核磁共振上所显示的那样[14],髌骨的高度相对于

滑车上边缘更为重要。高位髌骨与较长的髌骨肌腱有关,髌骨肌腱长度对髌骨不稳定性的敏感性高于Caton-Deschamps指数[21]。

在重建韧带时,我们的目标应该是使用比原韧带更强的韧带来弥补未被纠正的潜在诱发因素。重建的韧带应该复制不等距。重建的目的应该是创造一个"良好的不等矩"[29],复制受伤前的原始韧带。如果不能不等距地重建韧带可能会导致导致髌骨再脱位、伸肌延迟和屈曲丧失。屈曲功能的丧失也会导致髌股

关节炎，特别是当屈曲时内侧关节面负荷过重。

31.3 并发症

31.3.1 运动损失

在我们通过对从1995～2008年进行的200多例MPFL重建的患者随访中，发现伸肌延迟、完全被动伸展和无屈曲损失是最常见的并发症。并没有长期的屈曲性丧失。尽管这些患者的主动伸展能力均略有下降，但平均Kujala评分仍为92.7分（72～100分）。史密斯（Smith）et al[29]对MPFL重建的临床和影像学结果进行了全面的文献研究。他们只能找到8篇符合评分标准的论文，涉及186 MPFL重建。在这8篇论文中，作者只在2篇中报告了术后的活动范围，并且都报告了与未手术的腿相比屈曲能力的丧失。无关于膝关节主动伸展或伸肌迟滞的报告，在这些综述中，只有1篇论文报道了股四头肌萎缩，在这个系列中，尽管平均Kujala评分为88.6[7]，但仍有60%的股四头肌萎缩，MPFL重建后的运动损失与重建韧带的张力直接相关。如果它在伸膝时过紧（股骨插入太远），将会导致伸肌延迟，尽管被动的完全伸膝不受影响。如果屈曲时太紧（股骨插入太近），将会导致被动屈曲和主动屈曲的损失；在这种情况下，髌骨的伸展可能仍然不稳定（图31-1）。

股薄肌腱和半腱膜移位肌腱通常用于重建MPFL，它们比原MPFL更强更硬[18]，考虑到导致第一次脱位的潜在诱发因素没有得到纠正，强度大则是一个有利的因素，然而，过度的强度在理论上可能导致髌股关节过载，尤其是在重建的MPFL不处于最佳位置的情况下。

在我们的MPFL重建技术中，我们试图重建韧带为正常不等距肌腱，也就是所谓的有利不等距[29]，这就形成了一种伸膝时紧绷而屈膝时松弛的韧带。然而，韧带在伸膝时太紧会导致伸肌延迟，这是危险的，术后股四头肌抑制是非常常见，应该区别于由于MPFL重建过紧而导致的永久性伸肌延迟。

在术后3个月随访病例中平均有4°（5°～15°）伸肌滞后，可能由于股四头肌的抑制，在45%的患者。这种伸肌延迟是暂时的，从长期来看，在200多例患者中，只有4例因韧带重建的过度紧绷而永久失去主动完全伸膝[31]。

伊莱亚斯（Elias）[8]的实验表明，对于MPLF移植物来说，过于接近股骨的位置将导致髌骨股骨负荷增加，髌骨股骨关节表面的潜在过载。主动屈曲和被动屈曲的丧失也与此相关。在以等距重建MPFL为目标的技术中，在屈膝时韧带过紧的危险便会增加。虽然也有部分作者提出，在股骨内收肌结节附近或附近的置入肌腱，但因为这将导致重建后屈膝时太紧而伸膝时太松，故应避免[23,25,27]。

在预防运动损失并发症时，应特别注意测定重建韧带张力的技术，考虑到部分运动可能丧失和晚期髌股关节退变，重建韧带张力过大比张力过小更有害。贝克（Beck）[2]指出，即使在对MPFL重建应用低负荷时，仍有可能重建出正常的侧向移动和髌股接触压力。MPFL重建的目的应该是用比原韧带更强的移植物将MPFL的张力恢复到撕裂前的状态，若对侧髌骨稳定，重建髌骨的横移活动度应与健侧髌骨相似。这可以通过手术中悬垂双膝并比较横向活动量来实现。菲西安（Fithian）[12]建议调整移植物张力，5 lb的置换力可导致髌骨7～9 mm的侧向移位。我们建议在股骨植入部位使用导针检测韧带的等距，直到找到"合适的等距点"，"有利的不等长点"是指构建的韧带在伸膝时会变得紧绷而在屈膝时松弛，伸膝和屈膝之间的长度变化约为5 mm。这可以在膝盖完全伸展的情况下实现，方法是用骨钩向髌前上方向近端拉动髌骨。在这种情况下重建韧带应该是紧绷的，但重建韧带的张力应该小于髌腱。这将确保在最大程度上的股四头肌收缩时，髌腱的张力将大于重建的MPFL（图31-2）。对于严重的高位髌骨，应考虑胫骨结节向

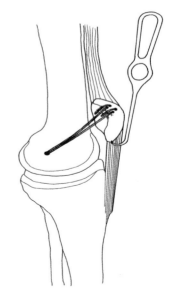

图31-2 充分拉伸MPFL移植物，确保重建时张力小于髌腱

远端转移，因为这将减少重建的不等距性，并且更简单、更精确的重建韧带张力[11]（图31-3）。当Bernageau测量值大

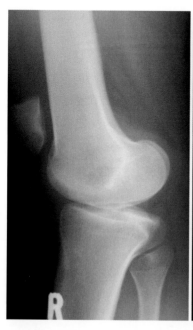
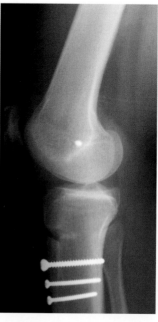

图31-3 胫骨结节扩张联合MPFL重建

于8 mm或髌骨肌腱长度大于60 mm时，我们将考虑结节向远端转移，尤其是当这与临床标记为阳性的J征[16]相结合时。在这种情况下，只要6 mm的远端转移就足够了，其他作者有推荐不同的牵拉技术重建MPFL，最佳的是韧带张力是于屈膝30°、60°时髌骨处于滑车中心[5,6,20]。MPFL主要的长度变化屈膝30°之后出现[25,29]，考虑到这一点，如果在股骨上选择了正确的不等距点，在早期屈曲时拉伸韧带应避免过度拉伸。术后股四头肌抑制虽然是暂时的，但可导致康复期延长和恢复体育活动较晚。德雷斯（Drez）[7]报告他的患者中有超过50%的四头肌萎缩，平均随访31.5个月（24～43）。为了解决这个问题，我们在术前对患者进行等距股四头肌收缩治疗。术后不使用支具，鼓励立即主动和被动的全方位运动。继续做等长股四头肌练习。如有需要，允许用1根或2根拐杖支撑全身负重。在对平均29个月（8～65）的，22名MPFL重建患者的连续随访中发现，在膝盖以上15 cm处，上肢周长的平均两侧差仅为0.19 cm（0～1.5 cm）[11]。

如果MPFL重建术后运动丧失持续时间超过9个月，我们建议在髌骨韧带植入附近进行经皮连续鱼鳞式肌腱切开术，直至完全恢复运动[31]。

31.3.2 骨折

在我们的病例中，仅出现过3次移位，均与髌骨内侧缘骨折有关[30]。在所有这些患者中，骨折均伴有明确的损伤；其中2种情况发生在存在肢体接触的运动中，一例发生在足球运动中，另一例发生

在橄榄球运动中。第三个患者在试图更换熔毁的灯泡时从椅子上摔了下来，再次脱位。骨折分别发生在首次手术后2年、5年和10年。在我们的重建技术中，我们在髌骨内侧边缘打了2个3～3.5 mm的钻孔，间距为10 mm，从内侧边缘出髌骨前皮质长度为6～8 mm。这些骨折与急性原发性髌骨脱位相似[32]。采用自体股薄肌移植重建韧带，这个重建的韧带比原来的MPFL更强，由于潜在的诱发因素还没有被解决，有时会对韧带产生很高的张力。髌骨上的钻孔可以导致局部应力增加，导致骨折。3例骨折均累及髌骨内侧不超过1 cm。骨折复位，螺钉固定，髌骨稳定，骨折无长期后遗症。

三岛（Mikashima）等[17]人报道有2例膝盖骨折。通过髌骨从内侧到外侧形成一个4.5 mm的横向钻孔。这些骨折均发生在术后6周内，骨折发生率近16%。克里斯琴安森（Christiansen）等人[5]用2个4.5 mm和戈梅斯（Gomes）等人[13]用1个7 mm的横向钻孔报告了非创伤性髌骨骨折。可能是太大的钻孔增加了骨折的可能性，特别是当它们横钻髌骨时。髌骨内侧缘骨折通常不累及髌骨关节面，只要不太集中于髌骨，均较易治疗（图31-4）。然而，如果该钻孔侧向出口太远，也会导致更严重的骨裂（图31-5）。而横向骨折，由于横向钻孔往往会累及髌骨关节面，多数情况下伴有前皮质碎裂，使治疗更为严重和困难（图31-6）。可以预期，在髌骨钻孔将使应力增加，因此可能有骨折的倾向。记住，钻孔的大小和位置应该仔细考虑。应该尽量避免超过3.5 mm的孔。通过内侧边缘钻孔不应太过集中地

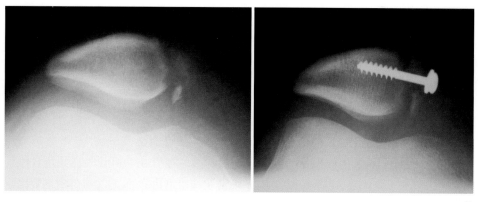

图31-4 用螺钉和垫圈复位内侧缘骨折重建MPFL后再脱位

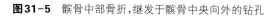

图31-5 髌骨中部骨折,继发于髌骨中央向外的钻孔

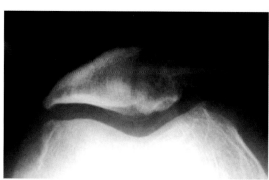

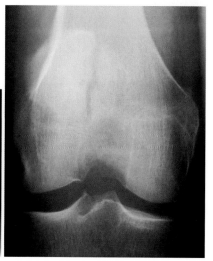

进入髌骨。通过髌骨横向钻孔比通过内侧缘钻孔更容易导致严重的骨折。

31.3.3 再发脱位

再发脱位是罕见的;在文献中,它在0～4%变化[5,7,24]。在我们的病例研究中,只有3次移位(1.5%)与髌骨内侧缘骨折相关。在史密斯等人的[26]综述文章中,186例膝关节只有2例重建后髌骨脱位或半脱位;在5名患者中存在恐惧症阳性。

31.3.4 局部疼痛

股骨内髁内侧区域的局部压痛与移植物或内固定有关,可能是一种刺激性并发症,野村(Nomura)和井上(Inoue)[19]报告说,仅在内收肌结节的远端使用一种固定钉,其发生率为40%。克里斯蒂安森(Christiansen)等人报道了内侧髁压痛,发生率占50%,施泰纳(Steiner)等[28]病例中有10%的人不得不摘除带有刺激性的螺钉,我们在股骨内侧使用了深植骨锚定

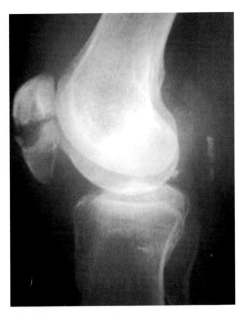

图31-6 用于MPFL重建的横钻孔继发髌骨横向骨折

植骨出口有6%的轻微局部压痛；并不需要手术干预。

31.3.5 髌骨退变

在我们的前29名患者[10]平均7年（4.4～9.3）的随访中，Tegner、Lysholm和IKDC的得分在3年、5年和7年的随访中没有变化。MPFL重建对髌股软骨损伤于Lysholm评分上表现为负性影响，对Tegner和IKDC评分无影响。在另一项针对连续22例MPFL重建[9]的29（8～54）个月随访研究中，Kujala评分、Trochlea发育不良和Caton Deschamps指数之间没有统计学相关性。在这组22名患者中，在较低的分数之间存在微弱的相关性；根据Bernageau技术测量较长的髌骨肌腱和高位髌骨较低的分数之间存在微弱的相关性；然而，重建时髌骨股骨退变与低

Kujala评分之间存在统计学意义上的相关性。似乎可以通过单独的MPFL重建来预防髌股关节退变的发展。重建时髌骨退变的影响尚不清楚。野村经过12年的跟踪调查，也得出了类似的结论[12]。

31.4 总结

髌股内侧韧带重建效果良好，并发症少。在预防并发症时应遵循生物力学和技术原则。重建后的MPFL应伸膝时紧张，屈膝时松弛。对于严重的高位髌骨，应考虑胫骨结节的内移抬高。在股四头肌极度收缩时，髌腱的张力应该大于重建韧带的张力。髌骨钻孔应穿过内侧边缘，直径最好不超过3.5 mm。重建的移植物或固定材料在内侧髁上突出会导致局部压痛，使用不突出的固定装置很容易避免。MPFL重建术后随访7～12年，无明显髌骨股骨退变发生。

参考文献

[1] Barnett A, Prentice M, Mandalia V. The patellotrochlear index: a more clinically relevant measurement of patella height? *J Bone Joint Surg.* 2009; 91-B: 413.

[2] Beck P, Brown NA, Greis PE, et al. Patellofemoral contact pressures and lateral patellar translation after medial patellofemoral ligament reconstruction. *Am J Sports Med.* 2007; 35: 1557-1563.

[3] Bernageau J, Goutallier D. Exam radiologique de l'articulation femorale-patellaire.L'actualite rhumatologique. Paris Expansion Scientifique Francaise. 1984.

[4] Biedert R, Albrecht S. The patellotrochlear index: a new index for assessing patellar height. *Knee Surg Sports Traumatol Arthrosc.* 2006; 14: 707-712.

[5] Christiansen SE, Jacobsen BW, Lund B, et al.

Reconstruction of the medial patellofemoral ligament with gracilis tendon autograft in transverse patellar drill holes. *Arthroscopy*. 2008; 24: 82-87.

[6] Deie M, Ochi Y, Sumen M, et al. Reconstruction of the medial patellofemoral ligament for the treatment of habitual or recurrent dislocation of the patella in children. *J Bone Joint Surg*. 2003; 85: 887-890.

[7] Drez D, Edwards TB, Williams CS. Results of medial patellofemoral ligament reconstruction in the treatment of patella dislocation. *Arthroscopy*. 2001; 17: 298-306.

[8] Elias JJ, Cosgarea AJ. Technical errors during MPFL recon-struction could overload the medial patello femoral carti-lage. *Am J Sports Med*. 2006; 34: 1478-1485.

[9] Erasmus PJ (1998) Reconstruction of the medial patell-ofemoral ligament in recurrent dislocation of the patella. ISAKOS Buenos Aires May 1997 [abstract]. *Arthroscopy*. 1998; 14(Suppl): S42.

[10] Erasmus PJ. *Long Term Follow-up of MPFL Reconstruction.*, Washington: American Orthopedic Society for Sport Medicine (AOSS); 2005.

[11] Erasmus PJ. *Influence of Patella Height on the Results of MPFL Reconstruction.* Florence: ISAKOS; 2007.

[12] Fithian DC, Gupta N. Patellar instability: principles of soft tissue repair and reconstruction. *Tech Knee Surg*. 2006; 5: 19-26.

[13] Gomes EJ, Marczyk LS, de Cesar PC, et al. Medial patell-ofemoral ligament reconstruction with semitendinosus autograft for chronic patellar instability: follow-up study. *Arthroscopy*. 2004; 20: 147-151.

[14] Heegaard J, Leyvraz PF, Van Kampen A, et al. Influence of soft tissue structure on patella three dimensional tracking. *Clin Orthop Relat Res*. 1996; 299: 235-243.

[15] Hvid I, Andersen L, Schmidt H. Patellar height and femoral trochlea development. *Acta Orthop Scand*. 1983; 54: 91-93.

[16] Johnson JJ, van Dyk EG, Green JR, et al. Clinical assessment of asymptomatic knees: comparison of men and women. *Arthroscopy*. 1998; 22: 787-793.

[17] Mikashima Y, Kimura M, Komayashi Y, et al. Clinical results of isolated reconstruction of the medial patell-ofemoral ligament for recurrent dislocation and subluxation of the patella. *Acta Orthop Belg*. 2006; 72: 65-71.

[18] Mountney J, Senavongse W, Amis AA, et al. Tensile strength of the medial patellofemoral ligament before and after repair or reconstruction. *J Bone Joint Surg*. 2005; 87: 36-40.

[19] Nomura E, Inoue M. Hybrid medial patellofemoral ligament reconstruction using semitendinosis tendon for recurrent patellar dislocation: minimum 3 years follow up. *Arthro-scopy*. 2006; 22: 787-793.

[20] Nomura E, Motoyasu I, Kobayashi S. Long-term follow-up and knee osteoarthritis change after medial patellofemoral ligament reconstruction for recurrent patellar dislocation. *Am J Sports Med*. 2007; 35: 1851-1858.

[21] Neyret P, Robinson AH, Le Coultre B, et al. Patella tendon length—the factor in patella instability? *Knee*. 2002; 9: 3-6.

[22] Parker DA, Alexander JW, Conditt MA, et al. Comparison of isometric and anatomic reconstruction of the medial patellofemoral ligament: a cadaveric study. *Orthopedics*. 2008; 31: 339-343.

[23] Sillanpää PJ, Mäempää H, Matilla W, et al. A mini-inva-sive adductor magnus tendon transfer technique for medial patellofemoral ligament reconstruction: a techni-cal note. *Knee Surg Sports Traumatol Arthrosc*. 2009; 17: 508-512.

[24] Schöttle PB, Fucentese SF, Romero J. Clinical and radio-logical outcome of medial patellofemoral ligament reconstruction with a semitendinosis autograft for patella instability. *Knee Surg Sports Traumatol Arthrosc*. 2005; 13: 516-521.

[25] Smirk C, Morris H. The anatomy and reconstruction of the medial patellofemoral ligament. *Knee*. 2003; 10: 221-227.

[26] Smith TO, Walker J, Russel N. Outcomes of medial patell-ofemoral ligament reconstruction for patellar instability: a systemic review. *Knee Surg Sports Traumatol Arthrosc*. 2007; 15: 1301-1314.

[27] Steensen RN, Dopirak RM, McDonald WG. The anatomy and isometry of the medial patello femoral joint. *Am J Sports Med*. 2004; 32: 1509-1513.

［28］ Steiner TM, Torga-Spak R, Teitge RA. Medial patell-ofemoral ligament reconstruction in patients with lateral patella instability and trochlear dysplasia. *Am J Sports Med.* 2006; 34: 1254-1261.

［29］ Thaunat M, Erasmus PJ. The favourable anisometry: an original concept for medial patellofemoral ligament recon-struction. *Knee.* 2007; 9: 3-6.

［30］ Thaunat M, Erasmus PJ. Recurrent patella dislocation after medial patellofemoral reconstruction. *Knee Surg Sports Traumatol Arthrosc.* 2008; 16: 40-43.

［31］ Thaunat M, Erasmus PJ. Management of overtight medial patellofemoral ligament reconstruction. *Knee Surg Sports Traumatol Arthrosc.* 2009; 17: 480-483.

［32］ Toritsuka Y, Horibe S, Hiro-Oka A, et al. Medial marginal fracture of the patella following patellar dislocation. *Knee.* 2007; 14: 429-433.

［33］ Victor J, Wong P, Witvrouw E, et al. How isometric are the medial patellofemoral, superficial medial collateral, and lateral collateral ligaments of the knee? *Am J Sports Med.* 2009; 37: 2028-2036.

髌股外侧韧带重建：我是怎么做的 32

杰克·T.安德罗斯

32.1 简介

很显然，髌骨外侧韧带重建是治疗髌骨内侧不稳定的有效方法[1,6,7,15]，但在我的治疗经验中，这种外侧重建更常见的应用是在手术重建膝关节的伸肌装置，之前治疗髌骨外侧不稳定的手术失败了，当时手术中包含了外侧韧带松解，外侧韧带对髌骨内侧和外侧稳定性的相对作用已经得到了很好的描述[3,8,12]，但简而言之，外侧韧带不仅有助于髌骨的内侧约束，也有助于外侧约束。如果我们记得将外侧韧带想象成对髌骨施加矢状力，帮助髌骨与股骨滑车对合并保持在股骨滑车内，这可能是最好的，而不是像大多数插图中暗示的那样，主要是水平方向的力。

髌骨内侧半脱位甚至脱位是一种致残的情况，几乎完全是由过度的外侧韧带松解造成的，通常是在面对先天性的病理解剖，如滑车发育不良或胫骨粗隆中间化的医源性病理解剖[10]，正如富尔克森（Fulkerson）所描述的，髌骨内侧不稳定的特征是患者在手术前经历的疼痛和功能障碍与外侧不稳定的症状不相称。也就是说，用于诊断髌骨内侧不稳定的[4]客观文献和标准并不统一[11]。大多数措施

使用临床试验,引起疼痛和恐惧或异常的髌骨过度活动,另一些则是在压力下内侧平移增加的影像学表现,或在 MRI 上过度内侧移动和位置的运动学表现[13,16]，我更倾向于使用 Fulkerson 描述的"移位测试"作为髌骨内侧半脱位的指标,这是导致患者疼痛、"锁定"和放弃的原因[4]。

32.2 适应证

对于髌骨支持带的外侧重建,3 个适应证如下:① 外侧韧带松解后髌骨症状性内侧不稳定;② 既往髌骨外侧不稳定手术失败,其中包括外侧韧带松解;③ 髌骨多向不稳定,有时伴随术后失败,有时伴有高弹性综合征,如 Ehler-Danlos 综合征。

我再怎么强调它对髌骨稳定性的重要性和贡献也不为过,包括内侧和外侧,这是由外侧韧带所起的作用。拉尔森多年前描述过,在治疗髌骨不稳定时,最好是延长外侧韧带而不是释放[9],进行髌骨不稳定的翻修手术时,记得检查外侧韧带的功能并在必要时重建。

32.3 禁忌证

如果由于某种原因,髂胫束在之前的

手术中被侵及和使用,那么我们应该寻找替代的重建方法,甚至修复。如果髌骨不稳定也与膝关节外侧或后外侧不稳定有关,则不应该破坏髂胫束的完整性。

32.4 手术技术

这项技术的目的是重建外侧韧带的深层横层,而不是重建髌股外侧韧带,Amis描述了外侧韧带,并指出真正的髌股外侧韧带是外侧关节囊[2]的增厚,部分病例存在外侧髁上突韧带,以不同程度的频率,但浅表斜和深横向的支持带层更一致[5,14]。支持带浅斜肌较薄。深横支持带粗壮,朝向限制髌骨的最佳方向,附着于髌骨外侧边界和髂胫束的深表面。到目前为止,我们还没有研究证明外侧韧带和外侧关节囊的这些单独组织对髌骨稳定性的相对作用[2],也就是说,我选择尝试重建似乎最适合抑制髌骨的那一层,即深横向外侧韧带。

1. 手术切口通常由先前切口的位置决定,但我更喜欢前外侧切口。它从髌骨上外侧近端2 cm开始,向远端延伸至Gurdy结节的水平,并在其前面。

2. 然后进行后方剥离显露外侧韧带的左侧,并向前显露髂胫束。然后我将分离髂胫束的前半部分(约1.5 cm宽度),并将此部分从插入Gurdy结节上分离出来(图32-1a)。这条骨带的近端反射远超过股外侧上髁的水平(图32-1b)。

3. 通常情况下,只有一层薄层代表外侧囊和外侧韧带的瘢痕残留。在这种情况下,髂胫束转移直接覆盖在这个组织上。但如果存在某种形式的(浅斜位)支持带,则该组织深部和囊浅部之间形成一个间隔(图32-2a)。髂胫束的游离端在这两层之间伸出,以便附着在髌骨外侧缘(图32-2b)。

4. 将这张肌腱转移时,我更倾向于在膝关节屈曲20°时有一个支撑。虽然屈膝和伸膝在生物力学上是否可取还存在争议,但我更倾向于让髌骨在滑车内活动,作为防止张力过大和产生异常平

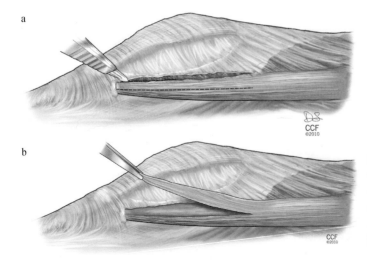

图32-1 暴露在外的外侧韧带包括髂胫束(a)。髂胫束的前半部分与Gurdy结节分离,然后在股骨外侧上髁外近端反射(版权归Cleveland Clinic Foundation所有)

图32-2 如果外侧韧带仍有一定程度的衰减，则在外侧囊和支持带之间形成一个间隔支持带(a)。髂胫束带通过这个间隔连接到髌骨中段和近端1/3交界处的外侧边缘(b)（版权归Cleveland Clinic Foundation所有）

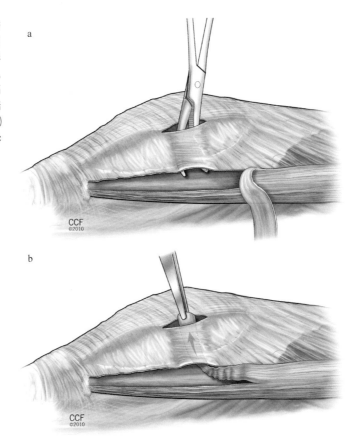

移的一种方法。

5. 如果有足够的组织存在，可以通过直接缝合剩余的髌前和髌周支持带来附着髌骨，也可以通过缝合锚定来附着髌骨(图32-3)。我不喜欢用钻孔来重建，也不太容易使用钻孔，因为移位髂胫束的长度刚好够到达髌骨的外侧边界。

6. 此时，移位的髂胫束方向相对于髌骨有点偏斜。我们的目标是使它横向定向并"附着"在股骨外侧髁水平的髂胫束上。为了做到这一点，为了调整和建立张力，我开始了一系列的缝合将移植肌腱的后边缘重新连接到保留完好的髂胫束的前边缘。这开始于隔离的近端位置，并在

远端起效，直到达到所需的方向和转移的张力。简单缝合效果良好(图32-4)。

7. 通常，在转移的前弯处会出现扭结或皱纹。在这种情况下，我将在这个皱褶内再加一条缝线，并将其自身或其余外侧韧带的后缘附着，以"解开"皱褶(图32-5a,b)。

8. 如果存在固有的外侧韧带，则努力将其修复至髌骨外侧边缘，甚至有时修复至残留完整的髂胫束。深横支持带已被重建至远侧支持带残体。

9. 膝盖是通过屈伸0°～90°一系列的运动，评判、观察缝合附件的能力。

10. 伤口闭合是常规。

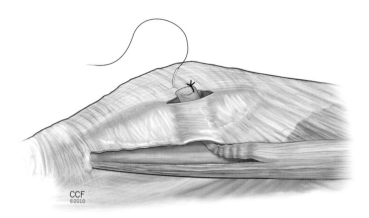

图32-3 将转移的肌腱用缝线连接到残留的髌周支持带组织上，或用缝线固定。没有必要通过钻洞附着（版权归 Cleveland Clinic Foundation 所有）

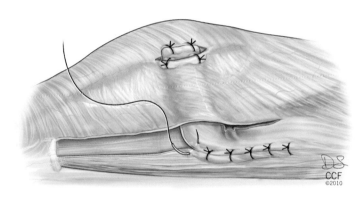

图32-4 我们的目标是使转移的肌腱横向定向并"附着"于股骨外侧髁水平的未受损伤的髂胫束。为了做到这一点，并调整和建立张力，我们放置了一系列的缝合线将移植肌腱的后缘重新连接到剩余完好的髂胫束的前缘。这从隔离体的近端位置开始，并在远端工作，直到达到预期的转移方向和张力为止（版权归 Cleveland Clinic Foundation 所有）

32.5 术后管理

由于我经常将这种方法作为髌骨外侧或多向不稳定的翻修手术的一部分，术后的护理是由所做的综合指导的。但对于一个孤立的横向重建，我施加一个冷却装置在一个弹性橡胶装置中，然后应用双侧直撑全范围运动控制铰链的下肢支具将膝关节活动范围控制在伸直0°至屈膝40°。该手术是给予一名门诊患者进行的，在他们复诊的第一个星期之前，敷料要留在原位。不使用引流管。在第一次返回时，医生会取下敷料，并指示患者仅在夜间和社区步行时使用支架，以"保护"患者不受意外摔倒的伤害。建议他们在可容忍的情况下，使用负重的拐杖行走。但在支架外，他们被鼓励在不受限制的情况下移动膝盖，物理治疗开始在这个时候，在支架外，为一系列的运动锻炼和

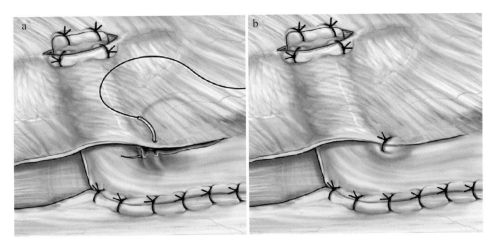

图 32-5　通常在转移的弯曲处会有一个扭结。从髂胫束的角到残留的支持带的简单缝线改善了对齐（a）。所有缝线到位并适当"拉紧"，深度横向视支持带被重建（b）（版权归Cleveland Clinic Foundation 所有）

骨盆股调适。3周时拆线，拐杖支撑的平均时间为3～6周。

32.6　亮点和缺陷

在处理髌骨不稳定的手术治疗时，不要忘记有效的外侧韧带的重要性。在第一种情况下，当进行髌骨不稳定的重新排列和重建手术时，延长而不是松解外侧韧带始终是安全的。最确定的是，在面对滑车发育不良、高位髌骨或高弹性时，千万不要松开外侧韧带。对于翻修手术失败的髌骨重新排列和重建，不要忘记建立一个合格的外侧韧带，即使唯一可见的不稳定是外侧。虽然不常见，但我有过复发的髌骨外侧半脱位的病例，唯一需要纠正这个问题的技术是单纯的外侧重建，而不是内侧重建。它是令人惊异的。我最大的失误是什么？错误诊断髌骨内侧不稳定是引起患者疼痛和机械症状的主要原因。许多（如果

不是大多数）有症状的医源性髌骨内侧不稳定的患者有慢性疼痛，慢性疼痛是多因素的，其病理生理学与急性疼痛不同。患者能够半脱位甚至髌骨内侧脱位，不能保证其疼痛和残疾是由不稳定直接导致的。

32.7　临床结果及并发症

由于大多数接受这种手术的患者都有多种机械问题，有时还涉及心理社会问题，因此临床结果不能仅局限于侧位重建。我对那些仅进行了孤立侧位重建的患者的"结果"是道听途说，然而，我可以说，我已经使用这种技术超过15年，并继续使用它作为我的主要方法横向重建。如前文所述，并发症和不良结果多为误读和误解患者所涉及的多因素病理所致。

参考文献

［ 1 ］Abhaykumar S, Craig DM. Fascia lata sling

reconstruction for recurrent medical dislocation of the patella. *Knee*. 1999; 6: 55-57.

[2] Amis A. Current concepts on anatomy and biomechanics of patellar stability. *Sports Med Arthrosc*. 2007; 15: 48-56.

[3] Desio SM, Burks RT, Bachus K. Soft tissue restraints to lateralpatellar translation in the human knee. *Am J Sports Med*. 1998; 26: 59-65.

[4] Fulkerson J. Anterolateralization of the tibial tubercle. *Tech Orthop*. 1997; 12: 165-169.

[5] Fulkerson J, Gossling H. Anatomy of the knee joint lateral-retinaculum. *Clin Orthop Relat Res*. 1980; 153: 183-188.

[6] Hughston J, Deese M. Medial subluxation of the patella as a complication of lateral retinacular release. *Am J Sports Med*. 1988; 16: 383-388.

[7] Hughston J, Flandry F, Brinker M, et al. Surgical correction of medial subluxation of the patella. *Am J Sports Med*. 1996; 24: 486-493.

[8] Ishibashi Y, Okamura Y, Otsuka H, et al. Lateral patellar retinaculum tension in patellar instability. *Clin Orthop Relat Res*. 2002; 397: 362-369.

[9] Larson R, Cabaud HE, Slocum D, et al. The patellar compression syndrome: surgical treatment by lateral retinacular release. *Clin Orthop Relat Res*. 1978; 134: 158-167.

[10] Metcalf R. An arthroscopic method for lateral release of the subluxating or dislocating patella. *Clin Orthop Relat Res*. 1982; 167: 9-18.

[11] Nonweiler DE, DeLee JC. The diagnosis and treatment of medial subluxation of the patella after lateral retinacular release. *Am J Sports Med*. 1994; 22: 680-686.

[12] Senavongse W, Farahmand F, Jones J, et al. Quantitative measurement of patellofemoral joint stability: force-dis-placement behavior of the human patella in vitro. *J Orthop Res*. 2003; 21: 780-786.

[13] Shellock F, Mink J, Deutsch A, et al. Evaluation of patients with persistent symptoms after lateral retinacular release by kinematic magnetic resonance imaging of the patellofemoral joint. *Arthroscopy*. 1990; 6: 226-234.

[14] Starok M, Lenchik L, Trudell D, et al. Normal patellar retinaculum: MR and sonographic imaging with cadaveric correlation. *AJR*. 1997; 168: 1493-1499.

[15] Teitge R, Spak R. Lateral patellofemoral ligament reconstruction. *Arthroscopy*. 2004; 20: 998-1002.

[16] Teitge R, Faerber W, Des Madryl P, et al. Stress radiographs of the patellofemoral joint. *J Bone Joint Surg*. 1996; 78- A: 193-203.

髌股外侧韧带重建：我是怎么做的 **33**

罗伯特·A.泰奇,罗杰·托尔加-斯帕克

33.1 介绍

髌骨的内侧脱位或半脱位是一种致残状态,可见于单纯的外侧韧带松解和(或)胫骨结节内移、内侧软组织重建术[2-4,6-8]。

修复侧方韧带的技术可以在文献中找到[5,6]可同时合并局部软组织增强(筋膜韧带、髌腱)的重建[1,4]。在我们对外侧筋膜层修复和重叠的经验中,髌骨向内侧的大幅度偏移通常会在术后第一年反复出现。这导致我们尝试了一种外侧髌股韧带(LPFL)重建技术,遵循先前描述的内侧髌股韧带重建的相同原理:① 选择足够强壮和坚韧的移植物;② 等长移植物放置;③ 牢固的固定;④ 合适的张力;⑤ 无髁间摩擦或撞击。

33.2 手术技术

33.2.1 移植物的选择和获取

股四头肌腱是一种可靠的移植物,但也可以使用骨—髌腱—骨和同种异体跟腱。在伸膝位,与髌骨外侧缘和股骨外髁之间行6～8 cm的皮肤切口。

可以获得(4～5)mm×1 cm厚度

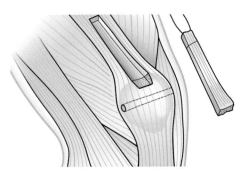

图33-1 股四头肌移植物的收获。横穿隧道通过髌骨进行

的股四头肌腱,但股四头肌肌腱的滑膜层需要保持完整,以避免滑膜囊中的瘢痕摩擦。用一个小型摆动锯从髌骨的上1/3处取出1 cm^2×5 mm厚的骨头。尽量向近端延伸,直到股外侧肌和股内侧肌的肌纤维会聚点,一般可得到8～10 cm的移植物(图33-1)。通过在骨块上钻2.5 mm的孔然后使用Krackow技术,从游离肌腱末端朝向骨块方向,使用2号Vicryl缝合线编织移植物。

33.2.2 等距位置

移植物必须等距离定位,以避免在关节运动过程中使其过度拉伸或过度约束髌骨运动。穿过髌骨的大约中间1/3高度处钻取一个2.5 mm的横向骨道。取一股2号Vicryl线穿过这个洞,并在侧

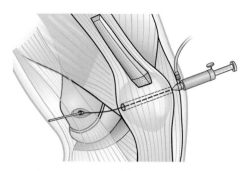

图33-2　外侧髁中插入点的等距位置

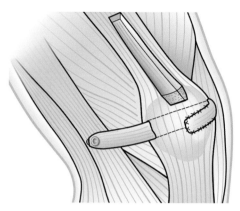

图33-3　股四头肌移植物固定在外侧髁上，穿过髌骨隧道，并在髌骨前方缝合

面系成一个小环。将2.5 mm的克氏针穿过该环股骨外髁的位置附近钻入骨质以固定该线环。接下来，将气动的等距测量装置从骨道的髌骨内侧口，通过2号Vicryl线的牵引拉入骨道口中（图33-2）。然后将膝关节在全范围内活动，同时在等距测量仪中读取横向缝合线的长度变化。对股骨外髁克氏针的位置进行调整，直到在整个运动范围内没有读取等轴测量仪的偏移。

33.2.3　牢靠固定

骨块埋入股骨中并用4.0 mm全螺纹拉力螺钉固定。先在股骨外髁上的等距点植入2.5 mm的克氏针，然后将骨块像模板一样贴在股骨上，而细凿子勾勒出骨块并凿取股骨外侧髁的皮质。由于股骨通常会因废用而骨质疏松，因此松质骨会受到挤压而凹陷，而不是撞击形成髌骨骨块的缺损。然后用4.0 mm的挤压螺钉拧紧固定。

可以使用两个平行的4.5～6 mm的钻头来钻取髌骨的横向骨隧道，以避免髌骨中的前部压力过大或穿透关节面。通过将肌腱移植物拉入髌骨的椭圆形横向隧道，从内侧向外侧，并将其表面转移

到髌骨的前表面，然后将其缝合到股四头肌扩张，可以很容易地将股四头肌腱固定到髌骨上（图33-3）。

33.2.4　正确的张力

移植物中设定的张力必须足以将内侧偏移限制在接近正常对侧膝关节的范围内。我们设定张力在膝关节屈曲60°～90°，以避免横向拉得太远的风险。不要将髌骨的张力设置在滑车外面。要明确意识到，该韧带不是一个横向拉动髌骨的动态结构，而是一种静态约束，从而使髌骨不会向内侧移动太远。

33.2.5　避免撞击

当找到正确的位置时，将移植物骨块埋入股骨中以避免突出产生髂胫束摩擦综合征。必须测试运动范围，以确保没有髌骨或膝关节活动受限。移植物不应与股骨外侧髁摩擦。如果检测到外侧股骨髁壁上的撞击，则移植物可以放置在髌骨的前表面上并沿横向拉入内侧隧道。

33.3 术后护理

术后康复允许全范围运动、完全负重、连续被动运动和主动运动，但避免上下楼梯、下蹲和抗阻伸膝，直到髌骨供体部位有足够的骨性愈合。

33.4 我们的经验

自1980年开始，该技术已在我们的医院中实施，共治疗了80例患者。从稳定性角度评估的结果是非常积极的，并且没有膝关节失去手术时的初始稳定性。3例患者出现髌骨骨折，术后早期发生摔伤；其中两个需要开放手术复位和内固定。此技术是修复内侧医源性不稳定的补救程序。它没有解决最根本的解剖问题。它显然无法改善或逆转由髌股内侧韧带不足引起的骨关节病、软骨软化、力线异常或侧向不稳。

在具有相关的内侧和外侧髌骨不稳定性（多向不稳定性）的情况下，可以使用所描述的技术的组合来重建MPFL和LPFL。这是一种新的重建髌股关节韧带的选择。

还有类的手术技术是将自体半腱肌移植物置入横向的髌骨和经髁的骨道（图33-4）。

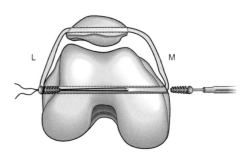

图33-4　通过游离移植物贯穿横向髌骨和髁上通道联合MPFL和LPFL进行重建

参考文献

［ 1 ］ Abhaykumar S, Craig DM. Fascia Lata sling reconstruction for recurrent medial dislocation of the patella. Knee. 1999; 6: 55-57.

［ 2 ］ Blazina NE. Complications of the Hauser procedure. In: Kennedy JC, ed. The Injured Adolescent Knee. Baltimore: Williams & Wilkins; 1979: 198.

［ 3 ］ Eppley RA. Medial patellar subluxation. In: Fox JM, Del Pizzo W, eds. The Patellofemoral Joint. New York: McGraw Hill; 1993: 149-156.

［ 4 ］ Hughston JC, Deese M. Medial subluxation of the patella as a complication of lateral retinacular release. Am J Sports Med. 1988; 16: 383-388.

［ 5 ］ Johnson DP, Wakeley C. Reconstruction of the lateral patellar retinaculum following lateral release: a case report. Knee Surg Sports Traumatol Arthrosc. 2002; 10: 361-363.

［ 6 ］ Nonweiler DE, DeLee JC. The diagnosis and treatment of medial subluxation of the patella after lateral retinacular release. Am J Sports Med. 1994; 22: 680-686.

［ 7 ］ Shea KP, Fulkerson JP. Preoperative computed tomography scanning and arthroscopy in predicting outcome after lateral retinacular release. Arthroscopy. 1992; 8: 327-334.

［ 8 ］ Small NC. An analysis of complications in lateral retinacular release procedures. Arthroscopy. 1989; 15: 282-286.

34

髌股关节的截骨术

罗兰·M.比德特,菲利普·M.特肖尔

34.1 介绍

通过骨骼、软组织和神经肌肉控制的复杂相互作用,从而保证具有完美稳定性的正常髌股关节的滑动机制[10]。膝关节屈曲时,当角度接近90°,髌骨从内侧移动到外侧倾斜位置[29,32,33,51,53]。异常的骨骼形状—例如股骨前倾增加,滑车发育不良,髌骨或髂骨增大,胫骨外旋增加,胫骨结节外移,以及其他一些畸形—可能导致髌股关节疼痛[10]。改变作用于髌股关节(patellofemoral joint, PFJ)的矢量和力量可引起软骨缺损,伴有继发性骨关节炎、不稳定和肌腱功能不全。根据病理学的结果,采用软组织平衡的截骨术可能是最好的治疗方法。手术旨在矫正异常的病理解剖学。

34.2 股骨

34.2.1 病理性股骨前倾

患者的主诉可能表现为广泛的膝关节或髋关节疼痛,甚至在某些情况下也会出现髌骨脱位。有些患者可能没有症状;但是受到下肢力线异常的困扰。通常这从年轻时开始,尽管在症状出现时

有些可能高达50岁。

由于股骨前倾增加最常见,因此本节未进一步描述股骨前倾的减少。

34.2.1.1 体检

在仰卧位时,股骨头远端的内旋增加是明显的,两个膝关节都偏向内侧,也被称为"斜眼征"[48]。90°屈曲位髋关节旋转的检查显示,与外旋相比而言内旋范围增加,并且可以达到80°~90°[16]。髌骨的体格检查,显示出倾斜且很少侧向的位置。由于外侧滑车过度压迫,潜在的软组织撞击,外侧髌骨支持带常常有压痛点。

在下肢下垂的坐姿时,髌骨在滑车槽内很好地居中(具有轻度的外侧髌骨倾斜),因此结节角是正常的。

当放松站立时,脚稍微外旋后(10°~15°),髌骨在股骨远端内旋(图34-1a)。将髌骨位置主动矫正到正常(直线到前部)导致脚的外旋增加并且不再舒适(图34-1b)。在一些患者中,当髂胫束跳过大转子时,可能会看到髋部外侧的跳动。有时也会有一些少见的临床异常,例如多趾征。

34.2.1.2 成像

CT评估

通过一系列2D-CT扫描测量下肢力

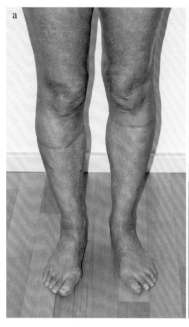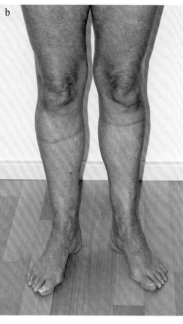

图34-1 （a）内旋的髌骨，舒适的站姿。（b）将髌骨主动矫正至正常会导致脚外旋增加

线。选择以下平面：大转子、股骨远端、胫骨头和踝。大转子和股骨远端叠加，测量股骨前倾的角度（图34-2）。超过20°的值被认为是病理性的[10,39]。同时，应分析胫骨旋转和TT-TG距离，因为这些异常的评估是成功治疗的基础和关键[24]。

应消除髌骨错位及其后续损伤的任何其他原因。

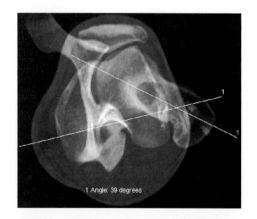

图34-2 股骨前倾的轴位CT评估。股骨前倾是39°

X线片和MRI

需要平片和MRI以排除其他病变，例如软骨损伤和滑车发育不良。

34.2.1.3　特别注意事项

至关重要的是要知道致病的根本原因不是髌骨的错位，而是力线异常、股骨远端的旋转不良。

需要排除肌肉不足或挛缩等原因。胫骨的畸形或生物力学异常（例如足部过度矫正）可能增加股骨前倾，或者存在被詹姆斯等学者描述过的"悲惨的失调综合征"[37]。

通常，患者原先就存在外侧韧带的过度紧张，因此在手术治疗中应考虑软组织平衡。

34.2.1.4　保守治疗

保守的一线治疗，包括髋关节外旋

架、内旋器和外侧韧带的康复拉伸。

有很多异常，例如脚的过度旋转（其导致更多的内部股骨旋转），可以通过鞋垫矫正。通常，保守治疗并不能充分缓解疼痛，特别是在年轻患者中。在老年患者中，可能出现髌骨外侧小关节和（或）外侧滑车的髌骨骨关节炎。

34.2.1.5 手术

股骨旋转截骨术可以在股骨转子间或髁上水平进行。作者更喜欢股骨远端矫正，特别是当膝关节需要同时进行额外干预时[10]本节未进一步讨论股骨转子间截骨手术。单纯的物理治疗完全无效。

髁上旋转截骨术

股骨的后外侧入路，是膝关节外侧髁的横向切口。股外侧肌和中间肌从外侧髁上线分开走形[35]。在干骺端上方3～5 cm处，放置2根克氏针以监测矫正后的当前和所需的旋转（图34-3）。

始终保护内侧神经血管束，截骨术是水平方向进行的。根据CT评估的内容，将2根克氏针作为术前计划旋转的指示。截骨术的固定通过锁定螺钉接骨板进行，其具有至少3个远端和3个近端双皮质螺钉用于固定（图34-4）。如果需要，最后完成髌骨软组织平衡，延长外侧韧带和缩短内侧髌股韧带。切口需要逐层闭合以防止潜在的肌疝。

34.2.1.6 术后康复

在手术后第一天开始，部分负重10 kg，持续6周。在最初的6周内，截骨术的愈合、减少肿胀和股四头肌的激活是主要目标。平片在6周后拍摄复查截骨术后的愈合情况。如果截骨的评估是积极的，可以立即开始完全承重。当恢复足够的活动度时，可以开始跑步机锻炼（通常在手术后8周）。截骨术后6个月不建议限制活动。

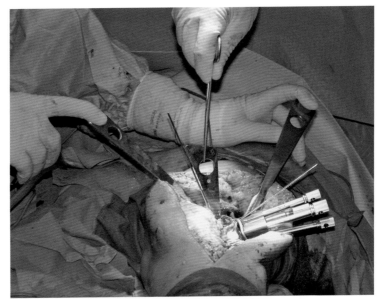

图34-3 2根克氏针表示校正角度

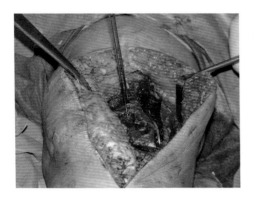

图34-4 髁上旋转截骨术的固定

34.2.1.7 摘要

股骨前倾的增加是一种复杂的病理状态，通常还包括胫骨和足部的不对称。髌骨上截骨术的手术治疗，在保守治疗失败的髌骨不稳和（亚）脱位的患者中表现出良好的效果。

34.2.2 股骨髁间发育异常

股骨滑车对于控制髌股关节滑动机制非常重要[7,27]。滑车和髌骨的正常关节形状保证了髌骨的正常轨迹。滑车的正常软骨表面由股骨前髁的外侧面和内侧面组成，并且由近端—远端，中—外和前—后方向的不同标准限定[10,12,51]。正常滑车加深于近端到远端[10,51]，在近端—远端方向，它呈外长内短（图34-5）。加深的滑车槽将侧面与内侧部分分开。在前后测量中，外侧髁的最前侧通常高于内侧髁，最深点由滑车槽的中心表示[12]。

滑车发育不良是滑车沟形状和深度的异常，主要表现在其近端范围内[19,52]。它代表了一种重要的病理性关节形态，是髌骨不稳定的重要危险因素[4,7,10,17,19,21-23,26,41,42,50,54,55]。据报道，滑车发育不

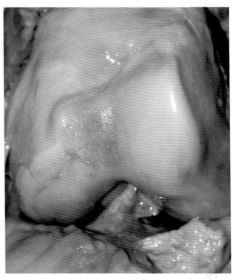

图34-5 正常滑车的形状（尸体研究）

良导致发生率高达85%的复发性髌骨脱位患者[23,55]。可表现为滑车深度减少、滑车平坦，或者存在滑车凸起。据此，文献中描述了不同的分类[10,17,20]。此外，我们发现过短的外侧滑车也是髌骨近端不稳定的常见原因，并注意到滑车发育不良的组合存在广泛的变异性。

34.2.3 短小滑车

34.2.3.1 体检

侧耳滑车面太短的患者患有髌骨不稳定。髌骨在松弛的条件下很好地集中在滑车中。但是当患者收缩股四头肌并延长腿部时，髌骨被拉到滑车滑车的近端，因为它不能被滑车的足够短的侧面引导和稳定。在大多数情况下，收缩也导致半脱位到外侧，即所谓的动态超外侧髌骨半脱位（图34-6a，b）。与科洛维奇（Kolowich）等人[38]描述的侧向拉动征相反，这种类型的髌股关节不稳定主要不

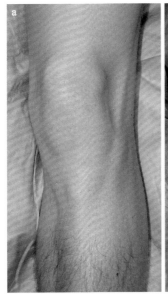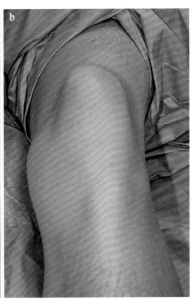

图34-6 （a）正常髌骨。
（b）肌肉收缩导致动态超外侧髌骨半脱位

是由于软组织异常（股内侧肌的萎缩和股外侧肌和外侧结构的肥大），而是由于侧滑车小关节缺失骨软骨反作用力导致的近端髌骨病理性轨迹。

这种类型的髌骨不稳定性也可以通过膝关节完全伸展的人工检查来描述。只有最小的手动压力导致患者的半脱位和不适。在大多数情况下，患者会感到疼痛并试图抵制这种操作。完全伸展的这项测试必须与在20°～30°膝关节屈曲时进行的髌骨恐惧实验区分开来[7,45]。随着膝关节屈曲的增加，髌骨进入滑车槽的更远端和正常部分，因此变为越来越稳定。这证实了临床上对近端髌骨外侧不稳定的怀疑。

34.2.3.2 成像

X线片

对滑车侧面过短的患者进行的放射学检查通常不能显示真正侧位图中滑车发育不良的典型表现，如交叉征、上耳道骨刺、双轮廓[17,19,22,23]或侧滑车征。X线片只能显示滑车组合异常的发育异常迹象[9,10,14]。用于髌骨高度测量的各种指数都是正常的。

MR测量

膝关节在0°时进行MR测量，脚在15°外旋，并且股四头肌有意识地放松。矢状面图像的测量包括各种参数[8,9,14]。首先，两个圆圈表示股骨干的中心纵轴（图34-7）。其次，选择可以分析外侧髁软骨的最侧位矢状图像。股骨远端软骨上的切线（d）以与股骨轴（Ca）成90°的角度。测量软骨部分的最前部（A）和最后部（P）的长度。其比例[（a：p）* 100]代表横向髁指数的百分比。对于髌股关节正常的患者，平均外侧髁指数为93%±7（范围73～109）。因此，我们考虑滑车的外侧关节面的前部长度，其指数值为正常的后关节软骨长度的93%或更多。因此，指数值小于90%被认为是

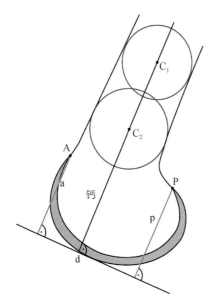

图34-7　外侧髁指数的MR测量

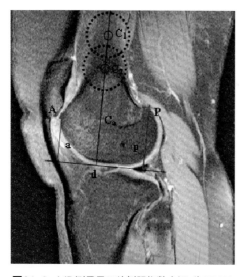

图34-8　MR测量显示外侧髁指数太短，为75.2%

病理性（短期），84%或更低的值证实存在太短的侧面（图34-8）。

34.2.3.3　手术

尝试新的手术技术以矫正病理形态。在这种情况下，建议延长过短的外

侧滑车[10,11,14]。

当外侧髁指数为84%或更低时，是延长术的指征。延长术能够延长外侧滑车沟的近端部分以改善髌股关节内的接触以此优化髌股关节滑动机制。较长的外侧滑车面是在膝关节在屈曲开始时容纳髌骨的首要条件，以确保髌骨能滑动到远端的滑车槽中。通常，滑车的关节面和髌骨后面的关节软骨之间的接触面大约是髌骨软骨长度的1/3（使用髌骨—滑车指数测量）[11]。这个值在术前计划中非常有用（使用MRI），并在手术期间确定应该向近端延长多少。

取髌骨外侧1 cm处纵行短切口，纵向切开支持带并向后外小心地分离，以便在需要时延长外侧韧带[7]。然后切开支持带外侧倾斜部分并打开髌股关节。评估滑车侧面近端形状和关节软骨的长度。再次确认外侧关节面过短。在这种情况下，髌骨滑车接触面往往小于1/3。膝关节伸直位（0°屈曲）时滑车中远1/3处测量的接触面情况，可以用于确定侧面的延长量[7,11]。截骨术应该远离软骨面进行，以防止滑车坏死或侧髁损伤。截骨术始于软骨末端（箭头），并继续向远端1～1.5 cm，切入股骨髁并向近端进入股骨干，始终以髌骨滑车接触面为判断标准。

使用骨刀进行截骨，保证切缘的平滑，尽量避免软骨骨折，虽然也许并不会有严重的后果。松质骨（通过外侧髁较小的皮质开口获得后部）插入并打压（图34-9）。使用可吸收缝合线进行额外的固定。支持带的重建操作应该在膝关节屈曲60°时完成。

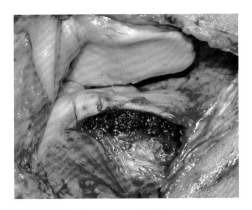

图34-9 加长截骨术

34.2.3.4 术后康复

术后康复旨在将髌骨置于滑车中心，以平衡软组织结构，并加强肌肉群。部分负重需要4周。ROM立即以0°-0°-80°开始（包括连续的被动运动）。3个月后可以进行全面的体育活动。

34.2.4 扁平滑车沟

34.2.4.1 体检

当四肢肌肉放松时，髌骨能很好地居中或轻度外倾。股四头肌收缩时有将髌骨拉向外侧并引起外侧半脱位的趋势。在屈曲30°时，髌骨的侧向应力较少，但持续的下肢悬垂会对外侧支持结构产生真空效应。

恐惧试验往往是阳性、外侧疼痛明显。向外侧移动髌骨可触及没有骨质样的阻力。髌骨向内侧的移动度往往比较低[7,10]。

34.2.4.2 成像

X线片

侧位X线片显示滑车发育不良。前后X线片显示髌骨的外侧移位。

轴位CT评估

轴向CT扫描证实滑车发育不良。在0°位的轴向CT扫描中，可见髌骨半脱位到外侧并倾斜；外侧滑车是扁平的（图34-10a）。

股四头肌收缩导致髌骨外侧半脱位增加（图34-10b）。在30°的膝关节屈曲时，髌骨更加居中，但仍然偏向外侧（由紧密的外侧支持结构引起）。

34.2.4.3 手术

保守治疗不成功，因为它可能不会改变滑车发育不良的解剖因素。只有手术治疗才能改善病理形态。

手术必须注意三点：平坦的外侧髁与发育不良的滑车，过紧的外侧软组织

图34-10 （a）轴向CT扫描扁平滑车和髌骨外移。（b）肌肉收缩时髌骨外侧半脱位增加（与图34-10a相同的患者）

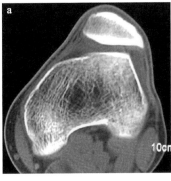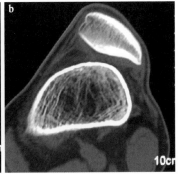

和内侧稳定结构不足。[7,10]

外侧髁的抬高

外科手术包括3个步骤：外侧髁的重建（抬高），外侧支持结构的松解，以及内侧结构的紧缩和重叠。[6,7,10]

手术取髌外侧切口。检查平面和滑车。先由近端向远端行外侧滑车截骨术（图34-11）。使用骨刀进行截骨，保证切缘的平滑，尽量避免软骨骨折，虽然也许并不会有严重的后果。然后将外侧髁抬起[1]，插入松质骨（取自外侧股骨髁）并打压。提升量取决于滑车和股骨髁的形态。在大多数情况下，5~6 mm就足够。必须避免过度矫正。使用缝线可以进行额外的固定。这种重建改善了骨质稳定性。最后一步包括缩短和重叠髌骨内侧韧带，在某些情况下还包括内侧副韧带。膝关节屈曲50°~60°时松解外侧韧带以减少外侧的拉力。并发症是不少见的。包括外侧髁骨折，外侧滑车骨软骨损伤，以及松质骨骨折。

34.2.4.4　术后康复

术后康复旨在将髌骨置于滑车中心，以平衡软组织结构，并加强肌肉群。

部分负重需要4周。旋转运动立即以0°-0°-80°开始（包括连续被动运动）。3个月后可以进行全面的体育活动。

34.2.5　扁平和短小滑车

扁平髁和短小滑车可能会合并出现[8-10,14]。这是一种导致髌骨外侧不稳定的特殊病变。手术步骤包括延长截骨术，外髁骨质的抬高等等。

34.2.5.1　加长和抬高

手术入路是相同的。截骨并将外侧髁抬起至滑车所需的高度和长度。提升量和延长量取决于目前的病理形态。沟的侧面应该比内侧面更高更长（图34-12）。股骨干的前皮质用作定位高度的参照。在大多数情况下，5~6 mm的高度就足够了。过度矫正（超压缩）必须严格避免。

还必须考虑的是，在6例中的5例中，外侧髁不太平，但是滑车的底板太高[12]。这在术前轴向MRI上是可见的。

34.2.5.2　术后康复

推荐使用部分负重（10~20 kg）4周，以避免截骨处过度压迫。一段时间

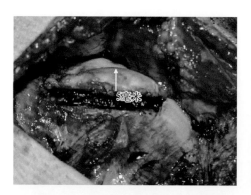

图34-11　扁平滑车升高后的术中视图

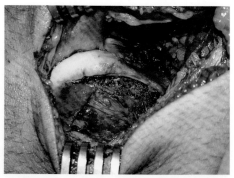

图34-12　扁平滑车的延长和抬高术（右膝）

内,运动范围受限（0°-0°-80°）,以减少
肿胀和疼痛。立即开始连续被动运动以
优化髌股滑动机制并形成重建的滑车。
骑自行车和游泳是2～3周后允许开展
的体育活动。3个月后允许不受任何限
制的体育活动。

34.2.6　中央凸

34.2.6.1　体检

髌骨在肌肉松弛时会自发地半脱位
至外侧（图34-13）。股四头肌收缩可能
导致完全的髌骨脱位。恐惧试验是很敏
感的。随着屈曲度数的增加,髌骨在滑
车上向外移动更多。在更高的屈曲度
下,恐惧测试可能变为阴性,因为髌骨
可以很好地固定。

34.2.6.2　成像

X线片

侧视图显示有交叉征象的严重发育
不良的滑车（图34-14）[22]。

CT评估

轴向CT扫描显示凸形发育不良的

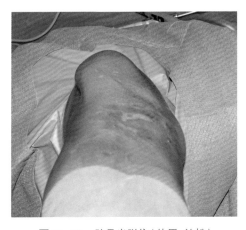

图34-13　髌骨半脱位（伸展,放松）

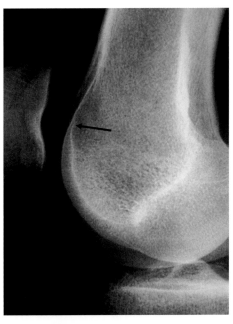

图34-14　交叉标志（箭头）

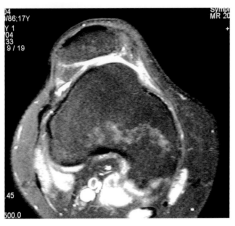

图34-15　严重髌骨半脱位的中央隆起（轴位
MRI）

滑车伴有中央隆起和髌骨严重的外侧半
脱位[7,55]。

MR测量

轴位MRI是描述发育不良滑车关节
形状的最佳方式（图34-15）。但是在矢
状MRI上也可以看到中央隆起。此外,

可记录髌骨和股骨上的软骨缺损。

34.2.6.3　手术

治疗必须手速矫正凸形发育不良的滑车，从而提供了骨质稳定性、松解外侧韧带和紧缩内侧结构。

滑车成型

手术包括以下步骤：外侧韧带、髂胫束和股外侧肌肌腱的松解或延长，内侧韧带和内侧髌股韧带的加强，以及滑车沟（滑车成形术）的加深[3,4,7,19]。

外侧入路[7]。关节内的探查可见滑车的凸起畸形，即滑车沟的中央隆起（图34-16）。滑车的外侧关节部分相对于中央部分太短且太平（甚至缺损）。用刀将关节软骨与滑膜层切开。然后使用骨刀将发育不良的滑车部分从外侧髁部分截断。骨软骨瓣保持远端附着（图34-17）。不要破坏远端的附着结构是非常重要的。现在使用高速磨钻进行松质骨的粗糙化。重要的是，要向股骨近端不断延伸操作，这可以保证消除中央隆起[3]。当新表面位于与前股骨皮质相同的平面上时，深度即为合适[19]。磨钻去除所有骨质后，滑车的骨软骨瓣会变薄。

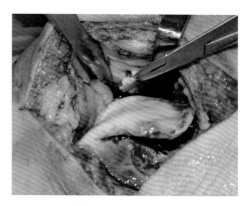

图34-17　骨软骨瓣

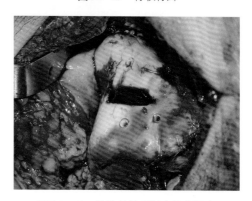

图34-18　骨软骨瓣重新定位的滑车

直至变得有弹性且能服帖于股骨新骨质面。要不停的使用工具反复测试。为了维持骨软骨瓣正确的位置和保证滑车的深度，滑车的中央部分用可再吸收的缝合线（Vicryl 5 mm）固定[7]。两个外侧和两个内侧可吸收的钉（长度16 mm）确保滑车的位置。截骨间隙填充松质骨。将滑膜缝合至关节软骨（图34-18）。最后一步是加强内侧和松解外侧结构。

手术风险包括破坏骨软骨瓣、远端撕脱，以及皮瓣过度变薄，减少血液供应等。

34.2.6.4　术后康复

建议部分承重6周。将膝关节置于

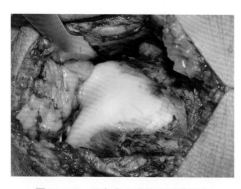

图34-16　具有中央隆起的近端滑车

屈曲20°位，以对骨软骨创面进行轻度压迫。ROM在前6周内缓慢增加，最大屈膝90°。完整的恢复时间需要4～6个月。

34.2.7　高位髌骨

高位髌骨是指相对于胫骨或滑车，髌骨位置过于接近近端[5,18,30,31,36]。使得髌股关节面接触面变小，稳定性降低[13,34]。髌骨稳定性在膝关节屈曲时增强。膝关节屈曲时，股骨在胫骨上向后滚动并滑动，髌骨按照滑车向远端进行滑动[29,43]。这扩大了髌骨和滑车之间的接触面积，提高了稳定性和集中性。这种现象提示我们治疗的方向。

34.2.7.1　体检

髌骨位于近端并且通常也位于侧面。随着股四头肌的完全收缩，外侧脱位更加明显。髌骨在膝伸直位时的内外侧的随意移动性增加，表明不稳定性。髌骨的被动位移增加，说明骨质和软组织的松弛性。屈曲度越高，稳定性越好。改善的稳定性还消除了外侧脱位倾向，并使髌骨在屈曲时的滑动机制正常。

34.2.7.2　成像

X线片

标准矢状X线片在临床上使用，可以选择不同的指标（Insall-Salvati, Blackburne-Peel, Caton-Deschamps ratios）来测量髌骨的高度[2,5,13,15,18,31]。

但每个评价指标都有其局限性。髌骨高度的定义在很大程度上取决于所使用的指标[11,49]。使用矢状MRI的髌骨滑车指数（PTI）是一种功能更强大的测量，

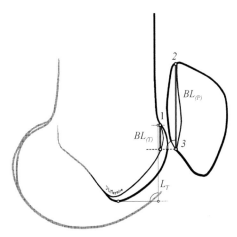

图34-19　髌骨—滑车指数的MRI测量。1：滑车软骨最前面的方面，2：髌骨软骨的最上方，3：最下方的髌骨软骨，BL_P：基线髌骨，BL_T：底线滑车

因此推荐使用MRI[2,11]。

MRI测量

PTI是描述髌骨位置的最佳指标（图34-19）[2,11]。该指数测量髌骨与滑车之间的接触面积。正常值约为30%（$BL_T : BL_P$）。指数值<10%为高位髌骨[11]。

34.2.7.3　手术

手术治疗旨在改善髌股关节接触并将髌骨保持在滑车中。必须纠正结构近端化。这可以通过将整个伸膝装置的远端化来实现。计算远端化的具体量需要使用PTI。采用远端斜行切口行胫骨结节的截骨水平移位术。按术前的测量截取胫骨结节的骨块，向内侧平移后用两个压紧螺钉固定胫骨结节。内侧或外侧软组织结构的紧缩或松解可能是必要的。

34.2.7.4　术后康复

建议使用部分负重（15 kg），为期6周。ROM在前6周内缓慢增加，最大屈

膝90°。6周内不允许直腿上升。完整的恢复时间需要4个月。

34.3 胫骨

34.3.1 TT / TG 增大

胫骨结节—滑车(TT-TG)指数用于在X线片上评价胫骨结节位置是正常还是外偏的。髌骨结节移位术,通常在有髌股关节不稳但TT-TG指标正常的患者中进行。这样能确保胫骨结节移位后的位置是正确的。必须严格把握指征。

34.3.1.1 体检

体格检查中最明显的发现是伸膝时髌骨外侧脱位。当股四头肌收缩时,出现髌骨半脱位和倾斜。Q角(在没有肌肉收缩的情况下)通常很高。恐惧试验阳性。若合并其他病理(即滑车发育不良),髌骨可能几乎完全脱位。单纯髌骨高位,髌骨通常在屈曲位是稳定的。此外,结节—沟角(以90°屈曲测量)增加(外侧>10°)。

34.3.1.2 成像

X线片

前后位和侧位片显示轻度髌骨外侧半脱位。X线片和CT的对比研究表明,即使借助于标记物,也不能在普通X线片上定义胫骨结节的定位;因此需要CT[56]。

轴位CT评估

在远端股骨和胫骨头的重叠片上测量TT-TG距离(图34-20)。首先,标出通髁线。其次,表示胫骨结节(星形)的前部和滑车槽(点)。然后垂直线被绘制到通髁线。TT-TG距离对应于这两条线

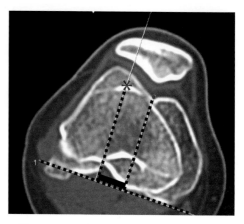

图34-20 轴向CT扫描的TT-TG距离测量

之间的长度(粗黑线)。TT-TG距离为20 mm或更大被认为是病理性的[10],CT扫描测量误差在3.5 mm左右[40]。

MRI

MRI对描绘其他髌股关节病变有很大帮助,甚至可以测量TT-TG距离[46,47]。

34.3.1.3 特别注意事项

表现为TT-TG距离增加的疾病诊断可能有很多种;但病理性结节—沟角是共同的特征。不应单独使用Q角作为胫骨结节截骨的指标。在TT-TG距离增加的患者中发现,髌骨的外移通常会降低Q角,并且尸体试验在Q角和髌骨不稳定性之间找不到任何相关性。其他会有的畸形包括是骨盆倾斜、膝外翻和足外旋。

胫骨结节的外移应该与伸膝时胫骨过度外旋有关[44]。因此,结节—沟角更敏感[7]。

当计划胫骨结节的内侧移位时,必须考虑伴随的发现,例如髌骨发育不良,过紧的外侧韧带和髌骨脱位导致的继发性

不稳定,因为截骨术的结果在髌骨外移患者中的效果优于髌骨不稳定的患者[25]。此外,过度矫正可能导致内侧髌股关节和(或)股胫关节炎。

34.3.1.4 手术

治疗必须矫正髌骨外侧半脱位和倾斜。手术干预包括下列的步骤:参照结节—沟角对胫骨结节进行内移。结节角应为0°[38],TT-TG距离应为10～15 mm。第二步包括紧缩加强内侧软组织结构(支持带,髌股韧带)。最后一步是外侧软组织结构;在伸直和弯曲(约60°)中控制张力和紧张度。

采用髌旁外侧切口行外侧结构的松解术。胫骨结节截骨后,向内侧移动,并在预留位置用克氏针暂时固定(图34-21)。在膝关节屈曲90°,当结节—沟角为0°时,胫骨结节最终用一个或两个螺钉固定。

膝关节屈曲60°位时松解外侧软组织结构,然后调整髌骨的位置,侧向位移和滑动髌骨。髌骨应始终在滑车中;髌骨向内侧和外侧的位移和滑动应该是1～2个象限[38]。如果达到此目标,则不需要加倍紧缩内侧软组织结构。但如果髌骨滑脱或髌骨外侧移位仍然是病理性的(超过两个象限),则可能需要在屈膝40°时紧缩内侧髌股韧带和内侧韧带。

34.3.1.5 术后康复

手术后的第一个治疗目标是截骨区域的愈合,股四头肌训练以及滑车中髌骨平衡的静态和动态平衡。这要求部分

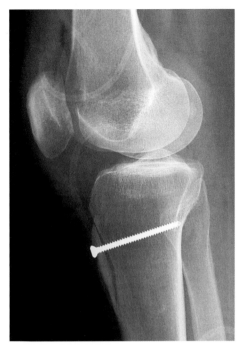

图34-21 胫骨结节内侧化后的螺钉固定

承重4周,最大负荷为15 kg,直至手术后第7周30 kg。

在此期间禁止直腿抬高。通过常规X线片确认愈合情况。术后允许完全承重。手术后4周可以开始自行车和游泳运动。4个月后,建议不限制活动。

34.3.1.6 摘要

胫骨结节的内侧移位有一个特定的指征:CT扫描中TT-TG距离(>20 mm)伴有症状性髌骨(亚)脱位[10]。治疗必须矫正不同的潜在病理。必须严格避免胫骨结节过度矫正。胫骨结节过度内移可能导致内侧髌股关节炎和(或)股胫关节炎。

当发现髌骨外翻且外侧软骨破坏时,可以作为胫骨结节内侧移位的指征[28]。

参考文献

［1］ Albee FH. The bone graft wedge in the treatment of habitual dislocation of the patella. *Med Rec*. 1915; 88: 257-259.

［2］ Barnett AJ, Prentice M, Mandalia V, et al. Patellar height measurement in trochlear dysplasia. *Knee Surg Sports Traumatol Arthrosc*. 2009; 17: 1412-1415.

［3］ Bereiter H. Die Trochleaplastik bei Trochleadysplasie zur Therapie der rezidivierenden Patellaluxation. In: Wirth CJ, Rudert M, eds. *Das Patellofemoral Schmerzsyndrom*. Darmstadt: Steinkopff; 2000: 162-177.

［4］ Bereiter H, Gautier E. Die Trochleaplastik als chirurgische Therapie der rezidivierenden Patellaluxation bei Trochleadysplasie des Femurs. *Arthroskopie*. 1994; 7: 281-286.

［5］ Bernageau J, Goutallier D, Debeyre J, et al. Nouvelle technique d'ecploration de l'articulation fémoropatellaire. Incindinces axiales quadriceps contracté et décontracté. *Rev Chir Orthop Reparatrice Appar Mot*. 1969; 61(suppl 2): 286-290.

［6］ Biedert RM. Is there an indication for lateral release and how I do it. Paper presented at: International Patellofemoral Study Group; 2000; Garmisch-Partenkirchen, Germany.

［7］ Biedert RM. *Patellofemoral Disorders: Diagnosis and Treatment*. New York: Wiley; 2000.

［8］ Biedert RM. Measurements of the length of the proximal and distal trochlea and the trochlear depth on sagittal MRI in patients wieht lateral patellar subluxation. Paper presented at: International Patellofemoral Study Group; 2005; Lausanne, Switzerland.

［9］ Biedert RM. Trochlea dysplasia: indications for trochleoplasty (deepening) and raising/shortening/lengthening offlat/short lateral trochlea. Paper presented at: International Patellofemoral Study Group; 2006; Boston, MA, USA.

［10］ Biedert RM. Osteotomies. *Orthopade*. 2008; 37: 872-883.

［11］ Biedert RM, Albrecht S. The patellotrochlear index: a new index for assessing patellar height. *Knee Surg Sports Traumatol Arthrosc*. 2006; 14: 707-712.

［12］ Biedert RM, Bachmann M. Anterior-posterior trochlear measurements of normal and dysplastic trochlea by axialmagnetic resonance imaging. *Knee Surg Sports Traumatol Arthrosc*. 2009; 17: 1225-1230.

［13］ Biedert RM, Gruhl C. Axial computed tomography of thepatellofemoral joint with and without quadriceps contraction. *Arch Orthop Trauma Surg*. 1997; 116: 77-82.

［14］ Biedert RM, Netzer P, Gal I, et al. The lateral condyleindex: a new index for assessing the length of the lateralarticular trochlea. Paper presented at: International Patellofemoral Study Group; 2006; Boston, MA, USA.

［15］ Blackburne JS, Peel TE. A new method of measuring patellarheight. *J Bone Joint Surg*. 1977; 59-B: 241-242.

［16］ Bruce WD, Stevens PM. Surgical correction of miserablemalalignment syndrome. *J Pediatr Orthop*. 2004; 24: 392-396.

［17］ Carrillon Y, Abidi H, Dejour D, et al. Patellar instability: assessment on MR images by measuring the lateral trochlearinclination-initial experience. *Radiology*. 2000; 216: 582-585.

［18］ Caton J, Deschamps G, Chambat P, et al. Patella infera.Apropos of 128 cases. *Rev Chir Orthop Reparatrice ApparMot*. 1982; 68: 317-325.

［19］ Dejour D, Le Coultre B. Osteotomies in patellofemoralinstabilities. *Sports Med Arthrosc*. 2007; 15: 39-46.

［20］ Dejour D, Locatelli E. Patellar instability in adults. *SurgTech Orthop Traumatol*. 2001; 55: 1-6.

［21］ Dejour H, Walch G, Neyret P, et al. Dysplasia of the femoraltrochlea. *Rev Chir Orthop Reparatrice Appar Mot*.1990; 76: 45-54.

［22］ Dejour H, Walch G, Nove-Josserand L, et al. Factors ofpatellar instability: an anatomic radiographic study. *KneeSurg Sports Traumatol Arthrosc*. 1994; 2: 19-26.

［23］ Dejour H, Walch G, Nove-Josserand L, et al. Factors ofpatellar instability: an anatomoradigraphic analysis. In: Feagin JA Jr, ed. *The Curcial Ligaments. Diagnosis and Treatment of Ligament Injuries About the Knee*. New York: Churchill Livingstone; 1994: 261-367.

［24］ Delgado ED, Schoenecker PL, Rich MM, et al. Treatment ofsevere torsional malalignment syndrome. *J Pediatr Orthop*.1996; 16: 484-488.

［25］ Diks MJF, Wymenga AB, Anderson PG. Patients with lateraltracking patella have better pain relief following CT-guided tuberosity transfer than patients with unstablepatella. *Knee Surg Sports Traumatol Arthrosc*. 2003; 11: 384-388.

［26］ Donell ST, Joseph G, Hing CB, et al. Modified Dejour trochleoplastyfor severe dysplasia: operative technique andearly clinical results. *Knee*. 2006; 13: 266-273.

［27］ Feinstein WK, Noble PC, Kamaric E, et al.Anatomic alignmentof the patellar groove. *Clin Orthop Relat Res*. 1996; 331: 64-73.

［28］ Fulkerson JP, Becker GJ, Meaney JA, et al.Anteromedialtibial tubercle transfer without bone graft. *Am J Sports Med*.1990; 18: 490-496.

［29］ Goodfellow J, Hungerford DS, Zindel M. Patello-femoraljoint mechanics and pathology. 1. Functional anatomy of thepatello-femoral joint. *J Bone Joint Surg*. 1976; 58-B: 287-290.

［30］ Grelsamer RP, Proctor CS, Bazos AN. Evaluationof patellarshape in the sagittal plane. A clinical analysis. *Am J SportsMed*. 1994; 22: 61-66.

［31］ Grelsamer RP, Tedder JL. The lateral trochlear sign. Femoraltrochlear dysplasia as seen on alateral view roentgenograph. *Clin Orthop Relat Res*.1992; 281: 159-162.

［32］ Heegaard J, Leyvraz PF, Curnier A, et al. The biomechanics of the human patella during passive knee flexion. *J Biomech*.1995; 28: 1265-1279.

［33］ Heegaard J, Leyvraz PF, Van Kampen A, et al. Influence of soft structures on patellar three-dimensional tracking. *Clin Orthop Relat Res*. 1994; 299: 235-243.

［34］ Hille E, Schulitz KP, Henrichs C, et al.Pressure and contract-surface measurements within the femoropatellar jointand their variations following lateral release. *Arch Orthop Trauma Surg*.1985; 104: 275-282.

［35］ Hoppenfeld S, DeBoer P. *Surgical Exposures in Orthopaedics: The Anatomic Approach*. Philadelphia: Lippincott Williams &Wilkins; 2003.

［36］ Insall J, Salvati E. Patella position in the normal knee joint.*Radiology*. 1971; 101: 101-104.

［37］ James SL, Bates BT, Osternig LR. Injuries to runners. *Am J Sports Med*. 1978; 6: 40-50.

［38］ Kolowich PA, Paulos LE, Rosenberg TD, et al. Lateralrelease of the patella: indications and contraindications. *AmJ Sports Med*. 1990; 18: 359-365.

［39］ Lee TQ, Anzel SH, Bennett KA, et al. The influence of fixedrotational deformities of the femur on the patellofemoralcontact pressures in human cadaver knees. *Clin Orthop RelatRes*. 1994; 302: 69-74.

［40］ Lustig S, Servien E, A Si Selmi T, et al. Factors affectingreliability of TT -TG measurements before and after medialization: a CT scan study. *Rev Chir Orthop ReparatriceAppar Mot*. 2007; 92: 429-436.

［41］ Malaghem J, Maldague B. Depth insufficiency of the proximaltrochlear groove on lateral radiographs of the knee: relationto patellar dislocation. *Radiology*. 1989; 170: 507-510.

［42］ Masse Y. Trochleoplasty. Restoration of the intercondylargroove in subluxations and dislocations of the patella. *Rev Chir Orthop Reparatrice Appar Mot*. 1978; 64: 3-17.

［43］ Müller W, Wirz D. Anatomie, Biomechanik und Dynamikdes Patellofemoralgelenks. In: Wirth CJ, Rudert M, eds. *DasPatellofemorale Schmerzsyndrom*. Darmstadt: Steinkopff; 2000: 3-19.

［44］ Pagenstert GI, Bachmann M. Klinische Untersuchungbei patellofemoralen Problemen. *Orthopade*. 2008; 37: 890-903.

［45］ Percy EC, Strother RT. Patellalgia. *Physician Sportsmed*.1985; 13: 43-59.

［46］ Schoettle PB, Zanetti M, Seifert B, Pfirrmann CW, Fucentese SF, Romero J. The tibial tuberositytrochlear groove distance: a comparative study between CT and MRI scanning.*Knee*. 2006; 13(1): 26-31.

［47］ Schoettle PB, Zanetti M, Seifert B, et al. The tibial tuberositytrochlear groove distance; a comparative study between CT and MRI scanning. *Knee*. 2006; 13: 26-31.

［48］ Scuderi GR. Surgical treatment for patellar instability.*Orthop Clin North Am*. 1992; 23: 619-630.

[49] Seil R, Muller B, Georg T, et al. Reliability and interobservervariability in radiological patellar height ratios. *Knee SurgSports Traumatol Arthrosc*. 2000; 8: 231-236.

[50] Servien E, Neyret P, Si Selmi TA, et al. Radiographs. In: Biedert RM, ed. *Patellofemoral Disorders: Diagnosis and Treatment*. New York: Wiley; 2004: 87-100.

[51] Tecklenburg K, Dejour D, Hoser C, et al. Bony and cartilaginousanatomy of the patellofemoral joint. *Knee Surg Sports Traumatol Arthrosc*. 2006; 14: 235-240.

[52] van Huyssteen AL, Hendrix MR, Barnett AJ, et al. Cartilagebonemismatch in the dysplastic trochlea. An MRI study.*J Bone Joint Surg*. 2006; 88-B: 688-691.

[53] van Kampen A, Huiskes R. The three-dimensional trackingpattern of the human patella. *J Orthop Res*. 1990; 8: 372-382.

[54] Verdonk R, Jansegers E, Stuyts B. Trochleoplasty indysplastic knee trochlea. *Knee Surg Sports Traumatol Arthrosc*. 2005; 13: 529-533.

[55] Von Knoch E, B m T, Bürgi ML, et al. Trochleaplastyfor recurrent patellar dislocation in association withtrochlear dysplasia. *J Bone Joint Surg Br*. 2006; 88-B: 1331-1335.

[56] Wagenaar F, Koeter S, Anderson P, et al. Conventional radiography cannot replace CT scanning in detecting tibialtubercle lateralisation. *Knee*. 2007; 14: 51-54.

35 滑车沟加深成形术

大卫·德茹尔,保罗·雷纳托·F.萨金

35.1 简介

为滑车形态异常定义滑车发育不良,它可以是浅的、平的或凸的(图35-1),这种解剖状态无法为正常的髌骨轨迹提供足够的约束。96%的髌骨脱位患者(至少存在一次真性脱位)存在滑车发育不良,这也说明滑车在维持髌骨稳定性的重要性。滑车沟成形是矫正滑车发育不良的一种手术方式,滑车沟加深是其中一种技术。马塞(Masse)在1978年对其进行首次描述[12]。后来亨利·德茹尔(Henri Dejour)对手术方式进行修改和标准化。

35.2 影像学特点与分型

股骨滑车在侧位X线片(股骨内外侧髁完全重叠)上的投影可显示其内外侧关节面轮廓(股骨髁前缘轮廓线),其后方直线为滑车沟线,代表滑车沟的最深点[10,11],滑车沟线远端与髁间窝切迹线相连,并向前方向近端延伸。正常股骨滑车可分为AB型,滑车沟线位于内外髁廓线后方为A型,如果滑车线仅与内侧髁前缘轮廓线相交则为B型[7]。

滑车发育不良在侧位片上表现为交

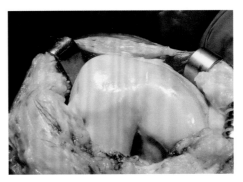

图35-1 重度滑车发育不良(右膝前面观),没有滑车沟,同时外侧关节面可见一个大的凸起

叉征,是滑车沟线与股骨内外侧髁前缘轮廓线的相交。这个交点代表滑车到达与股骨髁等高的位置,意味着滑车在这个位置变得非常平坦。如果发育不良,该交点可能会位于股骨前皮质切线的前方。正常情况下,滑车沟线位于股骨前皮质切线后方约0.8 mm,滑车发育不良患者滑车沟线位于股骨前皮质切线前方约3.2 mm[8](图35-2)。

滑车发育不良两个典型影像学特点为双轮廓征和滑车上棘。手术显露时滑车上棘多位于滑车沟外上方,可一定程度限制髌骨的外向脱位。双轮廓征表示滑车内侧面的投影位于外侧面后方。依据这两个征象,滑车发育不良可分为四型[6,16](图35-4)。

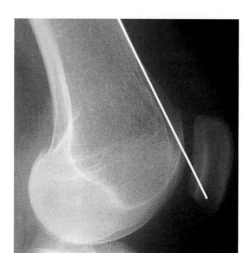

图35-2 滑车凸起测量为滑车凸起到股骨前皮质切线的距离。同时也可以用股骨前皮质切线作为参考来测量滑车沟深度

A 型：交叉征。滑车深度稍浅，但基本对称呈凹型。

B 型：交叉征＋滑车上棘。轴位上

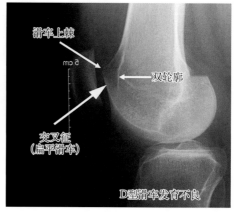

图35-3 分析滑车发育不良需要将股骨内外侧髁完全重叠。滑车发育不良在侧位片上的三个表现：① 交叉征；② 滑车上棘；③ 双轮廓征

滑车呈平面或者凸型。

C 型：交叉征＋双轮廓征。双线征是发育不良滑车内侧关节面在侧位上的投影。轴位图像上滑车外侧关节面呈凸型，内侧关节面发育不良。

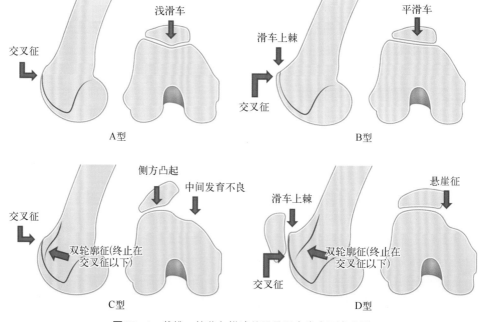

图35-4 戴维·德茹尔描述的股骨滑车发育不良分型

D 型：滑车上棘+双轮廓征+交叉征。轴位图像上，滑车内外关节面高度不一致，也被称为悬崖形态。

屈膝45°膝关节轴位图（商船位）可以测量滑车沟角[13]，从凹槽底部点向滑车内外侧面的最高点连线的夹角为滑车沟角，平均值为138°（SD±6），滑车沟角大于150°被认为是异常。滑车发育不良时滑车沟角可能会更高，也可能由于没有滑车沟无法测量滑车沟角。另外，屈膝30°轴位图测量这些参数可以更好评估滑车形态[5]。评估滑车形态时观察者主观因素很重要，同时也要保证膝关节屈曲不超过45°，因为较大的屈膝角度显示的是滑车远端，而滑车远端更深，可能会导致查体者漏诊股骨滑车发育不良。

计算机断层扫描及3D重建可以更全面分析股骨滑车形态。磁共振成像也是一种评估滑车发育不良有效方式，同时也可以对滑车沟软骨进行评估。

35.3 功能与生物力学

理解滑车成形原理前就必须先充分了解其功能。股骨滑车的外侧面在矢状面和冠状面都是倾斜的，它从滑车沟底向前外侧倾斜。同理髌骨外侧关节面也是前外侧倾斜。伸膝状态下髌骨与股骨前皮质接触，随着膝关节屈曲，髌骨开始与滑车接触。髌股关节之间后向的反作用力将髌骨推向滑车，其接触面的导向作用产生内向作用力，该作用力引导髌骨的进一步活动[2]，研究发现滑车发育不良时，髌骨内外侧轨迹极不稳定[3]。

从这个生物力学角度我们可以很明显得出一个结论，股骨滑车引导髌骨轨迹。髌骨半脱位不仅仅与滑车形态有关，同时也与髌骨倾斜有关。研究发现髌骨倾斜度与股骨滑车发育不良程度之间存在明显相关性[16]，滑车发育不良越严重，髌骨倾斜越严重。

另一个特征是髌股关节之间的作用力，虽然不包括在滑车功能内，但也是由相同原则下派生出来的。滑车上棘越明显，髌股关节之间压力就越大，从而产生的"反作用力"就越明显。相反，髌股关节之间的作用力会随滑车凸起减小而减小。

35.4 手术目的

滑车沟加深是通过重建滑车沟的解剖形态来维持髌骨稳定性。同时也可以纠正过度的滑车凸起从而减少髌股关节之间的压力。

35.5 手术适应证

股骨滑车加深成形手术适应证为在无骨关节炎的情况下，伴有髌骨不稳和（或）髌骨轨迹异常的重度滑车发育不良。骨骺线未闭合时不宜行滑车成形术。不是所有的滑车发育不良都适合滑车成形术，B型和D型滑车发育不良最适合滑车沟加深成形术。C型滑车发育不良不是滑车成形的适应证，因为没有骨性凸起可以纠正，但仍能使用另一种滑车成形术（滑车外侧关节面抬高滑车成形），但是其长期随访效果存在争议。A型滑车发育不良不是重度发育不良，不适用于任何滑车成形术。如果存在严重的髌骨不稳定或轨迹异常,应归因于其他解剖异常(胫骨结节—滑车沟距离过长、髌骨过度倾斜,或高位髌骨)。

当向未接受保守治疗且症状较轻的滑车发育不良患者推荐手术时,应当考虑髌骨不稳的程度,因为跟其他手术方式一样,滑车成形容易失败。

与选择准确的手术适应证同样重要的是评估和矫正滑车发育不良并存的其他结构异常(胫骨结节—滑车沟距离,髌骨和髌骨倾斜)。因为滑车成形使滑车沟外移,减少TT-TG距离,所以成形术时无须纠正TT-TG。滑车沟加深成形术可以被形象地理解为手术套餐方案中一部分(该部分针对滑车发育不良,其余部分则为针对髌骨不稳的各种因素制定的不同手术方式)。通常笔者的手术方案为软组织手术联合滑车成形。以前手术方案为VMO成形联合滑车成形。自2003年以来,内侧髌股韧带(MPFL)重建成为手术套餐中的一部分。

35.6 手术技术

手术在腰麻辅以镇静下进行。患者仰卧位,下肢常规消毒铺巾,屈膝90°切开皮肤,切口从髌骨上缘到胫股关节面,然后伸膝游离内侧全层皮瓣。股内侧肌入路切开关节囊:髌骨内侧1～2 cm切断髌股内侧韧带,然后钝性分VMO纤维,VMO起自髌骨内上,近端延伸约4 cm进入肌腹。

髌骨不需外翻,但必要时可通过ICRS对软骨损伤进行分类并且采取适当的手术方案治疗(软骨瓣切除术、微骨折、自体软骨细胞移植)软骨损伤。侧方牵拉髌骨显露滑车,骨软骨交界区切开滑车周围滑膜和骨膜,并用骨膜剥离器向周围牵拉(图35-5)。切开滑膜后应当充分显露股骨前皮质以定位滑车加深程度。改变膝关节屈伸角度可以使手术视野更清晰,从而可以避免扩大手术切口。

滑车完成显露后,使用无菌标记笔对滑车进行重新设计,从髁间窝作为起点绘制新滑车沟。新滑车沟绘制起自髁间窝,近端到达骨软骨交界区,向外侧偏移3°～6°。然后从髁间窝向近端画两条放射状直线,直线通过滑车沟,这两条线代表滑车两侧关节面的边界,并且不通过胫股关节面(图35-6)。

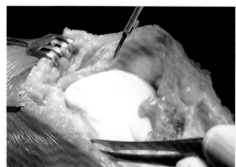
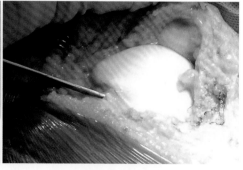

图35-5 手术显露:延骨软骨边界切开骨膜,并向周围牵拉显示骨软骨交界区,同时显露股骨前皮质

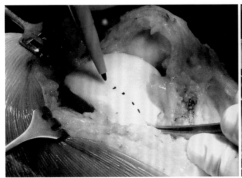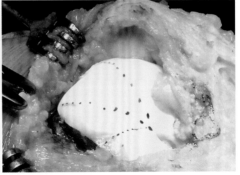

图35-6 手术显露完成后从髁间窝开始绘制新滑的滑车,包括新的滑车沟及内外侧关节面

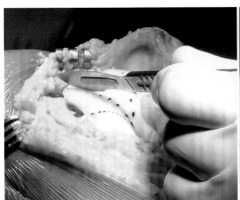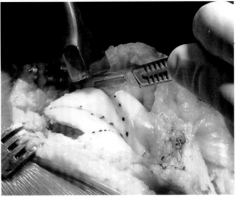

图35-7 绘制好新滑车后,为了使新的滑车更好的贴附与新的骨床,使用手术刀延虚线位置切开制作骨软骨瓣

接下来是进入股骨滑车的下表面。为此,在滑车周围移除条带状皮质骨。皮质骨宽度为股骨前皮质到滑车上棘距离。使用骨凿并轻柔操作、并用咬骨钳移除皮质骨。随后,移除滑车下表面松质骨。使用5 mm限深钻头导向器来确保骨软骨瓣的均匀厚度,一方面可以保证足够骨质附着于软骨,同时还可避免损伤软骨或过于接近软骨,因为如果深度不够可能会导致热损伤。骨软骨瓣必须足够柔软,以便在不破裂的情况下进行建模。松质骨移除应延长至髁间窝,新滑车沟坐落区域应当去除更多的骨质。

轻压将骨软骨瓣压到股骨远端的下方松质骨床。应使用手术刀切割滑车外侧面边缘,以便进一步建模(图35-7)。

如果校正效果满意,则新滑车两个关节面分别用两枚门形克氏针固定,门型钉一个手臂固定关节面软骨上部分,另一个手臂固定在前股骨皮质中(图35-8)。测试并测量髌骨轨迹,将骨膜和滑膜组织缝合到骨软骨边缘并与钉子固定。

35.7 术后护理

滑车成形术后不需要负重保护或限

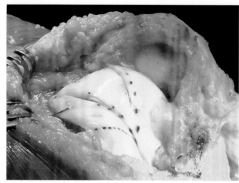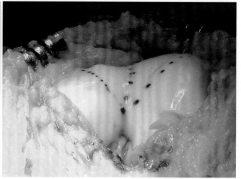

图35-8 滑车成形完成后新的内外侧关节面,滑车沟及内外侧关节面近似于"正常的滑车"

制活动。运动可以(CPM连续被动运动)可以改善软骨愈合。此外,膝关节制动会导致股四头肌萎缩膝。本文介绍了滑车成形术后康复的主要原则。但是如果联合其他手术方式,康复方案必须做出针对性调整。

康复分为3个阶段,具体康复目标取决于特定阶段。

阶段1:术后第二天到45天。鼓励主被动活动,活动既可以改善软骨营养,也可以通过髌骨轨迹对新滑车进行重塑。助行器或支具辅助下负重行走。术后1个月后根据股四头肌恢复情况开始拆卸支具后负重行走。循序渐进增加膝关节活动度。禁止躯体负重或胫骨结节抗组下锻炼股四头肌,仅可以通过等长收缩来锻炼股四头肌。

阶段2:术后46天到90天。逐渐开始进行低阻单车训练。坐立位,下肢及膝关节放松下,通过静态及等长收缩股四头肌提升髌骨。增加主动锻炼,但禁止负重或胫骨结节抗组下锻炼股四头肌。拉伸下肢前后肌群。膝关节甚至状态下进行负重锻炼,首先双足站立,然后

过渡到无疼痛状态下进行单足站立。

阶段3:术后4~6个月:运动阶段。逐步开始进行直线跑。0°～60°进行轻阻力闭链练习。继续拉伸前后肌群。鼓励患者自己进行康复治疗。6个月后,可以恢复休闲或竞争水平的运动。

术后6周复查X线片,包括前后位,侧位及30°髌骨周围。术后6个月复查膝关节CT(图35-10)。

35.8 结果

2002年在《Lyenises Lyirises de Chirurgie du Genou》杂志上发表了两篇关于加深滑车成形术的系列文章。

第一组包括18名因髌骨术后不稳的患者,患者平均年龄为24岁,平均随访时间为6年(2～8年),没有患者失访。其中因疼痛行滑车成形手术6人,因髌骨不稳行滑车成形12人。滑车成形手术之前平均手术次数为2次。整块椎体成形术前的平均手术次数为2次。8名患者行滑车成形加胫骨结节内移。6名患者行滑车成形加胫骨结节远端移位术。所有患

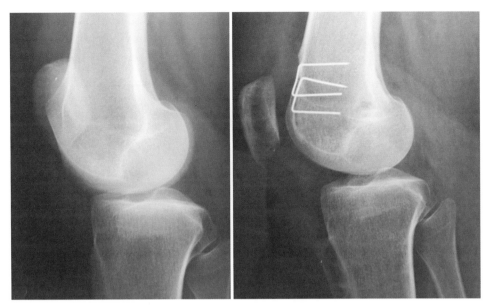

图35-9 术前术后侧位X线片对比发现滑车上棘及滑车凸起被切除,此外髌骨倾斜也被纠正

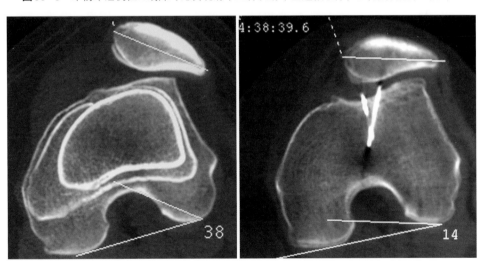

图35-10 滑车成形术前术后CT扫描轴位图。滑车沟被重建,髌骨倾斜及半脱位被纠正

者均使用VMO成形术。所有患者均采用IKDC评分和放射学检查进行评估。65%的人满意或非常满意。13名患者膝关节稳定性评分为A,5名患者评分为B。28%的患者有残余疼痛,这与手术中的软骨状态相关。2名患者发展为髌股关节炎。术前髌骨平均倾斜度为35°(18°～48°),滑车术后股四头肌放松时髌骨倾斜平均为21°(11°～28°),术后股四头肌收缩时髌骨倾斜平均为24°(16°～32°)。

在第二组中有44名患者。他们滑车成形手术之前无髌股关节手术病史,平均随访时间为7年(2~9岁)。这些患者中,22名患者联合胫骨结节内移,26名联合胫骨结节远端移位,32名患者联合VMO成形。临床上对这些患者进行IKDC评分和放射学检查。术后85%的人满意或非常满意,31名患者膝关节稳定性分为A,13名患者膝关节稳定性分为B。5%患者有残余疼痛,但这与手术中的软骨状态无关。没有发现髌股关节炎。术前平均髌骨倾斜度为33°(24°~52°),术后股四头肌松弛时髌骨倾斜角度改善至18°(9°~30°),股四头肌收缩时髌骨平均倾斜为22°(14°~34°)。

威尔顿(Verdonk)等[17]描述了13例手术(滑车成形术),平均随访18个月。考虑到疼痛、僵硬、髌骨痉挛、屈曲和功能丧失,使用Larsen-Lauridsen评分对患者进行评估。术后7名患者评分小于术前,3名患者评分与术前相当,3名患者明显术后好于术前。然而,在主观评分系统中,6名患者结果评为非常好,4名评价为良好,1名评价为满意。只有2名患者发现结果效果不理想,表示再也不会接受此手术。因此,77%的人对手术感到满意。

唐奈(Donnel)等[9]描述了15例患者(17例膝)进行了滑车加深成形术,平均随访时间为3年。如果有超过6 mm滑车上棘,则有进行滑车成形手术指征,并根据具体病情需要联合其他手术方式。在17例膝关节中,9例曾接受过髌骨不稳手术。术后滑车上棘高度从平均7.5到0.7 mm减少。11例膝关节手术术后滑车轨迹正常,6例膝关节术后存在有轻微的"J"征。7例膝关节术后存在轻微的恐惧征。主管评分中,7名患者非常满意,6名患者满意,2名患者感到失望。Kujala评分从48分提高到75分。

冯·诺奇(Von Knoch)等[18]和肖特(Schottle)等[14]在两个系列中记录了不同的手术。

35.9 并发症

接受滑车成形术的患者存在任何手术过程固有的相同并发症的风险——感染、深静脉血栓形成等。特定的并发症包括滑车坏死、与髌骨的不协调、过低或过度矫正,以及软骨损伤。肖特在滑车成形术后对3名患者进行了活检,显示了软骨细胞的活力和皮瓣愈合情况。他的结论是,软骨损伤的风险很低。

髌股关节之间不协调,但是其具体结果需要进行更长时间的随访研究。此外,关节炎的发展是多因素的,所有患有髌股关节不稳定的患者似乎比保守治疗的患者更容易发生退化。

关节僵硬发病率因人而异,但是更容易在髌股关节手术后发生。威尔顿等[17]报道了13例患者中的5例在最后随访日期时获得最大范围的活动度,而冯·诺奇等[18]报道所有患者在最后随访时均获得最大范围活动度。因为成形手术之前或联合手术存在差异,这可能会对结果造成干扰。

滑车成形术复发性髌骨脱位非常罕见,主要原因为对伴随的解剖学异常未能处理。因疼痛行滑车成形术尽管术后疼痛能明显缓解,但是术后效果不一致,因此有些患者可能会抱怨症状加重。

35.10 其他手术

35.10.1 外侧关节面垫高

该方法由阿尔比(Albee)于1915年首次提出[1]，它外侧关节面下楔形截骨，期内填充楔形皮质松质骨，楔形骨尖断端置于内侧，基地端置于外侧。截骨范围一直持续到滑车沟的位置，但不会破坏滑车沟，在其内侧产生铰链。该手术抬高滑车外侧关节面同时增加了其倾斜度。手术注意术中应保持至少5 mm的软骨下骨，以避免发生滑车坏死。

这种方式增加对髌骨包容，但同时它增加了髌股关节之间作用力。此外增加了滑车突起可能导致关节疼痛及关节炎。

35.10.2 *Bereiter*滑车成形术

贝赖特(Bereiter)和戈蒂埃(Gautier)于1994年描述了这种技术[4]，在这种方法中，内侧髌旁入路暴露滑车，切开滑膜。然后，分离抬高软骨下骨，软骨下骨的厚度为2 mm，分离范围从滑车到髁间，然后股骨远端软骨下骨加深并用骨凿和高速磨钻重新加工。接下来，将骨软骨瓣置于复位床中，并用3 mm宽的Vicryl带固定，钉子过凹槽的中心从股骨外侧髁穿出。将骨膜重新固定到软骨边缘并进行伤口闭合。

35.11 结论

在客观髌骨脱位组中，滑车沟加深成形术是一种非常罕见的手术。它仅涉及B级或D级高级滑车发育不良和髌骨轨迹异常的患者。它是手术套餐中的一部分，可以逐一修正解剖异常。该手术技术要求很高，容易出现并发症。然而，它在提供稳定性方面非常有效。

36 胫骨旋转截骨术

罗伯特·A.泰奇,罗杰·托尔加-斯帕克

36.1 背景

胫骨外旋异常是斯坦·詹姆斯(Stan James)1979年描述的"对线悲剧"综合征的一个部分[10],该综合征组成包括:股骨前倾增大,髌骨异常倾斜,膝内翻,高位髌骨,Q角,胫骨外旋增加,胫骨内翻和代偿性足内翻,这些异常对位对线可能彼此独立存在,并且可能是膝前痛和髌骨不稳定独立影响因素。

体重、力臂长度、髌股关节表面积、移动速度以及为移动提供加速与减速的肌肉力量决定躯体作用于髌股关节负荷,而下肢的对线则决定这些负荷的作用方向。轴位上的对线不良包括股骨前倾或后倾异常,胫骨内外旋、膝关节内外翻异常,足内翻过度以及跟腱挛缩,这些对线对位不良可能导致膝关节伸屈轴在身体移动时发生倾斜。

膝关节屈伸轴旋在轴位上发生偏离,此时股四头肌收缩就会对髌骨产生侧向拉力,引起髌股关节韧带、髌股支持带张力增加以及髌股关节面受力的不均衡。

股四头肌对髌骨的牵拉如果超过一定的生物力学限制就会导致股骨远端内旋,这不仅会导致股四头肌外侧张力、内

侧髌股韧带、内侧髌股韧带以及内侧板股韧带张力增加,同时髌骨内外侧拉力的不均衡会导致髌股关节外侧面压力增加、髌骨不稳或者髌股关节疾病(图36-1)。通过影像学资料观察髌股关节下软骨的密度可以推测出髌股关节生物力学状态(图36-2)。在没有明显组织损伤的情况下,疼痛可能是这种对线不良的唯一临床表现。

正常步态时,膝关节轴线垂直于前进方向,内外旋转角度 $< 10°$ [12],脚也趋向于以恒定的方向移动(足前进角)[17],足前进角(foot progression angle,FPA)定义为足长轴与身体前进方向之间的角度,平均值 $10° \sim 15°$ [13, 17]。尽管既往研究发现胫骨或股骨旋转存在差异,但FPA

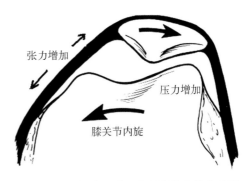

张力增加

压力增加

膝关节内旋

图36-1 身体前移过程中膝关节内旋会导致内侧髌股韧带张力增加以及外侧髌股关节面压力增加

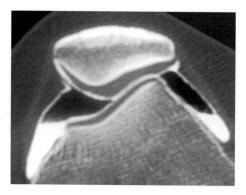

图36-2 髌骨外侧关节面软骨下骨硬化表明局部压力增加。这种双重对比CT关节造影显示髌骨与滑车完整软骨以及外侧关节面软骨压缩

却保持一致[17]，一个原因可能是这种状态下足在地面上是一个最稳定的状态，

另一个原因可能是如果行走时足长轴与行走方向超过这个角度，足在行走时就不能发生背屈。FPA保持恒定，股骨或胫骨旋转发生变化的同时必然会引起髋关节旋转的变化。股骨和胫骨旋转影响了髋部稳定器(臀中肌)的有效力臂，这就解释了为什么下肢旋转异常的患者频发髋部或骨盆周围软组织疾病以及为什么这些患者骨盆倾斜角及腰椎前凸增加。如图36-3所示，FPA不变的情况下，髋关节和膝关节位置的随胫骨旋转角度的改变而改变。

如图36-3所示，FPA恒定情况下(Seber测量的FPA均值为13°)，3幅图依

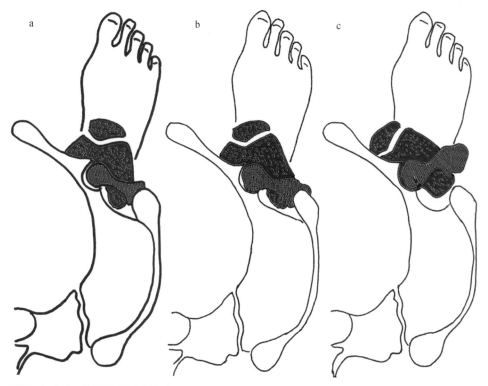

图36-3 (a)正常男性：股骨前倾角13°，胫骨外旋21°，FPA为13°，膝关节轻度外旋。(b)正常女性：股骨前倾角13°，胫骨外旋21°，膝关节轻度内旋，股骨大转子较正常男性位置靠前。(c)女性：胫骨外旋增加30°，为了保证FPA恒定，膝关节股骨内旋30°，引起膝关节内侧张力及髌股外侧关节面压力增加

次为正常男性，正常女性以及胫骨外旋增加30°女性旋转对位对线。以此可研究膝关节轴线与这些常见的胫骨旋转角度之间关系。吉冈（Yoshioka）[22-24]发现男性和女性的股骨前倾角及外翻角相同，但是女性胫骨及足外旋大于男性。这也可能很好的解释为什么女性膝外翻发生率较男性高，并且女性髌股关节症状及ACL撕裂较男性常见。

36.2　胫骨旋转的测量

使用CT扫描数据测量轴位上肢体对位对线，对CT扫描层面进行叠加，叠加层面由股骨头、股骨颈基底部（小转子）、股骨远端、胫骨近端、胫骨结节和踝关节组成。在这些层面上用直线标记股骨远近端及胫骨远端轴线，从而可以计算出股骨胫骨的旋转角度。同时也可以观察到滑车发育不良、髌骨倾斜、髌骨移位、软骨下骨的密度、膝关节旋转、TT-TG等情况。

CT对胫骨旋转测量尚未标准化。雅各布（Jakob）等人描述了一种常见的方法，胫骨近端和踝关节远端扫描层面进行重叠后测量胫骨旋转。胫骨近端轴线则采用吉冈等人[24]在研究胫骨近端解剖学时的参照线作为基准（图36-4）。我们的矫形外科放射科医生双盲重复测量间误差小于1°，表明重复测量可靠。大马尼（Le Damany）[11]报道的正常人群胫骨旋转角度为23.7°。塞贝尔（Seber）等[17]测量50名"正常"（无症状）男性的胫骨外旋角度平均值为30°（16°～50°），但是他们测量时选择的胫骨近端参考线与其他研究者不同。埃克霍夫（Eckhoff）等人

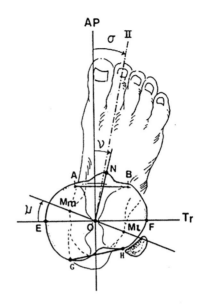

图36-4　胫骨近端轴线Tr与踝关节轴线（Mm-ML）之间的夹角μ为胫骨近端旋转角（摘自Yoshioka et al.[24]）

测量的胫骨外旋角度为15°～30°。图尔纳（Turner）[20]测量健康对照组胫骨外旋角度为19°（SD，4.8°），髌骨不稳定组外旋角度为24.5°（SD，6.3°）。赛利（Sayli）等人[16]CT测量胫骨外旋角度为30°～35°。塔迈里（Tamari）[19]等学者提出目前胫骨外旋测量方法缺乏统一性，这就导致无法准确地回答胫骨外旋是否会影响髌股关节稳定性，以及确定胫骨截骨术的最佳手术时机。除了上述的测量方法，我们还使用股骨髁上轴作为胫骨扭转的近端参考，因为我们感兴趣的是膝关节轴与踝关节轴的关系，但是如果膝关节胫骨股骨旋转之间存在异常，则应避免使用该测量方法。科布（Cobb）等[3]指出"目前还没有被大家统一认可的测量胫骨旋转时胫骨参考线"，同时也提出了一种更能准确地定位水平面上胫骨近端轴线的方法。他

们选取胫骨近端扫描平面,使用两个圆环最大程度覆盖胫骨内外侧平台,两个圆环的中心连线为胫骨近端轴线。吉冈等人研究发现[22],男性胫骨外旋角度为21°女性胫骨外旋角度为21°,男女之间存在显著差异,同时这也可能是男女性别之间唯一存在的股骨或胫骨的解剖学差异。如果这一研究得到证实,它就可以解释男女性髌股关节疾病发病率为什么存在明显差异,以及为什么女性ACL撕裂较男性常见。

胫骨旋转截骨术的目标是在轴位上重建膝关节踝关节之间的对位对线,恢复滑车沟—胫骨结节之间正常对位关系。为此,必须保证胫骨截骨术不会影响胫骨结节与踝关节之间的对位对线关系。Q角和TT-TG(胫骨结节—滑车槽距离)是重要评估胫骨结节与踝关节之间对位对线的重要生物力学参数。因此,为了保证不改变这些参数,胫骨旋转截骨位置应低于胫骨结节的水平。乌韦尔蒂(Huberti)和海斯(Hayes)[8]研究表明Q角增加10°会导致PF接触压力增加45%,Q角减小10°会使PF压力增加53%。范·卡本(Van Kampen)和哈士基(Huskies)[21]生物力学研究发现,改变胫骨旋转在改善髌股关节轨迹及压力的效果上要好于胫骨结节前移及外侧髌股韧带松解。这些研究结果表明任何改变滑车—胫骨结节之间对位对线关系的操作都有可能会产生未知的生物力学结果。但是,如果胫骨结节本身位置异常(相对于胫骨近端外旋),那么胫骨截骨术可以在胫骨结节上方进行。然而,如果膝关节轴线倾斜于身体前进方向,通过移动

胫骨结节不会改变轴线的倾斜度。研究发现[8]胫骨结节上20°内旋截骨,会导致Q角减小10°,髌股关节压力增加53%,这样的结果无疑是灾难性的。

虽然手术治疗的目标是通过重建正常的解剖结构来恢复正常的生物力学状态,但具体怎样选择手术方式需谨慎考虑。当存在多个解剖学异常时,需要确定哪种治疗方案可以取得更好效果。如果患者同时存在复发性髌骨半脱位,关节软骨损伤,滑车发育不良,高位髌骨,跟腱挛缩,股骨前倾45°,胫骨外旋45°,膝外翻10°,手术方案选择内翻截骨?股骨外旋截骨?胫骨结节远端移位?内侧髌股韧带重建?滑车截骨?胫骨内旋截骨术还是跟腱延长术?这些解剖学异常单个出现可能影响甚小,但是如果合并存在,那效果必然显著。从生物力学角度考虑,纠正所有解剖学异常手术方案似乎合乎逻辑,但从手术效果来讲,可能未必符合逻辑。从生物力学上讲,如果选择截骨术,那么韧带重建可能就并非必需,因为截骨术后韧带张力会减小。此外软骨修复可能也非必需,因为截骨术后髌骨关节之间的压力大小已发生改变,同时原软骨损伤区域已不再是压力集中区域。然而,目前尚无生物力学研究表明哪种手术可以更好地恢复生物力学。

我们的经验提示,如果股骨或胫骨旋转超过30°就具有手术指征,旋转超过20°手术被认为是有益的,但如果旋转角度低于20°手术效果难以保证。然而,图尔纳的研究发现正常对照组胫骨外旋角度平均为19°,髌骨不稳定组胫骨外旋平均值24.5°,高井(Takai)发现正常对照组股骨前倾角平均为9°,髌股关节疾病组

平均为23°。我们可以看出与其他股骨胫骨对线不良相比，胫骨旋转畸形可能在健康及疾病组之间差异不是很明显。

36.3 手术技术

我们的主要选择的手术方式是胫骨结节下旋转截骨术。笔者发现术中使用髓内钉固定会减慢截骨端愈合，并且当患者髓腔位置突然改变时，冠状和矢状平面中对位对线的维持更加困难。我们发现使用角钢板可以更好地实现截骨端的加压，同时可以促进截骨端的愈合。然而，由于矫正旋转畸形需要钢板沿着胫骨的平坦表面放置，而近端胫骨的几何形状使得钢板的贴附总是一个问题。为此，角钢板通过调整胫骨近端位置来调整旋转角度。因为胫骨表面平坦没有明显参照点，通过胫骨近端调整旋转角度难度较大。使用关节张力调整器对截骨端进行加压时不易控制膝关节的内外翻。我对锁定板的经验是，愈合比角钢板要慢。锁定板可以更容易的控制旋转，但是如果对截骨端施加压力，仍然可能导致内翻外翻矫正角度的丢失。对锁定钢板进行加压时，会导致远端钢板翘起顶起内侧或者外侧皮下组织。如果不对截骨端进行加压操作，势必会延迟截骨端的愈合，引起术后更多的不适。将内外侧放置加压钢板进行比较，外侧放置钢板术后效果显著。

为了测量旋转矫正角度，我们在截骨平面上下前后方向各置入1枚2.5 mm克氏针，这2枚克氏针可以互相平行，术中通过调整他们在水平面上的角度来确定旋转矫正角度，或者它们可以在水平面上中对准所需的矫正角度，术中通过调整截骨端位置使2枚克氏针在矢状位上相互平行从而确定矫正角度。截骨之前缺点这些参考点很重要。屈伸膝关节可以通过观察矢状位上2枚克氏针的位置变化来确定旋转角度。术中透视时，使用从髋关节中心到距骨中心的力线杆进行膝关节内外翻的控制。然而，必须注意的是，即使下肢轻度的内外旋改变也会对膝关节的内外翻产生明显的影响。目前，作者使用导航系统（Praxim），这套系统可以从3个方向监测截骨对位对线情况（轴位、冠状位和矢状位）（图36-5）。术中一方面需要仔细感知3个

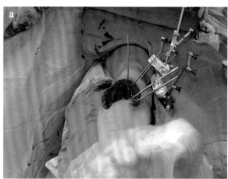

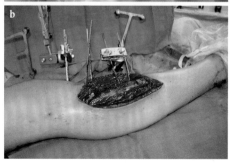

图36-5 胫骨内旋截骨矫正胫骨外旋畸形。（a）截骨端上下各一枚克氏针，旋转截骨远端使两枚克氏针之前夹角为30°。（b）导航反馈器固定于截骨面两端以及股骨

方向对位对线的微笑变化,同时精确操作实现3个方向的精准对位并用可靠内固定进行固定,这对于术者来说无疑具有挑战性。根据作者经验,使用导航可以大大提高了精度和可信度,但是也会增加时间和精力的消耗。术中导航可以使钢板置入角度更加准确,截骨端固定更容易实现,但是如果术中改变已固定号的钢板位置则会变得更加困难。

36.4 术后康复

截骨术后康复很有必要,截骨术后,伤口放置引流管,在恢复室内开始连续被动活动并且使用足底静脉泵,不使用外部支具固定,并鼓励患者最大范围活动膝关节。笔者推荐可以承重约20 kg的拐杖。对于术后焦虑的患者,我会允许膝关节暂时性制动,一方面可以让患者获得舒适度以及可以下地行走的自信。4周以后可以开始部分负重,6周以后可以实现完全负重,截骨端愈合后开始进行抗组训练。

36.5 胫骨旋转对线的结果

菲卡(Ficat)和亨格福德(Hungerford)[7]报道了1例使用胫骨股骨截骨术治疗复发性髌骨半脱位,术后取得良好的手术效果。库克(Cooke)等[4]对7名膝内翻伴随髌股关节疾病的患者进行了9例胫骨旋转截骨术,笔者学习文献发现这组患者同时伴有胫骨内翻及外旋异常,手术方案是Maquet外旋截骨矫形联合髌股外侧韧带松解。术后随访3年,所有病例的结果都非常好。梅斯特尔(Meister)和詹姆斯

(James)[14]报告了7名患者的8例膝关节手术,这些患者存在严重下肢对线对位不良,同时伴有膝前痛。下肢对线对位不良畸形包括轻度股骨前倾、重度股骨外旋、轻度胫骨内翻以及扁平足。胫骨内旋截骨术在胫骨结节附近进行,平均矫正率为19.7°。平均随访时间为10年,除1名患者外,其他患者均自我感觉手术效果良好或者优秀,并且功能上都取得良好或优异的结果。塞尔韦尔(Server)等[18]对25名胫骨外旋异常并伴有髌骨半脱位的患者进行了35例胫骨旋转截骨术,平均随访4.3年,术后88.5%的患者结果良好或优秀,除2名患者外所有患者对手术均满意。德尔加多(Delgado)等[5]对9名伴有旋转对位不良导致髌股关节症状的患者进行了13例股骨外旋截骨或胫骨内旋截骨术,或同时行胫骨内旋及股骨外旋截骨术,未联合其他改变髌骨轨迹的软组织矫形手术,术后平均随访2.6年,所有患者的步态模式、肢体外观和膝关节疼痛均较术前有明显改善。布鲁斯(Bruce)和史蒂文斯(Stevens)[2]回顾性分析了了14名患者27次针对"悲惨对线综合征"的矫形结果,患者术前症状为髌股关节疼痛,下肢对线畸形包括股骨前倾和胫骨外旋的增加。所有病例均行同侧股骨外旋转截骨术和胫骨内旋切骨术,平均随访5.2年,所有患者对手术效果完全满意。保罗斯(Paulos)等学者[15]最近研究发现,胫骨旋转截骨手术后临床效果优于胫骨结节前内移位术。

每位患者临床症状及异常结构各不相同,因此测量结果无法完整的评估患者情况。无髌骨不稳或软骨疾病的患

者,疼痛可能是最早的临床表现,客观上唯一的差异可能只有肢体旋转异常。患者术后自诉:可以步行去大学上课,跑步时不再伴随疼痛,拇囊炎症状消失,骨盆到踝范围内肢体外侧放射痛消失,上楼时髌骨弹响消失,第一次骑自行车不再有疼痛,滑雪不再有疼痛。对这些患者来说,一些运动像自行车、椭圆机、经典越野滑雪自行车、经典越野滑雪以及椭圆机还是在一定困难,因为这些运动方式一定程度上限制髋关节跟足的活动,使得膝关节没有内旋的空间。加强髋关节的外展对于股骨前倾患者有益,因为可以外展髋关节情况下可以使膝关节旋前而减轻膝关节疼痛,但是由于髋关节外展肌在机械上处于劣势,它容易疲劳,此时膝关节必须内旋才能获得髋关节的机械杠杆作用。膝关节内旋迫使足内翻增加,增加足弓内侧、胫后肌腱的张力,同时也会导致拇囊炎的频发。这种慢性足内翻加重马蹄足挛缩,马蹄子挛缩进一步增加下肢的内旋。股骨旋转正常,胫骨外旋增加是另一个问题。术后膝关节内旋是很有必要,因为这是步态中踝关节背伸所必须。术后膝内侧疼痛是常见的,因为当足内旋时股四头肌肉在髌骨上外向作用力增加。然而,髋关节外展肌以近乎正常的机械优势工作,因此骨盆强化可能作用有限。

36.6 结论

1. 髌股关节疼痛、髌骨不稳以及髌股关节病患者确实存在詹姆斯所描述的"悲惨对线"。

2. 下肢对线旋转异常的患者可能仅仅表现为疼痛,也可能同时伴随髌骨不稳和髌骨软化。此外下肢对线不良也可能导致髌骨不稳、髌股关节病。但是(对线,不稳以及软骨损伤)这3个因素必须独立地进行评估。

3. 3个方向上重建下肢旋转对线被认为是重建膝关节所受外力的矢量方向。

4. 轴位上旋转对线不良容易被忽视,使用CT扫描可以测量髋、膝、踝关节轴线,以及他们之间的相互关系。

5. 进行胫骨旋骨旋转截骨重建下肢对线时手术适应证要旋转合适。它仅仅是治疗因轴位上对位不良导致的髌股关节症状的有效方式。

股骨旋转截骨术 37

罗伯特·A.泰奇,罗杰·托尔加-斯帕克

37.1 引言

　　股骨在三个平面的轴线对髌骨的轨迹和负荷有很大影响。髌股关节负荷来源于关节外。它是如果认识不到这点而仅仅在膝关节内手术所致失败的常见原因。治疗骨骼发育不良需要进行修正骨骼的手术。如果由于股骨外髁短而紧致的膝外翻,则提示需要股骨内翻截骨术。如果膝外翻是由于胫骨外翻导致的结果,则提示需要在胫骨畸形附近的内翻截骨术。内侧股骨髁退变所致膝内翻需要行胫骨外翻截骨术。如果由于股骨前倾角增大导致的内指膝并继发膝关节外侧半脱位者,应行股骨外旋截骨术;如果是由胫骨外旋增加引起的,则行胫骨内旋截骨术。还有不少合并畸形者,截骨的类型和位置则取决于畸形本身。

37.2 手术技术

　　髋关节截骨术的手术技术是标准的AO技术,使用角钢板固定[1]。早期的一系列截骨术是用带锁髓内钉进行固定的。与角钢板固定的患者相比,它显示出了更广的矫正精度、更高的延迟愈合率、更多的失血量(可能是因为扩髓)以及更严重的疼痛(可能是因为更大的相对不稳定性)。

　　髁上截骨术选择转子间区域可减少膝关节附近的股四头肌瘢痕形成,并允许大腿肌肉有更长的骨长度调整到新的方向。事实上,在选择任何不同截骨平面的结果是否有差异都是未知的。

　　如果患者有相关的膝外翻或膝内翻,则需要在膝关节附近矫正胫股角的异常,并选择股骨髁上截骨术进行旋转和角度的联合矫正。

　　对于股骨粗隆间截骨术,使用标准的髋关节外侧入路,但筋膜比正常的要更向前打开,因为这似乎降低了股骨粗隆间后期疼痛和钢板上筋膜脱落的发生率。截骨平面在小转子以上的任意水平。通常使用95°的角钢板,因为与其他类型的钢板相比,它允许植入物的侧面相当低。钢板平坦的表面增加了表面接触面积,当钢板被置于张力侧时提供了更大的稳定性。在显露股骨近端外侧后,将髁钢板导向器(钢板成像)沿着股骨外侧放置,直到其与股骨完全匹配或透视下显示匹配,且当导向器顶部的延长线在股骨颈内并延伸到股骨头的下半部分。导向器的顶部指示U形座凿插入的位置。将座凿打入股骨颈,插入后在前后位(AP)和侧位上都要透视。还必须用开槽锤固定座凿,以便侧板与股骨远端的侧轴对齐。当座凿完全到位后,记录刀片长度,并拆下座凿。将2 mm的

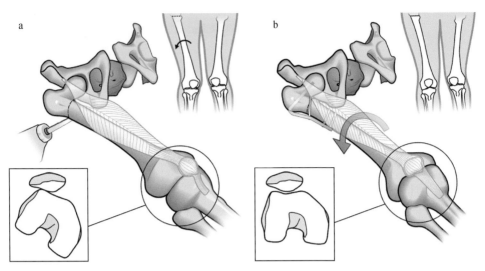

图37-1　（a）在小转子顶部水平处进行横向截骨。（b）向外旋转远折端直到获得预期的旋转角度

克氏针插入座凿隧道中，以标记位置，以便接下来插入刀片。将直径2.5 mm的克氏针作为参考，平行放置在拟定截骨平面的上方和下方。在小转子顶部水平进行横向截骨（图37-1）。远折端向外旋转（在股骨前倾角过大的情况下），直到克氏针提示的旋转角度达到期望值。用螺钉将铰接式张力装置固定到股骨干上并与远折段成一条直线。张力施加到钢板远端时实现截骨端的加压效应。我们通常加压到150-KP，如辛迪思设备上的颜色编码所示。加压可以由一个螺钉维持，但是钢板远端需要拧入两个螺钉，且第三枚螺钉通常要穿过钢板和斜形截骨面，以防止刀片从近侧骨端退出，提供额外的折端间加压，且提高抗旋转力（图37-1）。

37.3　股骨旋转矫形的临床研究结果

1989—2005年，接受股骨粗隆间截骨术治疗53例患者中，股骨前倾角过大和髌股关节功能障碍的72例膝关节。所有患者在术前和术后至少24个月进行Kujala、Lysholm和Tegner评分。72例膝关节中随访了66例（92%），平均9.7年（2～17年）。Kujala评分由53分提高到86分（$P<0.01$）。Lysholm评分从49分提高到89分（$P<0.01$）。Tegner评分从2.2分提高到4分（$P<0.01$）。91%的患者的症状得到改善。55%的患者的症状在术后得到了100%的缓解。没有患者出现术后症状不改善或恶化。除了3名患者外，所有患者都接受了二次手术。

参考文献

[1] Müller ME, Allgower M, Schneider R, Willenegger H. *Manual of Internal Fixation: Techniques Recommended by the AO-ASIF Group*. Berlin: Springer; 1977.

保罗·雷纳托·F.萨金,大卫·德茹尔

38.1 低位髌骨

低位髌骨指髌骨相对于股骨和胫骨的低位。低位髌骨是用来限定髌骨的这种低位的术语。常用的高位髌骨表达来源于拉丁语,这与低位髌骨的表达是一致的。1982年2月由A·特里亚(A. Trillat)首次提出低位髌骨的概念[2]。

38.1.1 病因

低位髌骨可分为两种机械病因和一种炎性病因。

38.1.1.1 机械病因

肌肉起源继发于股四头肌功能不全,如脊髓灰质炎、股神经麻痹或伸肌装置断裂或畸形。

医源性病因涉及既往的胫骨结节截骨和过度下移,或各种失败手术史。

38.1.1.2 炎性病因

这种病因可是孤立的,或是与机械病因混合的。内侧和外侧韧带完全挛缩,继发髌腱挛缩。这也是髌骨没有内外侧活动能力的原因,以及与机械病因相比,髌骨的僵硬更严重的原因。

38.1.2 临床表现

38.1.2.1 病史

在绝大部分病例中,低位髌骨是在股四头肌断裂或髌骨骨折、股骨骨折、胫骨骨折的病史之后获得的,或者是在髌骨疼痛综合征、髌骨不稳定的手术之后获得的,甚至是膝关节的一种非特异性手术之后获得的。对于临床医生来说,了解术后管理很重要。而且在这些患者群中有大量反射性交感神经营养不良者。需要记录患者的疼痛与手术之间的间隔时间、疼痛处理的效果、固定的类型以及术后四头肌收缩恢复的时间。

38.1.2.2 功能评估

患者将髌骨下的疼痛描述为一种障碍或髌骨周围的疼痛。疼痛为烧灼样疼痛,通常是持续性的,并随着活动而增加。患者通常说他的膝关节像是"夹在老虎钳里"。疼痛也可能有炎性反应,伴有夜间疼痛。有时疼痛类似于髌骨疼痛综合征,伴有上下楼梯疼痛、交锁或行走时反射性不稳。患者的行走行程经常减小。

38.1.2.3 临床体征

如果髌骨指数低于0.6,当患者仰卧

位并屈膝时膝关节则具有"髌骨后切膝关节"的外观。髌骨的形状消失，因为髌骨陷到髁间窝中。主动或被动屈曲受限，但很少伸直受限。由于软骨的持续超压，最典型的症状是患者不能在屈膝30°～60°的情况下保持单腿负重。这可能是行走范围受到疼痛限制的原因。髌骨所有方向的移动均受到限制。检查股四头肌的功能和活动度对预后和治疗具有重要意义。仔细分析其他潜在的疼痛来源也非常重要，如浅表皮肤疼痛和神经性疼痛。还必须考虑分析患者的心理。患者对疗效的期望值是需要考虑的主要因素。

38.1.3　X线片评估

标准的X线片检查能够确诊该疾病，大多数情况下可确定低位髌骨的病因。必须评估骨量以发现病理性骨质疏松（在RSD中观察）；或髌骨、股骨或胫骨骨折后的改变。AP位X线片也可诊断股骨和胫骨相关的病理改变。

低位髌骨在侧位片上进行诊断。髌骨高度必须使用确定的指数测量。文献中使用的主要指标有：

Caton-Deschamps指数[3]：是从髌骨关节面下缘到胫骨前上角的距离（AT）与髌骨关节面长度（AP）之间的比值。比值（AT／AP）为0.6或更小则为低位髌骨，比值大于1.2提示高位髌骨（图38-1）。

Insall-Salvati指数[6]：是髌腱长度（LT）和髌骨最长轴（LP）之间的比值。Insall指出该比率（LT／LP）通常为1。比值小于0.8提示低位髌骨，大于1.2提示高位髌骨（图38-2）。

Blackburne-Peel指数[1]：是从胫骨平

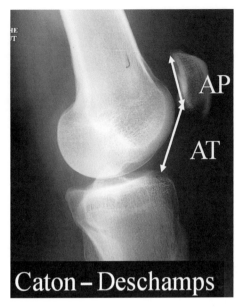

图38-1　Caton-Deschamps指数（AT/AP）是从髌骨关节面下边缘到胫骨前上角的距离（AT）与髌骨关节面长度（AP）之间的比值

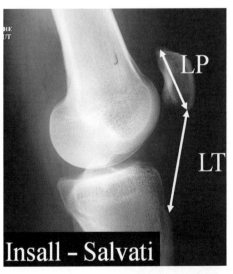

图38-2　Insall-Salvati指数（LT/LP）是髌腱长度（LT）和髌骨最长矢状径（LP）之间的比值

台切线到髌骨关节面下部的垂直线长度（A）与髌骨关节面长度（B）之间的比值。正常比值（A／B）为0.8。低位髌骨比值

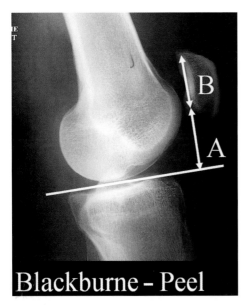

图38-3 Blackburne-Peel指数(A/B)是从胫骨平台切线到髌骨关节面下部的垂直线长度(A)和髌骨关节面长度(B)之间的比值

小于0.5,高位髌骨大于1.0(图38-3)。

屈膝30°位的轴位片可提供良好的补充。它显示了低位髌骨的一个典型的表现——"日落现象"。因为髌骨陷在髁

间窝中时,所以关节线消失。它可以给出全关节线狭窄的错误诊断,就像关节炎一样(图38-4)。

38.1.4 MRI

该检查方式在术前计划中有提到。该方式可以清楚地显示髌腱的起点、确切的髌腱长度,并且可在矢状位切片上分析髌股关节软骨。

38.1.5 骨扫描

该检查方式是术前检查的一部分。该检查显示了是否存在RSD或者仍处于急性期,进而延期手术治疗。

38.1.6 治疗

非手术治疗是首选。非手术治疗虽然可以尝试,但其并不能改变髌骨高度。缓慢而温和的康复锻炼包括被动膝关节运动、股四头肌电刺激、被动和主动运动和伸展运动。水中运动,如游泳,以

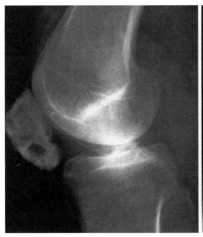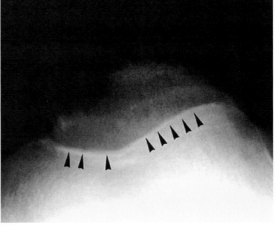

图38-4 低位髌骨。从侧面看,髌骨关节面下缘至胫骨前上角的距离几乎为零。在轴为片上,"日落现象"显示为无法看到关节间隙

及骑自行车可以减少疼痛和炎症反应综合征。非手术治疗应在首次就诊后持续3～6个月。

38.1.6.1　手术治疗

根据病因不同,治疗方法也不同。当问题的起源是在胫骨结节时,一个近端上移术可将其纠正。当病因在软组织时,尤其是髌韧带回缩时,最常选择的方法是延长髌韧带。当病因为炎症反应时应进行关节松解术。在所有的病例中,内侧和外侧的髌旁支持带必须被松解或延长;脂肪垫也必须去除;术后目标是根据Caton-Deschamps指数达到髌骨指数等于1。

38.1.6.2　胫骨结节向近端移位[2]

前内侧入路,分离髌腱和周围筋膜组织。然后切开关节进行膝关节松解并检查关节腔内情况(这也可以在关节镜下进行)。切开胫骨结节内外侧筋膜,用骨凿进行截骨并按照术前计划向上移位,一般上移在1～2 cm。用两个垂直于胫骨轴线的双皮质螺钉固定。远侧螺钉保持髌骨的高度,而近侧的第二枚螺钉允许骨块根据术前测量的TT-TG来纠正髌腱的横向位置。然后将内侧韧带延长,外侧韧带松解或延长。缝合内侧韧带时应注意髌腱不要折叠。

术后管理包括完全伸直的支具保护。允许术后立即完全负重。术后第一天开始活动范围(ROM)锻炼;为了避免胫骨结节内固定物上的过度应力,屈膝限制在100°。术后45天,解开支具锁定栓,允许完全屈膝,允许0°～60°的闭链运动以加强肌肉训练。6个月后允许重返体育活动。

38.1.6.3　髌腱延长[4]

手术取从髌腱上部到胫骨结节内侧边缘的前内侧入路,然后切开髌腱的内侧和外侧。通常需要游离髌腱的下侧和后侧,并进行关节内外侧沟的松解。切开关节以允许检查髌骨软骨的情况,并切断髌上囊的纤维粘连。然后,穿过髌腱全长中间进行延长(Z字形切开)。外侧部分保持固定在胫骨上,而内侧部分保持固定在髌骨的内侧。髌骨自然上升,肌腱的残端相互滑动。

术中在屈膝30°位拍侧位X线片检查和测量髌骨高度。如果长度合适,则缝合髌腱边缘。该缝线必须用可吸收的PDS线,用半腱肌腱或钢丝保护。最好和最安全的选择是使用从髌骨中部到胫骨结节的钢丝保护。这样可以保持合适的长度,保护肌腱,并允许更积极的康复。钢丝必须在术后6个月拆除。外侧韧带完全松解或延长,内侧韧带在切开延长后重新再缝合(图38-5)。

术后管理包括伸直位支具保护。允许立即完全承重。关节活动范围(ROM)练习在术后第一天开始,但屈曲限制在100°。在休息期间,患者应保持膝关节屈曲20°,以保持髌腱有一定的张力。术后45天,拆除支具,并允许完全屈曲。6个月后可以返回运动场。

38.2　高位髌骨

高位髌骨是导致髌骨不稳定的4种解剖因素之一(其他因素是:滑车发育不

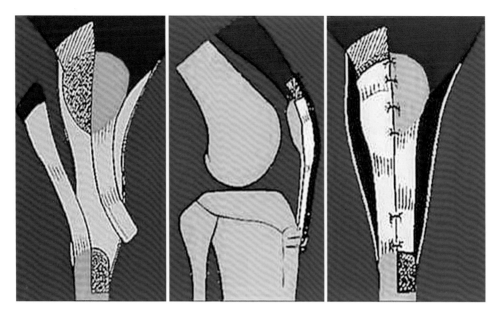

图38-5 髌腱延长术（DeJour）。3个步骤：① 髌腱 "Z" 字切开；② 术中X线片评估髌骨高度；③ 用钢丝固定保护6个月

良、TT-TG过大和髌骨倾斜）。髌骨在屈曲后阶段与股骨滑车接触，这容易导致髌骨不稳（图38-6）。与低位髌骨一样，诊断需要在侧位片上进行适当的测量。

高位髌骨可通过胫骨结节的向远端移位进行矫正。应同时纠正相关异常因素，以达到髌骨稳定性。

胫骨结节移位通常采用重新调整伸肌机制（内移）。胫骨结节移位术由鲁（Roux）于1888年首次提出，然后由其他作者，如埃姆斯利（Emslie）和特里亚（Trillat）[10]、马凯（Maquet）[7]和富尔克森（Fulkerson）[5]进一步改进。该术式涉及通过截骨固定取代髌腱固定。

38.2.1 手术技术

在对胫骨结节移位的早期描述中，其采用外侧切口。随着髌股关节手术的

发展，特别是膝关节置换术的发展，前内侧切口是现在的首选。这也允许在不增

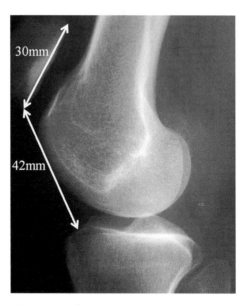

图38-6 高位髌骨。Caton-Deschamps指数为1.4

加额外切口的情况下同时进行相关的内侧软组织平衡手术，如股内侧肌斜头（vastus medialsobliques，VMO）增强或MPFL重建。无论进行的移位类型如何，都必须完全显露胫骨结节。确定髌腱止点的最近端，并在骨膜中用手术刀标记出截骨的轮廓。

胫骨结节完全游离，因此需要用两个螺钉固定。在截骨之前准备好螺钉钻孔，间隔2 cm。使用摆锯或骨凿来制备至少6 cm的骨块。骨块长度应根据计划向远侧移位的距离来增加。

为了降低骨不连的风险，截骨口必须足够深以达到松质骨。在胫骨结节远端部分截出所需长度时，部分撬开胫骨结节，并同时用持骨钳抓住近端。远端部分呈锥形，需要修剪以与骨床齐平吻合。它一定不能突出，因为任何突出都会影响跪地。将骨块保持在其远侧位置，并在下部的螺钉位置开始固定。将螺钉垂直于胫骨的前缘拧入，以避免后期骨块向近侧移位，从而丢失矫正作用。为了更好地固定胫骨结节，需要经双皮质固定。

由于胫骨具有一定旋转，胫骨结节远端移位可引起3～4 mm的内移。在进行胫骨结节移位术时，应考虑这种现象，因为它可能导致"过度内移"[9]。拧入第一枚螺钉但未拧紧时，可进行额外的内移。一旦获得所需的内移距离，就拧入第二枚螺钉（图38-7和图38-8）。

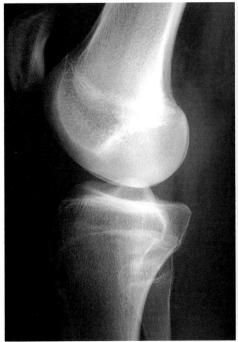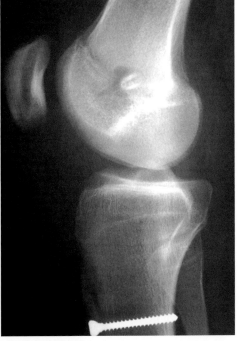

图38-7　高位髌骨的术前和术后侧位片。胫骨结节向远端移位后，髌骨高度得到纠正（术前1.5到术后1）

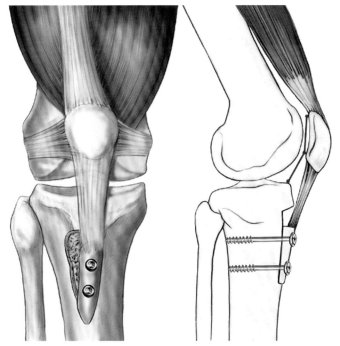

图38-8 胫骨结节向内侧和远侧移位。使用2枚螺钉。该手术用于矫正TT-TG值过大和高位髌骨。应该注意不要使胫骨结节过度内移,因为单独的下移过程会引起额外的内移。螺钉必须垂直于胫骨轴线,以实现良好的加压固定,并避免在后期出现骨块上移

38.2.2　髌腱固定术

这是由内雷(Neyret)等人[8]描述的胫骨结节下移手术的辅助手术。当患者的髌腱长度超过52 mm时,表示髌腱过长。这种评估可以通过X线片检查,但MRI评估更加可靠。如上所述的胫骨结节截骨下移术之后,在胫骨平台水平远侧约29 mm处用两个线锚在正常肌腱止点处固定髌腱的两侧。缝线打结将髌腱固定到骨面,从而减少髌腱的长度。术后可以通过MRI评估。

所有胫骨结节截骨术后按常规护理。患者佩戴直腿夹板并允许完全负重。关节活动范围(ROM)练习在术后第一天开始,为了避免对胫骨结节固定过度的应力,屈曲小于100°。术后45天,拆除夹板,并允许完全屈曲。术后6个月允许重返体育活动。

参考文献

[1] Blackburne JS, Peel TE. A new method of measuring patellar height. *J Bone Joint Surg.* 1977; 59-B: 241-242.

[2] Caton J, Deschamps G, Chambat P, et al. Patella infera. Apropos of 128 cases. *Rev Chir Orthop Reparatrice Appar Mot.* 1982; 68: 317-325.

[3] Caton J. Method of measuring the height of the patella. *Acta Orthop Belg.* 1989; 55: 385-386.

[4] Dejour D, Levigne C, Dejour H. Postoperative low patella. Treatment by lengthening of the patellar tendon. *Rev Chir Orthop Reparatrice Appar Mot.* 1995; 81: 286-295.

[5] Fulkerson JP. Anteromedialization of the tibial tuberosity for patellofemoral malalignment. *Clin Orthop Relat Res.* 1983; 177: 176-181.

[6] Insall J. Patella position in the normal knee joint. *Radiology.* 1971; 101: 101-104.

[7] Maquet P. Advancement of the tibial tuberosity. *Clin Orthop Relat Res*. 1976; 115: 225-230.

[8] Neyret P, Robinson AH, Le Coultre B, et al. Patellar tendon length—the factor in patellar instability? *Knee*. 2002; 9: 3-6.

[9] Servien E, Ait Si Selmi T, Neyret P. *Le Genou du Sportif*. Montpellier: Sauramps Medical; 2002.

[10] Trillat A, Dejour H, Couette A. Diagnosis and treatment of recurrent dislocations of the patella. *Rev Chir Orthop Reparatrice Appar Mot*. 1964; 50: 813-824.

脩骨结节重排联合 MPFL 重建

琼·C.蒙劳,泽维尔·佩尔福特,帕布鲁·盖尔伯,
马克·铁伊

39.1 概述

髌骨不稳定的病因涉及多种因素,通常可以通过保守治疗获得成功。原发性髌骨脱位尤其如此。如果通过非手术治疗没有改善临床症状,可考虑手术治疗,特别是髌骨复发性脱位。在这些患者中,全面的体格检查和一些影像学检查是必需的。在体格检查方面,一些危险因素,如Q角增大、股内侧肌斜头功能不全、关节松弛、既往手术史、不对称或旋转畸形等特殊问题需要排除[11]。

内侧髌股韧带(MPFL)是一种囊外筋膜带,位于膝关节内侧3层结构中的第二层。已经有研究表明,髌骨脱位后,94%的患者会出现MPFL撕裂现象[12]。因此,仔细的评估MPFL很重要。屈膝20°~30°时,检查者尝试向外推髌骨使其半脱位。如果患者在此操作期间感到恐惧,则怀疑MPFL损伤。此外,还需要一些特殊的影像学检查,包括拍X线片评估髌骨高度、髌骨形态和骨软骨骨折情况,通过CT扫描来评估髌骨倾斜度,测量TT-TG值、股骨和胫骨旋转角度。所有髌骨不稳定的患者,都应该进行磁共振扫描检查,特别是评估MPFL和髌骨软骨损伤情况。

39.2 适应证和禁忌证

由于髌骨不稳定的病因和相关病症较广,其手术治疗应该个体化。有髌骨复发性脱位的病史,MRI上显示MPFL损伤,体格检查MPFL功能不全以及TT-TG值超过20 mm的患者是进行远端重排联合MPFL重建术的最佳适应证。和其他相关研究一样[13],作者认为滑车发育不良,股骨外侧髁发育不良或高位髌骨不是这种术式的禁忌证。

39.3 手术技术

患者仰卧位,在患肢外侧使用高的侧挡板来稳定下肢。患膝弯曲约90°并在脚底用脚垫固定。建议在术侧大腿近段上带衬垫的止血带。

39.3.1 胫骨结节下移重排术

从髌腱的远端开始,沿胫前脊向远端延长做一长约10 cm的前侧纵向切口。显露髌腱结构,皮下松解髌骨外侧

韧带。然后显露髌腱胫骨附着处以及胫骨结节（TT）。为了足够大的 TT 截骨，作 6～7 cm 的远侧切口。钻 2 枚克氏针固定 TT 截骨块上部和下部。与富尔克森[2,3]描述的截骨术相似，以胫骨的前后轴为参照，倾斜 45°向胫骨后外侧角斜向钻入上部的导针。这种截骨块近端部分的倾斜角是 TT 截骨块向内侧滑动的同时会前移的原因。在截骨块的远侧半部分，第二枚导针以更垂直的方向（相对于胫骨的前后轴 70°～80°）钻入。通过这种方式，截骨块远端会逐渐变薄。因此，截下的 TT 的远侧部分内移将比前移更多。应避免手术后 TT 的远侧部分过度前突。然后，在 TT 的前侧皮质上预先钻出 2 个 4.5 mm 的孔，用于随后的螺钉挤压固定截下的骨块。再用摆锯和骨凿进行 TT 截骨。当需要调节髌骨高度时，可以通过在矢状面上移或下移 TT 来实现。将 TT 置于所需的最终位置后，使用 3.5 mm 钻头钻过胫骨对侧皮质并使用 2 个 4.5 mm 皮质骨螺钉进行加压固定。一旦远端重排固定完成，就可以进行 MPFL 重建术。

39.3.2　MPFL 重建

因为首次髌骨脱位后 MPFL 的延迟修复不能降低再次脱位的概率，所以以髌骨不稳定的 MPFL 重建具有必要性[1]。在 MPFL 重建中获得合适的韧带张力非常重要。因此，应避免移植物过紧。如果首先进行 MPFL 重建，远端重排后容易改变韧带的张力。因此，它必须始终是手术的最后一步。

为了重建 MPFL，作者首选的移植物是同侧股薄肌腱（gracilis tendon, GT），因

为它足够长且足以重建 MPFL 功能[4,6]。他还有其他一些优点：取腱部位并发症很小，腘绳肌功能的改变较小以及容易通过髌骨的钻孔。通过显露鹅足滑囊并在其上半部打开缝匠肌筋膜，可以很容易地找到 GT。然后显露 GT 并用取肌器取出。使用 0 号不可吸收高强缝线在肌腱的两端进行编织缝合。通过使用普通的前十字韧带移植物大小测量器来确定肌腱的大小，然后将其存放在湿纱布内。之后，在髌骨的近 1/3 内上侧做一2 cm 的垂直皮肤的切口。该区域对应于 MPFL 解剖起点。根据 GT 的直径，通常为 3～4 mm，钻两个深度约为 10 mm 的交汇骨道，留下 7～10 mm 的骨桥。从而获得一个 "V" 形骨隧道，使移植物形成一个穿过髌骨的环。用文氏弯钳进一步扩大隧道并使其平滑，使肌腱更容易穿过。在此之后，使用缝线传递器或套环将缝合线留在适当位置。该缝线稍后用于将移植物拉过髌骨隧道。

之后，在股骨内上髁附近，MPFL 的股骨附着点，做另一个 2～3 cm 的垂直皮肤的切口。MPFL 的股骨附着点位于内收肌结节远端 10 mm 处，位于内髁内上方[10]。它具有向内收肌结节和向内侧副韧带延伸的纤维[7]。因此，内侧髁和内收肌结节之间的区域被认为是重建的最佳区域[14]。在作者的技术中，大收肌肌腱的间隙被用于作为移植物的标志。使用大收肌作为 MPFL 内侧附着部，显然是改变了该韧带的解剖学止点。但最近的研究证明该位置具有类等长性[9]，相对于解剖重建而言，这不会对髌股关节接触压力造成显著改变[5]。

在显露大收肌肌腱后，在其周围植入另一个临时线环作为移植物的牵引线。然后，用弯钳做内髁和髌骨切口之间的筋膜下分离，为新韧带制备通道[16]。此时，将移植物首先穿过髌骨，在两端留下不对称的长度。接下来，将移植物较长的一端绕过大收肌肌腱形成一个环后再经过筋膜通道拉回髌骨附着点。保持移植物的张力，膝关节在全范围内循环活动几次。以这种方式使移植物被预拉伸。最后用0号不可吸收高强缝线在屈膝30°位缝合，使髌骨倾斜并可以手动向外侧移动10 mm。重要的是不要使最终的结构过紧。如果它在伸直时太紧，会在屈曲时对髌骨软骨产生过大的压力[8]，或导致屈膝受限[15]。另外，如果移植物足够长，则可以通过皮下显露该水平伸肌结构将剩余的肌腱固定在髌骨前部，以避免更大的骨隧道，从而减少穿透关节或髌骨骨折的风险。常规关闭伤口。术后即刻用支具将患膝锁定在完全伸直位。

这种方法的优点是使MPFL重建变成了一种简单的软组织手术。因为没有在股骨端钻孔，也没有将移植物固定到股骨骨质上的金属，故不会破坏股骨骨骺线。因为不需要在股骨髁上钻孔，所以该技术也可以用于骨骺未闭合的患者。

39.4 术后管理

在术后前2周，患者的膝关节支具固定在完全伸直位。从可以忍受时开始，允许在拐杖辅助下完全负重。2周后可以拆除支具。术后第6周，膝关节屈曲达到90°。6周后，允许无限制的低运动量的运动。术后3个月后，可开始体育专项训练并逐渐增加。术后6个月开始完全运动并恢复对抗性运动。

39.5 总结

本章描述了一种联合远端伸肌重排以及使用腘绳肌腱治疗慢性髌骨不稳的MPFL重建手术。尽管与髌骨外侧脱位有关因素较多，但作者认为MPFL在髌骨内侧稳定结构中起着至关重要的限制作用。在本章中，详细介绍了手术技术及重建的基本原理。

参考文献

[1] Christiansen S, Jakobsen B, Lund B, et al. Repair of the medial patellofemoral ligament in primary dislocation of the patella: a prospective randomized study. Arthroscopy. 2008; 24: 881-887.

[2] Fulkerson JP. Anteromedialization of the tibial tuberosity for patellofemoral malalignment. ClinOrthopRelat Res. 1983; 177: 176-181.

[3] Fulkerson JP, Becker GJ, Meaney JA, et al. Anteromedial tibial tubercle transfer without bone graft. Am J Sports Med. 1990; 18: 490-496.

[4] Hamner DL, Brown CH Jr, Steiner ME, et al. Hamstring tendon grafts for reconstruction of the ACL: biomechanical evaluation of the use of multiple strands and tensioning tech-niques. J Bone Joint Surg. 1999; 81-A: 549-557.

[5] Melegari T, Parks B, Matthews L. Patellofemoral contact area and pressure after medial patellofemoral ligament reconstruction. Am J Sports Med. 2008; 36: 747-752.

[6] Mountney J, Senavongse W, Amis A, et al. Tensile strength of the medial patellofemoral ligament before and after repair or reconstruction. J Bone Joint Surg. 2005; 87-B: 36-40.

[7] Nomura E, Inoue M, Osada N. Anatomical

analysis of the medial patellofemoral ligament of the knee, especially the femoral attachment. Knee Surg Sports Traumatol Arthrosc. 2005; 13: 510-515.

[8] Ostermeier S, Holst M, Bohnsack M, et al. In vitro kinemat-ics following reconstruction of the medial patellofemoral ligament. Knee Surg Sports TraumatolArthrosc. 2007; 15: 276-285.

[9] Panagopoulos A, van Niekerk L, Triantafillopoulos IK. MPFL reconstruction for recurrent patella dislocation: a new surgical technique and review of the literature. Int J Sports Med. 2008; 29: 359-365.

[10] Phillippot R, Chouteau J, Wegrzyn J, et al. Medial patell-ofemoral ligament anatomy: implications for its surgical reconstruction. Knee Surg Sports TraumatolArthrosc. 2009;

17: 475-479.

[11] Redziniak D, Diduch D, Mihalko W, et al. Patellar instabil-ity. J Bone Joint Surg. 2009; 91-A: 2264-2275.

[12] Sallay PI, Poggi J, Speer KP, et al. Acute dislocation of the patella; a correlative pathoanatomic study. Am J Sports Med. 1996; 24: 52-60.

[13] Schöttle P, Fucentese S, Romero J. Clinical and radiological outcome of medial patellofemoral ligament reconstruction.

[14] Thaunat M, Erasmus P. Mangenent of overtight medial patellofemoral ligament reconstruction. Knee Surg Sports Traumatol Arthrosc. 2009; 17: 480-483.

[15] Warren L, Marshall J. The supporting and layers on the medial side of the knee. J Bone Joint Surg. 1979; 61-A: 56-62.

40 前内侧胫骨结节截骨术（Fulkerson截骨术）

杰克·法尔,布莱恩·J.科尔,詹姆斯·克尔彻,拉克兰·巴蒂,萨尔沃塔姆·巴贾杰

40.1 引言

胫骨结节是伸肌装置最远端的锚,可以作为改变髌股关节(PF)力学的工具。作为远端重排手术的统称,胫骨结节截骨术是一种治疗各种髌股关节病变的有效方法。其通过改变髌股关节在冠状位、轴位和矢状位的调整来重新分配髌骨的接触压力(力度和接触面积)和改善轨迹。在许多文献中已经描述胫骨结节截骨术治疗髌股关节疼痛,软骨损伤和髌骨不稳定。最值得重视的包括最初由鲁(Roux)描述并由埃尔姆斯利(Elmslie)和特里亚(Trillat)推广的用于治疗髌股关节不稳定[30]内移术,和马凯(Maquet)[18]描述的用于治疗与关节炎相关的髌股关节疼痛的胫骨结节的前移术。在这些手术中,每个术式都采用了改变髌骨运动轨迹的技术。结节前移使远端伸肌装置抬高并且使髌骨接触力上移,而内移使侧向牵引力减小。

为了避免与马凯手术相关的并发症,富尔克森[11]设计了一种结节截骨术,被称为前内移(anteromedialization,AMZ)技术,以解决与髌韧带撕裂相关的髌股关节痛。Fulkerson截骨术的斜形截骨允许胫骨结节同时前移和内移。通过改变截骨的角度,结节可以被移位到更前或更内侧的位置。自从他首次提出后,该手术的适应证已经发生了很大的变化,并在持续改进中。这主要是受到髌股关节表面重建技术发展的推动,以及髌骨力线、接触面积和受力大小的客观测量方法的改进所推动。

德茹尔等人[8]推荐将胫骨结节到滑车沟距离(TT-TG)作为结节位置的客观评价指标,其有助于量化异常结节位置,并增强了包括AMZ在内的所有结节截骨术适应证的选择依据。这一点很重要,因为髌骨接触压力对远端重新排列非常敏感[1,17,25]。此外,将AMZ与髌股关节软骨修复手术相结合,例如髌股关节内的自体软骨细胞移植和骨软骨移植移手术,已经显示出优于采用其中任意单一手术治疗的疗效[10,14,19,21,28]。

40.2 适应证

当我们讨论AMZ的适应证时,重要

的是要注意到,如同大多数髌股关节外科手术一样,只有在患者尝试了非手术治疗措施并失败后才应该进行AMZ手术。非手术措施包括全面的"从核心到地板"康复[9]、支具和矫形器。AMZ的适应证主要基于每个膝关节特有的机械病变和软骨病变。对于不同的专家而言,排列不整是一个术语。但就本章而言,它只是意味着排列与普通的无症状个体不同。波斯特(Post)等[23]进行的全面综述表明,Q角不足以用来作为衡量胫骨结节排列不整的指标。使用客观测量的TT-TG,无症状患者的平均值为13 mm,而有不稳定症状的患者的平均值超过15 mm[27]。髌股关节专家一致认为,TT-TG值超过20 mm确定是异常的,且可能是胫骨结节移位术的潜在候选者[15]。基于皮多利亚诺(Pidoriano)对AMZ回顾性研究的结果,在单纯髌骨远端或外侧软骨损伤的患者中,髌骨向外倾斜和(或)半脱位伴TT-TG值增加,且滑车软骨损伤很小的患者是AMZ的最佳适应证患者[22]。与主观不稳定和疼痛相关的胫骨结节旋转畸形是否可以通过胫骨结节内移或旋转来有效治疗存在争议[20]。尽管普里彻(Pritsch)等[24]研究发现,在66例接受结节移位治疗的髌骨不稳和疼痛患者中,80%合并髌骨轨迹不良并需要根据术中评估进行前移术。另外,患者在接受髌股关节软骨修复手术时联合AMZ手术可提高患者疗效[10,14,19,21,28],其可通过修复软骨来优化生物力学环境和减少压力。此外,在接受MPFL修复或重建的髌骨外侧不稳定的患者中,仅在TT-TG距离明显增加的情况下才考虑AMZ手术。需要注意的是,虽然在理论上来讲,AMZ手术减少了MPFL组织愈合的侧向拉力,但是没有随机研究对比AMZ联合MPFL手术与单纯MPFL手术的差异。表40-1列出了AMZ适应证总结。

表40-1　前内移的适应证总结

前内移的适应证总结
• 髌骨外侧或远端软骨损伤,TT-TG值增加,过度向外侧倾斜或半脱位,并且没有滑车软骨损伤 • 作为髌股关节软骨修复的辅助手术,努力改善接触面积并减少髌股关节压力,以优化新软骨植入物的生物力学环境 • 对于TT-TG值明显增加的患者,可能需要同期进行MPFL修复或重建

40.3　禁忌证

AMZ有一些禁忌证,手术前必须仔细评估潜在的适应证患者。TT-TG值正常的患者和TT-TG值增加无法解释症状的患者禁止进行前内移。应仔细评估内侧髌股关节的状况,因为内移将显著增加内侧髌面和滑车之间的接触压力[25]。此外,根据皮多利亚诺等[22]的研究结果,AMZ不适用于髌骨近端、全髌骨和髌骨双极软骨损伤患者。股骨滑车中间晚期的软骨损伤与不良疗效相关,被认为是AMZ的禁忌证[5,22]。还要必须考虑所有截骨术的一般禁忌证,包括吸烟、感染、炎性关节病、明显的骨质疏松影响充分固定、复杂的局部疼痛综合征、关节纤维化、不能承受最小负重以及不依从的患者。AMZ禁忌证总结见表40-2。

表40-2 胫骨结节前内移位的禁忌证总结

单纯AMZ的禁忌证总结
• TT-TG值正常
• 内侧髌股关节软骨损伤（仅在同时进行软骨修补手术的情况下）
• 单纯该手术（不联合软骨修复手术）治疗近端、全髌骨和髌骨双极软骨损伤
• 截骨术的一般禁忌证（如吸烟、骨质疏松症、炎症性关节病）

40.4 手术技术

AMZ技术通常被描述为一个独立的手术。然而，AMZ通常包括外侧韧带松解或延长以松开髌骨，从而允许髌骨内移。并且常常与诸如MPFL修复/重建或软骨修复手术一起进行。在规划手术方案时，也必须考虑到这些手术。

40.4.1 术前评估和术前计划

术前必须计算出前移和内移距离的期望值（基于客观测量的TT-TG值）。分别计算这两个值，然后可以基本三角比用来确定截骨所需的角度。最常推荐的前移距离在10～15 mm，因为这样可以将髌股关节的应力负荷降低大约20%[7,8]，且引起髌骨的矢状面旋转最小。关于内移的距离，截骨术的目标是正常化TT-TG值。基于文献，正常的TT-TG值范围在10～15 mm。通过改变倾斜度和前移，可以实现不同内移距离。所需的角度可以通过所需的前移距离的反正切除以所需的内移距离来计算（表40-3）。例如：高度为15 mm的60°倾斜角截骨将产生8.7 mm的内移，这将使大多数结节位置正常化，因为TT-TG值超过25 mm是很少见的。当需要更多的内移，倾斜度可能会减

小，高度为15 mm的45°倾斜角截骨将使结节内移15 mm。

40.4.2 患者的准备和体位

患者仰卧位，侧方柱和凝胶垫位于同侧髋部远侧。这有助于进行膝关节镜评估，并限制截骨术期间肢体外旋。所有肢体用软垫保护好，上好止血带，预防性使用抗生素。根据患者和手术医生的要求，可采用全身麻醉、椎管内麻醉、硬膜外麻醉或区域阻滞麻醉。麻醉状态下，再详细查体，包括评估关节活动范围、髌骨轨迹和髌骨移动度。然后以常规的方式准备并覆盖好患者。

表40-3 截骨斜度参考指南

截骨术（度）	高度（mm）	往内（mm）
60	15	8.7
50	15	12.5
45	15	15

40.4.3 关节镜评估

首先，关节镜下评估并记录髌股关节软骨损伤情况。使用ICRS区域膝关节测绘系统对软骨损伤区域进行区域定位，注意除非已经计划进行软骨修复的区域，否则严重的髌骨软骨损伤可能导致该手术终止。当然，在关节镜下可能会发现其他禁忌证，并且也可能会停止采用AMZ。在这一阶段，根据临床检查的倾斜角度或CT以及MRI记录的髌骨倾斜度，如果有需要，可进行关节镜下外侧松解术。当联合软骨修复术时，切开行外侧松解或延长，以允许进行软骨修复术。外侧松解应达到纠正髌骨倾斜以及不限制髌骨相对于

滑车中心对位。然而，必须小心避免发生髌骨向内侧半脱位。应该注意，外侧延长可以保持外侧松解所不能提供的拉力[4]。

40.4.4 切口和显露

取从髌腱胫骨结节止点开始向远端延长约8～10 cm的纵向切口。如果同时进行软骨修复，切口可以向近侧延长以允许充分的显露。识别髌腱并从内侧和外侧分离出来，以便使用牵开器保护和下一步的胫骨结节抬高。外侧切口沿胫骨结节和胫骨嵴的外侧边缘向远侧延伸，从骨膜下剥离胫前肌，从而显露胫骨的外侧壁。将特制的牵开器置于胫骨外侧的后方，以保护后方的神经血管结构（深腓神经和胫前动脉）（图40-1）。

40.4.5 截骨术

对于经验丰富的手术医生来说，截骨术可以徒手进行。富尔克森最开始使用外固定导向器下在截骨，在截骨平面打多个导针，然后用骨凿完成截骨[11]。现在市面上销售的有2种AMZ截骨系统。Tracker系统出现最早，富尔克森和法尔（Farr）都发表了使用该系统的详细手术技术。本节中将以T3系统为例说明操作技术。每个系统的方法和截骨导向装置固定后的步骤是相似的。对于T3系统，垂直于胫骨近端后侧皮质打入第一个参照导针定向（图40-2）。导针通过导向管在胫骨结节髌腱附着点远端打入胫骨结节（图40-3）。根据术前设计的前移和内移数据，用切割块和切割柱组装所需倾斜角的导向器。然后将截骨导向器放置在导针上，并且使切割块紧密地置于胫骨嵴

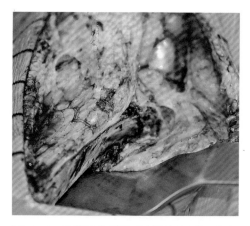

图40-1 从胫骨外侧壁剥离胫前肌，牵开器保护后方的神经血管结构

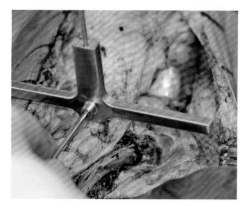

图40-2 参照导向器的方向应垂直于胫骨后侧皮质

起点的内侧；当它附着于胫骨结节时直接与髌腱的内侧缘对齐（图40-4），并且向外倾斜以便在远侧截骨时从外侧截出。需要强调的是，预期的截骨块为三角形，该三角形向远侧逐渐变细，从前皮质到胫骨的外侧壁截出。截骨术预期所需的截骨块长度为7～10 cm。当确认正确定位以及入口和出口位置后，用2个导针固定切割块（图40-5）。仍然用牵开器保护好后面的神经血管结构，用摆锯截骨，同时用生理盐水冷却（图40-6）。移除切割块

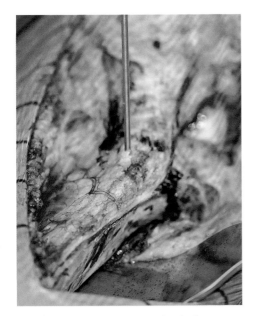

图40-3 通过导向管打入导针正好位于Gird's 结节远端

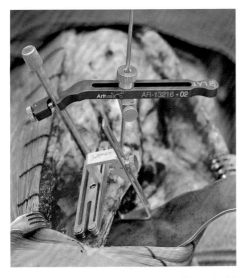

图40-4 截骨导向器放在参照导针上且切割块位于髌骨内侧

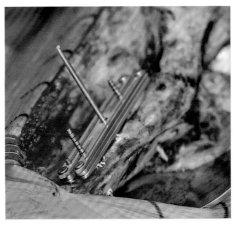

图40-5 确认定位后，导针固定切割块

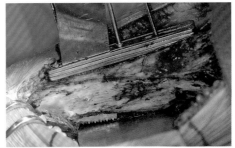

图40-6 用盐水冷却的摆锯，进行斜形截骨，在保护性牵开器上退出

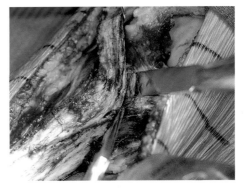

图40-7 使用小骨凿完成近端截骨

并用摆锯指向远端截骨线进行截骨。然后用一个小骨刀在髌腱附着点水平的内侧和外侧靠近胫骨结节处完成近端截骨（图40-7）。现在，胫骨结节呈游离状态。

40.4.6 定位和固定

基于术前计划，使用尺子测量所需的前移和内移的距离，并沿着截骨斜面调整

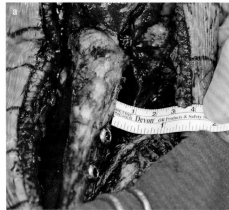

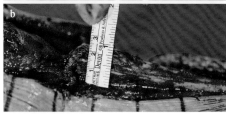

图40-8　内移的距离(a)和前移的距离(b)，结节骨块用2枚4.5 mm螺钉固定

骨块的位置。如果需要，骨块可以向近侧或远侧移动，以解决任何潜在的高位髌骨或低位髌骨的问题。当正确定位后，使用克氏针临时固定骨块。然后使用折端间拉力螺钉技术在结节骨块钻孔，并用2枚埋头的4.5 mm皮质螺钉固定(图40-8)。螺钉垂直于截骨平面(从结节的前外侧向胫骨后外侧的角度)，从而远离后侧神经血管结构。常规关闭术口。

40.5　技巧和经验教训

40.5.1　技巧

● 术前康复和术后期望值交流对于手术患者准备和康复非常重要。

● TT-TG测量是Q角的客观替代，量化了胫骨结节对线不良的概念。

● 无症状患者的平均TT-TG距离为13 mm，超过20 mm时被认为是过大的。

● 手术目标是"正常化"胫骨结节的位置，TT-TG值保持在10～15 mm。

● 应该分别考虑正常化所需的前移和内移的距离。基于这些值来确定所需的截骨角度。

● 截骨角度等于所需前移距离(y)的$\tan^{-1}$除以所需内移距离(x)，例如：角度=$\tan^{-1}(y/x)$(简单对应表见表40-3)。

● 需使用Caton-Deschamps指数(正常范围为0.8～1.2)来评估是否为高位髌骨，以确定是否需要向远端移位。

● 必须以加强近端核心肌群康复，同时也要与局部肌群康复相结合。

● 前内移位矫形可以与其他手术联合进行，包括外侧松解/延长、MPFL修复或重建以及软骨修复手术。

40.5.2　经验教训

● 胫骨结节过度内移可能继发内侧髌股关节和胫股关节应力增加。

● 患者感觉到螺钉部位的疼痛很常见，并且可能需要在今后拆除。

● 如果患者在影像学愈合前恢复完全负重，过早负重可能会导致胫骨近端骨折[2,12,29]。

● MPFL被认为是髌骨外侧脱位的关键约束结构。单纯的胫骨结节AMZ手术不能代替MPFL修复或重建。

● 胫骨结节过度的前移可能导致皮肤愈合问题，并可能导致临床上髌骨在矢状面上显著的旋转从而改变接触面。

● 当软骨损伤位于髌骨近端、髌骨远端或滑车时，在存在软骨损伤的情况下进行的单纯的AMZ将产生不良结果。然而，AMZ与这些区域的软骨修复手术相结合可以取得良好的疗效。

40.6　并发症

潜在的并发症包括那些与下肢截骨相关的常见并发症。一般并发症包括畸形愈合、骨不连、截骨部位骨折[12,29]、静脉血栓栓塞、筋膜间室综合征、感染和固定失效。AMZ特殊的并发症包括持续性疼痛、关节纤维化和僵硬、进行性软骨退化、金属内固定物症状、复杂的区域疼痛综合征，以及术中对包括腘动脉及其分支[16]和腓深神经在内的神经血管结构的损伤。

40.7　术后管理

为了改善术后康复并为手术做好准备，患者术前应该进行近端核心肌群和运动链强化训练（下背部、骨盆、臀部大腿和腿部）。术后，患者接受常规敷料包扎、支具保护和冷疗，并监测急性并发症。术后前6周内，患者仅限于用拐杖接触性负重，并且在第6周时拍X线片显示可接受完全负重后开始转变为完全负重。膝关节由一个铰链式支具保护。支具在2周时解锁，当下肢有足够的力量控制时去除支具（一般为术后8周时）。早期进行近端核心肌群强化训练、股四头肌强化训练和膝关节活动范围训练是必不可少的。与经验丰富的物理治疗师的紧密协作是改善最终疗效的关键。在整个康复过程中，为了适应同期进行的软骨修复手术，可能需要调整安全活动范围。

40.8　结论

多个病例系列研究报告了AMZ手术的研究结果（表40-4）。尽管结果评

表40-4　前内移位术的疗效

作　者	病例数	平均随访时间（范围）	报道的疗效
Fulkerson[11]	8	n/a	所有患者的疼痛和功能障碍均明显减轻
Cameron et al[6]	53	>12个月	66% 优异；16% 良好；11% 一般；7% 差
Fulkerson et al[13]	30	35个月（26～50个月）	35% 优异；54%良好或非常良好；4%一般；7% 差
Sakai et al[26]	21	5 年（2～13年）	21例中，20例患者上下楼梯痛缓解
Pidoriano et al[22]	37	47 个月（12～96个月）	对于外侧或远端损伤患者，87%良好到优异；对于内侧损伤患者，55%良好到优异；对于近端或弥散性损伤患者，20%良好到优异
Bellemans et al[3]	29	32 个月（25～44个月）	平均Lysholm评分（术前62分，术后92分，$P<0.001$）和平均Kujala评分（术前43 分，术后89分，$P<0.001$）均明显提高
Buuck and Fulkerson[5]	42	8.2年（4～12年）	86%主观上良好到优异，86%临床检查上良好到优异

价存在差异，但结果显示出优异和良好结果的百分比高，并且在客观评价、主观评价和功能评价方面有所改进。注重与手术计划相关的细节和合适的管理患者的期望值，最有可能获得优异或良好的结果。新的技术（如T3系统）允许手术医生根据术前计划客观地确定截骨的倾斜度，以恢复合适的髌股关节的力学状态。

参考文献

[1] Beck PR, Thomas AL, Farr J, et al. Trochlear contact pressures after anteromedialization of the tibial tubercle. Am J Sports Med. 2005; 33: 1710–1715.

[2] Bellemans J, Cauwenberghs F, Brys P, et al. Fracture of the proximal tibia after Fulkerson anteromedial tibial tubercle transfer: a report of four cases. Am J Sports Med. 1998; 26: 300–302.

[3] Bellemans J, Cauwenberghs F, Witvrouw E, et al. Anteromedial tibial tubercle transfer in patients with chronic anterior knee pain and a subluxation-type patellar malalignment. Am J Sports Med. 1997; 25: 375–381.

[4] Biedert RM, Friederich NF. Failed lateral retinacular release: clinical outcome. J Sports Traumatol. 1994; 16: 162–173.

[5] Buuck D, Fulkerson JP. Anteromedialization of the tibial tubercle: a 4 to 12 year follow up. Oper Tech Sports Med. 2000; 8: 131–137.

[6] Cameron HU, Huffer B, Cameron GM. Anteromedial displacement of the tibial tubercle for patellofemoral arthralgia. Can J Surg. 1986; 29: 456–458.

[7] Cohen ZA, Henry JH, McCarthy DM, et al. Computer simulations of patellofemoral joint surgery. Patient-specific models for tuberosity transfer. Am J Sports Med. 2003; 31: 87–98.

[8] Dejour H, Walch G, Nove-Josserand L, et al. Factors of patellar instability: an anatomic radiographic study. Knee Surg Sports TraumatolArthrosc. 1994; 2: 19–26.

[9] Deppen R. From the CORE to the floor-interrelationships.In: Donatelli R, Donatelli R, eds. Sports-Specific Rehabilitation. Missouri/St. Louis: Elsevier; 2007.

[10] Farr J. Autologous chondrocyte implantation improves patellofemoral cartilage treatment outcomes. ClinOrthopRelat Res. 2007; 463: 187–194.

[11] Fulkerson JP. Anteromedialization of the tibial tuberosity for patellofemoral malalignment. ClinOrthopRelat Res. 1983; 177: 176–181.

[12] Fulkerson JP. Fracture of the proximal tibia after Fulkerson anteromedial tibial tubercle transfer: a report of four cases. Am J Sports Med. 1999; 27: 265.

[13] Fulkerson JP, Becker GJ, Meaney JA, et al. Anteromedial tibial tubercle transfer without bone graft. Am J Sports Med. 1990; 18: 490–496.

[14] Henderson IJP, Lavigne P. Periosteal autologous chondrocyte implantation for patellar chondral defect in patients with normal and abnormal patellar tracking. Knee. 2006; 13: 274–279.

[15] International Patellofemoral Study Group-Panel Discussion. Boston, Massachusetts, USA, 2006.

[16] Kline AJ, Gonzales J, Beach WR, et al. Vascular risk associated with bicortical tibial drilling during anteromedial tibial tubercle transfer. Am J Orthop. 2006; 35: 30–32.

[17] Kuroda R, Kambic H, Valdevit A, et al. Distribution of patellofemoral joint pressures after femoral trochlear osteotomy. Knee Surg Sports Traumatol Arthrosc. 2002; 10: 33–37.

[18] Maquet P. Biomechanics of the patello-femoral joint. Acta Orthop Belg. 1978; 44: 41–54.

[19] Minas T, Bryant T. The role of autologous chondrocyte implantation in the patellofemoral joint. ClinOrthopRelat Res. 2005; 436: 30–39.

[20] Paulos L, Swanson SC, Stoddard GJ, et al. Surgical correction of limb malalignment for instability of the patella: a comparison of 2 techniques. Am J Sports Med. 2009; 37: 1288–1300.

[21] Peterson L, Brittberg M, Kiviranta I, et al. Autologous chondrocyte transplantation. Biomechanics and long-term durability. Am

J Sports Med. 2002; 30: 2－12.

[22] Pidoriano AJ, Weinstein RN, Buuck DA, et al. Correlation of patellar articular lesions with results from anteromedial tibial tubercle transfer. Am J Sports Med. 1997; 25: 533－537.

[23] Post WR, Teitge R, Amis A. Patellofemoral malalignment: looking beyond the viewbox. Clin Sports Med. 2002; 21: 521－546.

[24] Pritsch T, Haim A, Arbel R, et al. Tailored tibial tubercle transfer for patellofemoral malalignment: analysis of clinical outcomes. Knee Surg Sports TraumatolArthrosc. 2007; 15: 994－1002.

[25] Rue JP, Colton A, Zare SM, et al. Trochlear contact pressures after straight anteriorization of the tibial tuberosity. Am J Sports Med. 2008; 36: 1953－1959.

[26] Sakai N, Koshino T, Okamoto R. Pain reduction after anteromedial displacement of the tibial tuberosity: 5-year followup in 21 knees with patellofomoral arthrosis. Acta Orthop Scand. 1996; 67: 13－15.

[27] Schoettle PB, Zanetti M, Seifert B, et al. The tibial tuberosity-trochlear groove distance: a comparative study between CT and MRI scanning. Knee. 2006; 13: 6－31.

[28] Steinwachs M, Kreuz PC. Autologous chondrocyte implantation in chondral defects of the knee with a type I/III collagen membrane: a prospective study with a 3-year follow-up. Arthroscopy. 2007; 23: 381－387.

[29] Stetson WB, Friedman MJ, Fulkerson JP, et al. Fracture of the proximal tibia with immediate weightbearing after a Fulkerson osteotomy. Am J Sports Med. 1997; 25: 570－574.

[30] Trillat A, Dejour H, Couette H. Diagnostic et traitement des subluxation recidivantes de la rotule. Rev ChirOrthopReparatriceAppar Mot. 1964; 50: 813－824.

髌骨薄层截骨术：治疗髌股关节炎的新技术

哈维尔·瓦奎罗，何塞·安东尼奥·卡尔沃

41.1 引言

单纯髌股关节炎（patellofemoral osteoarthritis, PFOA）是一种较为常见的致残性疾病。在55岁以上的女性和男性中，影像学发病率分别高达24%和11%，其中8%的女性和2%的男性有相关的临床症状[14]。目前对于重度髌股关节炎的治疗选择存在一定困惑，尤其是年龄尚未超过60岁的患者，可能面临着髌骨切除、髌股关节成形或全膝关节置换术[5,11,12,18,20]。

髌骨截骨术虽然不是新型手术方式[10,15]，但在PFOA的治疗中却长期被忽视[4,8,19]。早期截骨术的目标在矢状面是为了增加髌股关节的适配性[10]或减少髌骨髓内逐渐升高的压力[15]，在冠状面是通过调整截骨块的位置来改善伸膝装置的力线[6,16]。通过21例尸体标本的试验证明，一种新的冠状面薄层截骨术可以有效减少髌股关节压力，对于年轻的单纯髌股关节炎患者，可以获得较好的临床效果和影像学表现，并维持较长时间。

41.2 适应证

这一技术的主要适应证是有严重症状的髌股关节炎，可选择的替代治疗技术包括髌骨切除术、髌股关节成形术，甚至是全膝关节置换术。薄层截骨术是一种相对保守的替代手术，主要适用于60岁以下患者。Wiberg1型或2型髌骨通过薄层截骨可以在髌骨内外侧面获得一致的减压效果，通过与其他的手术方式如微骨折等相结合来治疗髌股关节炎，在相同的手术方式中，对于纠正中度的伸膝机制紊乱没有技术上的难度。

41.3 禁忌证

- 膝关节滑膜炎或风湿性疾病；
- 下肢力线不良（内翻或者外翻）超过5°；
- 影像学上存在明显的胫股关节炎；
- 严重的髌骨磨损，当髌骨厚度小于20 mm时，进行薄层截骨后骨折风险较大（髌骨关节炎的平均厚度为23.6 mm[13]，层厚5 mm的截骨对髌骨几乎没有影响）。

41.4　手术技术

手术是在局部麻醉下通过髌骨表面长约10 cm的纵向切口，从外侧切开关节囊，切开并松解外侧韧带，将髌骨向上翻转，用髌钳固定髌骨后使用往复锯清除髌骨外侧骨赘。早期的病例[21]使用了双锯来截取5 mm厚度的骨片，现在我们采用宽度5 mm的高速磨钻在髌骨中间磨去相应厚度的骨质（图41-1）。利用这一设备不会影响髌骨最终的厚度，操作技术相对简单、快速。在髌骨外侧定好位后利用摆锯在严格平行于髌骨前皮质的方向上由外向内截骨（图41-2a）。完成截骨后即夹紧髌骨钳，使髌骨中间部分闭合（图41-2b）。屈曲膝关节数次以改善伸膝装置的力线，截骨后的骨块采用3～4枚可吸收螺钉固定，以消除术后

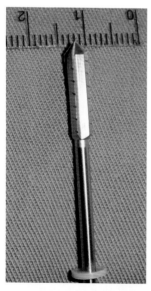

图41-1　一枚直径5 mm的高速磨钻，用于磨去髌骨中间部分骨质

刚性固定（图41-2c）。截骨重新固定后能够获得更薄的髌骨、髌骨上下极更为牢固的软组织贴附以及更匹配的髌股关节面（图41-2d）。为了抗剪切应力和坚强固定，利于早期功能锻炼，截骨后髌骨上下两块松质骨通过至少3～4枚聚对二氧环己酮螺钉固定，视情况放置引流管后缝合皮肤。

41.5　术后管理

术后佩戴膝关节支具伸直位固定膝关节，1个月后去除支具进行膝关节功能锻炼，允许膝关节伸直位时完全负重。开始康复计划后2周左右要求达到最大限度的屈膝运动，在术后2个月左右随访骨性愈合后即可恢复正常运动。

41.6　手术要点及陷阱

锯片必须非常锋利，并且建议一次性使用。为了防止截骨线倾斜，在前后方向上由外向内做导向孔，以确保截骨线在前后方向上保持水平，并控制好摆锯在出髌骨内侧缘时的方向（图41-3），定位孔即决定了截骨平面。最大的技术难度在于去除髌骨中间部分并且最大限度减少对髌骨周围软组织、血管的损伤。尤其重要的是不能完全游离骨块以防止骨坏死。良好的血液灌注对减少热损伤非常重要，但我们建议保持骨块紧密贴附，以达到类似自体骨移植的效果，对于髌骨较小或较薄的病例，可以选择3.5 mm的摆锯以保留更多骨量。

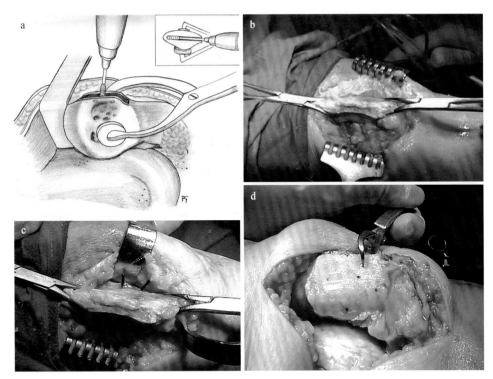

图41-2 （a）髌骨薄层截骨术：磨钻穿透髌骨外侧缘，磨钻在髌骨前后方向上保持水平；（b）截骨后将使髌骨上下部分结合；（c）使用可吸收螺钉固定截骨后的骨块，标记截骨线；（d）最终获得更为匹配的髌股关节面，髌骨两端软组织贴附也为更为紧密（转载和改编自 the British Editorial Society of Bone and Joint Surgery from Vaquero et al.[22]）

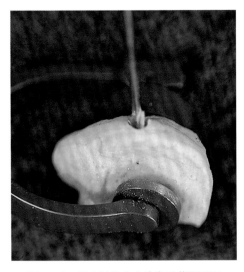

图41-3 导向孔的方向决定了截骨平面

41.7 临床结果

　　1991年至2008年，经当地伦理委员会批准，对31名（35例膝关节）单纯髌股关节炎合并膝前痛的患者进行了髌骨薄层截骨术。为了评估治疗效果，避免其他手术技术的影响，对于伸膝装置力线不良（Q角>20°或TT-TG距离>20 mm）的患者不纳入研究。

　　所有35例膝关节随访4~18年，平均随访9.1年[22]，组内包含7名男性（其中1例双膝），24名女性（其中3例双膝），年龄在44～77岁,平均年龄61.5岁。所有31名患者随访均超过4年,其中40%随访超过10年。有1名在随访5年后失访。所有病例均由1名没有参加手术的独立的外科医生进行临床检查和影像学评估。

最终随访结果所有病例膝关节均能达到完全伸直,屈膝角度与健侧类似。在随访期间,膝关节KSS的各项评分均有显著提高($P<0.05$),由术前的平均131.06分(76～180分)提升到术后5年的平均166.9分(110～200分),术后10年平均为162.21分(131～200分)。

采用Feller髌骨评分表[7]来评估髌股关节。所有评分项目都有明显改进,尤以疼痛评分最为显著,与KSS评分相比,膝前疼痛的改善不随时间进展而改变。Feller平均分由术前的14.23分(7～21分)增加到术后5年的24.65分(12～30分),术后10年时为24.79分

(19～30分)(图41-5)。

患者的主观满意度非常高,除1例外,其他所有患者均表示术后感觉明显好转。SF-36健康调查问卷主要提高了身体健康得分。术后随访中,髌骨适配角和髌骨倾斜角明显改善,差异有统计学意义($P<0.05$)。根据阿尔巴克(Ahlback)的研究,随访期间患者髌股关节炎没有进一步进展(图41-6 a,b),然而,在平均随访4.83年(1～15年)的情况下,65%的病例在影像学上有轻度退变。只有4例患者在随访至少5年后接受了全膝关节置换术,无技术相关并发症,其中2例患者进行了髌骨置换,另外2例保留原来髌骨(图41-7)。

在平均55个月的时间内,12%的髌股关节置换患者因为胫股关节炎进行了全膝关节置换术翻修[17]。总之,在术后4～15年内,80%的患者都获得了良好的结果。巴伯拉(Barbera)和马丁内斯

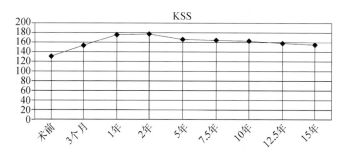

图41-4 术后随访时间和膝关节KSS评分

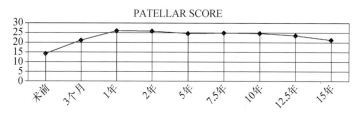

图41-5 术后随访时间和髌骨评分

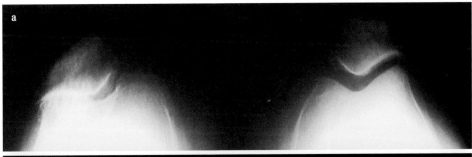

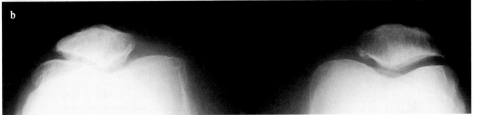

图41-6　（a）术前右侧髌股关节轴位片和（b）髌骨薄层截骨术后5年随访情况。随着时间推移，关节间隙得以保存

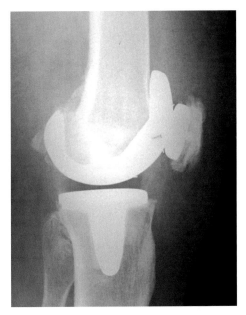

图41-7　膝关节侧位片显示髌骨截骨术后5年，因胫股关节炎行全膝关节置换，同时行髌骨表面置换

（Martinez）[3]在36名平均年龄55岁的患者中采用同样的手术方式，并在较短的随访期间内（15个月）获得了类似的临床结果。

41.8　并发症

由于技术失误，只有1例患者术后发生了髌骨缺血性坏死。由于截骨面倾斜，离关节面太近，切除了髌骨关节面，最后缺血坏死的碎片只有做关节镜下清理（图41-8），术后患者满意度较差。由于胫股关节炎症状的加重，最终进行了全膝关节置换术，术后随访7年，满意度可。

41.9　结论

髌骨薄层截骨术后的改善可能是由于不同的因素的作用：髌股关节压力的减少[21]，髓内压力的减低[6,10]，外侧韧带的松解[1,9]，以及在骨块固定之前的屈膝运动过程，使骨块轻度移位，获得了较好的髌骨运动轨迹[6]。在我们的经验中，这项新技术取得了良好的效果，不影响

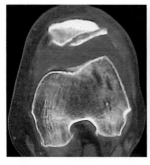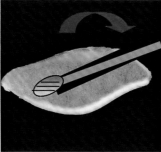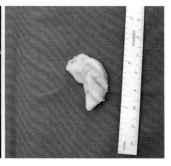

图41-8 轴位片显示了由于接骨面过于倾斜,靠近关节面,1年后通过关节镜手术取出坏死骨块

远期全膝关节置换术。髌骨薄层截骨术是一种保膝技术,经过9年随访,在我们的患者中获得了良好的临床和影像学效果,髌骨截骨术是相对保守的治疗方法,可以作为临床上治疗单纯髌股关节炎的一种选择。

参考文献

[1] Aderinto J, Cobb AJ. Lateral release for patellofemoralarthritis. Arthroscopy. 2002; 18: 399-403.

[2] Alhbäck S. Osteoarthrosis of the knee. A radiographic investigation. ActaRadiolDiagn. 1968; 277: 7-72.

[3] Barberá Castillo ED, Martínez Islas L. Osteotomía de adelgazamiento de patela en artrosispatelofemoral. Resultadosfuncionales y radiográficos.ActaOrtop Mex. 2003; 17: 273-280.

[4] Becker R, Röpke M. Surgical treatment of isolated patellofemoral osteoarthritis. ClinOrthopRelat Res. 2008; 466: 443-449.

[5] Dalury DF. Total knee replacement for patellofemoral disease. J Knee Surg. 2005; 18: 274-277.

[6] Deliss L. Coronal plane osteotomy. Preliminary report of itsuse in chondromalacia patellae. Proc R Soc Med. 1977; 70: 257-259.

[7] Feller JA, Bartlett RJ, Lang DM. Patellar resurfacing versusretention in total knee arthroplasty. J Bone Joint Surg Br. 1996; 78: 226-228.

[8] Fulkerson JP. Alternatives to patellofemoral

arthroplasty. ClinOrthopRelat Res. 2005; 436: 76-80.

[9] Fulkerson JP, Tennant R, Jaivin JS, et al. Histologic evidence of retinacular nerve injury associated with patellofemoralmalalignment. ClinOrthopRelat Res. 1985; 197: 196-205.

[10] Hejgaard N, Arnoldi CC. Osteotomy of the patella in thepatellofemoral pain syndrome. The significance of increased intraosseus pressure during sustained knee flexion. IntOrthop. 1984; 8: 189-194.

[11] Kooijman HJ, Driessen AP, Van Horn JR. Long-term results of patellofemoral arthrosplasty: a report of 56 arthroplasties with 17 years follow up. J Bone Joint Surg Br. 2003; 85: 836-840.

[12] Leadbetter WB, Ragland PS, Mont MA. The appropriate useof patellofemoral arthroplasty: an analysis of reported indications, contraindications, and failures. ClinOrthopRelatRes. 2005; 436: 91-99.

[13] Lie DT, Gloria N, Amis AA, et al. Patellar resection duringtotal knee arthroplasty: effect on bone strain and fracturerisk. Knee Surg Sports Traumatol Arthrosc. 2005; 13: 203-208.

[14] McAlindon TO, Snow S, Coopper C, et al. Radiographic patterns of osteoarthritis of the knee joint in the community: the importance of the patellofemoral joint. Ann Rheum Dis.1992; 51: 844-849.

[15] Morscher E. Osteotomy of the patella in chondromalacia.Arch Ortop Trauma Surg. 1978; 92: 139-147.

[16] Nerubay J, Katnelson A. Osteotomy of the patella. ClinOrthopRelat Res. 1986; 207:

103－107.

[17] Nicol SG, Loveridge JM, Weale AE, et al. Arthritis progression after patellofemoral joint replacement. Knee. 2006; 13: 290－295.

[18] Parvizi J, Stuart MJ, Pagnano MW, et al. Total knee arthroplasty in patients with isolated patellofemoral arthritis. ClinOrthopRelat Res. 2001; 392: 147－152.

[19] Saleh KJ, Arendt EA, Eldridge J, et al. Symposium. Operative treatment of patellofemoral arthritis. J Bone JointSurg Am. 2005; 87: 659－671.

[20] Sisto DJ, Sarin VK. Custom patellofemoral arthroplasty ofthe knee. J Bone Joint Surg Am. 2006; 88: 1475－1480.

[21] Vaquero J, Arriaza R. The patella thinning osteotomy.Anexperimental study of a new technique for reducing patellofemoral pressure.IntOrthop. 1992; 16: 372－376.

[22] Vaquero J, Calvo JA, Chana F, Perez-Mañanes R. The patellarthinning ostotomy in patellofemoral arthritis: four to 18 yearsfollow-up. J Bone Joint Surg Br. 2010; 92－B: 1385－1391.

103-107.

[17] Nicol SG, Loveridge JM, Weale AE, et al. Arthritis progression after patellofemoral joint replacement. Knee. 2006; 13: 290-295.

[18] Parvizi J, Stuart MJ, Pagnano MW, et al. Total knee arthroplasty in patients with isolated patellofemoral arthritis. ClinOrthopRelat Res. 2001; 392: 147-152.

[19] Saleh KJ, Arendt EA, Eldridge J, et al. Symposium. Operative treatment of patellofemoral arthritis. J Bone JointSurg Am. 2005; 87: 659-671.

[20] Sisto DJ, Sarin VK. Custom patellofemoral arthroplasty ofthe knee. J Bone Joint Surg Am. 2006; 88: 1475-1480.

[21] Vaquero J, Arriaza R. The patella thinning osteotomy.Anexperimental study of a new technique for reducing patellofemoral pressure.IntOrthop. 1992; 16: 372-376.

[22] Vaquero J, Calvo JA, Chana F, Perez-Mañanes R. The patellarthinning ostotomy in patellofemoral arthritis: four to 18 yearsfollow-up. J Bone Joint Surg Br. 2010; 92-B: 1385-1391.

髌股关节软骨修复

杰克·法尔,布莱恩·J.科尔,詹姆斯·克尔彻,拉克兰·巴蒂,萨尔沃塔姆·巴贾杰

42.1 引言

对于膝前痛的患者,开始治疗前需进行详细的病史询问和体格检查,全面评估软骨缺损和伴随的病理—机械因素进行对软骨的成功修复至关重要,如高位髌骨、滑车发育不良、胫骨结节相对于滑车沟的过于外偏,以及继发性软组织问题:股内侧肌发育不良或膝关节外侧韧带过紧。用于胫骨或股骨软骨损伤的治疗方法不能直接适用于髌股关节。例如,布里特伯格(Brittberg)和彼得森(Peterson)等人报道了自体培养软骨细胞移植(autologons cultured chondrocyte transplantation,ACT)在胫股关节中的成功应用,然而,由于没有解决髌股关节力线不良的问题,同样的技术在髌股关节中应用时获得了次优结果[1]。皮特森等人接着将ACT用于髌股关节,并报告了显著改善的结果[7]。

髌股关节软骨损伤有多种病因,例如,软骨形成可能与基因相关;创伤继发性局部或弥漫性退变(直接影响或髌股关节不稳的结果),或继发于重复性微小创伤(例如过度负荷的跳跃运动),生物

力学异常相关的微小创伤的累积(例如慢性髌骨半脱位)。在接受膝关节镜检查的患者中,高等级(Ⅲ级和Ⅳ级)软骨损伤(表42-1)的发生率在11%~20%,在这些损伤中,有11%~23%累及髌骨,6%~15%累及股骨滑车[1,10,20],并非所有软骨损伤都有临床症状,事实上,有些患者即使在非常高的功能水平上也是无症状的。卡普兰(Kaplan)等人在无症状的NBA篮球运动员身上进行了核磁扫描,发现47%的运动员都有关节软骨损伤,其中50%的病变属于高等级损伤(Ⅲ级或Ⅳ级),在这些无症状的运动员中,35%的髌骨和25%的滑车受到影响[23]。类似地,沃尔查克(Walczak)等人在MRI上发现无症状的NBA球员中,57%有异常软骨信号,7%有局限性损伤[42]。

类似其他的髌股关节问题,其症状和病理并不完全相关,目前还不完全清楚为什么有一些髌股关节软骨病变的患者会出现疼痛,而另一些患者却具有良好的膝关节功能。菲卡(Ficat)和亨格福德(Hungeford)提出,髓内压升高可能是软骨损伤的疼痛来源,通过MRI可以看到软骨损伤和软骨损伤相关区域的"骨挫伤"表现[31]。综上所述,由于关

表42-1 改良outerbridge和ICRS软骨损伤分度

分级	改良outerbridge	ICRS
0	正常	正常
1	变软	A：接近正常 B：变软完整或者表明开放损伤
2	开放裂隙，纤维化深达50%	异常软骨损伤深度<50%
3	开放裂隙，纤维化到骨，>50%	严重异常 A：软骨损伤深度>50% B：深达软骨钙化层 C：接近骨
4	骨暴露	严重的软骨全层和骨破坏
备注		损伤的大小和部位

节软骨是无神经性的，除骨组织以外的疼痛可能来源于关节囊、韧带、肌腱和滑膜等软组织。除了机械因素之外，疼痛还可能由软骨碎片的刺激引起，激活了相关炎性和疼痛反应。由于真正的疼痛发生器通常没有明确的定义，在将症状归因于软骨病变之前，应该全面评估所有可能潜在的症状来源。本章介绍了髌股关节软骨损伤系统的决策过程和手术方法。

42.2 历史

仔细询问临床病史是做出准确诊断所必需的第一步。患者可能会主诉隐匿的症状或创伤后急性发作的病史。此外，髌股软骨病理学机制尚不清楚的情况并不少见。一般来说，髌股关节病变患者可分为膝前痛和髌骨不稳两组，确定患者的哪一症状更为明显非常重要。值得注意的是，这两种症状之间并不相互矛盾，两组的诊疗路径并不相

同，所以患者的主诉特点尤为重要，来自膝前软组织的疼痛通常被描述为急性、偶发性和（或）局部/难以定位，记录下哪些活动和体位会加剧疼痛，患者往往可以在办公室重复某些动作来引出疼痛。由软骨病因间接导致的疼痛和其他髌股关节病理性疼痛来源于相同的软组织，通常难以明确定位，可能会因长时间坐着而加剧（"电影院征"）。膝前痛与查体时的阳性体征的比例并不完全相符，提示可能存在更复杂区域的疼痛综合征。

任何膝关节外伤史都很重要，直接外伤如滑倒，跌倒或"仪表盘"型损伤都可能导致膝前痛，并可能在无明显骨挫伤的情况下损伤髌骨或滑车软骨。髌骨脱位可能会损伤远端内侧髌骨软骨和（或）股骨外侧髁，间接暴力可见于后交叉韧带（posterior cruciate ligament，PCL）损伤的情况。随着胫骨向后移位，髌股关节间室的反作用力增加[13]。随着时间的推移，这种髌股关节过度负荷可能导

致软骨改变和膝前疼痛的症状。

在评估患者膝关节不稳时,重要的一点是确定第一次髌骨脱位时的暴力能量大小,如果引起第一次脱位的能量非常低,医师应该仔细评估是否存在广泛的韧带松弛、高位髌骨、滑车发育异常或排列紊乱。对于高能量的脱位,软骨损伤的风险相对增加,存在解剖因素异常的可能性较低。

记录下最近的脱位事件和频率,以及关节疼痛和积液的程度。间歇性疼痛和关节腔积液表明复发性脱位可能引起的软骨损伤。在频繁脱位的患者中,不仅存在软组织病理性松弛,还可能存在需要广泛重建的髌股关节发育不良和高位髌骨。

确定患者是否存在真正的脱位非常重要,有些患者可能只是半脱位或"打软腿"[13],患者可能存在髌骨不稳,但也可能是由于继发的韧带损伤(例如 ACL 损伤)或关节腔积液导致股四头肌活动受限引起的疼痛[37]。患者会经常主诉关节运动时有骨擦音,这与软骨病变的相关性不大,可能是多种因素的结果,例如,软骨、滑膜或瘢痕组织的撞击。有些患者还会主诉存在膝关节交锁的症状,与半月板损伤引起的症状相比,来自髌股关节的机械症状通常发生在上下楼梯时髌股关节负载的情况。

任何既往的手术操作都应该记录在案,比较理想的是手术报告和术中关节镜检查图像都能够保存。手术日期也非常重要,如果手术操作是在关节镜评估后的较长时间内,需要再次进行关节镜探查来明确损伤的位置、区域和等级。

42.3 体格检查

重点和详细的体格检查与临床病史一样重要,需要评估整个下肢运动力学链,包括从足踝(内翻与外翻)到胫骨(外旋)到膝关节和髌股关节以及特定的髋关节检查。下肢内旋增加可能会使髋关节过度前倾,牵动包括腰背部和骨盆的近端核心肌肉群。必须充分评估髋外展肌、髋伸直肌和骨盆稳定肌的肌力,如果存在肌力减弱,当患侧单腿站立时会出现对侧骨盆下降。体格检查时要双侧肢体对比进行,第一步是观察患者是否存在任何的下肢畸形和手术瘢痕,同时观察是否存在步态异常。存在膝前痛的患者应尽量明确定位,仔细检查可能导致膝前痛的结构,并评估髌股关节的稳定性。

髌股关节有一些特殊的查体,通过髌骨的偏移度和倾斜试验来评估膝关节支持带的松紧度。当屈膝30°时,髌骨应位于滑车中间,如果存在外侧髌股关节疼痛伴有髌骨内侧活动受限,说明外侧结构过于紧张[13]。膝前痛的患者往往存在外侧支持结构紧张,这也是菲卡描述的外侧高压综合征的标志性体征[12]。在富尔克森报道中,90%膝前痛的患者都存在外侧韧带压痛[14]。髌骨研磨试验是指朝滑车方向挤压髌骨,阳性多见于存在软骨损伤的患者中,可以在多个屈膝角度多次挤压以确定软骨损伤的位置。由于接触区域随着膝关节运动由近端向远端移动,膝关节伸直位时研磨试验阳性提示髌骨或滑车远端部分的软骨病变;如果在屈膝90°时阳性,则提示软骨病变位于髌骨或滑车的近端。膝关节持续屈曲试验是让患者在应力下曲屈45 s，然后在15～30 s内伸直膝关节[19]，伸直过程中诱发疼痛是为阳性。由于髌腱和股四头肌腱炎也可以表现为膝前痛，所以触诊髌骨的上下极非常重要。Hoffa脂肪垫也是膝前疼痛的来源之一，特别是在前期接受过关节镜手术的患者[17]。

髌骨不稳定的患者往往经历过髌骨外侧半脱位或脱位。髌骨推移试验用于评估髌骨的内侧和外侧移位程度，如果髌骨可以向外侧或内侧推移超过3/4则为阳性[13]。费尔班克（Fairbank）的髌骨恐惧试验是指当患者屈膝20°～30°时拇指外推髌骨，如果出现股四头肌收缩对抗即为阳性，往往意味着髌股关节不稳是此时的主要问题。髌股关节内侧不稳通常是不必要的重塑手术或外侧过度松解的结果，富尔克森复位试验可以判断内侧结构稳定情况[15]，在膝关节伸直位时内推髌骨，然后逐渐屈膝并放松髌骨，髌骨会重新回到滑车中，内侧半脱位的患者会重现这一症状。髌骨轨迹的"J"形征是指患者从屈膝90°时伸直关节，髌骨沿类似倒"J"形的方向在关节近端和外侧移动，在髌股关节排列紊乱甚至正常的关节中均有可能出现。同样，即使存在排列紊乱，总是外侧偏移的髌骨也可能具有线性轨迹。

股四头肌、腘绳肌、腓肠肌和髂胫束的紧张都可能导致膝前痛，应予以全面评估。股四头肌紧张的表现：① 屈膝程度（最好在俯卧位时记录）与对侧膝关节不同；② 大腿前部紧张感；③ 髋关节屈曲时骨盆抬高[43]。采用Ober's试验来评估髂胫束的松紧度，患者健侧侧卧位，屈髋屈膝到90°，内收并伸直患侧大腿，使髂胫束最大程度伸展，此时触诊股骨外侧髁近端的髂胫束，如果存在髂胫束过紧会引起触诊区域的剧烈疼痛。通过托马斯试验，即极度屈髋时观察骨盆的运动情况，以此判断是否存在骨盆倾斜。

42.4 影像学检查

平片是诊断软骨相关的髌股关节疼痛的标准检查，包括站立时前后位X线片，45°片（PA "罗森伯格，舒斯或滑雪者视图"），标准侧位片，低屈膝角度轴位片（Merchant视图）。下肢全长定位片可以判断是否存在下肢力线内、外翻和关节间隙狭窄。侧位X线片可以判断是否存在滑车发育不良、高位或低位髌骨以及髌骨倾斜。目前Caton-Deschamps指数或Blackburn-Peel指数比Insall-Salvati指数更受青睐，Insall-Salvati指数是指髌韧带长度与髌骨长度的比值，正常值在0.8～1.2。大于1.3表示高位髌骨，而小于0.6表示低位髌骨。德茹尔等人已经证实，在判断滑车发育和髌骨倾斜方面，标准侧位X线片比髌骨轴位片能够提供更多信息[2,4,11,17,26]。轴位X线片（Merchant视角）是观察滑车沟角、髌股关节间隙狭窄、软骨下硬化和髌骨形状的最佳角度。

当考虑胫骨结节截骨时，必须行CT扫描，测量TT-TG（胫骨结节到滑车槽）距离，以帮助外科医生决策是否需行截骨术。TT-TG距离的正常值一般小于15 mm，大于20 mm为距离偏大，可能需行胫骨结节截骨来治疗排列紊乱[4,40]。Schutzer等基于CT扫描提出三种类型的排列紊乱：1型（髌骨半脱位无倾斜）；2型（髌骨半脱位伴倾斜）和3型（髌骨倾斜无半脱位）[35]。基于软骨的具体考虑，CT影像允许详细评估软骨病变的位置和尺寸。髌骨相对于股骨滑车的错误排列往往与软骨病变相关联，更多的信息可以由多个屈膝角度的CT扫描获得（股四头肌紧张和松弛时髌骨薄层扫描的对比视图）[34]。

磁共振成像（MRI）仍然是评估软骨损伤的必要检查，特别是矢状位和冠状位图像对评估髌股关节非常有用。新开发的高分辨率成像和静脉输液注射后的图像增强技术使得MRI受到越来越多的关注。正交序列1.5T的MRI灵敏度和特异度接近90%[32,33,35,44]，MRI也可以根据骨水肿（骨挫伤）情况来判断是否存在过度负荷。

骨扫描在一般病例中很少使用，但可以显示骨组织过度负荷或者通过不典型表现来帮助诊断复杂区域的疼痛综合征。

42.5 基础科学

血管、神经和淋巴通路的缺乏造成关节软骨修复的环境受限。穿透软骨下骨的损伤引发血管增殖反应，导致正常透明软骨（主要是Ⅱ型胶原）与结构性下层纤维软骨（主要是Ⅰ型胶原）的结合。正常透明软骨的各个区域由软骨细胞、胶原、聚集蛋白聚糖和与该区域功能直接相关的流体动力学组成。透明软骨由4个区域组成，其中最表层的区域包括"层板"（扁平胶原纤维）和扁平软骨细胞的细胞层，这一层的保存对于更深的层次的结构非常重要，因为它限制了大分子在滑膜液和软骨之间的穿透。中间区由球形软骨细胞、蛋白多糖和斜向胶原纤维组成。深部是胶原纤维和软骨细胞的组合，方向垂直于关节表面，使它们能够更好地抵抗压缩负荷。最深层是钙化软骨层，被潮线与深层区分隔开。描述软骨损伤有许多分类系统，我们总结了最常用的方法，见表42-1。

42.6 髌股关节软骨炎分类

髌股关节拥有人体内最厚的关节软骨，以适应关节内的高负荷压。骨关节形态学的变异对髌股关节的手术治疗可能是一个挑战。将髌股关节软骨疾病的患者分为两类：髌股关节软骨症并发相关胫股软骨病和单纯性髌股关节软骨症。伴有胫股软骨损伤的患者更为常见，由于多个间室受到影响，该组患者的治疗结果不如孤立性髌股关节软骨症治疗效果佳。尽管考虑到仅治疗最突出症状的病变，因为偶发病变可能是次要的，并没有临床相关性。但是，为了最大限度地提高患者的预后，伴随的病变应与主要的病变同时处理。孤立性髌股软骨病可分为不同的类别：创伤性、发育不良和局灶性骨软骨缺损。创伤性损伤根据损伤机制可细分为由于较大创伤（如髌骨脱位或直接打击）和由于微小创伤（包括重复过度使用损伤）引起的损伤。取决于损伤时膝关节的屈曲角度，微小损伤可出现髌骨的线性裂隙、外伤性分层或骨软骨骨折。因为接触压力增加所致的髌股关节发育不良，髌股关节形态学改变导致的软骨病理学改变可能是难以治疗的，通过软组织手术和

TTO治疗,结果各异。非外伤引起的局灶性骨软骨缺损可能是血管坏死或分离性骨软骨炎的结果,继发于这种病理类型的病变在髌股关节中较为少见。对这些病变的治疗需要外科医生同时纠正软骨下病理变化和软骨缺损。

42.7　治疗、适应证和禁忌证

42.7.1　关节镜下软骨清理术

软骨成形术适用于非手术治疗无效、需求较低的患者,包括非甾体抗炎药、注射或作为患者分期治疗修复软骨的一个步骤。虽然没有确切的治疗周期,一般来说8～26周的试验性非手术治疗都是合理的。对于那些没有广泛退行性改变而具有典型症状的患者来说,这个治疗方式是最佳的。它可能是治疗年轻患者软骨缺损的一线方案,并且可以同时通过诸如ACI活检等方法来进行后续干预或明确主要的修复计划。该手术的目的是稳定关节软骨瓣,通过减少关节碎片而降低复发性滑膜炎症。软骨清理术在明确的退行性膝关节中的价值有待商榷,因为一些研究表明,该治疗方法的有效性并没有超过非手术治疗[30]。

42.7.2　微骨折(骨髓刺激)

微骨折适用于具有全层厚度,包容度良好,病灶小的年轻患者,非常适合单极性疾病。虽然一些作者报告了较大面积的髌股关节病变的良好结果,但是也有一些作者报告了在所有髌骨病变的骨髓刺激下的不良结果[25,38]。大多数报告建议病变在4 cm以下时可行微骨折治

疗,该手术最重要的是坚持术后康复锻炼。该手术的吸引力在于操作简单,不需要任何植入物。微骨折的禁忌证为:未矫正的畸形,弥散性退行性改变,以及不愿意或者不能执行术后康复训练的需求;根据克罗伊茨(Kreuz)的结果,年龄超过40岁是相对禁忌证。

42.7.3　骨软骨自体移植

自体骨软骨移植适应证:髌股关节病变小于2.5 cm^2;禁忌证:非局限性病变,双极性病变或有未矫正的错位。

42.7.4　自体软骨细胞移植(ACI)

ACI的适应证为髌股关节的全层缺损,在美国是二线治疗手段。较大的病变和双极性疾病都可以成功地应用这种技术治疗。这是一种可用于治疗更大的病变和经其他治疗失败时的另一种治疗选择(除非目前已出现广泛的骨丢失)——先前各种治疗方式的失败也预示着ACI治疗方法效果欠佳。已发表的一系列髌股关节间室的ACI通常同时包括胫骨结节截骨术,然而,本文的单独章节(第40章)发表了该技术以及该技术的讨论。ACI的相对禁忌证为:软骨下骨塌陷或骨丢失、不可矫正的畸形、未治疗的韧带不稳、高龄(超过55岁)、广泛性骨关节炎、BMI大于30。

42.7.5　骨软骨同种移植

有症状的患者进行同种骨软骨移植适应证:病变面积大于3 cm^2,全层骨软骨或全层软骨病变。同种骨软骨移植通常用于二线治疗不稳定和不可修复的骨

软骨炎、失败的骨软骨自体移植、失败的ACI、软骨下骨塌陷。病理上应是单极的，双极性病变的治疗成功率要低得多。具有晚期或弥漫性退行性改变的单侧或双侧胫股间室病变为该手术的禁忌，此类患者可行膝关节置换术中以获得更好的结果。

作者偏好：对于单纯的软骨病变，当TT-TG正常时，ACI可直接在前方进行；当TT-TG过大时，ACI可在前内侧进行。除了髌股关节置换、全膝关节置换，同时进行髌骨和股骨滑车的新鲜骨软骨移植同样可治疗那些经ACI治疗失败的年轻、症状严重且孤立的双极髌股关节疾病的患者。而髌股关节进行ACI失败的患者，也可以采用同种骨软骨移植进行翻修。

42.8　手术技术

在任何重大的外科修复之前，更重要的是对患者关节内的解剖和软骨缺损进行最近的精确评估。如果缺少近期高质量的关节镜图像或视频，应于修复前一天进行诊断性的"分期"关节镜探查，若符合ACI的适应证，可于术中取样进行活检。

42.8.1　微骨折
42.8.1.1　病变区准备

标准关节镜下评估，明确病变。在进行微骨折处理之前，应首先定位关节内的其他病变。用刮匙和电锯片对病变部位进行充分清理以暴露软骨下骨。利用环形刮匙建立一个稳定的负重区域，从而可以最大限度地提高这一操作的成功率。当准备髌骨下表面的病变时，助手需提供反向作用力并稳定髌骨以利于对病变区的准备或小关节切开以便进入，去除钙化软骨层对病变进行充分准备也非常重要。

42.8.1.2　微骨折

当病变区准备好以后，运用微骨折锥在软骨缺损处与骨表面垂直打孔，微骨折孔的间距为3～4 mm，深度为2～4 mm（或直到见脂肪滴从骨髓下渗出为度）（图42-1）。采用先外周后中心的顺序依次进行，以最大限度地增加可产生的孔的数量。打孔完毕后，降低或关闭关节镜流体压力，以确保血液从所创建的微骨折部位流出。撤去关节镜，缝合伤口。最近的一项基础科学研究表明，较老的骨髓刺激形式——钻孔，可能具有理论优势。

42.8.2　骨软骨自体移植
42.8.2.1　暴露

患者在手术台上取仰卧位，该手术的暴露与采用正中入路的ACI和同种异

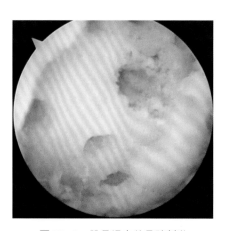

图42-1　股骨滑车的骨髓刺激

体骨软骨移植以及内侧或外侧关节截骨术的暴露相似。

42.8.2.2　受体区的准备

损伤区域的大小由市场上可用的仪器测量，由此选择相应的空心钻。空心钻的直径应与所需取骨处的大小相对应，每个受区孔之间相隔1～2 mm。此外，通常增加1～ 2 mm的钻孔深度以方便移植物植入。必要时可以进一步扩孔以便于植入。

42.8.2.3　移植物的收取

有3个可用于自体组织的供区选择部位：股骨外侧髁终末端，髁间沟的外上侧面（如果未累及），股骨内侧髁的外周。如果要使用内侧髁供区，内侧关节切开术将有助于取材。理想情况下，获取的软骨柱最大为1 cm²。当缺损面积较大时可取多个软骨柱。大多数市场可用的系统都有一个用来收集供区组织的T柄装置，该装置应垂直于关节面以进行取骨，将该装置打入供骨区约15 mm，然后将取得的软骨柱旋转，从周围组织中取出，测量移植物的深度并据此构建受体孔。

42.8.2.4　植入移植物

移植物保存在输送管中，然后垂直置入受区并牢牢地固定。必须控制槌击次数和力量，以免造成软骨细胞死亡。在移植物到位的情况下，移走输送管，将移植物温和地嵌塞使之与周围关节面齐平。对于较大的缺损，应单独准备每个移植物和受区，直到缺损被完全填满。

42.8.3　自体骨软骨细胞移植（ACI）

髌股关节ACI通常与胫骨结节截骨术结合使用。AMZ的技术在其他章节中将详细讨论，本节着重于ACI。美国目前，基质自体软骨细胞植入（matrix autologous chondrocyte implantation，MACI）或其他支架技术未被FDA批准用于临床使用。目前在美国使用的方法包括使用骨膜补片或使用胶原贴片的非标记使用的开放性手术。

42.8.3.1　暴露

所有的ACI手术都可以采用正中切口，若患者膝前方有原切口，则沿原切口。如前所述，该手术通常与胫骨结节截骨术结合，如果两者同期开展，切口应从髌骨的近端延伸至胫骨结节远端8 cm处。如果单独进行ACI，切口远端至胫骨结节水平即可。通过皮肤和皮下组织进行清晰的解剖，并形成全层皮瓣。内侧关节切开术可达到充分暴露的效果，由于对股内侧肌的干扰较小，因此可降低相关并发症。从股外侧肌到前方关节囊行关节切开术时，注意避免损伤前外侧半月板。切除多余的脂肪垫并从关节囊中解剖半月板前角，极度屈曲膝关节，使髌骨半脱位或外翻，以充分暴露股骨滑车。

42.8.3.2　受区的准备

使用新的15号刀片在软骨损伤的周边形成垂直的壁，然后使用环形刮匙来去除软骨病变区并去除所有异常软骨、保留钙化软骨层的纤维软骨。在这个步骤中创建一个"良好负重"的受区是重要的（图42-2a）。不要挖到软骨下骨以避免出血。病损区准备好后，使用大小合适的试模压入并覆盖病损区。此时放松止血带并止血。通常，特别是在失败的微骨折的翻修的情况下，一旦遇到出血必须严格止血，因为受体部位的出血，理论上可以减少透明软骨样的生成。可以采用凝血酶浸泡的凝胶泡沫和小神经细胞来止血。如果出血难以控制，可将少量纤维蛋白胶应用于受区的基底，加压3～5 min。重要的是确保有足够可通过缝合的周围软骨以提供稳固的固定物。

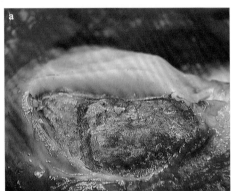

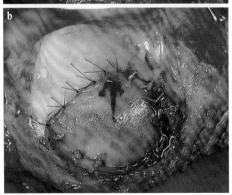

图42-2 （a）病变区被清除，未穿透软骨下骨，周壁垂直。（b）骨膜补片或胶原贴片用缝线固定，用纤维胶密封。培养软骨细胞的悬浮液被注射到贴片深处

42.8.3.3 膜片的准备和固定

剪切膜片以匹配上述病损区的试模，将膜片与周围的软骨通过6-0/Vicryl线缝合以实现水密密封，并且将ACI细胞悬液注射到膜片深处（图42-2b）。缝合前，将Vicryl缝线过一遍矿物油以利于缝合。

线结应该留在膜片侧，靠近膜片和周围软骨的界面。如果偶尔有一个未被覆盖的区域，可以放置缝合锚以提供额外的固定。另外，这些细胞可能被接种在胶原贴片上，接种10 min后，贴片按照经典的方式缝合骨膜，留置一个小的开放区域以允许注射额外的软骨细胞悬液。

42.8.3.4 密封贴片

一旦缝合到位，使用纤维蛋白胶完成封闭。必要的胶水量以确保完全地密封。如果不接种细胞，则可以用生理盐水进行检验密封性。

42.8.4 骨软骨同种异体移植

42.8.4.1 受区的准备

有一些商用的系统可测量并准备受区和供体塞。一旦尺寸测定完成，放置一个导向针，并用一个管状铰刀来创建一个深度6～8 mm的凹槽。然后用一个新的15号刀片修剪侧壁，并将该处冲洗后擦干。一旦完成，在12点、3点、6点和9点位置测量并记录下来凹槽的深度。另外，对于髌骨和（或）滑车的全区域病变，可以自由地产生壳体。

42.8.4.2 供体塞的准备

然后从新鲜的骨软骨移植供体组织

中筛选理想的供体部位。尽管有些困难，应尽量将目标原生曲率半径与捐赠者组织的曲率半径相匹配。一旦确定后，使用定径管标记供区。供体组织被固定在市售的夹具中，并且使用供体取出装置将供体塞取出。然后取出移植物，并将先前的受区凹槽测量值应用到供体塞上，以确保精确的深度匹配。

42.8.4.3 移植物的插入/固定

然后用商业上可用的扩张装置将受区扩张0.5 mm。然后用尽可能小的力将供体压入受区，因为过度的压力已经被证明会导致软骨细胞损伤和死亡。有时需要一个较大的夯实来完成移植物的固定。对于徒手取壳技术，采用与髌股关节置换相同的方式切割宿主骨，并且壳被成形为具有最小骨（通常复合厚度为5～8 mm），其目的是建立一个正常的复合厚度（图42-3a-c）。无头的、可变间距、生物可吸收的螺钉可用于固定同种异体移植物的壳或增强固定移植同种异体移植塞。

42.9 术后管理

需注意的是，如果同期行胫骨结节手术，应优先按照胫骨结节手术的要求决定负重时机（见第40章）。

42.9.1 滑车/髌骨病变的微骨折

所有的患者在术后当天至术后4～6周采用CPM机锻炼，每日6～8 h。伴有髌骨和滑车沟病变的患者应该使用膝关节支具固定膝关节在屈曲30°～45°至少固定8周。术后可立即伸直负重，在屈曲

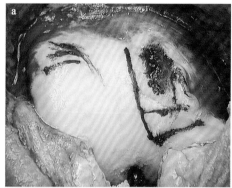

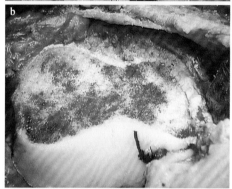

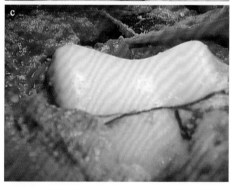

图42-3 软骨炎的范围（a），摆锯行骨的切割（b），供体移植物的形状适合于缺损并固定（c）

保护期后，患者可以开始积极地关节活动锻炼，直至膝关节可完全屈曲。

42.9.2 骨软骨自体移植

该手术的术后管理和ACI以及同种异体骨软骨移植相似。

42.9.3 髌股关节自体骨软骨细胞移植

手术的肢体放置在铰链支架上，保持术后完全屈曲。术后第一天即可开始使用CPM机（0°～30°，每分钟1循环）2 h，逐次递增到每日6～8 h。关节活动度每周递增15°通过使用CPM机和同时解锁该支架。目标是在术后6～8周，膝关节可弯曲至90°，通常不早于4周。为保护病损使软骨充分的成熟，术后8个月以内不允许完全活动。

42.9.4 骨软骨的同种异体移植和自体移植

如果手术适当地执行且病损区覆盖良好，可鼓励早期的负重活动。在多供体塞术后，建议在前4周内进行全方位运动和保护状态下负重。在4周时，允许完全负重。术后4～6个月内不推荐运动活动。

42.10 结果

表42-2列出了对各种的手术结果研究的详细描述。下面是对这些结果的总结。

42.10.1 微骨折

骨髓刺激技术导致修复组织磨损不良骨髓刺激技术导致修复组织磨损不良，有些作者已经报告出在较小的病变（2～3 cm²）可获得良好的结果。然而，较大的病变和高需求的患者可利用自体软骨细胞移植或骨软骨移植以获得更好的治疗。

42.10.2 自体骨软骨细胞移植

最新研究结果表明，在先前平均经

表42-2 特定髌股关节外科技术的不同作者的结果的总结

技　　术	作　　者	结　　果
微骨折	Blevins et al.[5] Kreuz et al.[25] Steadman et al.[38] Miller et al.[27] Mithoefer et al.[29] Steadman et al.[38] Kreuz et al.[25]	微骨折损伤2～3 cm²结果优良 Lysholm评分53.8～83，Tegner评分2.9～4.5 中期优良患者大约80%
ACI（PF）	Minas et al.[28] Bentley et al.[3] Bitteberg et al.[6] Yates[45]	优良率高达85% 矫正截骨患者78%优良
OA 植骨	Hangody et al.[18] Bentley et al.[3] Jakob et al.[21]	80%优良 对髌骨缺陷的患者失败率接近100% 86%优良
同种异体骨移植	Jamali et al.[22] Torga et al.[41] Shasha et al.[36]	10年随访移植物存好60%～70% Kaplan-Meier存活率：5年95%，10年80%，15年65%， 20年46%

历过3种手术治疗,甚至巨大的病变缺损(平均10 cm²)的患者,经过髌股关节的自体骨软骨细胞移植的治疗,依然可以获得较高的优良率。似乎,为了获得有利的结果可以同期行重排程序。

42.10.3　骨软骨移植:自体移植

自体骨软骨塞的移植受到供区和供区发病率的限制。基于这样的限制,这种技术仅用于小尺寸缺损病变。目前已经发表的研究报告了不同的结果,表明该技术适用于相对罕见的、较小的孤立性软骨缺损的患者。

42.10.4　骨软骨移植:同种异体骨移植

虽然一些学者报告了髌骨甚至双极性损伤的同种异体骨重建的良好结果,但是这种重建方法更适合于滑车缺损的治疗。

42.11　总结

软骨病变相关的疼痛和功能障碍的髌股关节患者的管理仍然是一个困难的临床问题。在整个髌股关节系统中,包括与力线有关的问题是实现成功的首要问题。类似于胫股关节,所有并发症都必须处理。根据软骨病的大小和位置进行管理选择,类似于胫股关节的管理可以获得良好的结果。

参考文献

[1] Aroen A, Loken S, Heir S, et al. Articular cartilage lesions in 993 consecutive knee arthroscopies. Am J Sports Med. 2004; 32: 211−215.

[2] Beaconsfield T, Pintore E, Maffulli N, et al. Radiologicalmeasurements in patellofemoral disorders. A review. ClinOrthopRelat Res. 1994; 308: 18−28.

[3] Bentley G, Biant LC, Carrington RW, et al. A prospective, randomised comparison of autologous chondrocyte implantation verses mosaicplasty for osteochondral defects in theknee. J Bone Joint Surg Br. 2003; 85: 223−230.

[4] Biedert RM. Patellofemoral Disorders. Diagnosis and Treatment. West Sussex: Wiley; 2004.

[5] Blevins FT, Steadman JR, Rodrigo JJ, et al. Treatment ofarticular cartilage defects in athletes: an analysis of functional outcome and lesion appearance. Orthopedics.1998; 21: 761−767.

[6] Brittberg M, Lindahl A, Nilsson A, et al. Treatment of deepcartilage defects in the knee with autologous chondrocytetransplantation. N Engl J Med. 1994; 331: 889−895.

[7] Brittberg M, Peterson L, Sjiogren-Jansson E, et al. Articularcartilage engineering with autologous chondrocyte transplantation. J Bone Joint Surg Am. 2003; 85: 109−115.

[8] Brittberg M, Tallheden T, Sjogren-Sansson B, et al.Autologous chondrocyte used for articular cartilage repair: an update. ClinOrthopRelat Res. 2001; 391: 337−348.

[9] Chen H, Sun J, Hoemann CD, et al. Subchondral structureand repair responses following bone marrow stimulation bydrilling versus microfracture in rabbit trochleas. ICRS; 2009; Miami.

[10] Curl WW, Krome J, Gordon ES, et al. Cartilage injuries: areview of 31, 516 knee arthroscopies. Arthroscopy. 1997; 13: 456−460.

[11] Dejour H, Walch G, Nove-Josserand L, et al. Factors ofpatellar instability: an anatomic radiographic study. Knee Surg Sports Traumatol Arthrosc. 1994; 2: 19−26.

[12] Ficat P, Ficat C, Bailleux A. External hypertension syndromeof the patella. Its significance recognition arthrosis.Rev Chir Orthop Reparatrice Appar Mot. 1975; 61: 39−59.

[13] Ficat P, Hungerford D. Disorder of the Patellofemoral Joint.Baltimore: Williams &

Wilkins; 1977.

[14] Fulkerson JP. The etiology of patellofemoral pain in young, active patients: a prospective study. Clin Orthop Relat Res.1983; 179: 129－133.

[15] Fulkerson JP. A clinical test for medial patella tracking. TechOrthop. 1997; 12: 165－169.

[16] Gomoll AH, Probst C, Farr J, et al. Use of type I/III bilayercollagen membrane decreases reoperation rates for symptomatic hypertrophy after autologous chondrocyte implantation. Am J Sports Med. 2009; 35: 20S－23S.

[17] Grelsamer RP, McConnell J. The Patella. A Team Approach.Gaithersburg: Aspen Publication; 1998.

[18] Hangody L, Rathonyi GK, Duska Z, et al. Autologous osteochondralmosaicplasty. Surgical technique. J Bone JointSurg Am. 2004; 86: 65－72.

[19] Hejgaard N, Arnoldi CC. Osteotomy of the patella in thepatellofemoral pain syndrome. The significance increasedintraosseous pressure during sustained knee flexion. IntOrthop. 1987; 8: 89－94.

[20] Hjelle K, Solheim E, Strand T, et al. Articular cartilagedefects in 1,000 knee arthroscopies. Arthroscopy. 2002; 18: 730－734.

[21] Jakob RP, Franz T, Gautier E, et al. Autologous osteochondral grafting in the knee: indication, results and reflections.ClinOrthopRelat Res. 2002; 401: 170－184.

[22] Jamali AA, Emmerson BC, Chung C, et al. Fresh osteochondral allografts. ClinOrthopRelat Res. 2005; 437: 176－185.

[23] Kaplan LD, Schurhoff MR, Selesnick H, et al. Magneticresonance imaging of the knee in asymptomatic professionalbasketball players. Arthroscopy. 2005; 21: 557－561.

[24] Knutsen G, Engerbretsen L, Ludvigsen TC, et al. Autologouschondrocyte implantation compared with microfracture inthe knee. A randomized trial. J Bone Joint Surg Am. 2004; 86: 455－464.

[25] Kreuz PC, Steinwachs MR, Erggelet C, et al. Results aftermicrofracture of full-thickness chondral defects in differentcompartments in the knee. Osteoarthritis Cartilage. 2006; 14(11): 1119－1125.

[26] Merchant AC. Radiography of the patellofemoral

joint. OperTech Sports Med. 1999; 7: 59－64.

[27] Miller BS, Steadman JR, Briggs KK, et al. Patient satisfaction and outcome after microfracture of the degenerativeknee. J Knee Surg. 2004; 17: 13－17.

[28] Minas T, Bryant T. The role of autologous chondrocyteimplantation in the patellofemoral joint.ClinOrthopRelatRes. 2005; 436: 30－39.

[29] Mithoefer K, Williams RJ III, Warren RF, et al. The microfracture technique for the treatment of articular cartilagelesions in the knee.A prospective cohort study. J Bone JointSurg Am. 2005; 87: 1911－1920.

[30] Moseley B, O'Malley K, Petersen N, et al. A controlled trialof arthroscopic surgery for osteoarthritis of the knee. N EnglJ Med. 2002; 347: 81－88.

[31] Post WR. History and physical examination. In: FulkersonJP, ed. Disorders of the Patellofemoral Joint. 4th ed.Philadelphia: Lippincott Williams & Wilkins; 2004.

[32] Potter HG, Foo LF. Magnetic resonance imaging of articularcartilage: trauma, degeneration, and repair. Am J SportsMed. 2006; 34: 661－667.

[33] Recht MP, Goodwin DW, Winalsky CS, White LM. MRI ofarticular cartilage: revisiting current status and future directions. A journal review. Am J Roentegenol. 2005; 185: 899－914.

[34] Schepsis AA, Fitzgerald M, Nicoletta R. Revision surgery forexertional compartment syndrome of the lower leg: technique, findings and results. Am J Sports Med. 2005; 33: 1040－1047.

[35] Schutzer SF, Ramsby GR, Fulkerson JP. Computed tomographic classification of patellofemoral pain patients. OrthopClin North Am. 1986; 17: 235－248.

[36] Shasha N, Krywulak S, Backstein D, et al. Long-term follow-up of fresh tibialosteochondral allografts for failed tibial plateau fracture. J Bone Joint Surg Am. 2003; 85: 33－39.

[37] Spencer JD, Hayes KC, Alexander IJ. Knee joint effusionand quadriceps inhibition in man. Arch Phys Med Rehabil.1984; 65: 171－177.

[38] Steadman JR, Briggs KK, Rodrigo JJ, et al. Outcomesof microfracture for traumatic

chondral defects of theknee: average 11-year follow-up. Arthroscopy. 2003; 19: 477-484.

[39] Steinwachs M. New technique for cell-seeded collagenmatrix-supported autologous chondrocyte transplantation.Arthroscopy. 2009; 25: 208-211.

[40] Teitge RA. Plain patellofemoral radiographs. Oper TechSports Med. 2001; 9: 134-151.

[41] TorgaSpak R, Teitge RA. Fresh osteochondral allografts forpatellofemoral arthritis: long-term followup. ClinOrthopRelat Res. 2006; 444: 193-200.

[42] Walczak BE, McCulloch PC, Kang RW, et al. Abnormalfinding on magnetic resonance imaging in asymptomaticNBA players. J Knee Surg. 2008; 21: 27-33.

[43] Walsh WM. Patellofemoral joint. In: DeLee JC, Drez D, eds.Orthopaedic Sports Medicine. Principles and Practice.Philadelphia: W.B. Saunders Company; 1994.

[44] Winalski CS, Gupta KB. Magnetic resonance imaging offocal articular cartilage lesions. Top MagnReson Imaging. 2003; 14: 131-144.

[45] Yates JW. The effectiveness of autologous chondrocyteimplantation for treatment of full-thickness articular cartilage lesions in workers' compensation patients. Orthopedics.2003; 26: 295-301.

自体骨软骨马赛克移植

拉兹洛·汉高迪,埃斯特·巴洛

43.1 介绍

"现代表面修复技术"试图在局部全厚软骨缺损区再生透明或透明样软骨。自体骨软骨马赛克移植技术是其中一种能在病损区域再生透明或透明样软骨的新方法。该手术从髌股周缘非负重区小尺寸骨软骨塞被移植到负重区的缺损处,主要移植于股骨髁上,其次包括胫骨、髌骨、滑车或其他关节面。巴多(Bodó)及其同事利用德国牧羊犬实验,汉高迪(Hangody)及其同事利用马的马赛克试验和临床资料,以及其他几位独立作者的实验和临床研究中证实,移植的透明软骨可以在手术中存活;复合软骨包含移植的透明软骨,从受损部位骨基部生长的纤维软骨,并且移植软骨的深部基质整合也可见于受体的周围组织。不同移植物尺寸的结合可达80%～100%的填充率和表面形合度。

在术后前4周,供体部位用松质骨填充,类似于Pridie钻孔术后。其表面将在6周时被早期再生组织覆盖,最终覆盖将在第8～10周由中央纤维软骨帽和外周透明软骨完成。非透明软骨覆盖的供体孔间隔着透明软骨能满足非负重

区的生物力学要求[5,9,11]。骨软骨移植自体移植最初是由威尔逊(Wilson)及其同事在1952年和帕普(Pap)和克龙派切尔(Krompecher)[15]在1960年开始做的。早期出版物描述了使用单个自体骨软骨块移植的透明软骨成功存活,随访时间从6个月～10年。坎帕纳奇(Campanacci)及其同事[3],法布里奇亚尼(Fabbricciani)及其同事[4],奥特布里奇(Outerbridge)及其同事[14],和山下(Yamashita)及其同事[17]也移植了单块骨软骨移植物,具有良好的中期和长期结果。但其临床应用受到形合度问题和供体部位的限制。

松露(Matsusue)及其同事[13]在1993年也报道了关节镜移植3年后的良好结果,他从同一膝关节获取多个骨软骨块,用于治疗ACL缺乏患者的软骨病变。奥特布里奇[14]于1995年发表了将髌骨骨软骨碎片移植到股骨髁上的结果,能缓解症状,透明软骨存活长达9年。总之,这些报告表明骨软骨自体移植物可以提供关节软骨损伤的持久修复。然而,技术困难、供体部位有限以及工具缺乏妨碍了临床应用。为了解决供体部位和形合度问题,移植多个小尺寸移植物比单个移植物更有优势。使用多个小尺寸的

圆柱形移植物允许移植更多的组织，同时保持供体部位的完整性，并且以马赛克状植入方式使移植物表面的纤维组织形成渐进轮廓。

自体骨软骨马赛克成形术于1991年在匈牙利开发出来。理论上，技术专门解决了受体部位的形合度问题，通过植入排列成马赛克图案的小尺寸移植物[7]。技术特点是从非负重面获取这些小移植物，降低供体的潜力并发症[5-11]，经过一系列的动物试验、尸体研究和特殊工具的开发，这项技术于1992年被引入临床。松露及其同事[12]和后来的博比克（Bobic）[1]开发了类似的技术，用于移植多个圆柱形软骨移植物。

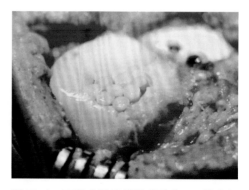

图43-1 开放式髌骨镶嵌成形术——填充相同大小的移植物

43.2 适应证

基本上自体骨软骨马赛克成形术被用于治疗相对中小型（$1\sim4\ cm^2$）的股骨髁负重区的局灶性软骨和骨软骨缺损和髌股关节面缺损。股骨髁的小尺寸单病灶病变是马赛克成形术的最佳指征，但胫骨、髌骨和滑车缺损也可通过骨软骨移植治疗（图43-1～图43-4）。多处缺损，尤其是双侧对合性病变的临床效果欠佳（图43-5）。

膝关节以外距骨缺损是最常见的适应证，但在特殊情况下，肱骨头和股骨头病变也可行马赛克成形术治疗。供体有限和其他技术考虑将缺陷覆盖的最佳范围限制在$1\sim4\ cm^2$。通常，髌股关节双侧周边取移植物可满足$3\sim4\ cm^2$缺陷。可以用马赛克成形术覆盖高达$8\sim9\ cm^2$的缺陷作为补救程序，但是这种适应证的扩展可导致更高

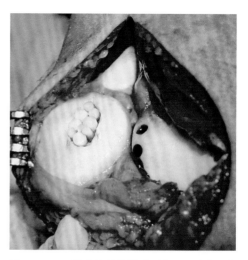

图43-2 开放式髌骨镶嵌成形术——填充9个不同大小的移植物

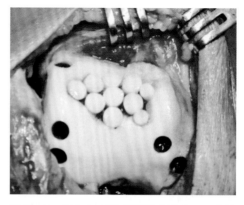

图43-3 滑车上开放式镶嵌成形术——移植物从边缘获取并填充到中心缺陷处

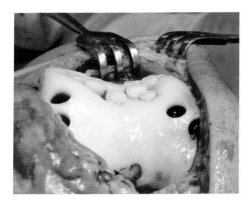

图43-4　滑车上的开放式镶嵌成形术—根据轴向视图完全一致

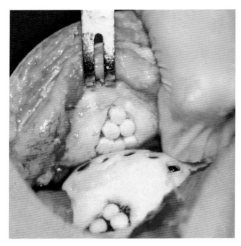

图43-5　髌股关节结合处损伤的镶嵌成形术—例外指征

的供体部位并发症发病率。年龄可能与修复能力下降有关，可能也是限制因素之一。50岁是该手术推荐年龄的上限，这是单块骨软骨移植的临床经验。

然而，局限性负重面的全层缺损需要具有一定生物力学，因此表面再生仅是治疗全层软骨和骨软骨缺损的一种手段。在任何情况下，都有必要治疗伴随的关节异常。否则，移植软骨可能会早期磨损甚至进一步退变。

因此，治疗不稳定、对线不良、半月板缺损、髌股畸形或轨迹不良以及创伤损害必须注意手术和术后康复方案。

43.3　禁忌证

任何不利于移植的透明软骨在受体部位存活的条件都可能成为禁忌证，例如：

- 广泛性关节炎，类风湿和（或）退行性变。
- 传染性或肿瘤性缺陷。

在这种情况下，关节环境中的生化改变不利于移植物存活。根据马赛克成形术的常规适应证，骨关节炎是禁忌证，但在某些患者群体中，小型局灶性缺损可以将马赛克成形术视为挽救性干预。

- 缺乏适当的供体区域。
- 年龄超过50～55岁。
- 骨软骨缺损深度超过10 mm。

43.4　手术步骤

术前准备应包括一次抗生素预防。全身或局部麻醉，建议使用止血带。患者仰卧位，能120°屈膝。对侧肢体放在固定器中。标准关节镜器械和马赛克成形术系统。除了这些可重复使用的工具，一次性凿子、钻头和骨锤也有利于为移植和隧道制备提供理想的条件。水泵系统也有利于这个手术。

43.4.1　手术技术

选择马赛克成形术的方法—关节镜或小关节，依据关节镜检查时确定缺损的类型、大小和确切位置。使移植物垂直于

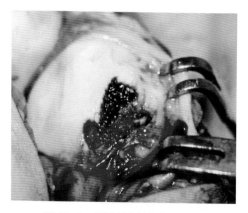

图43-6 新鲜创伤性骨软骨损伤

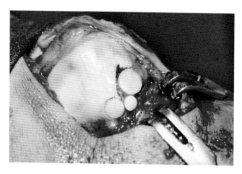

图43-7 用3个移植体填充先前的缺损

表面对手术的成功至关重要,首先确定是否需要关节镜检查或切开手术。虽然某些滑车缺损在关节镜下可以实现,但髌骨滑车和胫骨病变始终需要开放手术(图43-6和图43-7)。大部分的股骨髁缺损可以通过关节镜进行治疗。对于大多数病变,中前内侧和中前外侧入路有利于垂直进入。在学习曲线阶段或关节镜方法不实用时,可以选择开放手术,依据病变的大小或位置。关节镜或开放马赛克手术可用相同的步骤和技术。

43.4.2 关节镜下马赛克手术

43.4.2.1 入路选择

垂直于病变部位的入路对移植物的正植入至关重要,因此仔细准备工作入路具有重要作用。最初可使用1.2 mm克氏针或1号腰椎针定位入路。应该注意的是,由于髁突向内弯曲,这些入路往往比标准门户更居中。对于剥脱性骨软骨炎,股骨髁内侧的病变可能需要从外侧入路。有时标准的侧方入路太斜,而经髌腱入路可以很好地进入内侧和外侧股骨髁的内部位置。

43.4.2.2 缺损区准备

锋利的刮匙和(或)适当的刀片可用形成垂直的缺损边缘。缺损的骨性基底部应由关节镜刨刀或半圆形锉刀,以消除软骨下隔离层或新鲜化软骨下骨。

缺损部位的磨损成形术促进骨基底的纤维软骨灌注。将导向器敲入骨基部并将其移除可标记缺损部位,使用导向器确定所需移植物的数量和尺寸(直径为2.7 mm, 3.5 mm, 4.5 mm, 6.5 mm和8.5 mm)。通过相同尺寸的工具环填充缺陷填充率为约70%～80%,但是使用不同尺寸并将移植物彼此切割可以将覆盖率提高至90%～100%。最后,用扩张器的标记测量缺陷的深度。

43.4.2.3 移植物获取

根据生物力学研究,股骨髁的所有软骨表面进行加载处理。然而,髌股关节的周边区域承重较小。内侧髁间窝线上方的髌股关节的股骨髁周边是最优选的移植物提取部位。其次是髁间窝上方的股骨外侧髁,在特殊情况下,髁间窝区域可作为额外的供体区域。在关节镜马赛克成形术,内侧髌股周缘比外侧更容易进入,因为流体扩张促进髌骨外移,可以提供更垂直的定位。从髁间窝区获取的移植物不太理想,因为它们具有凹形软骨帽和较少的软骨下骨。根据最近文献,近端胫腓关节也可以作为特殊的供体部位。对于来自髌股周边的移植物获取,可以通过标准对侧入路来观察。伸直膝关节并使用标准的同侧入路检查供体部位的垂直入路。膝关节摆放位置应提供垂直进入的最佳位置。逐渐屈曲以便从髌股周边的下部收获额外的移植物。如果标准入路不允许垂直进入,请使用腰椎穿刺针或克氏线确定额外的入路。确定入口后,插入适当大小的取骨器,填充适当内芯。这种取骨器的插入方式可以免除液体泄漏并避免取骨器的锋利边缘引起的软骨损伤。

一旦清楚地识别供体部位,将取骨器垂直于关节表面,然后用锤子敲入到适当的深度。移植物的最小长度应至少为其直径的2倍,但通常采用长15 mm的移植物重建软骨损伤,25 mm长的骨栓用于治疗骨软骨缺损。重要的是牢牢握住凿子以避免其在软骨—骨界面处移位,从而产生弯曲的移植物。膝关节的逐步弯曲有助于到达较低的取骨位置。下限是髁间窝(sulcus terminalis)顶部的水平。将适当的取骨器插入取骨器的交叉孔中,并将其用作杠杆。凿子应该摇晃,而不是旋转,使移植物在取骨器尖处脱离。通过在切割端滑动适当尺寸的内芯,从取骨器中弹出移植物。使用取骨器将移植物推到湿的纱布上。供体孔最终将通过血凝块的间充质干细胞在几小时内填充并进行初始修复。适当的康复

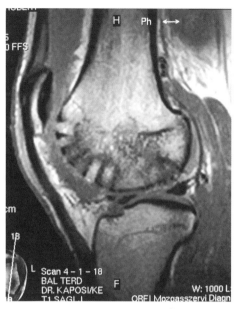

图43-8 镶嵌成形供体的磁共振图像,两个供体隧道之间应保持至少3 mm的距离。

能将初始修复组织转变为松质骨和纤维软骨并作为最终覆盖(图43-8)。在学习曲线期间,移植物也可以通过小切口(1.5～2.0 cm)获得。适合的位置可以在关节镜下通过腰穿针定位。

43.4.2.4 骨软骨块植入:钻取—扩大—导入

弯曲膝关节以到达受体位置。水泵管理系统有利于适当的关节扩张和良好的视野。使用扩张器作为闭孔器并再次引入钻孔导向器。将这些工具放在缺陷表面并垂直于缺陷部位。通过旋转关节镜,钻孔,从不同的角度可以看到引导器和标记的垂直度,确保正确的方向。将导向器的切削刃轻敲到软骨下骨中。插入适当尺寸的钻头并钻至所需深度。通常,需要比移植物长度深几毫米的受体

孔,以使骨内压力最小化并避免突出的移植物。减少入水以减少泄漏。最后,取下钻头并冲洗消除骨碎屑。

扩孔

再次将扩张器插入钻孔导向器中。将其打击到所需的深度,具体取决于受体骨的实际刚度和弹性。僵硬的骨骼比正常或软的需要更多的扩张。牢固握住钻孔导向器,从孔中取出扩张器。

导入

使用专门设计的输送工具进行移植物插入。首先将手柄转到最初进行调整,允许移植物略高于缺损深度。应关水以免流体流动将移植物从管中挤出。在直接可视化下将移植物递送到通过接收孔与打平。逆时针转动输送柄,将移植物插入更深。移植物应与原始关节面齐平。取下钻头检查移植物的表面。如果移植物突出,重新插入钻孔导向器并轻轻敲打移植物。通过放置钻孔导向器以类似方式插入后续移植物,紧邻先前放置的移植物。最好的方法是从最后部的移植物开始,并在较平的位置植入其他移植物。这种逐步移植物植入具有更多优点。实际接收孔的扩张允许容易的移植物插入,但是下一个孔的扩张影响到先前植入的移植物的周围骨,这可以带来非常安全的压配固定。

最后,当所有的孔都被移植物填满时,在全范围内活动膝关节,适当使用内翻或外翻应力,这取决于移植物的位置。抽吸排水并缝合伤口。使用弹性绷带适当固定。该手术的目的是在缺损部位形成复合软骨表面。这个复合软骨层平均包含70%～80%移植的透明软骨和

20%～30%的纤维软骨。用数学方法计算,使用相同尺寸的骨软骨移植导致理论上78.5%的填充。但是,填充较小尺寸的孔隙可以改善缺陷的覆盖范围。特殊的设计工具可以带来100%的填充率,但是这种移植需要获取更多移植物。长期经验告诉我们,80%的填充率与良好的临床结果相关。纤维软骨是由缺损的再生骨基底的自然愈合过程引起的。根据实验数据,这种纤维软骨填充了移植物之间的空间,并且还消除了表面的形合度。

43.4.3 切开马赛克手术

如果关节镜不利于操作,可能需要创建内侧或外侧纵行切口或斜切口进行微创切开马赛克成形术。最佳位置可以通过关节镜确定。膝关节伸直,小的髌旁微创关节切开提供了供体部位的显露,而屈曲的膝关节允许将移植物植入受体部位。髌骨滑车和胫骨植入可能需要延长的前内侧入路。植入的步骤和技术与关节镜手术相同。

43.5 术后管理

术后冰敷疗法和弹性绷带可能有助于减少供体隧道的大量出血。应在24 h后取出引流管。适当的疼痛和冰敷治疗以及非甾体抗炎药可以减轻患者的不适,还建议术后预防血栓形成。

43.5.1 康复策略

自体骨软骨马赛克成形术允许立即全范围运动(ROM),但需要2周无负重,

并且在手术后需要2～3周的部分负重（30～40 kg）。建议采用最初的非负重时间段，以防止骨整合过程中的移植物下沉。这一时期可以通过持续被动运动（controlled passive motion，CPM）来支持，以促进关节周围的软骨代谢和中度软组织水肿。在最初的7～10天内，CPM（每日6 h）对于在供体部位和移植物之间的

初始修复组织的形状进行轮廓化也是有用的。部分负重有利于植入物周围的纤维软骨修复，进一步增强了移植物结合。正常的日常活动可在8～10周内完成。高需求的体育活动应推迟到5个月之后。该方案可以同期行ACL重建、高位胫骨截骨术、半月板修复、半月板切除术和其他伴随手术（表43-1）。

表43-1 镶嵌成形术 康复方案

禁止固定！ [a]	
移动 [b]	
双拐移动，非承重	立即
双拐移动，部分负重	2～4周
停止拐杖，负重	4～5周
功能练习	
步行步态评估	4～5周
上台阶	4～5周
下台阶	5～6周
活动度	
鼓励早期活动范围	
2～4 cm² 病变的CPM（无痛范围）	立即（第1周）
完全伸展，允许弯曲	立即
固定式自行车	3周
力量回归	
股四头肌	
开放式练习，抬腿	立即
向心收缩至完全伸展	1周（或者更早）
向心抗阻力收缩	2周
不同角度的等长运动	立即
离心抗阻力练习	3～4周
腓肠肌	
不同角度的等长运动	立即
向心和偏心力量	1～2周
抗阻力	3～4周
闭合式运动 [c]	
用脚推一个软橡胶球	立即
半负重闭合式练习	2～3周
全负重闭合式练习	5～6周
带阻力的固定自行车	2～4周
楼梯间运动	6～8周

（续表）

本体感受回归	
两脚平衡运动	5～6周
单脚站立（硬地面）	6～8周
单脚站立（蹦床或气垫）	8～10周

回归日常活动	
慢跑	10周
直线跑	3个月
方向性变化跑	4～5个月
特定于运动的适应联系	5个月
剪切力	5个月[d]
体育活动	5～6个月[e]

特殊观点：	
不同膝关节缺陷的负重：	
股骨或胫骨髁，软骨缺损，d<15 mm	
部分负重	1周
	1～3周
股骨或胫骨髁，软骨缺损，d≥15 mm	
非承重	2周
部分承重	2～4周
股骨或胫骨髁，骨软骨缺损	
非承重	3周
部分承重	3～5周
髌骨缺损，d<15 mm	
部分负重	2周
髌骨缺损，d≥15 mm	
部分承重	3周

股四头肌强化和髌骨活动——髌骨缺损的差异：	
股内侧肌强化	
伸展等长收缩练习	立即
髌骨活动	立即
不同角度的等长练习	1周
开放式练习	2周
抗阻力	3～4周
离心抗阻力练习	4～5周
封闭式练习	2～3周

髌骨支持带重建联合镶嵌成形术：	
2～4周非承重（直至镶嵌成形）	
2周以上部分负重	
0°～45°ROM，4周	

[a] 康复的重点是保证治疗关节的早期运动，促进移植软骨的适当营养。术后第1周可采用冷疗法，避免术后出血，减少术后疼痛。在需要对受影响的关节进行外固定（如半月板再插入）的伴随治疗中，可允许通过支具短期限制活动度。

[b] 延伸型（软骨或骨软骨），缺陷的位置可以改变重量轴承（见前面的页）。

[c] 部分负重促进剂将组织连接（移植插管之间）转化为纤维软骨，因此这些练习在半负重周期中是重要的。在另一方面，有一些闭合式运动（像骑自行车）是可以的，以确保循环负荷使液体和营养运输在滑液和透明软骨之间更有效。

[d] 需要4～5个月在移植区形成一种耐受剪切力的透明素复合表面。

[e] 依靠缺陷的深度和延伸，如果强度、功率、耐力、平衡和灵活性不令人满意，体育活动需要延迟。

43.6 要点

这种具有挑战性的手术最常见的问题是技术性的：垂直取骨和植入移植物对于成功至关重要。倾斜的取骨和（或）植入可能导致表面脱落。从各个角度仔细检查可以发现这些问题。

另一个常见的错误是植入过深的移植物。适当使用植入器可以避免过度植入。如果移植物插入太深，建议采取以下步骤。将钻孔导向器插入先前植入的移植物旁边。钻适当的接受孔。取下导向器并使用关节镜将先前植入的移植物提升到适当的水平。与植入的移植物相邻的受体孔应该为这种操作提供足够的空间。一旦达到预期的移植物水平，继续其他植入手术。相邻隧道的扩张将为先前植入的移植物提供完美的压配固定。

43.7 临床结果

在1992年2月6日至2006年8月31日期间，在作者所在机构完成了1 097个马赛克成形术：在股骨髁上植入789个，在髌股关节中植入147个，在胫骨髁上植入31个，在距骨顶植入98个，在肱骨头植入8个，在肱骨头上植入3个，在股骨头上植入11个。2/3的患者由于局部Ⅲ级或Ⅳ级软骨病变而进行手术，而约1/3的患者因骨软骨缺损而接受手术治疗。在81%的患者中，也进行了伴随的手术干预，这对马赛克成形术的临床结果有影响。这些伴随手术中的大多数是前十字韧带重建、重排力线截骨术、半月板手术和髌股关节轨迹调整

手术。

通过标准化的临床评分定期评估这些表面修复手术的结果，X线片，并且在选定的情况下，通过磁共振成像（MRI），以及在某些情况下，通过二次关节镜检查，活检行组织学评估和软骨刚度测量。通过改良的特种外科医院（Hospital of Special Surgery，HSS）、改良的Cincinnati、Lysholm和国际软骨修复学会（ICRS）评分系统评估股骨、胫骨和髌骨植入，同时通过Bandi评分系统评估可能的供体部位影响。距骨病变的患者接受汉诺威踝关节评估和可能的供体部位发病率——采用Bandi评分系统。在上述期间，进行了98次二次关节镜检查以检查重建区域的质量并检查供体部位的形态特征。由于持续或复发的疼痛，肿胀或术后关节内出血，31名患者因持续或复发疼痛行二次关节镜探查；在41名患者中，术后4～7个月出现了第二次关节镜检，以评估表面重建区域的质量，并确定最早返回职业体育活动的时间。在有限的系列——25名患者——通过关节镜测量装置进行软骨硬度测量。在评估期间，计算机化的压痕测量装置在10 N压力下进行软骨刚度测量。

92%的股骨髁患者临床评分分析显示效果良好：87%的胫骨、74%的髌骨和（或）滑车，以及93%的距骨手术。根据Bandi评分，3%的患者存在中度和严重的供体部位紊乱（评估在1～10年间隔内进行）。在98个对照关节镜中的81个中发现了良好的光滑表面，移植的透明软骨的组织学证明存活，以及供体部位的可接受的纤维软骨覆盖（图43-9～图

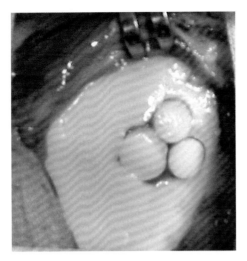

图43-9　髌骨中心3个移植体的镶嵌成形术

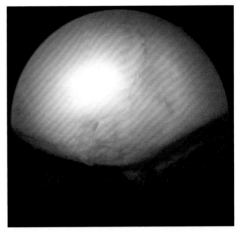

图43-10　关节镜检查2年前的对照植入——缺陷处被完全透明样覆盖

43-11）。在17例（6个软骨损伤和11个骨软骨炎剥脱）中，在受体和（或）供体部位观察到轻微或严重的退行性变化。在对照关节镜检查期间，通过Artscan 1 000装置对25名患者进行了测试。80%的病例表面重新测量的硬度与周围健康的透明软骨相似。术后并发症如下：4例深部感染和56例疼痛性关节积血。关节镜或开放式清创术解决了所有深部感染，12例出血也需要关节镜或开放式清创术。其余患有关节积血的患者通过抽吸和冷冻疗法进行治疗。4名患者有轻微的血栓栓塞并发症。

与其他软骨修复术相似，髌股关节手术疗效欠佳，临床结果比股骨或距骨差。但是解决这个问题很重要，因为髌股关节中的小尺寸软骨缺损常常导致进一步退化和早期骨关节炎。由于髌骨滑车交界处的全层软骨损伤可能涉及晚期问题，创伤或生物力学问题。如果可能的话，识别和治疗这些异常对于表面修

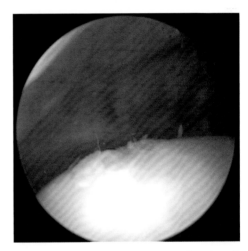

图43-11　关节镜检查2年前镶嵌成形术的供体部位——供体的完全纤维软骨覆盖

复手术是必不可少的，以确保有利和持久的结果。髌骨表面的先天性异常、股四头肌和髌骨半脱位或脱位、髌股关节过度压迫以及创伤后紊乱的对线问题，代表了有症状的髌股关节深部软骨病变的最常见背景。有效治疗髌骨滑车全层损伤表面需要仔细选择患者，制定全面的手术计划并组织良好的治疗方法。有

许多不同的外科手术来改善这些生物力学缺陷，但它们都没有提供与股骨或胫骨手术相似的持久良好结果。髌骨或滑车表面的形状异常代表了髌骨滑车交界处最困难的问题之一。

髌骨截骨术，尤其是股骨滑车截骨术少见且不太流行，对形合度产生积极影响。对排列不良和髌骨高压的软组织或骨矫正更常见，并且在某些病例中对保护髌股软骨具有积极的作用。由于髌骨血运不如股骨髁，因此移植的骨软骨栓在髌骨中存活的机会少。尽管存在这些不利因素，但详细制定的治疗策略可获得较好的临床结果。

43.8 并发症

脓毒性或血栓并发症可能对临床结果产生负面影响。注意无菌术，抗生素预防和抗血栓预防可以减少这些并发症。对供体部位发病率的担忧仍然是当前研究的一个组成部分。最近的生物力学研究表明，供体区域的负荷力相对较高，但迄今为止没有证据表明移植物获取会导致进一步的退变。参照我们的17年随访，如果选择适当的适应证，供体部位的发病率不会经常发生。髌股关节疾病，如剧烈运动后疼痛或肿胀，在不到3%的病例中出现。然而，尽管已有髌股关节退化，但广泛的移植物获取可导致更高的供体部位发病率。

距骨、股骨和肱骨头病变的患者，在膝关节取骨软骨栓作为供体部位。这些患者，除了极个别外，膝关节没有长期症状。95%的距骨损伤患者膝关节症状在6周内消退，并且98%的患者在1年时完全消退。我们认为供体部位的完全恢复的原因是由于供体区域选择在关节边缘位置，并且各个移植物的尺寸较小并有适当间隔。这些条件允许关节在结构上重建，并接受膝关节在这些部分相对低的负荷。但是，供体孔术后出血过多发生率为8%。精确的术后引流、冷却疗法和弹力绷带可以减少这种并发症的发生。

43.9 总结

如今，最常用的治疗负重区局灶性全层软骨或骨软骨的方法之一是自体骨软骨马赛克成形术。这种方法的主要目的是从膝关节负重较小的区域采集小的，不同大小的骨软骨移植物，并将它们移植到负重区的缺损处。移植的骨软骨块的间隙填充有纤维软骨。新的复合软骨表面由80%～90%的移植透明软骨和10%～20%的再生纤维软骨组成，具有与健康透明软骨表面相同的生物力学特征。本章报告了马赛克成形术的适应证和禁忌证，尤其是髌股关节疾病。详细介绍了手术过程和术后管理、并发症及其治疗方法。作者对马赛克成形术的临床经验也总结了17年随访。还介绍了作者在临床实践中遇到的一些精华和陷阱。

参考文献

[1] Bobic V. Arthroscopic osteochondral autogenous graft trans-plantation in anterior cruciate ligament reconstruction: a preliminary clinical study. *Knee Surg Sports Traumatol Arthrosc*. 1996; 3: 262-264.

[2] Bodó G, Hangody L, Zs S, et al. Arthroscopic autologous osteochondral mosaicplasty for

the treatment of subchondral cystic lesion in the medial femoral condyle in a horse. *Acta Vet Hung*. 2000; 48: 343-354.

[3] Campanacci M, Cervellati C, Dontiti U. Autogenous patella as replacement for a resected femoral or tibial condyle. A report of 19 cases. *J Bone Joint Surg*. 1985; 67-B: 557-563.

[4] Fabbricciani C, Schiavone PA, Delcogliano A, et al. Osteochondral autograft in the treatment of osteochondritis dissecans of the knee. AOSSM Annual Meeting; 1991; Orlando, FL.

[5] Hangody L. The biology of cartilage repair. In European instructional course lectures. *Br Ed Soc Bone Joint Surg*. 1999; 4: 112-118.

[6] Hangody L, Kárpáti Z. A new surgical treatment of localized cartilaginous defects of the knee. *Hung J Orthop Trauma*. 1994; 37: 237-243.

[7] Hangody L, Kish G, Kárpáti Z. Osteochondral plugs: autog-enous osteochondral mosaicplasty for the treatment of focal chondral and osteochondral articular defects. *Oper Tech Orthop*. 1997; 7: 312-322.

[8] Hangody L, Kish G, Kárpáti Z, et al. Arthroscopic autoge-nous osteochondral mosaicplasty for the treatment of femoral condylar articular defects. *Knee Surg Sports Traumatol Arthrosc*. 1997; 5: 262-270.

[9] Hangody L, Kish G, Kárpáti Z, et al. Autogenous osteochon-dral graft technique for replacing knee cartilage defects in dogs. *Orthop Int*. 1997; 5: 175-181.

[10] Hangody L, Kish G, Kárpáti Z, et al. Treatment of osteo-chondritis dissecans of the talus: the use of the mosaicplasty technique-preliminary report. *Foot Ankle Int*. 1997; 18: 628-634.

[11] Kish G, Módis L, Hangody L. Osteochondral mosaicplasty for the treatment of focal chondral and osteochondral lesions of the knee and talus in the athlete. *Clin Sports Med*. 1999; 18: 45-66.

[12] Matsusue Y, Kotake T, Nakagawa Y, et al. Arthroscopic osteochondral autograft transplantation for chondral lesion of the tibial plateau of the knee. *Arthroscopy*. 2001; 17(6): 653-659.

[13] Matsusue Y, Yamamuro T, Hama H. Arthroscopic multiple osteochondral transplantation to the chondral defect in the knee associated with anterior cruciate ligament disruption-case report. *Arthroscopy*. 1993; 9: 318-321.

[14] Outerbridge HK, Outerbridge AR, Outerbridge RE. The use of a lateral patellar autogenous graft for the repair of a large osteochondral defect in the knee. *J Bone Joint Surg*. 1995; 77-A: 65-72.

[15] Pap K, Krompecher I. Arthroplastyoftheknee— Experimental and clinical experiences. *J Bone Joint Surg*. 1961; 43-A: 523-537.

[16] Wilson WJ, Jacobs JE. Patellar graft for severely depressed comminuted fractures of the lateral tibial condyle. *J Bone Joint Surg*. 1952; 34-A: 436-442.

[17] Yamashita F, Sakakida K, Suzu F, et al. The transplantation of an autogenic osteochondral fragment for osteochondritis dissecans of the knee. *Clin Orthop*. 1985; 210: 43-50.

髌骨关节同种异体移植

44

罗伯特·A.泰奇,罗杰·托尔加-斯帕克

44.1 简介

如果关节软骨已经丢失并且发展为骨关节炎,则可以使用如下两种替代方案:① 恢复正常的关节外解剖和稳定性;② 替换关节软骨。关节软骨置换的选择是生物替换或假体。

骨软骨同种异体移植物具有较长的临床应用史,并且在治疗膝关节缺损方面已经证实具备高于75%的临床成功率[1-4]。该过程包括将软骨下骨和成熟关节软骨的外壳移植到关节的受损区域。移植可以是单极的(只有一个表面被移植)或双极的(如果两个相互关节表面被移植)(图44-1)。软骨细胞活力对软骨移植的成功至关重要。因为冷冻后软骨细胞的存活率降低,并且随着时间的推移,新鲜的同种异体移植物软骨细胞活力变化[8-12]。关节软骨移植的排异反应不如其他组织,因为软骨细胞表面细胞抗原被免疫隔离,宿主的细胞被复杂的高分子基质软骨巢包围。

44.2 手术技术

膝关节应在手术室中无菌条件下获

取,在无菌冰水中冷却,并完整运送到手术室手术。建议患者在供体获得后24 h内接受同种异体移植。根据我们的经验,捐赠者和接受者不需要HLA或血型匹配,但是大小与形态相匹配(A,大;B,中等;C,小)。使用标准的正中髌旁内侧入路并且翻转髌骨。用摆锯冠状面切割受体髌骨,形成没有关节软骨的平坦表面。滑车截骨从近端关节骨软骨连接处向远端延伸至沟端部。必须注意避免前方股骨胫骨接触面。打开供体膝盖并切割供体移植物,使得切割表面与受体膝关节产生的表面相匹配。脉冲冲洗干净供体骨的细胞而不损伤关节软骨。髌骨前表面及股骨滑车的边缘用3.5 mm拉力螺钉固定。避免螺钉穿过关节软骨。

如果受体膝关节前期行髌骨切除术,则在切割的供体髌骨的松质骨表面打孔,然后将其缝合到股四头肌腱的后表面。标准切口缝合,术后立即CPM被动活动,允许无痛下负重。

44.3 我们的经验

在过去的20年中,11名患者经历了14次新鲜的髌骨和滑车同种异体移植。所有患者均接受过髌股关节病和软骨病

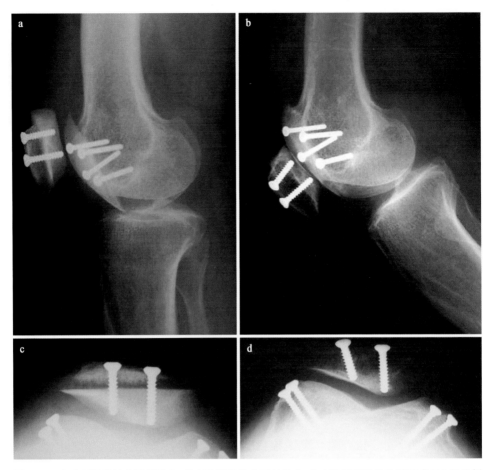

图44-1 （a）双极移植术后侧位片。（b）双极移植术后轴位片。（c）双极髌股关节移植术后5年的侧位片。（d）双极髌股关节移植术后5年的轴位片

的相关手术（平均4.4次手术）。本系列中最常进行的前期移植手术是软骨成形术，暴露髌骨的软骨下骨并疼痛，滑车侧退行性改变。该系列中的11名患者均严重残疾，其中1名坐在轮椅上。大多数患者转入我们中心进行全关节置换评估。基于已经进行的多次不成功的外科手术，11名患者中的8名被认为具有不稳定病史。在平均10年的随访中，我们观察到3次失败和11次良好至极好的结果。总共有11名患者中的9名对手术非常满意或满意，除1名患者外，其他所有患者均表示将再次接受手术。

孤立的髌股关节骨关节炎是创伤，慢性不稳定或骨性排列不良的结果。必须纠正最后两个因素才能使生物髌骨表面重建成功。如果由于骨性排列不协调而导致的不稳和负荷过大未被识别和纠正，则同种异体移植物将同原来一样退变。在我们的系列中，在7个病例中同时或术后进行了长骨截骨术（4个胫骨和3个股骨截骨术）。

44.4 并发症

在我们的系列研究中,所有患者均在植入后长达12个月出现低度滑膜炎。1名患者在同种异体移植后2周出现皮疹,并用泼尼松治疗。再次手术的最常见原因是螺钉导致症状。

参考文献

[1] Aubin PP, Cheah HK, Davis AM, et al. Long-term followup of fresh femoral osteochondral allografts for posttraumatic knee defects. *Clin Orthop Relat Res*. 2001; 391: 318−327.

[2] Bugbee WD, Convery FR. Osteochondral allograft trans-plantation. *Clin Sports Med*. 1999; 18: 67−75.

[3] Garrett JC. Fresh osteochondral allografts for treatment of articular defects in osteochondritis dissecans of the lateral femoral condyle in adults. *Clin Orthop Relat Res*. 1994; 303: 33−37.

[4] Gross AE. Repair of cartilage defects in the knee. *J Knee Surg*. 2002; 15: 167−169.

[5] Langer F, Gross AE. Immunogenicity of allograft articular cartilage. *J Bone Joint Surg*. 1974; 56: 297−304.

[6] Langer F, Gross A. The clinical and immunological assess-ment of frozen bone allografts. *Acta Med Pol*. 1978; 19: 271−275.

[7] Oakeshott RD, Farine I, Pritzker KP, et al. A clinical and histologic analysis of failed fresh osteochondral allografts. *Clin Orthop Relat Res*. 1988; 233: 283−294.

[8] Rodrigo JJ, Thompson E, Travis C. Deep-freezing versus 4 degrees preservation of avascular osteocartilaginous shell allografts in rats. *Clin Orthop Relat Res*. 1987; 218: 268−275.

[9] Shelton WR, Treacy SH, Dukes AD, et al. Use of allografts in knee reconstruction: I. basic science aspects and current status. *J Am Acad Orthop Surg*. 1998; 6: 165−168.

[10] Stevenson S, Dannucci GA, Sharkey NA, et al. The fate of articular cartilage after transplantation of fresh and cryopre-served tissue-antigen-matched and mismatched osteoch-ondral allografts in dogs. *J Bone Joint Surg*. 1989; 71: 1297−1307.

[11] Williams RJ III, Dreese JC, Chen CT. Chondrocyte survival and material properties of hypothermically stored cartilage: an evaluation of tissue used for osteochondral allograft transplantation. *Am J Sports Med*. 2004; 32: 132−139.

[12] Williams SK, Amiel D, Ball ST. Prolonged storage effects on the articular cartilage of fresh human osteochondral allografts. *J Bone Joint Surg*. 2003; 85: 2111−2120.

髌股关节成形术：精华和陷阱

罗纳德·P.格里萨默,杰森·古尔德

45.1 介绍

新的髌股关节移植物数量激增,这反映了骨科医生们对这一问题越来越感兴趣。该手术是针对孤立性髌股关节炎患者的一种修补手术,这些患者在其一生中不太可能发生股胫关节炎,也可针对太年轻或太活跃而无法接受全膝关节置换的患者。其他选择包括生物修复、胫骨结节转移、髌骨切除术(部分或全部)和全关节置换手术。

45.2 历史

髌股表面置换术比全膝关节置换术早10年以上[10]。麦基弗(McKeever)是第一个描述髌骨表面置换术的人,1955年他描述了利用横向螺钉将金属植入物固定在髌骨下表面上。1975年,阿列蒂(Aglietti)引入了聚乙烯髌骨。沃雷尔(Worrell)设计了最后一个单独的髌骨植入物,这是一种钴铬合金装置,他在1979年以及1986年分别进行短期随访报告。1979年,欧洲的鲁比纳斯(Lubinus)和加利福尼亚的Blazina分别独立的引入了髌骨股骨置换术(patellofemoral replacement,

PFR)概念,其中髌骨和滑车分别表面置换。尽管文献中存在一些混淆,但这是与麦基弗、阿列蒂或沃雷尔的简单髌骨表面重建有区别的一种独特手术。相对于全膝关节置换术,髌股关节置换的好处包括手术切除较少,骨切除较少,股骨髁间窝窝和十字韧带的保留,无输血和较少的费用。该手术的原始描述不包括严格的手术适应证。技术陷阱并未完全受到重视,并且很少强调伸膝机制的重新调整。因此,有关早期设计的报道令人失望。这导致了欧洲在植入物和外科技术方面的改进,并且几乎放弃了美国的整个概念。

过去15年的文献更令人鼓舞。上述系列中偶尔报道的不良结果有一个主要特征。常见的是外科医生无法了解现有的或早期的股骨胫骨关节炎。髌股关节炎缺乏明确病因的患者更可能在膝关节的其余部位发生关节炎。相反,影响髌股关节条件明确的患者,例如排列不齐、发育不良或创伤,效果最好。当从上述队列中移除次优选择的患者时,髌股关节成形术的结果显然是非常好的。

45.3 适应证

髌股关节置换术的指征是由髌股关

节间室关节炎引起的疼痛。确定这是否是患者唯一的疼痛来源可能具有挑战性，因为大量病症可引起膝前痛。包括过度使用、异常髌骨倾斜、滑膜皱襞、神经瘤、肌腱炎、滑膜炎、髌骨内的局灶性病变，以及来自膝部其他部位或髋部或脊柱等远处部位的疼痛。除了可观察到的病理学外，患者的疼痛可能与异常的骨内压、异常的P物质水平，或其他因素有关。我们改进的髌股关节成像能力并没有提高我们治疗髌股关节疼痛的能力[9]，当英索尔写道："好奇地说，无论是广泛使用关节镜还是CT扫描和磁共振等新诊断方法的出现，都无法很好地解密髌股关节疼痛。"

例如，髌骨软骨病变不会自动成为患者疼痛的根源。休息时疼痛应对神经相关疼痛的怀疑，例如神经瘤、反射性交感神经营养不良（reflex sympathetic dystrophy，RSD）/复杂区域疼痛综合征（complex regional pain syndrome，CRPS）或神经根病。体格检查中症状性髌股关节炎的一个关键标志是髌骨关节的压痛或其他部位压痛。外科医生通过在髌骨的外侧（或内侧）边缘轻轻地用手指来评估这一点（在施加这种压力时，外科医生同时对皮肤和骨骼之间的所有软组织施加压力——包括支持带和滑膜。因此可以了解具体的疼痛来源）。

为了确定关节炎是否真正排除，外科医生必须使用一套完整的X线片。这些不仅包括站立前后X线片，真正的侧位和轴位，还包括站立滑车沟位，也称为Rosenberg位[17]。这种片子将显示局限于股骨胫骨后间室的关节炎。MRI和关节镜检查也可用于评估股骨胫骨后间室，

核素骨扫描也可以。事实上，核素骨扫描是评估膝关节代谢活动的唯一成像方式。

炎症感染也可作为髌股关节炎的原因，炎症性关节炎是髌股关节置换手术的一个主要缺陷，因为髌股关节腔可能只是第一个受影响的间室。因此，有必要对类风湿关节炎进行血清学分析，也可以考虑对莱姆病进行检查（这种感染在美国无处不在）。

45.4　假体选择

髌股关节置换分为两个设计类别，通过他们对滑车的方法进行区分：表面置换与切除置换术。表面置换（嵌入）系统在滑车内放置V形或U形金属片。这是布拉西纳（Blazina）、贝克托尔（Bechtol）和鲁比纳斯（Lubinus）首先提出的经典方法。在切除（覆盖）系统中，整块移除滑车和股骨髁的前部，如同全膝关节置换的前方截骨和滑车制备。

45.4.1　表面置换（嵌入）设计

（a）批量生产。外科医生雕刻滑车以匹配现成的植入物。每个滑车都有不同的形态（图45-1）。患有滑车发育不良的患者需要特别细致的工作。如果不是完全凸起的区域，这些患者具有更平坦的滑车。虽然滑车发育不良患者在一般人群中很少见，但他们代表接受PFR手术大部分患者。

滑车的发育不良可导致滑车组件的次优配合，一个或两个凸缘可能不受骨支撑。间隙可以用水泥填充。

（b）定制滑车。对患者的滑车进

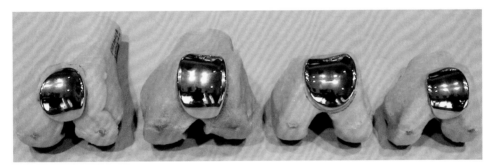

图45-1　滑车解剖学存在显著变化。在髌股关节置换手术的候选人中尤其如此（经美国加利福尼亚州 Kinamed 许可转载）

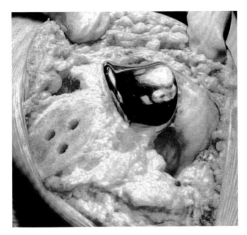

图45-2　通过患者滑车的CT扫描制造的定制滑车组件（经美国加利福尼亚州 Kinamed 许可转载）

行CT扫描。扫描用于创建股骨远端的3D模型，从中制造定制的滑车组件（图45-1）。这确保了良好的配合，而没有费时的滑车成形。面向髌骨的滑车植入物的一侧具有固定的曲率半径，设计用于接受标准的圆形髌骨假体（图45-2）。

45.4.2　切除（镶嵌）设计

股骨髁的前部截骨与前皮质齐平。滑车组件具有平坦的下表面，该下表面位于该切割表面上。外科医生可能无须

显露髁上，而 Whiteside 线可能与严重发育不良的滑车无关，使一些外科医生无法使用计算机导航系统[7]。滑车必须切割或磨除。外科医生选择不同的现有尺寸假体。

45.5　总原则

一些技术原则适用于所有置换。进行髌股关节置换不能代替髌骨重新对线。即使在置换手术后，髌骨也会发生外侧脱位或半脱位。外科医生必须发现导致髌骨轨迹不良的因素。这些可以包括外侧韧带紧张、股内侧肌缺损（vastus medialis obliquns，VMO）、内侧髌股韧带缺损（medial patellofemoral ligament，MPFL）、胫骨结节外移（Q角增大）和发育不良滑车的任何组合。如果胫骨结节外移（滑车沟—胫骨结节距离>约20 mm，膝关节伸直），外科医生可以选择内移，如果外侧韧带紧，可以松解它，如果内侧软组织缺乏，外科医生必须对它们进行紧缩。是否重建MPFL需要探讨。滑车组件的下尖端不得远离滑车，以免它撞击胫骨棘并成为疼痛的来源。当滑

车具有正常形状时容易避免这种缺陷，但当滑车扭曲并且包括下部骨赘时更难以避免。这种下部骨赘靠近股骨髁间窝，只留下一个小开口，通过它可以看到交叉韧带。用骨凿和（或）咬骨钳，移除骨赘，直到切口具有正常外观。然后，只有这样，才能确定滑车的下限，并且滑车假体的下部必须靠在滑车的下部。滑车植入物的远端不得相对于周围的软骨突出。如果滑车假体的近端边缘位于原滑车的近端，则它应该直接置于股骨远端的前皮质上，以避免在早期屈膝时交锁。整个髌骨完全伸展时位于滑车的近端，这一点也尤为重要。

45.6 总结

过去25年在欧洲流行的髌股关节置换手术在美国越来越受欢迎。这反映在髌股关节植入物越来越多。然而，它仍然是一种适用于不太可能在股骨胫骨间室发展成关节炎患者的最佳治疗方案。对于关节炎病因不明并且年龄足以发展为广泛关节炎的患者，结果不令人满意。

另一方面，该手术需要的手术切除远远少于标准的全膝关节置换术，并且导致失血少得多。它可以吸引拒绝膝关节置换手术的患者。

关键技术要点是不要将滑车组件放置得太远，不要让滑车的近端或远端部分突出，也不要使髌骨不稳定。

参考文献

[1] Ackroyd CE, Newman JH, Evans R, et al. The Avon patellofemoral arthroplasty: five-year survivorship and functional results. *J Bone Joint Surg Br*. 2007; 89: 310－315.

[2] Aglietti P, Insall JN, Walker PS, et al. A new patella prosthesis. Design and application. *Clin Orthop Relat Res*. 1975; 107: 175－187.

[3] Argenson JN, Guillaume JM, Aubaniac JM. Is there a place for patellofemoral arthroplasty? *Clin Orthop Relat Res*. 1995; 321: 162－167.

[4] Arnbjornsson A, Ryd L. The use of isolated patellar prostheses in Sweden 1977 －1986. *Int Orthop*. 1998; 22: 141－144.

[5] Blazina M, Fox J, Del Pizzo W, et al. Patellofemoral replace-ment. *Clin Orthop Relat Res*. 1979; 144: 98－102.

[6] Cartier P, Sanouiller JL, Grelsamer R. Patellofemoral arth-roplasty. 2 －12-year follow-up study. *J Arthroplasty*. 1990; 5: 49－55.

[7] Cossey AJ, Spriggins AJ. Computer-assisted patellofemoral arthroplasty: a mechanism for optimizing rotation. *J Arthroplasty*. 2006; 21: 420－427.

[8] De Cloedt P, Legaye J, Lokietek W. Femoro-patellar prosthe-sis. A retrospective study of 45 consecutive cases with a follow-up of 3 －12 years. *Acta Orthop Belg*. 1999; 65: 170－175.

[9] Dye SF. The pathophysiology of patellofemoral pain: a tis-sue homeostasis perspective. *Clin Orthop Relat Res*. 2005; 436: 100－110.

[10] Grelsamer RP, Stein DA. Patellofemoral arthritis. *J Bone Joint Surg Am*. 2006; 88: 1849－1860.

[11] Kooijman HJ, Driessen AP, van Horn JR. Long-term results of patellofemoral arthroplasty. A report of 56 arthroplasties with 17 years of follow-up. *J Bone Joint Surg Br*. 2003; 85: 836－840.

[12] Krajca-Radcliffe JB, Coker TP. Patellofemoral arthroplasty. A 2- to 18-year followup study. *Clin Orthop Relat Res*. 1996; 330: 143－151.

[13] Lonner JH. Patellofemoral arthroplasty. *J Am Acad Orthop Surg*. 2007; 15: 495－506.

[14] Lubinus H. Patella glide bearing total replacement. *Orthopedics*. 1979; 2: 119－127.

[15] Mertl P, Van FT, Bonhomme P, et al. Femoropatellar osteoarthritis treated by prosthesis. Retrospective study of 50 implants. *Rev Chir Orthop Reparatrice Appar Mot*. 1997; 83: 712－718.

[16] Mont M, Haas S, Mullick T, et al. Total knee

arthroplasty for patellofemoral arthritis. *J Bone Joint Surg Am*. 2002; 84: 1977−1981.

[17] Rosenberg TD, Paulos LE, Parker RD, et al. The forty-five-degree posteroanterior flexion weight-bearing radiograph of the knee. *J Bone Joint Surg Am*. 1988; 70: 1479−1483.

[18] Sisto DJ, Sarin VK. Custom patellofemoral arthroplasty of the knee. *J Bone Joint Surg Am*. 2006; 88: 1475−1480.

[19] Smith AM, Peckett WR, Butler-Manuel PA, et al. Treatment of patello-femoral arthritis using the Lubinus patello-femo-ral arthroplasty: a retrospective review. *Knee*. 2002; 9: 27−30.

[20] Worrell RV. Prosthetic resurfacing of the patella. *Clin Orthop Relat Res*. 1979; 144: 91−97.

[21] Worrell RV. Resurfacing of the patella in young patients. *Orthop Clin North Am*. 1986; 17: 303−309.

髌骨关节成形术: 伟大的方法, 巨大的问题 **46**

维森特·桑奇斯-阿方索

46.1 简介

不幸的是, 许多骨科医师相信通过多次手术消除年轻患者膝前疼痛的确切解决办法是髌骨关节假体("伟大的方法")。但是他们忽略了这个最重要的问题: 什么原因导致的疼痛? 当髌骨关节假体植入这些年轻患者体内而并没发现导致疼痛的原因, 那将出现一个更难解决的更严重的问题("巨大的问题")。我们提供的这些病例将引起公众对于假体滥用的关注。

46.2 病例1

一位29岁女性, 从20岁起, 左膝已经历4位不同医师的总共7次的手术(关节镜清理、髌骨截骨、胫骨结节前内移位加外侧韧带松解, 最后髌骨关节置换, 初次的修复以及增加了慢性髌腱断裂)。她的初次诊断是髌骨软化症, 她的临床结果每次手术后都更差。她来到我办公室的初衷是可能可以解决她膝前疼痛及不稳(第7次的想法)她有着严重的甚至在休息时持续性的膝前疼痛(视觉模拟

评分VAS 8分), 同时存在明显的日常活动中髌骨不稳, 甚至她不使用扶手很难从椅子上站起(术前Lysholm评分26, 术前IKDC评分25, 术前Tegner活动评分是1级)。她曾经是一名美发师, 但是已经不能再工作因为她已经不能长时间站立。她仅能坐着进行活动。

这位患者身高1.68 m, 体重69 kg。物理检查见膝前正中瘢痕。见明显的慢性髌腱断裂, 以及明显的高位髌骨(图46-1)。这位患者告诉我们他的手术医师解释了在前内侧手术治疗后, 且物理治疗师治疗后这种情况是会出现的, 尽管这可能也和手术过程中的去血管化有关(不幸的是, 一些骨科医师将他们自

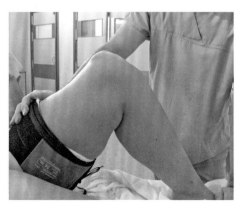

图46-1 物理检查见高位髌骨

己的失败与问题归咎于其他人)。膝关节活动度正常,并且膝关节能完全伸直。她有轻度的膝关节积液,她下肢的膝关节力线正常(生理性的外翻)。神经及血管检查正常。血液学检查示血沉10,C反应蛋白为7。

放射学检查示高位髌骨以及髌股关节假体位置良好[图46-2左膝前后位片(a)及侧位片(b)显示高位髌骨及髌股关节置换术后]。因假体产生大量伪影不能进行MRI检查。CT扫描显示股骨远端正确的旋转对线。行^{99m}Tc骨扫描显示在股骨内外侧髁负重面上有更高的放射性浓聚(图46-3标准^{99m}Tc亚甲基二磷酸盐骨扫描显示股骨髁骨代谢活跃)。然而,镓元素骨扫描是阴性的。

在巴伦西亚生物力学研究所(Instituto de Biomecánica de Valencia, IBV)常规进行下楼梯的运动学与动力学研究中,我们所有进行伸肌装置修复手术的患者中都存在以下保护机制:伸膝力矩降低以及地面反作用力下降;我们也发现外展力矩增加,因此股胫关节负荷过重(图46-4)。伸膝力矩降低使得一种影响膝关节吸收的机制受到抑制。从而很容易导致股胫关节炎等发生。

所有可能的治疗方案和他们的利弊都与患者进行了讨论,顺便说一下这位患者非常合作并且心理状态很稳定。选择1,什么都不做。选择2,完全采用同种异体移植物(股四头肌肌腱—髌骨—髌腱—近端胫骨移植物)进行股骨侧伸膝装置翻修,或者考虑全膝关节置换。选择3,完全采用同种异体移植物加股骨滑车移植物(完全的双重伸膝装置移植物)。患者选择第3种方式。遵

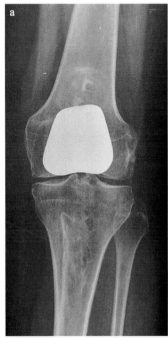
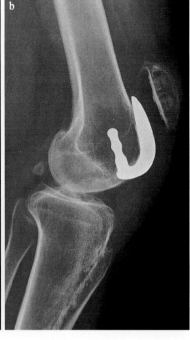

图46-2　左膝前后位片(a)及侧位片(b)显示高位髌骨及髌股关节置换术后

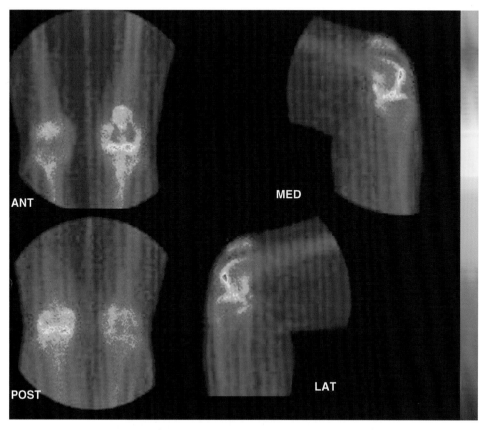

图46-3　标准^{99m}Tc亚甲基二磷酸盐骨扫描显示股骨髌骨代谢活跃

循医学临床实验伦理学原则，患者意识到，据我们所知在医学文献中没有发表过如此年轻的患者使用完全的异体伸膝装置移植物（均是超过57岁的），这使得我们担忧，因为一个年轻患者对于伸膝装置的要求水平比年龄较大的患者要高。尽管如此，这种技术近年来已经非常标准化了。

对于这位患者较为特殊的一点是同时进行了股骨滑车的移植。然而，滑车和髌骨的双重移植物事实上已经被报道过在年轻患者中具有良好的效果。这种手术所包含的风险（再断裂、移植物吸收、感染、皮肤问题）可能要求患者进行关节固定也已经详细和患者讨论过。最后，我们再一次提出事实上这是一个非常规程序，但是患者决定积极进行这次膝关节重建并且签署了知情同意文件。

术中我们发现，髌腱完全缺失以及髌股关节股骨侧假体明显的松动（图46-5）。我们也发现了起初未明确的双侧股骨髁负重区退行性改变。滑膜积液送细菌培养，结果回报为阴性。我们采用低温保存的同种异体股四头肌肌腱—髌骨—髌腱—近端胫骨嵌入物参照伯内

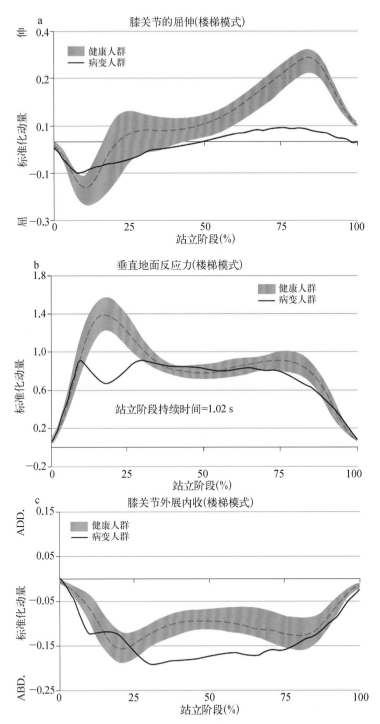

图46-4（a）膝关节下楼梯测试时的屈伸力矩。（b）下楼梯时水平面的地面反作用力。（c）膝关节下楼梯测试时的内收力矩

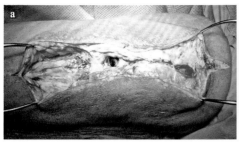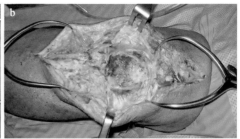

图46-5 （a）术中照片显示的是髌韧带的完全缺失。（b）髌股关节假体的股骨护板去除后的股骨滑车

特（Burnett）等人描述的方法进行了伸膝装置的重建（图46-6），这种移植物包括了同种异体股骨滑车，来源于一个年轻、无滑车发育不良及退变供体的冷冻保存的左侧股骨远端（图46-7）。在同种异体移植物从包装内取出来植入前我们两种均做了培养（股骨远端及完整的伸膝装置），结果回报是阴性的。移植物的股四头肌末端在膝关节完全伸直时被缝合拉紧至受体的股四头肌肌腱上（图46-6b）。术中膝关节屈曲功能没有评估。我们根据伯内特（Burnett）等人制定的术后及物理治疗程序进行。患者术后1个月内使用口服盐酸左氧氟沙星抗生素每12 h 1片，利奈唑胺每12 h 1片预防感染。

46.2.1　病历1　讨论

髌股关节是最常见的没有明确病理生理学基础便进行手术的关节。这是因经常广泛诊断为"髌骨软化症"而发生的，这种诊断是20世纪一种没有病因、诊断、治疗以及预后的疾病的概括。我们采用髌股关节置换处理年轻患者因股骨侧结构无菌性松弛导致的慢性髌腱断裂。我们认为松弛为无菌性的，因为术

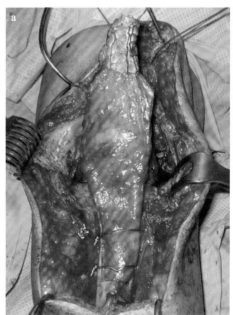

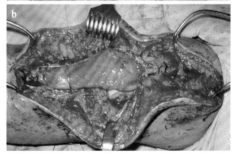

图46-6 （a）术中照片显示同种异体伸膝装置位置。采用不锈钢钢丝固定胫骨移植物。置于同种异体股四头肌内的两条缝合线允许同种异体移植物尽可能被拉紧。（b）自身组织对同种异体移植物的良好覆盖

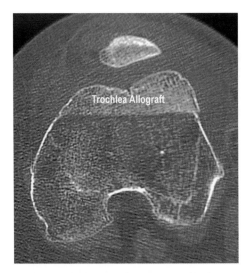

图46-7 术后3个月随访CT。股骨滑车同种异体移植未见退变改变及发育不良

前血液学检查（血沉和C反应蛋白）以及镓元素骨扫描是正常的，并且，术中滑膜积液培养是阴性的。

一个重要的问题： 髌腱慢性断裂/完全同种异体伸膝装置移植是一个好的选择吗？

当面对慢性髌腱断裂我们有不同的选择。我们选择完整伸膝装置同种异体移植，因为撕裂是慢性的并且我们没法预见股四头肌及股四头肌腱如何收缩，并且髌股关节上还有一个聚乙烯螺钉。对于这类移植最大的问题在于供体与受体的股四头肌肌腱的愈合。一些作者通过使用"髌骨—髌腱—胫骨结节"移植物来解决这个问题，即在移植物髌骨上成形出一个嵴，在供体髌骨上成形出一个槽，以达到骨对骨的愈合。但是对我们这例患者并未选择这种方式，因为髌

骨有骨质缺损（既往截骨安放髌骨假体按钮）（"一个严重的问题"）。然而，供体与受体股四头肌肌腱愈合问题也可能与已经发表的完整伸膝装置移植病例的年龄有关（超过57岁）。在我们的病例里，患者年轻并且我们用自体软组织将移植物覆盖得很好（图46-6b），自体软组织很可能是异体移植物再血管化和细胞再生的来源，就像同种异体前交叉韧带移植物。

一个完整的同种异体伸膝装置移植物应当使用在一个慢性不可修复的髌腱或股四头肌肌腱断裂患者或者当初次修复失败的（就像我们这例患者），不可修复的髌骨粉碎骨折，严重的伸膝装置异位骨化（图46-8），严重的髌骨以下伸膝装置处关节纤维化，髌骨肿瘤延伸至伸膝装置，以及行关节融合术后患者进行全膝关节置换时。禁忌证：患

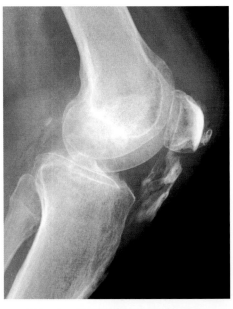

图46-8 髌骨肌腱广泛性创伤后骨化

者存在感染、患者不能参与术后物理治疗，或者当初次修复时使用或未使用自体组织扩张器。

值得关注的是我们这例患者的一些手术要点。推荐同种异体移植物的股四头肌肌腱长度为5 cm，才能完全被受体的股四头肌肌腱覆盖，并且用不可吸收材料缝合。移植物必须在拉紧并且膝关节完全伸直时植入；肌腱缝合后我们并没有进行膝关节屈曲测试。这并不会造成屈曲功能恢复的问题。移植物植入时如不拉紧将导致失败。最后一点比较重要的是，受体组织对移植物良好的覆盖是细胞再生的来源，并且降低感染风险。

一个重要的问题：股骨侧假体元件的松动/滑车同种异体移植：是一个好的选择吗？

对于股骨侧假体元件松动，我们有两种选择。要么植入股骨假体或者滑车的同种异体移植。当进行包括髌骨在内的移植时，表面置换（髌骨侧假体）不被推荐，因为可能会导致移植物力量减弱以及异体组织没有敏感性。事实上，大量的髌骨表面置换的并发症已经被报道。因为我们治疗了一个进行过部分或全关节置换的年轻患者是一个相对禁忌证，并且髌骨侧假体联合完整的伸膝机制移植物是不被推荐的，我们选择了第二种：股骨滑车移植物。此外，这种手术类型不排除全膝关节置换，并且一个有功能的伸膝装置是进行全膝关节置换的必要条件。另一方面，这

也是成为一个完整的伸膝装置移植物的条件。我们完全意识到低温保存的骨关节移植物的使用这个问题，但是在我们这个领域最大的困难在于选择接受新鲜移植物（"另一个问题"）。大量新鲜冰冻同种异体移植物作为替代物用在年轻患者胫骨平台骨折后不可修复的毁损伤后取得了很好的结果。尽管两个股骨髁已经发生了退行性改变，我们还是决定单独留下它们，因为基于这个患者年龄，全膝关节置换是相对禁忌证。此外，重建伸膝机制需要股四头肌作为载荷的吸收系统，以缓解胫股关节负荷。通过这种办法，我们可能会延缓胫股关节的骨性关节炎进展以至于延缓全膝关节置换时间。

很有兴趣来强调一些我们手术技术要点。当我们进行一个股骨滑车同种异体移植物的移植时，我们必须选择同一侧的股骨远端，我们的病例中是左侧，并且没有股骨的萎缩。股骨滑车的突出是造成髌股关节压力增加的原因，从而导致髌股关节骨性关节炎（antiMaquet效应）。在我们的病例中，滑车轻度突出，我们保持了前次进行胫骨结节前内移位手术后造成的远端Maquet效应，当放置移植物时（胫骨薄片），以弥补我们轻微的胫骨结节突起，从而减少髌股关节压力。这种方式避免了我们移植物的近端移位。

46.3 病例2 讨论

一位34岁左膝做过3次手术的女性患者（关节镜下清理联合外侧韧带松解

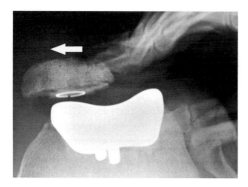

图46-9　左膝应力下轴位片显示医源性髌骨内侧半脱位

与Pridie钻孔,近端及远端力线重排,最后髌股关节置换)来到我办公室咨询是否有可能消除她严重的膝关节疼痛、肿胀和不稳。她的初次诊断,在第一次手术前为"髌骨软化症"。疼痛及残障程度随每次手术进行逐渐加重(疼痛视觉模拟评分:第一次手术前6分,第一次手术后7分,第二次手术后9分,髌股关节置换后为10分;Lysholm评分评估残障程度:第一次手术前43分,第一次手术后29分,第二次手术后17分,髌股关节置换术后19分)。第三次手术后疼痛呈持续性,即便是在休息时。她也明显感觉到日常活动中髌股关节不稳。她使用双拐辅助。她上下楼梯一次只能走一步,她的日常活动受到了明显的限制。

物理检查显示膝关节前后方疼痛,关节积液,挤压髌骨内侧显示恐惧症阳性,以及Fulkerson's迁移试验阳性。

传统放射学检查,包括水平摄片显示无明显异常。应力下轴位摄片显示髌骨内侧的不稳(图46-9)。

上下楼的运动学与动力学研究显

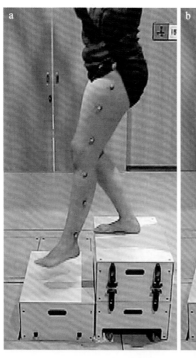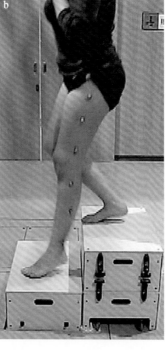

图46-10　膝关节下楼梯时角度(伸膝模式)。一个可能与伸膝力矩降低有关的因素是在梯子上行走时处于支撑相时膝关节屈曲角度的降低。可能是下楼梯时一个降低伸膝力矩以从而减轻疼痛的策略。我们推测下楼梯时的伸膝模式时一个避免不稳与疼痛的策略。基于这种伸膝模式,后侧肌群在一种缓慢的延长肌电活动形式的模式下工作;这种情况可能是导致我们的患者膝关节后方疼痛的原因

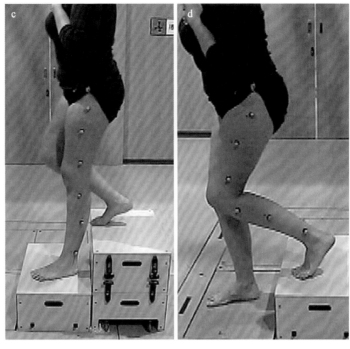

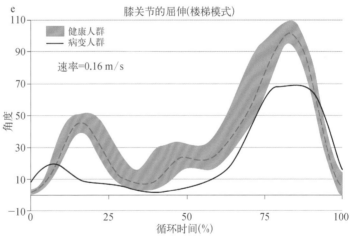

膝关节的屈伸(楼梯模式)

健康人群

病变人群

速率=0.16 m/s

续图 46-10

示：下楼梯时膝关节屈曲角度减小(图46-10)，伸膝力矩降低以及地面反作用力减小(图46-11)。

46.3.1　病例2　讨论

一些患者因膝前疼痛经历多次手术治疗反映出手术治疗这个问题是不准确的。不幸的是，在一些患者中，治疗的进行并没有依据一个明确的诊断结果和(或)一个正确的病理基础。这就解释了在一些膝前痛患者存在这种灾难性的远期疗效及慢性并发症。在我们一系列经

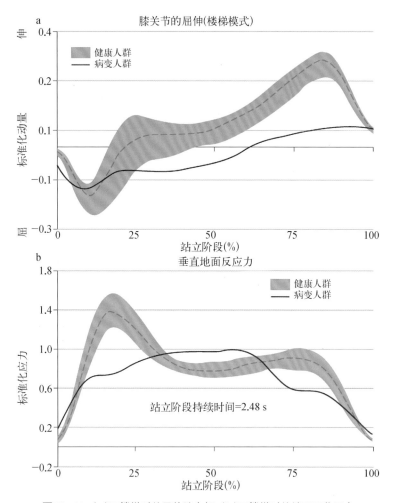

图46-11 （a）下楼梯时的屈伸膝力矩。（b）下楼梯时的地面反作用力

过多次手术的患者中最主要问题是髌骨内侧半脱位伴不稳。

> 髌骨内侧不稳的标志是患者在经历髌骨力线重排手术之前所经历的疼痛以及功能障碍是不成比例的。

我们的患者，在髌股关节置换术后，和第一次手术后有着同样的症状，

包括一次"无辜"的外侧韧带松解，在一次"荒谬的诊断"为"髌骨软化症"后，越发糟糕。在第三次手术后进行了恐惧症及Fulkerson's迁移试验检查，据患者所述，与初次外侧韧带松解后产生的疼痛是一样的，导致她接受了联合近端（Insall）及远端（Emslie-Trillat）的力线重排手术，最后髌股关节置换，然而没有任何一次手术解决了她的疼痛。这位患者在外侧韧带松解后，任何时候

都没有做过身体检查或放射线检查，来排除外医源性髌骨内侧不稳定。因此，很有必要反复强调，理学检查的重要性在于这是判断膝前痛的最根本手段，从而可以制定一个理性的治疗计划。此外，我们还要再次记住，在经历多次手术的患者中最频繁问题是医源性的髌骨内侧不稳。

> **问题**：髌股关节置换不能稳定一个极度不平衡的髌股关节／处理：重建髌股外侧韧带。

髌股关节置换是一种补救性手术措施，表明仅当手术医师证明疼痛来源于髌股关节炎或者软骨病变。它不能替代髌骨重排。髌骨有向内侧脱位倾向的，像我们这位患者，即便在置换手术后我们也会这样做。外科医生必须明确导致髌骨轨迹不良的因素（我们这位患者是外侧髌股韧带功能不全，lateral patellofemoral ligament，LPFL）并对其进行治疗。由于软组织失衡导致的前膝前痛和髌骨不稳定引起的功能障碍是髌股关节置换失败的主要原因，但它们现在不太常见。不能期望髌股关节置换能稳定一个极度不平衡的髌股关节。治疗目的必须是通过重建LPFL或内侧髌股韧带重新将髌骨定位于股骨滑车内，在我们的例子中是LPFL。这个病例再一次强调支持带载荷在膝前

痛起源中的重要性。

> ## 我不能足够的强调外侧韧带的作用：
> *延长外侧韧带*

髌骨外侧韧带是一个重要的解剖结构，与关节内元件和动力性结构相互作用，以确保髌股关节的稳定性。胡斯顿（Hughston）和迪斯（Deese）报道50%患者接受外侧韧带松解可能会增加内侧半脱位。比德特（Biedert）在78%的患者中发现在髌骨外侧韧带松解的患者因髌骨外侧滑动机制严重失衡从而导致髌骨内侧半脱位。我们的病例可以为广大外侧韧带松解的提供警示。因此，我们认为考虑比德特描述的将外侧韧带延长作为外侧韧带松解的替代方法是比较有效的。外侧支持包括浅表的斜行部分以及深层的横行部分（图46-12a）。通过从髌骨止点处到外侧扩张部纵行切开浅表斜行支持带约5 mm，向下至髌骨韧带开始延长，然后通过在背侧方向用刀将其与深横向支持带分开（图46-12b）。尽可能多在背侧，然后纵向切开深部横韧带并打开滑膜层（图46-12c）。这松解了横向结构所增加的张力。外侧韧带的两个部分在90°膝关节屈曲时缝合在一起（图46-12d），这使得支持带不会太紧张。髌骨的活动性应完全伸膝时在内侧和外侧1～2个象限，以保证髌骨在滑车内的正常平衡。

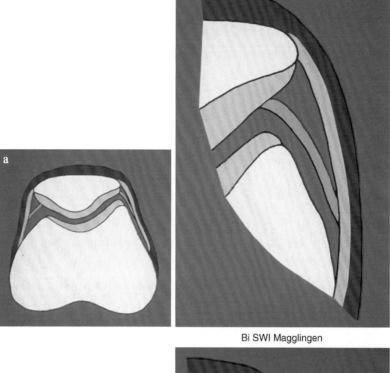

Bi SWI Magglingen

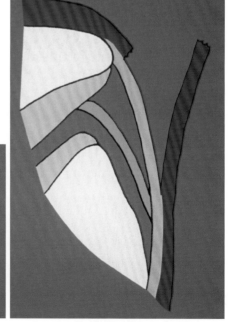

Bi SWI Magglingen

图46-12　外侧韧带延长示意图（技术支持来源于Roland M. Biedert）

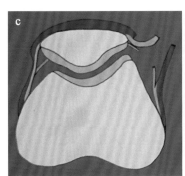
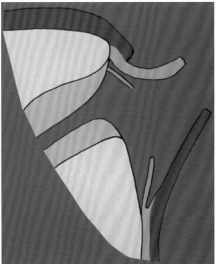

Bi SWI Magglingen

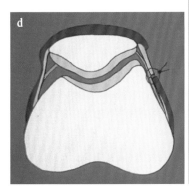
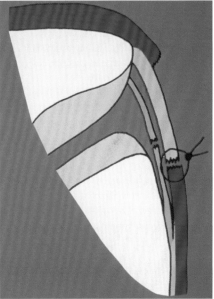

Bi SWI Magglingen

续图46-12

参考文献

[1] Biedert RM. Complicated case studies. In: Sanchis-Alfonso V, ed. *Anterior Knee Pain and Patellar Instability*. Springer: London; 2006.

[2] Burnett RSJ, Berger RA, Della Valle CJ, et al. Extensor mechanism allograft reconstruction after total knee arthroplasty. *J Bone Joint Surg*. 2005; 87-A: 175-194.

[3] Burnett RSJ, Berger RA, Paprosky WG, et al.

Extensor mechanism allograft reconstruction after total knee arthroplasty. A comparison of two techniques. *J Bone Joint Surg*. 2004; 86−A: 2694−2699.

[4] Capozzi JD, Rhodes R, Chen D. Ethics in practice. Discussing treatment options. *J Bone Joint Surg*. 2009; 91− A: 740−742.

[5] Emerson RH Jr, Head WC, Malinin TI. Reconstruction of patellar tendon rupture after total knee arthroplasty with an extensor mechanism allograft. *Clin Orthop Relat Res*. 1990; 260: 154−161.

[6] Emerson RH Jr, Head WC, Malinin TI. Extensor mechanism reconstruction with an allograft after total knee arthroplasty. *Clin Orthop Relat Res*. 1994; 303: 79−85.

[7] Ficat P. *Pathologie fémoro-patellaire*. Paris: Masson & Cie; 1970.

[8] Goodfellow JW, Hungerford DS, Woods C. Patellofemoral joint mechanics and pathology. Part 2. Chondromalacia patellae. *J Bone Joint Surg*. 1976; 58−B: 291−299.

[9] Hughston JC, Deese M. Medial subluxation of the patella as a complication of lateral release. *Am J Sports Med*. 1988; 16: 383−388.

[10] Jamali AA, Emmerson BC, Chung C, et al. Fresh osteochondral allografts: results in the patellofemoral joint. *Clin Orthop Relat Res*. 2005; 437: 176−185.

[11] Leopold SS, Greidanus N, Paprosky WG, et al. High rate of fail-ure of allograft reconstruction of the extensor mechanism after total knee arthroplasty. *J Bone Joint Surg*. 1999; 81−A: 1574−1579.

[12] Lonner JH. Patellofemoral arthroplasty. In: Lotke PA, Lonner JH, eds. *Knee Arthroplasty*. Philadelphia: Lippincott Williams & Wilkins; 2009.

[13] Malhotra R, Garg B, Logani V, et al. Management of extensor mechanism deficit as a consequence of patellar tendon loss in total knee arthroplasty. *J Arthroplasty*. 2008; 23: 1146−1151.

[14] Malhotra R, Sharma L, Kumar V, et al. Giant cell tumor of the patella and its management using a patella, patellar tendon, and tibial tubercle allograft. *Knee Surg Sports Traumatol Arthrosc*. 2010; 18(2): 167−169.

[15] Matsumoto H, Kawakabo M, Otani T, et al. Extensive posttraumatic ossification of the patellar tendon. *J Bone Joint Surg*. 1999; 81−B: 34−36.

[16] Müller W. *Das Knie*. Heidelberg: Springer; 1982.

[17] Nazarian DG, Booth RE Jr. Extensor mechanism allografts in total knee arthroplasty. *Clin Orthop Relat Res*. 1999; 367: 123−129.

[18] Sanchis-Alfonso V, Monteagudo-Castro C, Roselló-Sastre E, et al. Value of the Hoffa fat pad in recellularization of allografts used to replace the ACL. *Orthop Int*. 1996; 4: 281−290.

[19] Terry GC. The anatomy of the extensor mechanism. *Clin Sports Med*. 1989; 8: 163−177.

[20] Torga-Spak R, Teitge RA. Fresh osteochondral allografts for patellofemoral arthritis: long-term follow-up. *Clin Orthop Relat Res*. 2006; 444: 193−200.

关于膝前疼痛及髌骨不稳的个人思考

47 髌股关节的哲学：一种合乎逻辑的临床方法

艾伦·C.麦钱特

哲学：研究特定主体的基本原则、现象或探究领域

《牛津英语词典》，牛津大学出版社

47.1 引言

在矫形外科住院医师期间（1959—1962），我们的主席兼教授卡罗利·拉森（Carroll Larson）博士教导我们如何评估和治疗没有明确方法进行诊断和评估治疗方案的谜一般的疾病。关键是要建立疾病过程的理论或病理机制/病理生理学概念，以最好地解释患者的症状，从而指导治疗。该理论应该适合已知的疾病或病症的当前信息，并且能通过未来的研究进行修改。他当时的例子是下腰痛和腰椎间盘退行性疾病。他对腰背部手术的指征非常简单：①进行性的神经功能缺失或②顽固性疼痛。临床实践的短暂时间告诉我们，第二个症状并不是那么简单的。一个人的不适是另一个人难以忍受的痛苦，这是学习"医学艺术"时的另一个挑战。

那时，只有两个诊断应用于髌股关节，"髌骨软骨软化症"或髌骨的复发性脱位（半脱位）。如果"软骨软化症"必

须行手术，那么外科医生就会进行开放式手术的髌骨修整。如果病变到达软骨下骨，则进行多个钻孔。Hauser手术是治疗复发性髌骨脱位的标准手术。不幸的是，在我早期的实践中，很少看到"打软腿"患者经开放半月板切除后并没被治愈。

当我在1970年对髌股关节疾病着迷时，有两件事情变得明显。①需要一种更简单、准确，可重复摄片和评估髌股关节的方法。②我们缺乏髌股关节的概念或病理机制理论来解释每个患者症状的原因。准确及可重复性的髌股关节轴位X线片解决了这两个问题中的第一个。这形成了关于髌股关节疾病的病理/病理生理学理论，然后从逻辑上进行了基于临床病因的分类。我使用"髌股关节发育不良"术语来描述与正常膝关节创伤无关的这种大量髌股关节疾病的病理机制及病理生理学理论。根据不断增加的严重程度细分这个非常大的群体创建了更易于管理的诊断类别：髌骨外侧高压症，慢性髌骨半脱位，复发性髌骨脱位和慢性髌骨脱位。一旦知道病因，治疗问题或问题的原因就会成为合理的治疗计划。

47.2　髌股关节发育不良

髌股关节发育不良可定义为：一系列生理异常，从轻微到严重，能影响髌股关节的正常功能。任何患者存在这些严重的以及合并这些异常将决定患者的症状。因此，无论患者是否有轻微的异常和间歇性的与活动相关的膝前疼痛或严重缺陷并表现出髌骨频繁复发脱位，临床医生必须研究这些异常因素中的每一个，评估其严重程度，以为每个患者纠正这些因素制定治疗计划。没有"最好的"治疗计划或手术可治疗膝前痛症状或诊断为髌骨复发脱位的。

髌股关节发育不良应被视为这些多种异常的由轻到重的一个整体。每个患者何时或如何变得有症状取决于第二个非常重要的因素，即他或她的活动水平。这种活动水平可以从久坐到剧烈的竞技体育不断变化。这两个连续的因素，即髌股关节发育不良的因素和每个人的活动水平，彼此之间具有反比关系，并决定了每个患者何时到达或超过阈值，即从无症状到有症状（图47-1图表显示了髌股关节发育不良的严重性与日常活动间的反比关系，这种关系决定了患者何时到超过出现症状的阈值）。这个概念在1991年发表，并且在5年后戴伊发表了他的关于髌股关节疼痛病理生理的描述后被赋予了明确的有效性。

如果髌股关节发育不良的理论是有效的，那么对于影响正常髌股关节功能的任何一个异常的检查应该能够证明每一个或联合作用是如何引起髌股关节疾

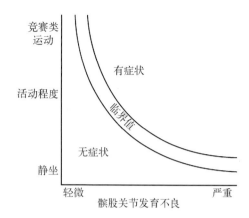

图47-1　图表显示了髌股关节发育不良的严重性与日常活动间的反比关系，这种关系决定了患者何时到超过出现症状的阈值

病的主要症状：疼痛和不稳。应尽可能以最准确的方式测量每种异常情况，以评估其存在及其严重程度。为了讨论每种机体的异常，将在此列出，并不是按重要性顺序列出，而是按照临床医生在患者的初始评估期间遇到它们的顺序列出。在这6个异常因素中，4个通过理学检查最容易发现，2个通过影像学检查发现。计算机断层扫描（CT）和磁共振（MRI）很少用得到。

47.2.1　股内侧肌缺陷

通常，股内侧肌（vastus medialis obliquus，VMO）连接到髌骨内侧缘的上1/3～1/2。当有缺陷时，它将更高地连接到股四头肌肌腱的内侧边缘，或将缺失，在维持屈膝30°位足不支撑时，股四头肌的收缩使得在膝关节内侧面遗留特征性的凹陷（图47-2）。使用超声和CT进行的研究表明，VMO异常和膝前痛之间存在显著的相关性。然而，没有简单的临床方法来测量VMO缺失，但通过观

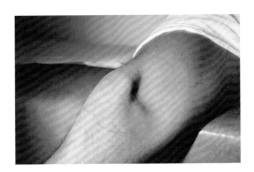

图47-2 足不支撑时屈膝30°位股四头肌收缩时，股内侧肌缺失会在膝关节内侧面留下特征性的凹陷

察每一个膝关节，临床医师很快就能将VMO缺失进行评估与将其分为轻度、中度或重度。通过减弱内侧的矢量，缺失的VMO将增加股四头肌外侧矢量，从而增加布拉特斯伦（Brattstrom）最初描述的"动态" Q角。

47.2.2 内侧髌股韧带松弛

内侧髌股韧带（medial patellofemoral ligament，MPFL）的松弛度最好的检查是外侧滑移试验，在支撑相时屈膝30°以及股四头肌放松时进行。人为地将髌骨分为垂直象限向侧方推动髌骨，正常髌骨移动大约是一个象限或一指宽。严重的MPFL松弛的患者能频繁地引出恐惧症。明显的松弛通常意味着MPFL已经撕裂并且残余的部分从前一次脱位被拉长，使得髌骨易于出现复发性脱位。然而，临床医生应警惕患者可能患有骨性增生和高移动性的髌骨。

47.2.3 外侧韧带紧张

外侧韧带（lateral retinaculum，LR）紧张的检查方法是内侧滑移试验，同样膝关节以30°屈曲位支撑并且股四头肌放松。髌骨的正常内侧滑动大约是一个手指宽度。一些临床医生更喜欢通过侧向倾斜试验来评估LR。同样的，通过测试每位需要膝关节检查的患者，临床医生将很快学会将LR紧张度评定为正常、轻度、中度或严重。

47.2.4 股四头肌角度（Q角）增加

Q角是影响髌股关节正常功能的最重要因素之一。自19世纪以来，已经设计并成功地使用多个手术来将胫骨结节和髌韧带从外侧移动到内侧，从而减小Q角。因此，在每次膝关节检查期间测量该角度是合乎逻辑的，以了解Q角是否增加以及在何种程度上增加。尽管它具有公认的重要性，但Q角却有着令人着迷且有些曲折的历史。Q角首先由布拉特斯伦描述，他将Q角定义为由股四头肌的合力线和从髌骨中心到胫骨结节中心的线形成的角度的补角。该定义解释了作用在髌骨上的实际角度和外侧肌肉力量。我们可以称之为"动态" Q角。由于没有简单的临床方法来测量股四头肌的合力线，从髂前上棘（anterlor superior iliac spine，ASIS）到髌骨中心的线被随后的作者们作为替代。但仍然将它称为Q角。更具体的术语是"解剖学"Q角。在这个讨论中，我们将接受约定并将该解剖学Q角称为"Q角"，但是为了避免混淆，当涉及其原始的四头肌—力线定义时，我们将使用术语"动态Q角"。在过去几十年中已经有大量的论文定义了正常的Q角，但是没有就标准技术或用于此测量的适当仪器达成一致。过去已经发表了7篇不同的文章,试图定义正常人群中的Q角。这些不同的作者报告了他们对仰卧,坐位或站立的受试者的结果。他们测量膝关节在0°伸直位,弯曲10°、30°、45°或90°的结果。一些作者报告使用长量角器到达ASIS,但大多数人未能准确报告使用的仪器。正如人们所预料的那样,这些平均"正常"Q角在5°～23°变化很大,标准偏差也在0.08°～5°。大多数报告也未能测试观察者内和观察者间的可信度。有一个观念几乎普遍同意:女性的Q角大于男性,这种差异是由于女性骨盆比男性更宽造成的。在研究了关于Q角的令人困惑的文献后,波斯特(Post)得出结论:Q角度测量"与髌股关节紊乱的发生率没有直接相关性是已经被科学标准确定了的"。他接着指出"没有可靠的数据将特定的Q角度测量与诊断或治疗结果联系起来"。最后他质疑:"Q角是否应该被测量?"

几十年前,我得出的结论是,如果Q角值得测量,应该可以容易、始终,并准确地测量。对于患者来说,最容易的体位是膝盖处于0°并且肢体处于旋转中立位。在膝盖完全伸展的情况下,因末端"拧紧"机制,胫骨结节达到其最大外旋。因为我们实际上希望测量的是胫骨结节与滑车沟的关系,所以检查者应确定髌骨的位置,使其于滑车一致,特别是对于高位髌骨的患者。如果支持带过于紧张,不能使髌骨手动居中,这种异常应予记录。为了准确,我发明了一个对于一侧下肢,长度足以到达ASIS的量角器。葛雷萨默(Grelsamer)等人使用这个量角器收集他们关于Q角的原创性论文的数据〔一个

类似且更简单的量角器可以通过小心地粘合22英寸(56 cm)的木质标尺到一个短的塑料量角器上而制成("米尺"—国际单位)〕他们报告了最正确的测量正常男性和女性Q角,但尚未公布。男性Q角平均为13.3°,女性平均为15.7°。他们证明,当测量结果根据男女平均身高的差异进行校正后,男女之间2.4°的小差异消失了。他们用三角法证明了每增加1 cm高度,Q角减小了0.2°。身高相似的男性和女性具有相似的Q角。此外,他们还反驳了这种差异的普遍假设,即这种差异是由于女性骨盆比男性更宽造成的。在ASIS之间测量,他们发现男性和女性骨盆宽度的平均值没有差异。似乎只有在骨盆边缘测量时,女性骨盆看起来更宽。他们发现观察者间的可靠性基本一致,并且观察者内部的可靠性非常好。

鉴于有关Q角的文献中的混乱和缺乏准确性,许多外科医生已经转向使用MRI和CT的特殊扫描技术来测量单侧胫骨结节至股骨滑车的距离,即TT-TG距离。这个技术有必要强制成为以前文章中关于Q角的研究未发现的标准。所有受试者均仰卧位,膝盖完全伸展,可以忽略髌骨位置是否位于滑车沟。在评论髌股关节的放射学测量时,北肯斯菲尔德(Beaconsfield)等发现平均TT-TG距离为13 mm,正常上限为20 mm。随着这种标准化和准确的评估胫骨结节偏向的方法的出现,作为测量Q角的替代方法,很多报告现已证实,胫骨结节偏向与科学标准确定的髌股关节紊乱的发生率存在直接相关性。

这些发现证实了我关于使用标准化

方法精确测量Q角的方法多年的临床经验。除了成本的巨大差异外，TT-TG测量还有另一个主要的临床缺点。TT-TG距离不能直接传递给手术室的患者。由于这些扫描技术要求图像标准化以校正膝盖尺寸，因此TT-TG距离为20 mm并不意味着在手术时将胫骨结节向内侧移位7 mm，将TT-TG校正至正常的13 mm。然而，通过使用精确，标准化的Q角度测量，可以在手术中采用相同的技术，在使用消毒的金属测量角器和电刀线拉到ASIS的帮助下实现所需的精确角度的校正。

47.2.5 高位髌骨

评估高位髌骨的严重程度很重要，原因有两个：首先，它使得髌骨在主动膝关节伸直期间更早地逃离滑车的范围，这导致髌骨半脱位和脱位的风险增加。其次，因为髌骨关节面的接触面积在开始屈曲时较小并且随着屈曲的增加而增加以适应增加的压力，高位髌骨因接触面积太小，无法承受逐渐屈曲时所增加的关节反作用力。这可能导致膝前疼痛和继发性髌骨软化症。伯格（Berg）比较了用于测量髌骨高度比的各种射线照相技术，发现Blackburne-Peel技术（图47-3）是最准确、可靠和可重复的。正常比例为1：1，±20%。

47.2.6 滑车发育不良

滑车发育不良，最简单地描述为滑车沟的扁平化，是影响正常髌股关节功能的最重要因素，并且也是最难通过手术矫正的。塞纳文斯（Senavongse）和埃

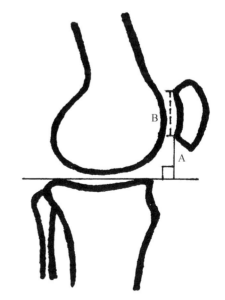

图47-3 用来测量髌骨高度比的Blackburne-Peel技术。A：胫骨平台上方的垂直距离。B：髌骨关节面高度。A/B：髌骨高度比。正常平均比值=1：1，±0.2

米斯（Amis）进行了巧妙的尸体研究，提出了滑车沟最基本的重要性。他们证明松解VMO使髌骨稳定性降低了30%，切断MPFL降低了49%的稳定性（但是仅在膝关节完全伸直时），但使滑车扁平化后减少了髌骨稳定性的70%。这就是为什么纠正髌骨不稳定的最常见和最成功的手术是基于改变引导髌骨偏移的其他因素来补偿这种扁平的并利于股骨浅沟存在的情况。评估滑车发育不良的最简单方法是在膝关节屈曲45°时拍摄精确的轴位X线片上测量滑车沟角度（图47-4）。在100名无症状受试者中，我们发现平均滑车沟角为138°，范围为126°～150°。25例复发性髌骨脱位患者平均沟角为146°，在"正常值"范围内。这再次表明髌股关节疾病的病因是多因

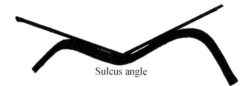

Sulcus angle

图47-4　从准确的轴向X线片测量膝关节屈曲45°时滑车沟角度。在100名正常受试者中，滑车沟角度平均值=138°，范围=126°～150°

素的，虽然滑车发育不良是一个非常重要的因素，但也必须考虑其他5个因素。

德茹尔等人已经推广了一种技术来评估和分类从侧面观察的膝关节滑车发育不良。它具有显示滑车近端的优点。戴维斯评估这项技术包括髌骨倾斜、髌骨高度、滑车沟角度以确定一个快速和可重复的放射学特征来进行远期分析。他们发现，如果滑车沟角正常，分析其他放射学特征不太可能揭示更多有用的信息。此外，发育异常的其他特征的严重程度与增加的滑车沟角相关。因此，只有在计划手术时，最好能够获得真正的侧位片以进行进一步的滑车分析。

对滑车发育不良的研究使我们深入了解到膝前疼痛不同寻常的频率作为一种症状的理解和原因。当阿格里提（Aglietti）等人重复我们对正常人的髌骨轴位的X线片测量，平均值几乎是一样的，但他们的标准偏差大约是我们的一半。我们假设无症状的受试者是"正常的"，而他们也拒绝任何膝关节检查异常的受试者。将他们的标准差应用于我们的原始数据表明，20%的无症状人群实际上有髌股关节的放射学异常。这代表了一大群人，随着活动增加，轻微地损

伤，或者只是时间流逝，他们有发展为疼痛或不稳定的风险。

我已经提出了一个假设来解释高频多变的滑车形态和异常高发的髌股关节症状的关系。这种高度的骨形态变异性不会出现在膝的任何其他部位。戴伊关于膝关节进化发展的研究表明，股骨远端的双叶凸轮形状可以追溯到大约3.5亿年前。骨及其滑车沟最早出现在大约7 000万年前。最早的骨骼化石显示直立，双足步态的迹象仅限于大约400万年前。海普尔（Heiple）和洛夫乔伊（Lovejoy）[15]和洛夫乔伊[20]已经证明，双足人类的滑车沟更深，外侧髁突比四足猿类更明显（图47-5）。高效的双足步态需要膝和双足向身体中线移动，增加膝盖外翻角度和动态Q角。具有更突出的外侧前髁的更深滑车沟功能为防止在直立的双足步态期间髌骨的外侧脱位。此外，博塞（Bose）等人已经证明，向髌骨内侧提供应力的VMO是人类特有的。因为人类滑车的更深和不对称的形状是较近的进化发展，它表现出高度的变异性和扁平化增加的发生率。此外，它没有通过自然选择进行校正，因为这种异常的不良影响经常出现在初级繁殖时代之后，因此超出了自然选择的范围。这种间接证据为这一假设提供了坚定的支持。

47.3　逻辑治疗决策

"髌股关节紊乱的病因学是多因素的"几乎成了研究这个关节的人的口头禅。为什么我们在研究相关性时感到惊

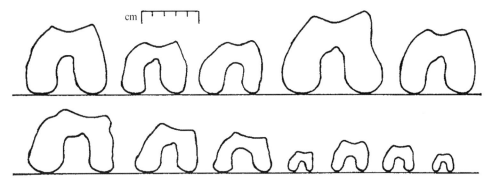

图47−5　这些图片是根据股骨远端比例照片描绘与排列的（或反向），因此外侧髁位于右侧。上面一行是双足直立步态的灵长类动物，四足步态灵长类位于下面一行（重新绘制参考 Heiple and Lovejoy）

讶，我们知道没有其中一个与这么多因素有良好相关，如 Q 角与前膝前痛或髌骨不稳相关？我们不应该一次研究一个因素，而是将这 6 个因素作为一个整体来研究。这是一个归谬法来诠释这一点。让我们假设一项仅有 6 名患者的研究膝前痛的队列研究。假设每个患者具有上面列出的不同的严重异常因子。每个因素单独表现出非常差的相关性，只有 0.17 与膝前痛相关。然而，当被认为是一组 6 个异常因素时，膝前痛的相关性将变成完美的 1.0。如果临床医生关注这 6 种异常因素，髌股关节疾病的治疗变得更加容易。

47.4　安全的膝关节训练

膝前疼痛和髌骨不稳的非手术治疗不是本章的主题，然而，有一种物理治疗方法值得强调，因为它在过去 40 年的实践中证明是如此成功。这种物理治疗方式是渐进式抗阻四头肌等长锻炼。很少有患者理解这个术语，所以我会要求他们做负重直腿抬高。这是一种康复训练，但最初可用于运动调理。受伤或手术后移动膝盖是疼痛的，我们都尽快使用直腿抬高练习，然后增加踝关节负重来恢复股四头肌。增加重量超过 7 lb（3.2 kg）会增加髋部或下腰部的压力。对于治疗"软骨软化症"的运动员，德黑文（DeHaven）等使用举重床技术或助手，患者坐位时达到 30 lb 以上负重（13.6 kg）目标，效果极佳。将患者转诊至不同的物理治疗部门，这种技术显然是不成功的。由于缺乏我们自己的治疗师，我决定将这种膝关节完全伸直等长负重转换为家庭训练，如图 47−6 所示。演示练习，为每一个患者修改并印刷说明书，减少监测的时间间隔需要更多的努力，但结果是值得的。平均身材的人的目标设定为 20 lb（9.1 kg）并根据体型、身材和年龄进行调整。大多数患者将开始改善在约 15 lb（6.8 kg）时，并且大约 90% 的膝前痛患者将达到 20 lb（9.1 kg）的目标。

负重直腿抬高作为家庭锻炼有许多

图 47-6 该图描绘了安全的负重直腿抬高(或等长渐进性抗组股四头肌训练)

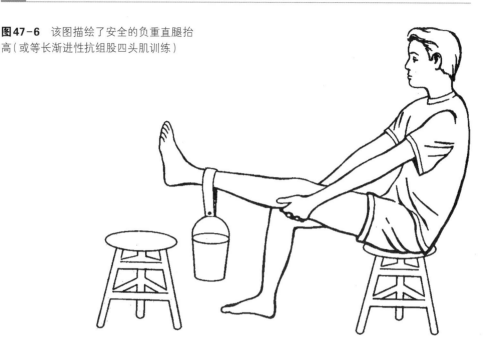

优点。膝盖完全伸展的情况下,患者能够逐渐增加股四头肌负荷而不会引起髌股关节疼痛。如果做得好,它不会损伤膝关节,因此是最安全的膝关节运动。患者可以每天锻炼,并且可以在增加负重的同事看到进展。它积极地让患者自己恢复,如果成功,患者可以进行运动特定的康复。如果它不能缓解,患者手术前将有一个强壮股四头肌,并完全了解术后康复。因此,所有患者都应该做这些训练,即使从一开始就计划进行手术。每位患者都知道手术只能提供一半的结果,另一半则取决于他们。当缺乏物理检查结果来治疗疼痛以确定症状水平和每位患者对其康复依从性时,这也是一项很好的术前测试。在术前了解患者、了解他或她对疼痛的反应、发现患者的能力和对指导的依从性,比在术后要好得多。

47.5 有逻辑的外科决策

一旦外科医生评估了上面列出的6个因素及其严重程度,手术矫正的选择就变得合乎逻辑且个性化。6个中的2个很难纠正,即VMO缺失和较浅的滑车沟。但是,必须仔细评估它们以确定可以进行哪些手术来弥补这些缺陷。

VMO缺失增加了动态Q角。因此,当计划内侧胫骨结节内移时,对于具有浅滑车沟和VMO缺失的患者而言,仅对Q角进行矫正可能是不够的。对7°~10°的补偿性过度矫正会更好。

松弛的MPFL几乎总是意味着韧带已经从先前的脱位中撕裂。髌骨复发性脱位的最常见手术是胫骨结节内移,外侧韧带松解和内侧关节囊紧缩,很明显如果滑车深度相对正常,手术将会成功。

然而，如果滑车很浅，内侧关节囊紧缩（MPFL修复）在4～5年随访中再次脱位。我们应该对有关急性髌骨脱位的单纯MPFL修复的报告持怀疑态度，特别对非常浅的滑车的患者进行至少5年的随访。同样，MPFL修复急性脱位的长期随访结果应与滑车沟深度相关，因为大量具有正常滑车的急性髌骨脱位患者在没有进行手术的情况下不会再次脱位。

在进行髌股关节手术时，外侧支持始终应进行松解。这种髌股关节发育不良的理论，多年后得到了发展，解释了我们早期使用单纯的外侧韧带治疗膝前痛和不稳的成功。应通过松解LR近端1cm之外到髌骨，并且近端松解至股外侧肌肌纤维以避免过度松解。唯一的例外是那些罕见的情况，通常是儿童，其中整个股四头肌和伸肌装置在股骨远端周围横向旋转。开放手术需要使髌骨向前重新复位并减少股四头肌旋转。在侧韧带松解后，解剖继续进行。整个远侧股外侧肌需要向前抬起并从侧肌间隔切开，以实现这种旋转四头肌成形术。安全的内侧重叠将能为股四头肌和髌骨位置提供合理的功能，直到青春期，可以实现最终的胫骨结节转移和MPFL自体移植物重建。

增大的Q角总是需要胫骨结节内移来纠正，这是最安全和最有把握的技术之一。当胫骨结节内移时记得检查并松解过紧的内侧韧带。转移可以通过不易拉伸的短垂直切口进行，并且在美观上是可接受的。通过仔细测量手术中的Q角，当处理非常平坦的滑车沟和通过MPFL重建来束缚髌骨时，可以实现5°Q角的过度矫正。如果需要另外进行前移，可以通过使用局部骨或骨移植的更深V形切口来实现，从而避免对胫骨上部进行更广泛的手术以及其应力性骨折的风险。

髌骨通常只有在严重到足以影响髌股关节的正常功能时才需要矫正。可以进行胫骨结节远端移位，如果需要，可以进行内侧联合移位。仔细测量术前X线片，考虑放大倍数是必要的，以避免过度矫正高位髌骨形成低位髌骨，这是更糟糕的。

在计划髌股关节手术时，需要仔细考虑发育不良（浅）的滑车。在绝大多数情况下，采用胫骨结节内侧移位并自体移植物MPFL重建紧缩内侧来减少5°的Q角以代偿滑车沟浅的问题。有一些滑车发育不良的情况，其中滑车沟是平坦的或几乎平坦的。一旦患者清醒并正在进行康复治疗，在手术中看起来非常好的静态重新调整就会变得很差，这是非常令人失望的。为了避免这个问题，使用选择性硬膜外镇痛非常有帮助，以便在手术期间可以唤醒患者以便主动进行伸膝。如果髌骨偏移不正确，可以调整修复并再次唤醒患者进行另一次检查。

对于那些非常罕见的患有凸起而不是凹陷的滑车的患者，在一些中心进行滑车成形术。不同的技术正在被使用，并且其他的技术正在被慢慢提出。在撰写本文时，很少有研究报告结果，更没有长期随访研究报告。对于临床医生—外科医生来说，希波克拉底誓言的第六节的解释似乎是恰当的："即使对于疾病明显的患者，我也不会进行滑车成形术；我将把这项行动留给本领域的从业人员,专家。"

总之,这种被称为髌股关节发育不良的大型和多样化组的手术治疗将取决于症状的严重程度和每位患者物理检查的发现。手术的复杂性将随着这些异常及严重程度而增加。对于一位复发髌骨脱位的患者,如果Q角正常,滑车沟稍浅,外侧韧带紧张,患者活动水平不高,那么关节镜下外侧韧带松解已经足够。对于患有不稳定、严重的前膝关节疼痛、滑车正常、侧韧带略微紧张、Q角严重增大的患者,需要行关节镜侧下外侧韧带松解加胫骨结节内移。单独的外侧韧带松解会失败。如上所述,如果滑车沟非常平坦的髌骨复发性脱位患者将需要胫骨结节内移,使Q角小于正常以及重建MPFL。归根结底,髌股关节发育不良的疼痛和不稳定的外科治疗可以简化为"找出问题并解决问题"。

47.6 髌股关节发育不良与症状

不言自明的是,髌骨的6个物理因素中的异常可能导致不稳定,但这些因素如何导致膝前疼痛尚不清楚。富尔克森(Fulkerson)提出,外侧韧带内的微神经病变区域在异常张力下会引起压痛和疼痛。这肯定是前膝关节疼痛和压痛的一个原因。人们普遍认为,关节软骨的异常负荷可导致其生理性退变,最终导致骨关节病和疼痛。然而,考虑到关节软骨没有神经这一事实,当关节软骨保持完整时,这并不能解释关节软骨受到异常应力时疼痛的原因。

贝西尔(Besier)等人的一项研究也许可以解释作用于关节软骨的压力如何会引起前膝关节疼痛。通过半蹲位髌股关节MRI的学习,他们使用了关节软骨的有限元分析证明在软骨下骨的负荷比在负重面处更大,特别是在外侧边缘附近(图47-7)。如果这些最大载荷发生在软骨下骨旁边,那么这个应力就会直接传递到邻近的骨骼,这例有很好的神经支配。该项研究是在正常膝关节和完全相同的髌股关节完成的。人们可以从逻辑上假设膝关节具有增加的Q角(解剖学,动力学或两者)或具有不一致的髌股关节的膝关节,将在关节软骨和软骨下骨上产生更高且异常聚集的应力。

关节软骨在对于给定的力宏观层面的反应也具有一定的时间分量。各种实验模型已经表明,当直接施加给定的力时,软骨将变形,然后当力被释放时随时间恢复。然而,如果随着时间以周期性方式施加相同的力,则软骨的结构完整性将降低,其外观类似于骨关节炎。

关节软骨的稳态至少部分取决于日常生活活动中所经历的机械负荷,但有证据表明即使在物理破坏之前,也存在在细胞水平上发生的变化,这可解释疼痛和进行性退变或者稳态恢复和对损伤的抵抗。史密斯等人研究了高密度单层培养中成人关节软骨细胞的两种不同类型的机械载荷。他们的研究结果很有意思。当生理水平的间歇性静水压力作用于这些软骨细胞时,他们发现聚集蛋白聚糖和Ⅱ型胶原基因表达增加并诱导细胞相关蛋白的变化。聚蛋白聚糖,Ⅱ型胶原和细胞相关蛋白是维持健康并诱导关节软骨细胞外基质修复的重要组分。

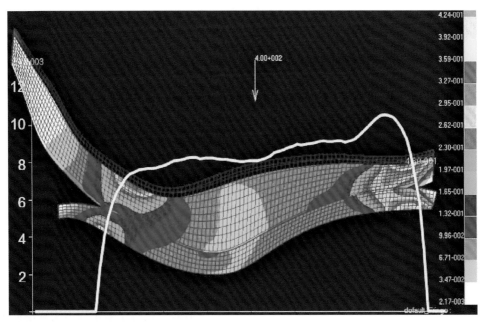

图47-7　有限元分析显示静态下蹲期间软骨应力分布，膝关节屈曲60°时MRI图像，注意软骨下骨附近应力集中（图片由Besier et al.提供）

当添加到培养的软骨细胞中时，细菌脂多糖对基质蛋白表达具有抑制作用。他们发现静水压力抵消了对细胞的这种抑制作用。接下来，这些作者使用旋转锥形黏度计测试了细胞对第二类机械载荷（剪切应力）的反应。在施加这种剪切应力后，它们表现出促炎介质、一氧化氮、减少的聚集蛋白聚糖和Ⅱ型胶原蛋白表达的释放增加，并且诱导与程序性细胞死亡或凋亡相关的分子变化。

上面提到的研究为各种情形下的膝前疼痛提供了解释。反复在运动或娱乐活动中过度使用一个解剖结构正常的膝关节将会产生足够的剪切应力以启动细胞变化的级联反应，导致组织稳态丧失、膝前疼痛和滑膜炎症。膝关节中相同的过度使用或轻微创伤，即使是上述6种

解剖因素中的一种或多种的轻微异常，也会比正常膝关节更早地经历疼痛和炎症。在这种情况下，我们经常被要求去帮助患者，因为膝盖在患者的预期内没有恢复到稳态和健康状态。例如，Q角度增加且VMO缺失的人在其活动水平中无症状产生，但可能因摔倒或仪表板损伤而出现髌骨挫伤。受伤引起的疼痛可能导致患者在随后的休息中股四头肌废用。当疼痛消退并且患者恢复其日常活动时，减弱的股四头肌加上先前已经存在的解剖学缺陷可能导致伸肌机制的不平衡，增加剪切应力，并且引起疼痛和炎症。通过让患者回到他或她的"功能圈"中，这些病例恢复得很好，正如戴伊所说的那样，恢复体内平衡，并恢复股四头肌。此外，还有那些患有这一系列因

素的更严重异常的患者。有些患者会有持续的疼痛，伴有或不伴有软骨退化（无论是继发性软骨软化症还是继发性髌股关节骨关节炎），并且有些患者会有复发性髌骨脱位。正是这组经过恰当的康复训练患者，往往需要仔细分析髌股关节发育不良的6个因素和适当的手术矫正其中一个因素才是正确的方式。最后，患有严重髌股关节炎的患者来到我们这里，疼痛病史仅延续了几个月。对这种差异的解释在于关节软骨的极大的功能储备。它的主要功能是减少摩擦和缓冲软骨下骨应力从集中到几乎不受影响，直到其正常厚度约75%磨损。

47.7 总结

这里介绍的髌股关节的哲学，集中于影响这种神秘关节的正常功能的6种可能的异常因素，已经解决了临床实践中可能混淆的领域。它为成功诊断、治疗和手术矫正髌股关节疾病提供了框架和逻辑指导。此外，这一理念为髌股关节紊乱、疼痛和不稳定的主要症状提供了病理学/病理生理学解释。虽然临床私人诊所的环境不允许使用目前流行的证据水平来测试这一理论，还有什么样的循证医学依据能够比一个成功矫形术在一个社区、一个医院、一个地点专注于髌骨关节35年更重要？

参考文献

[1] Aglietti P, Insall JH, Cerulli G. Patellar pain and incongru-ence. I: measurements of incongruence. *Clin Orthop Relat Res*. 1983; 122: 217–224.

[2] Beaconsfield T, Pintore E, Maffulli N, et al. Radiological measurements in patellofemoral disorders. A review. *Clin Orthop Relat Res*. 1994; 308: 18–28.

[3] Berg EE, Mason SL, Lucas MJ. Patellar height ratios: a comparison of four measurement methods. *Am J Sports Med*. 1996; 24: 218–221.

[4] Besier TF, Gold GE, Beaupre GS, et al. A modeling frame-work to estimate patellofemoral joint cartilage stress in vivo. *Med Sci Sports Exerc*. 2005; 37: 1924–1930.

[5] Bose K, Kanagasuntheram R, Osman MBH. Vastus medialis oblique: an anatomic and physiologic study. *Orthopedics*. 1980; 3: 880–883.

[6] Brattstrom H. Shape of the intercondylar groove normally and in recurrent dislocation of the patella: a clinical and x-ray anatomi-cal investigation. *Acta Orthop Scand*. 1964; 68(suppl): 1–147.

[7] Davies AP, Costa ML, Donnell ST, et al. The sulcus angle and malalignment of the extensor mechanism of the knee. *J Bone Joint Surg Br*. 2000; 82: 1162–1166.

[8] Dehaven KE, Dolan WA, Mayer PJ. Chondromalacia patel-lae in athletes. *Am J Sports Med*. 1979; 7: 5–11.

[9] Dejour H, Neyret P, Walch G. Factors in patellar instability. In: Aichroth PM, Cannon WD Jr, Patel DV, eds. *Knee Surgery: Current Practice*. London: Martin Dunitz Limited; 1992.

[10] Dye SF. An evolutionary perspective of the knee. *J Bone Joint Surg Am*. 1987; 69: 976–983.

[11] Dye SF. The knee as a biologic transmission with an enve-lope of function: a theory. *Clin Orthop Relat Res*. 1996; 325: 10–18.

[12] Fulkerson JP, Tennet R, Jaivin JS, et al. Histologic evidence of retinacular nerve injury associated with patellofemoral alignment. *Clin Orthop Relat Res*. 1985; 197: 196–205.

[13] Grelsamer RP, Dubey A, Weinstein CH. Men and women have similar Q angles: a clinical and trigonometric evalua-tion. *J Bone Joint Surg Br*. 2005; 87: 1498–1501.

[14] Hauser EW. Total tendon transplant for slipping patella. *Surg Gynecol Obstet*. 1938; 66: 199–203.

［15］ Heiple KG, Lovejoy CO. The distal femoral anatomy of Australopithecus. *Am J Phys Anthropol*. 1971; 35: 75－84.

［16］ Jan MH, Lin DH, Lin JJ, et al. Differences in sonographic characteristics of the vastus medialis obliquus between patients with patellofemoral pain syndrome and healthy adults. *Am J Sports Med*. 2009; 37: 1743－1749.

［17］ Jones RB, Bartlett EC, Vainright JR, et al. CT determination of tibial tubercle lateralization in patients presenting with anterior knee pain. *Skeletal Radiol*. 1995; 24: 505－509.

［18］ Kempson GE. Mechanical properties of articular cartilage. In: Freeman MAR, ed. *Adult Articular Cartilage*. 2nd ed. Kent: Pitman Medical Publishing; 1979.

［19］ Lin YF, Lin JJ, Jan MH, et al. Role of the vastus medialis obliquus in repositioning the patella: a dynamic computed tomography study. *Am J Sports Med*. 2008; 36: 741－746.

［20］ Lovejoy CO. The natural history of human gait and posture. Part 3. The knee. *Gait Posture*. 2007; 25: 325－341.

［21］ Lovejoy CO. Personal communication. 2009.

［22］ Merchant AC. Classification of patellofemoral disorders. *Arthroscopy*. 1988; 4: 235－240.

［23］ Merchant AC. Patellofemoral disorders: biomechanics, diagnosis, and non-operative treatment. In: McGinty JB, Casperi RB, Jackson RW, Poehling GG, eds. *Operative Arthroscopy*. New York: Raven; 1991.

［24］ Merchant AC. Patellofemoral joint disorders. In: Chapman MW, ed. *Chapman's Orthopaedic Surgery*. 3rd ed. Philadelphia: Lippincott Williams & Wilkins; 2001.

［25］ Merchant AC, Mercer RL. Lateral release of the patella: a preliminary report. *Clin Orthop Relat Res*. 1974; 103: 40－45.

［26］ Merchant AC, Mercer RL, Jacobsen RH, et al. Roen-tgenographic analysis of patellofemoral congruence. *J Bone Joint Surg Am*. 1974; 56: 1391－1396.

［27］ Metin-Cubuk S, Sindel M, Karaali K, et al. Tibial tubercle position and patellar height as indicators of malalignment in women with anterior knee pain. *Clin Anat*. 2000; 13: 199－203.

［28］ Miyanishi K, Nagamine R, Murayama S, et al. Tibial tuber-cle malposition in patellar joint instability: a computed tomography study in full extension and at 30 degree flexion. *Acta Orthop Scand*. 2000; 71: 286－291.

［29］ Muneta T, Yamamoto H, Ishibashi T, et al. Computerized tomographic analysis of tibial tubercle position in the pain-ful female patellofemoral joint. *Am J Sports Med*. 1994; 22: 67－71.

［30］ Post WR. Clinical evaluation of patients with patellofemoral disorders. *Arthroscopy*. 1999; 15: 841－851.

［31］ Senavongse W, Amis AA. The effects of articular, retinacu-lar, or muscular deficiencies on patellofemoral joint stability. *J Bone Joint Surg Br*. 2005; 87: 577－582.

［32］ Smith RL, Carter DR, Schurman DJ. Pressure and shear dif-ferentially alter human articular chondrocyte metabolism. *Clin Orthop Relat Res*. 2004; 427S: S89－S95.

［33］ Tsujimoto K, Kurosaka M, Yoshiya S, et al. Radiographic and computed tomographic analysis of the position of the tibial tubercle in recurrent dislocation and subluxation of the patella. *Am J Knee Surg*. 2000; 13: 83－88.

［34］ Weightman B, Kempson GE. Load carriage. In: Freeman MAR, ed. *Adult Articular Cartilage*. 2nd ed. Kent: Pitman Medical Publishing; 1979.

［35］ Wittstein JR, Bartlett EC, Easterbrook J, et al. Magnetic resonance imaging evaluation of patellofemoral malalignment. *Arthroscopy*. 2006; 22: 643－649.

随着这项工作成果的发表，在21世纪初，一种关于髌股关节疼痛这一"骨科之谜"的新观点正被越来越多的人所接受。显然，对于髌骨疼痛地产生，数十年样式化、单纯的结构与生物力学解释是不充分的。在这个崭新的时代，人们更多地考虑到与生物学相关的因素。可变的病理生理学事件组合（常常仅由过载造成），例如髌股关节滑膜炎、韧带神经瘤、髌腱炎及伴随疼痛的髌股关节骨重建增加（一并考虑可被描述为"丧失稳态"这一术语时病程持续进展），为膝前疼痛提供了一种新的、不同的解释。如果组织动态平衡的无痛状态能够实现并加以维持，特定的关节会存在怎样的结构因素对临床影响较小，例如软骨软化、髌股倾斜或超过一定度数的Q角。尽管近期人们取得了以更为崭新的生物学观点为代表的观念上的进步，在关于髌股关节的理论可以说得到充分理解之前，这一理论的许多方面仍有待被发现。

人们需要开发更好地评价动态髌股关节反作用力与运动学指标的方法。这可能会用到电影CT或电影MRI技术。确切体内测量方法仍被需要，特别是在实时负荷条件下校准任何设计出来的非侵袭性体外评估系统。在部位分布上，体现包括软组织在内的，所有组织动态平衡特征的方法需要被开发出来。这可能会用到像fMRI和CT-PET这样的技术。这些技术能够帮助人们客观地评估一系列当下及未来非手术疗法与手术疗法的效果。我设想有一天，这些关于髌股关节结构与组织动态平衡的信息，能够在三维动态全息影像中以不同颜色和强度表示出来。

在先进的影像学技术可以准确地实现之前，与产生髌股关节疼痛相关的更深入的组织病理学研究需要被完成，比如桑切斯-阿方索正在开展的研究。简单的工具或对临床医生评价关节动态平衡的程度有帮助，比如精确测定表面温度的手持设备可被开发和校准。着眼于解决组织动态平衡丧失后病理生理学问题的新疗法，例如使用激素降钙素治疗骨代谢增强伴疼痛、骨扫描显著阳性的患者。这些新疗法与当今的疗法相比,看起来可能是非正统的,但是一段时间后可能被证明是有用的。然而不妥当的、不加选择而采用的外侧韧带松解术,可能会被证明是无用的。

　　我们当中对髌股关节有关研究尤为感兴趣的人,也会面临整个肌骨系统所常见的一般性问题,包括发现导致肌肉萎缩诱发、持续及最终解决的因素。本体感觉、脊髓和小脑系统能够很大程度上决定运动单位短暂适应性收缩次序。它们精细但又重要的神经肌肉机制可以得到更好的理解,并最终被控制,使临床受益。

　　其他与髌股关节相关的谜团有待被解答,例如为什么有些患者影像学上出现明显可识别的结构异常,例如晚期软骨软化,严重的错位,甚至严重的退行性关节病,也有一定概率没有任何症状。当髌股关节最终得到更为深入的理解,这些被发现的深刻见解,也应一般性地适用于骨科手术与肌骨药物领域的其他亚专业。

斯科特F.戴伊　医学博士

临床骨外科学副教授

美国,加利福尼亚

旧金山,加利福尼亚大学